国試 109 解説書

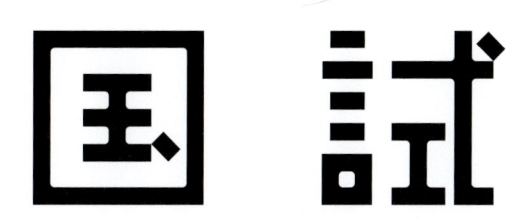

第109回
医師国家
試験問題
解説書

109th National Examination For
Medical Practitioners

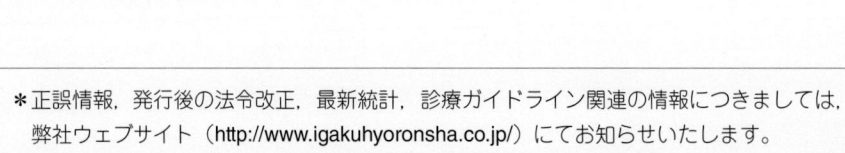

＊正誤情報,発行後の法令改正,最新統計,診療ガイドライン関連の情報につきましては,弊社ウェブサイト（http://www.igakuhyoronsha.co.jp/）にてお知らせいたします。

＊本書の内容の一部あるいは全部を,無断で（複写機などいかなる方法によっても）複写・複製・転載すると,著作権および出版権侵害となることがありますので,ご注意ください。

（第1版第1刷）

はじめに

　私が国家試験を受けたのは今から四半世紀ほど前のことになる．その直後，学生代表としてある雑誌の対談に出たのだが，講師の先生も交えた場での結論は，これからの国家試験はより臨床に即したものへとシフトしていき，長期的にはアメリカの国家試験を模したものとなるだろうというものだった．何度かの改革を経て，当時は考えもつかなかった手技問題が登場し，いや，それどころか，問題構成や時間割すら，がらりと変わり，長文問題や常識問題，多選択肢の導入など，今や隔世の感がある．

　しかし，医者の質ががらりと変わったかと言えば，断じて，そんなことはありえない．医学部に合格したうちの八割から九割が通る試験という事実は今も昔も何ら変わるところがないのだ．率からすれば，医師国家試験に通ることは，医学部に合格するよりもはるかに易しいと断言できる．確かに，医学の進歩によって問題自体難しくなっているが，それは単に時代性だけの問題で，基本的には資格を与えることを前提とした試験であると思って良い．年度による多少の変化を問題にするのはナンセンスである．

　落とす試験ではなく通す試験の中で重要なのは，過去の分析をしっかり行い，苦手分野や知識の穴を作らないことに尽きる．長年学生を指導してきてつくづく感じることは，過去問をしっかりやっておくことの重要性である．国家試験に通るコツは過去問をしっかりやっておくこと，これ以外ないと言っても過言ではない．その証拠に，本書をめくれば，単年度の問題の中にさえ問われている知識に重複が見られることに気付くだろう．国家試験合格に必要な知識と医学書の膨大な知識とがイコールではないことにも気付くはずである．日進月歩の医学界においては，五年に一度しか改訂されない権威的な成書よりも，毎年書き改められる教育書の方が優れていることもありうるのである．過去問集は教育書の最もスタンダードたるものである．六年生になったらまずは本書を購入し，収録されている一つ一つの問題を丁寧にやり，周辺知識を整理していくことを全てに優先して勧める所以である．

　本書の執筆者たちはみなその道の専門家であり，問題を表から裏から分析して，かゆい所に手の届く解説がなされている．その中には，これからの医療を担う後輩たちへの熱い想いが込められている．この国家試験の作問者たちもまた同じ想いを抱いているはずだ．不適切問題にさえ，学ぶところは大きい．そういう気概を持って，密度の濃い本書を，密度濃く読破してもらいたい．医師になるのだと強く信じて進めば，どんな苦労も必ずや乗り越えられるだろうし，到達する先は明るい未来のはずである．ガンバレ！

2015 年 4 月

執筆者 (50音順・敬称略)

朝倉 英策
金沢大学附属病院
高密度無菌治療部准教授

朝田 隆
筑波大学大学院
人間総合科学研究科
疾患制御医学専攻
精神病態医学分野教授

荒田 智史
ヒルサイドクリニック

有賀 徹
昭和大学病院院長／
昭和大学医学部救急医学教授

李 権二
医療法人社団聖仁会
白井聖仁会病院小児科

井口 正典
市立貝塚病院名誉院長(泌尿器科)

井坂 惠一
東京医科大学
産科婦人科学分野主任教授

石黒 達昌
元テキサス大学MDアンダーソン癌センター客員助教授

石光 俊彦
獨協医科大学
循環器・腎臓内科学教授

市瀬 裕一
聖母会聖母病院院長

市場 保
医療法人社団若水会
市場医院

市邉 義章
神奈川歯科大学附属
横浜クリニック眼科教授

井出 冬章
帝京大学脳神経外科

伊藤 昭彦
医療法人社団常仁会牛久愛和
総合病院耳鼻咽喉科医長

岩本 俊彦
国際医療福祉大学教授
塩谷病院

上坂 義和
虎の門病院神経内科部長

大賀 優
東京医科大学茨城医療センター
脳神経外科講師

太田 大介
聖路加国際病院心療内科

岡崎 亮
帝京大学ちば総合医療センター
第三内科教授

小川 元之
北里大学医学部医学教育研究
開発センター准教授／
東邦大学医学部客員教授

沖永 功太
帝京大学医学部名誉教授

奥仲 哲弥
国際医療福祉大学教授／
山王病院副院長

小野 さやか
自治医科大学附属さいたま
医療センター神経内科

尾本 きよか
自治医科大学附属さいたま
医療センター総合医学1(臨床検査部)教授

籠橋 克紀
筑波大学附属病院
水戸地域医療教育センター
呼吸器内科准教授

笠井 俊宏
京都府立医科大学大学院
医学研究科麻酔学

柏木 保代
東京医科大学
小児科学分野講師

加藤 貴彦
熊本大学大学院生命科学研究部
環境生命科学講座
公衆衛生学分野教授

金井 誠
信州大学医学部保健学科教授

金澤 昭
東京医科大学糖尿病・代謝・
内分泌内科講師

金岡 毅
元福岡大学医学部産婦人科学
教授／元福岡大学病院医療情
報部長

金子 修三
板橋中央総合病院腎臓内科医長

亀谷 学
医療法人財団天翁会
あいクリニック中沢／
聖マリアンナ医科大学内科学
(総合診療内科)客員教授

賀本 敏行
宮崎大学医学部泌尿器科教授

川崎 一良
公益財団法人丹後中央病院
麻酔科部長

河﨑 寛
湯河原病院副院長

川杉 和夫
帝京大学医学部内科学教授

川田 暁
近畿大学医学部皮膚科学教授

川田 忠典
医療法人社団育成会鹿島田病院
病院長／昭和大学医学部客員
教授

河野 了
筑波大学医学医療系
救急・集中治療部
病院教授

河野 正樹
医療法人社団友志会
野木病院副院長

草場 岳
医療法人社団仁星会
大泉学園クリニック院長

栗島 浩一
筑波メディカルセンター病院
呼吸器内科

鯉渕 智彦
東京大学医科学研究所附属病院
感染免疫内科講師

洪 定男
順天堂大学スポーツ健康科学部
スポーツ医学客員准教授

腰原 公人
医療法人社団星風会
あだちホームケアクリニック
院長

後関 利明
北里大学医学部眼科学講師

小林 一成
東京慈恵会医科大学附属病院
リハビリテーション科教授

小林 隆夫
浜松医療センター院長

近藤 信和
近藤整形外科院長

斎藤 修
日本大学医学部整形外科学
准教授／整形外科科長

栅山 年和
東京慈恵会医科大学腫瘍・
血液内科准教授

笹森 幸文
帝京大学医学部
産婦人科学病院准教授

佐藤 忠嗣
横浜労災病院輸血部部長

佐藤 浩昭
筑波大学附属病院
水戸地域医療教育センター教授

塩澤 友規
青山学院大学教授／
青山学院診療所副所長

渋谷 均
東京医科歯科大学医学部
名誉教授

島本 史夫
大阪薬科大学薬物治療学Ⅱ教授

清水 一雄
日本医科大学名誉教授／
金地病院名誉院長

清水 英佑
東京慈恵会医科大学名誉教授

清水 正樹
埼玉県立小児医療センター
未熟児新生児科部長

庄司 進一
桔梗ヶ原病院神経内科／筑波
大学名誉教授

副島 昭典
杏林大学保健学部教授

高木 融
島田台病院院長

髙田 眞一
日本大学医学部
産婦人科学診療准教授

武井 智昭
スマイルこどもクリニック副院長

武田 雅俊
大阪大学大学院医学系研究科
情報統合医学講座・精神医学
教室教授

竹林　晃三
獨協医科大学越谷病院
糖尿病内分泌・血液内科
准教授

竹山　宜典
近畿大学医学部外科教授

田所　望
獨協医科大学教育支援センター
センター長（産科婦人科学兼務）

田中　正史
笹塚21ペインクリニック院長

丹野　誠志
イムス札幌消化器中央総合病院
消化器病センター院長

土田　明彦
東京医科大学消化器・
小児外科学分野主任教授

塚原　照臣
信州大学医学部
衛生学公衆衛生学講座講師

徳橋　泰明
日本大学医学部整形外科学
主任教授／板橋病院副院長・
整形外科部長

戸塚　恭一
東京女子医科大学名誉教授／
北多摩病院副院長

豊田　茂
野尻こどもファミリークリニック

鳥居　陽子
東京都がん検診センター
呼吸器内科医長

中島　伸幸
東京医科大学脳神経外科学講座

永納　和子
聖マリアンナ医科大学
麻酔学教室教授

永原　則之
日本医科大学基礎RI研究室
准教授

中村　博幸
東京医科大学茨城医療センター
内科教授（呼吸器）

中村（内山）ふくみ
奈良県立医科大学病原体・
感染防御医学講座准教授

新妻　知行
戸田中央総合病院内科

西井　重超
産業医科大学病院精神医学教室
教育医長

西川　佳孝
京都大学医学部附属病院
がん薬物治療科

禰屋　和雄
帝京大学医学部心臓血管外科
非常勤講師／
ねや内科クリニック院長

野口　純男
横須賀共済病院副院長／
横浜市立大学医学部臨床教授

野平　知良
東京医科大学産科婦人科分野

野見山　哲生
信州大学医学部
衛生学公衆衛生学講座教授

長谷川　友紀
東邦大学医学部
社会医学講座教授

長谷川　浩
在宅療養支援診療所
医療法人社団仁愛会ならしの
ファミリークリニック院長

塙　篤雄
群馬パース大学客員教授／
日本赤十字社東京都血液センター

馬場　俊吉
日本医科大学耳鼻咽喉科学
特任教授（千葉北総病院）

早川　秀幸
筑波剖検センター長

原田　智紀
日本大学医学部機能形態学系

一杉　正仁
滋賀医科大学
社会医学講座（法医学）教授

平田　幸一
獨協医科大学
内科学（神経）講座主任教授

平山　哲
順天堂大学医学部
臨床検査医学准教授

福島　久喜
国際医療福祉大学病院
乳腺外科教授

藤井　聡
山形大学医学部生理学教授

藤井　俊樹
金沢医科大学皮膚科講師

藤岡　治人
順天堂大学医学部
循環器内科学非常勤講師／
藤岡医院院長

藤巻　拓郎
順天堂大学医学部
眼科学教室准教授

堀　有行
金沢医科大学医学教育学教授

堀野　哲也
東京慈恵会医科大学
感染制御部講師

本田　光芳
日本医科大学名誉教授

牧野　康男
東京女子医科大学
産婦人科学准教授

松村　讓兒
杏林大学医学部解剖学教授

三角　和雄
千葉西総合病院院長／
東京医科歯科大学臨床教授

三石　績
東京心臓協会クリニック院長／
玉川大学名誉教授

宮内　彰人
日本赤十字社医療センター
産婦人科部長

三宅　康史
昭和大学医学部
救急医学教授

宮澤　啓介
東京医科大学生化学分野主任
教授

三輪　高喜
金沢医科大学
耳鼻咽喉科学主任教授

村井　尚之
千葉大学医学研究院脳神経外科

村瀬　訓生
東京医科大学健康増進スポーツ
医学分野講師

村松　慎一
自治医科大学内科学講座
神経内科学部門特命教授

森近　浩
お茶の水相互クリニック院長

安田　幸雄
金沢医科大学名誉教授

柳川　幸重
帝京大学名誉教授／
千歳会キッズクリニック院長

山越　麻生
医療法人社団あずま会
あずま会倉敷病院

山内　俊一
葵会柏たなか病院
糖尿病センター長

山内　秀雄
埼玉医科大学小児科学教授

山本　貴嗣
帝京大学医学部内科学准教授

山本　樹生
日本大学医学部
産婦人科学主任教授

横井　健太郎
東京慈恵会医科大学
小児科学講座

横井　茂夫
横井こどもクリニック院長

本書の利用法

▶ 109回国試が一目でわかるように詳細な内容一覧を呈示するとともに、巻末の索引では具体的な項目が検索できるように配慮した。
▶ 各問題の解説では、正誤の根拠を明確にするとともに、関連領域の知識が得られるよう考慮し、下記のように構成した。

アプローチ	診断のカギとなる用語とその根拠や設問の概要を記した。
鑑別診断	症例を検討してアプローチから確定診断に至るまでのプロセスを示した。
画像診断	診断の決め手となる読影ポイントをわかりやすく解説した。
選択肢考察	各選択肢の正誤を○×で示し、その理由を明確に解説した。
確定診断	臨床問題について最終診断名を明記した。
ポイント	当該あるいは周辺疾患の重要事項をまとめた。
正答率	問題ごとに正答率を記した（サンプル受験者数 6,832名）。
解答率	各選択肢について解答率を呈示した（1つ選ぶ設問で2つ以上選んだ例、2つ選ぶ設問で1つしか選ばなかった例なども含めて計上しているため、正答肢の解答率は正答率と一致しないことがある）。

▶ 各問題の左上部にチェック欄を付した。学習進行の確認等に利用してほしい。
▶ 正解の後に付した 印により、〈難易度〉を以下の3段階に分けて表示した。 =易 =普通 =難
▶ 解説の末尾には各自の学習が問題から参考書へフィードバックできるよう、参考書の参照ページを掲載した。なお下記参考書は以下のように略している。

MIX ……………………『メディカル インデックス』第1版（医学評論社）2011
国小 ……………………『国試小児科学』第5版（医学評論社）2012
チャート公 ……………『チャート 公衆衛生』第16版（医学評論社）2011
（以下チャートシリーズ各科 チャート婦, チャート眼 のように略している）
108 ……………………『CBTからみえる 国試必修疾患108』第1版（医学評論社）2012
アラーム ………………『Dr.酒井の 国試公衆衛生アラーム100』第7版（医学評論社）2014
アトラス ………………『CBT病理アトラス』第1版（医学評論社）2007
コンパクト ……………『コンパクト・マイナー・ノート』第1版（医学評論社）2008
朝 ………………………『内科学』第10版（朝倉書店）2013
標外 ……………………『標準外科学』第13版（医学書院）2013
（以下標準シリーズ各科 標整, 標放 のように略している）
YN ……………………『イヤーノート2016』第25版（メディックメディア）2015
SN ……………………『サブノート2015』第38版（メディックメディア）2014
Rマ ……………………『レビューブックマイナー』第6版（メディックメディア）2014
R小 ……………………『レビューブック 小児科』第1版（メディックメディア）2014
みえる消 ………………『病気がみえる 消化器』第4版（メディックメディア）2010
（以下病気がみえるシリーズ各科 みえる循, みえる内 のように略している）

その他は書名を明記した。

CONTENTS

A問題　医学各論（60問） ……………… 1
　　　　一般各論（20問），臨床各論（40問）

B問題　医学総論／長文問題（62問） …… 81
　　　　一般総論（39問），臨床総論（10問），
　　　　長文問題（12問），計算問題（1問）

C問題　必修の基本的事項（31問） ……… 139
　　　　必修一般（15問），必修臨床（10問），
　　　　必修長文（6問）

D問題　医学各論（60問） ……………… 169
　　　　一般各論（20問），臨床各論（40問）

E問題　医学総論／長文問題（69問） … 247
　　　　一般総論（39問），臨床総論（20問），
　　　　長文問題（9問），計算問題（1問）

F問題　必修の基本的事項（31問） ……… 315
　　　　必修一般（15問），必修臨床（10問），
　　　　必修長文（6問）

G問題　医学総論／長文問題（69問） … 345
　　　　一般総論（40問），臨床総論（20問），
　　　　長文問題（9問）

H問題　必修の基本的事項（38問） ……… 409
　　　　必修一般（20問），必修臨床（10問），
　　　　必修長文（8問）

I問題　医学各論（80問） ………………… 445
　　　　一般各論（40問），臨床各論（40問）

索　引 ……………………………………… 543

写真集 ……………………………………… 別冊
問題集 ……………………………………… 別冊

第109回医師国家試験を振り返って――傾向と対策

「国試史上の最高傑作」再び

　例年のことですが，まず最初に，3日間500問の長丁場をしのいだ受験生の苦労をねぎらいたいと思います。そして，出題委員の先生方，厚労省当局のご努力に敬意を表したいと思います。109回国試は非常によく練られた，質の高い問題が揃っており，関係者の皆様のご見識に満腔の敬意を表します。108回は比較的粗悪な出題が目立っただけになお光って見えます。

　107回解説書のこの欄で，筆者は「国試史上の最高傑作」と絶賛しました。108回は質が下がって平年並みに戻ったので，この欄もトーンダウンしました。筆者はこの国で数少ない職業的国試ウォッチャーを自認しており，109回の動向に注目していました。「平年並み」路線が継承され107回は結局あだ花に終わるのか。107回のような良質な出題に回帰するのか。結論から申すと，今回は107回に匹敵する最高傑作でした。筆者の目が黒いうちに（という年齢でもないのですが）国試を絶賛する機会が二回も来るとは思いませんでした。今後も良質な出題が維持され，「最高傑作」がルーチン化することを切に希望します。

　良質な出題であるだけに，医学生としては大学の講義・実習をこなし，過去問と模試を解く，という真っ当至極，ごくごく普通の勉強をしていれば安心して合格圏に到達します。

　以下，具体的に109回国試の特徴を述べてみましょう。

問題のハイレベル化

　これには2つの側面があります。順に述べたいと思います。

　第一に，有名問題では選択肢がグレードアップしていることが指摘できます。何度も出ている有名事項を題材としながら，曖昧な知識では引っかかるように選択肢が作られています。有名問題で露骨に正誤がわかる選択肢を並べては学力の識別という目的を達しません。今回は，答にならない選択肢でも，知識が曖昧だとつい答に選んでしまいそうに肢が作られています。この傾向は特に臨床問題で顕著です。しかし，受験生の間で，臨床問題の難化はさして話題になっていません。受験する側のレベルも高くなっているということでしょう。

　第二に，今までの国試では踏み込んで出題されていない事項が，積極的に出題されています。このタイプの問題は，肢の作り方をよほど注意しないと単なる悪問（学力差を反映しない）になりがちなのですが，「消去法でも答は出せる」ように肢が工夫されている問題が多かったと思います。この傾向は特に一般問題で顕著でしたが，「消去法でも答が出せる」ためには正答肢以外を全部「切れる」確実な知識が必要です。このため，一般問題は難化した，というのが大方の受験生の感想でした。しかし，108回で散見されたような，ブラッシュアップが不足しているために生じた「割れ問」（題意不明

瞭なための「割れ問」）ではないので，不快に思った方は少なかったでしょう。
　以上の二点は，出題前の問題のブラッシュアップが極めて丁寧になされていることを示しています（筆者も模試のブラッシュアップをしているのでわかるのですが，並大抵の労力ではなかったと思います）。受験生としては学力がそのまま反映されるということで，安心して受験できる試験になっています。

新しい話題も直ちに出題

　新しい題材がどしどし出題されていることに注意が必要です。ごく一例を挙げてみましょう。
　糖尿病と癌のリスクに関して，2013年に糖尿病学会と癌学会の合同調査の結果が発表されていますが，これを踏まえた問題がすかさず出題されています（G35）。
　骨髄異形成症候群や多発性骨髄腫の治療はこの数年目覚ましく進歩していますが，新しい治療法が出題されています（D36，D40）。
　近時話題になっているIgG4関連疾患も引き続き出題されています（D48）。
　こういう題材は過去問には出ていませんが（当たり前ですが），大学の講義や実習で扱われているはずで，過去問のまとめだけでは限界があることを示しています。大学の実習を大事にしなさい，というメッセージと受け取るべきでしょう。受験生の方で「最先端の事項はマニアックだから出ない」という誤解を持っている方，あるいは受験指導者でそのように指導する方，を散見しますが，甘いというにもほどがあり，とんでもない誤解であることを悟るべきでしょう。

臨床重視路線は完全に定着

　これにもいくつかの側面があります。
　第一に，臨床実務で重要な題材は重複して出題されているということです。これは107回以降継承されている傾向です。臨床で遭遇する頻度の高い疾患，あるいは，頻度は高くないが見落としてはいけない疾患，は複数の問題で扱われています。心房細動，房室ブロック，肺癌，認知症の鑑別診断，消化管出血の治療，高K血症の治療，急性喉頭蓋炎，HTLV-1キャリア妊婦の扱い，などがその例です。後の2つを除けば，高齢化社会を迎えて遭遇する機会が明らかに増加した病態です。臨床的に重要な題材の理解を手厚く問うという傾向で，研修医に必要な知識を重点的に確認するという趣旨です。この傾向は3年連続していますから，方針としては完全に固定したものと思われます。
　第二に，術式や手術の進め方を問う問題（例としてA3，A30），手技の実際を問う問題（例としてPTGBDの穿刺部位を問うE28）のように，臨床実習の成果を試す問題がここ数年と同様，コンスタントに出題されています。
　第三に，実際の臨床の状況を踏まえた出題が目立ちます。例えば，Parkinson病と開腹術の既往がある患者さんのイレウスの原因を問うA37です。Parkinson病も開腹術の既往もイレウスの原因となります（Parkinson病は自律神経障害をきたします）。で

は，眼の前のイレウスは何が原因で起こっているのか？　臨床の現場では悩むところです。今までの国試臨床問題では，解答に関係ない情報（この例における既往歴など）は意図的に書かれないことが多く（だから解答が容易になっていた），実務とは離れた設定になっていました。しかし臨床実務では，どれが眼前の病態と関連する情報であるのか，それを判断することの方が重要であり，また，そこが臨床の難しさでもあります。その判断を正面から問う問題は，今までの国試ではほとんどなかったわけですが，大々的に出題されるようになったのは注目すべきことです。

「医師国家試験改善検討部会」の議事録（平成 26 年 6 月 18 日：機密文書ではなく公開されています）によれば，①出題割合については頻度の高い疾患に重点を置く，②医学生が臨床実習に主体的に取り組んだ or 臨床研修で実際に対応が求められる状況について具体的に想定することが重要，と提言されています。上記の第一点は①ですし，第二点・第三点はまさに②の通りの出題です。こういう提言は抽象的に見えて，しばしば単なる「お題目」で終わりがちですが，実際に提言を具体化した出題になっていることは，もっと知られてよい（従って医学教育の場面ではもっと強調されるべきである：受験生には関係ないことですが）と思います。

その他のマイナーチェンジ

以下は細かい点です。

まず，「画像一発問題」は減少しています。「画像一発問題」とは，臨床情報が皆無で，単に画像診断や病理標本を示すだけの問題です。108 回ではこのような問題が比較的目立ちました（106 回，107 回ではほぼ絶無でした）。しかし，臨床の現場で，臨床情報なしに画像診断や病理診断だけ行うという状況は決してあり得ません。109 回では減少しました。臨床実務と乖離した出題が減少したことは歓迎すべきことです。しかし，減少したというだけで根絶はされていません。今回は病理診断が勝負を分ける問題が散見されましたが，病理診断は最も難しい診断です（だから病理診断という臨床分科が成立しているのです）。学生の学力の弁別には役立たないと思います。難しい画像診断が学力試験として適正な問題になることは絶対になく，単なる「アテモノ」でしかあり得ません。

次に，多肢選択問題がほとんど姿を消したことに気がつきます。選択肢が 6 本以上ある，いわゆる LA 形式（あるいは L 形式）の問題は，本当にその必要性があるのか，単なるインク代の無駄遣いではないのか，と筆者はかねがね思っていました。これは筆者だけの見解ではなかったらしく，上記「改善部会」の提言でも LA 形式の「適応」についてよく吟味しなさい，とされています。LA 形式が「絶対適応」になる問題（つまり，LA 形式でないと出題の意味がなくなる問題）というのはちょっと想定しがたく，今回 LA 問題は大幅に減少しました。

第109回国試解答形式別問題数

解答コード	解答形式	A	B	C	D	E	F	G	H	I
		60	62	31	60	69	31	69	38	80
A type	五肢択一（1つ選ぶ）	50	49	31	50	54	31	54	38	63
X2 type	複択形式（2つ選ぶ）	7	10		7	8		11		15
X3 type	複択形式（3つ選ぶ）	3	2		3	5		4		2
L type	多肢択一（1つ選ぶ）					1				
―	計算問題		1			1				

解答コード	解答形式	一般 200	率	臨床 200	率	必修 100	計	%*
A type	五肢択一（1つ選ぶ）	149	74.5%	171	85.5%	100	420	84.0%
X2 type	複択形式（2つ選ぶ）	40	20.0%	18	9.0%		58	11.6%
X3 type	複択形式（3つ選ぶ）	8	4.0%	11	5.5%		19	3.8%
L type	多肢択一（1つ選ぶ）	1	0.5%	―	―		1	0.2%
―	計算問題	2	1.0%	―	―		2	0.4%

*全問題数500問との比率

必修の「GL範囲外出題」は恒常化

　必修問題の難易度は上がりました。106回まで，必修問題の題材になる疾患は必修ガイドライン（以下必修GLとします）の範囲内の疾患に厳しく限定されていました。しかし，それだと出題の制約が非常にきつく，出題できる問題がネタ切れになってしまいます。いや，現にネタ切れになっていたというべきでしょう。ネタ切れは明らかなのに新作問題を出そうと気合を入れ，無理筋な悪問を出題してかえって社会のご迷惑になるという「気合カラ回り」現象が，過去の国試ではしばしば見られました。
　107回必修問題から「気合カラ回りは社会の迷惑」というコンセンサスが形成されたのでしょうか，必修GL外の疾患を題材に，しかし内容的には無理のない良問を出す方針に転換されました（そういう発表があったわけではなく筆者の推測に過ぎませんが）。
　109回の必修問題もその路線上にあります。必修GLは知っておくべきですが，必修問題はそれにこだわらない出題になっていることに注意すべきでしょう。悪く解釈すれば必修GLを破っていることになりますが，善意に解釈すれば「必修GLに固執する余りの無理筋な問題」は排除されているわけで，もちろんここは善意に解釈して歓迎すべき傾向ととっておきます。

名目だけ存続する禁忌肢問題

　禁忌肢ももはや完全にネタ切れです。有名な禁忌事項は既に出題され尽くしています。しかし新規の禁忌事項を出題しようとしているらしく，最近はどれが禁忌なのかわからない，禁忌肢のステルス化現象が発生しています。10問は設定されているはずなのですが，どの10問なのか，筆者にもわからないのが実情です。109回もステルス禁

忌肢でした。しかし109回の不合格基準は「3問以上選択した場合」であり，ハードルは非常に低く（高さ2 cmくらいか），純粋に禁忌肢問題だけで落ちるという事態は起こらないでしょう。こうなると何のために存続しているのか，わけがわかりませんが，存続はしているようです。日ごろの勉強で禁忌事項を意識することは重要ですが，受験上は気にしなくて構わないということです。

平凡な結論

　国試対策として何をすべきか？　に関しては平凡な結論しか出せません。要するに大学の講義・実習をきちんとこなし，過去問をマスターし，模試を受ける，ということに尽きます。特に臨床実習は大事です。臨床実習で何気なく聞いたことが役に立つ，ということは多いはずです。国試は臨床研修を受けてよいか，という最低限の知識・応用力をチェックする試験です。普通に医学教育を受けていればそれで万全なはずで，対策として妙にマニアックな秘伝があったらその方がよほどおかしいのです。医学生の皆様におかれましては，変な国試情報に振り回されることなく，地道に勉強していれば安心ですと申し上げて結びとしたいと思います。

第109回医師国試セクション別正答率分布

サンプル受験者数：6,832名

問題数	A問題 60		B問題 62		C問題 31		D問題 60		E問題 69		F問題 31		G問題 69		H問題 38		I問題 80	
90％以上	23	38.3%	28	45.2%	23	74.2%	22	36.7%	19	27.5%	16	51.6%	27	39.1%	31	81.6%	31	38.8%
80〜90%	15	25.0%	13	21.0%	5	16.1%	8	13.3%	21	30.4%	3	9.7%	13	18.8%	3	7.9%	18	22.5%
60〜80%	11	18.3%	10	16.1%	2	6.5%	21	35.0%	19	27.5%	7	22.6%	16	23.2%	3	7.9%	18	22.5%
40〜60%	6	10.0%	5	8.1%	0	0.0%	8	13.3%	8	11.6%	4	12.9%	6	8.7%	1	2.6%	7	8.8%
40％未満	5	8.3%	6	9.7%	1	3.2%	1	1.7%	5	2.9%	1	3.2%	7	10.1%	0	0.0%	6	7.5%

問題数	必修 100		一般 200		臨床 200		一般+臨床 400		総合 500	
90％以上	70	70.0%	70	35.0%	80	40.0%	150	37.5%	220	44.0%
80〜90%	11	11.0%	40	20.0%	48	24.0%	88	22.0%	99	19.8%
60〜80%	12	12.0%	52	26.0%	43	21.5%	95	23.8%	107	21.4%
40〜60%	5	5.0%	25	12.5%	15	7.5%	40	10.0%	45	9.0%
40％未満	2	2.0%	13	6.5%	14	7.0%	27	6.8%	29	5.8%

第109回医師国試総合正答率分布（400問＊）

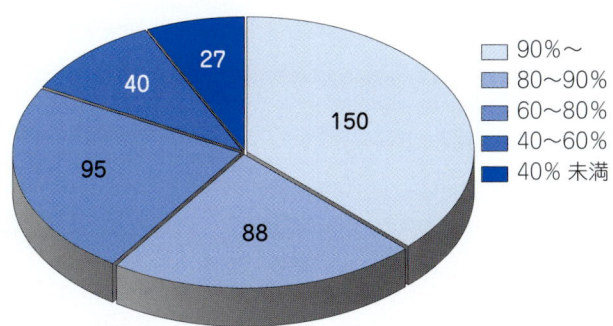

＊必修問題（C-1〜31，F-1〜31，H-1〜38）を除いた問題数

★正答率は，3/18に厚生労働省より開示された正解に基づいている。

内 容 一 覧 —— 問題番号順

A 問題

	領域・科目	テーマ・確定診断	正解	ガイドライン
1	産科	スクリーニング検査でHTLV-I抗体陽性と判定された妊婦への説明	b	各I-1-D-1
2	精神科	心因性勃起障害の可能性が高い訴え	c	各II-4-C
3	皮膚科	悪性黒色腫	e	各III-2-F-7
4	呼吸器	呼吸器疾患と治療薬の組合せ	e	各IV-3-A-2
5	心臓	我が国の心臓移植の適応	e	各V-6-B-2
6	消化器	Borrmann 4型胃癌の特徴	d	各VI-2-D-3
7	血液	びまん性大細胞型B細胞リンパ腫の予後因子	c	各VII-3-C-3
8	消化器	内ヘルニア	e	各VI-9-A
9	小児科	肥厚性幽門狭窄症	e	各VI-12-B-1
10	感染性疾患	嫌気性菌	e	各XI-3-A-24
11	神経	進行性核上性麻痺の画像診断	d	各IX-4-B-3
12	感染性疾患	淋菌感染症	e	各XI-3-A-5
13	感染性疾患	マダニの画像診断（重症熱性血小板減少症候群〈SFTS〉）	d	各XI-1-B-2
14	公衆衛生	自殺の動向	e	各XI-4-C-3
15	眼科	小児の弱視の原因	a d	各II-4-A-1
16	心臓	慢性心不全患者に投与すべき薬剤	b e	各V-2-D
17	心臓	大動脈弁狭窄症の治療	b d	各V-4-B-1
18	消化器	食道静脈瘤の内視鏡治療	b c	各VI-1-D-1
19	血液	血液透析の適応症状	a b	各VII-3-D
20	内分泌	多飲・多尿で注目すべき検査項目	acd	各X-1-B-6
21	産科	仰臥位低血圧症候群の緊急対応	e	各I-2-J-1
22	産科	胎児超音波像の画像診断（腹水貯留）	c	各I-2-J-1
23	精神科	統合失調症の急性期の治療薬	e	各II-2-B
24	婦人科	無月経の原因部位（早発卵巣機能不全）	d	各VII-8-A-3
25	皮膚科	掌蹠膿疱症の診断	c	各III-3-E-2
26	眼科	Marfan症候群でみられる病変	a	各II-5-D-2
27	耳鼻咽喉科	真珠腫性中耳炎の治療法	a	各II-7-C-5
28	耳鼻咽喉科	上咽頭癌の画像診断	d	各II-10-C-9
29	呼吸器	間質性肺炎の検査所見	a	各IV-4-A
30	呼吸器	肺腺癌治療の第一選択	a	各IV-6-A-1
31	心臓	心房細動でまず行うべき対応	b	各V-1-A-5
32	心臓	全身倦怠感とめまいの原因（完全房室ブロック）	e	各V-1-C-2
33	心臓	亜急性期の心筋梗塞の診断に有用な血液検査項目	e	各V-5-B-1
34	心臓	閉塞性動脈硬化症の治療法	e	各V-8-B-1
35	消化器	急性虫垂炎の治療法	b	各VI-3-C-2
36	肝胆膵	自己免疫性肝炎の診断に有用な抗体	b	各VI-6-B-6
37	消化器	外ヘルニアによる腸閉塞の診断	e	各VI-12-G
38	血液	伝染性単核球症に伴う血球貪食性リンパ組織球症〈血球貪食症候群〉の治療薬	d	各VII-3-F.G
39	腎臓	IgA腎症の病因，疫学	a	各VII-1-A-3
40	腎臓	糖尿病腎症によるネフローゼ症候群，慢性腎不全の進行防止のために行う治療	c	各VII-1-C-1
41	腎臓	腎腫瘍（腎細胞癌疑い）への治療	e	各VII-6-A-1
42	泌尿器	進行性前立腺癌で行う治療	e	各VII-6-C-2
43	婦人科	卵巣嚢腫への対応	e	各VII-7-D-1
44	婦人科	顆粒膜細胞腫の診断	e	各VII-7-C-3
45	感染性疾患	赤痢アメーバ症の第一選択薬	e	各XI-5-A-8
46	神経	手根管症候群で障害されている神経	b	各IX-5-B-1

	領域・科目	テーマ・確定診断	正解	ガイドライン
47	救急	前腕不全切断の救急処置	e	各IX-10-F
48	小児科	二分脊椎（脊髄髄膜瘤）の手術時期の判定	a	各IX-10-J-3
49	代謝	痛風で現時点と長期的に行うべき治療薬	a	各X-9-B-1
50	耳鼻咽喉科	通年性鼻アレルギーで行うべき検査	d	各XI-1-B-2
51	整形外科	関節リウマチの診断	b	各IX-8-H-1
52	心臓	肺高血圧症による労作時呼吸困難の診断に有用な検査	b	各V-2-F
53	呼吸器	インフルエンザ後の細菌性肺炎の治療薬	e	各IV-1-B-1
54	小児科	注意欠如・多動症〈ADHD〉の児童にまず行うべき対応	d	各II-5-D-1
55	中毒	有機溶剤中毒（トルエン）の可能性に対して産業医がとるべき措置	a	各XIII-2-B-6
56	婦人科	下垂体腫瘍でみられる病態	e	各X-1-B-3
57	代謝	低血糖による意識障害で測定すべき検査項目	c d	各X-6-D
58	感染性疾患	介護老人福祉施設でのノロウイルス感染症の感染拡大抑止策	c d	各XI-1-A-26
59	呼吸器	慢性閉塞性肺疾患〈COPD〉急性増悪の治療薬	ade	各XIII-3-B-2
60	耳鼻咽喉科	急性喉頭蓋炎の急変時の備え	abe	各II-9-B-3

B 問題

	領域・科目	テーマ・確定診断	正解	ガイドライン
1	公衆衛生	対麻痺患者の参加制約	e	総I-1-D-1
2	公衆衛生	在宅ケア	a	総I-3-C
3	公衆衛生	リハビリテーションに重点が置かれている施設	c	総I-4-A-7
4	公衆衛生	世界保健機関〈WHO〉	d	総I-7-B-2
5	公衆衛生	交通事故による死亡の予防策	d	総II-2-B-1
6	公衆衛生	児童相談所の業務	d	総II-4-C-6
7	公衆衛生	全数把握の感染症	d	総II-8-A
8	公衆衛生	水道法に基づく水質基準	b	総I-12-D-1
9	解剖	蝶形骨の解剖	d	総II-2-F-1
10	解剖	大動脈弓の高さの解剖学的位置関係	e	総II-3-A-1
11	精神科	器質性精神障害	a	総II-8-C-3
12	代謝	糖代謝の臨床的評価	a	総II-9-A
13*	小児科	新生児の日齢により低下する検査項目	b or e	総IV-5-B-7
14*	小児科	思春期前後の男子の二次性徴	a or c	総IV-7-A-3
15	病態生理	隣接遺伝子症候群	e	総V-2-C-5
16	免疫	好中球の異常による疾患	a	総V-5-A
17	腎臓	造影剤腎症の発生要因	e	総VII-6-M-4
18	公衆衛生	医療計画	a	総I-6-B
19	神経	自律神経障害による突然死を注意すべき疾患（多系統萎縮症）	a	総V-11-A-1
20	小児科	小児の身長の成長	a	総IV-6-A-2
21	小児科	新生児期に死亡率が高い先天性疾患	c	総II-4-A-5
22	産科	新生児の心拍数に影響する母体の抗SS-A抗体Ig	d	総IV-5-B-7
23	皮膚科	陽性所見の皮膚検査の写真鑑定	c	総VIII-3-A-11
24	産科	写真の試験紙で診断する疾患（BTB用紙による前期破水の診断）	b	総VIII-5-F
25	加齢・老化	経口摂取ができない高齢者の栄養管理	b	総IX-1-A-7

xiv

	領域・科目	テーマ・確定診断	正解	ガイドライン
26	治療学	異所性移植が行われる臓器	d	総IX-5-A
27	神経	脳血管障害と治療の組合せ	c	総IX-7-A
28	整形外科	中殿筋不全患者にみられる歩行異常	e	総VI-9-I-6
29	公衆衛生	平成20〜24年の社会状況（雇用関係）	be	総II-11-B
30	公衆衛生	健康増進法の規定	ad	総I-5-C-2
31	公衆衛生	学校医の職務	ae	総II-10-B-1
32	心臓	心臓の解剖	bc	総II-4-A
33	血液	造血部位の組合せ	ac	総I-6-A
34	産科	胎盤	cd	総IV-1-C
35	感染性疾患	母乳を介した感染を予防できる病原体	ce	総V-4-B-8
36	婦人科	婦人科疾患と帯下の組合せ	ab	総VI-7-F-3
37	緩和ケア	がんの緩和医療	ac	総IX-11-A,B,C
38	心臓	閉塞性ショックをきたす病態	acd	総V-7-D-4
39	加齢・老化	鼻出血の高齢者で注意すべき既往歴	acd	総V-3-H-3
40	緩和ケア	終末期胃癌患者の今後の治療方針	a	総IX-11-D-5
41	公衆衛生	遷延性咳嗽患者への生活指導	e	総V-4-B-1
42	公衆衛生	環境汚染の調査で患者集団への初期の対応（胎児性水俣病の疑い）	c	総II-12-F
43	小児科	正常新生児の生理的特徴	e	総VII-4-C
44	精神科	術後せん妄患者への対応	b	総VI-8-Q-3
45	皮膚科	尋常性乾癬でみられる皮膚現象	b	総VI-2-A
46	呼吸器	慢性閉塞性肺疾患〈COPD〉の診断	e	総VI-4-C-1
47	婦人科	子宮卵管造影像の画像診断（子宮奇形）	a	総VI-6-K-6
48	心臓	呼吸困難の原因疾患（僧帽弁閉鎖不全症）	d	総VII-1-B-6
49	血液	びまん性大細胞型B細胞リンパ腫の治療開始の準備	bc	総IX-6-H
50	感染性疾患	AIDSを示唆する白血球分画所見	e	総VII-1-C
51	感染性疾患	AIDSにみられる肺病変の原因（ニューモシスチス肺炎）	d	総V-4-A-4
52	感染性疾患	AIDSにみられる口腔内の白苔に対する治療薬（口腔カンジダ症）	d	総IX-2-A
53	整形外科	化膿性脊椎炎の診断	a	総VII-6-N
54	整形外科	Gram陽性菌検出時に追加すべき検査	d	総V-2-B-2
55	整形外科	化膿性脊椎炎の原因菌	e	総V-4-A
56	内分泌	先端巨大症で行うべき検査	e	総VII-2-F
57	内分泌	先端巨大症で現時点で行うべき治療	a	総IX-4-A
58	内分泌	先端巨大症の合併症	c	総V-1-A
59	神経	脳梗塞による失語の診断（超皮質性感覚失語）	e	総VI-8-N-1
60	神経	脳梗塞の頭部MRI拡散強調像による病変部位診断	c	総II-8-C
61	神経	脳梗塞の治療法	a	総IX-3-A
62	一般教養	食塩液のNa濃度の計算問題	113	総IX-3-A

C 問題

	領域・科目	テーマ・確定診断	正解	ガイドライン
1	医の倫理	医師のパターナリズム	c	必1-C
2	公衆衛生	臨床試験への参加を打診する発言	c	必2-E
3	公衆衛生	死亡診断書（死体検案書）	b	必3-C
4	小児科	6歳児の所見	c	必5-C
5	診察	非言語的コミュニケーション	d	必6-C-3
6	臨床検査	タール便の患者で高値を示す血液検査項目	c	必7-E-7
7	症候学	全身浮腫をきたしやすい疾患	c	必7-A-10
8	救急	GCSによる評価	a	必11-A
9	公衆衛生	直接データを収集する研究手法	e	必10-A-6
10	症候学	ショック時に徐脈を呈する病態	c	必7-A-5
11*	産科	深部静脈血栓症に注意すべき妊婦の病態	a	必12-E-10
12	症候学	関節炎を示唆する症候	a	必8-J-2
13	治療学	服薬アドヒアランスに影響するもの	d	必6-G-2
14	公衆衛生	勧奨すべき摂取エネルギーと食塩量の組合せ	c	必17-B,C
15	公衆衛生	こころの健康	d	必17-A
16	代謝	ふらつきを訴える偏食者に欠乏しているビタミン（ビタミンB1欠乏症）	b	必17-B
17	治療学	針刺し事故で汚染部位洗浄後の対応	b	必4-C-8
18	診察	緊張型頭痛を疑う患者にかける言葉	e	必6-C-7
19	眼科	原発閉塞隅角緑内障の治療法	c	必12-C-8
20	呼吸器	肺結核が疑われる患者に行うべき検査	d	必9-C-3
21	産科	切迫流産の診断	c	必7-G-6
22	症候学	下部消化管出血で診察すべき部位	d	必7-E-7
23	小児科	腸重積での家族への説明	e	必12-F-22
24	救急	オートバイ事故による高エネルギー外傷で最も優先すべき処置	d	必11-B
25	医の倫理	意識障害で救急搬送された患者の状況把握の問合せ先と返答	d	必11-C-2
26	代謝	低血糖を疑う患者への質問	e	必7-D-9
27	代謝	低血糖を疑う患者へ行うべき検査	d	必9-H
28	耳鼻咽喉科	良性発作性頭位めまい症の随伴症状	c	必7-E-4
29	耳鼻咽喉科	良性発作性頭位めまい症の診断のために行う頭位眼振検査	c	必9-A
30	内分泌	Basedow病の診断のために行う検査	c	必9-I
31	内分泌	Basedow病の内服治療で注意すべき検査項目	b	必9-H

D 問題

	領域・科目	テーマ・確定診断	正解	ガイドライン
1	産科	褥婦にみられる黄色ブドウ球菌による感染症	b	各I-2-K-2
2	神経	脳血流SPECTによる画像診断	d	各II-1-A-1
3	小児科	自閉症	a	各II-5-C-1
4	腎臓	蛍光抗体法で表皮細胞間にIgG沈着を認める疾患（落葉状天疱瘡）	d	各III-3-B-1
5	眼科	細菌性角膜潰瘍の誘因	c	各III-5-C-11
6	呼吸器	進行性肺腺癌の治療方針の決定に影響する遺伝子	b	各IV-6-A-1
7	心臓	心房細動での心原性脳塞栓のリスクファクター	e	各V-1-A-5
8	消化器	経動脈的塞栓術の適応（適応なし：出血性腸炎）	a	各VI-3-C-3
9	肝胆膵	肝胆膵疾患とその原因の組合せ	b	各VI-7-C-3
10	消化器	バルーン型胃瘻カテーテルを用いた経皮的胃瘻造設術後のフォロー	c	各VI-2-B-2
11	血液	発作性夜間ヘモグロビン尿症でみられる検査所見	b	各VII-1-D-1
12	代謝	高カリウム血症の治療薬	e	各VII-3-E-3
13	神経	視神経脊髄炎でみられる検査所見	c	各IX-4-G-3
14	膠原病	リウマチ熱の診断に有用な所見	d	各XI-2-C-1
15	血液	深在性真菌感染症を合併しやすい急性白血病の治療法	e	各VII-2-C
16	加齢・老化	高齢者の熱中症	a	各XIII-5-A-1
17	心臓	無痛性虚血性心疾患	ce	各V-5-D
18	消化器	胸腔内中部進行食道癌根治切除術の周術期管理	ac	各VI-1-C-1
19	代謝	血清Ca値と血清P値が反対方向に変化する疾患	ad	各VII-3-E-4,5

	領域・科目	テーマ・確定診断	正解	ガイドライン
20	内分泌	甲状腺全摘出術で事前に説明すべき合併症	ade	各X-2-C-4
21	産科	臍帯真結節による胎児心拍数陣痛図の異常所見	d	各I-2-G-1
22	小児科	新生児一過性多呼吸の診断	c	各I-3-D-3
23	精神科	双極性障害の治療薬	c	各II-2-A-2
24	皮膚科	乳房外 Paget 病の診断	e	各III-2-F-2
25	眼科	春季カタルの点眼治療薬	d	各III-5-C-5
26	眼科	白内障の治療方針決定に必要な検査	d	各III-5-D-1
27	耳鼻咽喉科	急性副鼻腔炎の治療薬	b	各III-9-A-3
28	耳鼻咽喉科	下咽頭癌の診断	c	各III-10-C-11
29	呼吸器	夏型過敏性肺炎の治療法	e	各IV-3-A-4
30	呼吸器	奇形腫の診断	a	各IV-6-C
31	呼吸器	血気胸でこの時点で行うべき対応	c	各IV-7-A-2
32	心臓	右心不全,肺動脈性肺高血圧症で認める検査所見	b	各V-2-B
33	心臓	心室頻拍（心サルコイドーシスの可能性）の今後の対応	e	各V-1-B-2,3
34	消化器	*Helicobacter pylori* 感染の精査希望者への対応	ade	各VI-2-C-4
35	肝胆膵	遊走胆嚢に合併した胆嚢捻転症の診断	c	各VI-10
36	血液	5q−を伴う骨髄異形成症候群の現時点での治療法	e	各VII-1-D-4
37	婦人科	子宮頸癌の治療法	e	各VII-7-B-3
38	腎臓	顕微鏡的多発血管炎で直ちに行うべき治療	e	各VII-1-D-5
39	泌尿器	膀胱上皮内癌の治療法	e	各VI-6-B-1
40	血液	多発性骨髄腫への適切な対応	e	各VI-3-C-7
41	神経	膠芽腫の診断	a	各IX-2
42	整形外科	転移性骨腫瘍の診断に有用な検査項目	b	各VII-6-C-2
43	整形外科	Down 症候群に合併した環軸関節亜脱臼でみられる所見	b	各IX-10-D-3
44	整形外科	複合性局所疼痛症候群の診断	d	各IX-10-H-6
45	内分泌	無痛性甲状腺炎でのこの時点での治療方針	e	各X-2-A-1
46	代謝	糖尿病腎症の高血圧で開始すべき内科的治療	e	各X-6-A
47	代謝	ケトン性低血糖症の診断	e	各X-10-B-3
48	免疫	IgG4 関連疾患の診断確定に必要な検査	b	各XI-2-D-10
49	小児科	流行性耳下腺炎〈ムンプス〉からの無菌性髄膜炎でみられる所見	d	各XI-1-A-4
50	婦人科	クラミジア感染症（Fitz-Hugh-Curtis 症候群）の病原体	b	各XI-2-A-4
51	小児科	百日咳の特徴	d	各I-3-A-13
52	呼吸器	続発性肺クリプトコックス症の治療薬	e	各IV-5-A-2
53	救急	硫化水素による自殺企図現場の発見者への指示	a	各XII-4-A-4
54	心臓	心房中隔欠損症の治療方針	a	各V-3-A-3
55	感染性疾患	溶血性尿毒症症候群の血液検査所見	ac	各VII-4-A-4
56	消化器	大腸憩室炎の後腹膜穿通の治療法	ce	各VI-3-A-1
57	泌尿器	前立腺肥大症の悪化に関した治療薬	bc	各VII-6-C-1
58	泌尿器	出血性膀胱炎あるいは膀胱癌の鑑別のため施行すべき検査	bd	各VII-6-B-1
59	腎臓	IgA 腎症による腎機能障害のリスクファクター	bce	各VII-1-A-3
60	婦人科	子宮内膜症による月経困難症の治療法	abc	各VII-7-E-1

E 問題

	領域・科目	テーマ・確定診断	正解	ガイドライン
1	公衆衛生	リスクファクターとなる条件	a	総I-1-B-2
2	公衆衛生	社会保障制度	e	総I-2-A
3	公衆衛生	我が国の母子保健制度	a	総II-4-B
4	公衆衛生	医師の指示の下に行う診療補助行為	c	総I-4-B-3
5	公衆衛生	へき地医療	c	総I-6-G
6	公衆衛生	保健指導における産業医の役割	e	総II-11-C
7	公衆衛生	図の年齢階級別死亡率の推移を示す癌	c	総II-2-B-1
8	公衆衛生	我が国の妊産婦死亡率の推移	a	総I-4-A-2
9	公衆衛生	図の感染症の発生状況を示す要因	a	総I-8-A
10	公衆衛生	過重労働対策	a	総II-11-C-9
11	皮膚科	副腎皮質ステロイド外用が適応となる脱毛症（円形脱毛症）	b	総IX-2-F-7
12	呼吸器	呼吸運動に最も関与する器官	a	総III-3-D
13	消化器	上腹部の脈管の解剖	c	総II-5-C-4
14	神経	頭部単純 MRI T1 強調像のスライス判定	c	総III-8-C
15	膠原病	血清 CH_{50} 値が低下する疾患	d	総III-10-D-2
16	産科	陣痛発来とする所見	e	総V-2-A-3
17	産科	妊娠 10 週で臍帯内に存在する胎児臓器	b	総IV-1-C
18	加齢・老化	要介護高齢者の褥瘡予防措置	a	総V-3-F-6
19	公衆衛生	疫学研究と動物実験で評価が異なる化学物質のヒトへの発がん性評価	c	総V-6-A
20	生理	体液平衡	d	総V-8-A
21	公衆衛生	行政解剖の目的	e	総V-11-A-5
22	精神科	精神的症候と説明の組合せ	a	総III-8-F
23	産科	妊娠 41 週で児頭骨盤不均衡を示唆する児頭の所見	d	総IV-2-B-5
24	耳鼻咽喉科	嗄声の主訴でまず行う発声機能検査	e	総VI-4-A-3
25	産科	胎児超音波検査で診断困難な疾患	a	総VII-5-A-2
26	治療学	模式図が示す治療法（血漿交換）	c	総IX-3-C-3
27	放射線	放射線治療の適応でない肺癌の状態	c	総IX-6-G
28	肝胆膵	急性胆嚢炎の経皮経肝胆嚢ドレナージの穿刺経路	b	総IX-7-B-3
29	整形外科	図の膝関節の徒手検査手技で診断する病変部位	c	総VI-9-N
30	呼吸器	CO_2 ナルコーシス	d	総IX-12-A-2
31	加齢・老化	高齢者総合機能評価に含まれる内容	a	総V-2-B
32	小児科	標準的な 1 歳 6 か月児の成長・発達の所見	ae	総V-3-A
33	腎臓	正常な腎の機能	ce	総III-7-A
34	感染性疾患	カテーテル関連血流感染症の診断に必要な検査	ce	総V-10-B
35	肝胆膵	間接ビリルビン優位の黄疸を呈する疾患	bd	総VI-2-G
36	公衆衛生	3 歳児健康診査で実施される一次予防の項目	ce	総I-1-B-2
37	感染性疾患	真菌の染色法	ad	総VII-1-F-5
38	一般教養	再生可能なエネルギー源	ace	総II-12-F
39	小児科	乳幼児突然死症候群のリスクファクター	cde	総V-11-A-2
40	乳腺	乳癌検診のマンモグラフィの次に行う検査	c	総V-6-A
41	診察	メタボリック症候群の行動変容のための対応	d	総I-1-D-2
42	公衆衛生	まず受けるように勧める予防接種の対象疾患（Hib 感染症）	e	総II-8-C
43	産科	羊水過多症に起因する切迫早産の治療	b	総VII-4-B-1

	領域・科目	テーマ・確定診断	正解	ガイドライン
44	産科	子宮内反症で行う対応	a	総VI-7-F-5
45	小児科	正常な乳児の所見（母乳性黄疸）	e	総VII-3-A
46	眼科	ハードコンタクトレンズによる角膜上皮剥離の検査	e	総VI-3-C-2
47	消化器	Crohn病の下部消化管内視鏡所見	e	総VII-7-A
48	加齢・老化	胆嚢炎の高齢者の生理的特徴	c	総V-2-B
49	泌尿器	陰嚢水腫の診断に有用な診察器具	e	総V-3-A
50	神経	慢性炎症性脱髄性多発神経炎の診断	e	総V-2-J
51	精神科	統合失調症の診断に有用な心理・精神機能検査	c	総VII-4A,B,C
52	小児科	クループ症候群の診断	e	総V-4-B-4
53	消化器	胃全摘後の悪性貧血で投与すべき栄養製剤	e	総IX-2-A
54	麻酔科	全身麻酔中での徐脈・血圧低下への対応	e	総X-4-G
55	整形外科	Parkinson病による歩行障害で勧められる歩行補助具	b	総IX-9-B-9
56	消化器	空腸瘻造設術後の腹腔ドレーンの留置部位	bc	総III-5-C
57	泌尿器	前立腺肥大の高齢者にみられる頻尿の形態	cd	総VI-7-A-5
58	呼吸器	Pancoast型肺癌でみられる身体所見	ade	総VI-9-I-1
59	リハビリ	歩行不安定のリハビリテーション到達目標の設定に必要な情報	bce	総IX-9-B
60	腎臓	多発性嚢胞腎，多発性肝嚢胞で経過中に現れる症候	a	総V-1-A
61	腎臓	多発性嚢胞腎，多発性肝嚢胞の現時点での対応	e	総IX-7-A-2
62	腎臓	多発性嚢胞腎，多発性肝嚢胞で感染を疑う症例の特徴	b	総VI-9-O-2
63	救急	交通事故の救急患者に行う検査（重症骨盤骨折，出血性ショック，尿路損傷）	e	総V-1-A
64	救急	交通事故の救急患者の輸血後のヘモグロビン値の計算	b	総IX-3-B
65	救急	交通事故の救急患者で最優先に対処すべき合併損傷	d	総IX-10-E
66	心臓	急性冠症候群発作時の収縮期血圧	d	総VII-1-B
67	心臓	急性冠症候群で無症状時に予想される病態	d	総VII-2-B
68	心臓	急性冠症候群でまず考慮すべき初期治療薬	abd	総IX-2-A
69	治療学	電解質輸液の総エネルギーの計算問題	183	総IX-3-A

F 問題

	領域・科目	テーマ・確定診断	正解	ガイドライン
1	公衆衛生	医師に関わる利益相反	e	必2-A-1
2	公衆衛生	特定保健指導	e	必17-A
3	臨床検査	2回に分けて採血すべき血液検査項目の組合せ	e	必9-G
4	産科	妊娠10週の初妊婦でみられる症候	a	必7-E-4
5	症候学	胸部の疾患と胸痛の特徴との組合せ	d	必7-D-7
6	神経	対麻痺をきたす頭部造影MRI像	e	必7-I-3
7	精神科	記銘力の評価に有用な質問	e	必12-I-1
8	診察	肋骨脊柱角の叩打痛の診察方法	e	必8-B-4
9	婦人科	月経の異常	e	必7-G-5
10	公衆衛生	事前確率と尤度比から導く事後確率	d	必10-B-6
11	救急	咽頭痛，喘鳴，呼吸困難の救急患者で準備すべき処置	a	必11-C-9
12	精神科	パニック障害におけるパニック発作の特徴	a	必12-B-3
13	感染性疾患	ヒトヘルペスウイルスによる疾患	c	必12-C-4
14	治療学	経鼻胃管を挿入する手技	d	必14-A-5
15	公衆衛生	習慣的な運動が発症リスクを下げる癌	d	必17-C
16	公衆衛生	完全対麻痺，褥瘡患者の心理的状況に配慮した対応	d	必2-B
17	感染性疾患	リハビリテーション病棟に入院中のMRSA陽性患者への対応	c	必4-C
18	呼吸器	急性上気道炎の診断	d	必7-C-9
19	心臓	Fallot四徴症の診断	a	必8-F
20	消化器	食道アカラシアの診断	d	必7-E-1
21	救急	包丁による切創でまず確認すべき患部の状態	d	必11-A-4
22	神経	くも膜下出血でまず行うべき検査	e	必11-C-5
23	呼吸器	急性細気管支炎（RSウイルス感染症と推定）の診断	d	必12-D-1
24	緩和ケア	末期癌患者の家族に対する対応	b	必15-B
25	泌尿器	英文紹介状のアナムネが示唆する疾患でみられる身体診察所見（尿管結石）	e	必18-C
26	医療面接	上腹部痛の医療面接における患者からの病歴情報	e	必6-E-1
27	臨床検査	内視鏡検査の前に確認すべき病歴	b	必6-D
28	診察	感染症患者の鼻咽頭ぬぐい液採取の手技	e	必9-C
29	公衆衛生	感染症患者の鼻咽頭ぬぐい液迅速診断の検査後確率	e	必10-B-6
30	救急	高齢者の肺炎でまず行うべき治療	d	必13-I-5
31	救急	高齢者の肺炎後敗血症での今後の対応	c	必13-I

G 問題

	領域・科目	テーマ・確定診断	正解	ガイドライン
1	公衆衛生	我が国の自殺死亡率	e	総II-3-B-1
2	公衆衛生	公的医療保険の給付対象	b	総I-5-M
3	公衆衛生	介護支援専門員〈ケアマネジャー〉	c	総I-4-A-10
4	公衆衛生	大規模地震発生後48時間以内の対応	c	総I-6-F
5	公衆衛生	臨床試験で偶然誤差に関連する項目	a	総II-3-C
6	公衆衛生	最近5年間の精神障害者の医療の実態	c	総II-7-A-1
7	公衆衛生	学校保健安全法による出席停止期間の基準と疾患の組合せ	c	総II-8-B-2
8	公衆衛生	労働者災害補償保険法による保険給付の対象	c	総I-5-K-3
9	心臓	心エコー図による探触子〈プローブ〉の位置判断	c	総VII-2-B-2
10	眼科	網膜外層の走査型電子顕微鏡写真による解剖	c	総II-2-F-3
11	治療学	中心静脈栄養法の穿刺部位	c	総IX-1-B-3
12	産科	薬物による胎児の形態異常をきたしやすい時期	b	総IV-4-A-4
13	産科	産褥期に好発する疾患	a	総IV-3-A
14	産科	胎児の貧血の検査法	e	総IV-4-B-6
15	産科	臍帯が脱落する時期	c	総IV-1-B-3
16	救急	生命をおびやかす外傷の診療の原則	d	総V-3-D
17	放射線	放射線の確率的影響	e	総V-9-C
18	公衆衛生	死亡診断書	e	総V-11-A
19	皮膚科	褥瘡の治療とケア	d	総IV-8-E-3
20	血液	出血傾向と疾患の組合せ	e	総VI-6-D
21	神経	ジストニアの画像診断	b	総VI-9-I-2
22	小児科	胎児・新生児期の循環	d	総IV-1-C

	領域・科目	テーマ・確定診断	正解	ガイドライン
23	臨床検査	尿沈渣で血球成分の個数を計測する際の拡大倍率	d	総Ⅷ-1-B-1
24	心臓	感染性心内膜炎の疣贅を検出する感度が高い検査	e	総Ⅶ-2-B-2
25	放射線	放射線の防護・管理	e	総Ⅸ-6-B
26	麻酔科	硬膜外腔に投与できる鎮痛薬	b	総Ⅸ-4-H-2
27	放射線	放射線治療の通常分割照射	a	総Ⅸ-6-D-1
28	消化器	内視鏡治療と消化器疾患の組合せ	c	総Ⅸ-8-A
29	麻酔科	癌性疼痛緩和における医療用麻薬の投与	b	総Ⅸ-11-B
30	公衆衛生	直ちに保健所長を経由して都道府県知事に届けなければならない感染症	a c	総Ⅰ-5-G
31	小児科	2歳0か月児の正常発達	a b	総Ⅳ-6-B
32	代謝	ビタミンB_{12}の代謝	c e	総Ⅲ-6-A-6
33	泌尿器	精子形成のためにSertoli細胞に直接作用するホルモン	b e	総Ⅲ-7-C-2
34	内分泌	副腎皮質ホルモン	a d	総Ⅲ-9-A
35	代謝	日本人の糖尿病で発症リスクが高まる癌	a d	総Ⅴ-6-B-1
36	神経	嚥下機能評価に用いられる検査	d e	総Ⅵ-5-C
37	精神科	質問紙法による心理検査	a b	総Ⅶ-4-A
38	腎臓	腎結石に対する体外衝撃波結石破砕術直後に起こる合併症	a d	総Ⅸ-12-H
39	腎臓	脱水で上昇する検査項目	acd	総Ⅵ-1-H
40	産科	胎児へ影響しにくい抗菌薬	abc	総Ⅸ-2-A
41	呼吸器	肺炎，脱水症の高齢者への無床診療所での対応	d	総Ⅰ-4-A-3
42	公衆衛生	海外渡航に際しての感染症対策の助言	c	総Ⅱ-8-C-2
43	公衆衛生	標準化死亡比の算出に必要な情報	b	総Ⅱ-3-B-2
44	公衆衛生	妊婦の勤務内容軽減を求めて医師が作成する書類	e	総Ⅱ-4-B
45	精神科	リストカット者（うつ病疑い）への対応		総Ⅵ-8-G-3
46	公衆衛生	Ⅰ度高血圧患者への保健指導		総Ⅱ-5-B-3
47	産科	正常分娩の状態評価	e	総Ⅳ-2-B
48	小児科	低身長をきたす疾患の鑑別に有用な診察項目	a	総Ⅵ-10-B-1
49	精神科	病的徴候のない不登校者（適応障害疑い）への対応		総Ⅲ-8-A
50	職業因子	頸肩腕症候群でまず行う対応	e	総Ⅴ-1-C
51	産科	出生前診断を考慮している妊婦への対応	b	総Ⅴ-2-D-1
52	耳鼻咽喉科	音響外傷のオージオグラム	d	総Ⅴ-1-A
53	婦人科	子宮筋腫患者にみられる血液所見	b	総Ⅵ-7-F-4
54	神経	下垂体腫瘍の診断	c	総Ⅴ-8-A
55	産科	後陣痛の説明		総Ⅶ-5-A
56	麻酔科	全身麻酔下の無気肺に対する処置		総Ⅸ-4-A
57	心臓	僧帽弁狭窄症における人工弁の種類の選択において考慮すべき項目	a	総Ⅵ-4-C-1
58	救急	有機リン農薬による自殺企図の初期対応で除染シャワーを使う目的	ab	総Ⅶ-1-B-16
59	膠原病	全身性エリテマトーデス〈SLE〉で予想される検査所見	abd	総Ⅴ-5-A
60	リハビリ	頸椎後縦靱帯骨化症による歩行困難高齢者への対応	abe	総Ⅰ-3-C-4
61	代謝	薬剤性腎障害の高齢者の高カリウム血症で直ちに行うべき検査	d	総Ⅶ-2-A
62	代謝	薬剤性腎障害の高齢者の高カリウム血症で投与すべき薬剤	e	総Ⅸ-2-A
63	代謝	薬剤性腎障害の原因と考えられる内服薬	c e	総Ⅸ-2-D
64	呼吸器	誤嚥性肺炎の高齢者の心エコー検査所見	d	総Ⅴ-2-A

	領域・科目	テーマ・確定診断	正解	ガイドライン
65	呼吸器	誤嚥性肺炎の高齢者の治療開始前の検査	a	総Ⅶ-1-A
66	呼吸器	誤嚥性肺炎の高齢者のせん妄への対応	c	総Ⅳ-8-E
67	消化器	胃底腺ポリープの診断		総Ⅶ-7-D
68	消化器	胃底腺ポリープの生検組織H-E染色標本	c	総Ⅴ-6-D
69	消化器	胃底腺ポリープへの対応	b	総Ⅴ-1-A

H 問題

	領域・科目	テーマ・確定診断	正解	ガイドライン
1	医の倫理	がん患者の権利	b	必1-B
2	公衆衛生	日米独仏での医療関連項目の国際比較	b	必2-A,B,C
3	公衆衛生	感染性廃棄物（バイオハザード）の標示	d	必4-B-7
4	小児科	胎芽・胎児組織の閉鎖不全が原因となる疾患	a	必5-B
5	心臓	心臓疾患と聴診所見の組合せ	d	必8-B-2
6	泌尿器	腎・泌尿器疾患と症候の組合せ		必7-F-1
7	肝胆膵	急性胆嚢炎で緊急度の高い身体診察所見	e	必11-A-3
8	乳腺	乳癌の診察		必8-B-1
9	代謝	非圧痕性浮腫をきたす疾患	e	必12-J-1
10	公衆衛生	診断の確定に有用な疫学指標	c	必10-B-7
11	救急	アナフィラキシーショックでのアドレナリン投与経路		必14-B
12	皮膚科	中毒性表皮壊死症で重症薬疹を示唆する所見	e	必7-B-1
13	消化器	腹部エックス線写真で予想される診察所見（腸閉塞）	d	必8-G
14	公衆衛生	処方箋の読み取り	c	必3-B
15	救急	急変患者に対する経口気管挿管	b	必11-B
16	治療学	擦過傷でまず行うべき処置	a	必14-C
17	公衆衛生	我が国における安楽死		必15-C-8
18	整形外科	車椅子のレバー操作		必16-D
19	公衆衛生	我が国の喫煙状況		必17-E
20	医の倫理	WHO 憲章前文の健康の定義	d	必18-C
21	公衆衛生	慢性糸球体腎炎合併妊娠で挙児希望への対応	b	必16-A
22	公衆衛生	電話での睡眠導入薬中毒患者の情報提供を拒む理由	a	必1-B-5
23	医療面接	末期癌の現職市長に病状を伝える際の対応	e	必6-F-2
24	消化器	難治性の咳嗽の原因（胃食道逆流症）	c	必7-D-1
25	神経	くも膜下出血でまず行うべき処置	b	必11-C-5
26	産科	異所性妊娠疑いに対する検査（妊娠反応）	a	必5-A-2
27	小児科	ヘルペス性歯肉口内炎の診断に有用な診察手技	b	必8-E-4
28	救急	爆発炎上事故による多発外傷患者への対応		必8-A
29	精神科	物忘れのある高齢者にみられる高次脳機能障害（遂行機能障害）	e	必12-I-1
30	公衆衛生	片麻痺患者に対する在宅医療・介護従事者の業務	e	必2-B
31	膠原病	皮膚筋炎で有用性が高い検査	d	必8-J
32	膠原病	皮膚筋炎の第一選択薬	b	必1-3-I
33	緩和ケア	末期癌患者の緩和ケアの具体的な目標設定	b	必15-B
34	緩和ケア	末期癌患者の栄養管理		必15-C-6
35	救急	低張性脱水患者の血漿浸透圧の計算	c	必9-H
36	救急	低張性脱水への輸液の組成	b	必13-G

	領域・科目	テーマ・確定診断	正解	ガイドライン
37	呼吸器	Pickwick症候群〈肥満低換気症候群〉の肺胞気-動脈血酸素分圧較差の計算	c	必8-D-3
38	呼吸器	Pickwick症候群〈肥満低換気症候群〉の低酸素血症の原因	d	必12-D-4

I 問題

	領域・科目	テーマ・確定診断	正解	ガイドライン
1	小児科	新生児呼吸窮迫症候群の初期治療	c	各I-3-D-1
2	精神科	アルコール依存症の離脱症状	c	各II-1-E-1
3	精神科	適応障害の特徴	a	各II-3-C-3
4	アレルギー	食物アレルギーの原因検索に有用な検査	c	各X-1-A-3
5	皮膚科	黄色ブドウ球菌の表皮剥脱毒素によって生じる疾患	a	各III-3-J-5
6	耳鼻咽喉科	急性中耳炎で投与すべき抗菌薬	a	各II-7-C-1
7	呼吸器	肺炎と抗菌薬の組合せ	e	各IV-1-B
8	心臓	本態性高血圧での家庭血圧の測定	b	各V-7-A
9	心臓	緊急手術の適応となる心臓の病態	a	各V-5-C
10	心臓	Stanford B型急性大動脈解離の合併症	e	各V-8-A-4
11	消化器	逆流性食道炎の画像診断	b	各VI-1-B-1
12	消化器	大腸憩室症への対応	a	各VI-3-A-1
13	消化器	消化管疾患と合併症の組合せ	d	各VI-3-C
14	肝胆膵	肝右葉切除の適応が制限される検査値	a	各VI-6-C
15	肝胆膵	胆管癌のリスクファクター	e	各VI-7-C-3
16	肝胆膵	膵腫瘍と画像所見の組合せ	d	各VI-8-B-1
17	血液	慢性骨髄性白血病の慢性期の治療	e	各VII-2-C-2
18	中毒	粘膜刺激症状を呈する有毒ガス	c	各XII-4-A-4
19	婦人科	女性生殖器の細胞診の検体採取に用いる器具で検査する共通の部位	c	各VII-7-C
20	婦人科	不育症の原因	b	各VIII-8-E-3
21	神経	脳梗塞へのt-PA投与前に確認すべき項目	a	各IX-1-C
22	整形外科	骨形成不全症の画像診断	d	各IX-7-B-2
23	整形外科	発育性股関節形成不全の画像診断	e	各IX-8-D-1
24	神経	頭部外傷4時間後の頭部単純CTによる出血源の検索	d	各IX-10-A
25	内分泌	内分泌・代謝疾患と治療薬の組合せ	d	各VIII-9-A
26	代謝	糖尿病で毎日のウォーキングを勧めるべき状態	e	各X-6-A
27	小児科	Down症候群に合併する内分泌疾患	b	各I-4-A-1
28	小児科	小児期の皮膚筋炎	d	各XI-2-A-3
29	膠原病	血管炎に特異性の高い徴候	d	各XI-2-B
30	呼吸器	マイコプラズマ肺炎	e	各XII-2-A-5
31	中毒	食中毒の原因食品	a	各XII-1-A
32	公衆衛生	飲酒	e	各XII-2-A
33	血液	播種性血管内凝固〈DIC〉でみられる所見	ab	各VI-4-B-4
34	眼科	糖尿病網膜症の初期からみられる所見	bd	各III-6-C-3
35	心臓	房室弁の先天異常を伴う心疾患	bc	各V-3-B,C
36	心臓	大動脈弁閉鎖不全症の進行を示唆する徴候	be	各V-4-B-2
37	消化器	上腸間膜動脈閉塞症の原因	a	各VI-10-D-1
38	血液	濾胞性リンパ腫の腫瘍細胞に発現している表面マーカー	de	各VI-3-C-2
39	婦人科	更年期障害に対するホルモン補充療法の禁忌	ae	各VII-9-A
40	神経	片頭痛	cd	各IX-6-C-1

	領域・科目	テーマ・確定診断	正解	ガイドライン
41	産科	胎児機能不全の原因（常位胎盤早期剥離）	e	各I-1-B-9
42	産科	胎児機能不全での今後の方針	e	各I-3-A-1
43	精神科	前頭側頭型認知症の診断	c	各II-1-A-4
44	精神科	夢中遊行症の診断	c	各II-4-B-4
45	眼科	涙嚢炎でまず行うべき検査	b	各III-5-C-2
46	眼科	中心性漿液性脈絡網膜症の特徴	a	各III-6-C-5
47	耳鼻咽喉科	口腔癌の治療法	e	各II-10-A-7
48	呼吸器	誤嚥性肺炎の予防策	a	各IX-1-E-2
49	呼吸器	薬剤性肺炎の診断	a	各IV-4-D-1
50	呼吸器	肺腺癌再燃による癌性心膜炎に伴う心タンポナーデの治療法	b	各IV-6-E
51	呼吸器	過換気症候群でみられる所見	e	各IV-8-A-2
52	心臓	在宅診療で心不全増悪を示唆する所見	e	各V-2
53	心臓	Marfan症候群に伴う大動脈弁閉鎖不全症で認められる所見	c	各V-8-A-6
54	精神科	過敏性腸症候群と診断された器質的疾患を疑う患者への対応	e	各II-1-B
55	神経	結節性硬化症の診断	b	各IX-10-K-2
56	血液	後天性血友病の診断	c	各VII-4-B-3
57	腎臓	急性間質性腎炎の診断	a	各VII-2-B-4
58	婦人科	子宮筋腫または子宮腺筋症の術前管理	a	各VII-7-C-5
59	泌尿器	非閉塞性無精子症の特徴	d	各VIII-8-E-2
60	神経	ミトコンドリア脳筋症の診断	d	各IX-4-D-3
61	整形外科	上腕骨顆上骨折、コンパートメント症候群（Volkmann拘縮）で行うべき検査	d	各IX-10-E-4
62	肝胆膵	閉塞性黄疸で行うべき検査	a	各VI-12-F
63	神経	筋ジストロフィーの鑑別診断（Duchenne型筋ジストロフィー）	c	各IX-5-D-3
64	小児科	Menkes病の身体所見	c	各X-9-E-3
65	内分泌	先天性副腎皮質過形成（17α-hydroxylase欠損症）の診断	a	各X-10-A-3
66	膠原病	全身性硬化症の診断	d	各XI-2-A-2
67	小児科	突発性発疹で注意すべき合併症	b	各XII-1-A-7
68	消化器	SLE治療中での消化器感染症の病原体（サイトメガロウイルス腸炎）	a	各XII-1-A-17
69	神経	Creutzfeldt-Jakob病の感染防御で注意すべき検査	c	各XII-5-A-17
70	精神科	抑うつ症状への対応（うつ病または適応障害）	a	各II-2-A-1
71	救急	Fournier壊疽（壊死性筋膜炎）で早期に行うべき治療	c	各II-3-J-7
72	血液	真性赤血球増加症への今後の治療	ad	各VI-2-C-5
73	腎臓	膜性腎症によるネフローゼ症候群で検索すべき病態	ae	各VII-1-B-3
74	泌尿器	尿管結石症の今後の対応についての説明	bd	各VIII-4-A
75	泌尿器	精巣性非セミノーマの特徴	be	各VII-6-C-3
76	膠原病	顕微鏡的多発血管炎の治療	cd	各XI-2-B-3
77	腎臓	急性糸球体腎炎の検査所見	ac	各VII-1-A-1
78	内分泌	subclinical〈preclinical〉Cushing症候群の診断に有用な検査	de	各X-4-A-1
79	心臓	不安定狭心症の治療法	abc	各V-5-B-1
80	肝胆膵	胆嚢結石による急性胆嚢炎の治療法	acd	各VI-7-B-1

★「正解」には、3/18に厚生労働省より開示された正解を記載した。

*B-13：正解b，e　2通りの解答を正解として採点する。
*B-14：正解a，c　2通りの解答を正解として採点する。
*C-11：正解a　不正解の受験者については採点対象から除外する。

内 容 一 覧 —— 領域・臓器別分類

01	心臓・脈管疾患	09	婦人科	16	放射線科	24	医学総論／必修事項 (医の倫理，解剖／発生／遺伝，生理／生化，加齢・老化／死／緩和ケア，症候学／診察／医療面接，臨床検査，治療学／輸血，リハビリテーション，一般教養的事項)
02	呼吸器・胸壁・縦隔疾患	10	産科	17	精神科／心療内科		
03	消化管・腹壁・腹膜疾患	11	小児科	18	皮膚科		
04	肝・胆道・膵疾患	12	救急医学／麻酔科	19	眼科		
05	血液・造血器疾患	13	アレルギー性疾患・膠原病・免疫病	20	耳鼻咽喉科		
06	腎臓疾患			21	泌尿器科		
07	神経・運動器疾患	14	感染性疾患	22	整形外科		
08	内分泌・代謝・栄養疾患	15	生活環境因子・職業性因子による疾患	23	公衆衛生・保健医療論		

★複数の領域を占める問題は，重複掲載した.

01 心臓・脈管疾患 33問

	テーマ・確定診断	正解	ガイドライン
A-5	我が国の心臓移植の適応	e	各V-6-B-2
A-16	慢性心不全患者に投与すべき薬剤	be	各V-2-D
A-17	大動脈弁狭窄症の治療	bd	各V-4-B-1
A-31	心房細動でまず行うべき対応	b	各V-1-A-5
A-32	全身倦怠感とめまいの原因（完全房室ブロック）	e	各V-1-C-2
A-33	亜急性期の心筋梗塞の診断に有用な血液検査項目	e	各V-5-B-1
A-34	閉塞性動脈硬化症の治療法	e	各V-8-B-1
A-52	肺高血圧症による労作時呼吸困難の診断に有用な検査	b	各V-2-F
B-10	大動脈弓の解剖学的高さ	e	総II-3-A-1
B-32	心臓の解剖	bc	総II-4-A
B-38	閉塞性ショックをきたす病態	acd	総V-7-D-4
B-48	呼吸困難の原因疾患（僧帽弁閉鎖不全症）	d	総VII-1-B-6
D-7	心房細動での心原性脳塞栓症のリスクファクター	e	各V-1-A-5
D-17	無痛性虚血性心疾患	ce	各V-5-D
D-32	右心不全，肺動脈性肺高血圧症で認める検査所見	b	各V-2-B
D-33	心室頻拍（心サルコイドーシスの可能性）の今後の対応	e	各V-1-B-2,3
D-54	心房中隔欠損症の治療方針	a	各V-3-A-3
E-66	急性冠症候群発作時の収縮期血圧	d	総VII-1-B
E-67	急性冠症候群で無症状時に予想される病態	c	各V-2-B
E-68	急性冠症候群でまず考慮すべき初期治療薬	abd	各IX-2-A
F-19	Fallot四徴症の診断	a	必8-F
G-9	心エコー図による探触子〈プローブ〉の位置判断	c	総VII-2-B-2
G-24	感染性心内膜炎の疣贅を検出する感度が高い検査	e	総VII-2-B-2
G-57	僧帽弁狭窄症における人工弁の種類の選択において考慮すべき項目	a	総VI-4-C-1
H-5	心臓疾患と聴診所見の組合せ	d	必8-B-2
I-8	本態性高血圧での家庭血圧の測定	b	各V-7-A
I-9	緊急手術の適応となる心臓の病態	a	各V-5-C
I-10	Stanford B型急性大動脈解離の合併症	e	各V-8-A-4
I-35	房室弁の先天異常を伴う心疾患	bc	各V-3-B,C
I-36	大動脈弁閉鎖不全症の進行を示唆する徴候	be	各V-4-B-2
I-52	在宅診療で心不全増悪を示唆する所見	e	各V-2
I-53	Marfan症候群に伴う大動脈弁閉鎖不全症で認められる所見	c	各V-8-A-6
I-79	不安定狭心症の治療法	abc	各V-5-B-1

02 呼吸器・胸壁・縦隔疾患 31問

	テーマ・確定診断	正解	ガイドライン
A-4	呼吸器疾患と治療薬の組合せ	e	各IV-3-A-2
A-29	間質性肺炎の検査所見	a	各IV-4-A
A-30	肺腺癌治療の第一選択	a	各IV-6-A-1
A-53	インフルエンザ後の細菌性肺炎の治療薬	e	各IV-1-B-1
A-59	慢性閉塞性肺疾患〈COPD〉急性増悪の治療薬	ade	各XII-3-B-2
B-46	慢性閉塞性肺疾患〈COPD〉の診断	a	総VI-4-C-1
C-20	肺結核が疑われる患者に行うべき検査	a	必9-C-3
D-6	進行性肺腺癌の治療方針の決定に影響する遺伝子	b	各IV-6-A-1
D-29	夏型過敏性肺炎の治療法	e	各IV-3-A-4
D-30	奇形腫の診断	a	各IV-6-C
D-31	血気胸でこの時点で行うべき対応	e	各IV-7-A-2
D-52	続発性肺クリプトコックス症の治療薬	e	各XI-5-A-2
E-12	呼吸運動に最も関与する器官	a	総II-3-D
E-27	放射線治療の適応でない肺癌の状態	c	総IX-6-G
E-30	CO_2 ナルコーシス	d	総IX-12-A-2
E-58	Pancoast型肺癌でみられる身体所見	ade	総VI-9-I-1
F-18	急性上気道炎の診断	c	必7-C-9
F-23	急性細気管支炎（RSウイルス感染症と推定）の診断	d	必12-D-1
G-41	肺炎，脱水症の高齢者への無床診療所での対応	d	総I-4-A-3
G-64	誤嚥性肺炎の高齢者の心エコー検査所見	e	総VII-2-A
G-65	誤嚥性肺炎の高齢者の治療開始前の検査	a	総VII-1-A
G-66	誤嚥性肺炎の高齢者のせん妄への対応	c	総IV-8-E
H-37	Pickwick症候群〈肥満低換気症候群〉の肺胞気・動脈血酸素分圧較差の計算	c	必8-D-3
H-38	Pickwick症候群〈肥満低換気症候群〉の低酸素血症の原因	c	必12-D-4
I-1	新生児呼吸窮迫症候群の初期治療	c	各I-3-D-1
I-7	肺炎と抗菌薬の組合せ	e	各IV-1-B
I-30	マイコプラズマ肺炎	e	各XI-2-A-5
I-48	誤嚥性肺炎の予防策	e	各IX-1-E-2
I-49	薬剤性肺炎の診断	e	各IV-4-D-1
I-50	肺腺癌再燃による癌性心膜炎に伴う心タンポナーデの治療法	b	各IV-6-E
I-51	過換気症候群でみられる所見	e	各IV-8-A-2

03 消化管・腹壁・腹膜疾患 29問

	テーマ・確定診断	正解	ガイドライン
A-6	Borrmann 4型胃癌の特徴	d	各VI-2-D-3

	テーマ・確定診断	正解	ガイドライン
A-8	内ヘルニア	d	各Ⅵ-9-A
A-9	肥厚性幽門狭窄症	d	各Ⅵ-12-B-1
A-18	食道静脈瘤の内視鏡治療	b c	各Ⅵ-1-D-1
A-35	急性虫垂炎の治療法	b	各Ⅵ-3-C-2
A-37	外ヘルニアによる腸閉塞の診断	e	各Ⅵ-12-G
A-45	赤痢アメーバ症の第一選択薬	e	各Ⅺ-5-A-8
D-8	経動脈的塞栓術の適応(適応なし:出血性腸炎)	a	各Ⅵ-3-C-3
D-10	バルーン型胃瘻カテーテルを用いた経皮的胃瘻造設術後のフォロー	e	各Ⅵ-2-B-2
D-18	胸部中部進行食道癌根治切除術の周術期管理	a c	各Ⅵ-1-C-1
D-34	Helicobacter pylori 感染の精査希望者への対応	d	各Ⅵ-2-C-4
D-56	大腸憩室炎の後腹膜穿通の治療法	c e	各Ⅵ-3-A-1
E-13	上腹部の脈管の解剖	c	総Ⅲ-5-C-4
E-47	Crohn 病の下部消化管内視鏡所見	c	総Ⅶ-7-A
E-53	胃全摘後の悪性貧血で投与すべき栄養製剤	e	総Ⅸ-2-A
E-56	空腸瘻造設術後の腹腔ドレーンの留置部位	b c	総Ⅲ-5-C
F-20	食道アカラシアの診断	d	必7-E-1
G-28	内視鏡治療と消化器疾患の組合せ	c	総Ⅸ-8-A
G-67	胃底腺ポリープの診断	d	総Ⅶ-7-B
G-68	胃底腺ポリープの生検組織 H-E 染色標本	c	総Ⅴ-6-D
G-69	胃底腺ポリープへの対応	b	総Ⅴ-1-A
H-13	腹部エックス線写真で予想される診察所見(腸閉塞)	d	必8-G
H-24	難治性の咳嗽の原因(胃食道逆流症)	c	必7-D-1
I-11	逆流性食道炎の画像診断	b	各Ⅵ-1-B-1
I-12	大腸憩室症への対応	a	各Ⅵ-3-A-1
I-13	消化管疾患と合併症の組合せ	d	各Ⅵ-3-C
I-37	上腸間膜動脈閉塞症の原因	b d	各Ⅵ-10-D-1
I-54	過敏性腸症候群と診断された器質的疾患を疑う患者への対応	c	各Ⅱ-1-B
I-68	SLE 治療中での消化器感染症の病原体(サイトメガロウイルス腸炎)	a	各Ⅺ-1-A-17

04　肝・胆道・膵疾患　11問

	テーマ・確定診断	正解	ガイドライン
A-36	自己免疫性肝炎の診断に有用な抗体	b	各Ⅵ-6-B-6
D-9	肝胆膵疾患とその原因の組合せ	d	各Ⅵ-7-C-3
D-35	遊走胆嚢に合併した胆嚢捻転症の診断	c	各Ⅵ-10
E-28	急性胆嚢炎の経皮経肝胆嚢ドレナージの穿刺経路	a	総Ⅸ-7-B-3
E-35	間接ビリルビン優位の黄疸を呈する疾患	b d	総Ⅵ-2-G
H-7	急性胆嚢炎で緊急度の高い身体診察所見	e	必11-A-3
I-14	肝右葉切除の適応が制限される検査値	d	各Ⅵ-6-C
I-15	胆管癌のリスクファクター	e	各Ⅵ-7-C-3
I-16	膵腫瘍と画像所見の組合せ	d	各Ⅵ-8-B-1
I-62	閉塞性黄疸で行うべき検査	a	各Ⅵ-12-F
I-80	胆嚢結石による急性胆嚢炎の治療法	a c d	各Ⅵ-7-B-1

05　血液・造血器疾患　16問

	テーマ・確定診断	正解	ガイドライン
A-7	びまん性大細胞型 B 細胞リンパ腫の予後因子	c	各Ⅶ-3-C-3
A-19	血液透析の適応症状	a b	各Ⅶ-3-D
A-38	伝染性単核球症に伴う血球貪食性リンパ組織球症〈血球貪食症候群〉の治療薬	d	各Ⅵ-3-F.G
B-16	好中球の異常による疾患	a	総Ⅴ-5-A

	テーマ・確定診断	正解	ガイドライン
B-33	造血部位の組合せ	a c	総Ⅵ-6-A
B-49	びまん性大細胞型 B 細胞リンパ腫の治療開始の準備	b c	総Ⅸ-6-H
D-11	発作性夜間ヘモグロビン尿症でみられる検査所見	b	各Ⅵ-1-D-1
D-15	深在性真菌感染症を合併しやすい急性白血病の治療法	e	各Ⅵ-2-C
D-36	5q−を伴う骨髄異形成症候群の現時点での治療法	c	各Ⅵ-1-D-4
D-40	多発性骨髄腫への適切な対応	a	各Ⅵ-3-C-7
G-20	出血傾向と疾患の組合せ	d	総Ⅵ-6-D
I-17	慢性骨髄性白血病の慢性期の治療	e	各Ⅵ-2-C-2
I-33	播種性血管内凝固〈DIC〉でみられる所見	a b	各Ⅵ-4-B-4
I-38	濾胞性リンパ腫の腫瘍細胞に発現している表面マーカー	d e	各Ⅶ-3-C-2
I-56	後天性血友病の診断	c	各Ⅵ-4-B-3
I-72	真性赤血球増加症への今後の治療	a d	各Ⅶ-2-C-5

06　腎臓疾患　21問

	テーマ・確定診断	正解	ガイドライン
A-19	血液透析の適応症状	a b	各Ⅶ-3-D
A-20	多飲・多尿で注目すべき検査項目	a c d	各Ⅹ-1-B-6
A-39	IgA 腎症の病因,疫学	b	各Ⅶ-1-A-3
A-40	糖尿病腎症によるネフローゼ症候群,慢性腎不全の進行防止のために行う治療	c	各Ⅶ-1-C-1
A-41	腎腫瘍(腎細胞癌疑い)への治療	e	各Ⅶ-6-A-1
B-17	造影剤腎症の発生要因	e	総Ⅵ-6-M-4
D-4	蛍光抗体法で表皮細胞間に IgG 沈着を認める疾患(落葉状天疱瘡)	d	各Ⅱ-3-B-1
D-38	顕微鏡的多発血管炎で直ちに行うべき治療	c	各Ⅶ-1-D-5
D-58	出血性膀胱炎あるいは膀胱癌の鑑別のため施行すべき検査	b d	各Ⅵ-6-B-1
D-59	IgA 腎症による腎機能障害のリスクファクター	b c e	各Ⅶ-1-A-3
E-20	体液平衡	d	総Ⅴ-8-A
E-26	模式図が示す治療法(血漿交換)	c	総Ⅸ-3-C-3
E-33	正常な腎の機能	c e	総Ⅱ-7-A
E-60	多発性嚢胞腎,多発性肝嚢胞で経過中に現れる症候	a	総Ⅴ-1-A
E-61	多発性嚢胞腎,多発性肝嚢胞の現時点での対応	e	総Ⅸ-7-A-2
E-62	多発性嚢胞腎,多発性肝嚢胞で感染を疑う症例の特徴	b	総Ⅵ-9-O-2
G-38	腎結石に対する体外衝撃波結石破砕術直後に起こる合併症	a d	総Ⅵ-12-H
G-39	脱水で上昇する検査項目	a c d	各Ⅵ-1-H
I-57	急性間質性腎炎の診断	c	各Ⅲ-2-B-4
I-73	膜性腎症によるネフローゼ症候群で検索すべき病態	a e	各Ⅶ-1-B-3
I-77	急性糸球体腎炎の検査所見	a c	各Ⅶ-1-A-1

07　神経・運動器疾患　26問

	テーマ・確定診断	正解	ガイドライン
A-11	進行性核上性麻痺の画像診断	d	各Ⅸ-4-B-3
A-46	手根管症候群で障害されている神経	b	各Ⅸ-5-B-1
B-19	自律神経障害による突然死を注意すべき疾患(多系統萎縮症)	a	総Ⅴ-11-A-1
B-27	脳血管障害と治療の組合せ	c	総Ⅸ-7-A
B-59	脳梗塞による失語の診断(超皮質性感覚失語)	e	総Ⅵ-8-N-1
B-60	脳梗塞の頭部 MRI 拡散強調像による病変部位診断	c	総Ⅱ-8-C

	テーマ・確定診断	正解	ガイドライン
B-61	脳梗塞の治療法	a	総Ⅸ-2-A
D-2	脳血流SPECTによる画像診断	d	各Ⅱ-1-A-1
D-13	視神経脊髄炎でみられる検査所見	c	各Ⅸ-4-G-3
D-41	膠芽腫の診断	a	各Ⅸ-2
E-14	頭部単純MRI T1強調像のスライス判定	c	総Ⅱ-8-C
E-50	慢性炎症性脱髄性多発根神経炎の診断	e	総Ⅶ-2-J
F-6	対麻痺をきたす頭部造影MRI像	c	必7-I-3
F-22	くも膜下出血でまず行うべき検査	e	必11-C-5
G-21	ジストニアの画像診断	b	総Ⅵ-9-I-2
G-36	嚥下機能評価に用いられる検査	de	総Ⅵ-5-C
G-50	頸肩腕症候群でまず行う対応	a	総Ⅴ-1-C
G-54	下垂体腫瘍の診断	a	総Ⅴ-8-A
H-25	くも膜下出血でまず行うべき処置	c	必11-C-5
I-21	脳梗塞へのt-PA投与前に確認すべき項目	c	各Ⅸ-1-C
I-24	頭部外傷4時間後の頭部単純CTによる出血源の検索	d	各Ⅸ-10-A
I-40	片頭痛	cd	各Ⅸ-6-C-1
I-55	結節性硬化症の診断	b	各Ⅸ-10-K-2
I-60	ミトコンドリア脳筋症の診断	d	各Ⅹ-4-D-3
I-63	筋ジストロフィーの鑑別診断（Duchenne型筋ジストロフィー）	c	各Ⅸ-5-D-3
I-69	Creutzfeldt-Jakob病の感染防御で注意すべき検査	c	各Ⅺ-5-A-17

08　内分泌・代謝・栄養疾患　24問

	テーマ・確定診断	正解	ガイドライン
A-20	多飲・多尿で注目すべき検査項目	acd	各Ⅹ-1-B-6
A-26	Marfan症候群でみられる病態	a	各Ⅱ-5-D-2
A-49	痛風で現時点と長期的に行うべき治療薬	a	各Ⅹ-9-B-1
A-57	低血糖による意識障害で測定すべき検査項目	cd	各Ⅹ-6-D
B-12	糖代謝の臨床的評価	a	総Ⅱ-9-A
B-56	先端巨大症で行うべき検査	c	総Ⅶ-2-F
B-57	先端巨大症で現時点で行うべき治療	c	総Ⅸ-4-A
B-58	先端巨大症の合併症	c	総Ⅴ-1-A
C-16	ふらつきを訴える偏食者に欠乏しているビタミン（ビタミンB₁欠乏症）	b	必17-B
C-26	低血糖を疑う患者への質問	e	必7-D-9
C-27	低血糖を疑う患者へ行うべき検査	a	必9-H
C-30	Basedow病の診断のために行う検査	c	必9-I
C-31	Basedow病の内服治療で注意すべき検査項目	b	必9-H
D-12	高カリウム血症の治療薬	e	各Ⅶ-3-E-3
D-19	血清Ca値と血清P値が反対方向に変化する疾患	ad	各Ⅶ-3-E-4,5
D-20	甲状腺全摘出術で事前に説明すべき合併症	ade	各Ⅸ-2-C-4
D-45	無痛性甲状腺炎でのこの時点での治療方針	e	各Ⅹ-2-A-1
D-46	糖尿病腎症の高血圧で開始すべき内科的治療	e	各Ⅹ-6-A
D-47	ケトン性低血糖症の診断	e	各Ⅹ-10-B-3
E-40	乳癌検診のマンモグラフィの次に行う検査	e	総Ⅶ-6-A
G-32	ビタミンB₁₂の代謝	ce	総Ⅱ-6-A-6
G-34	副腎皮質ホルモン	ad	総Ⅶ-2-A
G-35	日本人の糖尿病で発症リスクが高まる癌	ad	総Ⅴ-6-B-1
G-61	薬剤性腎障害の高齢者の高カリウム血症で直ちに行うべき検査	e	総Ⅶ-2-A
G-62	薬剤性腎障害の高齢者の高カリウム血症で投与すべき薬剤	e	総Ⅸ-2-A
G-63	薬剤性腎障害の原因と考えられる内服薬	ce	総Ⅸ-2-D
H-8	乳癌の診察	b	必8-B-1

	テーマ・確定診断	正解	ガイドライン
H-9	非圧痕性浮腫をきたす疾患	e	必12-J-1
I-25	内分泌・代謝疾患と治療薬の組合せ	d	各Ⅶ-9-A
I-26	糖尿病で毎日のウォーキングを勧めるべき状態	e	各Ⅹ-6-A
I-27	Down症候群に合併する内分泌疾患	b	各Ⅰ-4-A-1
I-64	Menkes病の身体所見	a	各Ⅹ-9-E-3
I-65	先天性副腎皮質過形成（17α-hydroxylase欠損症）の診断	e	各Ⅹ-10-A-3
I-78	subclinical〈preclinical〉Cushing症候群の診断に有用な検査	de	各Ⅹ-4-A-1

09　婦人科　16問

	テーマ・確定診断	正解	ガイドライン
A-12	淋菌感染症	e	各Ⅺ-3-A-5
A-24	無月経の原因部位（早発卵巣機能不全）	a	各Ⅶ-8-A-3
A-43	卵巣嚢腫への対応	e	各Ⅶ-7-D-1
A-44	顆粒膜細胞腫の診断	c	各Ⅶ-7-C-3
A-56	下垂体腫瘍でみられる病態	e	各Ⅹ-1-B-3
B-36	婦人科疾患と帯下の組合せ	ab	総Ⅵ-7-F-3
B-47	子宮卵管造影像の画像診断（子宮奇形）	a	総Ⅶ-6-K-6
D-37	子宮頸癌の治療法	c	総Ⅶ-7-B-3
D-50	クラミジア感染症（Fitz-Hugh-Curtis症候群）の病原体	b	各Ⅺ-2-A-4
D-60	子宮内膜症による月経困難症の治療法	abc	各Ⅶ-7-E-1
F-9	月経の異常	e	必7-G-5
G-53	子宮筋腫患者にみられる血液所見	b	総Ⅵ-7-F-4
I-19	女性生殖器の細胞診の検体採取に用いる器具で検査する共通の部位	c	各Ⅶ-7-C
I-20	不育症の原因	a	各Ⅶ-8-E-3
I-39	更年期障害に対するホルモン補充療法の禁忌	ae	各Ⅸ-9-A
I-58	子宮筋腫または子宮腺筋症の術前管理	d	各Ⅶ-7-C-5

10　産　科　29問

	テーマ・確定診断	正解	ガイドライン
A-1	スクリーニング検査でHTLV-Ⅰ抗体陽性と判定された妊婦への説明	b	各Ⅰ-1-D-1
A-21	仰臥位低血圧症候群の緊急対応	e	各Ⅰ-2-J-1
A-22	胎児超音波像の画像診断（腹水貯留）	c	各Ⅰ-2-J-1
B-22	新生児の心拍数に影響する母体の抗SS-A抗体Ig	e	総Ⅳ-5-B-7
B-24	写真の試験紙で診断する疾患（BTB用紙による前期破水の診断）	b	総Ⅶ-5-F
B-34	胎盤	cd	総Ⅵ-1-C
C-11*	深部静脈血栓症に注意すべき妊婦の病態	a	必12-E-10
C-21	切迫流産の診断	d	必7-G-6
D-1	褥婦にみられる黄色ブドウ球菌による感染症	a	各Ⅰ-2-K-2
D-21	臍帯真結節による胎児心拍数陣痛図の異常所見	a	各Ⅰ-2-G-1
E-16	陣痛発来とする所見	e	総Ⅳ-2-A-3
E-17	妊娠10週で臍帯内に存在する胎児臓器	b	総Ⅳ-1-C
E-23	妊娠41週で児頭骨盤不均衡を示唆する児頭の所見	d	総Ⅳ-2-B-5
E-25	胎児超音波検査で診断困難な疾患	a	総Ⅳ-5-A-2
E-43	羊水過多症に起因する切迫早産の治療	a	各Ⅳ-8-1-2
E-44	子宮内反症で行う対応	a	総Ⅶ-7-F-5
F-4	妊娠10週の初産婦でみられる症候	e	必7-E-4
G-12	薬物による胎児の形態異常をきたしやすい時期	b	総Ⅳ-4-A-4
G-13	産褥期に好発する疾患	a	総Ⅳ-3-A

xxii

	テーマ・確定診断	正解	ガイドライン
G-14	胎児の貧血の検査法	d	総Ⅳ-4-B-6
G-15	臍帯が脱落する時期	c	総Ⅵ-1-B-3
G-40	胎児へ影響しにくい抗菌薬	adc	総Ⅸ-2-A
G-47	正常分娩の状態評価	e	総Ⅴ-2-B
G-51	出生前診断を考慮している妊婦への対応	b	総Ⅴ-2-D-1
G-55	後陣痛の説明	e	総Ⅶ-5-A
H-21	慢性糸球体腎炎合併妊娠で挙児希望への対応	b	必 16-A
H-26	異所性妊娠疑いに対する検査（妊娠反応）	a	必 5-A-2
I-41	胎児機能不全の原因（常位胎盤早期剝離）	e	各Ⅰ-1-B-9
I-42	胎児機能不全での今後の方針	e	各Ⅰ-3-A-1

11　小児科　38問

	テーマ・確定診断	正解	ガイドライン
A-9	肥厚性幽門狭窄症	d	各Ⅵ-12-B-1
A-38	伝染性単核球症に伴う血球貪食性リンパ組織球症〈血球貪食症候群〉の治療薬	d	各Ⅶ-3-F,G
A-48	二分脊椎（脊髄髄膜瘤）の手術時期の判定	a	各Ⅸ-10-J-3
A-54	注意欠如・多動症〈ADHD〉の児童にまず行うべき対応	d	各Ⅱ-5-D-1
B-13*	新生児の日齢により低下する検査項目	b or e	総Ⅳ-5-B-7
B-14*	思春期前後の男子の二次性徴	a or c	総Ⅳ-7-A-3
B-15	隣接遺伝子症候群	c	総Ⅴ-2-C-5
B-20	小児の身長の成長	e	総Ⅳ-6-A-2
B-21	新生児期に死亡率が高い先天性疾患	c	総Ⅱ-4-A-5
B-43	正常新生児の生理的特徴	a	総Ⅳ-4-C
C-4	6歳児の所見	c	必 5-C
C-23	腸重積での家族への説明	e	必 12-F-22
D-3	自閉症	a	各Ⅱ-5-C-1
D-22	新生児一過性多呼吸の診断	c	各Ⅰ-3-D-3
D-43	Down 症候群に合併した環軸関節亜脱臼でみられる所見	b	各Ⅸ-10-D-3
D-49	流行性耳下腺炎〈ムンプス〉からの無菌性髄膜炎でみられる所見	d	各Ⅻ-1-A-4
D-51	百日咳の特徴	d	各Ⅹ-3-A-13
D-55	溶血性尿毒症症候群の血液検査所見	a c	各Ⅳ-4-A-4
E-32	標準的な1歳6か月児の成長・発達の所見	a e	総Ⅵ-3-A
E-36	3歳児健康診査で実施される一次予防の項目	c e	総Ⅱ-1-B-2
E-39	乳幼児突然死症候群のリスクファクター	cde	総Ⅴ-11-A-2
E-45	正常乳児の所見（母乳性黄疸）	e	総Ⅳ-3-A
E-52	クループ症候群の診断	c	総Ⅳ-4-B-4
F-19	Fallot 四徴症の診断	e	必 8-F
F-23	急性細気管支炎（RS ウイルス感染症と推定）の診断	d	必 12-D-1
G-22	胎児・新生児期の循環	d	総Ⅵ-1-C
G-31	2歳0か月児の正常発達	a b	総Ⅳ-6-B
G-48	低身長をきたした疾患の鑑別に有用な診察項目	a	総Ⅵ-10-B-1
H-4	胎芽・胎児組織の閉鎖不全が原因となる疾患	a	必 5-B
H-27	ヘルペス性歯肉口内炎の診断に有用な診察手技	e	必 8-E-4
I-1	新生児呼吸窮迫症候群の初期治療	c	各Ⅰ-3-D-1
I-27	Down 症候群に合併する内分泌疾患	b	各Ⅰ-4-A-1
I-28	小児期の皮膚筋炎	d	各Ⅺ-2-A-3
I-35	房室弁の先天異常を伴う心疾患	b c	各Ⅴ-3-B,C

	テーマ・確定診断	正解	ガイドライン
I-55	結節性硬化症の診断	b	各Ⅸ-10-K-2
I-63	筋ジストロフィーの鑑別診断（Duchenne 型筋ジストロフィー）	c	各Ⅸ-5-D-3
I-64	Menkes 病の身体所見	c	各Ⅹ-9-E-3
I-67	突発性発疹で注意すべき合併症	b	各Ⅻ-1-A-7

12　救急医学／麻酔科　25問

	テーマ・確定診断	正解	ガイドライン
A-38	伝染性単核球症に伴う血球貪食性リンパ組織球症〈血球貪食症候群〉の治療薬	d	各Ⅶ-3-F,G
A-47	前腕不全切断の救急処置	e	各Ⅸ-10-F
C-8	GCS による評価	c	必 11-A
C-24	オートバイ事故による高エネルギー外傷で最も優先すべき処置	c	必 11-B
D-53	硫化水素による自殺企図現場の発見者への指示	a	各Ⅻ-4-A-4
E-54	全身麻酔中での徐脈・血圧低下への対応	c	総Ⅸ-4-G
E-63	交通事故の救急患者に行う検査（重症骨盤骨折，出血性ショック，尿路損傷）	e	総Ⅶ-1-A
E-64	交通事故の救急患者の輸血後のヘモグロビン値の計算	c	各Ⅸ-3-B
E-65	交通事故の救急患者で最優先に対処すべき合併損傷	d	総Ⅸ-10-E
F-11	咽頭痛，喘鳴，呼吸困難の救急患者で準備すべき処置	a	必 11-C-9
F-21	包丁による切創でまず確認すべき患部の状態	d	必 11-A-4
F-30	高齢者の肺炎でまず行うべき治療	c	必 13-I-5
F-31	高齢者の肺炎後敗血症での今後の対応	c	必 13-I
G-16	生命をおびやかす外傷の診療の原則	e	総Ⅴ-3-D
G-26	硬膜外腔に投与できる鎮痛薬	c	各Ⅸ-4-H-2
G-29	癌性疼痛緩和における医療用麻薬の投与	c	各Ⅸ-11-B
G-56	全身麻酔下の無気肺に対する処置	c	各Ⅸ-4-H
G-58	有機リン農薬による自殺企図の初期対応で除染シャワーを使う目的	a b	総Ⅶ-1-B-16
H-11	アナフィラキシーショックでのアドレナリン投与経路	d	必 14-B
H-15	急変患者に対する経口気管挿管	b	必 11-B
H-28	爆発炎上事故による多発外傷患者への対応	e	必 8-A
H-35	低張性脱水患者の血漿浸透圧の計算	c	必 9-H
H-36	低張性脱水への輸液の組成	d	必 13-G
I-61	上腕骨顆上骨折，コンパートメント症候群〈Volkmann 拘縮〉で行うべき検査	d	各Ⅸ-10-E-4
I-71	Fournier 壊疽（壊死性筋膜炎）で早期に行うべき治療	e	各Ⅱ-3-J-7

13　アレルギー性疾患・膠原病／免疫病　12問

	テーマ・確定診断	正解	ガイドライン
B-16	好中球の異常による疾患	a	総Ⅴ-5-A
D-14	リウマチ熱の診断に有用な所見	d	各Ⅹ-2-C-1
D-38	顕微鏡的多発血管炎で直ちに行うべき治療	c	各Ⅶ-1-D-5
D-48	IgG4 関連疾患の診断確定に必要な検査	b	各Ⅹ-2-D-10
E-15	血清 CH_{50} 値が低下する疾患	a	総Ⅱ-10-D-2
G-59	全身性エリテマトーデス〈SLE〉で予想される検査所見	abd	各Ⅴ-5-A
H-31	皮膚筋炎で有用性が高い検査	d	必 8-J
H-32	皮膚筋炎の第一選択薬	d	必 1-3-I
I-4	食物アレルギーの原因検索に有用な検査	c	各Ⅺ-1-A-3
I-29	血管炎に特異性の高い徴候	d	各Ⅺ-2-B
I-66	全身性硬化症の診断	d	各Ⅺ-2-A-2
I-76	顕微鏡的多発血管炎の治療	c d	各Ⅺ-2-B-3

14　感染性疾患　19問

	テーマ・確定診断	正解	ガイドライン
A-1	スクリーニング検査でHTLV-Ⅰ抗体陽性と判定された妊婦への説明	b	各Ⅰ-1-D-1
A-10	嫌気性菌	b	各ⅩⅠ-3-A-24
A-12	淋菌感染症	e	各ⅩⅠ-3-A-5
A-13	マダニの画像診断（重症熱性血小板減少症候群〈SFTS〉）	d	各ⅩⅡ-1-B-2
A-45	赤痢アメーバ症の第一選択薬	e	各ⅩⅠ-5-A-8
A-58	介護老人福祉施設でのノロウイルス感染症の感染拡大抑止策	c d	各ⅩⅠ-1-A-26
B-35	母乳を介した感染を予防できる病原体	c e	総Ⅴ-4-B-8
B-50	AIDSを示唆する白血球分画所見	e	総Ⅶ-1-C
B-51	AIDSにみられる肺病変の原因（ニューモシスチス肺炎）	d	総Ⅴ-4-A-4
B-52	AIDSにみられる口腔内の白苔に対する治療薬（口腔カンジダ症）	d	総Ⅸ-2-A
D-55	溶血性尿毒症症候群の血液検査所見	a c	各Ⅶ-4-A-4
E-34	カテーテル関連血流感染症の診断に必要な検査	c e	総Ⅴ-10-B
E-37	真菌の染色法	a d	総Ⅶ-1-F-5
F-13	ヒトヘルペスウイルスによる疾患	c	必12-C-4
F-17	リハビリテーション病棟に入院中のMRSA陽性患者への対応	c	必4-C
F-18	急性上気道炎の診断	c	必7-C-9
I-67	突発性発疹で注意すべき合併症	b	各ⅩⅠ-1-A-7
I-68	SLE治療中での消化器感染症の病原体（サイトメガロウイルス腸炎）	a	各ⅩⅠ-1-A-17
I-69	Creutzfeldt-Jakob病の感染防御で注意すべき検査	c	各ⅩⅠ-5-A-17

15　生活環境因子・職業性因子による疾患　5問

	テーマ・確定診断	正解	ガイドライン
A-55	有機溶剤中毒（トルエン）の可能性に対して産業医がとるべき措置	a	各ⅩⅡ-2-B-6
D-53	硫化水素による自殺企図現場の発見者への指示	a	各ⅩⅡ-4-A-4
G-50	頸肩腕症候群でまず行う対応	e	総Ⅴ-1-C
I-18	粘膜刺激症状を呈する有毒ガス	c	各ⅩⅡ-4-A-4
I-31	食中毒の原因食品	e	各ⅩⅡ-1-A

16　放射線科　4問

	テーマ・確定診断	正解	ガイドライン
E-27	放射線治療の適応でない肺癌の状態	c	総Ⅸ-6-G
G-17	放射線の確率的影響	e	総Ⅴ-9-C
G-25	放射線の防護・管理	c	総Ⅸ-6-B
G-27	放射線治療の通常分割照射	a	総Ⅸ-6-D-1

17　精神科／心療内科　20問

	テーマ・確定診断	正解	ガイドライン
A-2	心因性勃起障害の可能性が高い訴え	c	各Ⅱ-4-C
A-23	統合失調症の急性期の治療薬	a	各Ⅱ-2-B
A-54	注意欠如・多動症〈ADHD〉の児童にまず行うべき対応	d	各Ⅱ-5-D-1
B-11	器質性精神障害	a	総Ⅱ-8-C-3
B-44	術後せん妄患者への対応	b	総Ⅵ-8-Q-3
D-23	双極性障害の治療薬	c	各Ⅱ-2-A-2
E-22	精神科的症候と説明の組合せ	e	総Ⅷ-8-F
E-51	統合失調症の診断に有用な心理・精神機能検査	c	総Ⅶ-4A,B,C
F-7	記銘力の評価に有用な質問	e	必12-I-1
F-12	パニック障害におけるパニック発作の特徴	a	必12-B-3
G-37	質問紙法による心理検査	a b	総Ⅷ-4-A
G-45	リストカット者（うつ病疑い）への対応	e	総Ⅵ-8-G-3
G-49	病的徴候のない不登校者（適応障害疑い）への対応	e	総Ⅱ-8-A
H-29	物忘れのある高齢者にみられる高次脳機能障害（遂行機能障害）	e	必12-I-1
I-2	アルコール依存症の離脱症状	c	各Ⅱ-1-E-1
I-3	適応障害の特徴	a	各Ⅱ-3-C-3
I-43	前頭側頭型認知症の診断	c	各Ⅱ-1-A-4
I-44	夢中遊行症の診断	c	各Ⅱ-4-B-4
I-54	過敏性腸症候群と診断された器質的疾患を疑う患者への対応	c	各Ⅱ-1-B
I-77	抑うつ症状への対応（うつ病または適応障害）	d	各Ⅱ-2-A-1

18　皮膚科　12問

	テーマ・確定診断	正解	ガイドライン
A-3	悪性黒色腫	e	各Ⅱ-2-F-7
A-13	マダニの画像診断（重症熱性血小板減少症候群〈SFTS〉）	d	各ⅩⅡ-1-B-2
A-25	掌蹠膿疱症の診断	c	各Ⅱ-3-E-2
B-23	陽性所見の皮膚検査の写真鑑定	c	総Ⅶ-3-A-11
B-45	尋常性乾癬でみられる皮膚現象	b	総Ⅵ-2-A
D-24	乳房外Paget病の診断	e	各Ⅱ-2-F-2
E-11	副腎皮質ステロイド外用が適応となる脱毛症（円形脱毛症）	b	総Ⅸ-2-F-7
E-18	要介護高齢者の褥瘡予防措置	c	総Ⅴ-3-F-6
G-19	褥瘡の治療とケア	d	総Ⅳ-8-E-3
H-12	中毒性表皮壊死症で重症薬疹を示唆する所見	e	必7-B-1
I-5	黄色ブドウ球菌の表皮剥脱素によって生じる疾患	a	各Ⅱ-3-J-5
I-55	結節性硬化症の診断	b	各Ⅸ-10-K-2

19　眼科　11問

	テーマ・確定診断	正解	ガイドライン
A-15	小児の弱視の原因	a d	各Ⅱ-4-A-1
A-26	Marfan症候群でみられる病態	a	各Ⅱ-5-D-2
C-19	原発閉塞隅角緑内障の治療法	c	必12-C-8
D-5	細菌性角膜潰瘍の誘因	b	各Ⅱ-5-C-11
D-25	春季カタルの点眼治療薬	a	各Ⅱ-5-C-5
D-26	白内障の治療方針決定に必要な検査	d	各Ⅱ-5-D-1
E-46	ハードコンタクトレンズによる角膜上皮剥離の検査	e	総Ⅵ-3-C-2
G-10	網膜外層の走査型電子顕微鏡写真による解剖	c	総Ⅱ-2-F-3
I-34	糖尿病網膜症の初期からみられる所見	b d	各Ⅱ-6-C-3
I-45	涙嚢炎でまず行うべき検査	b	各Ⅱ-5-C-2
I-46	中心性漿液性脈絡網膜症の特徴	a	各Ⅱ-6-C-5

20　耳鼻咽喉科　12問

	テーマ・確定診断	正解	ガイドライン
A-27	真珠腫性中耳炎の治療法	a	各Ⅱ-7-C-5
A-28	上咽頭癌の画像診断	d	各Ⅱ-10-C-9
A-50	通年性鼻アレルギーで行うべき検査	d	各ⅩⅠ-1-B-2
A-60	急性喉頭蓋炎の急変時の備え	a b e	各Ⅱ-9-B-3
C-28	良性発作性頭位めまい症の随伴症状	c	必7-E-4
C-29	良性発作性頭位めまい症の診断のために行う頭位眼振検査	c	必9-A
D-27	急性副鼻腔炎の治療薬	a	各Ⅱ-9-A-3
D-28	下咽頭癌の診断	c	各Ⅱ-10-C-11

	テーマ・確定診断	正解	ガイドライン
E-24	嗄声の主訴でまず行う発声機能検査	e	総Ⅵ-4-A-3
G-52	音響外傷のオージオグラム	d	総Ⅴ-1-A
I-6	急性中耳炎で投与すべき抗菌薬	a	各Ⅲ-7-C-1
I-47	口腔癌の治療法	e	各Ⅲ-10-A-7

21　泌尿器科　15問

	テーマ・確定診断	正解	ガイドライン
A-2	心因性勃起障害の可能性が高い訴え	c	各Ⅳ-4-C
A-41	腎腫瘍（腎細胞癌疑い）への治療	e	各Ⅵ-6-A-1
A-42	進行性前立腺癌で行う治療	b	各Ⅵ-6-C-2
D-39	膀胱上皮内癌の治療法	e	各Ⅵ-6-B-1
D-42	転移性骨腫瘍の診断に有用な検査項目	e	各Ⅵ-6-C-2
D-57	前立腺肥大症の悪化に関与した治療薬	b c	各Ⅵ-6-C-1
D-58	出血性膀胱炎あるいは膀胱癌の鑑別のため施行すべき検査	b d	各Ⅵ-6-B-1
E-49	陰嚢水腫の診断に有用な診察器具	e	総Ⅵ-3-A
E-57	前立腺肥大の高齢者にみられる頻尿の形態	c d	総Ⅵ-7-A-5
F-25	英文紹介状のアナムネが示唆する疾患でみられる身体診察所見（尿管結石）	e	必 18-C
G-33	精子形成のために Sertoli 細胞に直接作用するホルモン	b e	総Ⅲ-7-C-2
H-6	腎・泌尿器疾患と症候の組合せ	d	必 7-F-1
I-59	非閉塞性無精子症の特徴	e	各Ⅶ-8-E-2
I-74	尿管結石症の今後の対応についての説明	b d	各Ⅶ-4-A
I-75	精巣非セミノーマの特徴	b e	各Ⅶ-6-C-3

22　整形外科　18問

	テーマ・確定診断	正解	ガイドライン
A-34	閉塞性動脈硬化症の治療法	e	各Ⅴ-8-B-1
A-46	手根管症候群で障害されている神経	b	各Ⅸ-5-B-1
A-47	前腕不全切断の救急処置	e	各Ⅸ-10-F
A-51	関節リウマチの診断	b	各Ⅸ-8-H-1
B-28	中殿筋不全患者にみられる歩行異常	e	総Ⅵ-9-I-6
B-53	化膿性脊椎炎の診断	e	各Ⅶ-6-N
B-54	Gram 陽性菌検出時に追加すべき検査	e	各Ⅶ-2-B-2
B-55	化膿性脊椎炎の原因菌	e	総Ⅴ-4-A
D-42	転移性骨腫瘍の診断に有用な検査項目	e	各Ⅵ-6-C-2
D-43	Down 症候群に合併した環軸関節亜脱臼でみられる所見	a	各Ⅸ-10-D-3
D-44	複合性局所疼痛症候群の診断	d	各Ⅸ-10-H-6
E-29	図の膝関節の徒手検査手技で診断する病変部位	c	総Ⅵ-9-N
E-55	Parkinson 病による歩行障害で勧められる歩行補助具	b	総Ⅸ-9-B-9
G-60	頸椎後縦靭帯骨化症による歩行困難高齢者への対応	a b e	総Ⅰ-3-C-4
H-18	車椅子のレバー操作	e	必 16-D
I-22	骨形成不全症の画像診断	d	各Ⅸ-7-B-2
I-23	発育性股関節形成不全の画像診断	d	各Ⅸ-8-D-1
I-61	上腕骨顆上骨折，コンパートメント症候群（Volkmann 拘縮）で行うべき検査	d	各Ⅸ-10-E-4

23　公衆衛生・保健医療論　70問

	テーマ・確定診断	正解	ガイドライン
A-14	自殺の動向	e	各Ⅻ-4-C-3
A-55	有機溶剤中毒（トルエン）の可能性に対して産業医がとるべき措置	a	各Ⅻ-2-B-6
A-58	介護老人福祉施設でのノロウイルス感染症の感染拡大抑止策	c d	各Ⅻ-1-A-26
B-1	対麻痺患者の参加制約	e	総Ⅰ-1-D-1

	テーマ・確定診断	正解	ガイドライン
B-2	在宅ケア	a	総Ⅰ-3-C
B-3	リハビリテーションに重点が置かれている施設	c	総Ⅰ-4-A-7
B-4	世界保健機関〈WHO〉	d	総Ⅰ-7-B-2
B-5	交通事故による死亡の予防策	d	総Ⅱ-2-B-1
B-6	児童相談所の業務	e	総Ⅱ-4-C-6
B-7	全数把握の感染症	a	総Ⅱ-8-A
B-8	水道法に基づく水質基準	b	総Ⅱ-12-D-1
B-18	医療計画	e	必 6-B
B-29	平成20〜24年の社会状況（雇用関係）	b e	総Ⅱ-11-B
B-30	健康増進法の規定	a d	総Ⅰ-5-C-2
B-31	学校医の職務	a e	総Ⅱ-10-B-1
B-41	遷延性咳嗽患者への生活指導	e	総Ⅵ-4-B-1
B-42	環境汚染の調査で患者集団への初期の対応（胎児性水俣病の疑い）	c	総Ⅱ-12-F
C-2	臨床試験への参加を打診する発言	c	必 2-E
C-3	死亡診断書（死体検案書）	b	必 3-C
C-9	直接データを収集する研究手法	e	必 10-A-6
C-14	勧奨すべき摂取エネルギーと食塩量の組合せ	c	必 17-B,C
C-15	こころの健康	d	必 17-A
E-1	リスクファクターとなる条件	a	総Ⅰ-1-B-2
E-2	社会保障制度	e	総Ⅰ-2-A
E-3	我が国の母子保健制度	a	総Ⅱ-4-B
E-4	医師の指示の下に行う診療補助行為	c	総Ⅰ-4-B-3
E-5	へき地医療	e	総Ⅰ-6-G
E-6	保健指導における産業医の役割	e	総Ⅱ-11-C
E-7	図の年齢階級別死亡率の推移を示す癌	c	総Ⅱ-2-B-1
E-8	我が国の妊産婦死亡率の推移	c	総Ⅱ-4-A-2
E-9	図の感染症の発生状況を示す要因	a	総Ⅱ-8-A
E-10	過重労働対策	d	総Ⅱ-11-C-9
E-19	疫学研究と動物実験で評価が異なる化学物質のヒトへの発がん性評価	e	総Ⅴ-6-A
E-21	行政解剖の目的	e	総Ⅴ-11-A-5
E-36	3歳児健康診査で実施される一次予防の項目	c e	総Ⅱ-1-B-2
E-42	まず受けるように勧める予防接種の対象疾患（Hib 感染症）	c	総Ⅱ-8-C
F-1	医師に関わる利益相反	e	必 2-A-1
F-2	特定保健指導	e	必 17-A
F-10	事前確率と尤度比から導く事後確率	d	必 10-B-6
F-15	習慣的な運動が発症リスクを下げる癌	c	必 17-C
F-16	完全対麻痺，褥瘡患者の心理的状況に配慮した対応	d	必 2-B
F-17	リハビリテーション病棟に入院中のMRSA 陽性患者への対応	c	必 4-C
F-26	上腹部痛での医療面接において患者からの病歴情報	e	必 6-E-1
F-29	感染症患者の鼻咽頭ぬぐい液迅速診断の検査後確率	e	必 10-B-6
G-1	我が国の自殺死亡率	e	総Ⅱ-3-B-1
G-2	公的医療保険の給付対象	b	総Ⅰ-5-M
G-3	介護支援専門員〈ケアマネジャー〉	c	総Ⅰ-4-A-10
G-4	大規模地震発生後48時間以内の対応	c	総Ⅰ-6-F
G-5	臨床試験で偶然誤差に関連する項目	a	総Ⅱ-3-C
G-6	最近5年間の精神障害者の医療の実態	c	総Ⅱ-7-A-1
G-7	学校保健安全法による出席停止期間の基準と疾患の組合せ	c	総Ⅱ-8-B-2
G-8	労働者災害補償保険法による保険給付の対象	d	総Ⅰ-5-K-3
G-18	死亡診断書	e	総Ⅴ-11-A

テーマ・確定診断	正解	ガイドライン
G-30 直ちに保健所長を経由して都道府県知事に届けなければならない感染症	a c	総 I-5-G
G-42 海外渡航に際しての感染症対策の助言	c	総 II-8-C-2
G-43 標準化死亡比の算出に必要な情報	b	総 II-3-B-2
G-44 妊婦の勤務内容軽減を求めて医師が作成する書類	e	総 II-4-B
G-46 I度高血圧患者への保建指導	a	総 II-5-B-3
G-58 有機リン農薬による自殺企図の初期対応で除染シャワーを使う目的	a b	総 VII-1-B-16
H-2 日米独仏での医療関連項目の国際比較	b	必 2-A,B,C
H-3 感染性廃棄物（バイオハザード）の標識	d	必 4-B-7
H-10 診断の確定に有用な疫学指標	c	必 10-B-7
H-14 処方箋の読み取り	c	必 3-B-1
H-17 我が国における安楽死	b	必 15-C-8
H-19 我が国の喫煙状況	a	必 17-E
H-21 慢性糸球体腎炎合併妊娠で挙児希望への対応	b	必 16-A
H-22 電話での睡眠導入薬中毒患者の情報提供を拒む理由	a	必 1-B-5
H-30 片麻痺患者に対する在宅医療・介護従事者の業務	e	必 2-B
I-31 食中毒の原因食品	a	各 XII-1-A
I-32 飲酒	d	各 XII-2-A

24 医学総論／必修事項　68問

テーマ・確定診断	正解	ガイドライン
医の倫理		
C-1 医師のパターナリズム	c	必 1-C
C-25 意識障害で救急搬送された患者の状況把握の問合せ先と返答	e	必 11-C-2
H-1 がん患者の権利	b	必 1-B
H-20 WHO 憲章前文の健康の定義	d	必 18-C
解剖／発生／遺伝		
B-9 蝶形骨の解剖	d	総 II-2-F-1
B-10 大動脈弓の高さの解剖学的位置関係	d	総 II-3-A-1
E-12 呼吸運動に最も関与する器官	a	総 II-3-D
E-13 胸部の脈管の解剖	d	総 II-5-C-4
G-12 薬物による胎児の形態異常をきたしやすい時期	b	総 IV-4-A-4
G-51 出生前診断を考慮している妊婦への対応	b	総 V-2-D-1
生理／生化		
B-15 隣接遺伝子症候群	e	総 V-2-C-5
E-20 体液平衡	d	総 V-8-A
G-32 ビタミン B_{12} の代謝	c e	総 II-6-A-6
G-33 精子形成のために Sertoli 細胞に直接作用するホルモン	b e	総 II-7-C-2
H-35 低張性脱水患者の血漿浸透圧の計算	c	必 9-H
加齢・老化／死／緩和ケア		
B-25 経口摂取ができない高齢者の栄養管理	b	総 IX-1-A-7
B-37 がんの緩和医療	a c	総 IX-11-A,B,C
B-39 鼻出血の高齢者で注意すべき既往歴	acb	総 VI-3-H-3
B-40 終末期胃癌患者の今後の治療方針	a	総 IX-11-D-5
D-16 高齢者の熱中症	a	各 XII-5-A-1
E-18 要介護高齢者の褥瘡予防措置	b	総 V-3-F-6
E-31 高齢者総合機能評価に含まれる内容	a	総 VII-2-B
E-48 胆嚢炎の高齢者の生理的特徴	a	総 VI-2-B
F-24 末期癌患者の家族に対する対応	b	必 15-B
G-41 肺炎、脱水症の高齢者への無床診療所での対応	d	総 I-4-A-3
H-33 末期癌患者の緩和ケアの具体的な目標設定	a	必 15-B
H-34 末期癌患者の栄養管理	a	必 15-C-6

テーマ・確定診断	正解	ガイドライン
症候学／診察／医療面接		
C-5 非言語的コミュニケーション	d	必 6-C-3
C-7 全身浮腫をきたしやすい疾患	c	必 7-A-10
C-10 ショック時に徐脈を呈する病態	c	必 7-A-5
C-12 関節炎を示唆する症候	a	必 8-J-2
C-18 緊張型頭痛を疑う患者にかける言葉	e	必 6-C-7
C-22 下部消化管出血で診察すべき部位	d	必 7-E-7
E-41 メタボリック症候群の行動変容のための対応	d	総 II-1-D-2
F-5 胸部の疾患と胸痛の特徴との組合せ	d	必 7-D-7
F-8 肋骨脊柱角の叩打痛の診察方法	d	必 8-B-4
F-25 英文紹介状のアナムネが示唆する疾患でみられる身体診察所見（尿管結石）	e	必 18-C
F-26 上腹部痛での医療面接における患者からの病歴情報	e	必 6-E-1
F-28 感染症患者の鼻咽頭ぬぐい液採取の手技	b	必 9-C
G-29 癌性疼痛緩和における医療用麻薬の投与	a	総 IX-11-B
H-9 非圧痕性浮腫をきたす疾患	a	必 12-J-1
H-23 末期癌の現職市長に病状を伝える際の対応	e	必 6-F-2
臨床検査		
A-20 多飲・多尿で注目すべき検査項目	acb	各 X-1-B-6
C-6 タール便の患者で高値を示す血液検査項目	e	必 7-E-7
E-34 カテーテル関連血流感染症の診断に必要な検査	c e	総 V-10-B
E-37 真菌の染色法	a d	総 VII-1-F-5
F-3 2回に分けて採血すべき血液検査項目の組合せ	e	必 9-G
F-27 内視鏡検査の前に確認すべき病歴	b	必 6-D
F-29 感染症患者の鼻咽頭ぬぐい液迅速診断の検査後確率	e	必 10-B-6
G-23 尿沈渣で血球成分の個数を計測する際の拡大倍率	a	総 VII-1-B-1
治療学／輸血		
B-26 異所性移植が行われる臓器	d	総 IX-5-A
C-13 服薬アドヒアランスに影響するもの	a	必 6-G-2
C-17 針刺し事故で汚染部位洗浄後の対応	b	必 4-C-8
E-26 模式図が示す治療法（血漿交換）	c	総 IX-3-C-3
E-69 電解質輸液の総エネルギーの計算問題	183	総 IX-3-A
F-14 経鼻胃管を挿入する手技	d	必 14-A-5
G-11 中心静脈栄養法の穿刺部位	c	総 IX-1-B-3
G-19 褥瘡の治療とケア	a	総 IV-8-E-3
G-29 癌性疼痛緩和における医療用麻薬の投与	a	総 IX-11-B
H-11 アナフィラキシーショックでのアドレナリン投与経路	c	必 14-B
H-16 擦過傷でまず行うべき処置	a	必 14-C
H-36 低張性脱水への輸液の組成	b	必 13-G
リハビリテーション		
E-59 歩行不安定のリハビリテーション到達目標の設定に必要な情報	bce	総 IX-9-B
G-60 頸椎後縦靭帯骨化症による歩行困難高齢者への対応	abe	総 I-3-C-4
一般教養的事項		
B-62 食塩液の Na 濃度の計算問題	113	総 IX-3-A
E-38 再生可能なエネルギー源	ace	総 II-12-F
F-25 英文紹介状のアナムネが示唆する疾患でみられる身体診察所見（尿管結石）	e	必 18-C
H-20 WHO 憲章前文の健康の定義	d	必 18-C

★「正解」には、3/18 に厚生労働省より開示された正解を記載した。

*B-13：正解 b、e　2通りの解答を正解として採点する。
*B-14：正解 a、c　2通りの解答を正解として採点する。
*C-11：正解 a　不正解の受験者については採点対象から除外する。

第 109 回医師国家試験　時間割

2月7日（土）	集合時間	8：45		
A	医学各論	60 問	120 分	（ 9：30〜11：30）
B	医学総論／長文問題	62 問[1]	105 分	（13：15〜15：00）
C	必修の基本的事項	31 問[2]	60 分	（16：00〜17：00）

2月8日（日）	集合時間	8：45		
D	医学各論	60 問	120 分	（ 9：30〜11：30）
E	医学総論／長文問題	69 問[3]	120 分	（13：00〜15：00）
F	必修の基本的事項	31 問[2]	60 分	（16：00〜17：00）

2月9日（月）	集合時間	8：45		
G	医学総論／長文問題	69 問[4]	120 分	（ 9：30〜11：30）
H	必修の基本的事項	38 問[5]	75 分	（12：45〜14：00）
I	医学各論	80 問	140 分	（14：40〜17：00）

[1] 長文 12 問：4 症例（各症例 3 連問），計算問題 1 問を含む
[2] 長文　6 問：3 症例（各症例 2 連問）を含む
[3] 長文　9 問：3 症例（各症例 3 連問），計算問題 1 問を含む
[4] 長文　9 問：3 症例（各症例 3 連問）を含む
[5] 長文　8 問：4 症例（各症例 2 連問）を含む

第 109 回医師国家試験　成績通知書

　第 109 回医師国家試験の合格基準は，一般問題を 1 問 1 点，臨床実地問題を 1 問 3 点とし，(1)～(4) のすべての合格基準を満たした者を合格とする。
　(1)　必修問題　　　　　　　　　　　160 点以上 /200 点
　　但し，必修問題の一部を採点から除外された受験者にあっては，必修問題の得点について総得点の 80% 以上とする。
　(2)　必修問題を除いた一般問題　　　129 点以上 /200 点
　(3)　必修問題を除いた臨床実地問題　405 点以上 /600 点
　(4)　禁忌肢問題選択数　　　　　　　3 問以下

第109回医師国家試験成績通知書

区　分	合格基準	得　点
① 一　般　問　題	129点以上 /200点	点
② 臨 床 実 地 問 題	405点以上 /600点	点
③ 必　修　問　題	160点以上 /200点	点
④ 禁 忌 肢 選 択 数	3問以下	問
⑤ 判　　　　定	合　格	

注　意　事　項

1　①～④のすべての合格基準を満たしたものを合格とする。

2　合格基準の計算方法は，①一般問題及び②臨床実地問題には相対基準を，③必修問題については，絶対基準をそれぞれ用いた。

3　配点は，1 問当たり一般問題を 1 点とし，臨床実地問題を 3 点として，それぞれ計算した。

4　必修問題として妥当でない問題があった場合は，該当問題が不正解だった者について採点からこれを除外しているため，受験者により満点が異なることがある。

5　成績通知書等は原則として，再発行しない。

6　医業を行うためには，免許の登録を受ける必要があるので，速やかに免許申請すること。

第109回 医師国家試験 A問題 答案用紙

模範解答
★3/18に厚生労働省より開示された正解を記載

解答時間：2時間（60問）

総得点【1〜60】／140点

問題	解答	問題	解答	問題	解答
1	b	21	e	41	e
2	c	22	c	42	b
3	e	23	d	43	e
4	e	24	d	44	c
5	d	25	b	45	d
6	d	26	a	46	b
7	c	27	b	47	d
8	c	28	d	48	a
9	b	29	b	49	a
10	b	30	a	50	c
11	d	31	b	51	d
12	e	32	d	52	b
13	d	33	e	53	e
14	e	34	d	54	d
15	a	35	b	55	a
16	b	36	b	56	d
17	b	37	d	57	c, d
18	b, c	38	d	58	b, c
19	a, b	39	e	59	a
20	a, c, d	40	c	60	a, b, e

【1〜20】得点（1問1点）／20点

【21〜60】得点（1問3点）／120点

★このマークシートは，実際に使用されたデザインとは異なっています。

第109回 医師国家試験 B問題 答案用紙

模範解答
★3/18に厚生労働省より開示された正解を記載

解答時間　1時間45分（62問）
：　〜　：

総得点　【1〜62】　／106点

問題	解答
1	e
2	a
3	c
4	d
5	d
6	d
7	a
8	b
9	e
10	e
11	a
12	e
13	b
14	a, c
15	d
16	a
17	d
18	b
19	a
20	e
21	c
22	d
23	c
24	d
25	d
26	c
27	c
28	e
29	c
30	a, d
31	a, d
32	c
33	b
34	b
35	d
36	b
37	a
38	a
39	a, b, c, d
40	a
41	e
42	d
43	a
44	b
45	d
46	e
47	a
48	c
49	b
50	d
51	e
52	d
53	c
54	c
55	c
56	c
57	b
58	e
59	b
60	c
61	a
62①	1
62②	1
62③	3

【1〜39, 62】得点　（1問1点）　／40点

【40〜61】得点　（1問3点）　／66点

※B-13, 14は複数の選択肢を正解として採点する。

★このマークシートは，実際に使用されたデザインとは異なっています。

第109回 医師国家試験 C問題 答案用紙

模範解答
★3/18に厚生労働省より開示された正解を記載

解答時間　1時間（31問）

総得点　【1～31】　／63点

問題	解答
1	c
2	c
3	b
4	c
5	d
6	c
7	c
8	c
9	e
10	b
11	a
12	a
13	c
14	c
15	d
16	b
17	b
18	e
19	c
20	d
21	d
22	d
23	e
24	b
25	d
26	b
27	a
28	b
29	b
30	b
31	b

【1～15】得点　（1問1点）　／15点

【16～31】得点　（1問3点）　／48点

※ C-11 は正解した受験者については採点対象に含め，不正解の受験者については採点対象から除外する。

★このマークシートは，実際に使用されたデザインとは異なっています。

第109回 医師国家試験 D問題 答案用紙

解答時間　2時間（60問）
：　〜　：

総得点　【1〜60】
／140点

模範解答
★3/18に厚生労働省より開示された正解を記載

問題	解答
1	b
2	d
3	a
4	d
5	b
6	c
7	e
8	b
9	b
10	e
11	b
12	d
13	c
14	d
15	d
16	b
17	c
18	c
19	a
20	a, d, e
21	d
22	d
23	c
24	e
25	d
26	a
27	b
28	a
29	d
30	a
31	b
32	c
33	d
34	d
35	d
36	b
37	c
38	c
39	b
40	e
41	a
42	b
43	b
44	d
45	e
46	c
47	d
48	c
49	c
50	b
51	c
52	c
53	a
54	a
55	a
56	c, e
57	b
58	b
59	b
60	a, b, c

【1〜20】得点　（1問1点）／20点

【21〜60】得点　（1問3点）／120点

★このマークシートは，実際に使用されたデザインとは異なっています。

第109回 医師国家試験 E問題 答案用紙

模範解答
★3/18に厚生労働省より開示された正解を記載

解答時間 2時間(69問)
： ～ ：
総得点 【1～69】 ／127点

問題	解答
1	a
2	e
3	a
4	c
5	c
6	e
7	c
8	b
9	a
10	d
11	b
12	c
13	d
14	e
15	d
16	e
17	b
18	b
19	a
20	d
21	c
22	e
23	c
24	d
25	a
26	c
27	b
28	b
29	d
30	d
31	d
32	a, e
33	b
34	d
35	c, d
36	c
37	a, d
38	a, d
39	a, b, c
40	c
41	d
42	c
43	b
44	a
45	e
46	b
47	c
48	b
49	c
50	d
51	c
52	d
53	e
54	a
55	b
56	b
57	c, d
58	b, d
59	b, c
60	a
61	e
62	a
63	e
64	a
65	d
66	c
67	e
68	a, b
69①	1
69②	8
69③	3

【1～39, 69】得点 (1問1点) ／40点
【40～68】得点 (1問3点) ／87点

★このマークシートは，実際に使用されたデザインとは異なっています。

第109回 医師国家試験 F問題 答案用紙

模範解答
★3/18に厚生労働省より開示された正解を記載

解答時間　1時間（31問）
：　～　：

総得点　【1〜31】　／63点

問題	解答
1	e
2	e
3	e
4	b
5	d
6	a
7	e
8	e
9	d
10	d
11	b
12	b
13	c
14	c
15	d
16	d
17	c
18	c
19	a
20	d
21	d
22	e
23	e
24	b
25	e
26	a
27	b
28	e
29	e
30	d
31	c

【1〜15】得点　（1問1点）　／15点

【16〜31】得点　（1問3点）　／48点

★このマークシートは，実際に使用されたデザインとは異なっています。

第109回 医師国家試験 G問題 答案用紙

模範解答
★3/18に厚生労働省より開示された正解を記載

解答時間: 2時間（69問）
総得点【1〜69】/ 127点

問題	解答	問題	解答	問題	解答
1	e	30	a,c	59	a,b,d
2	b	31	a,b	60	a,b,d
3	d	32	d	61	d
4	d	33	c	62	d
5	a	34	a	63	d
6	c	35	a	64	d
7	d	36	b	65	b
8	e	37	a,b	66	e
9	c	38	c	67	d
10	c	39	a,c,d	68	c
11	c	40	a,b,c	69	b
12	b	41	c		
13	a	42	a		
14	d	43	b		
15	c	44	e		
16	d	45	e		
17	e	46	b		
18	d	47	e		
19	e	48	a		
20	e	49	a		
21	b	50	a		
22	d	51	b		
23	a	52	c		
24	e	53	b		
25	a	54	d		
26	b	55	d		
27	a	56	a,c		
28	c	57	a		
29	b	58	a,b		

【1〜40】得点（1問1点）/ 40点
【41〜69】得点（1問3点）/ 87点

★このマークシートは、実際に使用されたデザインとは異なっています。

第109回 医師国家試験 H問題 答案用紙

模範解答
★3/18に厚生労働省より開示された正解を記載

解答時間　1時間15分（38問）
：　～　：

総得点【1～38】／74点

問題	解答	問題	解答
1	b	21	b
2	b	22	a
3	d	23	e
4	a	24	b
5	d	25	b
6	d	26	c
7	e	27	b
8	b	28	e
9	e	29	b
10	c	30	c
11	c	31	d
12	e	32	d
13	b	33	c
14	c	34	a
15	c	35	b
16	a	36	b
17	b	37	b
18	d	38	d
19	b		
20	d		

【1～20】得点　（1問1点）／20点

【21～38】得点　（1問3点）／54点

★このマークシートは，実際に使用されたデザインとは異なっています。

第109回 医師国家試験 — Ⅰ問題 答案用紙

模範解答

★3/18に厚生労働省より開示された正解を記載

解答時間　2時間20分（80問）

：　〜　：

総得点【1〜80】／160点

問題	解答	問題	解答	問題	解答
1	c	30	e	59	d
2	c	31	c	60	d
3	a	32	d	61	e
4	c	33	a, b	62	d
5	a	34	b	63	e
6	a	35	b, c	64	c
7	e	36	b	65	e
8	b	37	b	66	c
9	b	38	a	67	c
10	d	39	b	68	a
11	b	40	c	69	c
12	b	41	c	70	d
13	c	42	c	71	d
14	d	43	b	72	a
15	b	44	b	73	b
16	b	45	b	74	c
17	c	46	b	75	a
18	c	47	d	76	d
19	b	48	b	77	a
20	b	49	a	78	d
21	c	50	b	79	c
22	d	51	d	80	a, c, d
23	d	52	c		
24	d	53	c		
25	a	54	b		
26	d	55	b		
27	b	56	d		
28	d	57	b		
29	d	58	d		

【1〜40】得点　（1問1点）／40点

【41〜80】得点　（1問3点）／120点

★このマークシートは，実際に使用されたデザインとは異なっています。

記憶すべき基準値

以下の基準値は，「医師国家試験出題基準（厚生労働省）」から記憶すべきものだけを pick up したものです。これら以外の基準値はすべて問題文に記載されます。

●血液学検査●

赤沈
- 赤沈　　男 2～10（mm/1時間）
- 　　　　女 3～15（mm/1時間）

血球検査
- 赤血球　　　　　　　　男 410～610（万）
- 　　　　　　　　　　　女 380～530（万）
- ヘモグロビン〈Hb〉　　男 13～17（g/dL）
- 　　　　　　　　　　　女 11～16（g/dL）
- ヘマトクリット〈Ht〉　男 40～54（％）
- 　　　　　　　　　　　女 36～42（％）
- 平均赤血球容積〈MCV〉　　　　83～93（fL）
- 平均赤血球ヘモグロビン〈MCH〉　27～32（pg）
- 平均赤血球ヘモグロビン濃度〈MCHC〉　31～37（g/dL）
- 網赤血球　　　　　　　0.5～1.5（％）
- 白血球　　　　　　　　4,000～10,000

白血球分画
- 桿状核好中球　　2～15（％）
- 分葉核好中球　　40～60（％）
- 好酸球　　　　　1～5（％）
- 好塩基球　　　　0～2（％）
- 単球　　　　　　2～10（％）
- リンパ球　　　　20～50（％）
- 血小板　　　　　13～35（万）

●免疫血清学検査●

炎症マーカー
- C反応性蛋白〈CRP〉　0.3以下（mg/dL）

●生体機能検査●

動脈血ガス分析
- pH　　　　　7.35～7.45
- $PaCO_2$　　35～45（Torr）
- PaO_2　　 80～100（Torr）
- HCO_3^-　 22～26（mEq/L）

●生化学検査●

蛋白・蛋白分画
- 総蛋白〈TP〉　　6.5～8.0（g/dL）
- 蛋白分画
  - Alb　　　　　　　61.6～71.2（％）
  - $α_1$-グロブリン　1.9～3.0（％）
  - $α_2$-グロブリン　5.3～8.9（％）
  - β-グロブリン　　　6.9～10.9（％）
  - γ-グロブリン　　　10.8～19.6（％）
- アルブミン〈Alb〉　4.5～5.5（g/dL）

生体色素
- 総ビリルビン　　　0.2～1.1（mg/dL）
- 直接ビリルビン　　0.5以下（mg/dL）

酵素，アイソザイム
- AST　　10～35（IU/L）
- ALT　　5～40（IU/L）

含窒素成分
- 尿素窒素〈BUN〉　　　　9～20（mg/dL）
- クレアチニン〈Cr〉　男 0.7～1.2（mg/dL）
- 　　　　　　　　　　女 0.5～0.9（mg/dL）
- 尿酸〈UA〉　　　　　男 3.0～7.7（mg/dL）
- 　　　　　　　　　　女 2.0～5.5（mg/dL）

糖代謝関連
- ｛随時｝血糖　　　　　上限 140（mg/dL）
- 空腹時血糖〈FBS〉　　上限 110（mg/dL）
- 　　　　　　　　　　　下限 50～70（mg/dL）

脂質代謝関連
- 総コレステロール〈TC〉　220以下（mg/dL）
- トリグリセリド〈TG〉　　30～135（mg/dL）
- HDLコレステロール　　　40以上（mg/dL）
- LDLコレステロール　　　65～139（mg/dL）

電解質，酸塩基平衡
- Na　　136～148（mEq/L）
- K　　　3.6～5.0（mEq/L）
- Cl　　 96～108（mEq/L）
- Ca　　 8.4～10.0（mg/dL）
- P　　　2.5～4.5（mg/dL）

重金属，微量元素
- Fe　　男 59～161（μg/dL）
- 　　　女 29～158（μg/dL）

A

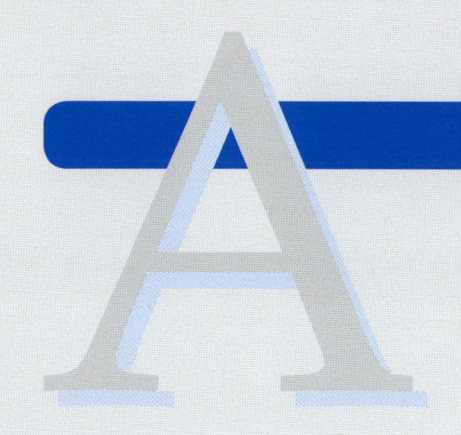

A問題 医学各論 60問

一般各論 20問
臨床各論 40問

医学各論

A 医学各論

Check ■ ■ ■

109A-1 HTLV-I抗体スクリーニング検査で陽性と判定された初妊婦に対する正しい説明はどれか。
    a 「ワクチンを接種しましょう」
    b 「診断には精密検査が必要です」
    c 「出産後，母乳を与えてはいけません」
    d 「スクリーニング検査を再度行いましょう」
    e 「お産のやり方は帝王切開がいいでしょう」

選択肢考察
× a ヒトT細胞白血病ウイルス〈HTLV-I〉に対しては，ワクチンは未開発である。
○ b HTLV-Iのスクリーニング検査としては，簡易法としてPA法あるいはEIA法を行って，抗体（+）であれば続けて精密検査法としてWestern blot法を行って，抗体（+）であればHTLV-I抗体を有するHTLV-Iキャリアと診断する。
× c 垂直感染（母児感染）における母乳感染によるものは，HTLV-I，サイトメガロウイルス，ヒト免疫不全ウイルス〈HIV〉などがある。これらの疾患のキャリアでは母乳哺育を禁止するが，まずは診断を確定するのが先である。
× d いまさら再検査を行う必要性はない。
× e HTLV-Iの垂直感染は母乳感染が主であって，HIVのような血液感染（産道感染）はしないので，帝王切開を行っても児への垂直感染は防げない。

解答率 a 0.2％，b 37.4％，c 60.7％，d 0.5％，e 1.2％
ポイント HTLV-Iキャリアでどうしても母乳栄養を希望するものに対しては，エビデンスは確立されていないが，母乳を24時間冷凍して，解凍後哺乳瓶で授乳するのも選択肢の一つである。また，4か月以上の長期母乳栄養では感染率が15～40％と高くなるので，満3か月までの短期母乳栄養を行うのも選択肢の一つである。

▶**参考文献** MIX 99　朝 2189　YN G75　みえる 免 266
▶**正解** b　LEVEL　　　　　　　　　　　　　　　　　正答率 37.4％

受験者つぶやき
・一発目。震える手でマークしました。そして間違えました。
・緊張のスタート。思わずcに。スクリーニングならbですよね。

Check ■ ■ ■

109A-2 性機能障害のうち心因性勃起障害の可能性が最も高い訴えはどれか。
    a 「自慰でも勃起しません」
    b 「射精しても快感がありません」
    c 「妻に対してだけ勃起しません」
    d 「性欲がなくなってしまいました」
    e 「性的な興奮を感じたことがありません」

選択肢考察
× a 全般型の勃起障害である。原因として，男性ホルモン低下（男性更年期障害）や陰茎の動脈硬化などが考えられる。
× b オルガズム機能不全である。ただし，男性のオルガズム機能不全（男性オルガズム障

害）はDSM-5で廃止されている。

○c 状況型の勃起障害，つまり心因性勃起障害である。これは，特定の状況や相手などで勃起できなくなり，自慰や別の相手の時になら勃起ができることである。原因として，ベッドパートナーとの不和や勃起の失敗体験による緊張などが考えられる。

×d，×e 性欲欠如あるいは性欲喪失（男性の性欲低下障害）である。

解答率 a 3.7%，b 0.3%，c 86.5%，d 8.7%，e 0.8%

ポイント

性機能障害（性機能不全）の分類

ICD-10	DSM-5	特徴
性欲欠如あるいは性欲喪失	男性の性欲低下障害	性欲がもともとないか衰えている。
性の嫌悪および性の喜びの欠如	女性の性的関心・興奮障害	性行為への恐怖がある。または喜びや関心がない。
性器反応不全		（女性）性的興奮がなく，腟の潤滑がない（※）。
	勃起障害	勃起できない。勃起が続かない。勃起の硬さが十分ではない。
オルガズム機能不全	女性オルガズム障害	性的快感（オルガズム）が起こらない。

※女性の性的関心・興奮障害（DSM-5）には，腟の潤滑などの身体的な反応についての記載はない。

参考文献 チャート精 247　標精 281

正解 c　LEVEL　　　　　正答率 86.5%

解説者コメント 勃起が困難な原因を評価することは，勃起不全改善薬（バイアグラ®など）の可否だけでなく，向精神薬による薬物療法や精神療法の併用の是非にもつながり，実践的な設問である。

受験者つぶやき
・心因性なので。
・休み時間中の友人達との答え合わせで，周りと違う解答を選んでるとすごく不安になります。でもくじけずに前に進むしかないのです。

Check ■■■

109A-3 悪性黒色腫について正しいのはどれか。
a 放射線感受性が高い。
b 日本人では結節型が多い。
c 部分生検によって診断する。
d TNM病期分類のpTは原発巣の大きさで判定する。
e センチネルリンパ節生検はリンパ節郭清の適応決定に有用である。

選択肢考察
×a 悪性黒色腫では通常の放射線治療は効果が少ない。
×b 日本人では末端部黒子型が多い。
×c できる限り全切除生検で診断することが望ましい。
×d pTは腫瘍の厚さ〈TT：tumor thickness〉と潰瘍の有無で判定する。
○e 正しい。

解答率 a 3.8%，b 21.3%，c 4.2%，d 29.0%，e 41.8%

ポイント　悪性黒色腫の病型は，悪性黒子型，表在拡大型，結節型，末端部黒子型があり，日本人では末端部黒子型が多い．診断は原則として全切除生検で行い，それが不可能な時に部分生検をする．治療としては早期に外科的な切除を行う．化学療法としてはDAVフェロン（D：ダカルバジン，A：ニムスチン，V：ビンクリスチン，フェロン：インターフェロンβ）が行われており，2014年にPD-1抗体であるニボルマブとBRAF阻害薬であるベムラフェニブが承認された．センチネルリンパ節生検で顕微鏡的転移を認めた場合は，そのリンパ節を郭清する．

参考文献　チャート 皮304　コンパクト 128　標皮 371　Rマ V104

正解　e　LEVEL　正答率 41.7%

解説者コメント　正確な知識を持っていないと解けない，良い問題である．

受験者つぶやき
・皮膚科を回った時，足底部のメラノーマに対して膝窩のセンチネルリンパ節生検をしてたのを思い出しました．意外とポリクリで見たことは忘れていないものです．
・本番の空気に押されてまさかのcを．

Check ☐☐☐

109A-4　疾患と治療薬の組合せで適切なのはどれか．
- a　気管支喘息 ──────────── β遮断薬
- b　肺高血圧症 ──────────── 抗コリン薬
- c　マイコプラズマ肺炎 ────────── ペニシリン系抗菌薬
- d　ニューモシスチス肺炎 ────────── 抗真菌薬
- e　アレルギー性気管支肺アスペルギルス症 ──── 副腎皮質ステロイド

選択肢考察
- ×a　気管支喘息のコントロールには吸入ステロイドに加え長時間作用性$β_2$「刺激薬」やロイコトリエン受容体拮抗薬を併用する．
- ×b　肺高血圧症にはPGI_2の静注薬や経口薬に加えエンドセリン受容体拮抗薬，ホスホジエステラーゼ5阻害薬が有効である．
- ×c　マイコプラズマ肺炎に細胞壁合成阻害薬であるβ-ラクタム系抗菌薬は無効であり，マクロライド系やテトラサイクリン系，ニューキノロン系抗菌薬が有効である．
- ×d　*Pneumocystis jirovecii*は遺伝子学的には真菌に分類されるものの，治療や予防には抗菌薬のST合剤や抗原虫薬であるペンタミジンが使用される．
- ○e　アレルギー性気管支肺アスペルギルス症にはⅠ型およびⅢ型アレルギー反応が関与しており，副腎皮質ステロイドが有効である．

解答率　a 0.1%，b 0.5%，c 0.1%，d 13.5%，e 85.7%

ポイント　アレルギー性気管支肺アスペルギルス症は，1）喘息の既往がある，2）*A. fumigatus*に対する皮膚テスト陽性，3）血清総IgE高値，4）中枢性気管支拡張，5）*A. fumigatus*に対する特異的IgEあるいはIgGが存在，の5つを満たすことが診断基準とされている．

参考文献　MIX 180, 183, 186, 187　朝 786　YN I82　みえる 呼 168

正解　e　LEVEL　正答率 85.7%

解説者コメント　近年ではマクロライド系薬に耐性を示す*Mycoplasma pneumoniae*もトピックであり，109I-30で問われている．

受験者つぶやき
・浮わついた気持ちで受けているとつい変なのを選んでたりします．見直しは大事．
・過去問には臨床でよく出ている気がします．

A 医学各論

Check ■ ■ ■

109A-5 我が国で心臓移植の適応と**ならない**のはどれか。
- a 拡張型心筋症
- b 拘束型心筋症
- c 虚血性心筋症
- d 拡張相の肥大型心筋症
- e 薬物依存症（中毒）に伴う心筋症

選択肢考察

○ a 拡張型心筋症〈DCM〉は，心臓移植の第一の適応疾患であり数的にも最多となっている。

○ b 拘束型心筋症〈restrictive cardiomyopathy：RCM〉は，心室の拘束性拡張障害でDCMや肥大型心筋症〈HCM〉に比べ まれ。現在なお 確立した治療法はなく予後は不良。

○ c 虚血性心筋症は，心筋梗塞後とか，ステントやバイパスを施してもなお虚血で心筋症をきたしている状態で，低心機能で致死性不整脈も頻発して予後が不良。虚血性心筋疾患〈ICM〉ともいう。

○ d "拡張相"のHCM〈dHCM〉も，確立した治療法がなく予後不良。

× e 心臓移植の適応「除外条件」というのがあり，「アルコール・薬癖，精神神経疾患」には移植を行わない。つまり，薬物依存症（中毒）から心筋症をきたしている症例は，除外される。

解答率 a 0.3％，b 4.2％，c 28.2％，d 3.5％，e 63.9％

ポイント 2009年の改正臓器移植法の施行で「脳死臓器提供」の増加が期待されたが，実際にはドナー（臓器を提供する人）不足の状態が続いている。私たち一人ひとりの国民性や死生観など，その背景は単純なものではない。心臓移植が他の治療と大きく異なることは，ドナーの無償の愛によって成り立つ医療だということである。レシピエント（臓器移植を受ける人）は心不全が改善すると病気が治った錯覚に陥り，日常生活制限や薬の服用を怠ったり，厳重な医学管理をおろそかにすることがある。将来 循環器科を専門としなくても医療者としてドナーとドナー家族へ感謝の気持ちを，レシピエントに思い起こさせたい。

選択肢 e の「薬物依存症（中毒）」者に，不足している貴重な臓器を移植するなど到底 賛同が得られるはずはなく，本設問は一般市民としての当然の感覚で正答できなくてはならない。医学知識を問う国家資格試験である以前に，近い将来の医師として「適正な市民感覚を具有しているか」どうかの人物チェック問題だ，といえる。

▶参考文献 標外 220　朝 656　YN C47　みえる 循 71

▶正解 e　LEVEL　正答率 63.9％

解説者コメント 医師国家試験を受験する医学生に，心臓移植の適応を問うほど，「心臓移植医療」はごくありふれた日常診療でありながら，我が国では先進国の中で極端なドナー不足で移植を待てずに少なからぬ助かるべき命が失われている。本設問は，こうした現状に関心を少しでも持たせたいというものである。

受験者つぶやき
・皆正確に覚えているわけではなさそうでしたが，なんとなく e を選んでいる人が多かったです。
・移植の適応除外。B ブロック以降に備えて他の除外も休み時間に確認。

A 医学各論

Check ■ ■ ■

109A-6 上部消化管造影像（**別冊** No.1）を別に示す。
正しいのはどれか。

a 扁平上皮癌である。
b 潰瘍限局型である。
c 放射線照射が奏功する。
d 腹膜播種をきたしやすい。
e *Helicobacter pylori* 感染がない。

別　冊
No. 1

画像診断

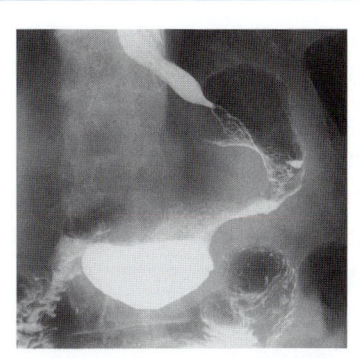

壁伸展は不良であり，体上部から体中部大弯にかけての著明な
壁肥厚を認める。Borrmann 4型胃癌である。

選択肢考察
× a 扁平上皮癌ではなく，腺癌である。
× b 潰瘍限局型では，その名の通り限局性の病変を呈する。
× c 放射線照射への感受性は乏しい。
○ d 腹膜播種をきたしやすい。治癒切除後の再発の80%近くが腹膜再発である。
× e しばしば *Helicobacter pylori* 感染を認める。

解答率 a 0.7%，b 4.3%，c 1.3%，d 90.7%，e 3.1%
ポイント Borrmann 4型胃癌患者の上部消化管造影検査。画像の読影と，4型胃癌の臨床所見について習熟しておく。

▶**参考文献** MIX 203　朝 963　YN A61　みえる 消 83
▶**正解** d　LEVEL ▮▮▯　正答率 90.6%

解説者コメント 病名を想起でき，その臨床像を選択するような，日常臨床に即した問題が増加傾向にある。

受験者つぶやき
・4型胃癌はなかなか正常と見分けがつきにくいですよね。ですが国試ではほぼ病気の画像しか出てこないので思い切って選択しましょう。
・胃癌ですよね。

109A-7

Check ☐☐☐

びまん性大細胞型B細胞リンパ腫の予後因子でないのはどれか。
- a 年齢
- b 病期
- c 血清CRP
- d 節外病変数
- e パフォーマンスステイタス〈PS〉

選択肢考察
- ○ a びまん性大細胞型B細胞リンパ腫の予後予測スコアリングシステムにinternational prognostic index〈IPI〉がある。年齢はIPIの5つの要素の1つで，60歳より高齢だと予後が不良になる。
- ○ b 病期はIPIの要素の1つで，Ann Arbor分類（Cotswolds改訂）における病期Ⅲ期，Ⅳ期で予後不良。
- × c 血清CRPはIPIの要素に含まれてはいない。
- ○ d 節外病変数はIPIの要素の1つで，2か所以上あると予後不良。
- ○ e パフォーマンスステイタス〈PS〉はIPIの要素の1つで，2〜4で予後不良。

解答率 a 0.5%, b 0.2%, c 96.9%, d 0.9%, e 1.6%

ポイント IPIに含まれるもう1つの要素は血清LDHで，正常上限を超えていると予後不良。IPIはシンプルで優れたスコアリングシステムで，発表から20年以上経った現在も用いられている。

参考文献 朝 2014　YN G72　みえる 血 124

正解 c　LEVEL ■■□　正答率 96.9%

解説者コメント IPIの5つの要素を間違ってはいけない。

受験者つぶやき
- その他，腫瘍マーカーの類も予後因子になりません。
- 悪性リンパ腫の予後不良を考えてcに。

109A-8

Check ☐☐☐

内ヘルニアはどれか。
- a 大腿ヘルニア
- b 内鼠径ヘルニア
- c 閉鎖孔ヘルニア
- d 網嚢孔ヘルニア
- e 腹壁瘢痕ヘルニア

選択肢考察
- × a 大腿輪をヘルニア門として大腿管を通り，大腿血管鞘の内側壁を貫いて大腿卵円窩に突出する。Richterヘルニア（腹壁の一部がヘルニアとして嵌頓したもの）となりやすい。中年以降の女性に多い。
- × b 鼠径管後壁をヘルニア門として鼠径靱帯より腹側にヘルニア嚢が存在するものが間接型で，若年発症のほとんどがこのタイプである。Hesselbach三角をヘルニアとするものが直接型で，高齢男性に多い。
- × c 骨盤前壁の恥骨と坐骨の間に閉鎖孔がある。閉鎖孔の上外方には閉鎖神経，閉鎖動静脈が後腹腔から大腿に向けて閉鎖膜を貫く閉鎖管があり，その閉鎖管を通って大腿内側に脱出し，その後，閉鎖神経の前枝または後枝に沿って突出する。高齢女性でややせた人に多い。比較的まれな疾患であるが，嵌頓を起こしやすく，腹痛，腸閉塞の症状で来院することが多い。Howship-Romberg徴候（閉鎖神経圧迫による大腿屈曲位での大腿内側から膝部，下腿部に至る疼痛）は60%にみられる。

○d 網嚢孔（Winslow 孔）は，腹部の大網と小網の間の孔であり，この裂孔内に腸管が入り込むことがある．極めてまれであり，独特な症状がないため診断が難しい．内ヘルニアに分類される．イレウス症状（腸捻転や腸閉塞）を合併することによって，突発的に腹痛が起こる．疑いがあればCTや上部消化管造影，注腸検査を行う．裂孔は回盲末端部に多い．

×e 腹部手術部に腹膜・腹壁の縫合不全が起こり，壁側腹膜に覆われたままの腸管が腹腔内に膨出して，著しい腹壁膨隆をきたす．

解答率 a 1.9%，b 4.6%，c 47.7%，d 44.0%，e 1.7%

ポイント 腹腔内ヘルニアは「内ヘルニア」と「外ヘルニア」に分けられる．内ヘルニアとは腹腔内の臓器が大網膜や腹腔の裂孔に入り込むヘルニアをいう．一方，外ヘルニアとは基本的には腹腔内の臓器が腹膜をかぶったまま腹腔外に脱出するヘルニアをいう．

内ヘルニアは腸間膜ヘルニア，大網ヘルニアなどで，全ヘルニアの 5% と少なく，外ヘルニアは臍ヘルニア，鼠径ヘルニア，大腿ヘルニアなどで，全ヘルニアの 95% と多い．

▶参考文献　YN A117　みえる 消 162

▶正解　d　LEVEL　正答率 44.0%

受験者つぶやき
・d 以外は全部腹腔外へ向かって飛び出します．
・内ヘルニアって何だっけ？　と思いつつ d に．

Check ■■■

109A-9 肥厚性幽門狭窄症で正しいのはどれか．
a 女児に多い　　　b 胆汁性嘔吐　　　c 哺乳力の不良
d 胃蠕動の亢進　　e 生後 7 日以内の発症

選択肢考察
×a 肥厚性幽門狭窄症の発症は，男女比が 5：1 で第 1 子の男児に好発する．
×b 胆汁性嘔吐は Vater 乳頭より肛門側での通過障害で起こる．本症は胃幽門部の輪状筋肥厚による通過障害である．
×c 嘔吐後もミルクを欲しがり，哺乳力は正常である．
○d 消化管の蠕動が亢進し，腹部視診で胃の蠕動が観察できる．
×e 生後 2〜3 週の新生児に多い．

解答率 a 4.5%，b 0.2%，c 9.8%，d 80.3%，e 5.1%

ポイント 肥厚性幽門狭窄症の病態を把握しておけば解ける問題である．この疾患は胃幽門部の輪状筋の肥厚によって通過障害をきたし，哺乳後の噴水状の嘔吐で発症する．腹部所見では右上腹部のオリーブ様腫瘤が触知され，胃の蠕動が観察できる．

▶参考文献　MIX 210　国小 274　チャート 小 222　R小 81

▶正解　d　LEVEL　正答率 80.3%

解説者コメント 肥厚性幽門狭窄症は国試頻出の疾患．本症では嘔吐による脱水と胃液の喪失による低クロール性代謝性アルカローシスに注意する．

受験者つぶやき
・これは確実に．内科的にはアトロピンを使うのでした．
・哺乳力が低下しないのが特徴ですよね．c にしてしまいました．

109A-10 嫌気性菌はどれか。

a *Campylobacter jejuni*
b *Clostridium difficile*
c *Helicobacter pylori*
d *Mycobacterium tuberculosis*
e *Pseudomonas aeruginosa*

選択肢考察

× a 微好気性 Gram 陰性らせん状桿菌である．食中毒起因菌としてトリ肉およびその内臓のほか，ウシの内臓からも検出される．

○ b 偏性嫌気性 Gram 陽性桿菌で鞭毛と芽胞をもつ．抗菌薬投与後に起こる偽膜性大腸炎の原因菌である．

× c 微好気性 Gram 陰性らせん状菌で鞭毛をもつ．*H. pylori* 感染症に対して除菌治療には強い科学的根拠があり，行うよう強く勧められている．

× d 偏性好気性菌で結核の原因菌である．通常の寒天培地が使用できず，診断にはツベルクリン反応や PCR，結核菌特異的全血インターフェロン γ 遊離測定法〈IGRA〉などの検査を実施する．

× e 偏性好気性 Gram 陰性桿菌で緑膿菌と呼ばれる．本来は弱毒菌だが，多くの抗菌薬に抵抗性をもち，日和見感染症を起こす．

解答率 a 1.4%，b 82.1%，c 1.3%，d 2.5%，e 12.6%

ポイント ピロリ除菌の保険適用は胃潰瘍や十二指腸潰瘍だけでなく，胃 MALT リンパ腫，特発性血小板減少性紫斑病，早期胃癌に対する内視鏡的治療後のピロリ感染，ピロリ感染による胃炎にも広がっている．ただし，ピロリ除菌後も胃癌発生リスクは高い状態が続くため，定期的な上部消化管検査が必要とされている．

参考文献 MIX 67 YN H39 みえる免 190

正解 b LEVEL   正答率 82.0%

解説者コメント 選択肢に菌の属・種など正式名称が羅列されると，必ずと言ってよいほど合否を分ける差がつく．

受験者つぶやき
・常識レベルだけど，模試でそのまんま出てました．
・菌のいるところを考えました．

109A-11 パーキンソン症状を示す患者の頭部単純 MRI の T1 強調矢状断像（別冊 No. 2）を別に示す．

最も考えられるのはどれか．

a Parkinson 病
b 正常圧水頭症
c 多系統萎縮症
d 進行性核上性麻痺
e 大脳皮質基底核変性症

別冊
No. 2

A 医学各論

画像診断

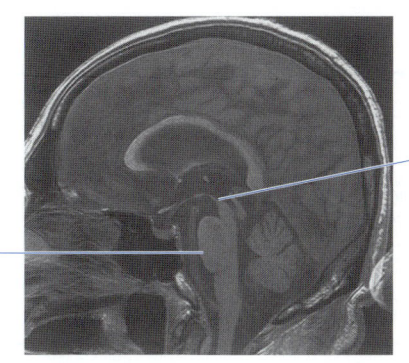

頭部MRIのT1強調矢状断のみが示されている。レンズ核や赤核，黒質などは評価できない画像である。脳室拡大も評価するには適切な画像ではない。橋底部の萎縮は明らかではない。中脳被蓋は萎縮し吻側は先細りとなっている。

（画像中の注記）
- 中脳被蓋は萎縮し，吻側の先細りがみられる
- 橋底部の萎縮は明らかではない

選択肢考察

× a　進行例では黒質と赤核間が狭小化する所見がみられる場合もあるが，Parkinson病患者では頭部MRI所見は多くの場合正常である。

× b　脳室拡大が特徴的所見であるが，軸位断像で側脳室前角幅／頭蓋内腔幅比（Evans index）が0.3を超えることを一つの目安とする。脳室拡大は脳萎縮でもみられるが，正常圧水頭症では高位円蓋部のくも膜下腔や脳溝が狭小化してくる。

× c　橋萎縮がみられ，尾側半の萎縮が吻側の萎縮に先行する。T2強調軸位断像では橋横走線維の萎縮を反映して十字形の高信号を呈する（クロスサイン）。また，被殻後外側に線状の高信号を呈してくる（スリットサイン）。小脳萎縮もみられる。

○ d　前頭葉萎縮，脳室拡大などもみられるが，最も有名な所見は橋・中脳被蓋の特に吻側萎縮と橋底部が比較的保たれる所見である。中脳被蓋吻側の細く萎縮した所見はハチドリのくちばしに例えて"humming bird sign"と呼ばれる。

× e　初期には脳萎縮は目立たないが，進行すると左右差のある大脳運動野・運動前野の萎縮がみられる。

解答率　a 1.5％，b 6.8％，c 43.2％，d 46.2％，e 2.3％

ポイント　神経変性疾患の頭部MRI画像における有名な所見について問うている。国家試験レベルでは本症と，せいぜい多系統萎縮症のクロスサイン程度を覚えておけばよい。

参考文献　MIX 121　朝 2156　YN J127　みえる脳 287

正解　d　LEVEL　　　正答率 46.2％

解説者コメント　有名な所見なので出題したのだろうし，国試レベルでは進行性核上性麻痺が正解で問題ない。しかし，実臨床では大脳皮質基底核変性症と進行性核上性麻痺はしばしば診断が困難なことがあり，選択肢eの設定は問題がある。

受験者つぶやき
・TECOMのターゲット講座で三苦先生が矢状断ならPSP，水平断ならMSAの十字サインと強調してました。大当たりです。
・前日に友人がPSPは出ると予想していましたが，画像までは確認していませんでした。分からなくてbに。

109A-12 淋菌感染症について正しいのはどれか。

a 潜伏期間は 10〜14 日である。
b 淋菌は Gram 陽性双球菌である。
c 膀胱炎として発症することが多い。
d クラミジアとの混合感染が 90% にみられる。
e ニューキノロン系抗菌薬に対する耐性株が増加している。

選択肢考察

× a 淋菌感染症の潜伏期間は男性の尿道炎では 2〜7 日間，女性では無症候性感染のことが多く判然としないが，感染から 10 日間以内で発症すると考えられている。
× b 淋菌は Gram 陰性双球菌として認められる。Gram 陽性双球菌として認められるのは肺炎球菌である。
× c 淋菌感染症は男性では尿道炎，女性では子宮頸管炎として発症することが最も多い。
× d クラミジアとの混合感染は我が国では 20〜30%，米国では 40〜50% と報告されている。
○ e 淋菌のニューキノロン系抗菌薬に対する耐性率は地域によって異なるものの，約 80% と報告されており，現在は治療薬として推奨されていない。

解答率 a 4.8%，b 3.0%，c 3.3%，d 28.0%，e 60.9%

ポイント 淋菌感染症は Gram 陰性球菌である淋菌による感染症で，尿道炎や子宮頸管炎のほかに精巣上体炎や骨盤内炎症性疾患，肝周囲炎（Fitz-Hugh-Curtis 症候群），播種性淋菌感染症や結膜炎などの原因となる。診断には Gram 染色や培養，核酸増幅検査法などが利用される。さまざまな抗菌薬への耐性が問題となっており，治療としてはセフトリアキソンやスペクチノマイシンが推奨されている。性感染症であり，パートナーの検査と治療も重要である。

▶参考文献　朝 296　YN H48　みえる 免 186

▶正解　e　LEVEL　正答率 60.9%

解説者コメント 他の感染症，特に *Chlamydia trachomatis* 感染症の潜伏期間や症状，有効な抗菌薬などを区別して覚えていなければ難しい。

受験者つぶやき
・*Neisseria* 属は培養検体を採るときに冷蔵すると死んでしまうのも併せて覚えておきましょう。
・d，e で悩んで d に……。

109A-13 動物の写真（別冊 No. 3）を別に示す。
正しいのはどれか。

a 性行為で感染する。
b 毛包内に寄生する。
c 施設内で集団発生する。
d ウイルス性疾患を媒介する。
e 咬まれていたら叩いてつぶす。

別冊 No. 3

A 医学各論

画像診断

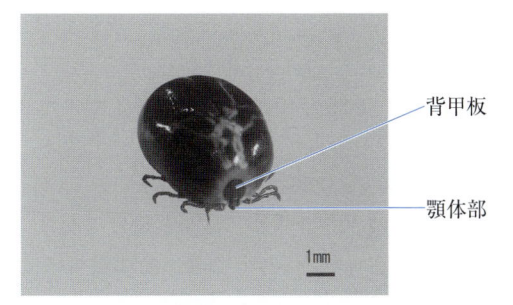

背甲板
顎体部
1mm

体長10mmと大きく，4対の脚，背甲板と突出した顎体部がみられることからマダニと同定される。吸血した雌成虫。吸血前は体長約3mmである。さらに詳細な種の同定は，背甲板と顎体部，その他の形態を観察する必要がある。

選択肢考察

× a 性行為で感染するのはケジラミである。脚は3対，体長1.0〜1.5mmである。
× b 毛包内に寄生するのはニキビダニである。大きさは雌成虫で0.3〜0.4mmである。
× c 施設内で集団発生するのはヒゼンダニ〈疥癬虫〉である。接触感染によって感染が拡大する。大きさは0.3mm前後。
○ d マダニが媒介するウイルス性疾患としては，重症熱性血小板減少症候群〈severe fever with thrombocytopenia syndrome：SFTS〉が知られている。フタトゲチマダニからSFTSウイルスが分離されている。
× e マダニが保有するウイルスやリケッチアが体内へ侵入する可能性があるため，不用意に叩きつぶしてはならない。

解答率 a 9.1%，b 9.4%，c 38.5%，d 40.3%，e 2.7%

ポイント 近年話題になったSFTSに関する問題。SFTS以外にもマダニが媒介する疾患や衛生動物に関する知識を整理しておくことが必要。

▶**正解** d　LEVEL ■■□　正答率 40.3%

解説者コメント 話題の感染症や疾患に注目し，それに関連する事項を勉強することは医師になってからも大切なことである。

受験者つぶやき
・SFTSは一昨年4類感染症に追加されたホットな話題です。
・これは分からない。実は昨年くらいに国内で多発していたと休み時間にWikiで確認して萎えました。

Check ■■■

109A-14 過去5年（平成20〜24年）の自殺の動向で正しいのはどれか。
　a　総数は増加し続けている。
　b　40歳代女性の死因の第1位である。
　c　男性の自殺数は女性の5倍を超える。
　d　自殺率は40歳以降，年齢とともに単調に増加する。
　e　判明した自殺者の動機で最も多いのは健康問題である。

選択肢考察

× a 平成21年からは減少している。
× b 15歳から39歳までは死因の第1位である。しかし40歳代では悪性新生物が第1位である。
× c 2倍強である。ちなみに，平成25年では，男性18,787人，女性8,496人である。

×d 女性では40歳以降の大きな変化はなく，男性では50歳代で大きな山を形成し，80歳以降で高率になる。
○e 正しい。なお，平成25年では，動機が特定できた20,256人のうち，健康問題が原因であるのは13,680人である。

解答率 a 0.8％, b 1.6％, c 1.5％, d 0.5％, e 95.7％

ポイント 自殺者数は平成21年の32,845人から減少し続けており，平成25年には27,283人となった。平成24年から3万人を割っているが，以降，その減少率は鈍化している。

▶参考文献 チャート公 161

▶正解 e LEVEL 正答率 95.7％

解説者コメント 自殺の原因で健康問題が多いことは過去にも出題されている。したがって，正解肢を選択することは容易であろう。

受験者つぶやき
・eの肢は過去問で見たことがあります。
・有名です。

Check ■■■

109A-15 小児の弱視の原因になるのはどれか。2つ選べ。
a 遠視　　　　　　b 近視　　　　　　c 偽内斜視
d 乳児内斜視　　　e 間欠性外斜視

選択肢考察
○a 遠視眼は遠方も近方も矯正が必要であり，適切な時期に適切な矯正を行わないと弱視になる。
×b 近視眼は近方視が良好なことがあり（中等度以上の近視を除く），近方視によって視力が育つため，軽度なら弱視になりにくい。
×c 内眼角贅皮（上眼瞼の皮膚が半月状に眼の内側を覆う状態。Down症候群などでみられる）や，乳幼児では鼻根部が広く実際には内斜視はないが内斜視があるように見えるもの。眼位は正位のため，弱視にはならない。
○d 乳児期からみられる内斜視。斜視眼には中心窩に抑制が起こり，弱視をきたす。
×e 普段，眼位は正位だが，疲労時などに両眼視がなくなると外斜視になるもの。正位に保っていることが多いため，弱視になりにくい。

解答率 a 94.6％, b 4.1％, c 7.6％, d 82.1％, e 9.3％

ポイント 「弱視とは視覚の発達期に視性刺激遮断あるいは異常な両眼相互作用によってもたらされる片眼あるいは両眼の視力低下で，眼の検査で器質的病変はみつからず，適切な症例は予防，治療が可能なもの」（植村，1993）と定義されている。視力の発達段階で，それを妨げるさまざまな要因で生じる。斜視弱視（眼位ずれによって非固視眼に弱視が生じるもの），屈折異常弱視（中等度以上の遠視，乱視で生じるもの），不同視弱視（左右の屈折度に差があり，屈折異常の強い方の眼に生じるもの），形態覚遮断弱視（先天性の白内障，角膜混濁，瞳孔閉鎖，眼瞼下垂などで視覚が遮断された眼に生じるもの）などがある。

▶参考文献 チャート眼 81　コンパクト 4　標眼 319　R▼ R47

▶正解 a, d LEVEL 正答率 77.7％

解説者コメント 国家試験では「定番」の問題である。上記の弱視の要因をしっかり押さえておくことが重要。

受験者つぶやき
・遠視と調節性内斜視はセットで。

・aは分かったけど，ほかは分かりませんでした。

Check ■■■

109A-16 無症候，正常洞調律で，左室収縮不全を認める慢性心不全患者に投与すべき薬物はどれか．2つ選べ．

- a α遮断薬
- b β遮断薬
- c ジギタリス
- d 心房性ナトリウム利尿ペプチド
- e アンジオテンシン変換酵素〈ACE〉阻害薬

選択肢考察

× a 循環器分野で用いられるα遮断薬の多くは，血管平滑筋に分布する$α_1$受容体を選択的に遮断することで血管を拡張する降圧薬である．現在では褐色細胞腫の術前や早朝高血圧に対する就寝前投与など以外では使用の機会が少なくなった．

○ b β遮断薬は心収縮を抑制するため大量に使用すると心不全が悪化するが，少量から漸増することで心不全の予後を改善することが判明し，現在では心不全治療の中心的役割を果たしている．その機序としては，1．徐拍化による心筋消費エネルギーの減少，2．心拍数減少による左室拡張の改善，3．レニン-アンジオテンシン-アルドステロン〈RAA〉系の抑制，4．筋小胞体のリアノジンレセプターの機能改善，などが挙げられる．

× c ジギタリスは細胞膜上のNaポンプを抑制する．これにより細胞内Na濃度が上昇するため，Na/Ca交換トランスポーターが活性化して細胞外のカルシウムが細胞内に取り込まれ，収縮が増強する．ただし，異所性自動能，刺激伝導系のブロックなどの副作用もある．

× d 心房性ナトリウム利尿ペプチドは利尿作用と血管拡張作用のほか，RAA系の抑制により心肥大や心筋線維化の予防，腎保護などの臓器保護作用も有するが，静脈薬しかなく経口投与ができないので無症状の心不全患者には使用しない．

○ e 心不全で過剰に賦活化されるRAA系により，1．水・Naの貯留および前負荷の増加，2．血管収縮・後負荷の増加，3．交感神経系の活性化，4．心筋線維化など心臓リモデリングが生じる．ACE阻害薬は心不全におけるこれらの病態を抑制して心不全の悪化を予防することが大規模臨床試験で明らかになっており，無症候性心不全であっても投与すべきとされている．

解答率 a 1.1%, b 81.5%, c 16.1%, d 8.2%, e 92.3%

ポイント 1990年代の初めまで，慢性期の心不全治療は強心薬などによる心収縮の増強が中心であったが，近年ではRAA系，交感神経系の調節（適切な抑制）が主流になっている．高血圧や心筋梗塞などでは心不全の症状がない時期から過度の神経液性因子を抑制し，リモデリングの予防と自覚症状の抑制を図る．大規模臨床試験でもACE阻害薬やβ遮断薬は心不全の生命予後の改善が明らかになっている．経口利尿薬やジギタリス，強心薬は自覚症状の改善には効果があるが，生命予後を改善しないかむしろ悪化させる薬剤もあるため，自覚症状のためにQOLが低下してしまった症例にやむをえず使用する．

心不全の薬物適応

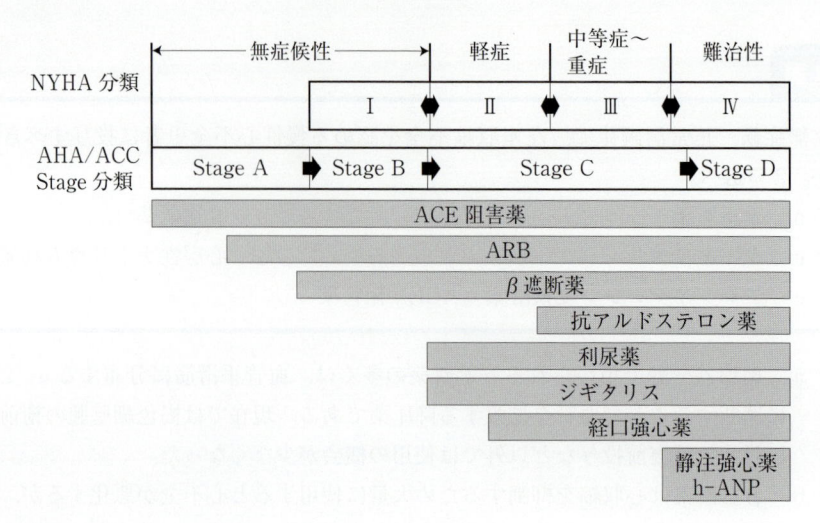

NYHA分類	無症候性		軽症	中等症〜重症	難治性
		I	II	III	IV
AHA/ACC Stage分類	Stage A	Stage B	Stage C		Stage D

適応薬剤（Stage別）：
- ACE阻害薬：Stage B〜D
- ARB：Stage B〜D
- β遮断薬：Stage B〜D
- 抗アルドステロン薬：Stage C〜D
- 利尿薬：Stage C〜D
- ジギタリス：Stage C〜D
- 経口強心薬：Stage C〜D
- 静注強心薬 h-ANP：Stage D

Stage A：リスク因子のみで心臓の形態異常はない
Stage B：心臓の形態的異常はあるが症状がない
Stage C：心不全症状がある
Stage D：薬剤に不応性の心不全

出典：日本循環器学会　慢性心不全治療ガイドライン（2010年改訂版）

▶参考文献　MIX 159　朝 414　YN C35　みえる 循 66
▶正解　b, e　LEVEL　　正答率 75.4%

解説者コメント　慢性心不全の治療薬としての ACE 阻害薬・β遮断薬は頻出問題。症例問題でも拡張型心筋症の治療薬として ACE 阻害薬とβ遮断薬を選択させるものがほとんど。

受験者つぶやき
・ジギタリスを使うのは Af の時です。
・消去法でも確認しました。

Check ■■■

109A-17　大動脈弁狭窄症の治療について正しいのはどれか。2つ選べ。
a　約6割に自己弁温存手術が行われる。
b　70歳以上の高齢者には生体弁をまず考慮する。
c　人工心肺を用いないオフポンプ手術が主流である。
d　心不全症状を呈する患者は人工弁置換術の適応である。
e　失神発作を呈する患者はペースメーカ植込みが必要である。

選択肢考察
×a　大動脈弁は左室の出口に位置していて高圧系で開閉すること，そして昨今の大動脈弁狭窄症〈AS〉は「加齢変性の動脈硬化性」がほとんどで自己弁を修復できにくいこと，さらに先天性の二弁性大動脈弁のことが少なくないこと，などから"温存"手術が行われることは あまりない。自己心膜を用いて大動脈弁を作成している施設もあり，短期成績は良好であるが，今後 長期成績の報告が待たれる。
○b　70歳以上の高齢者のほか，出産を控える若年女性にも生体弁（ステントレス生体弁を

含む）が用いられる．それ以外の症例では機械弁を用いる．

× c 「人工心肺を用いない」ことをオフポンプ〈off pump〉というが，冠動脈バイパス術で主流である．オフポンプ手術としての大動脈弁置換術は TAVI〈経カテーテル大動脈弁留置術：transcatheter aortic valve implantation〉があり，人工心肺下の外科的大動脈弁置換術の適応とならない高リスク患者に施行されるが，主流ではない．

○ d 心不全のほか，失神，狭心痛が出現すれば，直ちに弁置換の適応となり，70歳以上の高齢者や出産を控える若年女性以外では「人工弁（機械弁）」置換術の適応である．

× e AS症例では，失神発作でも直ちに弁置換を考慮すべきである．ペースメーカ植込みが必要な失神発作は，そもそも原因疾患が異なり，ASではない．

解答率 a 5.1％，b 92.8％，c 8.1％，d 90.1％，e 3.3％

ポイント 生活習慣病を有する高齢者の増加で，動脈硬化性疾患も増加し，それゆえに"動脈硬化性大動脈弁狭窄症"が増えている．本症の治療についての，この設問は大変時宜をえた出題である．適切な時期に手術を行うと，術前に心機能が低下している症例でも術後改善することが少なくない．手術成績も良好である．

▶参考文献 朝 600　標外 233, 396　YN 108　みえる 循 189, 190

▶正解 b，d　LEVEL　　　　　　　　　　　　　　　　　　　　　　　正答率 83.3％

解説者コメント 時宜をえた良問で，選択肢の記述はいずれも この疾患の要旨であり，容易に正答できる．すばらしいアイディアから考案された TAVI が施行されることが増えているので，これも少し覚えておこう．

受験者つぶやき
・ASの弁置換の適応については三苦先生が強調してました．
・消去法で選びました．

Check ■ ■ ■

109A-18 上部消化管内視鏡像（**別冊** No. 4）を別に示す．
内視鏡治療として適切なのはどれか．**2つ選べ**．
　a 拡張術　　　　　b 結紮術　　　　　c 硬化療法
　d 高周波凝固　　　e 粘膜切除術

別　冊
No. 4

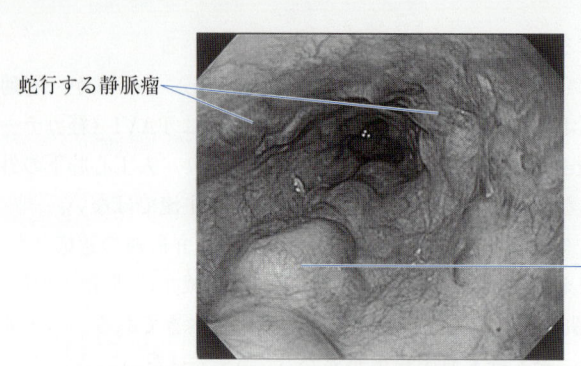

画像診断 蛇行する静脈瘤／連珠状の静脈瘤

上部消化管内視鏡で観察される円筒状臓器から食道であることが分かる。粘膜表面に青色調で蛇行し，一部は連珠状となる静脈瘤と思われる所見を認める。

確定診断 食道静脈瘤（$C_BRC(-)F_{2-3}L_m$）

選択肢考察

× a 拡張術は炎症や悪性疾患による器質的な消化管狭窄部を非観血的に内視鏡を用いて拡張させる術式で，バルーン拡張術が一般的である。食道ではアカラシア，術後吻合部狭窄，内視鏡治療後瘢痕性狭窄などが適応となる。提示画像は食道静脈瘤であり，拡張術の適応ではない。

○ b 内視鏡的静脈瘤結紮術〈endoscopic variceral ligation：EVL〉は内視鏡下にOリング（ゴムバンド）で食道静脈瘤を結紮することにより血流を遮断する術式である。適応は，出血静脈瘤，出血既往のある静脈瘤，red color sign 陽性の静脈瘤，F_2 以上の静脈瘤である。

○ c 内視鏡的硬化療法〈endoscopic injection sclerotherapy：EIS〉は食道静脈瘤への供血路の閉塞を目的として行われる術式である。硬化剤を血管内および血管周囲に注入し，急速に血栓性静脈炎を発生させて静脈瘤を消失させる術式である。

× d 消化管出血部に内視鏡下に高周波凝固子を当てて高周波電流を流し，発生する熱により組織を凝固・破壊し止血する術式である。消化性潰瘍などの露出血管からの出血などに対して用いられ，食道静脈瘤には用いない。

× e 内視鏡的粘膜切除術〈endoscopic mucosal resection：EMR〉は粘膜癌などに対して粘膜層を粘膜下層とともに内視鏡的に切除する術式である。近年は，病変の大きさや瘢痕の有無にかかわらず粘膜下層までの病変を内視鏡的に一括切除することが可能である内視鏡的粘膜下層剥離術〈endoscopic submucosal dissection：ESD〉が中心術式となっている。食道静脈瘤には用いない。

解答率 a 0.5%，b 95.9%，c 99.6%，d 3.5%，e 0.1%

ポイント 画像診断から食道静脈瘤と診断することは容易である。代表的な内視鏡治療とその適応症を理解するとともに，内視鏡画像と結びつけて覚えておくことが大切である。

▶参考文献 MIX 201　朝 937　YN A40　みえる 消 42
▶正解 b，c　LEVEL　正答率 95.6%

解説者コメント 画像だけでなく，手技や合併症など，臨床実習とつながる学習が必要である。

受験者つぶやき
・これは大丈夫でしょう。
・静脈瘤にはb，cかなと思いました。

109A-19 血液透析で速やかに改善されるのはどれか。2つ選べ。

a　アシデミア〈酸血症〉
b　高カリウム血症
c　透析アミロイドーシス
d　二次性副甲状腺機能亢進症
e　貧血

選択肢考察

○a　H^+〈プロトン〉や重炭酸イオンなどの小分子は血液透析の拡散原理により速やかに補正される。透析液の重炭酸イオン濃度は25〜30 mEq/Lに設定されている。

○b　Kのような小分子は血液透析の拡散原理により速やかに補正される。透析液のK濃度は通常2.0 mEq/Lに設定されている。

×c　透析アミロイドーシスは透析患者で慢性的に蓄積する中分子量の$β_2$-マイクログロブリン由来のアミロイドが関節や軟部組織に沈着して起こる慢性疾患である。$β_2$-マイクログロブリンは高効率透析である程度除去されるが、アミロイドーシスの病態は速やかには改善しない。

×d　二次性副甲状腺機能亢進症は、慢性腎不全進行によるビタミンD活性化障害、低カルシウム血症、P排泄低下に引き続いて起こる病態である。血液透析で血清CaおよびP値は補正され、副甲状腺ホルモン値上昇は一時的にはある程度補正されるものの、二次性副甲状腺機能亢進症の慢性的病態は速やかには改善しない。

×e　腎性貧血は速やかには改善しない。エリスロポエチン製剤の投与と血液透析による尿毒素の除去で緩徐に改善する。

解答率　a 98.2%, b 99.2%, c 0.5%, d 1.5%, e 0.4%

ポイント　血液透析の原理は拡散であり、小分子（電解質、酸塩基平衡、BUN、Crなど）の速やかな是正が可能である。

参考文献　MIX 351　朝 1417　YN E96　みえる 腎 226

▶正解　a, b　LEVEL　　　　　正答率 97.5%

解説者コメント　血液透析の拡散原理を理解していれば即答できる問題。

受験者つぶやき
・$β_2$-マイクログロブリンは上手いこと取り除けずに蓄積してしまうのでした。
・緊急時に透析するのはa, bかなと考えました。

109A-20 多飲・多尿の患者を診る際、検査項目でまず注目すべきなのはどれか。3つ選べ。

a　尿比重
b　γ-GTP
c　血清Ca
d　血清Na
e　白血球分画

選択肢考察

○a　多飲、多尿を呈する患者の鑑別として中枢性尿崩症は重要である。本症では下垂体後葉からのADHの産生障害により尿の濃縮力が低下するため尿比重は低下する。腎性尿崩症は腎でのADHの作用の低下により、やはり尿比重は低下する。

×b　通常、胆汁うっ帯や脂肪肝、アルコール摂取などで上昇するが、多飲、多尿と直接の関係はない。

○c　高カルシウム血症では腎集合管のADHの感受性が低下するため、腎性尿崩症を引き起

こし，多飲，多尿の症状を呈する．
- ○ d 多飲，多尿を呈する患者の鑑別として糖尿病は重要である．高血糖では血漿浸透圧が上昇し，細胞内から細胞外へ水分が移動するため低ナトリウム血症（高張性の低ナトリウム血症）となる．なお，糖尿病性ケトアシドーシスの状態ではナトリウム利尿も水利尿もともに生じうるので，低ナトリウム血症と高ナトリウム血症のどちらも起こりうる．いずれにせよ，高血糖時の血清ナトリウム値の測定は重要である．
- × e 白血球分画は多飲，多尿と直接の関係はない．

解答率 a 99.6％，b 0.3％，c 98.1％，d 98.8％，e 1.7％

ポイント 多飲，多尿をきたす代表的な疾患として，まず尿崩症と糖尿病が挙げられる．高血糖では原則として血清ナトリウム値は低下傾向となること，高カルシウム血症および低カリウム血症はADHの感受性を低下させ，腎性尿崩症の病態を引き起こすことを知っておく．

参考文献 MIX 223, 261, 267　朝 117　YN E8　みえる 腎 44

正解 a，c，d　LEVEL　　　正答率 96.8％

解説者コメント「ポイント」で挙げた内容を理解していれば自然とb，eは除外されることとなり，解答は比較的容易であろう．

受験者つぶやき
・あと加えるとしたら尿糖．
・鑑別を考える時に何をみるかと考えてa，c，dにしました．

Check ■■■

109A-21 31歳の初産婦．骨盤位で選択的帝王切開を受けるため妊娠38週に入院した．手術室で静脈路確保後に側臥位で脊髄くも膜下麻酔を施行された．皮膚切開予定部位の消毒のため仰臥位となったところ，3分後に悪心を訴えた．意識は清明．呼吸数18/分．脈拍96/分，整．血圧86/56 mmHg．SpO₂ 98％（room air）．胎児心拍数120/分．
輸液速度を速めるのと同時に行うのはどれか．
- a 気管挿管
- b 笑気の吸入
- c 半坐位への体位変換
- d アドレナリンの静注
- e 患者左側方向への子宮の用手的移動

アプローチ
①妊娠38週──▶妊娠末期であり，子宮は増大している
②側臥位で脊髄くも膜下麻酔──▶麻酔薬に対するアレルギーに留意する
③皮膚消毒のため仰臥位になったところ，3分後に悪心──▶薬剤の副作用，妊娠子宮による下大静脈圧迫（＝仰臥位低血圧症候群）などの可能性を考える
④意識清明，呼吸数18/分，脈拍96/分，整．血圧86/56 mmHg．SpO₂ 98％──▶脈拍数はやや増加し血圧はやや低めだがショック状態ではなく，呼吸状態に異常を認めない
⑤胎児心拍数120/分──▶現時点で児に異常を認めない

鑑別診断 脊髄くも膜下麻酔を施行した直後に悪心を訴えた場合，まず考えるべき病態は麻酔薬に対するアレルギーである．麻酔薬の影響で交感神経節前線維がブロックされ，血管が拡張した結果，血圧低下が起きることがある（ほぼ必発）が，それは主に術中合併症であり，麻酔直後からみられることは少ない．想定した範囲より高位まで麻酔されても血圧が低下する（いわゆるhigh spinal）が，それも麻酔効果が得られてから出現する合併症である．
また，妊娠中期以降の妊婦が仰臥位で悪心を訴えた場合，まず考えるべき疾患は仰臥位低血

圧症候群である。
　本症例は麻酔薬投与から短時間で悪心が出現しており，麻酔薬に対するアレルギーであれば即時型〈Ⅰ型〉アレルギーである。時にアナフィラキシーショックを生じることもあるが，本症例はショック状態に至っておらず，「仰臥位になってから3分後」というキーワードからも仰臥位低血圧症候群の可能性が高い。

確定診断 仰臥位低血圧症候群

選択肢考察
- ×a　呼吸状態に問題なく，気管挿管を要する状態ではない。
- ×b　帝王切開も始まっておらず，全身麻酔下での管理を要する状態ではない。
- ×c　いわゆるサドルブロック麻酔で用いられる手技で，麻酔域を下位に限局させたい時に行われ，会陰・肛門部の手術の際に適応となる。本選択肢は「high spinal」と診断した場合を想定したものとも考えられるが，その場合は半坐位ではなく頭部を高位にして対応する。
- ×d　アナフィラキシーショックで血圧が著明に低下している際に投与されるが，本症例は投与を要する状態ではない。
- ○e　下大静脈への圧迫を解除する目的で行われ，仰臥位低血圧の対処として第一選択である。

解答率　a 1.3%，b 0.1%，c 18.0%，d 6.6%，e 74.1%

参考文献　MIX 249　チャート産 283　みえる産 259

正解　e　LEVEL ■■□　正答率 74.0%

受験者つぶやき
- 緊張していると半坐位が側臥位に見えたりするのですよね……ええ，お察しの通り間違えました。
- 左で良いんだっけ？　と思いつつeに。

Check ■■■

109A-22　28歳の女性。妊娠18週の妊婦健康診査のため受診した。胎児超音波像（**別冊** No. 5）を別に示す。
　胎児に認められる所見はどれか。
- a　水頭症
- b　肺低形成
- c　腹水貯留
- d　消化管拡張
- e　臍帯ヘルニア

別　冊
No. 5

アプローチ
①28歳の女性
②妊娠18週

画像診断

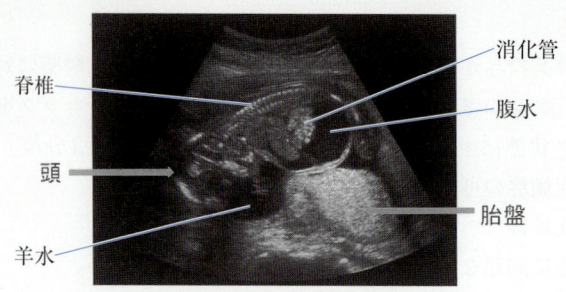

脊椎／消化管／頭／腹水／羊水／胎盤

写真は胎児の矢状断で，左に頭部，右に腹部が描出されている．腹部が膨隆しており，羊水と同様の黒色調であることから腹水貯留と判読できる．

選択肢考察
- × a 頭部は，体幹部と比較して正常な大きさであり，写真の断面では明らかな脳室拡大は認められない．
- × b 写真の断面では肺低形成の有無は判断できない．
- ○ c 「画像診断」の通り．
- × d 写真の断面では消化管拡張はない．
- × e 写真の断面では臍帯ヘルニアは描出されていない．

解答率 a 4.0%, b 13.5%, c 72.8%, d 4.1%, e 5.7%
参考文献 みえる 産 50
正解 c LEVEL　　　　　　　　　　　　　　　　　　　　　　　　　正答率 72.7%

受験者つぶやき
- なんかよく分からないけどa，b，d，eはなさそう．周りも同じ感じでcを選んでる人が多かったです．
- 腹水かなあと．

Check ☐☐☐

109A-23 22歳の女性．不眠と，まとまらない言動とを心配した家族に伴われて来院した．3年前に母親を亡くした後に，まとまらない言動を示し，約1か月の入院加療で完全寛解に至り仕事に復帰した．その後，通院加療を受けていたが，1年前から通院を中断していた．10日前から友人と海外旅行に行ったが，不眠が続き何かにおびえているような態度を示すようになった．昨日，帰国後もおびえた様子で眠らず，とりとめのないことを呟き，急に攻撃的になったため受診した．診察時，質問に返答することはなく視線を合わせず黙り込んだかと思うと「今，真理をつかむために神と話し合っている．邪魔するな」と興奮状態となった．神経学的所見，血液所見，血液生化学所見，脳波所見および頭部単純CTに異常を認めない．
治療薬として最も適切なのはどれか．
a ジアゼパム　　b バルプロ酸　　c パロキセチン
d 炭酸リチウム　e リスペリドン

アプローチ
① 3年前に母親を亡くした → 発症のハイリスクなライフイベント
② まとまらない言動により約1か月の入院加療 → 入院歴あり
③ 完全寛解した後は，復職し通院加療を受けていた → 治療の効果あり
④ 1年前から通院を中断していた → 服薬中断による再燃のリスクあり
⑤ 10日前から友人と海外旅行に行った → 再燃を誘発するストレス因子あり

⑥不眠が続き何かにおびえているような態度を示す──被害妄想による不安焦燥を示唆する
⑦とりとめのないことを呟き，急に攻撃的になった──急性期の症状
⑧「今，真理をつかむために神と話し合っている。邪魔するな」と興奮状態となった──幻覚妄想による精神興奮状態
⑨神経学的所見，血液所見，血液生化学所見，脳波所見および頭部単純CTに異常を認めない──器質性精神障害，症状性精神障害，中毒性精神障害は否定

鑑別診断 鑑別疾患として，双極性障害，器質性精神障害，症状性精神障害，中毒性精神障害，適応障害が挙げられる。双極性障害の躁状態は，「アプローチ」⑦より躁症状として疑われるが，⑥，⑧より否定される。器質性精神障害，症状性精神障害，中毒性精神障害は，⑨より否定される。適応障害は，①，⑤のストレス因子による反応的な症状として疑われるが，⑥，⑧の幻覚妄想の出現により否定される。④，⑥，⑦，⑧より服薬中断による統合失調症の再燃と診断される。

確定診断 統合失調症の急性期

選択肢考察
×a ジアゼパムは，抗不安薬であるため，不適切である。
×b，×d バルプロ酸と炭酸リチウムは，気分安定薬であるため，不適切である。
×c パロキセチンは，抗うつ薬であるため，不適切である。
○e リスペリドンは，抗精神病薬であるため，適切である。

解答率 a 1.0%，b 0.9%，c 1.3%，d 9.0%，e 87.9%

ポイント リスペリドンなどの抗精神病薬は，統合失調症の治療薬である。

参考文献 チャート 精90, 194　コンパクト 208　標精 147　RM U23, 38

正解 e　LEVEL　正答率 87.8%

解説者コメント 統合失調症の治療薬を問う基本的な設問である。

受験者つぶやき ・リスペリドンはわりと陰性症状にも効きやすい薬です。

Check ■■■

109A-24 36歳の女性。未経妊。無月経を主訴に来院した。1年前から月経周期が35～60日に延長するようになった。約7か月前から無月経となり受診した。内診で子宮は正常大で付属器は触知しない。初経12歳。身長156 cm，体重53 kg。血液生化学所見：LH 30 mIU/mL（基準1.8～7.6），FSH 42 mIU/mL（基準5.2～14.4），プロラクチン10 ng/mL（基準15以下），エストラジオール10 pg/mL（基準25～75）。
無月経の原因部位はどれか。
a 嗅球
b 視床下部
c 下垂体
d 卵巣
e 子宮

アプローチ 36歳の女性。未経妊。無月経。1年前から月経周期が35～60日と希発月経。約7か月前から続発性無月経。LH値は増加，FSH値はさらに増加，エストラジオール（E_2）値減少──早発卵巣機能不全〈premature ovarian failure：POF〉

鑑別診断 1) 40歳未満の続発性無月経，2) ゴナドトロピン高値（特にFSH高値），3) エストロゲン低値，4) 染色体正常核型（46,XX）を示すものをPOFと診断する。本症例では1)～3)を満たし，POFが最も疑われる。
なお，これに加えて，卵巣生検で卵胞がある，治療により排卵が起こる，のいずれかがあれ

ばゴナドトロピン抵抗性卵巣症候群〈gonadotropin resistant ovary syndrome：Gn-ROS〉と診断する。

確定診断 早発卵巣機能不全〈POF〉

選択肢考察 上記により，無月経の原因部位は卵巣である。
× a, × b, × c, ○ d, × e

解答率 a 0.0%, b 0.6%, c 0.9%, d 98.0%, e 0.4%

ポイント POFの原因は，早期卵胞の喪失（染色体異常，卵胞障害）ならびに卵胞刺激の異常（ゴナドトロピン分布異常，ゴナドトロピンレセプター異常）と考えられている。
POFの治療は，①挙児希望があればエストロゲン療法，ゴナドトロピンアゴニスト療法，副腎皮質ステロイド療法，卵子提供などを行うが，一般に排卵を得るのは容易ではない。②挙児希望がなければ，Kaufmann療法やホルモン補充療法を行う。

▶**参考文献** MIX 238　チャート 婦 101　みえる 婦 101

▶**正解** d　LEVEL　　　　　　　　　　　　　　　　　　　　　　正答率 98.0%

解説者コメント POFは過去には早発閉経などと呼ばれていた。

受験者つぶやき
・早発卵巣機能不全でしょうか？
・下垂体は働いてそうなので卵巣かなと。

Check ■ ■ ■

109A-25 42歳の女性。両手掌と足底の皮疹の悪化を主訴に来院した。1年前から両手掌と足底とに皮疹が繰り返し出現している。半年前から両側胸鎖関節部に痛みがある。手足の写真（**別冊 No. 6A，B**）を別に示す。
最も考えられる疾患はどれか。
a　扁平苔癬
b　菌状息肉症
c　掌蹠膿疱症
d　尋常性狼瘡
e　種痘様水疱症

別　冊
No. 6 A，B

アプローチ
①両手掌と足底の皮疹 ─→ 手足に好発する皮膚疾患が考えられる
②皮疹が繰り返し出現している ─→ 慢性の疾患である
③両側胸鎖関節部に痛みがある ─→ 胸鎖関節炎を合併する疾患である

画像診断

A　　　　　　　　　　　　B

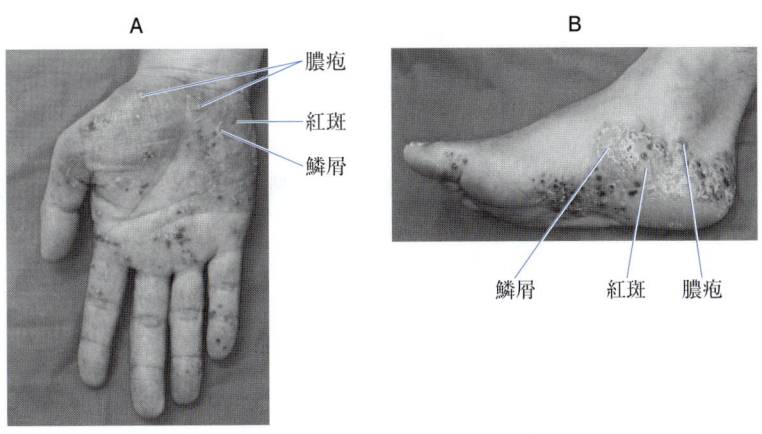

膿疱
紅斑
鱗屑

鱗屑　　紅斑　　膿疱

手掌と足底に紅斑と鱗屑がみられ，膿疱が多発している。

鑑別診断　手足に好発し慢性に経過する疾患としては，手湿疹，急性湿疹および慢性湿疹，手・足白癬，掌蹠膿疱症などが挙げられる。「アプローチ」③（胸鎖関節炎を合併）から，掌蹠膿疱症が最も考えられる。画像では紅斑と鱗屑がみられており，これらの皮疹は上記鑑別疾患のすべてにみられる。ただし，膿疱の多発も認められており，これは掌蹠膿疱症に特徴的である。

選択肢考察
× a　紫紅色斑と鱗屑がみられる。
× b　紅斑と鱗屑がみられるが，膿疱はみられない。
○ c　正しい。
× d　紅斑と鱗屑がみられるが，顔面・頸部に好発する。
× e　露光部に水疱・丘疹・痂皮がみられる。

解答率　a 0.4%，b 0.6%，c 98.2%，d 0.4%，e 0.4%

確定診断　掌蹠膿疱症

ポイント　掌蹠膿疱症は手掌・足底に好発する，慢性に経過する疾患である。臨床症状としては紅斑・鱗屑・膿疱（無菌性膿疱）の多発が特徴であり，痒みなどの自覚症状はない。肘・膝に乾癬様皮疹がみられることがある。病理組織所見は表皮内単房性膿疱である。合併症状としては骨関節症状が有名であり，胸鎖関節炎が多い。原因として病巣感染（扁桃炎，う歯，副鼻腔炎）や喫煙が考えられている。治療はステロイド外用，ビタミン D_3 外用，紫外線療法（PUVA，ナローバンド UVB）などがある。

▶**参考文献**　チャート 皮 191　コンパクト 140　標皮 251　Rマ V39

▶**正解**　c　LEVEL　　　　　　　　　　　　　　　　　　　　　　正答率 98.2%

解説者コメント　易しい問題である。

受験者つぶやき
・典型的な皮疹。肩鎖関節痛を答えさせる過去問に比べたら易しいものです。
・これは分かりませんでしたが，なんとなくcを選びました。

A 医学各論

Check ☐☐☐

109A-26 44歳の女性。左眼の視力低下を主訴に来院した。3日前に左眼が見えにくくなったことに気付いた。外傷の既往はない。身長179 cm，体重60 kg。矯正視力は右1.5，左0.5。左眼の細隙灯顕微鏡写真（散瞳下，徹照による観察）（別冊 No. 7）を別に示す。眼底に異常を認めない。

この疾患で見られる可能性が高いのはどれか。

a　クモ指　　　　　b　関節炎　　　　　c　胸腺腫瘍
d　陰部潰瘍　　　　e　知的障害

別　冊
No. 7

アプローチ
① 44歳 ⟶ 水晶体疾患を生じるには少し早い年齢
② 左眼の視力低下 ⟶ 片眼性の視力低下
③ 3日前に見えにくくなった ⟶ 発症時期が明確で急性発症
④ 外傷（眼球や頭部打撲）の既往なし ⟶ 外傷性の疾患ではない
⑤ 身長179 cm，体重60 kg ⟶ 女性では高身長。肥満はない
⑥ 左0.5 ⟶ 片眼性の視力低下
⑦ 眼底に異常を認めない ⟶ 眼底疾患による視力低下ではない

画像診断

通常は散瞳しても見えない毛様体小帯（Zinn小帯）が見える

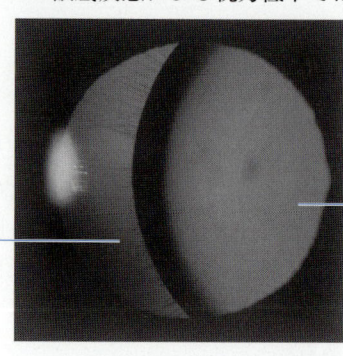

水晶体の耳側偏位

鑑別診断　水晶体偏位をきたす疾患が鑑別となる。外傷の既往はなく，年齢も比較的若いので外傷性，加齢性（加齢変化によりZinn小帯が断裂する）は否定的。高身長がみられるので，Marfan症候群，ホモシスチン尿症などが鑑別に挙げられる。Marfan症候群は常染色体優性遺伝で，1) 水晶体偏位（上耳側偏位が多いとされる），2) 高身長，長い四肢または指（クモ指），3) 弁膜症や大動脈解離など心血管異常，の3徴候のほかに，脊椎側弯症，漏斗胸などもみられる。眼科的には水晶体偏位のほかに緑内障，白内障，網膜剥離を合併することがある。ホモシスチン尿症は常染色体劣性遺伝で体型はMarfan症候群に似ているが，水晶体偏位は下方に多いとされ，知的障害を伴う。

確定診断　Marfan症候群

選択肢考察
○ a　Marfan症候群でもホモシスチン尿症でもみられる。
× b　長い四肢や指など骨格の異常はみられるが関節炎は少ない。リウマチ性疾患でみられ

A 医学各論

　　×c　漏斗胸はみられる。胸腺腫は重症筋無力症でみられる。
　　×d　眼疾患と陰部潰瘍が特徴的なのはBehçet病である。
　　×e　ホモシスチン尿症ではみられるが，本問には知的障害を疑う記載がない。

解答率　a 88.5%，b 4.5%，c 0.5%，d 5.6%，e 0.8%

ポイント　外傷，加齢以外の水晶体偏位といったらMarfan症候群かホモシスチン尿症。水晶体偏位の違い（Marfanは上方，ホモシスチンは下方）があると言われているが，本問の写真のように上下のずれがはっきりしないものもあり，参考程度である。また高身長，クモ指もどちらにもみられる。ホモシスチン尿症は若い時期から知的障害が発症するとされており，Marfan症候群との大きな鑑別になる。

▶ **参考文献**　チャート眼 141　標眼 72　Rマ R42
▶ **正解**　a　LEVEL　　　　　　　　　　　　　　　　　　　　　　　正答率 88.5%

解説者コメント　水晶体の先天的異常といえば，①Marfan症候群，②ホモシスチン尿症による水晶体偏位，③Weill-Marchesani症候群による球状水晶体。

受験者つぶやき
・眼所見はよく分からないけど身長から選べますね。
・画像は分かりませんでしたが，179 cmはかなり高いなと思ってaにしました。

Check ■ ■ ■

109A-27　62歳の女性。左難聴とめまいとを主訴に来院した。10年前から左難聴を自覚していた。3か月前から耳漏とめまいとが出現したため自宅近くの診療所で保存的治療を受けていたが，改善しないため紹介されて受診した。耳内に触れたり吸引処置をしたりするとめまいが出現する。左鼓膜の写真（別冊 No. 8A）と側頭骨単純CTの冠状断像（別冊 No. 8B）とを別に示す。
　治療として適切なのはどれか。
　　a　鼓室形成術　　　b　浮遊耳石置換法　　　c　側頭骨全摘出術
　　d　鼓膜チューブ留置術　　e　副腎皮質ステロイド投与

別　冊
No. 8 A，B

アプローチ
①10年前から左難聴を自覚 ⟶ 慢性に経過している
②3か月前から耳漏とめまいとが出現 ⟶ 急性増悪が疑われる。耳漏があることから内耳疾患ではなく，中耳炎などの関連を疑う
③耳内に触れたり吸引処置をしたりするとめまいが出現する ⟶ 瘻孔症状

画像診断

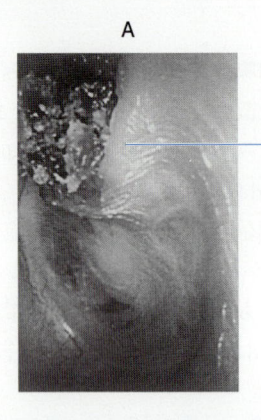

A

左鼓膜弛緩部に痂皮を伴う腫瘤性病変を認め，真珠腫が疑われる

B

右　　　　　　　左

鼓膜　右鼓室内には異常を認めない　　左上鼓室に骨破壊を伴う軟部組織陰影を認める

鑑別診断　慢性に経過する，めまいと難聴をきたす疾患としては，Ménière病が鑑別に挙げられる。Ménière病は内耳疾患であり，本症例は画像からは中耳疾患によるものが考えられる。

確定診断　真珠腫性中耳炎

選択肢考察
- ○ a　真珠腫性中耳炎は骨の破壊や神経障害などを引き起こし，重篤な合併症をきたすことがあるため，原則として手術による真珠腫の除去が必要である。
- × b　半規管内にある浮遊耳石を半規管外に押し出して治療する方法で，良性発作性頭位めまい症に行う方法である。
- × c　真珠腫は悪性腫瘍ではなく，真珠腫の摘出のみで治療は十分である。
- × d　滲出性中耳炎などでは中耳腔の換気を改善するために行われる。また，真珠腫性中耳炎の予防にもなるが，本症例では必要ない。
- × e　突発性難聴などでは有効であるが，真珠腫ではステロイドを使用することはない。

解答率　a 91.3％，b 0.7％，c 4.8％，d 2.6％，e 0.6％

ポイント　真珠腫性中耳炎は鼓膜弛緩部に生じやすく，白色の角化物の集積を認める。真珠腫は骨を破壊して進行する性質があり，耳小骨を溶かすと伝音難聴をきたし，骨迷路を破壊すると感音難聴を起こすこともある。顔面神経管を破壊すると顔面神経麻痺を起こすこともある。また，頭蓋骨を破壊し，頭蓋内合併症をきたすこともある。治療は手術が第一選択となる。
　瘻孔症状とは，真珠腫などによって迷路骨壁に瘻孔ができた場合に，中耳腔の気圧を高めたり低くしたりすると直接内耳に刺激が加わることでめまいが生じ，眼振が出現することをいう。

▶参考文献　チャート耳 63　Rマ S51

▶正解　a　LEVEL　　　　正答率 91.3％

解説者コメント　真珠腫性中耳炎に関する知識が必要。瘻孔症状なども覚えておこう。

A 医学各論

受験者つぶやき
・まあ典型的な真珠腫性中耳炎です。ごちそうさま。
・結構破壊が進んでいるんでしょうか……。

Check ■■■

109A-28　60歳の女性。左耳閉感を主訴に来院した。3か月前から左耳閉感と左難聴とを自覚していたが改善しないため受診した。頭部造影CT（別冊No.9）を別に示す。
最も考えられる疾患はどれか。
a　外耳癌
b　上顎癌
c　口腔癌
d　上咽頭癌
e　聴神経腫瘍

別冊
No.9

アプローチ
①3か月前から左耳閉感と左難聴とを自覚 → 比較的長い経過。この時点では内耳，中耳，外耳のいずれの疾患も考えられる
②頭部造影CT → 耳に関する情報は乏しい。耳疾患以外によるものか？

画像診断

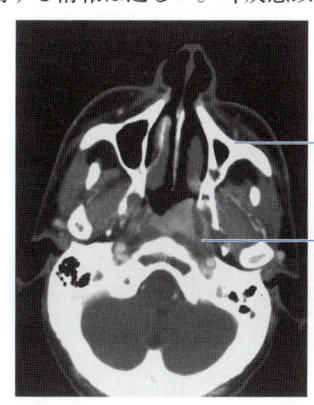

上顎骨，上顎洞内に病変は認めない
上咽頭左側の肥厚を認める

鑑別診断　左耳閉感と左難聴が比較的長い経過で生じている。この時点では耳垢栓塞，外耳道異物などの外耳疾患，慢性中耳炎，真珠腫性中耳炎などの内耳疾患，突発性難聴などの内耳疾患の鑑別が必要である。しかし頭部造影CTの画像で上咽頭の病変に気付けば，上咽頭腫瘍により耳管が閉塞され，二次的に滲出性中耳炎をきたしたものと考えられる。

選択肢考察　画像所見から上咽頭癌が考えられる。
×a，×b，×c，○d，×e

解答率　a 1.5%，b 4.4%，c 0.1%，d 89.2%，e 4.8%
確定診断　上咽頭癌
ポイント　上咽頭癌はEBウイルスが発症に関連している疾患であり，低分化型の扁平上皮癌が多い。初期には症状が出にくいが，進行するとさまざまな症状を引き起こす。症状は鼻閉，鼻出血，滲出性中耳炎，外転神経麻痺，三叉神経麻痺など，腫瘍の進展方向によってさまざまである。頸部リンパ節転移も高頻度に起こる。治療は放射線治療や化学療法が主体となる。

▶参考文献　チャート耳164　コンパクト88　Rマ S83

▶正解　d　LEVEL　　　　　　　　　　　　　　　　　　　　　　　　　　正答率 89.2%

解説者コメント　上咽頭癌は国家試験で頻出のテーマであり，必ず覚えておこう。

受験者つぶやき
・高齢での滲出性中耳炎では，耳管開口部の腫瘍＝上咽頭癌を疑わなければなりません。TECOM模試に同じようなのがありました。
・画像からdに。

Check ■■■

109A-29　78歳の男性。労作時呼吸困難を主訴に来院した。6年前から坂道や階段を昇る際に息切れを自覚していた。1か月前に感冒様症状があり，その後，呼吸困難が増強するため受診した。既往歴と家族歴とに特記すべきことはない。喫煙は60歳まで50本/日を35年間。意識は清明。身長162 cm，体重63 kg。体温36.2℃。脈拍92/分，整。血圧132/66 mmHg。呼吸数28/分。SpO$_2$ 91％（room air）。呼吸音は背部にfine cracklesを聴取する。ばち指を認める。血液所見：赤血球499万，Hb 16.2 g/dL，Ht 47％，白血球8,900（桿状核好中球4％，分葉核好中球78％，好酸球1％，好塩基球0％，単球2％，リンパ球15％），血小板17万。血液生化学所見：LD 380 IU/L（基準176〜353），尿素窒素22 mg/dL，クレアチニン0.9 mg/dL，脳性ナトリウム利尿ペプチド〈BNP〉37 pg/mL（基準18.4以下），KL-6 1,460 U/mL（基準500未満）。CRP 1.2 mg/dL。胸部エックス線写真（**別冊**No. 10A）と胸部CT（**別冊**No. 10B）とを別に示す。
　　検査結果として最も予想されるのはどれか。
　　a　肺胞気-動脈血酸素分圧較差〈A-aDO$_2$〉の開大
　　b　気管支肺胞洗浄液中の好酸球の増多
　　c　肺機能検査における残気率の増加
　　d　血清抗GM-CSF抗体陽性
　　e　HLA-B54陽性

別　冊
No. 10　A，B

アプローチ
①78歳の男性──▶高齢症例の疾患を考える
②6年前からの労作時の息切れ──▶主訴は呼吸器症状であり，発症は緩徐である
③喫煙は60歳まで50本/日を35年間──▶重喫煙者である
④体温36.2℃──▶高熱を呈する疾患ではない
⑤SpO$_2$ 91％（room air）──▶低酸素血症を伴う
⑥fine crackles聴取──▶fine cracklesを聴取する疾患を想起する
⑦KL-6 1,460 U/mL──▶KL-6が高値となる疾患を想起する

画像診断

A

両側中下肺野を中心とした網状陰影，すりガラス陰影がみられ，両側肺容量の減少がみられている

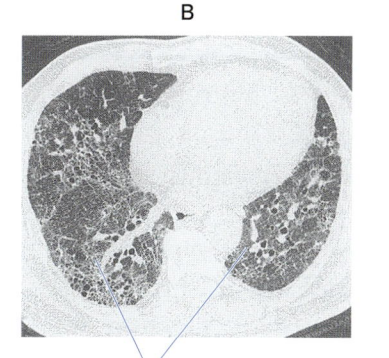

B

両側肺にすりガラス陰影，牽引性気管支拡張，蜂巣肺を認める

鑑別診断 　喫煙歴のある高齢男性の緩徐に進行する呼吸困難の鑑別としては，間質性肺炎と慢性閉塞性肺疾患が挙げられる。しかし，これらの疾患の画像は全く異なっており，身体所見，検査所見も異なっているため，鑑別は通常容易である。本症例の所見は間質性肺炎に合致する。

確定診断 　間質性肺炎

選択肢考察
- ○ a　肺胞気-動脈血酸素分圧較差は，肺胞低換気，拡散障害，シャント，換気血流不均等があれば開大する。間質性肺炎や慢性閉塞性肺疾患では主として拡散障害による肺胞気-動脈血酸素分圧較差開大がみられる。
- × b　気管支肺胞洗浄液で好酸球が増加するのは好酸球性肺炎であるが，画像は末梢肺優位のすりガラス陰影や斑状陰影であり，牽引性気管支拡張や蜂巣肺はみられない。
- × c　肺機能検査で残気率が増加するのは，慢性閉塞性肺疾患である。
- × d　抗GM-CSF抗体が陽性となる例は肺胞蛋白症で知られているが，肺胞蛋白症では，非区域性のすりガラス陰影の中に小葉間隔壁の肥厚がみられ，メロンの皮状あるいはcrazy-paving shadowと呼ばれる陰影を呈する。
- × e　HLA-B54陽性と関連深いのはびまん性汎細気管支炎とされる。しかし，びまん性汎細気管支炎では，肺野の過膨張や気管支拡張像がみられることもあるが，両肺にびまん性に小葉中心性粒状影がみられ，画像が本例とは異なっている。

解答率 　a 95.9％，b 0.2％，c 1.9％，d 1.1％，e 1.2％

ポイント 　喫煙歴のある高齢症例の鑑別疾患に関する問題である。聴診所見，画像所見，さらには検査所見をもとに確定診断に至ることが重要であり，想定した疾患で特徴的な検査結果を疾患とセットで記憶しておくこと。

▶**参考文献** 　MIX 184　朝 804　YN I29, 95　みえる 呼 187

▶**正解** 　a　LEVEL　　　　　　　　　　　　　　　　　　　　　正答率 95.7％

解説者コメント 　気腫を合併した特発性肺線維症を気腫合併肺線維症〈combined pulmonary fibrosis and emphysema：CPFE〉として扱う考え方がある。CPEFは重喫煙者でみられ，肺癌合併率が高いことも報告されている。

受験者つぶやき
- これは簡単でしょう。
- まさかのa，bの2つにマーク。ケアレスミスには気をつけましょう……。

109A-30 75歳の女性。肺がん検診で胸部異常陰影を指摘され来院した。既往歴に特記すべきことはない。喫煙歴はない。意識は清明。身長 155 cm、体重 48 kg。体温 36.8℃。脈拍 92/分、整。血圧 128/72 mmHg。呼吸数 16/分。SpO_2 98%（room air）。心音と呼吸音とに異常を認めない。血液所見：赤血球 406万、Hb 12.3 g/dL、Ht 37%、白血球 6,300、血小板 30万。血液生化学所見：総蛋白 7.1 g/dL、アルブミン 3.9 g/dL、総ビリルビン 0.4 mg/dL、AST 12 IU/L、ALT 10 IU/L、LD 182 IU/L（基準 176〜353）、クレアチニン 0.6 mg/dL、Na 140 mEq/L、K 4.2 mEq/L、Cl 105 mEq/L、CEA 2.5 ng/mL（基準 5 以下）、CA19-9 2.7 U/mL（基準 37 以下）、SCC 1.1 ng/mL（基準 1.5 以下）。CRP 0.1 mg/dL。呼吸機能検査所見：FVC 2.00 L、%VC 101%、FEV_1 1.66 L、FEV_1% 83%。心電図に異常を認めない。胸部エックス線写真（別冊 No.11A）と胸部CT（別冊 No.11B）とを別に示す。気管支内視鏡検査を行い腺癌の診断を得た。全身検索で肺門・縦隔リンパ節転移と遠隔転移とは認めなかった。

第一選択とする治療法はどれか。

a 縦隔リンパ節郭清を伴う左上葉切除術
b 縦隔リンパ節郭清を伴う左肺全摘術
c 放射線治療と抗癌化学療法との併用
d 左上葉腫瘍核出術
e 抗癌化学療法

別冊
No. 11 A, B

アプローチ
① 75歳の女性、非喫煙者、腺癌の診断がついている
② 病期は N0M0、T因子のみ画像で診断する
③ 全身状態は良好で、腫瘍マーカーも含め異常を認めない
④ %VC 101%、FEV_1% 83% と呼吸機能も正常範囲
⑤ 心電図に異常を認めない

画像診断

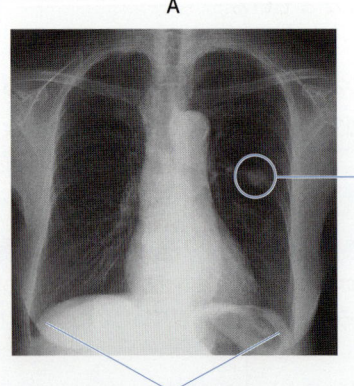

A

左中肺野に 20 mm 大の腫瘤陰影

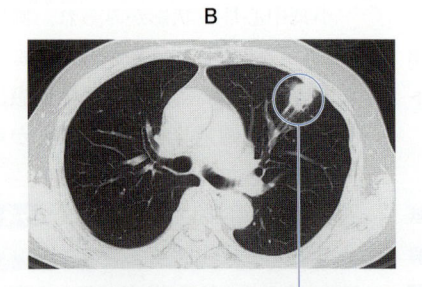

胸水などは認めない

B

左上葉（舌区）に 20 mm 大の腫瘤陰影を認める。胸膜に一部接している

鑑別診断 「アプローチ」①〜⑤より、手術の適応ありと考える。「画像診断」で腫瘍は左舌区に存在し、最大径は 20 mm 以下で T1a、臓側胸膜へ浸潤していたとしても T2a である。したがって病期は IA or IB 期である。また、心肺機能に異常なく、手術を回避して他の治療手段を選択

する理由がない。

選択肢考察
- ○ a 全身状態のよいⅠ期の腺癌であり，左上葉切除＋リンパ節郭清のよい適応である。
- × b 病期，腫瘍の位置から選択されることはない。
- × c，× e 手術に耐えられる状態のⅠ期の患者の第一選択は手術療法である。
- × d 良性腫瘍の手術法の一つである。

解答率 a 90.6％, b 2.1％, c 0.6％, d 6.4％, e 0.2％

ポイント CT検診の普及などで非喫煙者の末梢型腺癌が比較的早期に診断されるようになってきた。本例も安全に標準的根治術である「肺葉切除＋リンパ節郭清」のよい適応となる症例といえる。Ⅰ期の非小細胞肺癌に関しては放射線治療単独でも手術との5年生存率に差がないとの報告もあるが，術後病理標本による遺伝子検索を含め，Ⅰ，Ⅱ期の治療に対する手術の優位性は保たれている。

参考文献 MIX 188　朝 858　YN I113　みえる呼 232

正解 a　LEVEL　　　　正答率 90.6％

解説者コメント 「裏はあるのかな」と不安になるくらい標準的な問題である。

受験者つぶやき
・肺癌では結構な頻度で治療方針を選ばせる問題が出ます。面倒なんですが，病期分類を覚えていた方が便利です。
・全摘するほどまでではないかなと思ってaにしました。

Check ■■■

109A-31 78歳の男性。動悸を主訴に来院した。3日前に家の片付けを行っていたところ動悸を初めて自覚した。動悸は突然始まり，脈がバラバラに乱れている感じで持続していたが，日常生活には影響しなかったので経過をみていた。本日になっても続くため心配になって受診した。特に易疲労感，呼吸困難感およびめまいなどは自覚していない。10年前から高血圧症で加療中。家族歴に特記すべきことはない。意識は清明。身長 168 cm，体重 62 kg。体温 36.2℃。脈拍 76/分，不整。血圧 152/90 mmHg。呼吸数 16/分。SpO_2 98％（room air）。Ⅰ音の強さが変化する。呼吸音に異常を認めない。血液所見：赤血球 464万，Hb 14.0 g/dL，Ht 42％，白血球 6,800，血小板 21万。血液生化学所見：総蛋白 7.0 g/dL，アルブミン 3.6 g/dL，総ビリルビン 0.9 mg/dL，AST 26 IU/L，ALT 18 IU/L，LD 178 IU/L（基準 176～353），ALP 352 IU/L（基準 115～359），γ-GTP 42 IU/L（基準 8～50），尿素窒素 12 mg/dL，クレアチニン 0.6 mg/dL，Na 138 mEq/L，K 4.4 mEq/L，Cl 97 mEq/L，TSH 0.8 μU/mL（基準 0.4～4.0），FT_4 1.4 ng/dL（基準 0.8～1.8）。胸部エックス線写真で心胸郭比 48％，肺野に異常を認めない。心電図（別冊 No.12）を別に示す。

　　まず行うべき対応はどれか。
- a 経過観察
- b 抗凝固薬投与
- c 抗不整脈薬の静脈内投与
- d カテーテルアブレーション
- e 電気ショック（カルディオバージョン）

別　冊
No. 12

アプローチ
① 78歳の男性の動悸 ⟶ 高齢者に好発する不整脈疾患を考える
② 3日前に動悸自覚 ⟶ 突然始まっているが，不整脈が発作性か持続性かは明らかでない
③ 易疲労感，呼吸困難感およびめまいはない ⟶ 不整脈は無症候性である
④ 10年前からの高血圧症 ⟶ 高血圧が誘因となる不整脈が考えられる
⑤ SpO_2 98% ⟶ 肺機能は正常であることを示唆
⑥ 赤血球数 464万，Hb 14.0 g/dL，Ht 42% ⟶ 貧血はない
⑦ TSH 0.8 μU/mL，FT_4 1.4 ng/dL ⟶ 甲状腺機能亢進症は除外される
⑧ 心胸郭比 48%，正常肺野 ⟶ 心不全はないことを示唆している

画像診断

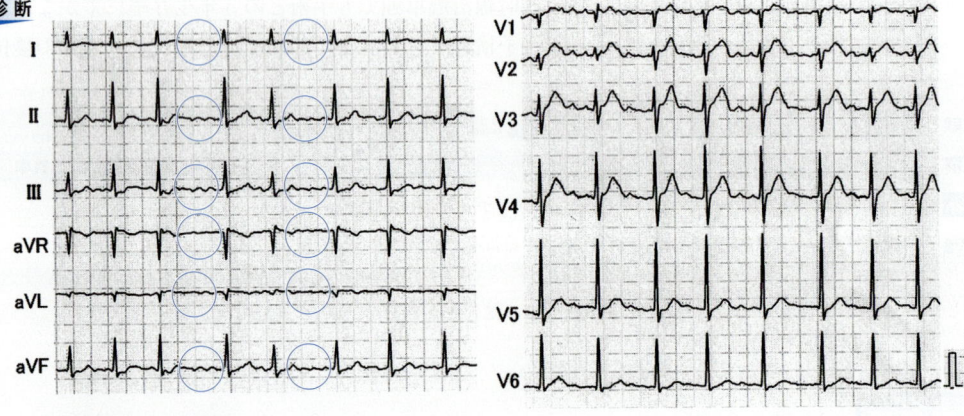

記録速度　25mm/秒

RR間隔は全く不規則でP波が同定されず不規則な細動波（f波）を認める（丸印）。心房細動であることが分かる。脈拍数は70〜80/分である。

鑑別診断　心電図上，心房細動と鑑別すべき不整脈は，房室伝導比が変動する心房性頻拍，心房粗動である。心房性頻拍ではP波が，心房粗動では鋸歯状の規則正しい心房粗動波（F波）が認められる。房室伝導比が一定ならば，RR間隔は規則的であるが，伝導比に変動をきたすとRR間隔は不規則となる。本例では心房細動に特徴的なf波と全く規則性のないRR間隔を認める。動悸の原因となる肺疾患，貧血，甲状腺機能亢進症などは否定される。

確定診断　心房細動

選択肢考察
× a　無症候であるが，動脈塞栓症の危険性がある。
○ b　75歳以上の高齢者で高血圧症を伴う場合，動脈塞栓症の危険性は高まる。
× c　無症候性であり，頻脈もないので，急ぐ必要はない。
× d　まず行うべき対応ではない。
× e　無差別に行うと動脈塞栓症の危険がある。

解答率　a 3.5%，b 68.8%，c 23.6%，d 2.4%，e 1.7%

ポイント　心房細動の治療に関する問題である。本例の心房細動発症は早期で，細動が自然停止する発作性か，細動停止に薬物治療などを要する持続性か，あるいは細動停止しない永続性心房細動かの判断は困難である。心房細動の治療の要点は頻脈を抑えるレートコントロール，洞調律に復帰させるリズムコントロールおよび動脈塞栓症防止のための抗凝固療法からなる。そのうち，最も優先されるのは抗凝固療法である。緊急的電気除細動を要する時にはヘパリンの使用が奨められ，薬物治療例ではワルファリンあるいは抗トロンビン薬，抗Xa薬が抗凝固薬として用いられる。

▶参考文献　MIX 161　朝 484　YN C60　みえる 循 121

A 医学各論

▶正解　b　LEVEL　　　正答率 68.8%

解説者コメント　心電図上の心房細動判読は容易であるが，リズムコントロールと抗凝固療法のどちらを先行させるかについては臨床実習の経験がないと迷うかもしれない。

受験者つぶやき
・b，cで割れていました。緊急性はなさそうだから，抗不整脈薬は静注じゃなくて経口で十分そうな雰囲気です。
・これは結構割れていました。そんなに症状が強くなさそうだったのでbにしました。

Check ■ ■ ■

109A-32　78歳の男性。全身倦怠感とめまいとを主訴に来院した。65歳時から高血圧症と糖尿病で，5年前から発作性心房細動で内服治療中である。2か月前から時々目の前が暗くなることがあった。1週前から全身倦怠感とめまいとが出現したため受診した。身長164 cm，体重58 kg。脈拍32/分，整。血圧138/80 mmHg。呼吸数20/分。心尖拍動を鎖骨中線から2 cm外側に触知する。I音の強さは一定しない。下腿に著明な浮腫を認める。4か月前と本日の心電図（別冊 No. 13A，B）を別に示す。
　全身倦怠感とめまいの原因として正しいのはどれか。
　a　洞不全症候群　　　b　心室期外収縮　　　c　発作性心房細動
　d　完全右脚ブロック　e　完全房室ブロック

別冊
No. 13　A，B

アプローチ
①78歳の男性 → 高齢者に好発する疾患を考える
②発作性心房細動に対する内服治療中 → 抗不整脈薬の副作用を考慮
③2か月前から眼前が暗くなる発作 → 一過性の脳虚血症状を疑わせる
④1週前からの全身倦怠感とめまい → 全身症状の出現を示唆する
⑤脈拍32/分 → 徐脈性不整脈疾患を考える
⑥心尖拍動が鎖骨中線から2 cm外側に触れる → 心拡大を示唆する
⑦下腿の著明浮腫 → 心不全症状を示唆する

A 医学各論

画像診断

PR間隔は 0.22 秒以上

rsR' パターンの QRS 波形
QRS 幅は 0.12 秒以上

記録速度 25mm/秒

記録速度 12.5mm/秒

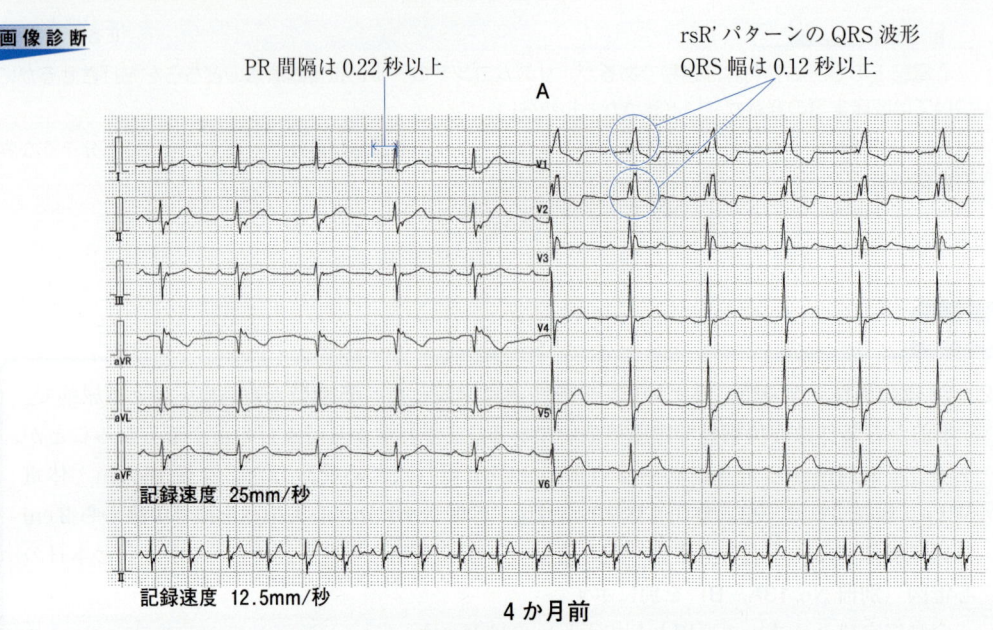

4か月前

4か月前の心電図：洞調律であるが，PR間隔は 0.22 秒以上で房室伝導の延長を認める。QRS波は右側胸部誘導で rsR' パターンを呈し，QRS 幅は 0.12 秒以上で，完全右脚ブロックである。電気軸は－45 度前後で，高度の左軸偏位とは言えないが左脚前枝ブロックの合併を疑う必要がある。

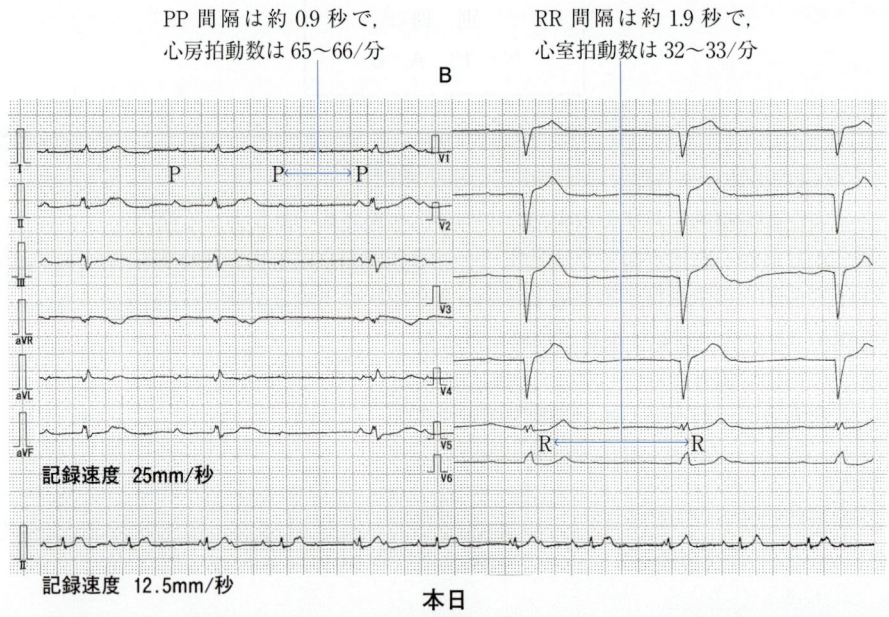

PP 間隔は約 0.9 秒で，心房拍動数は 65〜66/分

RR 間隔は約 1.9 秒で，心室拍動数は 32〜33/分

記録速度 25mm/秒

記録速度 12.5mm/秒

本日

本日の心電図：P波とQRS波は無関係に出現し，PP間隔は約 0.9 秒で心房拍動数は 65〜66/分であるが，RR 間隔が 1.9 秒で心室拍動は 32〜33/分の著しい徐脈である。完全房室ブロックと診断できる。

鑑別診断　完全房室ブロックと鑑別すべき徐脈疾患は，洞性徐脈，洞停止，洞房ブロック，洞不全症候群である。洞性徐脈では心室拍動が 40/分以下になることはまれで，P波とQRS波は固定的に連結している。洞停止，洞房ブロックではP波が突然欠落して記録され，洞不全症候群では洞性徐脈，洞停止，上室性頻拍症などが混在して出現する。完全房室ブロックである本例では，P波は規則的に出現し，心房は洞調律である。房室伝導系のブロックにより，規則的な電

気刺激は His 束以下の下位中枢から起こり，QRS 波が P 波と無関係に出現している．他の徐脈疾患との鑑別は容易である．

選択肢考察
× a 心電図上，洞停止や洞性徐脈，あるいは上室性頻拍症などの所見はない．
× b 心電図上，認められない．
× c f 波や RR 間隔が不規則な QRS 波出現は記録されていない．
× d 4 か月前の心電図では認めるが，心機能障害が起こることはなく，主訴の原因となることはない．
○ e 徐脈性の心不全をきたし，原因となる．

解答率 a 15.6％，b 0.4％，c 0.4％，d 4.2％，e 79.5％
確定診断 完全房室ブロック
ポイント 心不全，めまいをきたす徐脈性不整脈の鑑別についての問題．完全房室ブロックや洞停止，洞房ブロックなどの徐脈性不整脈では一過性の脳虚血による Adams-Stokes 発作が特徴的であるが，長期間，徐脈が持続すると，心室の容量過負荷による心不全をきたすことを忘れてはならない．

▶参考文献 MIX 163　朝 506　YN C52　みえる 循 136
▶正解 e　LEVEL　正答率 79.4％
解説者コメント 心電図が判読できれば容易．
受験者つぶやき
・『Target』で同じような心電図を扱っていたので，自信を持って選べました．
・心電図から e に．

Check ■■■

109A-33 60 歳の男性．全身倦怠感を主訴に来院した．5 日前に同窓会で大量に飲酒，飲食をした．同日の深夜に心窩部と前胸部とに強い痛みと冷汗とが出現し嘔吐した．痛みは頸部から左肩へ放散し，1 時間以上持続していたが，飲み過ぎと思ってそのまま入眠した．翌日には胸痛がなかったが，徐々に全身倦怠感と食欲不振とが出現してきたため家族に付き添われて受診した．既往歴に特記すべきことはなく，人間ドックで異常を指摘されたこともない．意識は清明．身長 166 cm，体重 68 kg．体温 36.8℃．脈拍 76/分，整．血圧 120/76 mmHg．呼吸数 14/分．SpO_2 98％（room air）．Ⅲ音とⅣ音とを聴取する．呼吸音に異常を認めない．腹部は平坦，軟で，肝・脾を触知しない．胸部エックス線写真で心胸郭比 54％，肺野に異常を認めない．心電図（**別冊** No.14）を別に示す．

現時点で確定診断のために有用な血液検査項目はどれか．

a　CK
b　AST
c　白血球数
d　総ビリルビン
e　心筋トロポニン T

別　冊
No. 14

アプローチ
①5 日前に発症
②頸部から左肩に放散する心窩部と前胸部の痛み──▶虚血性心疾患も考慮
③1 時間以上持続──▶心筋梗塞など心筋障害，心筋壊死の可能性

④Ⅲ音，Ⅳ音を聴取─→左室拡張末期圧上昇，左室不全の身体所見
⑤心胸郭比54％ ─→心拡大，リモデリングの始まりの可能性

画像診断

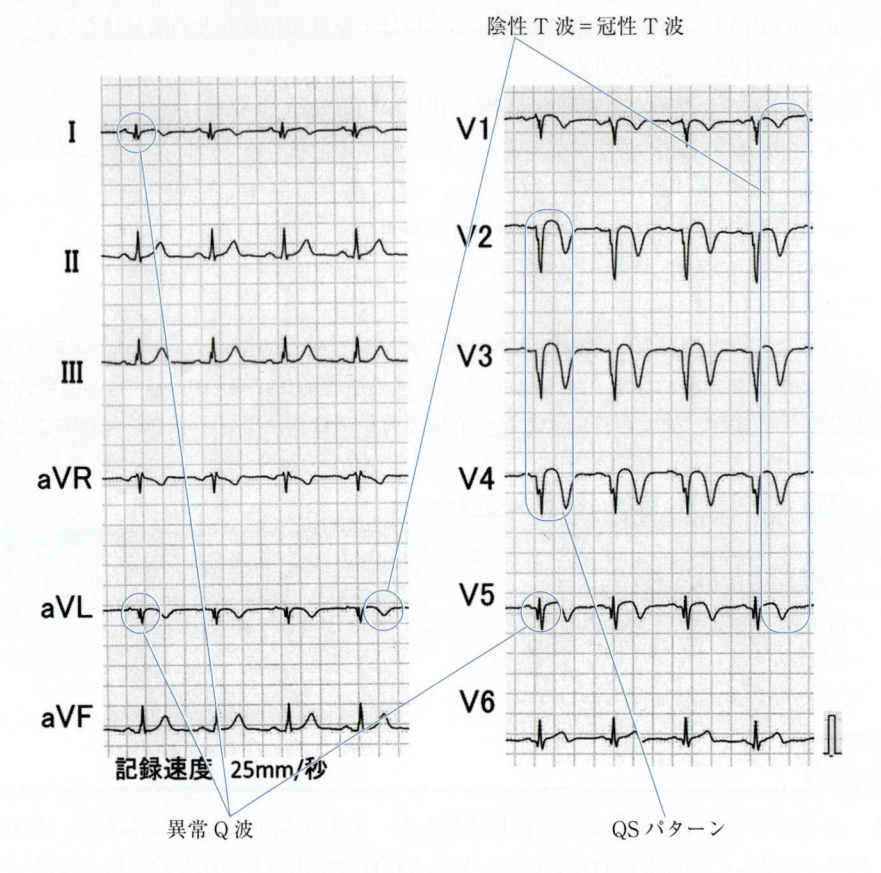

陰性T波＝冠性T波

異常Q波　　QSパターン

異常Q波：I，aVL，V₅，QSパターン：V₂〜V₄，陰性T波：aVL，V₁〜V₅を認め，広範前壁における亜急性心筋梗塞（発症数日〜1週間）と考えられる。

鑑別診断　胸痛を主訴とする病態は，狭心症，心筋梗塞などの心疾患，肺梗塞，気胸などの肺疾患のほかにも食道，胃，胆道，膵臓などの消化器疾患や神経，筋，皮膚疾患も考えられる。

確定診断　亜急性期の心筋梗塞

選択肢考察
× a　CKは心筋梗塞発症後（心筋壊死が始まってから）3〜8時間で上昇し，10〜24時間で最高値に達し，3〜6日で正常化する。
× b　ASTは発症後6〜12時間で上昇し，8〜14日で正常化する。
× c　白血球数は発症後2〜3時間で上昇し，7日で正常化する。
× d　総ビリルビンは心筋障害の特異的なマーカーとはいえない。
○ e　トロポニンTは発症後3〜6時間で上昇し，8〜18時間で最高値に達して，14〜21日まで上昇が継続する。

解答率　a 4.2％，b 1.2％，c 0.5％，d 0.1％，e 94.1％

ポイント　ST上昇型心筋梗塞の治療で最も重要なのは，PCIなどによる早期の再灌流である。迅速に治療を開始するには早期診断が重要で，患者到着後10分以内にバイタルサイン測定，心電図モニター，簡潔かつ的確な病歴聴取，12誘導心電図，バイオマーカーなど血液生化学検査の施行が推奨されている。トロポニンTは心筋特異性が高く長期間上昇が持続するため，急性心筋梗塞診断のガイドラインでも心筋障害マーカーの第一選択に位置付けられている。発症

72時間におけるトロポニンT値は梗塞量を最も反映するほか，死亡率，長期予後とも相関するといわれている。

発症からの経過時間別にみた各心筋バイオマーカーの診断精度

	<2時間	2〜4時間	4〜6時間	6〜12時間	12〜24時間	24〜72時間	>72時間
ミオグロビン*	○	○	○	○	○	△	×
心臓型脂肪酸結合蛋白（H-FABP）*	○	○	○	○	○	△	×
心筋トロポニンI，T*	×	△	◎	◎	◎	◎	◎
高感度心筋トロポニンI，T	◎	◎	◎	◎	◎	◎	◎
CK-MB	×	△	◎	◎	◎	△	×
CK	×	△	○	○	○	△	×

◎：感度，特異度ともに高く，診断に有用である。○：感度は高いが，特異度に限界がある。
△：感度，特異度ともに限界がある。×：診断に有用でない。＊：全血迅速診断が可能である。
出典：日本循環器学会　ST上昇型急性心筋梗塞の診療に関するガイドライン（2013年改訂版）

▶参考文献　MIX 160　朝 535　YN C88　みえる 循 94
▶正解　　e　LEVEL　　　　　　　　　　　　　　　　　正答率 94.0%

解説者コメント　「心筋梗塞→トロポニン」と短絡的に覚えていれば正解できるが，できれば他のバイオマーカーが上昇する順序や，T波増高，ST上昇，異常Q波，冠性T波などの心電図変化が出現するタイミングなどと関連して理解しておいてほしい。

受験者つぶやき　・トロポニンTは便利です。特異度が高い上に，なかなか血中から消えません。
　　　　　　　・病歴からeに。

Check ■■■

109A-34　75歳の男性。歩行時の下肢痛を主訴に来院した。半年前から200 m程度の歩行で右下腿が痛み出して立ち止まらなければならなくなった。改善しないため受診した。痛みは2，3分で消失し，再び歩行が可能になる。右大腿動脈の触知は左大腿動脈に比べて弱い。腹部・骨盤部CT血管造影写真（別冊No. 15）を別に示す。
　治療法として**適切でない**のはどれか。

　a　運動療法　　　　　　　　　　b　血管拡張薬
　c　バイパス術　　　　　　　　　d　経皮血管形成術〈PTA〉
　e　バルーンカテーテルによる血栓除去

別　冊
No. 15

アプローチ　①75歳の男性──→高齢男性に多い疾患を考慮する
　　　　　　②歩行時の下肢痛──→腰椎疾患や循環障害を考慮する
　　　　　　③半年前から──→慢性疾患である

④ 200 m の歩行で休む──→間欠性跛行である
⑤ 2，3分の休憩で歩行が可能──→これも間欠性跛行を意味する
⑥ 右大腿動脈の拍動減弱──→循環障害による間欠性跛行を考慮する

画像診断

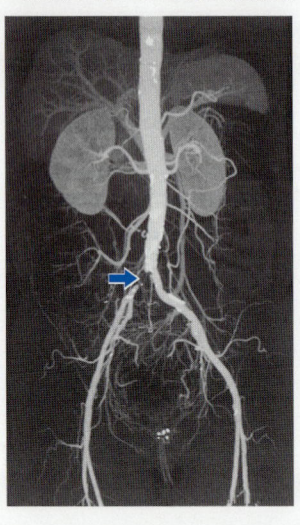

腹部・骨盤部 CT 血管造影では腹部大動脈下端から総腸骨動脈にかけて閉塞がみられる（➡）。しかし完全閉塞ではなく内・外腸骨動脈は造影されている。

鑑別診断　間欠性跛行の問題である。本症状は腰部脊柱管狭窄症などでみられる馬尾性間欠性跛行と，閉塞性動脈硬化症や Buerger 病でみられる血管性間欠性跛行に分類される。大腿動脈の拍動減弱（「アプローチ」⑥）と CT 血管造影での血管途絶像から判断する。

確定診断　閉塞性動脈硬化症〈ASO〉

選択肢考察
○ a　運動療法は第一選択であり，30分間の歩行と休憩を繰り返す歩行訓練が有効であるといわれている。
○ b　血管拡張薬や抗血小板薬を投与する。
○ c　重症例には自家静脈や人工血管を用いたバイパス手術が行われる。
○ d　軽症例ではバルーン拡張やステント留置などの PTA が行われる。
× e　急性動脈閉塞には適応があるが，ASO には適応はない。

解答率　a 69.8%，b 6.7%，c 1.0%，d 1.2%，e 21.6%

ポイント　症例文から血管性間欠性跛行との診断は容易であるが，本問は治療に関する出題である。運動療法は痛みを伴うため禁忌と考えやすいが，実は本症に対する治療の第一選択である。血管拡張薬や抗血小板薬は早期から投与する。軽症例ではバルーン拡張やステント留置などのPTA が行われる。重症例ではバイパス手術の適応である。動脈硬化による狭窄なので血栓除去の適応はない。

参考文献　MIX 171　朝 664　YN C169　みえる 循 266

正解　e　LEVEL　　　　　　　　　　　　　　　　正答率 21.5%

解説者コメント　運動療法を選択する学生が多いかもしれない。

受験者つぶやき
・e は急性閉塞に対して行う治療です。Fogarty カテーテル。
・a か e で悩んで a にしました。分からないです。

Check ☐☐☐

109A-35 45歳の女性。腹痛を主訴に来院した。昨日の昼食後から心窩部痛が出現し，上腹部不快感と悪心とを伴っていた。今朝には痛みが下腹部にも広がり徐々に増強し，歩くと腹壁に響くようになったため受診した。妊娠の可能性はないという。体温 37.8℃。脈拍 92/分，整。血圧 112/70 mmHg。呼吸数 18/分。腹部は平坦で，右下腹部に圧痛と反跳痛とを認める。腸雑音は低下している。肝・脾を触知しない。尿所見：蛋白（−），糖（−），潜血（−）。血液所見：赤血球 471 万，Hb 14.5 g/dL，Ht 42％，白血球 14,800，血小板 32 万。血液生化学所見：総ビリルビン 1.3 mg/dL，AST 15 IU/L，ALT 15 IU/L，ALP 154 IU/L（基準 115〜359），γ-GTP 10 IU/L（基準 8〜50），アミラーゼ 35 IU/L（基準 37〜160），尿素窒素 22 mg/dL，クレアチニン 0.6 mg/dL，血糖 112 mg/dL。CRP 3.4 mg/dL。腹部超音波検査は腸管ガスにて所見は不明瞭であった。腹部単純CT（**別冊** No. 16A，B，C）を別に示す。

治療として最も適切なのはどれか。

a 胆嚢摘出術
b 虫垂切除術
c 右付属器摘出術
d 体外衝撃波結石破砕術
e 経皮経肝胆嚢ドレナージ

別　冊
No. 16 A，B，C

アプローチ
①昨日の昼食後から──→慢性疾患は除外される
②心窩部痛から下腹部にも広がり──→経過とともに痛みが移動する疾患を考える
③右下腹部の圧痛と反跳痛──→右下腹部に生じうる疾患を念頭に置く
④白血球・CRP 上昇──→炎症性疾患を考える
⑤肝機能・腎機能・アミラーゼなど正常──→肝・腎・膵の急性炎症性疾患を疑う所見はない

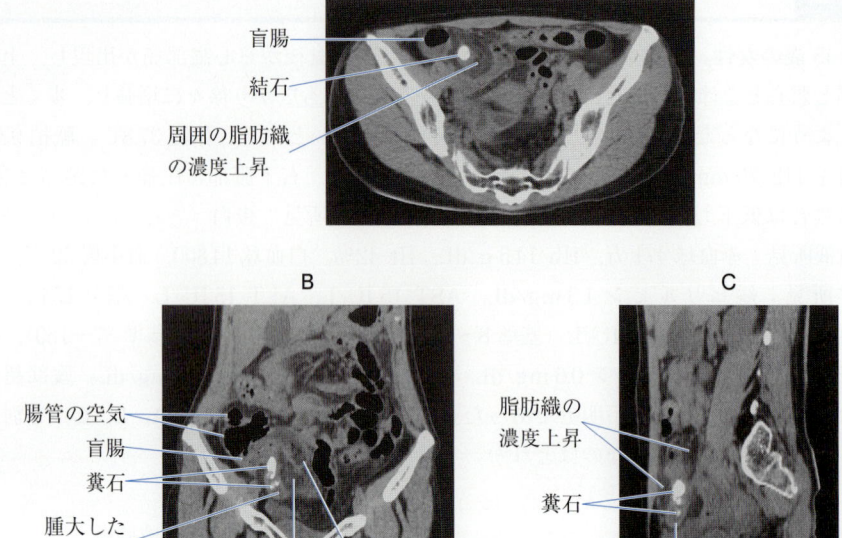

画像診断

A

盲腸
結石
周囲の脂肪織
の濃度上昇

B

腸管の空気
盲腸
糞石
腫大した
虫垂

脂肪織の　やや腫大した
濃度上昇　終末回腸

C

脂肪織の
濃度上昇
糞石

腫大した虫垂

　　Aでは右下腹部に石灰化像（結石）を認め，周囲脂肪織の濃度上昇を認める。B，C より結石は腫大した虫垂内（根部）にあることが分かり，嵌頓した糞石と考えられる。

鑑別診断　　急性の右下腹部痛をきたす疾患として，消化管疾患（急性虫垂炎，憩室炎など），泌尿器疾患（尿管結石など），婦人科疾患（卵巣嚢腫茎捻転など）などが挙げられる。本設問は CT から結石の存在部位を診断できるかどうかが鍵になる。画像 A は寛骨が写っており下腹部の断層であることが分かる。右側（画像では左側）に高吸収を示す部位があり結石を考える。画像 B，C より，盲腸から足側に突出する虫垂の内腔に結石が存在することが分かる。腫脹や周囲の脂肪織濃度の上昇を伴っており，急性虫垂炎と診断できる。

確定診断　急性虫垂炎

選択肢考察
× a，× e　急性胆囊炎の治療である。画像 B，C で胆囊に結石や炎症を認めず，臨床経過からも急性胆囊炎は否定できる。
○ b　急性虫垂炎の標準的治療である。
× c　卵巣疾患の治療法である。画像より付属器の異常は認められない。
× d　尿管結石の治療法である。画像より結石は尿管内ではない。

解答率　a 1.3％，b 98.0％，c 0.2％，d 0.3％，e 0.2％

ポイント　　腹痛の部位の移動や急性発症という臨床経過より急性虫垂炎がまず疑われ，画像で結石の所在が読影できれば確定診断ができる。また虫垂内の結石と診断できなくても，胆囊炎，付属器の異常，尿管結石を画像から否定できれば正答が可能である。なお，結石症の診断に超音波検査は有用で検出率も高いが，腸管ガスが多い場合にはほとんど情報が得られないことがある。また，血液検査で肝機能異常がないことのみで急性胆囊炎は否定できないことにも留意する（炎症が胆囊に限局する場合は肝機能が正常なことがある）。

　　急性虫垂炎は虫垂の急性炎症で，一因として糞石による閉塞が推測される。閉塞機転が存在

A　医学各論

する場合は抗菌薬による保存的治療のみでは改善しないことが多く，外科的切除を検討する．

▶参考文献　MIX 206　朝 1024　YN A111　みえる 消 157
▶正解　b　LEVEL　　　　　　　　　　　　　　　　　　　正答率 98.0%
解説者コメント　臨床経過のみでも疾患の推測は可能．画像で混乱しなければ正答は容易．
受験者つぶやき
・典型的な虫垂炎の症状ですね！　糞石も見えます．
・虫垂炎ですよね．

Check ■■■

109A-36　48歳の女性．昨年と今年の健康診断にて肝機能障害を指摘されて来院した．発熱と腹痛とはない．飲酒歴はない．常用している薬剤や栄養機能食品はない．身長159 cm，体重49 kg．体温36.4℃．脈拍60/分．血圧110/62 mmHg．眼球結膜に黄染を認めない．腹部は平坦，軟で，肝・脾を触知しない．血液所見：赤血球432万，Hb 14.0 g/dL，Ht 40%，白血球3,500，血小板18万．血液生化学所見：総蛋白7.4 g/dL，アルブミン4.0 g/dL，総ビリルビン0.6 mg/dL，AST 101 IU/L，ALT 89 IU/L，γ-GTP 51 IU/L（基準 8〜50），ALP 298 IU/L（基準 115〜359），IgG 2,710 mg/dL（基準 960〜1,960），IgM 99 mg/dL（基準 65〜350）．免疫血清学所見：HBs抗原（－），HBs抗体（－），HBc抗体（－），HCV抗体（－）．
　診断に最も有用なのはどれか．
　a　抗DNA抗体　　　　　　　　　　　b　抗平滑筋抗体
　c　抗カルジオリピン抗体　　　　　　d　抗ミトコンドリア抗体
　e　抗甲状腺ペルオキシダーゼ〈TPO〉抗体

アプローチ
①昨年と今年に指摘された肝機能障害──→急性期疾患は除外される
②発熱・腹痛なし──→炎症性疾患は除外される
③眼球結膜に黄染を認めない──→黄疸なし
④総ビリルビン・γ-GTP・ALP正常──→胆道閉塞は否定的
⑤AST・ALT上昇──→肝機能障害を認める
⑥IgG高値，IgM正常──→IgMは感染症急性期に上昇する．IgG上昇を認めることより，自己免疫性疾患の存在を疑う
⑦飲酒歴なし，HBs抗原・HBs抗体・HBc抗体・HCV抗体陰性──→アルコール性肝障害，ウイルス肝炎は否定的

鑑別診断　肝機能障害を認める疾患である．閉塞性黄疸を認めず，総胆管結石などは否定的であり，ウイルス肝炎も否定的である．IgG上昇を認めることより，自己免疫性肝炎が鑑別に挙がる．

確定診断　自己免疫性肝炎

選択肢考察
× a　抗DNA抗体は，さまざまな自己免疫性疾患（関節リウマチ，皮膚筋炎，多発性筋炎，全身性エリテマトーデス〈SLE〉，強皮症，自己免疫性肝炎など）で高値をきたしうる．診断には有用かもしれないが，疾患特異的ではない．
○ b　抗平滑筋抗体は自己免疫性肝炎において，疾患特異的に高値をきたす．
× c　抗カルジオリピン抗体は抗リン脂質抗体症候群やSLEで高値をきたす．
× d　抗ミトコンドリア抗体は原発性胆汁性肝硬変で高値をきたす．
× e　抗甲状腺ペルオキシダーゼ抗体は橋本病やBasedow病で高値をきたす．

解答率　a 3.6%，b 87.3%，c 0.5%，d 8.4%，e 0.2%

ポイント さまざまな自己抗体が選択肢に挙げられている。上記以外では，CREST症候群における抗セントロメア抗体，多発性筋炎や皮膚筋炎における抗Jo-1抗体などが挙げられる。

参考文献 MIX 216　朝 1131　YN B49　みえる 消 224

正解 b　LEVEL　　　　正答率 87.3%

解説者コメント 自己免疫性疾患と自己抗体の組合せは，理解しておく必要がある。

受験者つぶやき
・AIH，PBCは混同しやすいので整理しておく必要があります。
・PBCと早合点。

Check ■■■

109A-37 81歳の女性。食欲不振を主訴に来院した。昨日から食欲不振を訴え食事をとらないため，家族に連れられて受診した。60歳時に胆嚢結石で開腹手術を受けている。Parkinson病で74歳からレボドパ〈L-dopa〉を服用している。体温36.8℃。脈拍72/分，整。血圧120/74 mmHg。呼吸数14/分。腹部は軟で，軽度膨満している。下腹部に腫瘤を触れ，軽度の圧痛を認める。筋性防御はない。腹部単純エックス線写真（別冊 No. 17A）と腹部造影CT（別冊 No. 17B）とを別に示す。
　この疾患の原因として最も考えられるのはどれか。
　a　癒着
　b　内服薬
　c　小腸腫瘍
　d　小腸軸捻転
　e　外ヘルニア

別冊
No. 17　A，B

アプローチ
①昨日から食欲不振━━▶慢性疾患は否定的である
②胆嚢結石で開腹手術━━▶術後の癒着の可能性を念頭に置く
③Parkinson病でレボドパを服用━━▶原疾患や薬剤により消化管運動が低下している可能性を考える
④腹部は軟で筋性防御なし━━▶腹膜炎は否定的
⑤腹部膨満，下腹部に軽度の圧痛を伴う腫瘤━━▶食欲不振の原因か？

画像診断

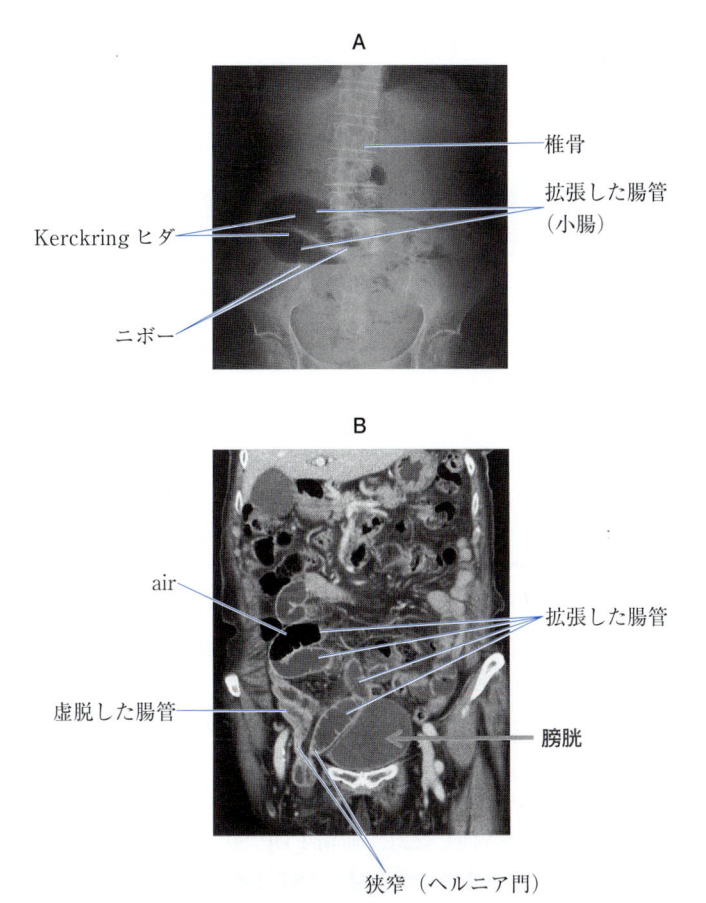

A

- 椎骨
- 拡張した腸管（小腸）
- Kerckring ヒダ
- ニボー

B

- air
- 拡張した腸管
- 虚脱した腸管
- 膀胱
- 狭窄（ヘルニア門）

腹部単純エックス線では右下腹部に拡張した小腸（Kerckring ヒダあり）と内部にニボー像を認め，閉塞機転の存在を疑う。造影CTでは，拡張した腸管の肛門側に狭窄と外側（恥骨より外）に突出した部位を認め，その肛側の腸管は虚脱している。腸管壁は造影されており，血流は保たれていると考える。

鑑別診断 食欲不振の原因となる疾患は，消化器疾患のほかに内分泌疾患や代謝疾患など多岐にわたるが，本設問の記載からは消化器疾患に絞ってよさそうである。既往歴から便秘や癒着による腸閉塞の可能性を念頭に置きつつ画像の読影に進む。単純エックス線では腸閉塞を考える所見である。CTでは腸管の腹壁外への突出と狭窄，口側腸管の拡張と肛側の虚脱を認める。下腹部の腫瘤と併せて考えると，外ヘルニアと診断できる。

確定診断 外ヘルニアによる腸閉塞

選択肢考察
× a　癒着は腸閉塞の原因として頻度の高いものであるが，腸管の腹壁外への突出は認めない。
× b　薬剤により消化管運動の低下をきたし便秘の原因にはなりうるが，それだけでは腸閉塞にならない。
× c　CT画像で腫瘍は認めない。
× d　捻転とは腸間膜を軸に腸がねじれた状態で，頻度としては大腸（S状結腸，盲腸）が多いが小腸でも生じうる。本設問では画像上否定できる。
○ e　正解である。

解答率 a 55.6％, b 13.2％, c 1.6％, d 9.0％, e 20.6％

ポイント 腹腔より外側に腹腔内容（通常は腸管）が突出した状態（ヘルニア）のうち，腹膜ごと腹壁

の脆弱な部分から突出するものを外ヘルニアという．下腹部に生じる主だった外ヘルニアとしては内外鼠径ヘルニアや大腿ヘルニアが挙げられる．血流障害を伴っていない場合はまず用手還納を試みるが，嵌頓した状態あるいは血流障害が疑われる場合には緊急手術を要する．根本的には待機的に外科手術を行う．

▶参考文献　標外 492
▶正解　e　LEVEL　正答率 20.6%

解説者コメント　画像診断が正答のポイントであり，腸管拡張のほかに左右差に注意して読影を行えば，右側の腸管突出に気付くことができる．

受験者つぶやき
・鼠径部から小腸が出てるようにしか見えなかったのですが，周りが皆違うことを言ってて不安な気持ちになりました．休み時間の中途半端な自己採点は良くないです．
・画像からeにしましたが，aにしている人もいました．

Check ■ ■ ■

109A-38　6歳の男児．けいれんのため搬入された．5日前に発熱と咽頭痛とを認め，伝染性単核球症と診断されていた．本日，早朝に全身のけいれんを認めたため救急搬送された．来院時，けいれんはなく意識は清明．体温 38.5℃．脈拍 120/分，整．呼吸数 24/分．心音と呼吸音とに異常を認めない．肝を右季肋下に 4 cm，脾を左季肋下に 5 cm 触知する．尿中 $β_2$-マイクログロブリン 23,000 μg/L（基準 230 以下）．血液所見：Hb 12.1 g/dL，白血球 2,200（桿状核好中球 34%，分葉核好中球 38%，単球 3%，リンパ球 15%，異型リンパ球 10%），血小板 6.0 万，APTT 45.2 秒（基準対照 32.2），血清 FDP 80 μg/mL（基準 10 以下），D ダイマー 30 μg/mL（基準 1.0 以下）．血液生化学所見：AST 386 IU/L，ALT 341 IU/L，LD 2,594 IU/L（基準 176〜353），フェリチン 5,000 ng/mL（基準 28〜280）．
　治療薬はどれか．
　a　アシクロビル
　b　ビンクリスチン
　c　テトラサイクリン
　d　副腎皮質ステロイド
　e　トシリズマブ〈ヒト化抗 IL-6 受容体モノクローナル抗体〉

アプローチ
①発熱，咽頭痛，肝脾腫があり，既に伝染性単核球症の診断あり→通常の伝染性単核球症と異なる点がポイント
②尿中 $β_2$-マイクログロブリン高値，血清 FDP 高値，D ダイマー高値，AST 高値，ALT 高値，LD 高値，フェリチン高値→組織・細胞の破壊を示唆し，血球貪食症候群・DIC が考えられる
③Hb 低値，白血球・リンパ球減少，血小板減少，APTT 延長→通常の伝染性単核球症は白血球 1 万〜2 万，50% 以上がリンパ球で異型リンパ球 20% 以上である．汎血球減少より，DIC か血球貪食性リンパ組織球症〈HLH〉・血球貪食症候群が示唆され，出血傾向がなく血小板減少軽度より，HLH を考える

鑑別診断　国試の臨床問題で，今回のように疾患名が明記されるのはまれである．EB ウイルス感染による通常の伝染性単核球症〈IM〉と異なる点が今回の疾患である．
　IM の合併症には次のようなものがある．

1) 血球貪食性リンパ組織球症〈hemophagocytic lymphohistiocytosis：HLH〉・血球貪食症候群
2) 慢性活動性EBウイルス感染症
3) 臓器移植後リンパ増殖性疾患〈post-transplant lymphoproliferative disease：PTLD〉
4) 悪性リンパ腫：EBウイルスが関与するBurkitt腫瘍など
5) 鼻咽頭癌〈nasopharyngeal carcinoma：NPC〉

以上の中で，急性のIMに合併するのがHLHである。

確定診断 伝染性単核球症〈IM〉に伴う血球貪食性リンパ組織球症〈HLH〉（または血球貪食症候群）

選択肢考察
× a ヘルペスウイルス（水痘・帯状疱疹，単純ヘルペス）に対する抗ウイルス薬である。
× b 白血病，悪性リンパ腫，神経芽腫，Wilms腫瘍などに対する抗癌薬である。
× c ブドウ球菌，マイコプラズマなどに対する抗菌薬で，歯牙形成期にある8歳未満の小児には，歯牙の着色・エナメル質形成不全になるので**禁忌**である。
○ d EBウイルスに感染したリンパ球が自分の細胞を攻撃する血球貪食状態を抑制するのは副腎皮質ステロイドである。
× e 関節リウマチ，多関節に活動性を有する若年性特発性関節炎，全身型若年性特発性関節炎に対する抗リウマチ薬である。

解答率 a 5.8%，b 5.1%，c 1.1%，d 54.4%，e 33.4%

ポイント ＜伝染性単核球症〈IM〉＞

EBウイルスの初感染によって発症する熱性疾患である。EBウイルスは唾液などを介して経口感染し，乳児期では通常不顕性であるが，学童期以降に初感染すると伝染性単核球症を発症する。経過中，末梢血に単核球（異型リンパ球）が増加することからこのような名称が付けられ，発熱，リンパ節（特に頸部リンパ節）腫脹，急性扁桃炎などで発症し，肝障害，肝脾腫も高頻度で認められ，皮疹も呈する。Guillain-Barré症候群，顔面神経麻痺，脳髄膜炎，末梢神経炎などの神経系の合併症が1〜5%に認められる。その他の合併症として，今回のHLH，重症肝障害，播種性血管内凝固〈DIC〉，脾臓破裂などがある。

＜血球貪食性リンパ組織球症〈HLH〉＞

血球貪食症候群とも呼ばれ，ウイルス感染に伴うことが多く，特にIMの重症例に合併することが多い。臨床上の特徴として，高熱，リンパ節腫脹，肝脾腫，検査では汎血球減少，肝・腎機能異常，高サイトカイン血症を反映して，フェリチン高値，尿β₂-マイクログロブリン高値がみられる。骨髄などに血球貪食像がみられたら，副腎皮質ステロイド，シクロスポリンAを投与する。

▶参考文献 MIX 103 朝 242 YN G79, H82 みえる 血 59
▶正解 d LEVEL （禁忌肢 c） 正答率 54.4%

解説者コメント 難問だが，通常の伝染性単核球症と異なる点がポイントである。選択肢側から見るとステロイドしかないので，ステロイドを選んだ人も多いであろう。

受験者つぶやき
・フェリチン異常高値から診断は推測できます。でも自分が研修医になって同じ症状の子が来たとき，鑑別に挙げられる気がしません。
・血球貪食症候群を抑えるにはステロイドかと思ってdに。よく分からないのでeにしている人もいました。

109A-39
48歳の男性。健康診断の尿検査で異常を指摘されて来院した。3年前から尿潜血を指摘されていた。2年前から尿蛋白も陽性になったがそのままにしていた。今回は3年連続して尿検査で異常を指摘されたため心配になり受診した。脈拍76/分，整。血圧150/90 mmHg。尿所見：蛋白2＋，蛋白定量1.2 g/日，糖（－），潜血3＋，沈渣に赤血球10～29/1視野，顆粒円柱1/数視野，赤血球円柱1/全視野。血液生化学所見：総蛋白7.7 g/dL，アルブミン4.2 g/dL，IgG 1,510 mg/dL（基準960～1,960），IgA 390 mg/dL（基準110～410），尿素窒素19 mg/dL，クレアチニン1.0 mg/dL，尿酸6.0 mg/dL，血糖87 mg/dL，HbA1c 5.6%（基準4.6～6.2），総コレステロール235 mg/dL，CH_{50} 35 U/mL（基準30～40）。腎生検のPAS染色標本（別冊 No. 18A）と蛍光抗体IgA染色標本（別冊 No. 18B）とを別に示す。

この疾患について正しいのはどれか。
a Ⅳ型コラーゲンの遺伝子変異による。
b 我が国の慢性腎炎症候群の中で最も多い。
c 肉眼的血尿で発症したものは予後が悪い。
d ネフローゼ症候群をきたすことが多い。
e 我が国の透析導入の原因として最も多い。

別　冊
No. 18 A，B

アプローチ
① 3年連続して尿検査で異常を指摘され⟶無症候性血尿/蛋白尿の例である
② 血圧150/90 mmHg⟶腎性高血圧を示唆している
③ 赤血球円柱1/全視野⟶腎実質の障害，特に糸球体の病変である可能性が高いことを示している
④ 血清アルブミン4.2 g/dL⟶ネフローゼ症候群は否定できるが，1 g/日以上の蛋白尿が認められる
⑤ クレアチニン1.0 mg/dL，尿素窒素19 mg/dL⟶腎機能はほぼ維持されている
⑥ 血糖87 mg/dL，HbA1c 5.6%⟶糖尿病腎症は否定できる

画像診断

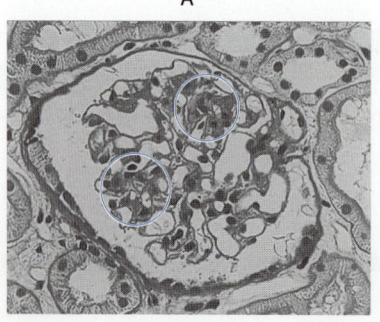

A
係蹄の一部にメサンギウム細胞の増殖とメサンギウム基質の増生が認められる（丸印）。

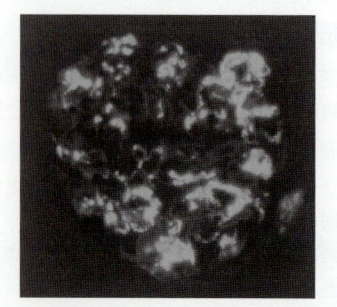

B
蛍光抗体法ではメサンギウム領域にほぼ一致してIgAの沈着が認められる。

確定診断
IgA腎症

選択肢考察

× a　Alport 症候群は糸球体基底膜の緻密層を構成するⅣ型コラーゲンの遺伝子異常である。病初期には顕微鏡的血尿が唯一の異常所見である。
○ b　IgA 腎症は慢性糸球体腎炎の 40% 以上を占めるとされている。
× c　血尿の程度と腎機能の予後とは必ずしも関連しない。
× d　IgA 腎症でネフローゼ症候群をきたすことは少ない。
× e　透析導入の原因で最も多いのは糖尿病腎症による慢性腎不全である。

解答率　a 1.3%，b 80.9%，c 9.0%，d 8.4%，e 0.4%

ポイント

IgA 腎症は比較的若年者に好発する原発性糸球体腎炎として重要である。多くの例は健康診断などの機会に無症候性血尿で発見される。中等度以上の蛋白尿が持続する例，また高血圧をきたした例では緩徐な経過で腎機能の低下をきたす。また，発熱を伴う急性咽頭炎に罹患すると肉眼的血尿をきたすことがあり，これは血尿発作と呼ばれている。

参考文献　MIX 227　朝 1450　YN E54　みえる 腎 144

正解　b　LEVEL　　　　　　　　　　　　　　　　　正答率 80.8%

受験者つぶやき
・ここを復習しておくと後々良いことがあったはずです。自分はそのチャンスを逃しました。
・臨床問題なのに一般問題みたいな問題だなと思いました。

Check ■ ■ ■

109A-40　58 歳の男性。全身倦怠感と息切れとを主訴に来院した。1 か月前から休息しても改善されない全身倦怠感と息切れとが出現し，次第に増強していた。10 年前から糖尿病と高血圧症とを指摘され治療を受けていたが，仕事が多忙なため半年間受診しておらず，薬を服用していなかった。身長 170 cm，体重 75 kg（2 か月前は 71 kg）。脈拍 88/分，整。血圧 168/102 mmHg。顔面と下腿とに浮腫を認める。尿所見：蛋白 3+，糖 2+，潜血（±）。血液所見：赤血球 320 万，Hb 8.2 g/dL，Ht 25%，白血球 8,200，血小板 12 万。血液生化学所見：総蛋白 5.8 g/dL，アルブミン 2.8 g/dL，尿素窒素 32 mg/dL，クレアチニン 2.8 mg/dL，尿酸 7.8 mg/dL，血糖 220 mg/dL，HbA1c 7.8%（基準 4.6～6.2），Na 132 mEq/L，K 4.8 mEq/L，Cl 98 mEq/L，Ca 7.2 mg/dL，P 5.8 mg/dL。CRP 0.3 mg/dL。胸部エックス線写真で肺うっ血と心拡大とを認める。ループ利尿薬を静脈内投与し浮腫の改善を認めた。
腎不全の進行防止のため次に行う治療として最も適切なのはどれか。

a　血液吸着
b　赤血球輸血
c　降圧薬の投与
d　生理食塩液の点滴
e　アルブミン製剤の投与

アプローチ

① 10 年前から糖尿病と高血圧を指摘されていたが，半年ほど薬を服用していなかった──→糖尿病による種々の臓器障害の進行が危惧される
② 体重が 2 か月で 71 kg から 75 kg に増加──→短期間内の体重の増加は全身性の浮腫を示唆する所見である
③ 尿蛋白 3+，血清アルブミン 2.8 g/dL──→糖尿病腎症によるネフローゼ症候群であることを示している
④ 血清クレアチニン 2.8 mg/dL，尿素窒素 32 mg/dL──→腎機能の低下が明らかである
⑤ 赤血球 320 万，Hb 8.2 g/dL，Ht 25%──→腎性貧血と考えられる
⑥ 胸部エックス線写真で肺うっ血と心拡大を認める──→全身倦怠感と息切れをきたした主な要因と考えられる

| 確定診断 | 糖尿病腎症によるネフローゼ症候群，慢性腎不全 |

| 選択肢考察 |
× a	本例では血液吸着の適応はない。
× b	腎性貧血の治療にはエリスロポエチン製剤など〈ESA：erythropoiesis stimulating agents〉が投与される。貧血が急速に進行することがなければ，現時点で赤血球輸血の必要はない。
○ c	ループ利尿薬にアンジオテンシン受容体拮抗薬〈ARB：angiotensin receptor blocker〉あるいはアンジオテンシン変換酵素阻害薬〈ACEI：angiotensin converting enzyme inhibitor〉が併用される。
× d	生理食塩液の投与は浮腫や肺うっ血を増悪させることになる。
× e	アルブミン製剤の投与は血漿浸透圧の是正に有用であるが，その効果は一過性である。また，アルブミン製剤の投与は尿蛋白を増加させることになる。

| 解答率 | a 1.3%，b 0.1%，c 97.7%，d 0.4%，e 0.5% |

| ポイント | 既に進行した糖尿病腎症の治療に関する設問である。本例は糖尿病腎症の病期分類では第4期（腎不全期）に相当する。食事療法では5〜7 g/日の塩分制限，0.6〜0.8 g/日の蛋白制限が必要である。また，血糖のコントロールに加えて降圧治療が行われる。選択される降圧薬はARB あるいは ACEI である。これは糸球体高血圧/糸球体過剰濾過を是正することで，腎不全の進行を抑制する効果が期待されるからである。 |

▶参考文献　MIX 231　朝 1784　YN E74　みえる腎 187

▶正解　c　LEVEL　　　正答率 97.6%

受験者つぶやき ・血圧が高いのは良くないかなと思いました。

> Check ■ ■ ■

109A-41 45歳の男性。人間ドックで右腎の腫瘤を指摘されて来院した。1か月前の人間ドックの超音波検査で右腎に直径3cmの腫瘤を指摘された。自覚症状はない。体温36.3℃。血圧138/82mmHg。腹部は平坦，軟で，肝・脾を触知しない。尿所見：蛋白（-），糖（-），沈渣に赤血球1～4/1視野，白血球1～4/1視野。血液所見：赤血球440万，Hb 14.8g/dL，Ht 41%，白血球4,600，血小板18万。血液生化学所見：総蛋白7.3g/dL，アルブミン3.9g/dL，総ビリルビン1.0mg/dL，AST 38 IU/L，ALT 32 IU/L，LD 216 IU/L（基準176～353），γ-GTP 38 IU/L（基準8～50），尿素窒素14mg/dL，クレアチニン0.9mg/dL，尿酸6.3mg/dL，血糖82mg/dL，Na 139mEq/L，K 4.6mEq/L，Cl 106mEq/L。CRP 0.2mg/dL。腹部造影CT（**別冊 No.19**）を別に示す。
　治療として適切なのはどれか。

a 免疫療法　　　b 放射線治療　　　c 抗癌化学療法
d 分子標的薬投与　　　e 根治的右腎摘除術

別　冊
No. 19

アプローチ
①人間ドックで右腎の腫瘤を指摘され，自覚症状はない──偶然の機会に発見された画像所見の異常である
②理学的所見に明らかな異常はみられない
③尿検査を含む一般検査所見にも特に異常はみられない

画像診断

腫瘤性病変が認められる。内部は不均一で組織の一部に壊死をきたしていると思われる

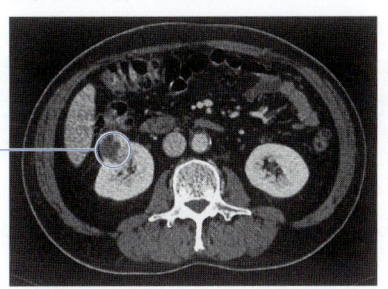

腹部CT像で右腎に孤立性の腫瘤が認められ，腫瘤は腎実質から半球状に突出している。観察される範囲では，転移巣を疑わせる所見はみられない。

確定診断 腎腫瘍（腎細胞癌の疑い）

選択肢考察 本例では根治的右腎摘除術が選択される。
×a，×b，×c，×d，○e

解答率 a 0.5%，b 0.2%，c 0.2%，d 4.4%，e 94.5%

ポイント 　腎細胞癌は尿細管上皮から発生する腺癌である。進行例では腹部腫瘤，腹痛，血尿が3主徴である。しかし，腎細胞癌の初期には無症状のことが多く，本例のように腹部エコー検査やCT検査で偶然の機会に発見される。腎細胞癌の診断の確定は摘出標本の病理組織所見による。
　一方，既に転移巣を認める腎細胞癌の例ではインターフェロンα，γあるいはインターロイ

キン2の投与が行われる。一方，放射線療法や抗癌薬の投与は無効なことが多い。

▶参考文献　MIX 232　朝 1537　YN E119
▶正解　e　LEVEL　　　　　　　　　正答率 94.4％

受験者つぶやき
・腎癌は普通の抗癌剤が効きません。転移があっても腎摘除はします。
・過去問では部分切除じゃなかったかなと思いましたが，eに。

Check ■■■

109A-42　73歳の男性。排尿困難を主訴に来院した。2年前から尿線が細いことに気付いていたが年齢のためと考えていた。3か月前から排尿困難を伴うようになったため受診した。直腸指診で鶏卵大，石様硬の前立腺を触知する。PSA 45 ng/mL（基準 4.0 以下）。前立腺針生検で中分化腺癌（Gleason score 4＋3）と病理診断された。骨シンチグラフィで多発骨転移を認める。
　まず行う治療として適切なのはどれか。
　a　放射線治療　　　b　ホルモン療法　　　c　抗癌化学療法
　d　前立腺全摘除術　　e　分子標的薬投与

アプローチ
①2年前から尿線が細い──→排出障害を示す。2年前からであり，前立腺肥大症による可能性が高い
②3か月前から排尿困難──→前立腺肥大の悪化か前立腺癌による症状かの区別はできない
③直腸指診で鶏卵大──→大きさの表現としては軽度"肥大"を示している（正常ならクルミ大，栗の実大）
④石様硬の前立腺──→前立腺癌を疑う硬さのキーワード
⑤骨シンチグラフィで多発骨転移を認める──→病期 D2 の進行癌である

鑑別診断
　前立腺癌の確定診断には生検が必須であり，本症例でも既に中分化型（Gleason score 4＋3）の前立腺癌と診断されている。したがって，前立腺癌の中での「病期診断」とそれに対応する治療方針を考えることになる。限局性前立腺癌では数多くの治療選択肢があるものの，本症例では既に遠隔転移である骨転移が多発しており（「アプローチ」⑤），病期 D2 と診断される。病期 D2 など初発時からの進行前立腺癌に対する初期治療として，原発巣に対する局所治療の適応はない。

確定診断　進行性前立腺癌（TXNXM1）

選択肢考察
×a　前立腺局所に対する放射線治療は，遠隔転移のない限局性癌では根治療法として適応がある。また骨転移による痛みなどの症状を緩和する目的でも放射線治療は行われる。本症例では多発骨転移はあるものの，現時点で痛みなどの症状もなく，まず行う治療ではない。
○b　前立腺癌のほとんどがアンドロゲン（男性ホルモン）依存性であり，進行癌の場合にはまず行われるべき治療である。アンドロゲンを低下させる方法としては，外科的去勢術（両側精巣摘除），下垂体からの LH の分泌を抑制する，LHRH アゴニスト製剤，LHRH アンタゴニスト製剤が主に用いられる。その他，抗アンドロゲン薬などもあり，時に上記と併用されることもある。
×c　前立腺癌に有効な抗癌薬として「ドセタキセル」があるが，通常はホルモン療法で効果がなくなった後の去勢抵抗性前立腺癌と呼ばれる状態の患者に適応される治療であり，ま

ず行うべきとはいえない。

×d　前立腺と精嚢腺を一塊として摘出した後で，膀胱と尿道を吻合する手術であり，限局性前立腺に対する標準的根治療法である。本症例では既に転移があり，適応はない。

×e　前立腺癌に対し種々の分子標的治療薬が治験されたが，現時点（2015年2月）で有効なものは認められていない。

解答率　a 1.7%，b 88.2%，c 6.4%，d 3.2%，e 0.2%

ポイント　ホルモン療法前に多発骨転移による痛みなどの症状があっても，ホルモン療法が奏功すれば症状が軽快することもしばしばあることから，原則として放射線療法を併用することはない。今後，転移巣の多い，より進行した症例に対し，抗癌化学療法を早期に併用するという可能性はあるが，あくまで基本はホルモン療法である。

▶参考文献　チャート泌 135　コンパクト 254　標泌 250　Rマ W46
▶正解　b　LEVEL　正答率 88.2%

解説者コメント　毎年，前立腺癌に対する設問が出題されているが，さほど難しいものはない。未治療の場合にはまずホルモン療法を開始する。ホルモン療法の効果がなくなった「去勢抵抗性」の場合でもホルモン療法は継続するのが基本である。去勢抵抗性前立腺癌に対する標準治療はこれまでドセタキセルによる化学療法であったが，2014年に新規治療薬として以下の3剤，すなわちステロイド合成経路の CYP 17α-hydroxylase/C$_{17, 20}$-lyase の阻害薬であるアビラテロン，抗アンドロゲン薬であるエンザルタミド，新しいタキサン系抗癌薬であるカバジタキセルが我が国でも使用可能となっている。さらに今後もラジウム223 など新しい治療薬が登場してくるが，今のところ，これらの至適治療方法については確立していない。

受験者つぶやき
・ホルモンやってだめならケモです。
・転移があるので，ホルモン！

Check ■■■

109A-43　23歳の女性。卵巣嚢腫の精査を目的に来院した。月経は28日型，整。2週前の職場の健康診断で腹部超音波検査を受け右卵巣嚢腫を指摘された。自覚症状はない。内診で径5 cmの軟らかい右付属器腫瘤を触知し，可動性は良好で圧痛を認めない。右卵巣の経腟超音波像（別冊 No. 20）を別に示す。
　　　この腫瘤への対応として最も適切なのはどれか。
　　　a　骨盤部 CT　　　　　　　　b　右付属器摘出
　　　c　嚢胞穿刺吸引　　　　　　　d　GnRH アゴニスト療法
　　　e　経過観察（3か月後の再診）

別　冊
No. 20

アプローチ
①軟らかい付属器腫瘤─→卵巣嚢腫を疑う
②可動性は良好で圧痛は認めない─→チョコレート嚢胞は否定的
③経腟超音波所見─→卵巣貯留嚢胞あるいは卵巣嚢腫を疑う

画像診断

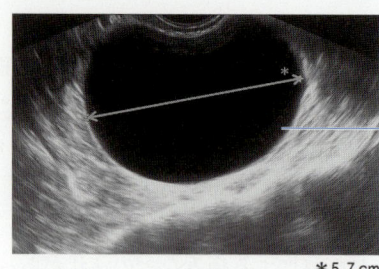

内部エコーを伴わない嚢胞性パターンの超音波像

＊5.7 cm

経腟超音波所見では，内部エコーがない嚢胞性パターンを示す。また内腔には隆起性病変や隔壁を示す高輝度エコーを伴わないことから悪性は否定的である。腹水も伴わない。

鑑別診断 良性卵巣腫瘍が鑑別すべき疾患として挙げられるが，内部エコーが特徴的である皮様嚢腫，粘液性腺腫などは超音波検査所見より否定的である。同様に卵巣貯留嚢胞の中でも内部エコーが特徴的であるチョコレート嚢胞や黄体嚢胞は除外できるが，傍卵巣嚢腫や卵胞嚢胞と良性卵巣嚢腫である漿液性腺腫の鑑別は，提示されている所見からだけでは難しい。

確定診断 卵巣貯留嚢胞あるいは漿液性腺腫

選択肢考察
× a 皮様嚢腫あるいは悪性の可能性がある場合は有用であるが，本症例では超音波検査の方がより有用である。
× b もし手術する場合でも，若年女性の良性嚢腫に付属器摘出は行わない。
× c 悪性の可能性が完全には否定できないので，嚢腫の穿刺吸引は行わない。
× d 子宮内膜症の場合には施行することもある。
○ e 自然に縮小する可能性があるため。

解答率 a 4.9％, b 3.2％, c 12.5％, d 1.1％, e 78.0％

ポイント 卵巣貯留嚢腫は，チョコレート嚢胞を除きほとんどの場合，自然に消退する。このため，無症状で大きさが5 cm前後の場合は，数か月経過をみてから治療方針を決定した方がよい。漿液性腺腫では縮小は認められないので，鑑別診断としても有用である。

▶参考文献 MIX 242　チャート婦 223　みえる婦 172

▶正解 e　LEVEL　正答率 78.0％

受験者つぶやき
・よく分からないけどeという人が多かったです。
・嚢腫は経過観察かなと。よく分かりませんでした。

A 医学各論

Check ■ ■ ■

109A-44 53歳の女性。2回経妊2回経産婦。不正性器出血を主訴に来院した。50歳で閉経。3か月前から少量の性器出血が出現したため受診した。内診で子宮は鶏卵大で，右付属器が手拳大に腫大していた。血液生化学所見：LH 4.8 mIU/mL，FSH 0.1 mIU/mL 未満（基準 閉経後 30 以上），プロラクチン 4.8 ng/mL（基準 15 以下），エストラジオール 270 pg/mL（基準 閉経後 20 以下），プロゲステロン 0.3 ng/mL，CEA 0.9 ng/mL（基準 5 以下），CA19-9 40 U/mL（基準 37 以下），CA125 11 U/mL（基準 35 以下）。経腟超音波検査で子宮内膜の肥厚を認め，子宮内膜生検で子宮内膜増殖症を認める。摘出した右卵巣腫瘍の H-E 染色標本（別冊 No. 21）を別に示す。

　診断はどれか。
- a　未熟奇形腫
- b　粘液性腺癌
- c　顆粒膜細胞腫
- d　Krukenberg 腫瘍
- e　ディスジャーミノーマ

別　冊
No. 21

アプローチ
①右付属器が手拳大──→付属器腫瘍を疑う
②閉経後のエストラジオール高値──→ホルモン産生腫瘍を疑う
③子宮内膜の肥厚──→エストラジオールの影響
④子宮内膜生検で子宮内膜増殖症──→エストラジオールの影響

画像診断

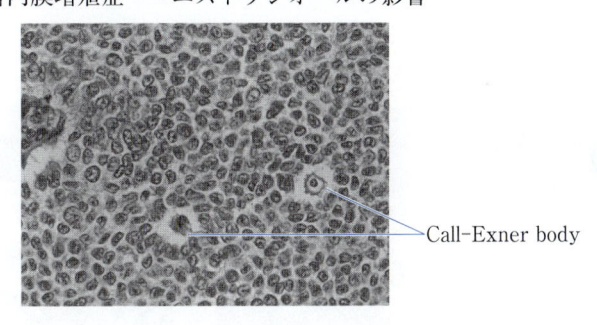

Call-Exner body

鑑別診断　ホルモン産生腫瘍の中でエストロゲンを産生する代表的腫瘍には，顆粒膜細胞腫と莢膜細胞腫が挙げられる。また，ディスジャーミノーマは hCG を産生する。病理組織標本にて，顆粒膜細胞腫に特徴的な所見である，好酸性の無構造物を中心に放射状に腫瘍細胞が配列する Call-Exner body を認める。

選択肢考察
- × a，× b　CA19-9 が高値を示すことが多く，エストロゲン産生はない。
- ○ c　代表的なエストロゲン産生腫瘍である。
- × d　胃癌からの転移性腫瘍であり，印環細胞からなる組織像を呈する。
- × e　エストロゲン産生はなく，hCG を産生することがある。

解答率　a 0.6%，b 3.2%，c 93.8%，d 0.5%，e 1.6%
確定診断　顆粒膜細胞腫
参考文献　MIX 243　チャート婦 227　アトラス 58, 148　みえる婦 172

▶正解　c　LEVEL　　　　　　　　　　　　　　　　　　　　　　　　正答率 93.8%

受験者つぶやき
・E_2 が上がっていればまずこれを選んでしまいます。
・エストラジオールが高い卵巣癌は c かなと。画像は分かりませんでした。

Check ■■■

109A-45 30歳の女性。下痢と血便とを主訴に来院した。1か月前に東南アジアを旅行した。5日前から繰り返す下痢と粘血便とが認められるようになったため受診した。体温 37.0℃。血圧 118/62 mmHg。腹部は平坦で，左下腹部に圧痛を認める。糞便検査とともに行った下部消化管内視鏡検査で結腸に発赤とびらんとを認めた。結腸粘膜生検の H-E 染色標本（**別冊 No. 22A**）と PAS 染色標本（**別冊 No. 22B**）を別に示す。
　第一選択として適切なのはどれか。
　a　エリスロマイシン　　b　フルコナゾール　　c　プレドニゾロン
　d　ミノサイクリン　　　e　メトロニダゾール

別　冊
No. 22　A, B

アプローチ
①1か月前に東南アジアを旅行
②5日前から下痢と粘血便
③左下腹部の圧痛
④内視鏡で結腸に発赤とびらんとを認めた

画像診断

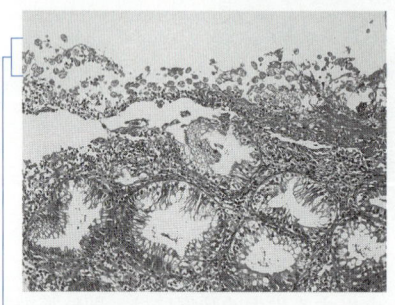

A　大腸粘膜表面に赤痢アメーバ栄養体の集簇がみられる

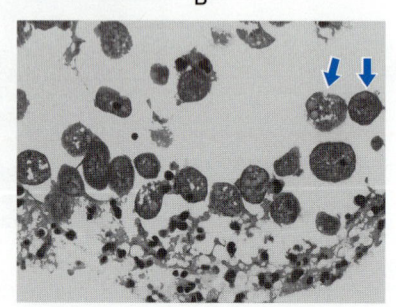

B　PAS 強陽性を示す赤痢アメーバの栄養体（↓）。内部が丸く抜けて見えるのは，貪食された赤血球である。

確定診断　赤痢アメーバ腸炎
選択肢考察　メトロニダゾールが赤痢アメーバ症の治療薬である。
　　×a，×b，×c，×d，○e
解答率　a 1.2%，b 1.1%，c 0.3%，d 2.5%，e 94.6%
ポイント　5類感染症である赤痢アメーバ症は，年間 1,000 例近くの届出があり，知っておかねばならない寄生虫感染症の一つである。シストの経口摂取により感染する。途上国で感染する患者よりも国内で感染する患者が多く，7割を占め，また，男性同性愛者に患者が多い性感染症

〈STD〉でもある．赤痢アメーバ症の患者を診たら HIV 感染症など他の STD の検査も必要である．病型は腸炎と肝膿瘍が知られている．

▶参考文献　MIX 198　朝 219　YN B61　みえる 免 282
▶正解　e　LEVEL ▮▮▯　正答率 94.6%

解説者コメント　繰り返す下痢と粘血便がみられると，炎症性腸疾患が第一に鑑別に挙がるが，赤痢アメーバ腸炎も忘れてはならない．また設問にあるように下部消化管内視鏡と並行して糞便検査を行うことも重要である．

受験者つぶやき　・メトロニダゾールは腟錠も時折出題されます．こちらは腟トリコモナスにどうぞ．

Check ▮▮▮

109A-46 75歳の女性．主婦．右手指のしびれ感を主訴に来院した．3年前から特に誘因なくしびれ感が出現した．1か月前から朝方に手のしびれ感が強くなり目が覚めるようになった．さらにシャツのボタンがかけにくくなったため受診した．右母指から環指橈側にかけて軽度の感覚鈍麻を認め，二点識別覚は 10 mm 以上である．掌側手関節部を叩打すると示指に走るようなしびれ感を訴える．手関節掌屈位を保持させると手指のしびれ感が増強する．両側の母指と示指で正円を作るように指示（perfect "O" テスト）したときの写真（**別冊 No. 23**）を別に示す．血液所見：赤血球 463 万，白血球 8,400．血液生化学所見：空腹時血糖 105 mg/dL，HbA1c 6.2%（基準 4.6〜6.2）．

障害されているのはどれか．

a　尺骨神経
b　正中神経
c　C5 神経根
d　後骨間神経
e　橈骨神経浅枝

別　冊
No. 23

アプローチ
① 75歳の女性──→老年期の女性
② 右手指のしびれ感──→片側性手指感覚障害
③ 3年前から──→慢性的発症
④ 朝方しびれ感で目が覚める──→朝方に感覚障害が増強
⑤ シャツのボタンがかけにくくなった──→筋力低下
⑥ 右母指から環指橈側にかけて軽度の感覚鈍麻，二点識別覚は 10 mm 以上──→正中神経領域に一致する感覚障害
⑦ 掌側手関節部を叩打すると示指に走るようなしびれ感──→Tinel 徴候
⑧ 手関節掌屈を保持させると手指のしびれ感増強──→手根管での正中神経の絞扼が増強し感覚障害が増強
⑨ 空腹時血糖 105 mg/dL，HbA1c 6.2%──→糖尿病は否定的

画像診断

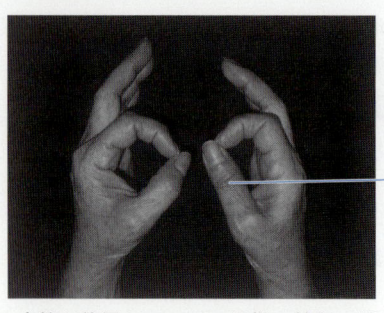

右母指末節が伸展したままで，外転と対立が弱い

右母指の末節が伸展していて，母指の外転・対立が弱い。
右の母指と示指での"O"は左に比べ半円に近い。

鑑別診断

慢性的に発症（「アプローチ」③）する片側性正中神経障害で，感覚障害（⑥）と運動障害（⑤）がともにあり，中年以降の女性（①），朝方の感覚障害の増強（④），糖尿病が否定的（⑨），手根部での叩打（⑦）や掌屈保持（⑧）などによる正中神経領域の感覚障害の増強，母指の末節の屈曲不能や母指の外転・対立の障害（「画像診断」）など，手根管症候群によく一致する。

確定診断

手根管症候群

選択肢考察

× a 手掌では小指と環指の尺側の感覚を支配する。
○ b 手根管での絞扼で最も障害されやすい。
× c C5神経根は手指の感覚は支配していない。
× d 前腕の全伸筋の運動をつかさどり，骨膜と骨間膜に分枝する。
× e 手背の環指の中央より橈側（ただし末節背面を除く）の感覚を支配する。

解答率

a 0.7%, b 93.0%, c 0.5%, d 0.2%, e 5.4%

ポイント

手根管症候群は，手根管内で正中神経が圧迫を受けて生ずる絞扼性ニューロパチーで，日常的にみられる，ありふれた疾患である。手根管は手関節より少し末梢部の横手根靱帯で囲まれたトンネルで，正中神経は9本の手指屈筋腱とともに走行しており，容易に絞扼を受けやすい。しびれ感を主訴にすることが多く，手をよく使った後には症状の増悪をみる。原因としては，手の過度使用による非特異的炎症，関節リウマチ，甲状腺機能低下症，糖尿病，先端巨大症，ムコ多糖体代謝異常，結核，人工透析，アミロイドーシス，腫瘍，骨折など多彩である。

参考文献

チャート 整 136, 144　コンパクト 154　標整 503　Rマ T93

正解

b　LEVEL　正答率 92.9%

解説者コメント

多くみる疾患であり，理論的に考えられるのでよく出題される。

受験者つぶやき

・手根管症候群といえば，先端巨大症や甲状腺機能低下症，RAやアミロイドーシスなんかが有名ですね。
・手根管症候群かなと。

109A-47

51歳の男性。左前腕不全切断のため救急車で搬送された。左前腕をベルトコンベアに巻き込まれて2時間後に救出された。来院時，意識は清明。体温36.2℃。脈拍92/分，整。血圧146/70 mmHg。左橈骨動脈の拍動は微弱であるが，尺骨動脈は触知する。開放創と手は油で汚染されているが，爪床はピンク色でcapillary-refilling time〈毛細血管再充満時間〉は正常範囲内である。手指の感覚は脱失しているが，小指はわずかに動かすことができる。患者は手を残すことを希望している。既往歴に特記すべきことはない。血液所見：赤血球420万，Hb 12.0 g/dL，Ht 35%，白血球9,400，血小板20万。左前腕の写真（別冊No. 24A），エックス線写真（別冊No. 24B）及び動脈造影像（別冊No. 24C）を別に示す。

最初に行うべき処置として適切なのはどれか。

a　切　断
b　骨接合
c　動脈吻合
d　皮膚縫合
e　デブリドマン

別　冊
No. 24 A，B，C

アプローチ

①ベルトコンベアに巻き込まれ受傷──→左前腕不全切断以外の受傷はなさそう

②受傷2時間以上経って来院時の意識，体温，脈拍，血圧は問題なし──→救命のために何かを犠牲にする必要はない

③橈骨動脈の拍動は微弱だが尺骨動脈は触知可能──→橈骨動脈の血管損傷の疑い

④開放創の油による汚染──→明らかな汚染創であり，骨折があれば開放骨折の扱いが必要

⑤爪床はピンク色でCRTは正常（2秒以内）──→橈骨動脈の損傷はあっても尺骨動脈から手指への血流は十分と思われる

⑥手指の感覚脱失──→C6〜8の末梢神経障害あり

⑦小指が動く──→C8〜Th1の末梢運動神経は助かっているかもしれない

⑧患者が手を残すことを希望──→できるだけ尊重し対応する必要がある

⑨血液所見──→問題なし

画像診断

A

- 油による汚染か外傷かは不明
- 開放創：白い部分は飛び出た骨折部かもしれない
- デグロービング損傷状態

被覆用のガーゼにも大量の出血と血腫があり，前腕開放創からは一部骨端も見える。それより末梢の皮膚は緩んでいるようにも見え，デグロービング損傷の可能性あり。

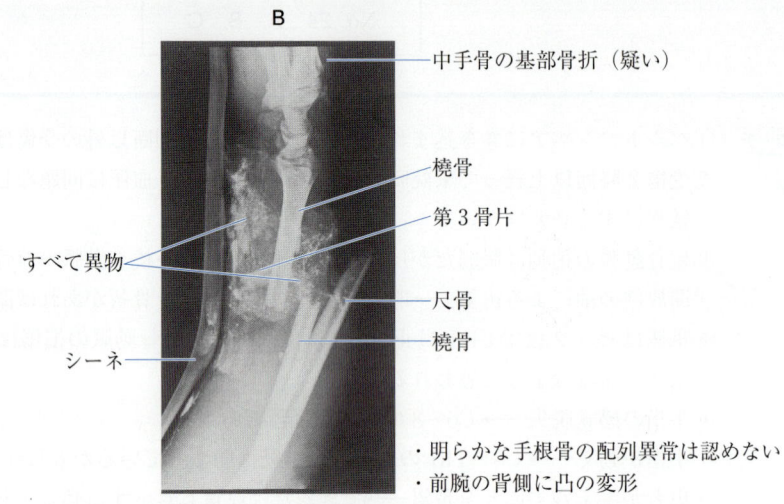

B

- 中手骨の基部骨折（疑い）
- 橈骨
- 第3骨片
- 尺骨
- 橈骨
- すべて異物
- シーネ

・明らかな手根骨の配列異常は認めない
・前腕の背側に凸の変形

　左にはシーネが接触している。橈骨，尺骨はその骨幹部で両方とも折れており，第3骨片も見える。骨折部は大きく転位しており，開放骨折になっている可能性が高い。骨折部から末梢側には細かいたくさんの異物が写っており，皮膚表面の付着物でなければ，創内に混入している可能性がある。

A　医学各論

C
尺側　　　橈側

尺骨動脈は問題なし

橈骨動脈の描出は開放創以遠で不良

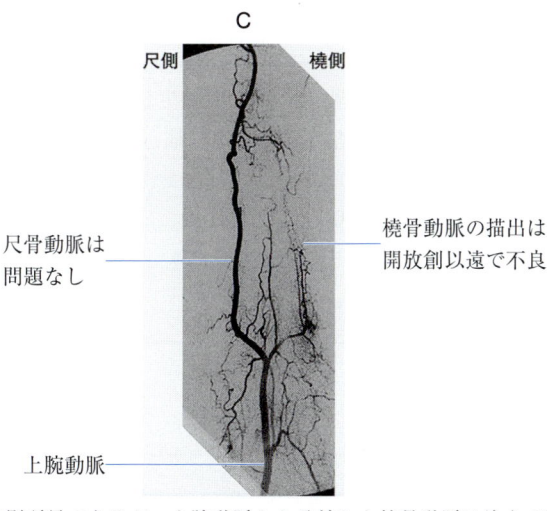

上腕動脈

前腕の動脈造影所見であるが，上腕動脈から分岐した橈骨動脈は途中で途絶しており，末梢側の血管はほとんど写らないので，逆行性の血流もないと考えられる．

鑑別診断　左前腕の単独損傷（「アプローチ」①）であり，受傷後2時間以上経っての安定した状況（②，⑨）から，救命を要する切迫した状況ではないので，ここは本人の希望（⑧）もあり，前腕の機能温存や美容的なことまで考慮してしっかりした治療計画を立てたいところではある．ただ，前腕の感覚脱失や運動機能の消失は右前腕の神経損傷（⑥，⑦）があり，さらに画像と③から橈骨動脈の完全断裂と血行途絶，画像と④から開放骨折部の広範囲の汚染が認められる．既に受傷から2時間以上経っているので，まずは感染の制御を6〜8時間以内に行いたい．血行再建に関しては，⑤から指先までの血行が保たれているようなので，十分な疼痛管理の後（場合によっては全身麻酔下）に創部の徹底的な洗浄と異物除去，デブリドマンを行うことが最優先である．次いで血行再建の必要性について血管外科を含めて相談する．

確定診断　左橈骨および尺骨開放骨折，左橈骨動脈損傷，左橈骨神経および正中神経損傷

選択肢考察
× a　まだまだチャンスはある．状況からは，時期尚早．
× b　開放創であっても，汚染具合が低ければ一期的に行う場合もある．
× c　現状では，末梢の血行は尺骨動脈から供給されている模様．
× d　もちろん必要だが，それだけやっても意味がない．
○ e　まずは感染を抑え，開放骨折に伴う骨髄炎を予防する必要がある．異物を使わないためには一期的な手術を避け，創外固定で感染のないことを確認の後に二期的な手術を考慮することもある．

解答率　a 0.0％，b 0.2％，c 2.2％，d 0.1％，e 97.3％
ポイント　本人希望と創の状況を勘案しつつ，時系列に安全で的確な治療方針を立てていく．
▶参考文献　チャート 整28　標整 750　RM T20
▶正解　e　LEVEL　　　　　　正答率 97.2％

解説者コメント　現病歴，現症の確認や画像の読影に時間を取らずに，まずやることは何かを速断させる問題である．
受験者つぶやき　・バイタルを確認してから，汚染創にはまずデブリドマン．
・この場合はデブリかなと．

A 医学各論

Check ☐ ☐ ☐

109A-48 出生直後の新生児。在胎37週，2,720 g で出生した。Apgar スコアは8点（1分），10点（5分）。出生前の胎児超音波検査で水頭症を指摘された。腰仙部の写真（**別冊 No. 25**）を別に示す。
この病変の手術時期として適切なのはどれか。

a 生後0〜2日　　b 生後1〜2週　　c 生後3〜6か月
d 1〜2歳　　　　e 5〜6歳

別　冊
No. 25

アプローチ
① 在胎37週，生下時体重 2,720 g ─→ 正期産児で，低出生体重児ではない
② Apgar スコア8点 ─→ 仮死はない
③ 胎児超音波検査で水頭症 ─→ 先天性である

画像診断

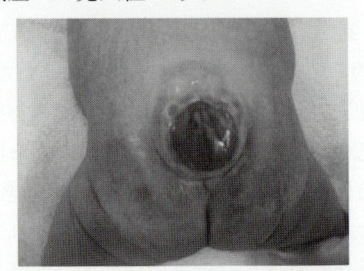

腰仙部に皮膚の欠損を伴った腫瘤を認める。

鑑別診断　神経管の閉鎖不全によって生じる病変は二分脊椎と総称される。皮膚欠損を伴う顕在性二分脊椎（脊髄破裂，脊髄髄膜瘤など）と皮膚欠損を伴わない（皮膚・軟部組織異常は伴う）潜在性二分脊椎（脊髄脂肪腫，皮膚洞，終糸肥厚，割髄腫など）に分けられる。本例は皮膚欠損を認め，腫瘤を形成している。

確定診断　二分脊椎（脊髄髄膜瘤）

選択肢考察　皮膚欠損があるので，直ちに病変部の保護をする必要がある。腹臥位で病変部を高く保ち，感染予防と48時間以内の修復術を行う。脳室拡大があればシャント術が必要となる。
　　○ a，× b，× c，× d，× e

解答率　a 66.7%，b 16.5%，c 10.7%，d 5.3%，e 0.5%

ポイント　顕在性二分脊椎では露出した未完成の脊髄組織から末梢側の脊髄機能は高度に障害される。下肢の麻痺・変形や感覚障害，膀胱直腸障害を呈する。また髄膜炎などの感染症や髄液循環障害のため，水頭症，脊髄空洞症，Chiari 奇形などを発症する。

▶ **参考文献**　MIX 325　国小 356　チャート小 139　R小 414
▶ **正解**　a　LEVEL ▮▮▯▯▯　　　　　　　　　　　　　正答率 66.7%

解説者コメント　先天性の腰仙骨部の異常で，露出した腫瘤は特徴的で容易に診断できる。感染症は最も重大な生命予後因子であり，早期の手術が必要なのは明確である。

受験者つぶやき　・感染起こしたらやばいです。ちゃっちゃと閉じちゃいましょう。すぐに手術というイメージ。

> **Check** ■ ■ ■

109A-49 52歳の男性。足の激痛を主訴に来院した。昨晩，突然に右第一中足趾節関節に発赤と激痛を伴った腫脹とが出現し，自宅近くの夜間診療所で非ステロイド性抗炎症薬を投与されたが改善しないため受診した。身長 174 cm，体重 80 kg。尿所見：蛋白（±），糖（−），潜血（±）。血液所見：赤血球 471 万，Hb 15.4 g/dL，Ht 44％，白血球 11,000，血小板 15 万。血液生化学所見：尿素窒素 30 mg/dL，クレアチニン 1.5 mg/dL，尿酸 9.2 mg/dL。CRP 5.4 mg/dL。尿酸排泄率〈FEUA〉18％（基準 7〜14）。
　この時点で行うべき治療と，今後，長期的に行うべき治療の組合せで正しいのはどれか。

	この時点で行うべき治療	長期的に行うべき治療
a	コルヒチン ──	尿酸合成阻害薬
b	コルヒチン ──	尿酸排泄促進薬
c	尿酸合成阻害薬 ──	尿酸合成阻害薬
d	尿酸合成阻害薬 ──	尿酸排泄促進薬
e	尿酸排泄促進薬 ──	尿酸合成阻害薬

アプローチ
①52歳の男性 ⟶ 中年男性に好発する疾患
②突然の片側第一中足趾節関節腫脹 ⟶ 典型的な痛風関節炎発作
③身長 174 cm，体重 80 kg ⟶ 肥満
④尿蛋白（±），尿潜血（±），クレアチニン 1.5 mg/dL ⟶ 腎障害
⑤白血球 11,000，CRP 5.4 mg/dL ⟶ 軽度の炎症
⑥尿酸 9.2 mg/dL ⟶ 高尿酸血症
⑦尿酸排泄率 18％ ⟶ 尿酸排泄量の増加，すなわち尿酸産生量が過剰

鑑別診断 足の関節炎は，関節リウマチ，化膿性関節炎，偽痛風，痛風でみられる。関節リウマチは慢性に経過すること，偽痛風は高齢者の膝関節が好発部位であることより「アプローチ」①，②で否定される。化膿性関節炎は炎症が高度なので⑤より否定的であるが，完全には除外できない。ただし，①，②は痛風に特徴的な所見であり，③，⑥はその誘因であることより，痛風が確定する。なお，痛風でも軽度の白血球増多は出現する。

確定診断 痛風（関節炎）

選択肢考察
○a　非ステロイド性抗炎症薬が無効であったことと，まだ発症初期ということで，コルヒチンが急性炎症への対応薬として選択される。本症例の高尿酸血症は尿酸排泄の低下によるのではなく，過剰産生が原因なので，長期的には尿酸合成阻害薬が選ばれる。
×b　尿酸排泄促進薬では併存する腎障害や尿路結石が悪化しやすい。
×c，×d，×e　尿酸降下薬を痛風発作時に開始すると，尿酸値の変動で発作が再誘発されることがある。

解答率 a 86.0％，b 2.2％，c 6.5％，d 2.1％，e 2.9％

ポイント コルヒチンは発作後ごく初期までしか有効でなく，通常，発作予防薬として用いられる。最近では発作時に副腎皮質ステロイドが選択されることも増えている。
　尿潜血は尿路結石の存在を疑わせる。腎障害も認められ，尿酸産生過剰型の痛風であるので，長期的治療薬は尿酸合成阻害薬となる。

▶**参考文献** MIX 270　朝 1319, 1865　YN D132　みえる 内 128
▶**正解** a　LEVEL　　　正答率 85.9％

解説者コメント コルヒチンを選択するのにはやや抵抗感があるが，ほかに選択肢がないので解答は容易。

受験者つぶやき
・痛風でFEUAは初見の気がするので，今後，連問で計算させてから薬を選べ的な問題が出たりするのでしょうか。
・排泄はよくしているようなのでaにしました。

Check ■■■

109A-50 19歳の女性。鼻漏を主訴に来院した。数年前から鼻漏と鼻閉とが出現し，2週前から増悪したため受診した。通年性に症状があり起床時に激しい。右鼻腔の内視鏡像（**別冊** No. 26）を別に示す。

行うべき検査はどれか。

a 細菌検査　　　　b 病理組織検査　　　　c 好中球機能検査
d 抗原特異的IgE検査　　e 末梢血白血球分画検査

別　冊
No. 26

アプローチ
①数年前からの鼻症状で通年性 → 急性鼻炎や季節性の花粉症は除外される
②起床時に激しい → 原因物質が室内，寝室にある可能性
③右鼻腔の内視鏡像で鼻粘膜は平滑で蒼白色に肥厚 → 出血や腫瘍などの悪性所見はない
④右鼻腔の内視鏡像で鼻漏は水様透明である → 膿性を呈する疾患が除外される

画像診断

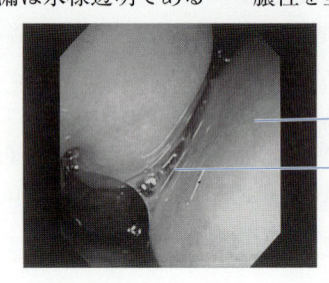

― 鼻粘膜の蒼白・腫脹
― 透明・水様性鼻漏

鑑別診断　非アレルギー性疾患のうち，急性鼻炎（鼻かぜ）の初期にはくしゃみ，水性鼻漏，鼻閉が出現するが，やがて鼻漏は粘性，粘膿性となり，ほかに咽頭痛，発熱などを伴い反復性ではなく，「アプローチ」①から否定される。血管運動性鼻炎では粘膜は暗赤色でうっ血を示し，鼻汁は粘性であり，②，③から否定される。副鼻腔炎では鼻閉，粘膿性鼻漏などが持続性にみられ，中鼻甲介や中鼻道が浮腫状に腫脹するので，④から否定される。

アレルギー性では，通年性鼻アレルギーと花粉症があり，花粉症は季節性であるため①から否定される。したがって，通年性鼻アレルギーが最も考えられる。

確定診断　通年性鼻アレルギー

選択肢考察
× a 鼻炎・副鼻腔炎では，起炎菌となるブドウ球菌，レンサ球菌，インフルエンザ菌などの化膿菌の感染のため，細菌検査が必要となる。
× b 鼻閉をきたす良性，悪性腫瘍，肉芽腫性疾患では必要となる。
× c 好中球殺菌能測定法であり，慢性肉芽腫症で障害される。

○ d　ハウスダスト，ダニやスギ花粉の特異的IgE抗体測定が有用である。
× e　鼻アレルギーでは末梢血で軽度の好酸球増多がみられることはあるが，むしろ鼻汁中の白血球分画検査で好酸球増多の確認が鼻アレルギーの診断に有用となる。

解答率　a 0.6%, b 1.1%, c 0.6%, d 86.8%, e 10.6%

ポイント　通年性鼻アレルギーの原因はハウスダスト，ダニが原因である。くしゃみ，水様性鼻漏，鼻閉が主症状で，くしゃみは朝，起床時が多く morning attack と呼ばれる。夜間沈下した濃厚なハウスダストの吸入や自律神経緊張状態の変化が原因と考えられる。

▶参考文献　朝 1348　YN F33　みえる免 40

▶正解　d　LEVEL　　　　　　　　　　　　　　　　　　　　　　　　　　　正答率 86.8%

解説者コメント　臨床経過と鼻腔内視鏡像から診断は容易である。

受験者つぶやき
・ダニ？
・アレルギー性鼻炎かな？

Check ■■■

109A-51　69歳の女性。手関節の痛みと腫れを主訴に来院した。半年前から手関節の痛みと腫れが持続し，約1週前から痛みが強くなり手指の伸展が自力では行えなくなったため受診した。体温36.0℃。脈拍80/分，整。血圧110/70 mmHg。腱断裂の診断で腱移行術が施行された。手術時に採取した手関節滑膜組織と関節周囲組織のH-E染色標本（別冊 No. 27A，B）を別に示す。

最も考えられる診断はどれか。

a　滑膜肉腫　　　　　b　関節リウマチ　　　　c　変形性関節症
d　サルコイドーシス　e　色素性絨毛結節性滑膜炎

別　冊
No. 27　A，B

アプローチ
①69歳の女性──→高齢女性に多い疾患を考慮する
②手関節の痛みと腫れ──→炎症性疾患を疑う
③半年前から──→感染などの急性疾患は否定的。慢性の疾患を考慮する
④腱断裂・腱移行術──→腱断裂をきたす疾患を考える

画像診断

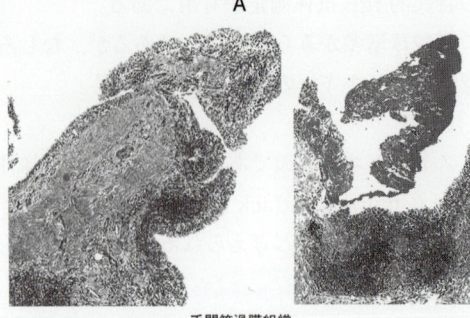

A

手関節滑膜組織

手関節滑膜組織では絨毛状滑膜増生と著明な炎症細胞浸潤（形質細胞が主体）を認める。血管新生もみられる。

参考図：正常滑膜

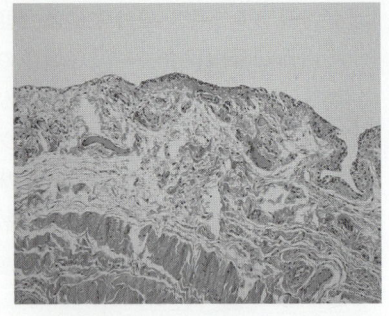

正常滑膜は表層が平坦で、滑膜細胞は表層の1層のみであり、間質の炎症細胞浸潤に乏しい。

B

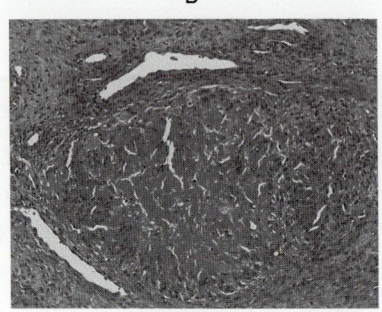

関節周囲組織

関節周囲組織はリウマチ様結節を示す。中心部の壊死層を囲んで類上皮細胞が柵状かつ放射状に配列する。

鑑別診断　関節の腫脹と腱断裂をきたす疾患は膠原病、特に関節リウマチに特異的である。病理の得意な学生は少ないと思われるが、病理像から腫瘍性疾患は否定的である。

選択肢考察
- ×a　症例文から腫瘍の存在はなく、病理像から否定的である。
- ○b　伸筋腱断裂をきたす代表的疾患である。
- ×c　滑膜増生や炎症細胞浸潤はみられない。
- ×d　肺、眼、神経、心病変が主体で、手関節病変はまれである。
- ×e　膝関節が多く、手関節はまれである。症状は関節血症である。

解答率　a 15.4%，b 53.1%，c 0.4%，d 14.3%，e 16.6%

確定診断　関節リウマチ

ポイント　関節リウマチでは伸筋腱断裂をきたすことがある。

参考文献　MIX 315　朝 1253　YN F50　みえる 免 52

▶正解　b　LEVEL　　正答率 53.1%

解説者コメント　病理の苦手な学生でも、手関節の腫脹と伸筋腱断裂より診断は容易である。

受験者つぶやき
・本当は良くないこととは思うのですが、滑膜の2文字を見た瞬間にRAしか考えられなくなりました。パンヌスという理由は後付けで。
・過去問でも同じような症例がありました。

109A-52　38歳の女性。労作時呼吸困難を主訴に来院した。29歳時に関節炎を発症し、同時にリンパ球減少、血小板減少およびネフローゼ症候群を指摘され、全身性エリテマトーデス〈SLE〉の診断で治療を受けている。3か月前から労作時の呼吸困難を感じていた。1か月前から階段を昇るときにも息切れを自覚するようになったため受診した。身長163cm、体重50kg。胸骨左縁第2肋間でⅡ音の病的分裂と肺動脈弁成分の亢進とを認める。呼吸音に異常を認めない。尿所見：比重1.009、蛋白1＋、潜血2＋。血液所見：赤血球460万、Hb 12.1g/dL、Ht 36％、白血球8,600、血小板21万。血液生化学所見：アルブミン3.5g/dL、AST 67IU/L、ALT 95IU/L、LD 370IU/L（基準176〜353）、尿素窒素15mg/dL、クレアチニン0.7mg/dL。免疫血清学所見：CRP 0.1mg/dL、抗核抗体640倍（基準20以下）。心電図（別冊No. 28A）と胸部エックス線写真（別冊No. 28B）とを別に示す。

労作時呼吸困難の原因を診断するために最も有用な検査はどれか。

a　冠動脈造影
b　心エコー検査
c　気管支内視鏡検査
d　ポリソムノグラフィ
e　ガリウムシンチグラフィ

別冊
No. 28　A, B

アプローチ
①関節炎、リンパ球減少、血小板減少、ネフローゼ症候群、SLEの診断──典型的なSLEの臨床経過であるが、血清クレアチニンが正常であり、高度の腎障害はきたしていない
②労作時の呼吸困難、階段を昇るときの息切れ──非特異的な心・肺疾患の症状である
③胸骨左縁第2肋間でⅡ音の病的分裂と肺動脈弁成分の亢進──肺高血圧症の所見
④抗核抗体640倍──活動性SLEの所見

画像診断

A

圧負荷パターン（strain pattern）を伴うRV₁の増高→右室肥大〈RVH〉

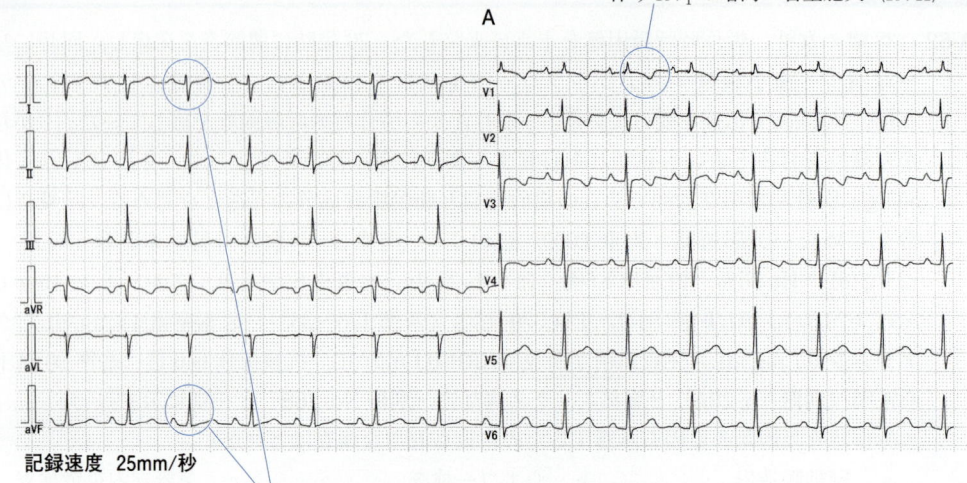

QRS主軸がⅠで陰性, aVFで陽性→右軸偏位

記録速度 25mm/秒

心電図では，QRS主軸が第Ⅰ誘導で陰性，aVFで陽性であり，右軸偏位を示す。またV₁でR波が高く，STが圧負荷（strain pattern）を示し，右室肥大〈RVH〉が存在する。

B

右肺動脈幹は肋骨の太さよりも太い。肺高血圧の所見と考えられる

肺間質陰影の増強

左第2弓が突出し，やはり肺動脈幹の拡大がある

肋骨の変形
右肋骨横隔膜の鈍化 ｝胸膜炎の所見

胸部エックス線写真では，肺動脈幹が肋骨の太さよりも太く，肺高血圧症の所見と考えられる。両側中下肺野のすりガラス様陰影（間質陰影の増強）も認められ，右下肺野に胸膜炎を示唆する所見もある。

鑑別診断

呼吸困難の原因としては，若干の肺間質陰影の増強や胸膜炎の所見も認められるが，呼吸音は正常で，むしろⅡpの亢進や肺動脈幹の増大もみられることから，肺高血圧が考えられる。右室肥大は，この肺高血圧の亢進によって生じたものと考えられる。

確定診断

肺高血圧症を伴ったSLE

選択肢考察

× a 虚血性心疾患を示唆する所見はなく，適応なし。

○ b 肺高血圧症による心負荷が生じるが，随伴する三尖弁閉鎖不全〈TR〉の流速を連続ドップラーで測定することにより，肺動脈圧を推定することができる（国試既出事項）。また，断層エコーでは，右心系の拡大を直接観察できる。

×c 肺の腫瘍性疾患はなく，気管支肺胞洗浄液〈BAL〉の分析を行っても肺の血行動態を把握することはできない。
×d 睡眠時無呼吸症候群〈sleep apnea syndrome〉ではなく，意味がない。
×e CRP低値であることから，肺の炎症，腫瘍性疾患は考えにくい。

解答率 a 2.0％，b 92.8％，c 0.8％，d 0.4％，e 3.8％

ポイント SLEを含め，膠原病患者では一般に肺高血圧を伴うことが少なくなく，その場合，特発性肺高血圧よりも予後不良となることを知っておく。特に強皮症に伴う場合はさらに悪いといわれている。

▶参考文献　MIX 314　朝 1274　YN F59　みえる 免 72
▶正解　b　LEVEL　　　　　　　　　　　　　　　　　　　　　　正答率 92.8％

受験者つぶやき
・今回は肺高血圧ですが，他の合併症に心外膜炎なんてのもありましたね。
・何でエコーかは分かりませんでしたが，消去法でエコーにしました。肺高血圧でエコー？

Check ■■■

109A-53 69歳の男性。高熱を主訴に来院した。インフルエンザの診断でオセルタミビルを5日分処方され一旦解熱した。内服を終了した翌日から高熱，咳嗽および膿性痰が出現したため受診した。意識は清明。体温39.1℃。脈拍112/分，整。血圧108/82 mmHg。呼吸数24/分。右胸部でcoarse cracklesを聴取する。血液所見：赤血球378万，Hb 10.8 g/dL，Ht 36％，白血球17,200（桿状核好中球4％，分葉核好中球84％，単球2％，リンパ球10％），血小板18万。CRP 23 mg/dL。胸部エックス線写真（別冊No.29）を別に示す。
治療薬として適切なのはどれか。
a ザナミビル
b アシクロビル
c ミノサイクリン
d オセルタミビル
e スルバクタム・アンピシリン合剤

別 冊
No. 29

アプローチ
①オセルタミビル5日分処方され一旦解熱──→インフルエンザは治療できたと考えられる
②オセルタミビル内服終了翌日からの発症──→インフルエンザに続発する感染症を考える
③膿性痰──→細菌感染を考える
④聴診で右肺にcoarse crackles──→右肺の肺炎を考える
⑤白血球増加，CRP高値──→細菌性炎症を考える

| 画像診断 |

右上葉に浸潤陰影を認める

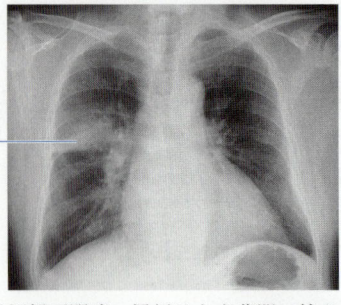

右中肺野に，頭側は辺縁不明瞭，尾側は上中葉間で境されているため辺縁明瞭な浸潤陰影を認める。右上葉の肺炎を示唆する所見である。

| 鑑別診断 | インフルエンザ治療でいったん解熱後の発熱である。インフルエンザの再燃の可能性も鑑別に挙げられるが，画像所見，検査所見は細菌性肺炎を示唆している。

| 確定診断 | インフルエンザ後の細菌性肺炎

| 選択肢考察 |
×a ザナミビルはインフルエンザ治療薬である。
×b アシクロビルは抗ウイルス薬で，単純ヘルペスウイルス，水痘・帯状疱疹ウイルスに効果のある薬剤である。
×c ミノサイクリンはテトラサイクリン系抗菌薬である。静菌的に作用する薬剤で抗菌力はβ-ラクタム系に劣る。
×d 抗インフルエンザ薬であるオセルタミビルの再投与は細菌感染には適切でない。
○e インフルエンザ桿菌，肺炎球菌などインフルエンザ後に発症する肺炎の起炎菌と考えられる薬剤をカバーする抗菌薬である。

| 解答率 | a 3.7％，b 0.3％，c 13.9％，d 1.6％，e 80.2％

| ポイント | インフルエンザに合併する肺炎には，1）インフルエンザウイルスによるウイルス性肺炎，2）インフルエンザ罹患後に発症する細菌性肺炎（原因菌は肺炎球菌，インフルエンザ菌，黄色ブドウ球菌が多いとされる），3）ウイルス性肺炎と細菌性肺炎の合併，の3つの可能性が考えられる。本例では臨床症状，検査結果などから細菌性肺炎が強く示唆される。

▶参考文献　MIX 180　朝 750　YN I56　みえる 呼 98, 124
▶正解　e　LEVEL　　　　　正答率 80.2％

| 解説者コメント | 約100年前のスペインかぜの米国での死因は，主に二次的細菌性肺炎による死亡であり，特に肺炎球菌が起炎菌として注目されたと報告されている。

| 受験者つぶやき |
・インフルエンザ後肺炎では，*S. pneumoniae* や *H. influenzae* が多いんでしたね！　だから治療薬がユナシン®なのでしょう。
・「内服を終了した翌日から」という病歴に振り回されてインフルエンザが関係しているのかと思ってしまいました。

A　医学各論

Check ■■■

109A-54　8歳の男児。落ち着きのなさを主訴に母親に連れられて来院した。幼児期から落ち着きのなさが認められ，遊びでも順番やルールを守ることができなかった。授業中に席を離れることがあり，家では宿題を嫌がってなかなかやらない。成績は中程度であり，身体所見に異常を認めない。
　　まず行うべき対応として適切なのはどれか。
　a　薬物療法を導入する。
　b　問題行動には厳しく叱責する。
　c　教室全体が見えるように一番後ろに座らせる。
　d　集中可能な持続時間を考慮して課題に取り組ませる。
　e　母親に対して大人になれば改善することを説明する。

アプローチ
①落ち着きのなさ──→多動性
②幼児期から認められる
③順番やルールを守ることができない──→衝動性
④授業中に席を離れることがある──→多動性
⑤宿題を嫌がってなかなかやらない──→不注意
⑥成績は中程度──→学習に著しい障害をきたしていることは否定できる

鑑別診断　「アプローチ」の①，③，④，⑤より三大症状を満たすことから注意欠如・多動症〈ADHD〉と診断できる。年齢に関しても②より7歳未満の発症が疑われることから矛盾しない。この児の場合，⑥より学習に重大な障害はきたしていないと考えられる。

確定診断　注意欠如・多動症〈ADHD〉

選択肢考察
×a　ADHDにはメチルフェニデートなどによる薬物治療が有効であることも多い。しかし，この児の場合成績は中等度であり，まず行うべき対応としては不適当である。
×b　不適切な対応である。
×c　注意散漫を防ぐため窓際の席は避けるといった配慮が有効なこともあるが，一番後ろの席に座らせる必要はない。
○d　ADHDに対しては，まずは学習への支援などの心理社会的治療を行う。
×e　ADHDは多動性についての改善は認められるが，不注意性は継続して認められることが少なくない。

解答率　a 14.5%，b 0.1%，c 0.5%，d 70.0%，e 14.7%

ポイント　ADHDは小児の発達障害の一つであり，不注意，多動性，衝動性を主要な症状とする。学習に著しく障害をきたしている場合は薬物療法の適応となるが，この症例では成績が中等度であることに着目すべきである。まずは環境調整や教育的指導を行う。改善がみられなければ薬物療法を検討する。

▶参考文献　MIX 299　国小 366　チャート小 319　R小 419

▶正解　d　LEVEL　　　　　　　　　　　　　　　　　　　　　　　　正答率 70.0%

解説者コメント　選択肢aの薬物療法を選択してしまいがちだが，まず行うべき対応を問うているので，学習の環境調整といった心理社会的治療である選択肢dが正解である。

受験者つぶやき
・dから誤答肢ではなさそうなオーラを感じました。キテマスキテマス。
・初めから薬物はないかなと思ってdに。

Check ☐☐☐

109A-55 48歳の男性。工場で吹きつけ作業を担当している。特殊健康診断で尿中馬尿酸が 2.8 g/L（分布1は1 g/L以下，分布2は1 g/L超 2.5 g/L以下，分布3は2.5 g/L超）であった。自覚症状は特にない。喫煙は10本/日を25年間。飲酒はビール 1,000 mL/日を 25 年間。
産業医がまずとるべき措置はどれか。
- a 作業状況の確認
- b 自宅療養の指示
- c 職場内禁煙の確認
- d 貧血の有無の確認
- e ストレスの有無の確認

アプローチ
① 職業歴：工場で吹き付け作業 → 有機溶剤中毒が疑われる
② 所見：特殊健診（分布2は再検査，分布3はマスク・手袋着用等の使用後）で尿中馬尿酸上昇 → 馬尿酸は生体内で多量に生成される物質ではないため，馬尿酸に代謝される原因物質の曝露が示唆される
③ 飲酒歴 → 飲酒の習慣があり，分布3で馬尿酸が高値である。肝臓疾患で馬尿酸の代謝障害があることも否定できない

鑑別診断 以下の疾患・病態から鑑別すべきである。
1) 有機溶剤中毒：トルエンなどの慢性曝露による。
2) 肝疾患による代謝障害：飲酒歴があるため。
3) 感冒薬等の服用：安息香酸カフェインの摂取（「ポイント」参照）。
4) 清涼飲料水や栄養ドリンクの習慣的な飲用：安息香酸の摂取（「ポイント」参照）。

確定診断 有機溶剤中毒（トルエン）の疑い

選択肢考察
○ a 作業環境のアセスメントを行う。作業状況や現場を調査して原因物質の曝露環境を明らかにする。
× b まず専門医と相談し，病態を把握し，かつ作業環境の改善を行う。
× c 今回の病態とは関係が少ないが，職場における喫煙は常に認識する必要がある。
× d 鉛による慢性中毒が疑われる場合は実施する。
× e 今回の病態とは関係が少ないが，職場においてメンタルヘルスは重要な問題であるため，常に認識しておく必要がある。

解答率 a 95.2%, b 0.9%, c 0.0%, d 3.7%, e 0.1%

ポイント 馬尿酸は，元来生体内で多量に合成されることはない。また，生物学的半減期は約1.5時間と短い。吸収されたトルエンの80%は肝臓のチトクロム P450 により代謝されて安息香酸となり，グリシン抱合を受けて馬尿酸に代謝され，尿中に排泄される。モニタリングをする際の注意点は，総合感冒薬（安息香酸カフェインが含まれる）の服用や清涼飲料水や栄養ドリンク（保存料として安息香酸が含まれる）の習慣的な摂取であり，分布3に馬尿酸を認める。また，飲酒や肝疾患があると馬尿酸への代謝が遅れ，初期は濃度が低いが，生物学的半減期が長くなる。

参考文献 MIX 12 チャート公 207 アラーム 133 SN 405

正解 a LEVEL 正答率 95.1%

解説者コメント 産業医一般の業務内容を把握しておく。産業関連の疾患の発見や予防には作業環境のアセスメントとマネジメントが必要である。種々の有機溶剤の急性・慢性中毒の症状，血中・尿中の診断マーカーおよび環境モニタリングについてまとめておくこと。

受験者つぶやき ・馬尿酸は果物の類でも上がる可能性があります。

A 医学各論

・まずは作業の確認かなと。

Check ■ ■ ■

109A-56 33歳の女性。未経妊。無月経を主訴に来院した。初経13歳。月経周期は不規則であり，29歳以降無月経となっていたがそのままにしていた。身長161 cm，体重58 kg。脈拍76/分，整。血圧114/74 mmHg。胸腹部と四肢とに異常を認めない。恥毛は正常女性型。血液生化学所見：血糖86 mg/dL，TSH 1.3 μU/mL（基準0.4〜4.0），LH 2.0 mIU/mL（基準1.8〜7.6），FSH 6.4 mIU/mL（基準5.2〜14.4），プロラクチン79 ng/mL（基準15以下），FT_4 0.8 ng/dL（基準0.8〜1.8），コルチゾール10 μg/dL（基準5.2〜12.6），エストラジオール15 pg/mL（基準25〜75），IGF-I 155 ng/mL（基準93〜236）。頭部造影MRIのT1強調冠状断像（**別冊** No. 30）を別に示す。
この患者にみられる可能性が高いのはどれか。
a 慢性甲状腺炎　　b 染色体異常　　c 視野障害
d 低血糖症　　　　e 乳汁漏出

別　冊
No. 30

アプローチ
① 29歳以降無月経 ⟶ 続発性無月経
② プロラクチン79 ng/mL ⟶ 高プロラクチン血症の診断

画像診断

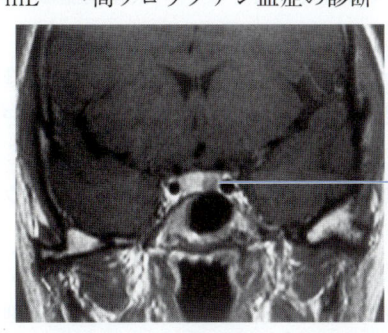

下垂体腫瘍

MRIでは下垂体に小さい腫瘍を認めることから下垂体腫瘍が考えられる。
腫瘍が大きくなると視神経を圧迫して視野障害や視力低下を呈する。

鑑別診断 下垂体腫瘍の中で最も多い下垂体腺腫であるが，Rathke（ラトケ）嚢胞，頭蓋咽頭腫，髄膜腫などの他の良性腫瘍との鑑別が必要である。

確定診断 下垂体腫瘍

選択肢考察
× a，× d 高プロラクチン血症をきたすが無月経はみられにくい。
× b 原発性無月経の場合は染色体異常が疑われる。
× c 視野障害は腫瘍が大きくなった場合に出現する。
○ e プロラクチン高値により乳汁分泌が起こる。

解答率 a 0.6%，b 0.0%，c 8.1%，d 0.1%，e 91.0%

ポイント 血液生化学所見より高プロラクチン血症が考えられる。下垂体腺腫に起因することが多く，

プロラクチン抑制因子の低下を招き，結果としてプロラクチンの分泌が亢進して無月経，乳汁漏出などの症状を呈する。

▶参考文献　MIX 238　チャート婦 93　みえる婦 48
▶正解　e　LEVEL　　　　　　　　　　　　　　　　　　　　　　　　　　正答率 90.9%
受験者つぶやき
・画像的に視交叉までは圧迫していなさそうな雰囲気です。
・高プロラクチン血症なら e かなと思いました。

Check ■■■

109A-57 32歳の女性。病院の薬剤師。夕方に職場で急に倒れて外来の処置室に搬入された。2年前からBasedow病で内服治療中であり1週前のFT$_4$値は基準範囲内，体重もBasedow病の発症前より増えていた。本日も昼過ぎまでは元気に働いていた。身長158 cm，体重62 kg。体温36.2℃。脈拍104/分，整。血圧138/64 mmHg。呼吸数14/分。呼びかけに反応しない。甲状腺腫を触知しない。全身に発汗が著明である。胸腹部に異常を認めない。血糖簡易測定で測定感度以下だったため，インスリン測定用の血液を採取してからブドウ糖を静注したところ覚醒した。

鑑別診断を進める上で，採取した検体で追加して測定すべき項目はどれか。**2つ選べ**。
　a　FT$_3$　　　　　　　b　ACTH　　　　　　　c　Cペプチド
　d　抗インスリン抗体　　e　抗TSH受容体抗体

アプローチ
①Basedow病で治療中の32歳の女性。2年前から内服管理され，FT$_4$は基準範囲内。体重も発症前より増加。甲状腺腫大もない──→甲状腺機能は正常で，Basedow病は適切に管理されている
②昼過ぎまでは元気──→急性発症，もしくは慢性疾患の急性増悪を考える
③身体所見，血圧，呼吸数，胸腹部所見──→頻脈のほかはいずれも正常範囲
④呼びかけに反応しない──→意識障害の原因を考える
⑤全身に発汗が著明，血糖簡易測定で測定感度以下，ブドウ糖の静注後に覚醒──→低血糖による意識障害をまず疑う

鑑別診断　若年女性における意識障害の原因について鑑別を進める。循環器系（起立性低血圧・不整脈），呼吸器系（低酸素），内分泌系（甲状腺クリーゼ・副腎不全），代謝系（高血糖・低血糖・アルコール・電解質異常・肝腎障害・薬物中毒），脳神経系（脳血管障害・てんかん発作）など多彩だが，「アプローチ」①～③より多くは否定される。④，⑤より低血糖による意識障害の可能性が高い。

確定診断　低血糖による意識障害

選択肢考察
×a　FT$_4$値と身体所見から甲状腺機能は正常に管理されていたと考えられる。
×b　副腎不全を疑う場合に必要である。しかし，倦怠感・易疲労感・食欲不振・体重減少・低血圧などの記載はなく，副腎不全の典型的な徴候はない。
○c　インスリノーマの鑑別に必要である。低血糖時に高インスリンかつ高Cペプチド血症を認める場合には，インスリノーマが疑われる。
○d　インスリン自己免疫症候群の診断に有用である。Basedow病などの自己免疫性疾患の合併が多い。チアマゾール（メルカゾール®）などのスルフヒドリル基（-SH）含有薬剤や特定のHLAとの関連が指摘されている。自己抗体がインスリンから遊離する際に低血

糖が生じる。

×e Basedow病の診断には有用であるが，意識障害とは直接関係しない。

解答率 a 29.5%, b 43.0%, c 57.4%, d 59.6%, e 9.7%

ポイント 意識障害の原因を鑑別するために必要な検査が問われている。ブドウ糖静注後に覚醒しており，低血糖の原因鑑別に必要な検査を選択する。まず経過より，空腹時低血糖〔外因性（薬剤性）・内因性（内分泌疾患・肝腎疾患など）〕，反応性（食後）低血糖のいずれかを判断する。薬剤性低血糖や食後低血糖が否定的な場合は，血中インスリンに加え，副腎皮質ホルモン・Cペプチド・抗インスリン抗体などを測定し，二次性低血糖のスクリーニングを進める。

▶参考文献 MIX 269　朝 1789　YN D117　みえる内 66

▶正解 c, d　LEVEL　正答率 37.5%

解説者コメント 選択肢bで迷う受験者がいたかもしれない。内分泌疾患に伴う二次性低血糖の鑑別は必要だが，身体所見と経過は典型的でなく，優先度は低いと思われる。

受験者つぶやき
・思いっきり割れていました。抗甲状腺薬の副作用はどこまでマニアックなことを覚えればよいのでしょうか……。
・休み時間に友人にインスリン抗体の話を聞いて，そんな病態もあったなあとしみじみ。分かりませんでした。

Check ☐☐☐

109A-58 介護老人福祉施設において多数の入所者が嘔吐と下痢とを発症した。複数の患者の糞便試料からPCR法によって原因ウイルスが同定された。
感染の拡大を抑えるために適切なのはどれか。2つ選べ。
 a 入所者への予防接種
 b エタノールによる消毒
 c 塩素系薬剤による消毒
 d マニュアルに沿った吐物の処理
 e 入所者への抗ウイルス薬の予防投与

アプローチ ①多数の入所者が嘔吐と下痢──→感染性胃腸炎，食中毒が考えられる
②原因ウイルスが同定された──→ウイルス性胃腸炎

鑑別診断 ウイルス性胃腸炎の原因として，ノロウイルス，ロタウイルス，エンテロウイルス，アデノウイルスなどが考えられるが，高齢者施設での集団感染ではノロウイルスが最も疑われる。

確定診断 ノロウイルス感染症

選択肢考察
×a ウイルス性胃腸炎では潜伏期間が短いため，ワクチンが利用可能な場合であっても，免疫獲得までの期間を考慮すると予防接種する意義はほとんどない。なお，ロタウイルスワクチンは利用可能であるが，ノロウイルスワクチンは開発中である。
×b エタノール消毒はウイルスに対しての効果が不十分である。
○c 消毒には塩素系薬剤（次亜塩素酸ナトリウム）を使用する。
○d 次に示すような，マニュアルに沿った吐物の処理が，感染拡大防止に有効である。1) 使い捨てのガウン（エプロン），マスク，手袋を使用する。2) 汚物中のウイルスが飛び散らないように，吐物をペーパータオルなどで静かに拭き取る。3) 拭き取った後は，次亜塩素酸ナトリウム（塩素濃度約200 ppm）で浸すように床を拭き取り，その後，水拭きをする。
×e ウイルス性胃腸炎に有効な抗ウイルス薬は臨床応用されていない。

| 解答率 | a 0.5%, b 2.9%, c 96.4%, d 98.9%, e 0.4% |

ポイント
　情報が少ないため，ウイルス性胃腸炎が集団食中毒によるものなのか，糞便や吐物を介した経口感染によるものなのかは判然としない。患者数の推移や発症した患者の居室の分布などを調査することで，原因や感染経路を推定できる。

▶参考文献　MIX 320　朝 277　YN K12　みえる 免 226

▶正解　c, d　LEVEL　　　　　　　　　　　　　　　　　　　　　　正答率 95.6%

解説者コメント
　ウイルス性胃腸炎としては，ロタウイルスまたはノロウイルスが毎年出題されている。どちらも，疫学も含め最低限の知識は覚えておく必要がある。

受験者つぶやき
・エタノール消毒が効かないのは有名な話です。
・ノロウイルスはアルコール消毒ではダメというのはよくテレビでもやっています。

Check ■■■

109A-59　76歳の男性。咳嗽，喀痰，喘鳴および呼吸困難を主訴に来院した。3年前から階段を昇るときに呼吸困難を自覚していた。2週前に感冒様症状を自覚し，その後，湿性咳嗽，喘鳴および呼吸困難が持続するため受診した。喫煙は40本/日を50年間。意識は清明。身長169 cm，体重61 kg。体温37.0℃。脈拍112/分，整。血圧134/62 mmHg。呼吸数28/分。眼瞼結膜と眼球結膜とに異常を認めない。頸静脈の怒張を認める。心音に異常を認めない。呼吸音は両側に wheezes と coarse crackles とを聴取する。血液所見：赤血球506万，Hb 15.4 g/dL，Ht 45%，白血球12,000（桿状核好中球5%，分葉核好中球74%，好酸球1%，好塩基球3%，単球8%，リンパ球9%），血小板25万。血液生化学所見：尿素窒素12 mg/dL，クレアチニン0.7 mg/dL，脳性ナトリウム利尿ペプチド〈BNP〉89 pg/mL（基準18.4以下）。CRP 6.5 mg/dL。動脈血ガス分析（鼻カニューラ2 L/分 酸素投与下）：pH 7.43，$PaCO_2$ 39 Torr，PaO_2 64 Torr，HCO_3^- 25 mEq/L。胸部エックス線写真（別冊 No. 31A）と胸部CT（別冊 No. 31B，C）とを別に示す。
　まず行うべき治療はどれか。3つ選べ。

　　a　抗菌薬の投与
　　b　副腎皮質ステロイドの吸入
　　c　抗ロイコトリエン薬の投与
　　d　副腎皮質ステロイドの内服
　　e　短時間作用型 $β_2$ 刺激薬の吸入

別　冊
No. 31　A，B，C

アプローチ
①76歳の男性──高齢男性に頻度の高い疾患を考える
②3年前から階段昇降で呼吸困難──緩徐に進行する疾患があることを示唆している
③2週前からの増悪──慢性疾患の急性増悪の可能性を示唆している
④喫煙40本/日を50年──重喫煙者でみられる疾患を示唆している
⑤呼吸数28/分──頻呼吸である
⑥頸静脈怒張，BNP高値──右心系に負荷がかかっていることを示唆している
⑦尿素窒素・クレアチニン正常──腎機能は正常であることを示している
⑧白血球増加，CRP高値──細菌性感染症が存在していることを示している

画像診断

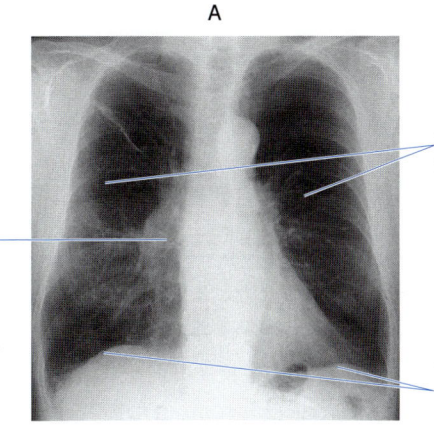

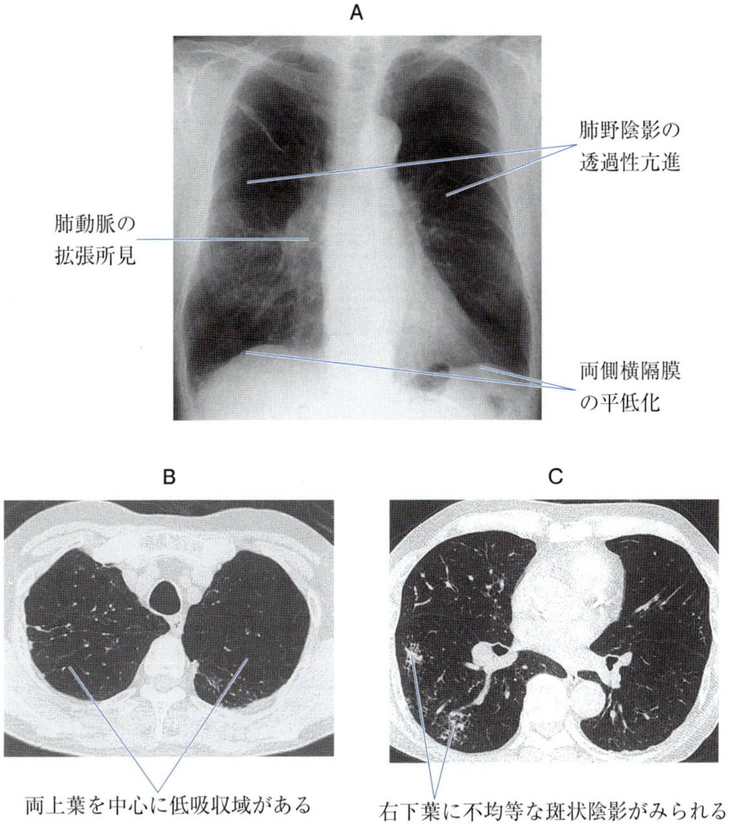

A

肺動脈の拡張所見

肺野陰影の透過性亢進

両側横隔膜の平低化

B　　　　　　　　　　C

両上葉を中心に低吸収域がある　　　右下葉に不均等な斑状陰影がみられる

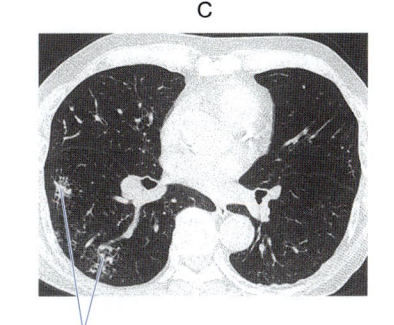

鑑別診断　徐々に進行する咳，痰，労作時呼吸困難を呈し，さらに急性の経過で増悪する疾患の鑑別である。腎機能は正常であり，このような経過で最も考えられる疾患は慢性閉塞性肺疾患〈COPD〉である。鑑別すべき疾患としては，気管支喘息，びまん性汎細気管支炎が挙げられる。

確定診断　慢性閉塞性肺炎〈COPD〉の感染による急性増悪

選択肢考察
- ○ a　細菌性肺炎の関与が示されており，抗菌薬の投与はまず行うべき治療である。
- × b　副腎皮質ステロイド吸入は COPD の急性増悪を改善させる適切な治療ではない。
- × c　気管支喘息症例に対する治療であり，COPD の急性増悪時の治療ではない。
- ○ d　COPD の急性増悪を改善させる治療として適切な治療法である。
- ○ e　呼吸困難の増悪に対する第一選択は，短時間作用性 β_2 刺激薬の吸入である。

解答率　a 97.1％，b 65.1％，c 21.7％，d 21.1％，e 93.2％

ポイント　COPD の急性増悪時の薬物療法の基本は，ABC アプローチ（抗菌薬：antibiotics，気管支拡張薬：bronchodilators，ステロイド：corticosteroids）である。すなわち呼吸困難の増悪に対する第一選択は，短時間作用性 β_2 刺激薬の吸入である。ステロイドの全身性投与は，安定期の病期がⅢ期（高度の気流閉塞）以上の増悪症例，入院管理が必要な症例，外来管理でも呼吸困難が高度な症例で勧められる。抗菌薬の使用は，喀痰の膿性化が認められる症例や換気補助療法が必要な症例に勧められる。

参考文献　MIX 183　朝 776　YN I89　みえる 呼 204, 216

正解　a, d, e　　LEVEL　　正答率 18.4％

解説者コメント　患者教育を行って増悪を早期に発見させるとともに，その対処法についてもあらかじめ指導しておくこ

受験者つぶやき
・COPD の急性増悪の治療は ABC（抗菌薬，気管支拡張薬，副腎皮質ステロイド）。静注がないと焦ります。
・終わってから去年の問題に同じようなものがあったなあと思い出し。間違えました。

Check ■■■

109A-60 50歳の男性。咽頭痛を主訴に来院した。3日前から咽頭痛が出現し，昨日から嚥下痛を認めるようになったため受診した。流涎と含み声とを認める。軽度の呼吸困難はあるが喘鳴はない。SpO_2 95%（room air）。喉頭内視鏡像（別冊 No. 32）を別に示す。
急変時に備えて用意しておく対応はどれか。**3つ選べ。**
 a 気管挿管
 b 気管切開術
 c 膿瘍切開術
 d 経鼻エアウェイ
 e 輪状甲状靱帯穿刺

別　冊
No. 32

アプローチ
①3日前から咽頭痛が出現し，昨日から嚥下痛 ─→ 急性であり，咽頭に何らかの疾患を疑う
②流涎と含み声 ─→ 痛みのため嚥下ができなくなっているのと，喉頭にも病変があることを示唆している
③軽度の呼吸困難，SpO_2 95% ─→ 気道にも何らかの問題を起こしている

画像診断

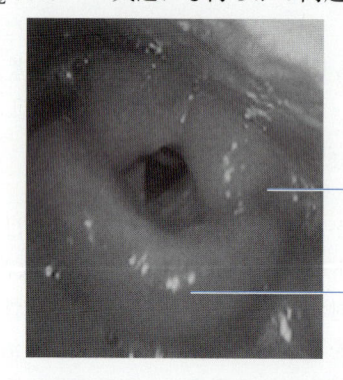

披裂部の腫脹を認める
喉頭蓋が腫脹している

鑑別診断 咽頭痛や嚥下障害をきたす疾患としては，炎症性疾患では急性扁桃炎，扁桃周囲膿瘍，急性喉頭蓋炎などがある。腫瘍性病変では下咽頭癌も嚥下障害をきたすが，本症例では急性の経過をきたしていることから除外できる。また，本症例は含み声と呼吸困難も認めることから喉頭にも病変があることが予想される。画像から急性喉頭蓋炎と診断できる。

確定診断 急性喉頭蓋炎

選択肢考察
○a 喉頭蓋の腫脹が強く声門が確認できない場合，気管挿管は困難なこともあるが，本症例では喉頭蓋の腫脹がそれほど強くないため挿管も選択肢の一つである。
○b 喉頭蓋の腫脹が強く，気管挿管も不能の場合は気管切開が必要である。
×c 時に膿瘍を形成している場合もあるが，気道確保が優先である。
×d 舌根沈下による気道狭窄には有用であるが，本症例では気道確保できない。

○ e　緊急の場合には輪状甲状靱帯穿刺の方が最も早く気道を確保できる。しかし十分な気道確保は困難であり，後に気管切開が必要となる。

解答率　a 95.6％，b 90.7％，c 2.8％，d 15.7％，e 94.0％

ポイント　急性喉頭蓋炎は，進行すると喉頭の閉塞により急速に呼吸困難に進展するため，緊急性の高い疾患である。症状としては激しい咽頭痛と吸気性喘鳴がみられ，増悪すると起坐呼吸になる。嗄声はないが，含み声になる。喉頭内視鏡検査で容易に診断できる。気道確保が重要であり，気管挿管が可能ならば選択するが，喉頭蓋の腫脹が強いと挿管が困難なこともあり，気管切開や輪状甲状靱帯穿刺になることもある。

▶参考文献　チャート 耳 192　コンパクト 96　RマS93

▶正解　a，b，e　LEVEL　　　　　正答率 81.1％

解説者コメント　急性喉頭蓋炎は国家試験では頻出のテーマである。画像をしっかり覚えておき，気道確保の重要性を認識しておこう。

受験者つぶやき
・airway は何としてでも守らにゃなりません。あと行う治療は抗菌薬とステロイドの全身投与。
・閉塞した時に備えるのかなと。

B

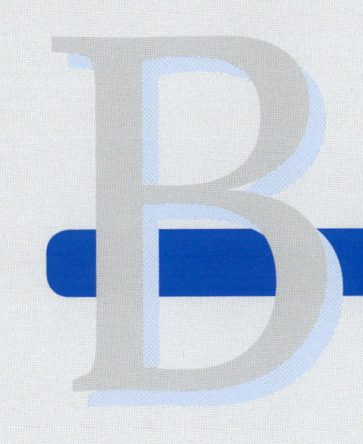

B問題 医学総論／長文問題 62問

一般総論 39問
臨床総論 10問
長文問題 12問
計算問題　1問

医学総論
長文問題

Check ■■■

109B-1 対麻痺患者の参加制約にあたるのはどれか。
a 抑うつ気分になる。
b 仙骨部に褥瘡がある。
c 1日4回自己導尿している。
d 移動には電動車椅子が必要である。
e 3段の段差のあるカフェで会食できない。

選択肢考察
×a, ×b, ×c 障害とは直接関係しない。
×d 電動車椅子により活動制限が（少なくとも一部は）解消される。
○e 参加制約である。

解答率 a 0.3%, b 0.0%, c 0.1%, d 1.8%, e 97.7%

ポイント WHOの定義では障害は次の3つの水準に分けられる（国際生活機能分類：ICF）。①機能障害〈impairment〉：心身機能または身体構造上の問題。②活動制限〈activity limitations〉：個人が活動を行う時に生じる困難。③参加制約〈participation restrictions〉：個人が何らかの生活・人生場面にかかわる時に経験する困難。

▶参考文献 チャート公 20　アラーム 226　SN 106
▶正解 e　LEVEL　　正答率 97.7%

解説者コメント 参加制約は，カフェでの会食よりも，より高次のレベルの制約（就業など）を意味する場合に用いられることが多い。例えば脊髄損傷による下肢の麻痺は機能障害で，この結果，移動ができなければ活動制限，さらに職に就くことができなければ参加制約となる。もし上肢のみで運転できる車があれば活動制限はなくなり，その結果，職を得ることができれば参加制約はなくなる。活動制限，参加制約は治療方法・代替手段・社会の受け入れ体制によって変わることに注意。

受験者つぶやき
・ICF分類は必ず出ます。
・参加できないのはeと考えました。

Check ■■■

109B-2 在宅ケアについて正しいのはどれか。
a 人工呼吸療法は在宅で可能である。
b ケアプランは介護福祉士が作成する。
c 訪問介護には医師の指示書が必要である。
d 往診は計画的・定期的に行う在宅医療である。
e 通所リハビリテーションには医療保険が適用される。

選択肢考察
○a 在宅訪問診療でレスピレーター〈人工呼吸器〉を導入する場合がある。ALS〈筋萎縮性側索硬化症〉などの場合，訪問看護を導入するのが一般的である。
×b ケアプランは介護認定を受けた個々の症例に対し担当するケアマネジャー〈介護支援専門員〉が作成する。
×c 訪問看護は医師の指示書が必要であるが，訪問介護では不要である。
×d 訪問診療は計画的・定期的に行うもので，往診は患者の病態により緊急で行うことが一

般的である。

× e 通所リハビリテーションには医療保険ではなく介護保険が適応される。

解答率 a 65.0%, b 5.2%, c 3.6%, d 13.9%, e 12.3%

ポイント 在宅訪問診療は医療保険で行うが，訪問看護（癌末期や難病では医療保険），訪問介護，訪問リハビリテーション，通所リハビリテーション，デイサービス，ショートステイなどは介護保険で行う。介護認定を受けると介護度に応じて1か月に使える点数が決定し（1割負担），その点数の範囲で必要なサービスを担当のケアマネジャー〈介護支援専門員〉が選択し，ケアプランを作成する。

参考文献 MIX 356 チャート公 99 SN 83

正解 a LEVEL 正答率 65.0%

解説者コメント 介護保険は自宅あるいは施設で療養することに対し，色々なサービスを提供し支援するために誕生した。

受験者つぶやき
・往診と訪問診療は紛らわしいですよね。
・大変そうだけどaはできそう。

Check ■■■

109B-3 リハビリテーションに重点が置かれているのはどれか。
a グループホーム b 有料老人ホーム
c 介護老人保健施設 d 介護老人福祉施設
e 軽費老人ホーム〈ケアハウス〉

選択肢考察
× a 介護保険における地域密着型サービスの一つ。認知症のある要介護者が共同生活を営む住居で，入浴，排泄，食事等の介護およびその他の日常生活上の世話などが提供される。

× b 常時10人以上の高齢者を入所させ，食事やその他の日常生活上の便宜を提供する施設。利用者は，自らの選択によりそのニーズを満たすことを目的に入所する。民間経営の施設で，営利法人でも設置できる。

○ c 介護保険における施設サービスの一つ。病状が安定期にある医療等を要する要介護者に対して，施設サービス計画に基づいて，看護および医学的管理下に機能訓練や介護，およびその他必要な医療と日常生活上の世話を行い，機能回復を図ることを目的とする施設で，リハビリテーションに重点が置かれる。

× d 介護保険における施設サービスの一つ。定員30人以上の特別養護老人ホームで，入所する要介護者に対し施設サービス計画に基づいて，入浴，排泄，食事等の介護，およびその他必要な日常生活上の世話，機能訓練，健康管理，療養上の世話などを行い，そこで生活することを目的とする施設。

× e 老人福祉法に定められた老人福祉施設の一つである軽費老人ホームには3つの区分があり，ケアハウスのほかに，食事を提供するA型と，提供しないB型がある。ケアハウスはおおむね60歳以上の高齢者で，身体機能の低下や加齢のために独立した生活に不安があり，家族による援助を受けることが困難な人を対象に，無料または低額料金で，生活相談や食事，入浴のサービスを提供する施設。

解答率 a 3.4%, b 0.1%, c 84.9%, d 9.3%, e 2.3%

ポイント 高齢者が利用できる施設について整理しておく必要がある。知識を問う問題で，知っていれ

ば容易だが知らなければ難しい。

▶参考文献　MIX 356　チャート公 58　アラーム 110　SN 247
▶正解　c　LEVEL ▮▮▯　正答率 84.9%

受験者つぶやき
・まあ問題ないでしょう。
・医療行為ができるのを考えました。

Check ▮▮▮

109B-4　世界保健機関〈WHO〉について正しいのはどれか。
a　識字率を向上させる。
b　難民の帰還支援を行う。
c　食糧を安定的に供給する。
d　医薬品の安全性を向上させる。
e　労働者の作業環境を改善させる。

選択肢考察
× a　識字率の向上や義務教育の推進を目指す国際機関は UNESCO〈United Nations Educational, Scientific and Cultural Organization：国連教育科学文化機関〉である。
× b　難民に関するさまざまな問題を扱う国際機関は UNHCR〈Office of the United Nations High Commissioner for Refugees：国連難民高等弁務官事務所〉である。最高責任者である高等弁務官の第8代は日本人の緒方貞子氏である。
× c　食糧の安定供給を目指すのは WFP〈World Food Programme：世界食糧計画〉や FAO〈Food and Agriculture Organization：食糧農業機関〉である。
○ d　世界の感染症対策や生活習慣病，医薬品や食品の安全管理など幅広い事業内容を行っているのが WHO〈World Health Organization：世界保健機関〉である。
× e　労働者の労働条件改善や生活水準の向上を通じて世界平和を目指す国際機関は ILO〈International Labour Organization：国際労働機関〉である。

解答率　a 9.9%，b 2.8%，c 9.7%，d 77.0%，e 0.5%

ポイント　WHO の活動内容として，感染症・生活習慣病対策，災害時対策，ICD-10 など国際保健に関する基準や条約の設定，多国間国際協力，医薬品・食品・生物製剤などに関する国際基準の策定などが挙げられる。

▶参考文献　チャート公 127　アラーム 218　SN 117
▶正解　d　LEVEL ▮▮▯　正答率 76.9%

解説者コメント　WHO に関する問題，国際機関に関する問題はほぼ毎年出ているので，しっかり押さえておきたいところ。

受験者つぶやき
・それぞれの選択肢に対応する機関が分かれば，自信をもって解答できます。
・WHO はいろいろやっているんですよね。

109B-5 不慮の事故のうち,「交通事故」,「転倒・転落」,「溺死及び溺水」,「窒息」,「中毒」の5種類における死亡数の年次推移を図に示す。

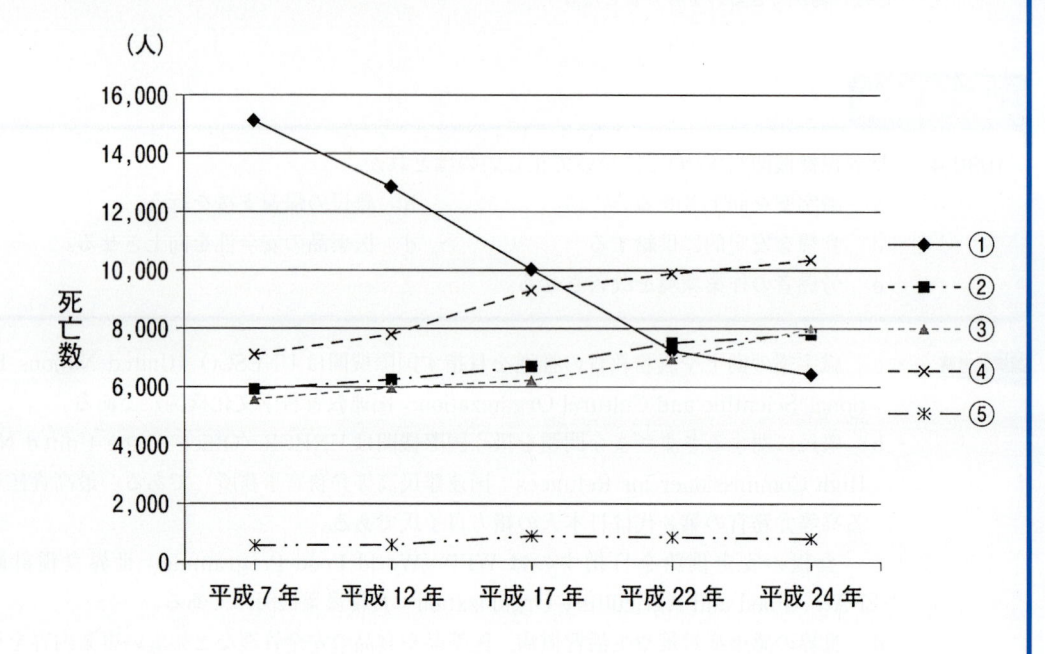

(グラフ：平成7年〜平成24年の死亡数推移、①〜⑤の5系列)

①の予防になるのはどれか。

- a 高温での長湯を避ける。
- b 容器のラベルをよく読む。
- c 階段では手すりにつかまる。
- d シートベルト装着を遵守する。
- e 食べ物は小さく切ってよくかんで食べる。

選択肢考察

× a 入浴中の死亡を防ぐ対策であり,特に高齢者に有効である。溺死および溺水による死亡は平成24年に7,963人であり,③が該当する。

× b 中毒の予防対策である。中毒死は平成24年に789人であり,⑤が該当する。

× c 転倒予防対策であり,特に高齢者に有効である。転倒・転落による死亡は平成24年に7,761人であり,②が該当する。

○ d 自動車乗員の傷害予防に有効である。交通事故死は平成24年に6,414人であり,①が該当する。

× e 窒息の予防対策であり,特に小児に対して有効である。窒息死は平成24年に10,338人と最も多く,④が該当する。

解答率 a 3.6%, b 7.5%, c 6.4%, d 76.2%, e 6.1%

ポイント 交通事故死は平成2年から減少しつつある。警察発表の交通事故死者数は平成24年に4,411人で上記と異なる。これは,警察庁は事故後24時間以内の死亡を集計しているからである。厚生労働省の統計（人口動態統計）は事故後1年以内の死亡を集計しているため,その数は多くなる。いずれにせよ,減少傾向であることが理解できていればよい。

▶参考文献　MIX 17
▶正解　d　　LEVEL　　　　　正答率 76.2%

B 医学総論／長文問題　87

解説者コメント　不慮の事故による死者数についてはしばしば出題されている。このような年次推移を問うのは新傾向である。

受験者つぶやき　・公衆衛生のグラフ問題。交通事故はどんどん減っているって聞いていました。

Check ■■■

109B-6　児童相談所の業務はどれか。
　　a　乳児健康診査の実施
　　b　就学時健康診断の通知
　　c　保護者に定期予防接種を通知
　　d　被虐待児に対し家庭からの一時保護
　　e　小児慢性特定疾患に関する医療費助成

選択肢考察
　×a　乳児とは1歳未満の子どもであり，その健康診査は市町村で行われる。
　×b　就学時健康診断は，学校保健安全法に規定されており，市町村の教育委員会が実施する。
　×c　予防接種の実施主体は市町村であり，通知は実施主体が行う。
　○d　児童福祉法第33条の規定に基づき，児童相談所長または都道府県知事等が必要と認める場合には，子どもを一時保護所に一時保護することができる。
　×e　実施主体は都道府県，政令指定都市および中核市である。平成27年1月1日から，対象疾患が514疾患から704疾患に拡大された。

解答率　a 0.1％，b 0.0％，c 0.1％，d 99.5％，e 0.2％

ポイント　児童相談所は都道府県および政令指定都市に設置義務があり，児童家庭相談に応じる市町村に対して適切な支援を行う機関である。中核市程度の人口の市も設置ができる。近年，児童虐待防止法で児童虐待の通告義務を，児童虐待を受けたと思われる児童にまで拡大したことは知っておくべきである。

▶**参考文献**　MIX 15, 333　チャート公 96　アラーム 25　SN 92
▶**正解**　d　LEVEL ■■□　正答率 99.5％

受験者つぶやき
・dは強力な権限なので児童相談所長にしかありません。
・虐待児童を診察した時の対応なども模試では扱われていました。

Check ■■■

109B-7　我が国の感染症対策において発生数の全数把握を行っているのはどれか。
　　a　結核
　　b　手足口病
　　c　突発性発疹
　　d　インフルエンザ
　　e　ヘルパンギーナ

選択肢考察
　○a　2類感染症で，全数把握対象疾患である。
　×b　5類感染症で，定点把握対象疾患である（小児科定点）。
　×c　5類感染症で，定点把握対象疾患である（小児科定点）。
　×d　5類感染症で，定点把握対象疾患である（インフルエンザ定点）。
　×e　5類感染症で，定点把握対象疾患である（小児科定点）。

解答率　a 95.9％，b 0.3％，c 0.2％，d 3.3％，e 0.2％

ポイント　感染症法第12条に基づき医師の届出が義務付けられている感染症がある。すなわち、①1〜4類・新型インフルエンザ等感染症の患者または無症候性病原体保有者、新感染症にかかっていると疑われる者、および、②5類感染症のうち全数把握対象疾患の患者である。

感染症類型

- **1類感染症（7疾患）：すべて検疫感染症で全数把握対象疾患**
  エボラ出血熱，クリミア・コンゴ出血熱，痘瘡，南米出血熱，ペスト，マールブルグ病，ラッサ熱

- **2類感染症（5疾患）：全数把握対象疾患**
  急性灰白髄炎（ポリオ），結核，ジフテリア，重症急性呼吸器症候群（病原体がSARSコロナウイルスであるものに限る），鳥インフルエンザ（H5N1）

- **3類感染症（5疾患）：全数把握対象疾患**
  コレラ，細菌性赤痢，腸管出血性大腸菌感染症，腸チフス，パラチフス

- **4類感染症（43疾患）：全数把握対象疾患**
  A型肝炎，E型肝炎，黄熱，オウム病，狂犬病，つつが虫病，デング熱，日本脳炎，マラリア，野兎病，発疹チフス，レジオネラ症，レプトスピラ症（ワイル病），炭疽，鼻疽，類鼻疽，回帰熱，鳥インフルエンザ（H5N1・H7N9を除く），日本紅斑熱，ブルセラ症，ベネズエラウマ脳炎，ヘンドラウイルス感染症，ボツリヌス症，ウエストナイル熱，エキノコックス症，オムスク出血熱，キャサヌル森林病，Q熱，コクシジオイデス症，サル痘，重症熱性血小板減少症候群，腎症候性出血熱，ダニ媒介脳炎，チクングニア熱，東部ウマ脳炎，西部ウマ脳炎，ニパウイルス感染症，ハンタウイルス肺症候群，Bウイルス病，ライム病，リッサウイルス感染症，リフトバレー熱，ロッキー山紅斑熱

- **5類感染症（全数把握対象疾患：22疾患）**
  アメーバ赤痢，ウイルス性肝炎（B型肝炎，C型肝炎）（E型，A型を除く），クリプトスポリジウム症，後天性免疫不全症候群（AIDS），梅毒，破傷風，風しん，麻しん，水痘，クロイツフェルト・ヤコブ病，先天性風疹症候群，カルバペネム耐性腸内細菌科細菌感染症，急性脳炎，劇症型溶血性レンサ球菌感染症，ジアルジア症，侵襲性インフルエンザ菌感染症，侵襲性髄膜炎菌感染症，侵襲性肺炎球菌感染症，播種性クリプトコックス症，バンコマイシン耐性黄色ブドウ球菌感染症，バンコマイシン耐性腸球菌感染症，薬剤耐性アシネトバクター感染症

- **5類感染症（定点把握対象疾患：26疾患）**
  - 小児科定点（11疾患）：手足口病，突発性発疹，ヘルパンギーナ，百日咳，流行性耳下腺炎，伝染性紅斑，水痘，感染性胃腸炎，咽頭結膜熱，A型溶血性レンサ球菌咽頭炎，RSウイルス感染症
  - インフルエンザ定点（1疾患）：インフルエンザ（鳥インフルエンザや新型インフルエンザを除く）
  - 眼科定点（2疾患）：流行性角結膜炎，急性出血性結膜炎
  - 性感染症定点（4疾患）：性器クラミジア感染症，性器ヘルペスウイルス感染症，尖圭コンジローマ，淋菌感染症
  - 基幹定点（8疾患）：感染性胃腸炎，クラミジア肺炎，細菌性髄膜炎，マイコプラズマ肺炎，無菌性髄膜炎，ペニシリン耐性肺炎球菌感染症，メチシリン耐性黄色ブドウ球菌感染症，薬剤耐性緑膿菌感染症

▶**参考文献**　チャート公 177, 179　朝 213　SN 280　みえる免 128

▶**正解**　a　LEVEL　　正答率 95.9%

解説者コメント　全疾患名を記憶することは無理であるが，1類から3類まで記憶しておけば，正解は得られる。

受験者つぶやき
- 結核になる人数は2万人強/年もいます。意外と多いですよね。
- 何類感染症まで全数把握，とかありましたね。

Check ■ ■ ■

109B-8　水道法に基づく水質基準で検出されないことと規定されているのはどれか。
　　a　塩素酸　　　　b　大腸菌　　　　c　カルシウム
　　d　マグネシウム　　e　総トリハロメタン

選択肢考察	× a	0.6 mg/L 以下であること。
	○ b	検出されないこと。
	× c	300 mg/L 以下であること。
	× d	300 mg/L 以下であること。
	× e	0.1 mg/L 以下であること。

解答率 a 0.2%, b 98.7%, c 0.0%, d 0.1%, e 1.0%

ポイント 総トリハロメタンとは，クロロホルム，ジブロモクロロメタン，ブロモジクロロメタンおよびブロモホルムのそれぞれの濃度の総和である。

なお，一般細菌は，1 mL の検水で形成される集落数（コロニー）が100以下であればよい。

▶参考文献 チャート公 221　SN 430

▶正解 b　LEVEL　　正答率 98.7%

解説者コメント 水道法による水質基準で検出されないものはぜひ記憶すること。その他の物質については数値まで記憶する必要はない。

受験者つぶやき
・たぶんプール問題でしょう。
・トリハロメタンで少し悩みましたが，bに。

Check ■■■

109B-9 蝶形骨にあるのはどれか。
　a　篩　板　　　　b　内耳道　　　　c　頸静脈孔
　d　上眼窩裂　　　e　舌下神経管

選択肢考察	× a	前頭蓋窩で鶏冠の両側にみられる領域。この部にある多数の小孔（篩板孔）を嗅神経が通る。
	× b	側頭骨錐体の後面中央に位置する孔。顔面神経（中間神経を含む）・内耳神経・迷路動静脈が通る。
	× c	後頭骨と側頭骨の間に形成される8の字形の孔。前部を舌咽神経・迷走神経・副神経が，後部を内頸静脈が通る。
	○ d	蝶形骨大翼と小翼の間の裂隙。外眼筋の支配神経（動眼神経・滑車神経・外転神経）・眼神経・上眼静脈が通る。
	× e	後頭顆の上を走る長さ数 mm の管。大後頭孔の外側縁前1/3部に始まり，前外側に向かって頸静脈孔の下方に開く。

解答率 a 26.8%, b 7.7%, c 8.5%, d 55.6%, e 1.4%

ポイント 眼窩にみられる開口についての設問。上眼窩裂，下眼窩裂，視神経管，鼻涙管，前・後篩骨孔，眼窩下管，前頭孔（切痕），眼窩上孔（切痕），頰骨眼窩孔（頰骨管）などがある。

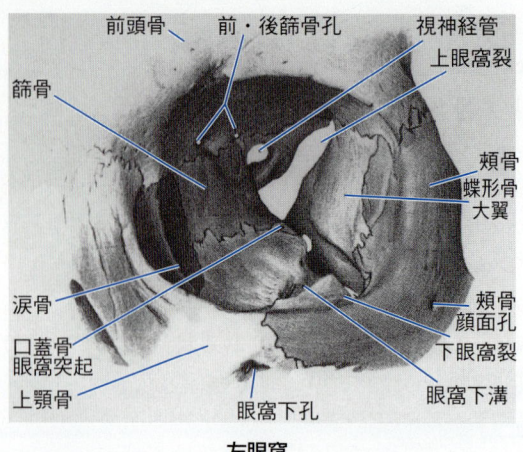

前頭骨／前・後篩骨孔／視神経管／上眼窩裂／篩骨／頬骨／蝶形骨大翼／涙骨／頬骨顔面孔／口蓋骨眼窩突起／下眼窩裂／上顎骨／眼窩下孔／眼窩下溝

左眼窩

▶参考文献　チャート耳211　チャート眼12, 175
▶正解　d　LEVEL　正答率 55.6%

解説者コメント　頭蓋にみられる開口のうち，上眼窩裂と頸静脈孔は多数の神経・血管が通る開口として知らなければならない。これらの部での絞扼障害は，それぞれ，上眼窩裂症候群および頸静脈孔症候群として知られる。

受験者つぶやき
・こればかりは解剖を覚えてください。
・眼窩を構成する骨は復習していました。

Check ■■■

109B-10　大動脈弓の高さにおける解剖学的位置関係で**誤っている**のはどれか。
　a　胸腺は食道より前方に位置する。
　b　気管は食道より前方に位置する。
　c　横隔神経は椎体より前方に位置する。
　d　上大静脈は気管より前方に位置する。
　e　交感神経幹は大動脈弓より前方に位置する。

選択肢考察
○a　胸腺は胸骨と心基部の間（前縦隔）に，食道は心臓の背側（中縦隔）に位置する。
○b　喉頭は咽頭の腹側に，気管は食道の腹側に位置する。
○c　横隔神経は鎖骨下動-静脈の間を通って胸腔に入り，肺門の前から心囊の両外側（前縦隔）を下行する。
○d　気管は大動脈弓の右側（中縦隔）を下行するのに対し，上大静脈は上行大動脈の右側，右主気管支の背側から右心房（前縦隔）に注ぐ。
×e　交感神経幹は脊柱の前外側（後縦隔）を下行，大動脈弓は脊柱の左前方（中縦隔）に位置する。

解答率　a 0.4%，b 0.5%，c 1.2%，d 7.8%，e 90.3%

ポイント　放射線科領域では，胸部側面像において「気管前縁〜心臓後縁」および「椎体前縁の1cm後方」の2本のラインにより，前縦隔・中縦隔・後縦隔の3部に区分するFelson区分がよく用いられる。縦隔には上下走行する器官が多いため，縦割区分の方が病巣の同定がしやすいからである。

前縦隔：胸腺・上大静脈・上行大動脈・心臓・横隔神経
中縦隔：気管・食道・大動脈弓・迷走神経・胸管
後縦隔：下行大動脈・脊柱（胸部）の大部分・脊髄・奇静脈系・交感神経幹

▶参考文献　みえる 呼 300
▶正解　e　LEVEL　　　　　　　　　　　　　　　　　　　　　正答率 90.3%

解説者コメント　縦隔構造の位置関係についての設問である。放射線における Felson の縦隔区分を基に各臓器の位置を把握しておくと解答は容易である。また，CT 横断像における各器官の位置をイメージできるようにしておくとよい。

受験者つぶやき
・縦隔まわりの解剖はよく問われます。
・間違えました……。

Check ■■■

109B-11　器質性精神障害に特徴的なのはどれか。
　a　保　続　　　b　観念奔逸　　　c　思考制止
　d　自生思考　　e　情動麻痺

選択肢考察
○a　器質性精神障害に特徴的である。
×b　躁病に特徴的である。
×c　うつ病に特徴的である。
×d　統合失調症の初期症状に特徴的である。
×e　外傷後ストレス障害〈PTSD〉に特徴的である。

解答率　a 38.7%，b 6.0%，c 3.6%，d 7.5%，e 44.1%

ポイント　それぞれの障害に特有な症状を理解しているかを問う設問である。

▶参考文献　チャート 精 12, 148　標精 60　Rマ U6
▶正解　a　LEVEL　　　　　　　　　　　　　　　　　　　　　正答率 38.7%

解説者コメント　選択肢 e は，器質性精神障害に関連する麻痺や情動失禁（感情失禁）との混同を狙った引っかけ選択肢である。

受験者つぶやき
・a と e で割れてました。器質性→脳が変性するもの。
・これは厳しい……。語感で情動麻痺にしてしまいました。

Check ■■■

109B-12　糖代謝の臨床的評価で正しいのはどれか。
　a　ケトン体は蛋白分解の亢進で増加する。
　b　血糖値は静脈血の方が毛細血管より高い。
　c　尿糖は血糖 150 mg/dL を超えると陽性を示す。
　d　インスリン分泌能は尿中 C ペプチド排泄量で評価する。
　e　インスリン抵抗性は BMI〈Body Mass Index〉で評価する。

選択肢考察
×a　ケトン体は，脂肪分解の亢進時に増加する。
×b　血糖値は通常，動脈血＞毛細血管血＞静脈血（血漿＞全血）の順に高い。

× c 近位尿細管でのブドウ糖の再吸収の閾値は，健常者では血糖値160〜180 mg/dL に相当する．加齢や妊娠で閾値は低下する．
○ d インスリンの前駆体であるプロインスリンから等モルのインスリンとCペプチドが生成される．両者はインスリン分泌能の指標として利用される．
× e インスリン抵抗性は BMI と関連するが，簡便な評価指標として HOMA-R =［空腹時インスリン値（μU/mL）×空腹時血糖値（mg/dL）］÷405（2.5以上でインスリン抵抗性あり）が頻用される．

解答率 a 5.9%, b 1.5%, c 2.5%, d 89.6%, e 0.4%
ポイント 近位尿細管のブドウ糖の再吸収能には限度があり，ブドウ糖尿細管再吸収閾値を超えると尿糖が出現する．血糖値と尿糖の関連を理解するためには重要な知識である．
参考文献 朝 1543　YN D101　みえる 内 17
正解 d　LEVEL　正答率 89.6%
解説者コメント 糖代謝における臨床検査の基本的な設問で，比較的容易である．
受験者つぶやき
・インスリン抵抗性の指標で HOMA-R あたりが来年狙われるのでしょうか．
・また C ペプチド．ブロック間の復習は大事ですね．

Check ■ ■ ■

109B-13 日齢10の新生児で日齢0の新生児より低値を示すのはどれか．

a AST
b 白血球
c 血小板
d 総ビリルビン
e 血中クレアチニン

選択肢考察
△ a 脳梗塞や感染症，代謝性疾患などの生後の病態によっては，日齢10で高値を示す場合がある．
○ b 白血球数は，出生時より生後12〜24時間まで上昇し，以後漸減するパターンをとる．
△ c 血小板数の正常値は幅が大きく，出血による消費や，重症感染症あるいは重症仮死に伴う血管内皮障害による消費増大，先天性ウイルス感染症などにより大きく変動し，一概に減少するとはいえない．
× d 総ビリルビン値は日齢0では母体のビリルビン値とほぼ同じで1 mg/dL 程度であり，日齢2〜3から肉眼的黄疸（8 mg/dL 以上）が出現し，日齢10ころに肉眼的黄疸が消失するが，日齢0より低値となることは基本的にない．
○ e 生後直後は母体と同値（0.6〜0.8 mg/dL）であるが，腎機能の急速な発達によって数日後には0.4 mg/dL 程度になる．ただし，急性腎不全をきたした場合には徐々に上昇する．

解答率 a 3.6%, b 51.3%, c 3.9%, d 10.9%, e 30.3%
ポイント 新生児期，特に日齢0と日齢10での検査値の変動について問うているが，新生児の属性が指定されていないため解答に困る．作問者は「正常新生児」を想定していたのかもしれないが，指示がないため「病的新生児」における変化を否定できない．
参考文献 MIX 324　国小 36　チャート 小 16　R小 39
正解 b，e　LEVEL　正答率 81.5%
解説者コメント 正直なところ，受験者を悩ました「愚問」であろう．正常値に関する問題は，明確な対象と基準が設定されていないと，判断に苦慮するはずである．このような問題に時間を使うのはもったいない．
受験者つぶやき
・割れてました．模試の解説で見たことがあると言ってた人もいました．

・これはかなり割れていました。白血球は出生時は高くて下がるイメージだったのでbにしましたが，eにしている人もいました。

※ B-13 は，平成 27 年 3 月 18 日に「複数の正解肢があるため」を理由として「複数の選択肢を正解として採点する」と公表された。

> Check ■■■
>
> 109B-14　思春期前後の男子において**誤っている**のはどれか。
> a　女子より思春期到来が早い。
> b　声変りの前に恥毛が発生する。
> c　女子より骨端線の閉鎖が早い。
> d　二次性徴は Tanner 分類で評価する。
> e　二次性徴の開始時には精巣容積が増大する。

選択肢考察
- ×a　思春期の到来は女児では 10 歳，男児は 10.8 歳ころから始まる。
- ○b　男児の恥毛の発生は 12～13 歳，声変わりは 14～15 歳である。
- ×c　女児の骨端線閉鎖・成長の停止は 16～17 歳，男児は 18～20 歳である。
- ○d　二次性徴の女児の乳房と陰部の発育，男児の陰部の発育は Tanner 分類で評価する。
- ○e　男児の二次性徴は 10～11 歳で，精巣と陰茎の発育の開始から始まる。

解答率　a 29.3％，b 0.5％，c 69.1％，d 0.7％，e 0.5％

ポイント

男児と女児の二次性徴出現の時期

年齢（歳）	男	女
8～9		子宮発育の開始
10～11	精巣（睾丸）・陰茎発育の開始	乳房発育の開始（thelarche），骨盤発育の開始
11～12	前立腺発育の開始	恥毛の発生（pubarche），身長増加の促進，母指種子骨の出現，乳頭・乳頭輪の突出，内・外性器の発育，腟粘膜の成熟
12～13	恥毛の発生（pubarche），身長増加の促進，母指種子骨の出現	乳房の成熟，乳頭の着色，腋毛の発生
13～14	精巣・陰茎発育の大きな促進，乳腺が大きくなる	初経（menarche），初めは排卵を伴わない出血
14～15	声変わり，腋毛の発生，鼻の下に柔らかい髭が発生する	周期性・排卵性月経，妊娠能力の出現
15～16	精子の成熟	ニキビ
16～17	顔・体つき，恥毛の分布が男性型となる，ニキビ	骨端線の融合（閉鎖），成長の停止
18～20	骨端線の融合（閉鎖），成長の停止	

▶参考文献　MIX 334　国小 12　チャート小 19　R小 11
▶正解　a，c　LEVEL　　　　　　　　　　　　　正答率 98.5％

解説者コメント　間違いが 2 つあるので迷った受験者が多かったと思われる。
受験者つぶやき　・年齢と起こる順番に加えて，思春期早発症の定義も併せて覚えておきたいところです。

・a, cで悩んでaにしました。うーん。

※ B-14は，平成27年3月18日に「複数の正解肢があるため」を理由として「複数の選択肢を正解として採点する」と公表された。

Check ☐☐☐

109B-15 隣接遺伝子症候群はどれか。
a Sotos症候群
b Down症候群
c Turner症候群
d Klinefelter症候群
e Prader-Willi症候群

選択肢考察 隣接遺伝子症候群は微細欠失・重複症候群とも呼ばれ，染色体上に隣接して存在する互いに無関係な複数の遺伝子が，染色体の微細欠失あるいは重複などにより同時に障害されて発症したと考えられるものであり，染色体異常と単一遺伝子疾患の中間型ともいうべきものである。これまで原因不明といわれていた多くの奇形症候群がこの概念で説明できるようになったもので，
・Angelman症候群
・Williams症候群
・Prader-Willi症候群
・Rubinstein-Taybi症候群
・DiGeorge症候群
・Smith-Magenis症候群
・Langer-Giedion症候群
などがある。
×a，×b，×c，×d，○e

解答率 a 19.0%，b 6.6%，c 0.5%，d 3.5%，e 70.4%
参考文献 MIX 333　国小 104　チャート小 70　R小 378
正解 e　LEVEL ▮▮▯　正答率 70.4%
解説者コメント 隣接遺伝子症候群を知っているかどうかの知識を問う問題である。
受験者つぶやき
・TECOM模試で正答肢がそのまんま出てました。お陰で難易度が高いわりに正答率が高そうです。
・模試でほとんど同じ問題がありました。

Check ☐☐☐

109B-16 好中球の異常によるのはどれか。
a 慢性肉芽腫症
b DiGeorge症候群
c 毛細血管拡張性失調症
d Wiskott-Aldrich症候群
e X連鎖無ガンマグロブリン血症

選択肢考察
○a 食細胞（好中球，マクロファージなど）の活性酸素産生障害により，殺菌能の低下をきたす。正しい。
×b 第3,4鰓弓の発生異常により，胸腺や副甲状腺の低形成をきたす原発性免疫不全症である。T細胞系の分化障害を生じる。
×c DNA修復に関わるATM遺伝子の異常により，T・B細胞の障害をきたす。

× d 本症候群はX染色体連鎖性劣性の原発性免疫不全症で，細胞内骨格の形成に関わるWASP遺伝子の異常により，血小板減少症，T細胞機能不全による易感染，湿疹を主症状とする。

× e B細胞の分化・成熟に必須のブルトン型チロシンキナーゼ〈Btk〉をコードするX染色体上の遺伝子変異により発症する。B細胞が欠如し，すべてのクラスの免疫グロブリンの低下をきたす。

解答率 a 97.7％，b 0.7％，c 0.5％，d 0.9％，e 0.2％

ポイント 代表的な原発性免疫不全症の概要と遺伝形式は押さえておくべきであろう。
・慢性肉芽腫症，Wiskott-Aldrich症候群，X連鎖無ガンマグロブリン血症，重症複合型免疫不全症〈SCID〉→X連鎖劣性遺伝〈XR〉
・DiGeorge症候群→常染色体優性遺伝〈AD〉
・毛細血管拡張性失調症→常染色体劣性遺伝〈AR〉

▶参考文献 MIX 319　朝 1377, 1994　YN F26　みえる 免 31

▶正解 a　LEVEL　　　　　　　　　　　　　　　　　　　　　　　　正答率 97.7％

解説者コメント 原発性免疫不全症の概念を理解しているかを問う問題である。我が国における原発性免疫不全症で最も頻度の高いのは慢性肉芽腫症で，次いでX連鎖無ガンマグロブリン血症であるため，特にこの2疾患の基本的な疾患概念と臨床像は押さえておく必要がある。

受験者つぶやき
・aについては殺菌できる菌の種類（*S. pneumoniae*や*S. pyogenes*などのカタラーゼ陰性菌）も併せて覚えましょう。
・ここらへんは覚えるのが大変なのです……。

Check ■ ■ ■

109B-17 造影剤腎症の発生に**関係がない**のはどれか。
　a　年齢　　　　　　b　腎機能　　　　　　c　検査前の飲水量
　d　造影剤の投与量　e　気管支喘息の既往

選択肢考察
○ a　加齢は発症のリスクとなる。
○ b　血清クレアチニンが正常であれば造影剤腎症発症リスクは1％程度だが，1.5〜2.0 mg/dL以上になると発症率は20〜30％と急激に高くなる。CKD（GFR＜60 mL/min/1.73 m²）は発症のリスクファクターとしてガイドラインに明記されている。
○ c　脱水はリスクファクターの一つである。
○ d　造影剤＞150 mLはリスクファクターの一つとされる。
× e　既往としてリスクファクターとなるのは心不全，貧血，糖尿病，心筋梗塞である。

解答率 a 40.5％，b 0.1％，c 15.7％，d 4.8％，e 39.0％

ポイント 造影剤腎症発生の予防策を行った冠動脈造影検査を受けた観察研究において，約15％が造影剤腎症を起こし，高齢と心不全（左室駆出率＜40％）が発症のリスクファクターであったと報告されている。さらに心不全と貧血，糖尿病，心筋梗塞の既往，高齢（＞70歳）の複合は造影剤腎症のリスクを約3倍上昇させたと報告された。

▶参考文献 朝 1512　YN E19　みえる 腎 201

▶正解 e　LEVEL　　　　　　　　　　　　　　　　　　　　　　　　正答率 39.0％

解説者コメント Cr値の上昇，糖尿病性腎症，脱水，うっ血性心不全，高齢，腎毒性物質（NSAIDsなど）がリスクと

なるが，これらはCKDのリスクファクターともなることを考えればよい。

受験者つぶやき
・eはアナフィラキシーの引っ掛けでしょうか。
・喘息はアナフィラキシーのリスクかなと思いました。

Check ☐☐☐

109B-18 医療計画に**含まれない**のはどれか。

 a 監察医の確保   b 救急医療の確保   c 基準病床数の設定
 d 二次医療圏の設定   e 地域医療支援病院の整備

選択肢考察
× a 医師，歯科医師，薬剤師，看護師，その他の「医療従事者」の確保に関する事項の記載はあるが，監察医の確保は特に明記はされていない。
○ b 医療の確保に必要な事業として，救急医療，災害時における医療，へき地の医療，周産期医療，小児医療などが挙げられている。
○ c, ○ d 医療計画の内容として，疾病または事業ごとの医療連携体制，基準病床数，二次医療圏の設定などが含まれている。
○ e 平成9年の第3次医療法改正において，地域医療支援病院や療養型病床群の整備目標が必要的記載事項に位置付けられることとなった。

解答率 a 98.2%，b 0.1%，c 0.7%，d 0.6%，e 0.5%

ポイント 医療計画の記載事項として，5疾病（がん，脳卒中，急性心筋梗塞，糖尿病，精神疾患），5事業（救急医療，災害時における医療，へき地の医療，周産期医療，小児医療）の事業の目標，これらの事業に係る医療連携体制，その医療連携体制の情報提供，居宅等における医療の確保，医療従事者の確保，医療の安全の確保，医療提供施設の整備目標，二次・三次医療圏の設定，基準病床数などが挙げられている。

▶**参考文献** MIX 14   チャート公 118   アラーム 71   SN 60
▶**正解** a   LEVEL ▰▰▱   正答率 98.2%

解説者コメント 解説を読んでも分かりにくく，また，実際の現場で勤務しても理解しにくい内容である。想像力を働かせ，状況をよくイメージしながら理解する必要があるだろう。

受験者つぶやき
・医療計画も毎年出ます。大事。
・そもそも監察医制度やっている地区はめちゃ少ないですよね。

Check ☐☐☐

109B-19 自律神経障害による突然死に最も注意すべきなのはどれか。

 a 多系統萎縮症   b 多発性硬化症   c 周期性四肢麻痺
 d Alzheimer型認知症   e 筋萎縮性側索硬化症

選択肢考察
○ a 多系統萎縮症は我が国において最も多いタイプの脊髄小脳変性疾患で，睡眠時無呼吸や自律神経障害による突然死が問題になっている。
× b 多発性硬化症では中枢神経系（大脳，小脳，脳幹，視神経，脊髄）の2か所以上に繰り返し脱髄病変が生じ，視力障害，運動障害，知覚障害が寛解と再発を繰り返す。直腸膀胱障害などの自律神経症状が進行例にみられることがあるが，突然死には結びつかない。

- × c 周期性四肢麻痺では四肢骨格筋の弛緩性麻痺がみられるが、他覚的知覚障害や直腸膀胱障害などの自律神経障害はみられない。
- × d Alzheimer型認知症では末期には周囲に対して関心を示さず、意思疎通が困難で無動・寝たきり状態になる。感染に対して弱く、肺炎や尿路感染が死因となることが多い。
- × e 筋萎縮性側索硬化症では上位および下位運動ニューロンが障害されるものの、眼球運動が障害されないほか、他覚的知覚障害や直腸膀胱障害などの自律神経障害はみられない。

解答率 a 72.8%、b 11.8%、c 10.7%、d 1.3%、e 3.3%

ポイント 多系統萎縮症〈multiple system atrophy〉は我が国において最も多いタイプの脊髄小脳変性疾患で、しばしば進行性の小脳症状を呈し、Parkinson症状や自律神経症状を伴う。小脳症候を主徴とするものはオリーブ橋小脳萎縮症〈OPCA〉、起立性低血圧、排尿障害、睡眠時無呼吸（喉頭喘鳴）などの自律神経症状を主徴とするものはShy-Drager症候群、動作緩慢、小刻み歩行、姿勢反射障害などのParkinson症状を主徴とするものは線条体黒質変性症〈SND〉と呼ばれている。

参考文献 MIX 122　朝 2167　YN J133　みえる脳 293

正解 a　LEVEL　正答率 72.8%

解説者コメント 神経変性疾患に関しての基本的な知識を問う問題であろう。

受験者つぶやき
- よく分からないけどaという人が多かったです。
- 自律神経系にくるのはaかなと思いました。

Check ■ ■ ■

109B-20 身長について誤っているのはどれか。
- a 出生時の平均は50cmである。
- b 出生時は4頭身である。
- c 11歳の女児は男児より高い。
- d 12歳で出生時の3倍になる。
- e 思春期に1年間の伸び率が最大になる。

選択肢考察
- ○ a 出生時の身長は約50cm、体重は約3,000g、頭囲は33cmである。
- ○ b 出生時の身長は頭部の4倍・4頭身で、上肢と下肢の長さはほぼ等しい。
- ○ c 女児は二次性徴が男児よりも早く始まるので、11歳の女児の平均身長は143.7cm、男児は142.2cmである。
- ○ d 12歳の男児の平均身長は149.1cm、女児は149.6cmで新生児の身長50cmのほぼ3倍である。
- × e 生後1年間は身長が25cm伸びて出生時の1.5倍となり、年間の伸び率は50%で最大である。思春期は年間8～12cm身長が伸び、伸び率は5～8%である。

解答率 a 0.4%、b 3.2%、c 0.6%、d 1.6%、e 94.5%

ポイント

小児の成長のまとめ

	体　重	身　長	頭　囲	体表面積（成人比）
出生時	3 kg	50 cm	33 cm	
3〜4か月	6 kg			1/6
1歳	9 kg	75 cm	45 cm	1/4
1歳半	10 kg	81 cm		
3歳	13 kg	90 cm	49 cm	1/3
5歳	17 kg	107 cm	51 cm	
12歳	40 kg	150 cm		2/3

▶参考文献　MIX 332　国小 3　チャート小 5　R小 4
▶正解　e　LEVEL　正答率 94.5%

解説者コメント　身体計測値の身長の問題で，伸び率の意味を間違わなければ容易である。

受験者つぶやき
・eは模試で引っかかったことのある人も少なくないのではないでしょうか。
・生後1年が最大ですよね。

Check ☐☐☐

109B-21　新生児期に死亡率が最も高い先天性疾患はどれか。
　　a　口蓋裂　　　　b　頸部リンパ管腫　　　c　臍帯ヘルニア
　　d　尿道下裂　　　e　鎖　肛

選択肢考察

× a　口蓋裂は先天的に口蓋に披裂がある状態。先天性心疾患を合併することがあるが，口蓋裂としては哺乳障害，言語・構音の問題，容貌の問題であり，死亡率は高くない。

× b　頸部リンパ管腫は大小のリンパ嚢胞を主体とした腫瘤性病変であり，生物学的には良性である。一般的には予後良好だが，巨大化した場合は気道障害が生じ，死亡率が高くなる。

○ c　胎児期に臍帯内にあった腸管が腹腔内に完全に戻らなかった，あるいは腹壁の臍輪が形成される過程で最終的に完全に閉鎖されずに腹腔内臓器が脱出したまま出生に至った状態。合併奇形の種類により大きく異なるが，全体の死亡率は20%と報告されている。

× d　尿道下裂は，外尿口が陰茎の先より根元側にある先天奇形である。合併奇形にもよるが，新生児期の死亡率は高くない。

× e　消化管閉鎖の中で最も多く，出生後に肛門部の異常や胎便排泄がないことで発見される。本症は病型により治療方針が異なるが，重症合併奇形がなければ死亡率は低い。

解答率　a 7.7%，b 20.7%，c 64.7%，d 1.2%，e 5.7%

ポイント　外科的治療が必要となる先天性奇形疾患が挙がっている。口蓋裂，尿道下裂，鎖肛はすぐに，死亡率が高くないと判断できる。頸部リンパ管腫は良性腫瘍であり，一般的には予後良好とされるので，死亡率は高くないと判断する。臍帯ヘルニアは死亡率20%とされている。

▶参考文献　国小 288　R小 99
▶正解　c　LEVEL　正答率 64.7%

B 医学総論／長文問題　99

解説者コメント　選択肢の中では，一般的な死亡率として臍帯ヘルニアが20%と高い。頸部リンパ管腫は巨大になった場合には死亡率が高くなり（約5〜22.5%），臍帯ヘルニアの死亡率と近くなるので注意が必要である。

受験者つぶやき
・cの内臓が飛び出ている派手な画像は一度見たら忘れません。
・一番内臓に影響がありそうなのでc。

Check ■ ■ ■

109B-22　母体の抗SS-A抗体のクラスで新生児の心拍数に異常をきたすのはどれか。
　　　　a　IgA　　　b　IgD　　　c　IgE　　　d　IgG　　　e　IgM

選択肢考察　×a，×b，×c，×e　当てはまらない。
　　　　○d　IgGは胎盤を通過する唯一の免疫グロブリンである。

解答率　a 2.9%，b 0.3%，c 0.5%，d 88.9%，e 7.2%

ポイント　主にSjögren症候群で陽性となる抗SS-A抗体や抗SS-B抗体は，胎児に移行して児に先天性房室ブロックを発症する可能性がある（約2%程度）。

▶**参考文献**　チャート産 38　みえる産 31
▶**正解**　d　LEVEL　　　　　　　　　　　　　　　　　　正答率 88.9%

受験者つぶやき
・単純に胎盤を通過するのは，と聞けばいいのに。
・初めは惑わされましたが，胎盤を通過するのは？　という意味だと思ってdに。

Check ■ ■ ■

109B-23　皮膚検査の陽性所見の写真（別冊 No.1）を別に示す。
　　　　この検査はどれか。
　　　　a　針反応　　　　　b　硝子圧法　　　　　c　皮膚描記法
　　　　d　皮内テスト　　　e　光線テスト

別冊　No.1

画像診断

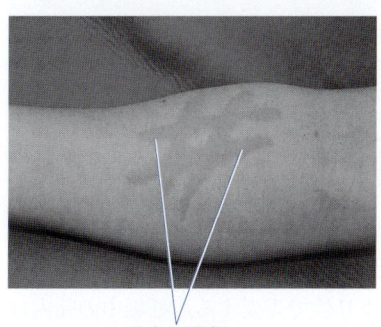

前腕屈側に，皮膚をこすったところに一致して発赤（紅斑）と隆起（膨疹）がみられる。

発赤と隆起

選択肢考察
- ×a Behçet 病の時に陽性となる。
- ×b 紅斑と紫斑の鑑別に用いられる。
- ○c 正しい。
- ×d 即時型アレルギーの検査に用いられる。
- ×e 光線過敏症の時に用いられる。

解答率 a 0.1％，b 0.1％，c 99.2％，d 0.3％，e 0.3％

ポイント
皮膚を指やボールペンの頂部など先端が鈍なもので皮膚をこすって，その反応をみる検査を皮膚描記法という。蕁麻疹では赤くなり（赤色皮膚描記法），次いで隆起してくる（隆起性皮膚描記法）。アトピー性皮膚炎では白くなる（白色皮膚描記法）。肥満細胞症では，病変部の色素斑部で隆起が強く認められる（Darier 徴候）。

▶参考文献 チャート皮 98　コンパクト 108, 114, 130　標皮 54　Rマ V12

▶正解 c　LEVEL　正答率 99.2％

解説者コメント 易しい問題である。

受験者つぶやき
・まんまです。何もしてないのに井の字に皮疹がでたら，そりゃびっくりしますわ。
・いかにも描記って感じですね。

Check ■■■

109B-24 検査用の試験紙（別冊 No. 2）を別に示す。
この試験紙を用いて診断するのはどれか。

a 妊娠悪阻　　b 前期破水　　c 妊娠糖尿病
d 羊水過多症　　e 妊娠高血圧症候群

別　冊
No. 2

画像診断

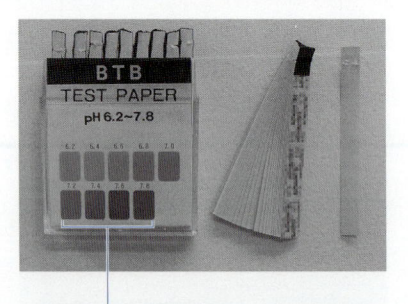

腟鏡診にて後腟円蓋の（水様性）
帯下に BTB 用紙を浸すと青変する

選択肢考察
- ×a, ×c, ×d, ×e　この試験紙を用いることはない。
- ○b　BTB 用紙はアルカリ性で青変する。妊娠中の腟内は pH 4.0～4.5 であり，羊水は pH 7.0～7.5 の弱アルカリ性のため，BTB 用紙は青変する。

解答率 a 0.2％，b 98.8％，c 0.7％，d 0.1％，e 0.2％

ポイント
前期破水の診断には BTB 用紙が簡便で最も使用されるが，血液の混入によって偽陽性をき

たす場合もあるため注意が必要である。インスリン様成長因子結合蛋白-1〈IGFBP-1〉やヒト癌胎児性フィブロネクチンの方が正診率が高いが，高価である。

▶参考文献　チャート 産 174　みえる 産 178
▶正解　b　LEVEL　　　　　　　　　　　　　　　　　　　　　　　　　　　　正答率 98.8%
解説者コメント　前期破水の診断にBTB用紙を使用しているのを臨床現場で見ていたかどうかの問題。臨床実習の重要性がさらに増している。
受験者つぶやき　・製品名は出せないからモザイクかけるんですね！
・アルカリになるからって話だったかなあと思いながらbに。

Check ■ ■ ■

109B-25　経口摂取ができない高齢者の栄養管理について正しいのはどれか。
　a　経鼻胃管からは水分投与を行わない。
　b　経管栄養開始時は徐々に投与量を増やす。
　c　静脈栄養療法時には口腔ケアは不要である。
　d　静脈栄養療法時には脂肪製剤を使用しない。
　e　経管栄養開始後は嚥下機能評価を行わない。

選択肢考察
　×a　経鼻胃管は経腸栄養剤を投与後，水分補給を兼ねて微温湯（ぬるま湯）を注入する。
　○b　経管栄養開始時は下痢や嘔吐がみられるため，投与量を慎重に増量していく。
　×c　どのような栄養療法下でも口腔ケアは肺炎予防のために必要である。
　×d　脂肪製剤はカロリーが高く，静脈栄養療法時にも用いられる。
　×e　経管栄養の適否判定やその後の経口摂取再開を考慮して嚥下機能を評価する。

解答率　a 1.2%，b 90.1%，c 0.1%，d 8.2%，e 0.2%
ポイント　経口摂取は人間として栄養を確保する最良の方法で，そこには十分なカロリー，食の楽しみがある一方，摂食嚥下障害を有する高齢者は多い。特に高齢患者では生存・生活エネルギーに加えて闘病エネルギーが必要なため，栄養管理は患者のQOLを考慮しつつ安全かつ早急に取り組まなければならない。それには嚥下機能評価で経口摂取が可能かどうかを判定し，困難であれば経管か経静脈か，その長所・短所を比較考量して選択する。

▶参考文献　朝 138　YN A132
▶正解　b　LEVEL　　　　　　　　　　　　　　　　　　　　　　　　　　　　正答率 90.1%
解説者コメント　高齢者の栄養管理を問う実践的な問題としてしっかり学んでおかなければならない。
受験者つぶやき　・良識。常識。
・消去法でbに。

Check ■ ■ ■

109B-26　一般的に異所性移植が行われるのはどれか。
　a　肺　　　b　心臓　　　c　肝臓　　　d　膵臓　　　e　小腸

選択肢考察
　×a，×b，×c，×e　いずれも同所性移植が行われる。
　○d　膵臓や腎臓の移植では，別の場所にドナーの臓器を移植する異所性移植が行われる。

解答率　a 2.5%，b 2.0%，c 11.0%，d 39.7%，e 44.7%

ポイント　臓器移植に関する問題で，選択肢のほかには腎臓や角膜も移植可能な臓器である。

▶参考文献　標外 217

▶正解　d　LEVEL　　　　　　　　　　　　　　　　　　　　　　　　　正答率 39.7%

解説者コメント　臓器移植に関する平易な問題である。

受験者つぶやき
- 膵臓と腎臓は同時移植されることがある，というのは模試で見たことがありました。腎臓を異所性に移植するのは有名です。
- 腎臓は知っていましたが，膵臓は知りませんでした。

Check ■ ■ ■

109B-27 脳血管障害とその治療の組合せで適切なのはどれか。
- a　もやもや病 ── 動脈塞栓術
- b　ラクナ梗塞 ── 経皮血管形成術〈PTA〉
- c　くも膜下出血 ── 動脈瘤塞栓術
- d　心原性脳塞栓 ── 頸動脈内膜剥離術
- e　高血圧性脳出血 ── 血栓溶解療法

選択肢考察
× a　もやもや病の治療は，脳血流改善のための血行再建術が中心となる。浅側頭動脈と中大脳動脈を直接吻合する直接的血行再建術，または脳表面に浅側頭動脈や側頭筋を接着させる間接的血行再建術を行う。

× b　ラクナ梗塞の治療は，発症 4.5 時間以内であれば血栓溶解療法（t-PA 静注）も適応になるが，一般的には抗血小板療法（オザグレル Na やアスピリンなど）や脳保護薬（エダラボン）による治療が行われる。

○ c　破裂脳動脈瘤によるくも膜下出血の場合，重症度，動脈瘤の部位，年齢などを考慮し，開頭による脳動脈瘤頸部クリッピング術または脳血管内手術による瘤内塞栓術を選択して行う。

× d　心原性脳塞栓の治療は，4.5 時間以内であれば血栓溶解療法（t-PA 静注），t-PA 適応外であれば抗凝固療法（ヘパリンやワルファリンなど）を選択する。頸動脈内膜剥離術は症候性（特に 70% 以上狭窄）や無症候性（60% 以上狭窄）頸動脈狭窄性病変に対する外科治療である。

× e　高血圧性脳出血に対しては，高血圧管理に加えて，被殻出血，小脳出血，皮質下出血，脳室内出血を伴う視床出血が，血腫除去術（開頭，内視鏡下および CT 定位手術など）の適応となる場合がある。

解答率　a 8.0%，b 1.6%，c 88.8%，d 1.2%，e 0.4%

ポイント　脳卒中の治療は，内科的治療と外科的治療に分けられる。脳梗塞の病型を問わず発症から 4.5 時間以内の場合，厳格な適応をクリアすれば経静脈的血栓溶解療法（t-PA）を行う。アテローム血栓性脳梗塞やラクナ梗塞に対しては抗血小板薬，心原性脳梗塞に対しては抗凝固薬が選択される。外科治療は開頭によるものと脳血管内治療によるものに大別される。脳血管内治療は，脳梗塞発症 8 時間以内の血栓摘出術，脳動脈瘤に対する瘤内塞栓術，頸動脈狭窄性病変に対するステント留置術が普及しつつある。

▶参考文献　MIX 120　チャート脳 196　標脳 226　YN J100　みえる脳 110

B 医学総論／長文問題

▶正解　c　LEVEL　　正答率 88.7%

解説者コメント　脳血管障害の分類と各疾患に対する治療を内科的治療，外科的治療および脳血管内治療にて分けて理解しておけば比較的容易な問題と思われる。

受験者つぶやき
・瘤塞栓はくも膜下かなと。
・来年はもやもや病の治療が出ると勝手に予想。

Check ■■■

109B-28 右中殿筋不全患者の歩行時にみられるのはどれか。
a　体幹を前に傾ける。
b　右下肢を分回しする。
c　右大腿部遠位に手を当てる。
d　左右の下肢を側方に広げる。
e　右立脚時に骨盤を左側に傾ける。

選択肢考察　中殿筋不全は股関節脱臼や麻痺性疾患でみられ，外転筋力が低下するために患側立脚時に骨盤を水平に保つことが困難で健側へ傾斜し，逆に体幹は患側へ傾斜してバランスを保つ，いわゆる Trendelenburg 跛行〈弾性墜落性跛行〉を呈する。

×a，×b，×c，×d，○e

解答率　a 0.4%，b 4.1%，c 2.9%，d 1.0%，e 91.6%

▶参考文献　チャート 整13　コンパクト 172　標整 606　RA T47

▶正解　e　LEVEL　　正答率 91.6%

解説者コメント　弾性・硬性墜落性跛行や疼痛回避性跛行ではそれぞれ，どのような歩行になるかを整理しておけば診断できる。

受験者つぶやき
・108C-15 の焼き直しです。
・脚を動かしながら考えましたがよく分からず。

Check ■■■

109B-29 平成20〜24年の社会状況で正しいのはどれか。**2つ選べ**。
a　完全失業率は 2% 以下である。
b　非正規雇用の割合は増加している。
c　完全失業率は 40〜50 歳が最も高い。
d　父母がいる児童の世帯の約 80% で父母とも仕事をしている。
e　児童のいる世帯の母の仕事は正規雇用より非正規の割合が高い。

選択肢考察
×a　リーマンショック後の世界的な金融不況の影響で，平成22年には完全失業者数（季節調整値）は 300 万人台，完全失業率は 5% にまで増加した。
○b　非正規雇用の割合は，平成20年 34.1%，平成24年 35.2% と，増加している。
×c　完全失業率は，年齢階層別では 15〜24 歳が最も高い。
×d　児童のいる世帯の母の「仕事あり」の割合は約 6 割である。父母がいる児童の世帯で父母ともに仕事をしているのは，さらに低い割合となる。
○e　児童のいる世帯の母の仕事は正規雇用より非正規雇用の割合が高い。

解答率　a 5.0%，b 93.2%，c 5.2%，d 2.8%，e 92.0%

ポイント 国民生活の現状のうち，就労状況周辺の設問である。かなり細かいところまで聞いてきている。しかしながら，すべての選択肢の正誤が分からなくても，普段から問題意識をもち，新聞などを読んでいれば，正答は可能と思われる。

参考文献 SN 373
正解 b，e LEVEL 正答率 85.7％

解説者コメント 国民生活の現状の範囲では，このほか，就労状況の範囲では有効求人倍率，また，その他の範囲では，世帯の所得，年金受給状況，受療状況，介護保険受給状況，生活保護受給状況なども押さえておきたいところである。

受験者つぶやき
・なんとなくb，eを選んでいるという人が多かったです。自分もそうしました。
・eとdで悩みました。分かりません。

Check ■■■

109B-30 健康増進法に規定されているのはどれか。2つ選べ。
a 健康診査の実施
b 母子健康手帳の交付
c 市町村保健センターの設置
d 国民健康・栄養調査の実施
e 認知症の予防に関する調査研究

選択肢考察
○ a 健康増進法第9条で，「健康診査の実施等に関する指針」が規定されている。
× b 母子保健法第16条で，「母子健康手帳の交付」が規定されている。
× c 地域保健法第18条で，「市町村は，市町村保健センターを設置することができる」と規定されている。
○ d 健康増進法第10条で，「国民健康・栄養調査の実施」が規定されている。
× e 介護保険法第5条の2で，「認知症に関する調査研究の推進等」が規定されている。

解答率 a 65.8％，b 0.6％，c 10.5％，d 91.7％，e 31.0％

ポイント 健康増進法に基づく，国民の健康の増進の総合的な推進を図るための基本的な方針が，平成25年度より全部改正（いわゆる「健康日本21（第2次）」）された。新基本方針に従った具体的な目標が規定され，目標設定後5年を目途に中間評価を行い，10年を目途に最終評価を行う。

参考文献 チャート公 114 アラーム 108，128 SN 192
正解 a，d LEVEL 正答率 58.1％

解説者コメント 健康増進法の趣旨をしっかり理解しておきたい。「健康日本21」についての詳細な情報はインターネットで容易に入手できるので参照されたい。http://www.kenkounippon21.gr.jp/index.html

受験者つぶやき
・aは特定健康診査なら高齢者医療確保法ですが，通常の健康診査ならこっちです。引っかかりました。
・公衆衛生は難しい……。

Check ■■■

109B-31 学校医の職務はどれか。2つ選べ。
a 健康相談
b 児童養護
c 処方箋交付
d 学級閉鎖指示
e 学校保健計画の立案に参加

選択肢考察	○ a	健康相談を行う。
	× b	児童養護施設は児童福祉法に基づき設置され、児童指導員や保育士等が配置される。
	× c	学校医の職務ではない（医師の職務である）。
	× d	学級閉鎖の決定は学校の設置者が決定する。
	○ e	学校保健計画および学校安全計画の立案に参与する。

解答率 a 93.2％，b 3.2％，c 4.1％，d 0.7％，e 98.5％

ポイント 学校医の職務については学校保健安全法施行規則22条に規定されている。
・学校保健計画および学校安全計画の立案に参与すること。
・学校の環境衛生の維持および改善に関し、学校薬剤師と協力して、必要な指導および助言を行うこと。
・健康相談に従事すること。
・保健指導に従事すること。
・健康診断に従事すること。
・疾病の予防処置に従事すること。
・感染症の予防に関し必要な指導および助言を行い、ならびに学校における感染症および食中毒の予防処置に従事すること。
・学校長の求めにより、救急処置に従事すること。
・必要に応じ、学校における保健管理に関する専門的事項に関する指導に従事すること。

▶参考文献 MIX 15　チャート公 196　アラーム 103　SN 352

▶正解 a, e　LEVEL　　正答率 91.7％

解説者コメント 学校の臨時休業（学級閉鎖、学校閉鎖）は学校の設置者、感染症に罹った（疑いを含む）個人の出席停止は学校長が、それぞれ決定する。

受験者つぶやき
・学校医の職務は大事です。結構出ます。
・養護って何だろうと思いました。

Check ■■■

109B-32 心臓について正しいのはどれか。2つ選べ。
a 僧帽弁は半月弁である。
b 三尖弁には腱索が付着する。
c 僧帽弁前尖は左室流出路を形成する。
d 僧帽弁のすべての腱索は1本の乳頭筋に付着している。
e 肺動脈弁と大動脈弁とは線維性組織を隔てて隣接している。

選択肢考察	× a	大動脈弁と肺動脈弁が半月弁である。
	○ b	房室弁である三尖弁と僧帽弁に腱索が付着する。
	○ c	僧帽弁前尖は大動脈弁の後方に接するように存在しており、左室流出路を形成している。
	× d	前後の2つの乳頭筋から腱索が伸び、房室弁に付着している。
	× e	動脈口は輪状の線維結合組織である線維輪で囲まれているが、線維性組織で隔てられることなく接している。

解答率 a 66.3％，b 59.3％，c 40.7％，d 5.0％，e 28.3％

ポイント 心臓の解剖学の問題としては基本問題である。弁の構造は頻出なので，しっかり勉強しておこう。

参考文献 MIX 151　YN C3　みえる 循 2

正解 b，c　LEVEL ▮▮▮▯　正答率 14.4%

受験者つぶやき
・割れてました。そこまで正確な知識を持ち合わせていない人の方が多かったのでしょう。
・基本の復習が大事ですね……。

Check ▮▮▯

109B-33 造血部位の組合せで正しいのはどれか。**2つ選べ**。
- a　胎　芽 ——— 卵黄嚢
- b　乳　児 ——— 肝　臓
- c　小　児 ——— 骨　髄
- d　成　人 ——— 脾　臓
- e　高齢者 ——— 胸　腺

選択肢考察
- ○ a　卵黄嚢は胎生3週〜2か月ころまで造血の中心となる。正しい。
- × b　肝臓は胎生2.5〜6か月ころまで造血の中心となる。これ以後は造血の場は骨髄に移行する。
- ○ c　骨髄は胎生6か月以降の造血の中心となる臓器である。正しい。
- × d　脾臓は胎生2か月〜6か月ころまでの造血に関わる。
- × e　胸腺は造血に関与しない。

解答率 a 99.0%，b 0.7%，c 99.4%，d 0.1%，e 0.2%

ポイント 出生後の造血臓器は骨髄である。出生時から乳幼児期には全身のほぼすべての骨で造血が行われているが，4歳以降から成長とともに造血を停止する骨が増加する。10歳を過ぎると四肢の長管骨は脂肪髄に変化していき，成人になると造血は主に胸骨，骨盤，肋骨，脊椎で行われる。

参考文献 MIX 93　みえる 血 4

正解 a，c　LEVEL ▮▮▯▯　正答率 98.5%

解説者コメント 造血部位の推移の概略を記憶していれば解答できる問題である。

受験者つぶやき
・このくらいは脊髄反射で。
・造血部位がどのように変化するかなど過去問・模試でもありました。

Check ▮▮▯

109B-34 胎盤について正しいのはどれか。**2つ選べ**。
- a　脱落膜は胎児由来の組織である。
- b　受精後8週ころ形態的に完成する。
- c　絨毛間腔は母体血液で満たされている。
- d　hCGは合胞体栄養膜細胞から分泌される。
- e　妊娠末期の厚さは中央部で6cmを超える。

選択肢考察		
×	a	脱落膜は母体由来の組織である。
×	b	胎盤の形成は妊娠7週に始まり，妊娠15週（受精後13週）ころに完成する。
○	c	絨毛間腔は母体血のみで，胎児血と混じることはない。
○	d	ヒト絨毛性ゴナドトロピン〈hCG〉は合胞体栄養膜細胞から分泌される。
×	e	妊娠末期で胎盤の大きさは約20 cm，中央部の厚さは2〜3 cm，重さ約500 g程度である。胎盤肥厚が認められる場合には常位胎盤早期剝離を疑う。

解答率 a 1.3％，b 5.1％，c 95.6％，d 81.6％，e 16.2％

ポイント 胎盤は胎児由来の羊膜，絨毛膜と母体由来の脱落膜から形成される。絨毛の構造は，最表面で絨毛間腔の母体血と直接接する合胞体栄養膜細胞と，その内側の細胞性栄養膜細胞からなる。

参考文献 MIX 45　チャート産 19, 36　みえる産 30

正解 c，d　LEVEL　　　　　　　　　　　　　　　　　　　　　正答率 77.5％

解説者コメント 胎児・胎盤循環は毎年出題される重要箇所である。ぜひとも基本を押さえておこう。

受験者つぶやき
・実習で産婦人科を回った時に，意外と胎盤って薄いんだなーと思った記憶があります。
・hCGは合胞体栄養膜細胞だっけと疑ってしまいました。

Check ☐ ☐ ☐

109B-35 児への直接の授乳を避けることで母乳を介した母子感染予防効果がある病原体はどれか。2つ選べ。
a　E型肝炎ウイルス
b　インフルエンザウイルス
c　ヒト免疫不全ウイルス〈HIV〉
d　ヒトパピローマウイルス〈HPV〉
e　ヒトT細胞白血病ウイルス〈HTLV-I〉

選択肢考察		
×	a	ヒトへの感染経路は経口感染が主で，輸血に伴う感染例の報告もある。
×	b	抗インフルエンザ薬を内服し，平熱で咳などがない状態であれば授乳は可能である。
○	c	感染する程度のウイルス量が存在するのは，血液，精液，腟分泌液，母乳である。
×	d	皮膚や粘膜の傷を介して感染する接触感染によって，乳頭腫や子宮頸癌を発症する。
○	e	感染経路として，輸血，性行為もあるが，潜伏期間からも母乳感染が最も重要である。

解答率 a 1.1％，b 0.2％，c 98.4％，d 0.2％，e 99.5％

ポイント 母子感染の感染経路として，胎内感染（主に経胎盤感染），分娩時感染（主に経産道感染），経母乳感染が知られている。母乳を介して感染する病原体としては，ここに挙げられたもの以外にサイトメガロウイルス，風疹ウイルス，EBウイルス，ムンプスウイルス，水痘・帯状疱疹ウイルスがある。サイトメガロウイルスは正常な乳幼児では不顕性感染で終わる。HIVとHTLV-I対策が重要である。

参考文献 YN G75, H91　みえる免 114

正解 c，e　LEVEL　　　　　　　　　　　　　　　　　　　　　正答率 98.1％

解説者コメント 正解でない選択肢が除外しやすいことから，正解は簡単に導けるだろう。ただし，正解である2つは覚えておくべき重要な感染症である。

受験者つぶやき
・この設問を見た瞬間にA-1で誤答を選んだのを確信しました。
・母乳を与えてはいけない疾患ですね。

Check ■■■

109B-36 婦人科疾患と帯下の特徴の組合せで正しいのはどれか。**2つ選べ**。
- a 細菌性腟症 ──────── 黄色調
- b 萎縮性腟炎 ──────── 淡血性
- c 腟カンジダ症 ──────── 泡沫状
- d クラミジア頸管炎 ──── 膿　性
- e トリコモナス腟炎 ──── 酒粕状

選択肢考察

○a 細菌性腟症とは，腟の自浄作用の低下により，特定の病原微生物ではない一般細菌が繁殖して起こる腟炎（非特異性腟炎）であり，妊婦では絨毛膜羊膜炎を起こして，母児に重大な影響を及ぼすことがある。帯下は黄色調〜灰白色で，腟内pHが上昇し，アミン臭（魚臭）があり，鏡検でclue cellを認める。

○b 萎縮性（老人性）腟炎とは，閉経後の長期の低エストロゲン状態のため，腟上皮の退行性変化によって発生する非特異性腟炎で，程度によって白色〜黄色〜膿性〜血性の帯下を生ずる。

×c 腟カンジダ症では，酒粕状〜ヨーグルト状の瘙痒性がある白色帯下が認められる。泡沫状帯下がみられるのはトリコモナス腟炎である。

×d クラミジア頸管炎では，漿液性〜淡血性の帯下が認められる。一方，淋菌性頸管炎では，黄緑色，膿性の，悪臭がある帯下が認められる。

×e トリコモナス腟炎では，泡沫性の，悪臭がある，白色〜淡黄色の帯下が認められる。酒粕様の帯下があるのは腟カンジダ症である。

解答率 a 85.2%，b 85.6%，c 3.5%，d 18.7%，e 6.7%

ポイント 腟炎における症状と帯下については，以下のようにまとめられている。

膣炎における症状と帯下の所見

		正常	膣トリコモナス症	細菌性膣症	性器カンジダ症	細菌性膣炎	萎縮性膣炎
症状	帯下感	0	1〜3	0〜2	0〜2	3	0〜1
	瘙痒感	0	0〜3	0	1〜3	0	1〜2
	灼熱感	0	0〜1	0	1	1〜2	1
	外陰発赤	0	0〜2	0	1〜3	0〜2	0〜1
	膣発赤	0	2	0	0〜2	2	1〜2
帯下	量	0〜1	1〜3	0〜2	0〜2	1〜3	1
	色	白	黄色〜緑がかかる	白〜灰	白	黄	白〜黄
	性状	0	泡状（10%）	泡状（7%）	酒粕状, 粥状	漿液性〜膿性	漿液性〜膿性
	臭い	0	1〜3	1〜3 魚臭（アミン臭）	0	0〜1	1
	pH	3.8〜4.2	5.5〜5.8	5.0〜5.5	4.5>	5.0<	6.0〜7.0
検鏡	特徴	乳酸桿菌	膣トリコモナス原虫	clue cells	仮性菌糸・胞子	球菌・桿菌	球菌・桿菌, 傍基底細胞
	白血球増多	0〜1	3	0〜1	0〜1	3	3

※程度を0〜3の4段階に分けた。0はないことを，3は高度，1〜3は軽度から高度まで分布することを示す。
※（ ）は頻度。

（産婦人科研修の必修知識2013，日本産科婦人科学会，p.500による）

▶参考文献　MIX 243　チャート婦 160　みえる婦 78
▶正解　a, b　LEVEL　正答率 73.7%

受験者つぶやき
・誤答肢を正確な情報に直して覚えておくと良さそうです。
・復習不足でした……。

Check ■■■

109B-37　がんの緩和医療について正しいのはどれか。2つ選べ。
　　a　遺族へのグリーフケアを含む。
　　b　医療用麻薬は在宅医療では用いない。
　　c　精神的苦痛は全人的苦痛の一つである。
　　d　緩和ケアはがん終末期に限定された医療である。
　　e　WHO方式では睡眠時の鎮痛を最終目標としている。

選択肢考察
　○a　緩和医療は，生命を脅かす疾患の患者やその家族に対して行われる医療行為であり，遺族へのケアも含まれる。
　×b　緩和ケアでは，がん患者が安心してがん治療やケアを受け，自宅で暮らしていくためのサポート施設・サービスもあり，そこでは鎮痛薬を用いられ，医療用麻薬も在宅で使用できる体制になっている。
　○c　全人的苦痛は，身体的苦痛，精神的苦痛，社会的苦痛，霊的苦痛の4つの側面が複雑に絡み合って1つの痛みとして総合的な形で表出されるという概念である。
　×d　緩和ケアとは，WHOの定義で「生命を脅かす疾患による問題に直面している患者とそ

の家族に対して，疾患の早期より，痛みや諸症状の問題，心理的問題，社会的問題，霊的問題に関してきちんとした評価を行い，それが障害とならないように予防したり対処したりすることで，QOLを改善するためのアプローチ」とされており，がん以外の疾患も含まれる。

×e WHO方式のがん疼痛治療では，現実的かつ段階的な目標設定を行い，第一の目標は痛みに妨げられずに夜間の睡眠時間が確保できること，第二の目標は日中の安静時に痛みがない状態で過ごせること，第三の目標は起立時や体動時の痛みが消失することである。最終的にはこれらの目標を達成し，鎮痛効果の継続と平常の日常生活に近づけることが求められる。

解答率 a 99.6%，b 0.3%，c 99.2%，d 0.1%，e 0.6%

ポイント グリーフケアとは，"身近な人と死別して悲嘆に暮れる人が，その悲しみから立ち直れるようそばにいて支援すること"と定義されている。対処としては，一方的に励ますのではなく，相手に寄り添う姿勢が重要である。

▶**参考文献** SN 38

▶**正解** a，c　LEVEL ■■□□□　正答率 98.8%

解説者コメント 緩和ケアについては毎年のように出題されており，しっかり押さえたい主題である。

受験者つぶやき
・まあこのくらいは解けます。
・緩和医療は必ず出ると言われていました。

Check ■■■

109B-38 閉塞性ショックをきたすのはどれか。3つ選べ。
a 肺塞栓症　　　b 消化管出血　　　c 緊張性気胸
d 心タンポナーデ　　e アナフィラキシー

選択肢考察
○a 主肺動脈付近が血栓により閉塞すると，肺動脈→肺→肺静脈の経路が途絶するため左心系への流入血液が著しく減少して心拍出量が低下し，ショックに至る。
×b 消化管出血は循環血液量減少性ショックの代表的原因である。
○c 緊張性気胸では胸腔内圧の著しい上昇，心臓や上・下大静脈，対側の肺などの圧排により肺循環が妨げられ，左心系の前負荷が著しく減少してショックになる。
○d 心嚢内に液体などが貯留することで心臓の拡張が妨げられると，心拍出量が低下する。
×e Ⅰ型アレルギー機序によりヒスタミンやセロトニンなどのケミカルメディエーターが分泌され，急激な血管拡張や血管透過性亢進が発生し，血圧が低下する。血液分布異常性ショックに分類される。

解答率 a 97.2%，b 0.6%，c 99.7%，d 98.5%，e 2.2%

ポイント ショックは循環障害をきたす病態により分類される。

＜Shockの分類＞
・H：Hypovolemic（循環血液量減少性）：外傷，胸腔内出血，腹腔内出血，消化管出血
・O：Obstructive（心外閉塞・拘束性）：肺塞栓，緊張性気胸，心タンポナーデ
・C：Cardiogenic（心原性）：急性心筋梗塞，劇症型心筋炎
・K：Distributive（血液（Ketsueki）分布異常性）：敗血症，アナフィラキシー，頸髄損傷
心外閉塞・拘束性ショック，血液分布異常性ショックであっても末期には心収縮が低下する

こともあるが，初期には心臓以外の病態で血圧低下をきたすと考えるべきである。

▶参考文献　チャート 救49　標救 149　YN L14
▶正解　a, c, d　LEVEL ▮▮▯　正答率 95.8%

解説者コメント　ショックの分類と疾患を問う問題は頻出だが，心原性と循環血液量減少性ショックは簡単すぎて出題しづらいので，出るとすると心外閉塞・拘束性か血液分布異常性のどちらか。血液分布異常性ショックのうち神経性（頸髄損傷）は忘れがち。

受験者つぶやき
・常識。
・閉塞性の代表的なやつですね。

Check ▮▮▮

109B-39 Kiesselbach 部位から出血している高齢者に聴取すべき既往はどれか。**3つ選べ**。
　a 脳梗塞　　　　b 白内障　　　　c 高血圧症
　d 肝機能障害　　e 慢性閉塞性肺疾患

選択肢考察
○a 脳梗塞患者では再発予防に抗血小板療法や抗凝固療法が行われている。
×b 白内障と鼻出血との関連はみられていない。
○c 高血圧症は鼻出血のリスクとなる一方，降圧薬にも血管拡張作用を有するものがある。
○d 肝機能障害が進行すると凝固系に異常をきたし，出血傾向が出現する。
×e 慢性閉塞性肺疾患が鼻出血に関わる医学的根拠はない。

解答率　a 90.9%，b 1.7%，c 98.6%，d 97.5%，e 10.5%

ポイント　高齢者は多病多薬に特徴があり，このため鼻出血とはいっても多くの要因が考えられる。また，鼻出血を出血傾向と置き換えて考えると答えを導きやすい。すなわち，出血傾向には血小板系，凝固系，線溶系および血管系の異常が挙げられ，それぞれに疾患や薬物が関与しているということである。特に，抗血小板療法ではアスピリンをはじめとする抗血小板薬が，抗凝固療法ではワルファリンや新規の経口抗凝固薬が，降圧薬ではCa拮抗薬が鼻出血の原因となる。

▶参考文献　朝 96
▶正解　a, c, d　LEVEL ▮▮▯　正答率 87.2%

解説者コメント　鼻出血を出血傾向に置き換え，幅広く考える応用能力が求められる。

受験者つぶやき
・前年は鼻出血に対して鼻翼部の圧迫後，エピガーゼを詰めるというのが出てましたね！
・aは薬の内服とかでしょうか？

Check ■■■

109B-40 84歳の女性。全身倦怠感と食欲不振とを主訴に来院した。6か月前に肺転移を伴う高度進行胃癌の診断を受けた。抗癌化学療法などの積極的治療を拒否し自宅で療養していたが，2週前から倦怠感が出現し，徐々に食欲の減退を自覚するようになったため受診した。現在は薬剤の内服と1日600 kcal程度の軟らかい食事の摂取は可能である。がんによる悪液質が進行しており余命は1か月程度と考えられる。長男夫婦と3人暮らしで患者本人と家族はともに延命治療を望まず，このまま自然に任せることを希望している。
今後の方針として適切なのはどれか。
a 在宅での看取り
b 外来での末梢静脈栄養
c 在宅での経鼻経管栄養
d 在宅での中心静脈栄養
e 入院での経皮的内視鏡下胃瘻造設

アプローチ
① 6か月前に肺転移を伴う高度進行胃癌の診断，積極的治療を拒否 → 癌はさらに進行していると考えられる
② 悪液質が進行，余命は1か月程度 → 終末期である
③ 患者本人・家族はこのまま自然に任せることを希望 → 基本的に新たな治療行為は行わない

確定診断 終末期胃癌

選択肢考察 癌の終末期である。患者本人も家族も「自然に任せることを希望している」とのことなので，疼痛除去など患者のQOLの維持向上につながるものを除き，新たな治療を始めるべきではない。
○a，×b，×c，×d，×e

解答率 a 91.0%，b 1.0%，c 6.1%，d 1.9%，e 0.1%

ポイント 終末期患者への対応は，患者本人の希望を最優先するのが原則である。

参考文献 チャート公5

正解 a　LEVEL　　　　　　　　　　　　　　正答率 90.8%

解説者コメント 患者本人や家族の希望が明確なので解答は容易であろう。

受験者つぶやき
・終末期は患者の希望を最大限に尊重しましょう。
・自然に任せるとわざわざ書いてあるのでaかなと。

Check ■■■

109B-41 60歳の男性。1か月前から続く咳嗽を主訴に来院した。身長165 cm，体重70 kg。血圧120/82 mmHg。喫煙は20本/日を40年間。飲酒は日本酒1合/日を30年間。運動は通勤時に1日平均5,000歩。胸部エックス線写真と喀痰細胞診とに異常を認めない。
咳嗽の治療とともに指導すべきなのはどれか。
a 「塩分制限が必要です」
b 「お酒はビールに変えましょう」
c 「体重を15 kg減らしましょう」
d 「2万歩を目指して頑張りましょう」
e 「60歳からでも禁煙は遅くありません」

アプローチ
① 身長165 cm，体重70 kg → BMI 27.3 = 肥満あり
② 血圧120/82 mmHg → 正常血圧

③喫煙20本/日，40年──→喫煙習慣あり
④日本酒1合/日，30年──→飲酒量は適正範囲
⑤通勤時に1日平均5,000歩──→身体活動量は少なめ

鑑別診断　咳は持続期間により，3週間未満の急性咳嗽，3週間以上8週間未満の遷延性咳嗽，8週間以上の慢性咳嗽に分類される。咳嗽が長引く疾患は多種多様であり，感染後咳嗽，咳喘息，アトピー咳嗽，慢性気管支炎，気管支喘息，肺結核，肺癌，胃食道逆流症，慢性副鼻腔炎，薬剤性などが挙げられるが，本問の情報からでは特定はできない。

確定診断　遷延性咳嗽

選択肢考察
× a　塩分摂取量は不明であるが，血圧は正常であり，塩分制限の必要性は低い。
× b　飲酒量は適正範囲であり，酒の種類を変える必要は全くない。
× c　肥満はあるが標準体重は約60 kgであり，減量を指導する場合は−10 kgが適正である。また，咳嗽の原因として肥満が関連する可能性は低いと考えられる。
× d　身体活動量は少ないが，咳との関連は低く，目標として2万歩は多すぎる。
○ e　喫煙は咳嗽の原因の一つであり，禁煙は強く推奨される。

解答率　a 0.1%，b 0.0%，c 0.5%，d 0.5%，e 98.9%

ポイント　喫煙をすることにより，癌・呼吸器疾患・虚血性心疾患などのリスクが高くなることは，多くの疫学研究より明らかとなっている。また，禁煙に関しても，癌の発症リスクは5〜10年の禁煙で有意に低下することが示されており，虚血性心疾患のリスクは2〜4年の禁煙で低下することが示されている。したがって，禁煙は何歳から始めても遅くはないと考えられている。

▶参考文献　MIX 22
▶正解　e　LEVEL　　　　　　　　　　　　　　　　　　　　　　　正答率 98.8%

解説者コメント　生活習慣の改善に関する問題はここ数年，2〜3問程度出題されている。飲酒，喫煙，身体活動量，栄養（エネルギー，塩分摂取量など）の生活習慣については，しっかりと理解しておくことが重要である。

受験者つぶやき
・何歳からでも禁煙は勧めましょうという話でしょうか。
・ビール中瓶＝日本酒1合＝ウイスキーダブル＝ワイン1杯＝チューハイ1.5缶

Check ☐ ☐ ☐

109B-42　6歳の女児。発達の遅れを心配した母親に連れられて来院した。乳幼児期から言葉や歩行の発達が遅れ，知的障害を伴っていた。遺伝性の疾患が心配で受診が遅れたが，地域に同じような症状を訴える人がいることがわかり心配になって受診した。妹も同じ症状がある。感染症を示唆する所見はない。医師が相談した保健所のその後の調査により，言語障害，歩行障害および知的障害のいずれかを認める多数の患者の存在が次第に明らかになった。患者が居住する人口約10万人の湾岸地域における環境汚染物質による曝露が疑われるが，原因は特定できていない。
　このような状況で，患者集団に対する初期の対応として適切なのはどれか。
　a　地域住民の集団移転
　b　裁判による患者認定
　c　患者の生体試料の収集
　d　患者と家族の遺伝子検査
　e　行政による被害認定のための審査

アプローチ　①6歳の女児，発達の遅れ──→先天性疾患，あるいは後天性疾患のどちらもありうる
②地域に同じような症状を訴える人がいるし，妹も同じ症状──→感染症の流行あるいは有害物

質曝露に起因する疾病が想定される
③感染症を示唆する所見はない──▶感染症は否定的
④言語障害，歩行障害および知的障害──▶中枢神経系に親和性の高い有害物質への曝露を考える
⑤環境汚染物質による曝露が疑われる──▶原因物質の特定を急ぐ

鑑別診断 環境汚染物質曝露による障害で，かつ地域的広がりをもつことから経口摂取・食物連鎖を介する汚染物質が想定される。このような汚染物質としては重金属が多く，その中で中枢神経症状をきたすものとしては，鉛（小児の鉛脳症），メチル水銀（Hunter-Russell 症候群，水俣病），マンガン（Parkinson 症候群）が考えられる。そして，言語障害，歩行障害，知的障害をきたしうる金属としては，メチル水銀が考えられる。

確定診断 胎児性水俣病の疑い

選択肢考察
× a 公害病による集団移転事例は四日市喘息で認められるが，公害病として確立した後のことである。
× b 日本の公害病の多くで患者認定を巡り訴訟が提起されており，水俣病ではいまだに係争中の訴訟がある。
○ c 血液や毛髪を採取し，有害物質の検出を行うことが最優先される。
× d 人口約10万人の地域に，ほぼ同時期に発症しており，遺伝的疾患は考えにくく，遺伝子検査を行う意味はない。
× e 水俣病の例では，水俣病公式発見が1956年5月，厚生省が水俣病とメチル水銀化合物との因果関係を認定したのは1968年9月。健康障害発生から10数年以上経過して，やっと行政の介入が始まっている。

解答率 a 7.9%, b 0.0%, c 84.0%, d 1.1%, e 7.0%

ポイント 水俣病は，環境汚染と食物連鎖によって引き起こされた公害病であり，「公害の原点」といわれている。戦後の高度経済成長期に熊本県水俣市の化学工場が廃液を水俣湾に放流し，廃液中のメチル水銀が食物連鎖により魚介類の体内に濃縮・蓄積され，汚染された魚介類を摂取した住民（漁師とその家族に多発した）に深刻な健康被害をもたらした。メチル水銀は，胎盤を通過して胎児にも影響を及ぼし，胎児性水俣病を発生させている。

▶参考文献 SN 414
▶正解 c　LEVEL　正答率 84.0%

解説者コメント 地域単位での疾病発症をみたら，常に感染症と有害物質曝露（公害）を考えよう。

受験者つぶやき
・c以外を選んでる人もちらほら。
・とりあえず避難だと考えてaにしてしまいました。原因も分かっていないのに早計ですね……。

Check ■ ■ ■

109B-43 生後3日の新生児。体動は活発で泣き声は強く哺乳も良好である。外表に奇形を認めない。
この児に**合致しない**のはどれか。
a 胸式呼吸
b Moro 反射陽性
c 安静時心拍数 120/分
d 大泉門は対角 3×3 cm 開大
e 肝を右鎖骨中線上肋骨弓下に1 cm 触知

アプローチ	①胎動は活発で泣き声は強く哺乳も良好──→正常新生児と判断
	②外表に奇形を認めない──→正常新生児

選択肢考察
× a　新生児・乳児は腹式呼吸，2歳以上になると胸腹式，3〜4歳より胸式呼吸となる。
○ b　Moro反射は原始反射の一つで陽性が正常。原始反射は脊髄・脳幹に反射中枢をもち，胎生5〜6か月より発達し，成熟とともに生後2〜4か月で消失を始める。
○ c　生後3日の安静時心拍数は135（99〜153）/分である。
○ d　本来，大泉門の測定には，対角距離ではなく，菱形の辺の中央での長さを縦横で計測する大泉門径が用いられる。対角3×3cmは正常範囲と判断する。
○ e　正常新生児では，肝臓は右鎖骨中線上肋骨弓下に1〜3cm触れても正常である。脾臓も同様に左季肋部に触れる。

解答率　a 91.3%，b 0.6%，c 3.6%，d 4.3%，e 0.4%
ポイント　正常新生児の身体的特徴を理解していれば容易な問題である。
▶参考文献　MIX 326　国小 203　R小 338
▶正解　a　LEVEL　　　　　　　　　　　　　　　　　　　　　　　　　　　　　正答率 91.3%
解説者コメント　明らかに間違いであるのはaの胸式呼吸であるが，dの大泉門を対角距離で表現しているのはやや混乱をきたすかもしれない。
受験者つぶやき
・赤ちゃんは肋骨が水平に走っていたりと胸郭がまだ未熟なのでした。
・新生児は腹式呼吸。

Check ☐ ☐ ☐

109B-44　89歳の女性。大腿骨骨折で入院中である。10年前にAlzheimer型認知症と診断され内服治療中である。2日前に室内で転倒し動けなくなり救急車で搬送された。左大腿骨転子部骨折を認め，昨日，骨接合術を受けた。手術当日の経過は順調で夜間も良眠した。術後1日目の夕方から落ち着かなくなり，夜になって立ち上がろうとして一晩中大声で看護師を呼び続けていた。

対応として適切なのはどれか。
　a　強く叱責する。　　　　　　　　b　疼痛管理を見直す。
　c　体幹抑制を終日行う。　　　　　d　ナースコールを取り外す。
　e　同様に叫ぶ患者と同室にする。

アプローチ	①10年前にAlzheimer型認知症と診断されている──→認知症（中期〜後期）はせん妄の危険因子
	②2日前に室内で転倒し動けなくなり救急車で搬送された──→入院，不動化はせん妄の危険因子
	③大腿骨転子部骨折を認め，昨日，骨接合術を受けた──→手術侵襲と術後疼痛は，せん妄を直接的に惹起する明らかな身体的な原因
	④術後1日目の夕方から落ち着かなくなる──→急性発症
	⑤夜になって──→夜間はせん妄の危険因子
	⑥立ち上がろうとした──→立ち上がってはいけないことへの注意が障害されており，意識障害が示唆される
	⑦一晩中大声で看護師を呼び続けた──→興奮

鑑別診断 鑑別疾患として，急性一過性精神病性障害，統合失調症，双極性障害が挙げられる。急性一過性精神病性障害は，「アプローチ」④，⑦より疑われるが，③より否定される。統合失調症，双極性障害は，⑦より疑われるが，④より否定される。③，④，⑥，⑦より，Alzheimer 型認知症に合併した術後せん妄と診断される。

確定診断 術後せん妄，Alzheimer 型認知症

選択肢考察
× a Alzheimer 型認知症とせん妄による認知の障害があるため，叱責されることは精神的なストレスとなり，せん妄を悪化させる危険因子となる。
○ b 疼痛管理を見直して適切に行うことは，せん妄の危険因子を軽減する。
× c 終日の体幹抑制は，せん妄の悪化や肺血栓塞栓症の危険因子となる。
× d ナースコールがないことは，ないことへの不安によるせん妄の悪化や急変時の対応の遅れの危険因子となる。
× e 不穏な患者を同室とすることは，相互的にせん妄を悪化させる危険因子となる。

解答率 a 0.1％，b 97.1％，c 1.8％，d 0.4％，e 0.7％

参考文献 チャート精 158　コンパクト 201　標精 179　Rマ U3

正解 b　LEVEL　　　正答率 97.1％

解説者コメント せん妄への対応を臨床的に考えさせる基本的な設問である。

受験者つぶやき
・実際のところ，強く叱責している看護師さんに少なからず出会う気がします。そんなの選ばないけどね。
・ほかはだめだろうなと b に。

Check ■■■

109B-45 34 歳の男性。全身の皮疹を主訴に来院した。数年前から白色の鱗屑を伴う紅斑が体幹と四肢とに多数みられ痒みを伴っていた。1 か月前から皮疹が増加したため受診した。背部の写真（別冊 No. 3）を別に示す。
この患者でみられるのはどれか。
a Darier 徴候
b Köbner 現象
c Leser-Trélat 徴候
d Nikolsky 現象
e Tinel 徴候

別冊
No. 3

アプローチ
①白色の鱗屑を伴う紅斑──→銀白色鱗屑と境界明瞭な紅斑と表現されることが多い
②体幹と四肢とに多数──→背部，腰部，四肢伸側に好発

画像診断

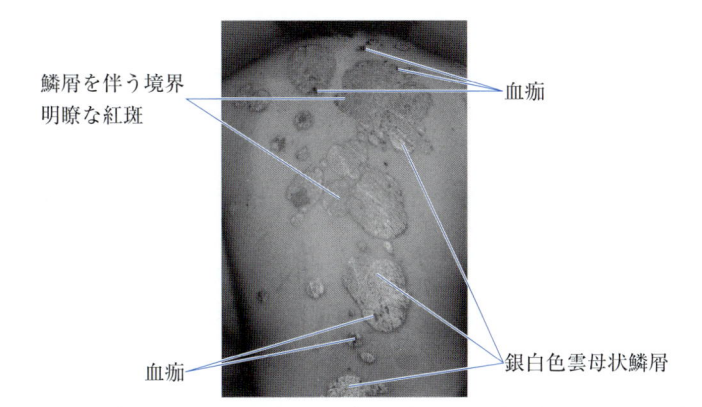

鱗屑を伴う境界明瞭な紅斑　　　血痂

血痂　　　銀白色雲母状鱗屑

類円形，不正形で，大小さまざまの，境界の極めて明瞭な紅斑，その上に銀白色雲母状鱗屑が付着している。掻破による小出血が血痂となって付着している。尋常性乾癬の典型的臨床像で，他の疾患は考えられない。

鑑別診断　この画像からは尋常性乾癬以外の疾患は考えられない。

確定診断　尋常性乾癬

選択肢考察
- ×a　Darier 徴候：肥満細胞腫の色素斑に機械的刺激を与えると膨疹を生じる。
- ○b　Köbner 現象：一見健常な皮膚に刺激を与えると，同一病変を生じる。乾癬，扁平苔癬，自家感作性皮膚炎などでみられる。
- ×c　Leser-Trélat 徴候：脂漏性角化症が急速に多発，増数し，かつ皮膚瘙痒症を伴う症例では，内臓悪性腫瘍の合併率が高い。
- ×d　Nikolsky 現象：一見健常な皮膚を摩擦すると，表皮剥離または水疱を生じる。天疱瘡，新生児剥脱性皮膚炎〈SSSS〉，Lyell 型薬疹＝中毒性表皮壊死症〈TEN〉，先天性表皮水疱症などでみられる。
- ×e　Tinel 徴候：手関節屈側の正中神経走行部をハンマーで軽く叩くと，疼痛，しびれが指先に放散する。手根管症候群でみられる。

解答率　a 2.2%，b 95.4%，c 1.0%，d 1.3%，e 0.2%

ポイント
画像から，尋常性乾癬という正解が得られれば，極めて容易な問題である。
本症で出題される用語は Köbner 現象，蠟片現象，Auspitz 現象，Munro 徴小膿瘍。
治療薬として，エトレチナート，メトトレキサート，シクロスポリン，外用剤としてビタミン D₃，最近注目されているのは生物由来製品の遺伝子組換え製剤で，これらが出題される可能性が高い。

参考文献　チャート 皮 200　コンパクト 138　標皮 264　RM V83

正解　b　LEVEL　　　　正答率 95.4%

解説者コメント　画像診断を除けば，既出問題に多い極めて容易な一般問題である。

受験者つぶやき
・画像一発。
・このシリーズ苦手です。

Check ■■■

109B-46 70歳の女性。咳嗽，喀痰および息切れを主訴に来院した。6年前から咳嗽と喀痰とを自覚していた。1年前から坂道や階段を昇るときに呼吸困難を感じるようになり，風邪をひくと喘鳴が出現することがあった。1か月前から100 m歩くと息切れを自覚し休むようになったため受診した。喫煙は20本/日を45年間。身長153 cm，体重42 kg。脈拍88/分，整。血圧134/84 mmHg。呼吸数24/分。頸部の胸鎖乳突筋が肥大し，吸気時に肋間や鎖骨上窩の陥入がみられる。呼気は延長し，聴診では呼吸音の減弱がみられるが副雑音は聴取しない。
　最も考えられる疾患はどれか。
- a　過敏性肺炎
- b　気管支拡張症
- c　肺血栓塞栓症
- d　特発性肺線維症
- e　慢性閉塞性肺疾患

アプローチ
①6年前から咳嗽と喀痰とを自覚
②喫煙は20本/日を45年間

選択肢考察
- ×a　胸部聴診でfine cracklesを聴取する。
- ×b　胸部聴診でcoarse cracklesを聴取する。
- ×c　血痰や胸痛がみられ，胸部聴診では異常はない。
- ×d　胸部聴診でfine cracklesを聴取する。
- ○e　重喫煙者に発症し，慢性に症状が進行する。

解答率　a 0.0％，b 0.8％，c 0.1％，d 0.1％，e 98.9％
確定診断　慢性閉塞性肺疾患〈COPD〉
ポイント　本症の診断には身体所見が役に立つ。呼気延長や胸部聴診では肺胞呼吸音の減弱がみられる。また，胸鎖乳突筋の肥大や，吸気時に肋間や鎖骨上窩の陥凹がみられる。
参考文献　MIX 183　朝 769　YN I84　みえる 呼 204
正解　e　LEVEL　正答率 98.9％
解説者コメント　その他の身体所見として樽状胸，気管短縮などがみられる。なお，吸気時の肋間の陥凹はHoover徴候と呼ばれる。
受験者つぶやき　・典型的なCOPDの経過です。

Check ■■■

109B-47 35歳の女性。未経妊。挙児を希望して来院した。月経周期は28日型，整。基礎体温は二相性。既往歴に特記すべきことはない。経腟超音波検査で子宮に異常を認める。子宮卵管造影像（別冊No.4）を別に示す。
　最も考えられる疾患はどれか。
- a　子宮奇形
- b　子宮筋腫
- c　子宮腺筋症
- d　子宮内膜炎
- e　子宮内膜ポリープ

別　冊
No. 4

B 医学総論／長文問題

アプローチ
①基礎体温は二相性——→ホルモン的な異常ではない
②経腟超音波検査で子宮に異常を認める——→子宮の形態的異常を疑う

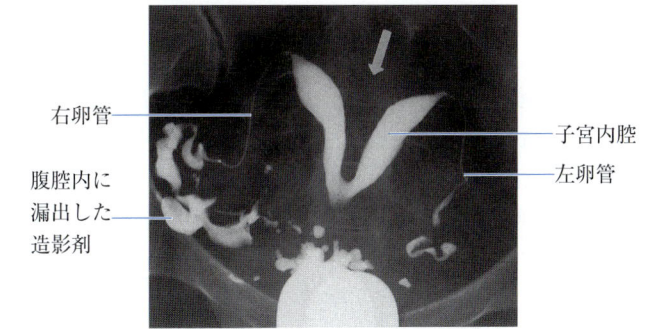

画像診断

右卵管
腹腔内に漏出した造影剤
子宮内腔
左卵管

矢印は子宮の異常を示す。

油性の造影剤を用いた子宮卵管造影である。子宮内腔を二分するような隔壁が子宮底部から子宮頸部に向かって存在する。両側の卵管通過性は良好である。

鑑別診断
　他の子宮奇形との鑑別診断が必要となる。子宮卵管造影像により，中隔が浅い場合は弓状子宮，子宮が完全に分離している場合は重複子宮と診断できる。しかし，子宮卵管造影所見だけでは中隔子宮と双角子宮の診断は難しい。

選択肢考察
○ a　中隔子宮あるいは双角子宮が考えられる。
× b　粘膜下筋腫では，子宮内腔に円形に突出する造影欠損を認める。
× c　子宮内腔全体の広がりを認めるが，通常，造影欠損はない。
× d　炎症疾患と子宮内腔の造影欠損とは無関係。
× e　子宮内膜ポリープの造影欠損領域は形状的に有茎性で小さい。

解答率　a 99.8％，b 0.1％，c 0.0％，d 0.0％，e 0.0％

確定診断　子宮奇形

ポイント
　子宮卵管造影像にて子宮内腔を二分する隔壁を認めることから子宮奇形の診断は容易である。しかし，中隔子宮と双角子宮の診断には，MRIや超音波検査を行い，子宮底部を二分するような陥凹の有無を確認することが必要となる。

▶参考文献　チャート婦 55　みえる婦 237
▶正解　a　LEVEL　　　　　　　　　　　　　　　　　　　　　　　正答率 99.8％

受験者つぶやき
・ほかに子宮卵管造影で選ばせる可能性のある疾患は Asherman 症候群あたりでしょうか。
・画像から a に。

Check ■ ■ ■

109B-48 79歳の男性。呼吸困難のため搬入された。10年前から高血圧症，脂質異常症および2型糖尿病で加療中である。1年6か月前に急性心筋梗塞を発症し，左前下行枝の完全閉塞に対しカテーテル治療を施行された。その後，抗血小板薬，利尿薬およびβ遮断薬を投与され，日常生活で心不全の症状を認めなかった。数日前から労作時の息切れを自覚し，数時間前から安静時にも強い呼吸困難を生じたため救急搬送された。意識は清明。脈拍 104/分，整。血圧 154/102 mmHg。呼吸数 24/分。SpO₂ 100％（リザーバー付マスク 10 L/分 酸素投与下）。心尖部を最強点とするⅣ/Ⅵの収縮期雑音を聴取する。両側の胸部に coarse crackles と wheezes とを聴取する。血液生化学所見：AST 22 IU/L，ALT 19 IU/L，LD 218 IU/L（基準 176〜353），CK 52 IU/L（基準 30〜140），脳性ナトリウム利尿ペプチド〈BNP〉952 pg/mL（基準 18.4 以下）。胸部エックス線写真（**別冊 No. 5A**）と心エコー図（**別冊 No. 5B**）とを別に示す。

呼吸困難の原因として考えられるのはどれか。

a 心室中隔穿孔　　b 心タンポナーデ　　c 三尖弁閉鎖不全症
d 僧帽弁閉鎖不全症　　e 大動脈弁閉鎖不全症

別　冊
No. 5 A，B

アプローチ
① 79歳の男性──中高年以降に起こりやすい疾患を考える
② 10年前からの高血圧，脂質異常症，2型糖尿病──循環器系の疾患の危険因子
③ 急性心筋梗塞の既往──左室機能障害による左心不全の原因となる
④ 左前下行枝の完全閉塞に対するカテーテル治療──心筋梗塞は前壁中隔領域であったことを示唆する
⑤ 数日前からの労作時息切れ──心不全の初期症状
⑦ 数時間前からの安静時呼吸困難──心不全の悪化により肺うっ血をきたしたことを疑わせる
⑧ 脈拍 104/分，呼吸数 24/分──心不全の存在を示唆する
⑨ 心尖部のⅣ/Ⅵの収縮期雑音──僧帽弁逆流を示唆する
⑩ 両側胸部の coarse crackles と wheezes ──肺うっ血を示唆する
⑪ CK 52 IU/L，BNP 952 pg/mL ──新たな心筋梗塞はないが，高度の心不全がある

画像診断

A

minor fissure 像の増強

両側肺門部を中心に蝶形の浸潤陰影（butterfly shadow）

心胸郭比約 60%

心陰影は拡大（心胸郭比は約 60%）し，両側肺野には肺門部を中心に蝶形浸潤陰影（butterfly shadow）を認める。右上中葉間浮腫による minor fissure 像は増強している。典型的な肺水腫像である。

B

左室収縮期径約 50 mm

僧帽弁口からの逆流ジェット

僧帽弁前尖は収縮期に左室側に牽引されている（tethering 現象）

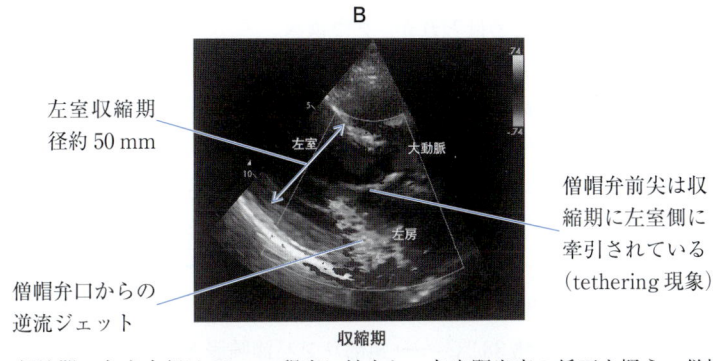

収縮期の左室内径は 50 mm 程度に拡大し，左室駆出率の低下を疑う。僧帽弁の弁口からは拡張した左房の後壁側に向かう逆流ジェットが認められる。

鑑別診断　鑑別疾患としては僧帽弁腱索断裂，僧帽弁逸脱症候群，感染性心内膜炎などが挙げられる。提示された心エコー図で腱索断裂や逸脱あるいは疣贅の有無については判別し難いが，病歴上，これらの疾患は除外できる。この心エコー図で特徴的な所見は，僧帽弁前尖が収縮期にもかかわらず左室側へ牽引されているように見えることである。左室の収縮期内径も著しく拡張している。心筋収縮機能が高度に低下し，左室内腔が拡大しているため，収縮期に僧帽弁尖が外方へ偏位した乳頭筋によって牽引される tethering という現象によって，僧帽弁尖の接合不良をきたしていると判読できる。重症化した拡張型心筋症や虚血性心筋症に認められる所見であり，本例は僧帽弁逆流を合併したため心不全が急速増悪した心筋梗塞後の虚血性心筋症と診断できる。

確定診断　僧帽弁逆流を伴った虚血性心筋症

選択肢考察
× a　心エコー図で両心室間に短絡所見はない。
× b　心エコー図で心囊液貯留所見はない。
× c　本例は左心不全が主体で，右心不全症状はない。
○ d　心尖部収縮期雑音と心エコー図所見で明らかである。
× e　大動脈弁口における拡張期雑音は聴取せず，否定できる。

解答率　a 0.8%，b 0.3%，c 0.2%，d 98.4%，e 0.2%

ポイント　左心不全と僧帽弁逆流については病歴，検査所見，画像のみで容易に診断可能であるが，その原因については心エコー図の左室拡大，僧帽弁前尖の tethering 所見など専門的判読を要す

▶参考文献	MIX 160, 164　朝 544　YN C94　みえる 循 100
▶正解	d　LEVEL　　　　　　　　　　　　　　　　　　　　　　　正答率 98.4%

解説者コメント　もし，僧帽弁逆流の原因について解答を求める設問であったとすると難解な問題となる。

受験者つぶやき
・あまりにも素直すぎて逆に不安になります。
・肺うっ血しているのだろうなあと思いながらエコーでも確認してdにしました。

Check ☐ ☐ ☐

109B-49　28歳の男性。右頸部腫瘤を主訴に来院した。2か月前から右頸部腫瘤が増大し，1週前から発熱が出現したため受診した。体温38.2℃。右頸部と左鎖骨上窩とに径3cmの圧痛のないリンパ節を2個触知する。頸部リンパ節生検で，びまん性大細胞性B細胞型リンパ腫と診断された。PET/CTでは右頸部，左鎖骨上窩および縦隔に取り込みを認めた。
　治療開始に際して適切なのはどれか。**2つ選べ**。
　a　治療は無菌室が空くのを待ち行う。
　b　挙児希望であったので精子保存をする。
　c　病状の説明に主治医の他に看護師も同席する。
　d　後方視的臨床研究の結果をもとに治療計画を立てる。
　e　セカンドオピニオンを希望したので自分の父親が経営する病院を紹介する。

アプローチ
①28歳の男性　→　若年男性
②右頸部腫瘤が増大，発熱38.2℃　→　頸部リンパ節腫脹と発熱が主訴
③右頸部，左鎖骨上窩に径3cmの圧痛のないリンパ節を2個　→　腫瘍性のリンパ節腫脹が複数のリンパ節領域にみられている
④リンパ節生検でびまん性大細胞性B細胞型リンパ腫　→　診断はついている

選択肢考察
×a　化学療法（R-CHOPなど）が初期治療に用いられるが，骨髄抑制は比較的弱く，無菌室は不要。
○b　化学療法により精巣の生殖上皮細胞が傷害され，男性不妊をきたすことがあるので，精子保存を化学療法前に行うべきである。
○c　医師が病状を説明する際には看護師の同席が望ましい。患者の反応を観察してもらえるし，説明後のフォローの助けにもなる。
×d　後方視的臨床研究は前方視的臨床研究よりもエビデンスレベルが劣る。できるだけエビデンスレベルの高い臨床研究の結果をもとに治療計画を立案するべき。
×e　患者は客観的でバイアスのない意見を聞きたいためにセカンドオピニオンを希望する。わざわざ疑いをもたれるような病院を紹介してはいけない。

解答率　a 11.5%，b 63.1%，c 86.8%，d 36.1%，e 1.8%
ポイント　血液腫瘍の診断がついたら，医師はここに挙げたような項目を頭に巡らせながら患者に説明を進めていく。

▶参考文献	MIX 100　朝 152　YN G72
▶正解	b，c　LEVEL　　　　　　　　　　　　　　　　　　　　　正答率 52.0%

解説者コメント　臨床の現場に近い設問である。

受験者つぶやき
・血液内科を回った時に割り当てられたDLBCLの患者さんは，一般病室にいたのを思い出しました。

・後方視的って何だっけと思いました。

Check ■ ■ ■

次の文を読み，50〜52の問いに答えよ。

43歳の男性。発熱を主訴に来院した。

現病歴：半年前から全身倦怠感を自覚していた。1か月前から37℃前半の微熱と乾性咳嗽とが出現した。2週前に自宅近くの診療所を受診し総合感冒薬を処方されたが改善しなかった。そのころから体温は38℃を超えるようになり，1週前から階段昇降時に呼吸困難を自覚するようになった。精査のため診療所から紹介されて受診した。

既往歴：22歳時にB型急性肝炎。35歳時に帯状疱疹。

生活歴：会社員。独身。一人暮らし。喫煙歴はない。飲酒は機会飲酒。

家族歴：父親がうつ病で通院治療中。

現　症：意識は清明。身長173 cm，体重58 kg（半年前は68 kg）。体温38.6℃。脈拍96/分，整。血圧104/58 mmHg。呼吸数20/分。SpO_2 94%（room air）。前額と鼻唇溝とに黄白色の鱗屑を伴う紅斑を認める。眼瞼結膜と眼球結膜とに異常を認めない。口腔内に多発する白苔を認める。頸静脈の怒張を認めない。径1〜2 cmのリンパ節を右頸部に7個，左頸部に5個触知する。心音に異常を認めない。両側の胸部にfine cracklesを聴取する。腹部は平坦，軟で，肝・脾を触知しない。腸雑音は正常である。下腿に浮腫を認めない。

検査所見：血液所見：赤血球454万，Hb 15.1 g/dL，Ht 42%，白血球3,100，血小板12万。血液生化学所見：総ビリルビン0.9 mg/dL，クレアチニン1.0 mg/dL。免疫血清学所見：CRP 0.6 mg/dL，β-D-グルカン486 pg/mL（基準10以下）。動脈血ガス分析（room air）：pH 7.47，$PaCO_2$ 34 Torr，PaO_2 76 Torr，HCO_3^- 24 mEq/L。胸部エックス線写真（別冊 No. 6A）と胸部CT（別冊 No. 6B）とを別に示す。

別　冊
No. 6　A，B

109B-50　この患者の白血球分画で割合が減少しているのはどれか。
　　　　a　単　球　　　　　　b　好酸球　　　　　　c　好中球
　　　　d　好塩基球　　　　　e　リンパ球

109B-51　肺病変の原因として最も考えられるのはどれか。
　　　　a　結核菌　　　　　　b　カンジダ　　　　　c　トキソプラズマ
　　　　d　ニューモシスチス　e　サイトメガロウイルス

109B-52　口腔内の白苔に対する治療薬はどれか。
　　　　a　ST合剤　　　　　　b　アシクロビル　　　c　イソニアジド
　　　　d　アムホテリシンB　　e　ペニシリン系抗菌薬

アプローチ
①半年前から全身倦怠感　→　慢性疾患
②22歳時にB型急性肝炎　→　性感染症の既往
③35歳時に帯状疱疹　→　免疫不全状態を考える
④半年で10 kgの体重減少　→　消耗性疾患。悪性腫瘍も考えられる

⑤口腔内に多発する白苔──→カンジダ症の疑い
⑥白血球 3,100──→白血球数の減少
⑦β-D-グルカン高値──→真菌感染症を示唆する

画像診断

A

B

両側中下肺野にびまん性すりガラス陰影を認める

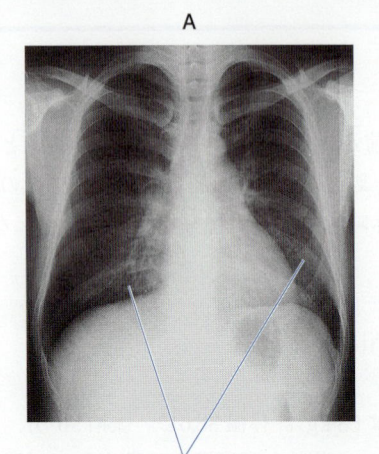

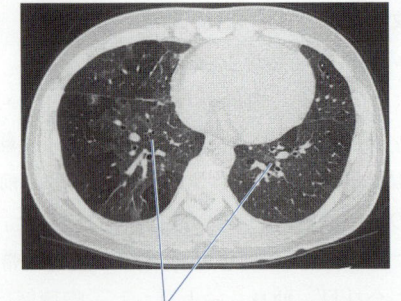

両肺野にすりガラス陰影。右側では肺門側に陰影が目立ち，胸膜側は比較的保たれている（ニューモシスチス肺炎ではこのような分布を示すことがある）

鑑別診断 比較的若年の男性で，半年前から倦怠感と 10 kg の体重減少がある。「アプローチ」③，⑤から慢性的な免疫不全状態が疑われる。性感染症の既往もあること（②）から，HIV 感染症/AIDS を考えることは難しくない。白血球減少（⑥）も矛盾しない。胸部エックス線写真および胸部 CT 写真でびまん性すりガラス陰影を認め，β-D-グルカンが高値（⑦）であり，ニューモシスチス肺炎と診断できる（ニューモシスチス肺炎の病原体は，*Pneumocystis jirovecii* という「真菌」である）。

確定診断 ニューモシスチス肺炎，AIDS〈後天性免疫不全症候群〉，口腔カンジダ症

[50]
選択肢考察 HIV の標的細胞は CD4 陽性 T リンパ球であり，その減少に伴ってリンパ球数が減少する。
×a，×b，×c，×d，○e
解答率 a 0.2％，b 0.5％，c 7.4％，d 0.1％，e 91.7％

[51]
選択肢考察 ×a 完全に否定はできないが，最も考えられる疾患ではない。
×b，×c このような肺病変を呈することはまれである。
○d 確定診断には喀痰などの呼吸器検体から *P. jirovecii* を確認する。
×e 画像所見は矛盾しないが，β-D-グルカンは高値とはならない。
解答率 a 1.2％，b 10.6％，c 0.1％，d 87.1％，e 1.0％

[52]
選択肢考察 ×a ニューモシスチス肺炎の治療薬である。
×b 抗ウイルス薬である。
×c 抗結核薬の一つである。
○d カンジダ症以外にも広く真菌感染症に対して用いる。
×e 抗菌薬である。
解答率 a 8.0％，b 1.3％，c 1.3％，d 88.3％，e 1.1％

ポイント 病歴から HIV 感染症を想起できるかがポイント。帯状疱疹や性感染症（B 型肝炎）の既往が大きなヒントとなる。

年間のHIV感染症/AIDS報告総数はここ数年1,500〜1,600例で推移している。AIDS発症でHIV感染が判明する割合は，全体の約1/3である。AIDS指標疾患の中ではニューモシスチス肺炎が40〜50％を占め，最多であることも覚えておく。

▶参考文献　MIX 64　朝 259　YN H96　みえる 免 258

▶正解
- [50] e　LEVEL　　　　正答率 91.7%
- [51] d　LEVEL　　　　正答率 87.1%
- [52] d　LEVEL　　　　正答率 88.3%

解説者コメント　典型的なAIDS発症例の病歴である。

受験者つぶやき
- [50]・この連問は絶対落とせません。
  ・AIDSっぽいですよね。
- [51]・ニューモシスチスでもβ-D-グルカンが上がります。
  ・β-D-グルカンの上昇もあるのでdに。
- [52]・なんで副作用の多いアムホテリシンBなのかと思いつつ。
  ・カンジダにはdかなと。

次の文を読み，53〜55の問いに答えよ。

81歳の男性。発熱を主訴に来院した。

現病歴：5日前から37℃台の発熱が出現し，3日前から腰痛が出現した。腰痛は鈍痛で，運動時と安静時ともに自覚していた。自宅で様子をみていたが改善しないため受診した。

既往歴：61歳から糖尿病のため内服加療中。

家族歴：父親が胃癌。母親が大腸癌。

生活歴：妻との2人暮らし。海外渡航歴はない。

現　症：意識は清明。身長165 cm，体重57 kg。体温38.2℃。脈拍96/分，整。血圧138/80 mmHg。呼吸数22/分。SpO₂ 98%（room air）。眼瞼結膜と眼球結膜とに異常を認めない。頸部リンパ節を触知しない。心音と呼吸音とに異常を認めない。腰部正中に叩打痛を認める。足背動脈の触知は良好で左右差を認めない。下腿に浮腫を認めない。神経学的所見に異常を認めない。

検査所見：尿所見：蛋白（−），糖（−），ケトン体1＋，潜血（−），沈渣に白血球を認めない。血液所見：赤血球476万，Hb 12.9 g/dL，Ht 40%，白血球13,300（桿状核好中球32%，分葉核好中球54%，好酸球1%，好塩基球1%，単球2%，リンパ球10%），血小板43万。血液生化学所見：総蛋白7.5 g/dL，アルブミン3.8 g/dL，総ビリルビン0.9 mg/dL，直接ビリルビン0.3 mg/dL，AST 30 IU/L，ALT 28 IU/L，LD 170 IU/L（基準176〜353），ALP 402 IU/L（基準115〜359），γ-GTP 49 IU/L（基準8〜50），アミラーゼ121 IU/L（基準37〜160），CK 58 IU/L（基準30〜140），尿素窒素19 mg/dL，クレアチニン1.0 mg/dL，尿酸7.1 mg/dL，血糖148 mg/dL，HbA1c 8.5%（基準4.6〜6.2），総コレステロール199 mg/dL，トリグリセリド180 mg/dL，Na 130 mEq/L，K 4.4 mEq/L，Cl 98 mEq/L。CRP 3.2 mg/dL。動脈血ガス分析（room air）：pH 7.37，PaCO₂ 36 Torr，PaO₂ 98 Torr，HCO₃⁻ 20 mEq/L。12誘導心電図で異常を認めない。胸部エックス線写真に異常を認めない。腹部CTに異常を認めない。腰部MRI（別冊 No.7A，B）を別に示す。

別　冊
No. 7　A，B

109B-53　この患者の状態はどれか。
- a　髄膜炎
- b　脊髄炎
- c　腎盂腎炎
- d　腸腰筋膿瘍
- e　化膿性脊椎炎

109B-54　4時間後，検査室から血液検体でGram陽性球菌が検出されたとの報告があった。この時点で追加すべき検査はどれか。
- a　血管造影
- b　膀胱鏡検査
- c　頭部造影CT
- d　心エコー検査
- e　脳脊髄液検査

109B-55　原因菌として最も考えられるのはどれか。
- a　腸球菌
- b　溶連菌
- c　髄膜炎菌
- d　肺炎球菌
- e　黄色ブドウ球菌

アプローチ
① 発熱，安静時の腰痛 → 炎症性疾患を考慮する
② 糖尿病の既往 → 易感染性である
③ 現症 → 内科的疾患は否定的である

④腰部に叩打痛 ──→ 腰椎疾患を考慮する
⑤尿所見 ──→ 尿路感染症は否定的である
⑥白血球数 13,300，CRP 3.2 mg/dL，HbA1c 8.5% ──→ 糖尿病のコントロール不良と炎症所見の高値がみられる

画像診断

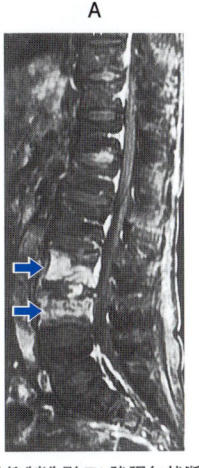

A　脂肪抑制造影 T1 強調矢状断像
第 3，第 4 腰椎が高信号を呈する（➡）。

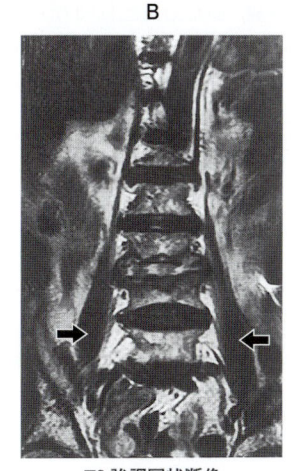

B　T2 強調冠状断像
腸腰筋は左右差がなく，腫大もみられない（➡）。

鑑別診断　発熱と安静時の腰痛から，腰椎の炎症性疾患を疑う。化膿性脊椎炎と結核性脊椎炎が考えられるが，結核性脊椎炎では疼痛が軽微で炎症所見に乏しい。化膿性脊椎炎では，造影 MRI にて病巣周辺のみが高信号を呈する（rim enhancement）。転移性脊椎腫瘍も鑑別すべき疾患として重要である。腸腰筋膿瘍では疼痛のため股関節屈曲位を呈する（psoas position）。

[53]

選択肢考察
×a　頭頸部痛がなく，神経学的所見に異常がない。
×b　神経学的所見に異常がない。
×c　尿所見が正常である。
×d　MRI にて腸腰部の腫大なく，psoas position の記載もない。
○e　炎症所見や造影 MRI にて診断可能。

解答率　a 0.1%，b 0.8%，c 0.1%，d 0.4%，e 98.4%

確定診断　化膿性脊椎炎

[54]

選択肢考察
×a，×b，×c　必要性のない検査である。
○d　敗血症の一因として細菌性心内膜炎が考えられるため，念のために実施しておきたい検査である。
×e　敗血症や腰椎病変のため，腰椎穿刺により髄膜炎を併発する危険性がある。

解答率　a 0.9%，b 0.1%，c 5.9%，d 46.8%，e 46.3%

[55]

選択肢考察
×a，×b，×c，×d　最近は増加傾向にある。
○e　本症の起炎菌の大部分を占めているが，近年では種々の弱毒菌による感染例や，起炎菌が検出できない例が増加傾向にある。

解答率　a 1.3%，b 4.0%，c 0.9%，d 7.1%，e 86.7%

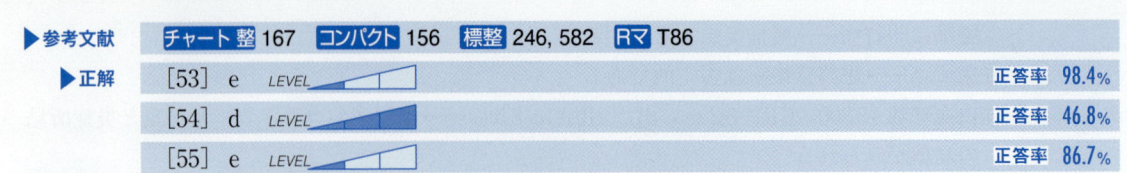

▶参考文献　チャート 整 167　コンパクト 156　標整 246, 582　RM T86

▶正解
[53]　e　LEVEL　　　　　　　　　　　　　　　　　　　　　　正答率 98.4%
[54]　d　LEVEL　　　　　　　　　　　　　　　　　　　　　　正答率 46.8%
[55]　e　LEVEL　　　　　　　　　　　　　　　　　　　　　　正答率 86.7%

解説者コメント
[53]　安静時の腰痛，炎症所見と MRI 所見より診断は容易である。
[54]　難問である。敗血症の一因として細菌性心内膜炎が考えられるため実施してもよい検査ではあるが，緊急性を要する検査であるか疑問である。
[55]　圧倒的に黄色ブドウ球菌が多い。

受験者つぶやき
[53]　・糖尿病は諸悪の根源です。
　　　・これは分かりませんでした。3 連問で分からないと震えます。
[54]　・菌血症が先行して菌が飛んで化膿性脊椎炎を起こしたのかなと思いましたが，d と e で割れててすごく不安な気持ちになりました。
　　　・とりあえずエコーかなと。分かりません。
[55]　・溶連菌と思ってしまいました。

Check ■■■

次の文を読み，56〜58の問いに答えよ。

67歳の男性。人間ドックで異常を指摘され来院した。

現病歴：5年前に退職してから健康診断を受けていなかった。妻に勧められて初めて受診した人間ドックで肥満，耐糖能障害および脂質異常症を指摘され，妻とともに来院した。

既往歴：特記すべきことはない。

生活歴：喫煙歴はない。飲酒は機会飲酒。

家族歴：父親が胃癌。

現　症：意識は清明。身長 170 cm，体重 80 kg。体温 36.5℃。脈拍 68/分，整。血圧 130/94 mmHg。呼吸数 18/分。眉弓部の膨隆，下顎の突出，鼻と口唇の肥大および巨大舌を認める。眼瞼結膜と眼球結膜とに異常を認めない。咽頭に発赤を認めない。頸静脈の怒張を認めない。甲状腺腫と頸部リンパ節とを触知しない。心音と呼吸音とに異常を認めない。手足の体積の増大を認める。腹部は平坦，軟で，肝・脾を触知しない。腱反射に異常を認めない。

検査所見：尿所見：蛋白（−），糖（−），ケトン体（−），潜血（±），沈渣に白血球を認めない。血液所見：赤血球 487万，Hb 14.6 g/dL，Ht 43%，白血球 4,000，血小板 23万，PT 115%（基準 80〜120）。血液生化学所見：総蛋白 7.2 g/dL，アルブミン 4.2 g/dL，総ビリルビン 0.6 mg/dL，AST 21 IU/L，ALT 28 IU/L，LD 185 IU/L（基準 176〜353），ALP 277 IU/L（基準 115〜359），γ-GTP 34 IU/L（基準 8〜50），アミラーゼ 76 IU/L（基準 37〜160），CK 135 IU/L（基準 30〜140），尿素窒素 14 mg/dL，クレアチニン 0.7 mg/dL，尿酸 5.9 mg/dL，血糖 127 mg/dL，HbA1c 7.0%（基準 4.6〜6.2），トリグリセリド 162 mg/dL，HDLコレステロール 75 mg/dL，LDLコレステロール 146 mg/dL，Na 142 mEq/L，K 4.6 mEq/L，Cl 102 mEq/L，Ca 9.3 mg/dL，P 4.0 mg/dL，TSH 0.6 μU/mL（基準 0.4〜4.0），FT$_4$ 1.1 ng/dL（基準 0.8〜1.8）。心電図に異常を認めない。胸部エックス線写真で心胸郭比 54%。頭部エックス線写真（**別冊 No. 8**）を別に示す。頭部MRIで下垂体に限局した腫瘍を認める。

別　冊
No. 8

109B-56　この患者に行うべき検査として**有用でない**のはどれか。

a　GHの測定
b　プロラクチンの測定
c　フロセミド負荷試験
d　75g経口グルコース負荷試験
e　インスリン様成長因子-Ⅰ〈IGF-Ⅰ〉の測定

109B-57　現時点で行うべき治療はどれか。

a　抗癌化学療法
b　経蝶形骨洞手術
c　定位的放射線治療
d　ドパミン作動薬投与
e　GH受容体拮抗薬投与

109B-58　今後の経過中に起こりうる合併症として**考えにくい**のはどれか。

a　大腸癌
b　高血圧症
c　縦隔腫瘍
d　虚血性心疾患
e　睡眠時無呼吸症候群

アプローチ　①67歳の男性，人間ドックで異常を指摘 ── 自覚症状はないか軽微
②5年前に退職してから健診を受けていない ── 62歳以前には異常所見がなかった

③人間ドックで肥満，耐糖能障害，脂質異常症を指摘──耐糖能障害をきたす病態を考える
④身長 170 cm，体重 80 kg ──BMI 27.7＝肥満
⑤血圧 130/94 mmHg ──Ⅰ度高血圧（収縮期血圧 140～159 かつ/または拡張期血圧 90～99）
⑥眉弓部の膨隆，下顎の突出，鼻と口唇の肥大──先端巨大症様顔貌が存在する
⑦巨大舌──先端巨大症の主症状とされる特徴的な症候が存在する
⑧頸静脈の怒張を認めない──右心不全を示唆する徴候はない
⑨心音に異常を認めない──心弁膜症を疑う徴候はない
⑩手足の体積の増大を認める──先端巨大症の主症状とされる3症候（先端巨大症様顔貌，巨大舌，手足の体積の増大）がすべて認められる
⑪血糖 127 mg/dL ──提示された血糖値には空腹時の記載がない──随時血糖であれば糖尿病型（≧200 mg/dL）の値ではない
⑫HbA1c 7.0％（基準 4.6～6.2）──糖尿病型の HbA1c 値（≧6.5％）である──血糖値が随時血糖なら，糖尿病診断のためには別の日の空腹時血糖または随時血糖または 75 g OGTT で糖尿病型の値を確認する必要がある
⑬トリグリセリド 162 mg/dL，LDL コレステロール 146 mg/dL ──Ⅱb 型の高脂血症を示す脂質異常症
⑭Na 142 mEq/L ──正常域
⑮Ca 9.3 mg/dL ──先端巨大症で高 Ca 血症を呈する（活性型ビタミン D 増加によるものか，MEN Ⅰ 型）こともあるが，本例では正常域
⑯P 4.0 mg/dL ──正常域。先端巨大症に合併することのある高 P 血症はない
⑰TSH 0.6 μU/mL，FT$_4$ 1.1 ng/dL ──正常域。甲状腺機能低下はない
⑱心電図に異常を認めない──冠動脈疾患や心筋症を示唆する所見はない
⑲胸部エックス線写真で心胸郭比 54％ ──心陰影の拡大あり
⑳頭部 MRI で下垂体に限局した腫瘤──下垂体腫瘍の可能性あり。先端巨大症の主症状を有することから GH 産生下垂体腫瘍が疑われる

画像診断

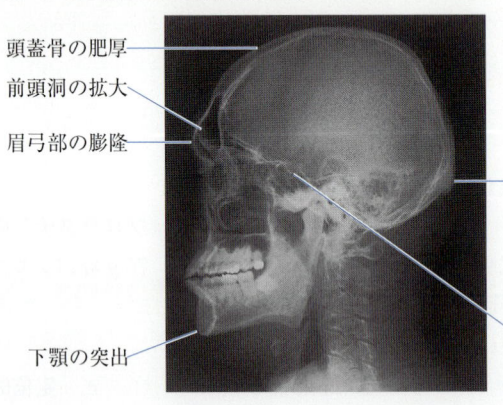

頭蓋骨の肥厚
前頭洞の拡大
眉弓部の膨隆
外後頭隆起の突出
下顎の突出
トルコ鞍の拡大，トルコ鞍底のダブルフロアー，後床突起，鞍背の菲薄化

鑑別診断

「アプローチ」⑥，⑦，⑩から提示症例は「先端巨大症の診断の手引き」における主症状とされる3症候〔1. 手足の容積の拡大，2. 先端巨大症様顔貌（眉弓部の膨隆，鼻・口唇の肥大，下顎の突出），3. 巨大舌〕をすべて満たしており，先端巨大症を疑うことは容易であろう。先端巨大症の確定診断には，主症状のほかに検査所見の3項を満たす必要がある〔1. GH 分泌の過剰（75 g OGTT で GH が正常域（1 μg/L 未満）に抑制されない），2. 血中 IGF-1 の高値，3. MRI または CT で下垂体腺腫の所見を認める〕。症例は⑳から主症状と検査所見の1

項を満たす。先端巨大症診断確定のために，GH分泌の過剰とIGF-1高値の2項の確認が残されている。IGF-1値の確認とGH分泌の過剰を確認するための75g OGTTを行うべきである。

　提示された頭部エックス線写真においても眉弓部の膨隆，前頭洞の拡大，下顎の突出，頭蓋骨の肥厚，外後頭隆起の突出などの先端巨大症に特徴的な所見が認められる。トルコ鞍は，拡大し鞍背の菲薄化がみられるため，下垂体腫瘍はマクロアデノーマ（径10mm以上の下垂体腫瘍）であろう。したがって腫瘍の圧排によるほかの下垂体前葉ホルモン分泌に異常がないかどうかについての検討も必要であるが，甲状腺ホルモンは正常域にあり（⑰），コルチゾール・ACTHは示されていないが，Naは正常域にあり（⑭），副腎不全の合併を積極的に考える必要はなさそうである（低Na血症があれば副腎不全を考える必要がある）。一方，⑳の記述から，下垂体腫瘍の鞍上進展はあっても軽度と推定される。下垂体腫瘍の視交叉圧排による失明を回避するために行う下垂体手術の緊急性は，なさそうである。

　先端巨大症の合併症としては，糖尿病，高血圧症，脂質異常症，冠動脈疾患，悪性腫瘍（大腸癌や肺癌など）などがある。本症の耐糖能異常，脂質異常症，高血圧症は②から，先端巨大症の合併症である可能性が高い。

　先端巨大症の下垂体腫瘍がMEN I型の構成腫瘍であれば，副甲状腺の過形成や膵内分泌腫瘍などを併発することを想定した検索が必要になるが，本例では家族歴にMEN I型を思わせる記載がないこと，発症年齢が高いこととCaが正常域（⑮）でほかにMEN I型を疑うべき所見は提示されておらず（高Ca血症があれば原発性副甲状腺機能亢進の合併を疑う），MEN I型である可能性は低いと思われる。

　先端巨大症では心筋のリモデリングによる心機能低下により心筋症や心不全を合併することがある。本例では心胸郭比54％と心陰影の拡大所見（⑲）が示されているものの，心音，心電図に異常がなく（⑨，⑱），頸静脈の怒張を認めないとの所見（⑧）から，現時点で心弁膜症や冠動脈疾患，心筋症，右心不全などを強く疑う必要はなく，心陰影拡大は先端巨大症による臓器肥大とみてよいであろう。

　先端巨大症はGHの腎尿細管に対するNaやPの再吸収亢進により高血圧症を伴うことが多く（20〜50％に合併），また高P血症を示すこともある。本例はI度高血圧を示している（⑤）が，Pは正常域である（⑯）。

　GHは肝の糖新生を促進するため，先端巨大症には耐糖能異常・糖尿病の合併が多い。本例のHbA1c 7.0％（⑫）は糖尿病型（≧6.5％）の値であり，糖尿病診断のためには他日の空腹時血糖値の確認または75g OGTTが必要である。

確定診断 先端巨大症

[56]

選択肢考察

○ a　GHの測定は，GH分泌の過剰を証明する先端巨大症診断確定のために必要な検査の一つである。

○ b　先端巨大症の原因腫瘍が，GH・プロラクチン産生腫瘍であることがある（10〜20％）。その場合，経口薬であるドパミン作動薬の投与のみで腫瘍の縮小，GH分泌過剰のコントロールが得られる症例が存在する。測定すべきホルモンである。

× c　原発性アルドステロン症の診断に使用される検査である。高血圧症の原因のスクリーニングとして血清アルドステロン値〈PA〉とレニン活性〈PRA〉の測定を行い，その値から原発性アルドステロン症が疑われるなら必要な検査となるが，PAやPRAの測定を行っていない現時点で行うべき検査ではない。

○ d　提示された血糖値が空腹時血糖であるとすれば，糖尿病診断のためのOGTTの必要性

はない。一方，先端巨大症の診断において「GH 分泌の過剰の証明」が必要であり，そのために 75 g OGTT で GH が正常域（1 μg/L 未満）に抑制されないことが重要な所見となる。75 g OGTT は糖尿病診断だけでなく，先端巨大症の診断確定のためにもぜひ必要な検査である。

○e　GH は肝に作用して，IGF-1 の産生・分泌を亢進させる。IGF-1 高値は先端巨大症の診断のために必要な所見であり，測定すべき検査項目である。

解答率 a 0.6％，b 3.9％，c 87.2％，d 8.2％，e 0.2％

[57]

選択肢考察　現時点では，GH 分泌の過剰と IGF-1 高値の確認ができておらず，「診断の手引き」に示された基準では先端巨大症の診断が確定したとはいえない。しかし，典型的な臨床所見や典型的な頭部エックス線所見と MRI の下垂体腫瘍の所見から先端巨大症の診断は，ほぼ確実な状況である。本問を「診断が確定していない現時点で直ちに実行する治療選択」と理解するとかなり無理のある設問となるが，b や c の選択肢の治療を行うには準備も必要で，直ちに行うことが可能な治療手段ではないため，「現時点で行うべき治療」を「現時点で採用すべき治療方針」と解釈して解答する。

×a　先端巨大症の原因となる GH 産生下垂体腫瘍の大半は GH 産生の良性腫瘍であり，抗癌化学療法の適応にはならない。

○b　先端巨大症の診断が確定し，さらに原因腫瘍が GH・プロラクチン産生腫瘍でなく GH 産生腫瘍であることが確認されれば，経蝶形骨洞手術が最も確実な第一選択となる治療である。

×c　経蝶形骨洞手術で寛解が得られない，または重篤な合併症で経蝶形骨洞手術が行えない場合に選択される治療であり，現時点で行うべき治療とはいえない。

△d　先端巨大症治療の第一選択は経蝶形骨洞手術であるが，手術前にドパミン作動薬に対する反応性の確認は行っておいてもよい選択肢である。しかし，本問は選択肢 1 つを選ぶ設問であり，本選択肢は選べない。

×e　経蝶形骨洞手術後に GH 分泌過剰の寛解が得られない場合には，ソマトスタチンアナログが投与される。このソマトスタチンアナログでも寛解が得られない場合のサードラインの治療薬として GH 受容体拮抗薬が使用されている。経蝶形骨洞手術を行わない GH 受容体拮抗薬の単独使用では，GH 過剰による臨床症状の改善は得られても，GH 産生腫瘍増大による障害が生ずる可能性が危惧される。現時点で行うべき治療とはいえない。

解答率 a 0.0％，b 38.8％，c 0.5％，d 49.4％，e 11.3％

[58]

選択肢考察
○a　GH は成長因子であり，GH 過剰状態は癌の発生を助長させると考えられている。そのためか先端巨大症患者には癌の合併が多く，特に大腸癌と肺癌が多い。これらの悪性腫瘍は，先端巨大症の診療において定期的にスクリーニング検査を行うべき疾患である。

○b　「鑑別診断」でも述べたが，GH は腎尿細管での Na，P の再吸収を増加させるため，先端巨大症患者の 40％ に高血圧症が合併する。

×c　本例の下垂体腫瘍が MEN I 型の部分疾患であれば胸腺カルチノイドの合併の可能性も全くないわけではが，提示された所見には MEN I 型を疑わせるデータは示されていない。選択肢中では，本選択肢が最も合併可能性が低い。

○d　本例に喫煙歴はないが，先端巨大症は動脈硬化性疾患のリスク因子である耐糖能異常，高血圧症，脂質異常症を合併しやすく，本例はこれらすべてのほかに肥満も有している。

虚血性心疾患の合併リスクの高い患者として対処すべきである。

○e　先端巨大症患者は巨大舌，咽頭・喉頭の軟部組織の肥厚により高率（60％）に睡眠時無呼吸症候群を合併する．本例には巨大舌の所見が示されており，既に睡眠時無呼吸症候群を合併している可能性があり，検査を行うべきである．

解答率　a 13.3％，b 0.7％，c 85.0％，d 0.7％，e 0.5％

ポイント　先端巨大症の身体徴候は数年以上かけ緩徐に進行し，そのため患者自身や家族もその変化に気付かず，担当医も見逃すことがまれではない．そのためか，国家試験には毎年のように画像を伴い出題される疾患である．身体徴候，画像所見，診断のための検査，合併症，治療法を確認してほしい．

参考文献　MIX 260　朝 1567　YN D19　みえる 内 186

正解
[56]　c　LEVEL　　　　　　　　　　　　　　正答率 87.1％
[57]　b　LEVEL　　　　　　　　　　　　　　正答率 38.8％
[58]　c　LEVEL　　　　　　　　　　　　　　正答率 84.9％

解説者コメント　先端巨大症を疑うことは典型的な臨床所見から易しいが，設問内容には，病態，診断のために必要な検査，合併症などに対する確実な知識・理解が要求されており，やや難度が高い出題である．

受験者つぶやき
[56]・これは大丈夫でしょう．
　　・フロセミドを付加するのって何なんでしょう？
[57]・どれも治療としてはありえますが，第一選択はHardyと覚えてました．でも周りは結構dを選んでて不安な気持ちに．
　　・Hardy手術！
[58]・ジャイアント馬場が大腸癌で亡くなったのは有名な話らしいです．
　　・a，cで悩みました．cは起こしそうにないかなあと．

Check ☐☐☐

次の文を読み，59〜61 の問いに答えよ．

78 歳の女性．右利き．会話が困難になったため搬入された．
現病歴：今朝，食事中に会話のつじつまが合わないことに家族が気付き，改善がみられないため救急車を要請した．昨夜の就寝までは異常はなかったという．
既往歴：50 歳時の健康診断で耐糖能異常を指摘されたがそのままにしていた．
生活歴：息子夫婦と 3 人暮らし．喫煙歴はない．飲酒は機会飲酒．
家族歴：両親ともに高血圧．父親が脳出血で死亡．
現　症：意識は清明．身長 148 cm，体重 43 kg．体温 36.1℃．脈拍 104/分，不整．血圧 152/74 mmHg．呼吸数 16/分．過剰心音と心雑音とを認めない．呼吸音に異常を認めない．発語は流暢であるが，錯語がみられ，言語理解が悪く，物品呼称も障害されている．復唱は可能である．読字は困難で，書字は可能であるが文意がとれない．構音障害を含め脳神経に異常を認めない．四肢の運動系と感覚系に異常を認めない．腱反射は正常で，Babinski 徴候は陰性．
検査所見：尿所見に異常を認めない．血液所見：赤血球 412 万，Hb 12.1 g/dL，Ht 40%，白血球 6,300，血小板 20 万，PT-INR〈prothrombin time-international normalized ratio〉1.09（基準 0.9〜1.1），APTT 24.3 秒（基準対照 32.2），血漿フィブリノゲン 306 mg/dL（基準 200〜400），D ダイマー 2.2 μg/mL（基準 1.0 以下）．血液生化学所見：総蛋白 6.1 g/dL，アルブミン 3.5 g/dL，AST 26 IU/L，ALT 18 IU/L，LD 232 IU/L（基準 176〜353），血糖 138 mg/dL，HbA1c 6.6%（基準 4.6〜6.2），トリグリセリド 154 mg/dL，HDL コレステロール 38 mg/dL，LDL コレステロール 143 mg/dL．12 誘導心電図で心房細動を認める．胸部エックス線写真で心胸郭比 52%．心エコー検査で左室壁運動は良好で，弁膜症を認めない．頸動脈エコー検査で左右とも有意な狭窄を認めない．頭部 MRI の拡散強調像（別冊 No. 9A，B）を別に示す．同時に行った頭部 MRA に異常を認めない．

別　冊
No. 9 A，B

109B-59 この患者の失語はどれか．
a 全失語　　　b 伝導失語　　　c Broca 失語
d Wernicke 失語　　　e 超皮質性感覚失語

109B-60 病変部位はどれか．
a 島　　b 前頭葉　　c 頭頂葉　　d 後頭葉　　e 淡蒼球

109B-61 治療として適切なのはどれか．
a 抗凝固療法　　　b 血栓溶解療法　　　c 抗血小板療法
d 抗脳浮腫療法　　　e ステント留置術

アプローチ
① 78 歳の女性──→高齢者
② 右利き，会話が困難──→何らかの失語症で左大脳の病変
③ 会話のつじつまが合わない──→言語了解不良
④ 昨夜の就寝までは異常なし──→就寝中の発症
⑤ 50 歳からの耐糖能異常──→脳梗塞・脳動脈硬化のリスク
⑥ 父親が脳出血──→脳出血には遺伝的背景は関係なし

⑦脈拍 104/分で不整 ⟶ 頻拍性の不整脈
⑧過剰心音と心雑音を認めない ⟶ 弁膜疾患の可能性は低い
⑨発語は流暢，錯語，言語理解が悪い ⟶ Sylvius 裂より後方の病変
⑩物品呼称も障害 ⟶ 左後部側頭葉あたりの病変
⑪復唱が可能 ⟶ 超皮質性失語
⑫読字は困難，書字は可能であるが文意がとれない ⟶ 感覚性の障害，Sylvius 裂より後方
⑬ D ダイマー 2.2 μg/mL ⟶ 軽度上昇，血栓性病変を示唆
⑭ 12 誘導で心房細動 ⟶ 心原性塞栓の可能性
⑮頸動脈エコーで狭窄なし，頭部 MRA で異常なし ⟶ 動脈硬化の程度は軽い

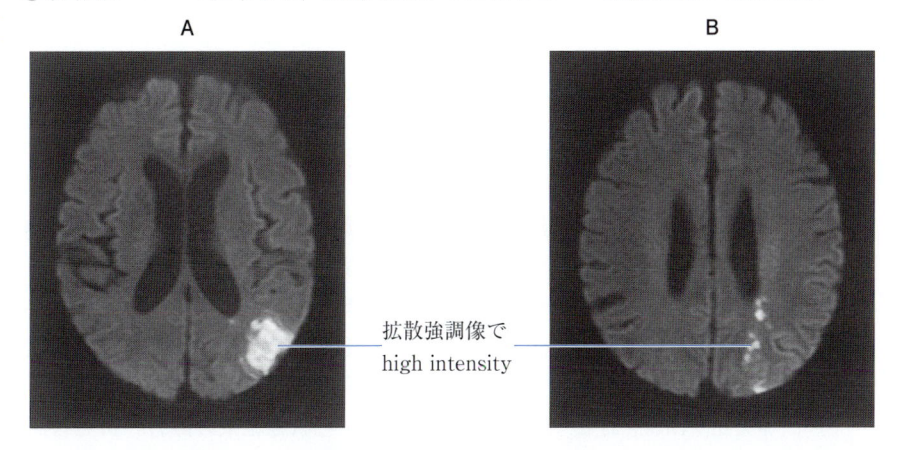

画像診断

A　　　　　　　　　　　B

拡散強調像で high intensity

＜脳の領域・灌流域の解剖＞

A　　　　　　　　　　　B

前頭葉／島／中心溝／頭頂葉／Sylvius 裂／側頭葉／頭頂葉／後頭葉
前頭葉／前大脳動脈／中心溝／中大脳動脈／頭頂葉／後頭葉／後大脳動脈
前大脳動脈／中大脳動脈／後大脳動脈

［脳の領域］　［灌流域］　　［脳の領域］　［灌流域］

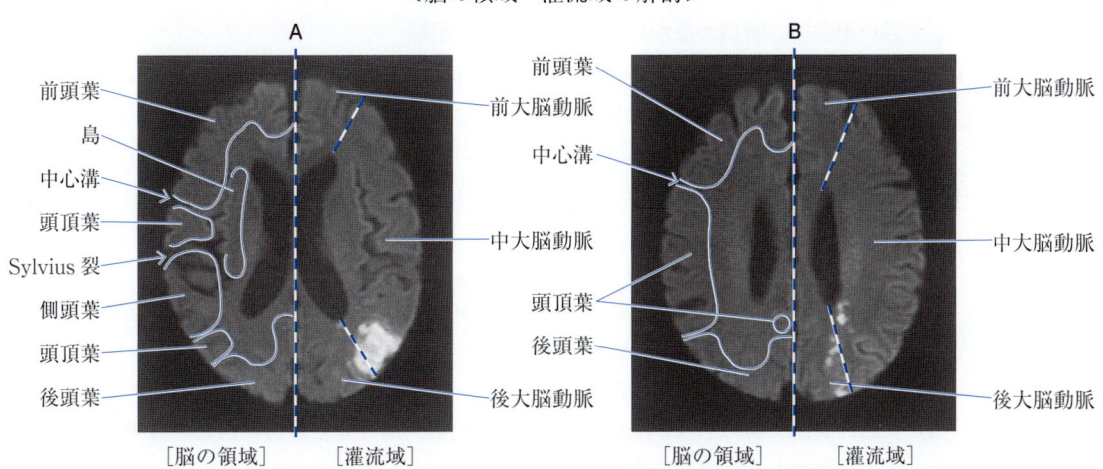

鑑別診断　拡散強調像で high となるのは，脳梗塞の急性期のほかにリンパ腫などの細胞密度のとても高い腫瘍や類上皮嚢胞，脳膿瘍，Creutzfeldt-Jakob 病など。臨床経過から脳梗塞の急性期以外は考えられない。

確定診断　中大脳動脈末梢部の脳梗塞

[59]

選択肢考察
× a　全失語はすべての言語機能の障害で，発語は唸り声程度になる。
× b　復唱が可能であることから伝導失語ではない。
× c　流暢に話すことから Broca 失語ではない。

× d　復唱が可能であることからWernicke失語ではない。
○ e　復唱が可能であるのに言語の理解が悪いのは超皮質性感覚性失語。

解答率　a 0.1%，b 5.8%，c 0.7%，d 45.8%，e 47.5%

ポイント　＜失語のまとめ＞
▶失語の検査（6項目）
　①自発言語，②言語了解，③復唱，④命名・喚語，⑤読書（音読，黙読），⑥書字
▶失語の分類
　全失語（左Sylvius裂周囲の広い障害），復唱のできない失語（左Sylvius裂近傍の障害），復唱のできる失語（左Sylvius裂から少し離れた部位の障害）にまず分けると分かりやすい。

1. 全失語
　Broca野，Wernicke野ともに障害された時。6項目ともに障害あり。唸り声程度の発語は認められる。
2. 復唱障害のある失語
　1）Broca失語：自発言語が流暢でないが，言葉の了解は保たれている。書字は困難。音読は困難だが黙読で理解できる。下前頭回後部・前頭弁蓋部の病変。
　2）Wernicke失語：自発言語は流暢だが，言葉の了解が悪い。保続や錯語が目立つ。音読させると錯読になるかできない。書字は形はなしているが理解できる文章にならない。上側頭回後部病変。
　3）伝導失語：Broca野とWernicke野とを結ぶ弓状線維束の障害。自発言語は流暢だが錯語が目立ち，言語了解は良い。復唱ができない。書字は常に障害され，書けるが間違いが多い。頭頂天蓋から島に及ぶ領域の病変。
3. 復唱障害のない失語（超皮質性失語）：Broca野，Wernicke野，およびその連絡に障害がない。障害部位は動脈灌流境界領域。
　1）超皮質性運動性失語：自発的にはしゃべれないのに復唱はできる。書字は常に障害，音読・黙読ともにやや困難。左側脳室前角の前外側病変（前大脳動脈と中大脳動脈の境界域）。
　2）超皮質性感覚失語：復唱はできるのに少し複雑になると言語了解が悪い。錯語が目立つが流暢な自発言語。音読・黙読・書字のいずれも困難。頭頂・後頭境界領域病変（中大脳動脈と後大脳動脈との境界域）。
　3）複合型：復唱以外はすべて障害されている。
　4）失名辞失語：物の名前が思い出せず（語健忘），回りくどい言い回しや身振りをしたりする。角回から後部側頭葉の病変。

[60]

選択肢考察
× a　島はSylvius裂の奥の脳表に出ていない皮質領域。
× b　前頭葉は前頭端から中心溝まで。
○ c　頭頂葉は中心溝から頭頂後頭溝（内側面で確認できる）まで。
× d　後頭葉は頭頂後頭溝から後頭側頭切痕まで。
× e　淡蒼球は被殻の内側で内包の外側。

解答率　a 11.0%，b 0.3%，c 39.2%，d 49.3%，e 0.1%

[61]

選択肢考察
○ a　心房細動であり抗凝固療法が正しい。
× b　発症からの時間が分からない場合，発症前最終確認時間を発症時間とするので，既に4

　　　　～5時間を経過しており不適切。
　×c　抗血小板療法は動脈硬化性病変の場合に行う。
　△d　抗脳浮腫療法は脳腫脹の強い時に用いるが，本例では腫脹は強くない。使用されるステロイドは耐糖能を悪化させ，浸透圧利尿薬は腎機能が低下している場合はさらに悪化させるので慎重に行う。
　×e　頸動脈エコーで問題ないことから頸動脈狭窄の可能性は低く，ステント留置術は適切とはいえない。

解答率　a 65.5％，b 10.9％，c 4.8％，d 18.5％，e 0.0％

ポイント　診断は易しいが，神経症候学と病変の局在を考えさせる問題と，脳梗塞であっても病因に沿った治療が問われている。神経生理や神経解剖は苦手とする学生も多く，痛いところを突いてきた。脳梗塞の治療では，心原性塞栓で梗塞範囲が大きい場合は4～5時間以内であっても血栓溶解療法の適応にはならないこと，血栓溶解療法の適応と判断されてもその後に脳腫脹が強くなり，外科的減圧が必要になる場合もあることも覚えておいてほしい。

▶**参考文献**　MIX 110, 119　朝 2063, 2114, 2130　YN J3, 64, 84　みえる脳 16, 70, 79, 141

▶**正解**
[59] e　LEVEL　　　　　　　　　　　　　　　　　　　　　　　　　　　正答率 47.5％
[60] c　LEVEL　　　　　　　　　　　　　　　　　　　　　　　　　　　正答率 39.2％
[61] a　LEVEL　　　　　　　　　　　　　　　　　　　　　　　　　　　正答率 65.5％

解説者コメント
[59]　失語について整理しておこう。
[60]　脳葉が水平断でどのように見えるか，復習しておこう。ちなみに側頭葉は Sylvius 裂の後方で脳室が見える高さまでしかない。中心溝の後ろで Sylvius 裂の前なら頭頂葉になる。
[61]　以前は非弁膜症性の心房細動は抗血小板薬でもよいとする意見があったが，抗凝固療法の方が優れていることが判明した。

受験者つぶやき
[59]・昨年初出（？）の伝導失語がパワーアップして連問で出てきました。ちなみに私は Wernicke 失語と誤診。
　　・復唱ができると Wernicke ではないんですね……。
[60]・割れてました。側頭葉が選択肢にないあたりで Wernicke 失語じゃないことに気付いたという友人もいました。
　　・後頭葉だと思ってしまいました。
[61]・『イヤーノート』には脳梗塞なら全部抗血小板薬みたいに書いてある部分もありますが，実際のところ心原性脳塞栓症には抗凝固を行うようです。
　　・発症がいつか分からないので抗凝固なのかなと。

Check ■ ■ ■

109B-62 Na 濃度 50 mEq/L の液 500 mL に 10% NaCl 液 20 mL を追加したときの Na 濃度を求めよ。

ただし，NaCl 1 g は Na 17 mEq に相当するものとし，追加後の体積は 520 mL とする。
また，小数点以下の数値が得られた場合には，小数点以下第 1 位を四捨五入すること。

解答： ① ② ③ mEq/L

① 0 1 2 3 4 5 6 7 8 9
② 0 1 2 3 4 5 6 7 8 9
③ 0 1 2 3 4 5 6 7 8 9

選択肢考察
Na 濃度 50 mEq/L の液 500 mL 中の Na……25 mEq（ⅰ）
10% NaCl 液 20 mL 中の Na の質量は，$20 \times 0.1 = 2$（g）である。
NaCl 1 g は Na 17 mEq なので，10% NaCl 液 20 mL 中の Na……34 mEq（ⅱ）
以上，（ⅰ），（ⅱ）より，追加後の Na は $25 + 34 = 59$ mEq であり，体積は 520 mL であるので，Na 濃度は $59/0.52 = 113.4 \Rightarrow$ 四捨五入して 113 となる。

ポイント
溶液混合の計算問題。10% NaCl 液 20 mL の中には 2 g の NaCl が含まれている。ちなみに生理食塩水は，0.9% であり，500 mL 中に 4.5 g の NaCl を含む。この場合の % は，重量容量パーセントといって，化学などで出てくる重量パーセント（10% 食塩水 100 g 中の食塩は 10 g という時の %）とは異なる。

▶ **正解** ①1，②1，③3　　LEVEL　　正答率 **79.1%**

解説者コメント
生理食塩水（0.9% NaCl 液）や，5% グルコース溶液など，医薬品に使われる % はほぼすべて重量容量パーセント表示である。シリンジの目盛りや普段使う単位が mL や L であるため，このような慣例になっていると考えられる。

受験者つぶやき
・算数。慎重に慎重に計算します。
・特に知識の要らない計算問題。何回も確かめました。

C

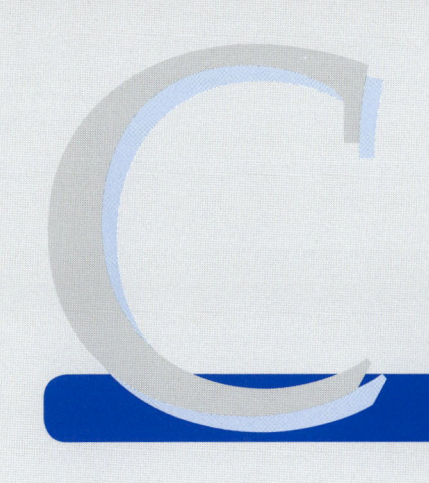

C問題 必修の基本的事項 31問

必修一般 15問
必修臨床 10問
必修長文　6問

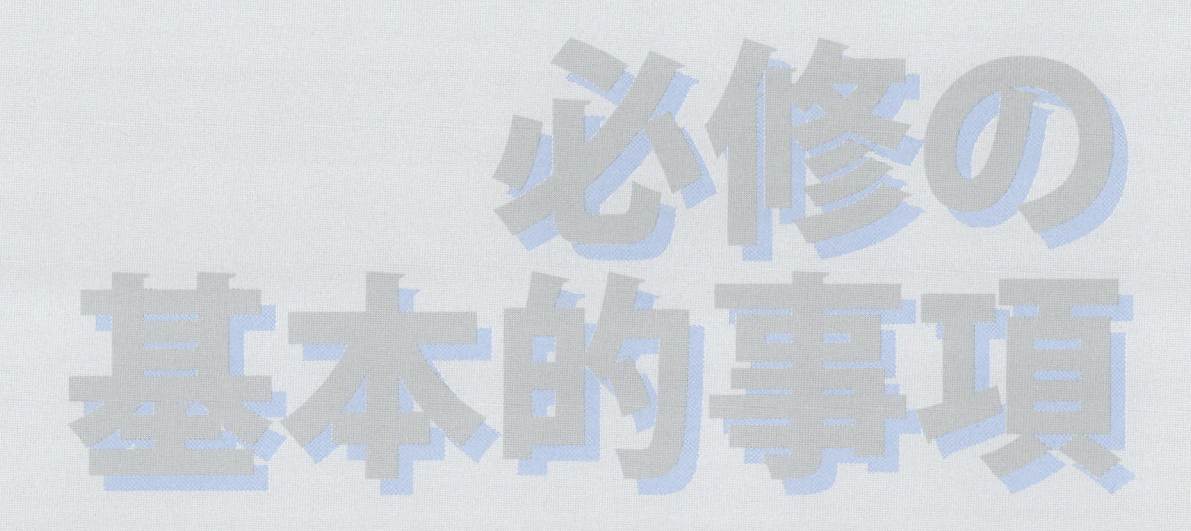

必修の
基本的事項

C　必修の基本的事項　141

Check ■■■

109C-1　治療方針の検討段階における医師のパターナリズムに該当するのはどれか。
　　　a　患者の治療に対する価値観や感情を尊重する。
　　　b　患者の家庭・社会生活に関する背景を尊重する。
　　　c　患者の状態に対する医学的な適切性を優先する。
　　　d　治療が患者に与える影響を患者とともに検討する。
　　　e　治療に対する患者の希望や解釈モデルを尊重する。

選択肢考察
×a　患者の価値観や感情を尊重するのは自律尊重である。
×b　患者の生活背景を尊重するのは病気が生物・心理・社会的要因の複合から起きるとの見方に基づいている。
○c　医学的価値判断優先は疾患中心の思考で，人間はみな同じという前提に基づいており，パターナリズムの特徴の一つである。
×d　治療の影響を患者とともに検討するのは患者の心理・社会的背景への配慮である。
×e　患者の希望や解釈モデルを尊重するのは患者の価値判断の尊重である。

解答率　a 3.3%，b 0.7%，c 83.9%，d 4.1%，e 7.9%

ポイント　パターナリズムとは医療者が専門家の立場から，患者の意思と関わりなく，患者の利益や幸福のために最善と思われる医療行為・ケアを行うことである。患者を人間主体として見る視点が欠落しやすいので，患者の心理・社会的背景を十分考慮しないまま，生物医学に基づく疾患中心の価値判断を患者に押し付ける結果となりやすい。

▶**参考文献**　MIX 4　チャート公 7　SN 5
▶**正解**　c　LEVEL　　　　　　　　　　　　　　　　　　　正答率 83.9%

解説者コメント　医療におけるパターナリズムが常に悪であるというわけではないが，患者を人間として尊敬し，患者の自律を尊重しない医師の態度は患者医師関係の不調を招く。

受験者つぶやき
・必修必修と意識しすぎると，どつぼにはまります。気楽に……というわけにはなかなか行かないですが，落ち着いて臨みましょう。
・ダメなパターンを選びました。

Check ■■■

109C-2　新たな治療法の臨床試験への参加を打診する場合の医師の発言として**適切でない**のはどれか。
　　　a　「ご家族と相談されても結構です」
　　　b　「参加されるかされないかは自由意思です」
　　　c　「参加後は途中でやめることはできません」
　　　d　「十分理解し，納得されてから参加してください」
　　　e　「参加されなくても不利益が生じることはありません」

選択肢考察
○a　参加するか否かを誰と相談してもよい。
○b　臨床試験への参加は自由意思に基づいて行われる。
×c　同意後も随時これを撤回できる。

○d　分かりやすい言葉で研究内容の十分な説明を受け，理解した上での同意であることが必要である。

○e　不参加や同意撤回によって不利な扱いを受けない。

解答率 a 0.0%，b 0.0%，c 99.9%，d 0.0%，e 0.0%

ポイント　臨床試験の研究者には，人間の尊厳および人権を守りながら科学的な研究を円滑に行うために，「人を対象とする医学系研究に関する倫理指針」(2014.12.22. 文科省・厚労省) の遵守が求められる。設問はこの中のインフォームド・コンセントに関するものである。研究計画書提出，研究機関の長の責務，倫理審査委員会での審査，個人情報の取り扱い，有害事象への対応，なども整備されており，医師として臨床試験に関与する場合，必読である。

▶参考文献　MIX 3　チャート公 4　アラーム 225　SN 6

▶正解　c　LEVEL　　　　　　　　　　　　　　　　　　　　　　　正答率 99.9%

解説者コメント　ヘルシンキ宣言の主旨とインフォームド・コンセントを理解していれば解答は容易である。

受験者つぶやき
・どこかで見たことのあるような問題です。
・途中でもやめられますよね。

Check ■■■

109C-3　正しいのはどれか。
a　死産証書には父の氏名を記載する。
b　死亡診断書は死因統計の資料となる。
c　出生証明書は双生児の場合一枚に記載する。
d　死体検案書は診療継続中の患者に対して交付する。
e　診断書は自ら診察しないで交付することができる。

選択肢考察
×a　死産証書には，死産児の男女別，母の氏名，妊娠週数，死産のあった時 (年月日，午前・午後など) や死産の自然・人工別などを記載し，父の氏名は書かない。
○b　死亡診断書は，国民の保健・医療・福祉に関する行政の重要な基礎資料として，死因統計の資料になる。
×c　双生児の出生証明書は，生まれた順に，第1子を兄または姉とし，第2子の性別に従い兄弟姉妹の区別を明記し，1人1枚記載する。
×d　死因が明らかに診療継続中のものと予測される時は死亡診断書を作成する。それ以外では，病院内で死亡した場合でも医師は死体を検案しなければならない。
×e　医師法第20条に「診察しないで診断書の交付をしてはならない」と規定されている。

解答率 a 0.6%，b 99.3%，c 0.1%，d 0.1%，e 0.0%

ポイント　死亡診断書 (死体検案書) には，①人間の死亡を医学的・法律的に証明すること，②我が国の死因統計作成の資料にすること，の2つの意義がある。死亡診断書と死体検案書は同じ用紙で，医師は一方を二重の横線で削除して作成する。

▶参考文献　平成25年度版「死亡診断書 (死体検案書) 記入マニュアル」厚生労働省大臣官房統計情報部　医政局,
http://www.mhlw.go.jp/toukei/manual/dl/manual_h25.pdf

MIX 339　チャート公 27　アラーム 7～9　SN 29

▶正解　b　LEVEL　　　　　　　　　　　　　　　　　　　　　　　正答率 99.3%

解説者コメント　「死亡診断書 (死体検案書) 記入マニュアル」はWebで内容を参照できる。実際の提出書類と要点の解

C　必修の基本的事項

説を確認しておくとよい。

受験者つぶやき
・去年は死体検案書が出てきましたね！

Check ■■■

109C-4　6歳児の所見として正常なのはどれか。
　　a　身長90 cm
　　b　大泉門開存
　　c　永久歯萌出
　　d　胸椎骨棘形成
　　e　大腿骨骨端線閉鎖

選択肢考察
×a　身長90 cmは，男女とも約2歳半くらいである。
×b　大泉門は約1歳半で閉鎖する。
○c　永久歯萌出は6歳ころから始まり，13歳ころまでにすべて生え変わる。
×d　骨棘形成は脊椎の加齢的変化により生じる。
×e　大腿骨骨端線閉鎖は18歳ころである。

解答率　a 1.7%，b 0.1%，c 94.7%，d 3.3%，e 0.2%
▶**参考文献**　MIX 331　国小 11　チャート小 5　R小 6
▶**正解**　c　LEVEL　　正答率 94.7%

解説者コメント　平易な問題である。

受験者つぶやき
・まあこれは大丈夫でしょう。
・消去法で c に。

Check ■■■

109C-5　医療面接における非言語的コミュニケーションはどれか。
　　a　語尾まで明瞭に発音する。
　　b　患者が発した言葉を繰り返す。
　　c　聞き取りやすい声の大きさで話す。
　　d　患者の訴えに応じてうなずきながら聞く。
　　e　専門用語を用いずに治療方針を説明する。

選択肢考察
×a，×b，×c，×e　これらは，明瞭な発音，患者の言葉を繰り返す，適切な声の大きさ，専門用語を用いないなど，すべてが言語によるコミュニケーションに関する注意点である。
○d　患者の訴えに"うなずく"など，言葉以外の"態度"などで傾聴する手法を非言語的コミュニケーションという。

解答率　a 0.0%，b 0.0%，c 0.1%，d 99.7%，e 0.1%

ポイント　医師が患者に向き合い，頭や身体を前に乗り出すようにして，患者の目を見て（アイコンタクト*），しっかりと耳を傾け，微妙な感情の動きも見逃さないように，患者に高い関心を持って問診する姿勢を示す方法が"非言語的コミュニケーション"で，患者の信頼を得ることにつながる。
＊アイコンタクトでは，患者の眼球を凝視するのではなく，顔の正中線上を見つめるのがよい。

▶参考文献　「メディカルインタビュー，三つの機能モデルによるアプローチ」，第2版，S.A.Cole，メディカル・サイエンス・インターナショナル

MIX 359

▶正解　d　LEVEL　正答率 99.7%

解説者コメント　医療面接の大事な手法である"言語的コミュニケーション"，例えば「促進」，「明確化と方向づけ」，「点検」，「問題の洗い出し：ほかにはどんなことで……？」，「患者の訴えをまとめる」などについても確認しておく．

受験者つぶやき
・国語力．
・「非言語的」という部分にチェックを入れました．

Check ■ ■ ■

109C-6 タール便の患者で高値を示す血液検査項目はどれか．
　a　LD
　b　ALP
　c　尿素窒素
　d　アルブミン
　e　クレアチニン

選択肢考察
×a　LD〈LDH〉はほとんどあらゆる細胞に含まれているが，特に肝臓，腎臓，心筋，骨格筋，赤血球に多く分布している．これらの組織に障害が起こる病態，すなわち肝炎・肝硬変，心筋障害，筋ジストロフィー，白血病，悪性腫瘍（肝癌，胃癌，膵癌，大腸癌ほか）などで増加する．

×b　ALPは肝臓をはじめ骨，小腸，胎盤などに多く含まれる酵素で，肝障害をきたす疾患（肝炎，肝硬変など），胆汁がうっ滞する病態（閉塞性黄疸など），骨疾患などで上昇する．

○c　尿素窒素〈BUN〉は血中の尿素に含まれる窒素量を測定したもので，通常アンモニアが肝臓で分解されて尿素になり，腎臓の糸球体で濾過されて尿中に排泄される．腎機能が低下し，濾過機能が低下すると上昇するが，腎外性因子として脱水，心不全，高蛋白食，消化管出血，肝疾患などでも上昇することは理解しておく必要がある．

×d　アルブミンは血清蛋白の一成分で，最もその割合が多い（50〜70％）．アルブミンは食事から摂取した蛋白質などを材料として肝臓で作られるため，食事の摂取不足や吸収不良があると低値となる．進行した肝障害やネフローゼ症候群，蛋白漏出性胃腸症，栄養不良，甲状腺機能亢進症（異化亢進）などで低値となる．

×e　クレアチニンは筋肉中に存在するクレアチンの最終代謝産物で，腎臓の糸球体で濾過されると，尿細管での再吸収を受けずにそのまま尿中に排泄される．腎機能が低下し，濾過機能が低下すると上昇する．糸球体腎炎，腎不全のほか，脱水，心不全，先端巨大症などでも上昇する．

解答率　a 11.5％，b 1.3％，c 86.9％，d 0.1％，e 0.2％

ポイント　尿素窒素が高値で，クレアチニンが基準範囲の場合は，腎機能低下はなく異化亢進（甲状腺機能亢進，飢餓状態など），消化管出血，高蛋白食摂取などを考える．標準的な問題であり，その他の生化学的検査項目（AST，ALT，γ-GTP，ビリルビンなど）についても併せて整理しておく必要がある．

▶参考文献　MIX 199　朝 201　YN A17　みえる 消 15

▶正解　c　LEVEL　正答率 86.8%

解説者コメント　"タール便"は言い換えれば"消化管からの出血"であり，その際に高値を示す疾患を考えればよく，

C 必修の基本的事項　145

受験者つぶやき
・解答は比較的容易であろう。
・一般常識レベル。
・aにしてしまいました。

Check ■■■

109C-7 全身の浮腫を最もきたしにくいのはどれか。
　a　肝硬変　　　　　　b　心不全　　　　　　c　深部静脈血栓症
　d　蛋白漏出性胃腸症　　e　ネフローゼ症候群

選択肢考察
○a　肝硬変では，アルブミン合成障害による低蛋白血症から両側性または全身性に浮腫が出現する。
○b　心不全では，心臓への静脈還流が停滞して頸部静脈は怒張し，静脈圧の上昇により両側性かつ全身性に浮腫が出現する。
×c　深部静脈血栓症では，血栓より末梢側に浮腫が生じるため，片側または両側（下大静脈血栓症の時）の下肢に限局して浮腫が出現する。
○d　蛋白漏出性胃腸症では，腸管から蛋白が喪失するため，低蛋白血症による浮腫が両側性かつ全身性に出現する。
○e　ネフローゼ症候群では，著明な蛋白尿により低蛋白血症が発症し，全身性の浮腫が出現する。

解答率　a 0.1％，b 0.1％，c 97.3％，d 2.4％，e 0.1％

ポイント
浮腫は間質における過剰な体液の蓄積（通常は5〜6L）により出現する。心原性（うっ血性心不全），低栄養・肝硬変・ネフローゼ症候群の低アルブミン血症，高度の貧血などでは，全身性に浮腫が出現するが，体位により身体の低い場所にみられ，寝たきりでは仙骨部に強く出現する。ネフローゼ症候群では眼瞼や手指などにもみられる。

▶参考文献　MIX 171　108 134　朝 840　YN C172　みえる 循 274
▶正解　c　LEVEL ▮▮▯　　　　　　　　　　　　　　正答率 97.3％

解説者コメント
浮腫は，①心臓・肝臓・腎臓の疾患，低栄養，貧血などでは全身性に，②静脈血栓症では閉塞部位の末梢側に限局して出現する。以上は押すと指の圧痕が残る浮腫〈pitting edema〉である。圧痕の残らない浮腫〈non-pitting edema〉としては，③リンパ性浮腫は手術等でリンパ管が閉塞した際に末梢側にみられ，④甲状腺機能低下症では粘液水腫として，いずれも限局して出現する。

受験者つぶやき
・全身疾患に伴う浮腫は片側にのみ出ようがありません。
・cは下肢だけかなと。

Check ■■■

109C-8 頭部外傷で救急搬送された患者が，痛み刺激で開眼せず，意味不明の発声があり，疼痛刺激部分からの逃避運動をするとき，Glasgow coma scaleによる評価で正しいのはどれか。
　a　E2　　　　　　　　b　V3　　　　　　　　c　M4
　d　合計点9　　　　　　e　合計点11

選択肢考察
問題文の患者をGlasgow coma scaleにより評価する。痛み刺激で開眼せず（E＝1），意味

不明の発声（V＝2），疼痛刺激部分からの逃避行動（M＝4）で合計 7 点である。
- × a 痛み刺激で開眼せず E1 である。
- × b 意味不明の発声は V2 である。
- ○ c 疼痛刺激部分からの逃避行動は M4 である。
- × d，× e この患者の合計点は 7 点である。

解答率 a 0.3％，b 2.0％，c 92.6％，d 4.6％，e 0.4％

ポイント Glasgow coma scale〈GCS〉では下表に挙げた評価項目を用いて意識障害を 15 点満点で評価する。13〜15 点は軽症，10〜12 点は中等症，8〜9 点は重症，7 点以下は最重症である。

▶長所：運動の評価ができる。
　　　　点数と頭部外傷の予後などに強い相関性が認められる。
▶短所：失語症，四肢麻痺，開眼障害などが認められる場合，意識レベルの評価法として利用できない。

Glasgow coma scale〈GCS〉

		スコア
①開眼 （eye opening：E）	自発的に開眼する	4
	呼びかけで開眼する	3
	痛み刺激を与えると開眼する	2
	開眼しない	1
②言語反応 （verbal response：V）	見当識の保たれた会話	5
	会話に混乱がある	4
	混乱した単語のみ	3
	理解不能の音声のみ	2
	なし	1
③運動反応 （best motor response：M）	命令に従う	6
	合目的な運動をする	5
	逃避反応としての運動	4
	異常な屈曲反応	3
	伸展反応	2
	全く動かない	1
	合計（正常）	15

▶参考文献　チャート 救 73　標救 93
▶正解　c　LEVEL　正答率 92.6％

解説者コメント GCS は救急外来では必須の知識。各評価項目について正確に覚えておこう。

受験者つぶやき
・昨年に続いて GCS の出題。
・研修医になっても大事ですよね。

109C-9

研究を行う本人が患者や対象者の集団に働きかけて直接データを**収集しない**のはどれか。
a　コホート研究
b　症例対照研究
c　ランダム化比較試験
d　ケースシリーズ研究
e　メタ分析〈メタアナリシス〉

選択肢考察　メタ分析は類似した複数の研究結果を再解析し，正確度の高い結果を得るための解析方法である。
○a, ○b, ○c, ○d, ×e

解答率　a 0.1%, b 3.0%, c 0.8%, d 2.4%, e 93.8%

ポイント　代表的な疫学的な研究方法については，その違いを理解しておく必要がある。

参考文献　チャート公 143　アラーム 56　SN 132

正解　e　LEVEL　正答率 93.7%

受験者つぶやき
・メタアナリシスなら私にもでき……そうにはないですね。今の知識では。
・eは研究を統合というイメージ。

109C-10

ショックを呈した際に初期から徐脈となるのはどれか。
a　熱傷
b　敗血症
c　頸髄損傷
d　消化管出血
e　緊張性気胸

選択肢考察
×a　細胞外液の喪失が起こるので代償作用が働き，頻脈となる。
×b　敗血症性ショックの初期は hyperdynamic state であり，頻脈となる。
○c　頸髄・胸髄に起始する交感神経系が障害されるために，相対的に副交感神経系優位の病態となる。従って初期から徐脈となる。
×d　細胞外液の喪失が起こるので代償作用が働き，頻脈となる。
×e　閉塞性ショックをきたす。徐脈となる機序は存在しない。

解答率　a 0.0%, b 0.9%, c 98.6%, d 0.1%, e 0.4%

ポイント　神経原性ショックでは副交感神経作用が相対的に亢進している。その結果，徐脈，血圧低下（血管拡張によって末梢にプールされる血液量が増加する），体温上昇（発汗障害）などがみられる。

参考文献　チャート救 49, 65　標救 147　YN L6

正解　c　LEVEL　正答率 98.5%

解説者コメント　病態生理の理解を確認する，ごく標準的な問題である。

109C-11 妊娠中の深部静脈血栓症の発症に最も注意すべきなのはどれか。

a 妊娠悪阻　　b 過期妊娠　　c 妊娠糖尿病　　d 羊水過少症　　e 血液型不適合妊娠

選択肢考察
- ○a 妊娠悪阻は，嘔吐による脱水と安静臥床のため，妊娠初期の深部静脈血栓症の高リスク因子である。
- ×b 過期妊娠自体は，深部静脈血栓症のリスク因子ではない。
- ×c 肥満妊婦で不動姿勢が長いと深部静脈血栓症のリスク因子になるが，妊娠糖尿病のみではリスク因子とはいえない。
- ×d 羊水過多症は深部静脈血栓症のリスク因子になりうるが，羊水過少症はリスク因子とはいえない。
- ×e 血液型不適合妊娠自体は，深部静脈血栓症のリスク因子ではない。

解答率 a 22.2%, b 35.0%, c 36.3%, d 0.8%, e 5.6%

ポイント 妊娠中の深部静脈血栓症リスク因子としては，血栓症の家族歴・既往歴，抗リン脂質抗体陽性，高齢妊娠，肥満，長期ベッド上安静（重症妊娠悪阻，切迫流産，切迫早産，妊娠高血圧症候群重症，多胎妊娠，前置胎盤など），産褥期の特に帝王切開術後，習慣流産（不育症）・子宮内胎児死亡・子宮内胎児発育不全・常位胎盤早期剥離などの既往，血液濃縮，卵巣過剰刺激症候群，著明な下肢静脈瘤などである。

参考文献 MIX 251　チャート 産 157　108 2　みえる 産 372

▶正解 a　LEVEL　　正答率 22.2%

解説者コメント 妊娠中の深部静脈血栓症のリスク因子および予防法を熟知しておく。

受験者つぶやき
- 大割れでした。自分はa，dで迷ったのですが，血液濃縮が強そうなaにしました。
- 不適合にしてしまった。母体の血液には混じらないから関係ないよという友人の説明に納得。

※ C-11 は，平成 27 年 3 月 18 日に「問題としては適切であるが，必修問題としては妥当ではないため」を理由として「正解した受験者については採点対象に含め，不正解の受験者については採点対象から除外する」と公表された。

109C-12 関節炎を**示唆しない**症候はどれか。

a 紫斑　　b 腫脹　　c 疼痛　　d 熱感　　e 発赤

選択肢考察
- ×a 紫紅色，暗紫褐色の斑で，皮膚内の出血を意味する。関節炎ではなく血管炎でみられることがある所見。
- ○b 発赤，腫脹，熱感，疼痛が炎症の 4 徴である。関節炎では関節腫脹がみられる。
- ○c 関節炎では局所的な関節の疼痛が認められる。
- ○d 関節炎では炎症を起こしている関節の熱感を認める。
- ○e 関節炎では炎症を起こしている関節の皮膚発赤を認める。

解答率 a 99.4%, b 0.0%, c 0.1%, d 0.1%, e 0.2%

ポイント 炎症の 4 徴は発赤，腫脹，熱感，疼痛である。これに機能障害を加えて 5 徴とすることもある。全身症状としては，発熱，倦怠感，体重減少などが認められる。

▶参考文献　朝 1254　みえる 免 53
▶正解　a　LEVEL ▰▰▱　正答率 99.4%

解説者コメント　関節炎に限らず，一般的な"炎症"の定義を理解していれば簡単な問題である。

受験者つぶやき
・その場で足首を捻挫してみればよく分かるでしょう。
・紫斑は炎症というより出血かなと。

Check ▪▪▪

109C-13 服薬アドヒアランスに及ぼす影響が最も小さいのはどれか。
a　薬剤の費用　　　　　b　薬剤の形状　　　　　c　薬剤の色調
d　薬剤に関する医師の説明　　e　薬剤に対する患者の認識

選択肢考察
× a　高額な薬剤の場合には，医療費を節約しようとして，指示量を自分で減らして飲むことがある。
× b　嚥下困難などでは，剤形により飲みにくくなる。
○ c　色調はあまり影響しない。
× d　薬剤服用の必要性についての医師の説明はアドヒアランスに影響する。
× e　薬剤に対する患者の認識はアドヒアランスに影響する。

解答率　a 16.5%，b 0.8%，c 82.0%，d 0.5%，e 0.3%

ポイント　医師の指示に対する遵守の度合いをコンプライアンスという。これに対してアドヒアランスは，治療方針について，患者自身が積極的に参加し，その決定に沿って治療を受けることを重視した概念である。

▶参考文献　MIX 359　チャート公 8　アラーム 224　SN 5
▶正解　c　LEVEL ▰▰▱　正答率 81.9%

解説者コメント　服薬アドヒアランスを向上させるには，薬剤に対する情報提供，治療上の必要性を患者に理解してもらうことのほかに，患者の生活習慣・嚥下能力などに配慮した処方内容であることが重要である。

受験者つぶやき
・大金持ちの患者さんなら費用を気にしないかな……と思いつつ無難にcへ。
・色はそんなにバリエーションないしなあと思ってcに。

Check ▪▪▪

109C-14 身長180 cm，体重90 kgで，高血圧のある事務職の男性に勧めるべき摂取エネルギーと食塩量の組合せで適切なのはどれか。

	摂取エネルギー (kcal/日)	食塩 (g/日)
a	1,400	6
b	1,400	10
c	1,800	6
d	1,800	10
e	2,200	10

選択肢考察 　身長180 cm，体重90 kgであり，BMIは27.8，標準体重は71 kgになる。推奨される摂取エネルギー量は標準体重と身体活動量から算出される。事務職であり日常生活での身体活動量は軽労作に相当するので，標準体重で1 kg当たり25〜30 kcalが適正である。したがって，摂取エネルギーは1,775〜2,130 kcalが適正範囲であり，選択肢の中では1,800 kcalが適切である。また，日本高血圧学会では，食塩摂取量を1日当たり6 g未満にすることを推奨しており，選択肢の中では6 gが適切である。

　　　×a，×b，○c，×d，×e

解答率 　a 6.0%，b 0.1%，c 92.5%，d 1.0%，e 0.4%

ポイント 　『日本人の食事摂取基準（2015年版）』では基礎代謝基準量と身体活動レベルから摂取エネルギーを算出しているが，計算が複雑であるため下表を用いた方が便利である。

身体活動量の目安	エネルギー摂取量
軽労作（デスクワークが多い職業など）	25〜30 kcal/kg 標準体重
普通の労作（立ち仕事が多い職業など）	30〜35 kcal/kg 標準体重
重い労作（力仕事が多い職業など）	35〜　 kcal/kg 標準体重

　食塩摂取量は『日本人の食事摂取基準（2015年版）』では1日当たり男性8.0 g未満，女性7.0 g未満としているが，日本高血圧学会では6 g未満とすることを推奨しており，高血圧者には1日6 g未満が推奨される。

▶**参考文献** 　MIX 21, 268　朝 133
▶**正解** 　c　LEVEL　　　　　正答率 92.5%

解説者コメント 　適正なエネルギー摂取量の算出方法および塩分摂取量は毎年出題されており，十分に理解しておく必要がある。

受験者つぶやき ・ざっくり計算してcに。

Check ■ ■ ■

109C-15　こころの健康について正しいのはどれか。
　a　睡眠時間は長いほど良い。
　b　ストレス対策として飲酒を勧める。
　c　自殺は50〜60歳代の死因の1位を占める。
　d　健康日本21にその対策が位置付けられている。
　e　職場のメンタルヘルス不調の気付きは産業医に任せる。

選択肢考察 　×a，×b　睡眠時間は必ずしも長いことが良いことではない。また，ストレス対策で飲酒を勧めるのは正しくない。
　×c　50〜60歳代の死因第1位は悪性新生物である。第2位は心疾患，第3位は50〜54歳は自殺，55〜69歳は脳血管疾患である（平成25年人口動態調査より）。
　○d　正しい。
　×e　メンタルヘルス不調の気付きは，産業医任せにせず，職場の同僚，上司ができるよう，啓発等を行うことが必要とされる。

| 解答率 | a 0.1%, b 0.0%, c 3.4%, d 96.4%, e 0.1% |

ポイント こころの健康については，「21世紀における国民健康づくり運動（健康日本21）」で，9分野のうちの1分野として，その「基本方針」，「現状と目標」，「対策」が述べられている。なお，自殺は15歳以上39歳以下では，5歳ごとの死因の第1位である。

▶参考文献　MIX 21　チャート公 69　アラーム 232　SN 190

▶正解　d　LEVEL　正答率 96.4%

受験者つぶやき
・健康日本21の5つの柱，全部言えますか？
・精神面も考えて。

Check ■■■

109C-16　40歳の男性。ふらつきを主訴に来院した。半年前に人間関係のストレスのため退職し引きこもるようになった。食事は即席麺やおにぎり，スナック菓子をスポーツドリンクやビールとともに摂取するのみであった。2か月前から歩行時にふらつくようになり，四肢末端のしびれ感が徐々に増強するため受診した。意識は清明。脈拍68/分，整。血圧148/86 mmHg。Mini-Mental State Examination〈MMSE〉30点（30点満点）。四肢の腱反射は左右差なく減弱し，手袋靴下型の表在覚と振動覚の低下を認める。

この患者で欠乏しているのはどれか。

a　ビタミンA　　　b　ビタミンB_1　　　c　ビタミンB_{12}
d　ビタミンC　　　e　ビタミンD

アプローチ
①食事は即席麺やおにぎり，スナック菓子をスポーツドリンクやビールとともに摂取──ビタミンB_1の含量の少ない食物摂取
②2か月前から歩行時にふらつく──失調性歩行または末梢神経障害
③四肢末端のしびれ感──末梢神経障害
④意識は清明──意識障害はない
⑤MMSE 30点──記銘力障害はない
⑥四肢の腱反射は左右差なく減弱し，手袋靴下型の表在覚と振動覚の低下──末梢神経障害

鑑別診断　末梢神経障害や失調性歩行をきたす疾患が鑑別として挙げられるが，現病歴からはビタミンB_1欠乏症が最も疑われる。

確定診断　ビタミンB_1欠乏症

選択肢考察　炭水化物に偏った食生活を長期間続けており，ビタミンB_1欠乏症となっている。治療はチアミン（ビタミンB_1）大量投与であり，治療により症状の改善がみられれば診断的治療となる。

×a，○b，×c，×d，×e

| 解答率 | a 0.2%, b 64.9%, c 33.2%, d 0.9%, e 0.7% |

ポイント　ビタミンB_1欠乏症では，脚気（全身倦怠感，心不全，多発性神経炎，動悸，浮腫），Wernicke脳症（眼球運動障害，意識障害，失調性歩行）を発症する。

▶参考文献　MIX 271　108 2　朝 1848　YN D166　みえる 内 163

▶正解　b　LEVEL　正答率 64.9%

解説者コメント　ビタミンB_1欠乏症に関しては，Wernicke脳症とともにKorsakoff症候群（記銘力障害，失見当識，作話が主徴）も理解しておきたい。

受験者つぶやき
・b，c どちらを選んでいる人もいましたが，考え方は素直に素直に。
・終わった後，友人と B_1 と B_{12} について復習。

Check ■■■

109C-17 25歳の男性。臨床研修医。患者の採血を行った後，採血管に分注しようとして誤って自分の指に針を刺した。患者は鼠径ヘルニアの手術目的で入院した59歳の男性で，7日前に施行した術前検査ではB型肝炎ウイルス，C型肝炎ウイルス及びHIVの感染は指摘されていない。直ちに汚染部位を絞り出し，流水で洗浄を行った。
この研修医に対して洗浄の後に行う対応として適切なのはどれか。
a　検査や処置を行わず経過を観察する。
b　HBs抗原，HBs抗体，HCV抗体および抗HIV抗体の血液検査を行う。
c　抗HIV薬を投与する。
d　HBワクチンを接種する。
e　HBs抗体含有免疫グロブリン製剤を投与する。

アプローチ
①使用済み注射針による針刺し事故
②患者はB型肝炎ウイルス〈HBV〉，C型肝炎ウイルス〈HCV〉およびヒト免疫不全ウイルス〈HIV〉感染がないことが分かっている
③臨床研修医の感染症検査結果やワクチン接種歴は不明
④就労中の事故で，業務上災害による負傷に当たり，労働者災害補償保険法（労災保険法）による保険給付の対象となる

鑑別診断　観血的検査前や手術前の感染症スクリーニングではHBs抗原，HCV抗体価，梅毒定性検査が施行される。患者の感染症が不明な場合や，HIV抗体価等のさらなる検査が必要な場合は，患者の同意を得て直ちに検査を実施する。HBs抗原陽性と判明していれば，HBe抗原やHBe抗体も検査する。同時に，受傷者の肝機能検査に加えてHBs抗原，HBs抗体，必要であればHIV抗体価等を同意を得て直ちに検査する。肝炎ワクチン接種歴についても調べる。HTLV-Ⅰ〈ヒト成人T細胞性白血病ウイルスⅠ型〉も感染しうる。
　問題では「アプローチ」②より，少なくともHBs抗原は陰性と考えられる。曝露者（患者）がHBs抗原陽性であれば血液中にHBVが存在することを意味する。HBe抗原陽性は，肝臓でのHBV増殖が盛んで血中のウイルス量が多く，感染性が高いことを示す。HBs抗体はHBV感染を防御する中和抗体で，陽性であればすでにHBVに対して免疫を獲得していることになる。HBs抗原陰性であれば感染の可能性は極めて低く，経過観察以外に処置を必要としない。受傷者（研修医）がHBs抗原陽性（既感染）あるいはワクチン接種によりHBs抗体陽性である場合も同様である。

確定診断　針刺し事故

選択肢考察
×a　「アプローチ」④を考慮すると，針刺し事故との因果関係を証明するために受傷時の検査は重要である。
○b　③，④および上述のように治療法を決める上で重要。肝機能検査も必要である。
×c　②より不要。
×d　HBワクチンは遺伝子工学を用いて作成したHBs抗原にアジュバントを吸着させて製剤化したもの（遺伝子組み換え型沈降HBワクチン）で，生体にHBs抗体を作らせる。

即効性はないが持続的な感染予防効果がある。曝露者がHBs抗原陽性で受傷者がHBs抗体陰性（10 mIU/mL以下）あるいはHBワクチン未接種（抗体価不明の場合も含む）の場合，受傷時，1か月後および3〜6か月後の3回皮下接種する。

× e　HBs抗体含有免疫グロブリン〈HBIG：human anti-HBs immunoglobulin〉はヒト血液中のHBs抗体を製剤化したもので，即効性が期待できる。曝露者がHBs抗原陽性で，受傷者がHBs抗体陰性あるいはHBワクチン未接種の場合，遅くとも48時間以内に筋注する。半減期は約2週間。

解答率 a 22.5%, b 75.5%, c 1.0%, d 0.2%, e 0.8%

ポイント　実際にウイルスが存在するか否かに関係なく，すべての血液や体液などを感染源と見なして院内感染予防策を講じる（標準予防策：スタンダードプリコーション）。医療機関は使用済み注射針や医療器具などによる事故防止や，汚染時の具体的な対応策をあらかじめ定め，マニュアル化しておく必要がある。医療従事者はHBV汚染リスクが高いため，あらかじめHBワクチン接種を組織的・計画的に実施している医療機関が多い。血液・体液曝露予防のための情報収集・解析システムとしてEPINet™〈Exposure Prevention Information Network〉日本版報告書式（職業感染制御研究会編）が用いられている。

　曝露者が特定できない場合や曝露者の感染症検査結果が不明の場合は，感染汚染源として対処する。針刺し事故による感染の成立はHBV約30％（HBe抗原陽性の場合），HCV 3％，HIV 0.3％程度である。HBワクチンとHBs抗体含有免疫グロブリン製剤の迅速な投与により，HBV感染を90％以上予防できる。また，受傷後1〜2時間以内に抗HIV薬を服用すればHIV感染率を1/5に下げることができるが，HCVに関しては有効な感染予防策はない。

　曝露者がウイルス感染者の場合，感染の成立まで0.5〜6か月程度の潜伏期間があるので，受傷者には肝機能検査や抗体検査による通常1年の経過観察が必要となる。検査が陰性でも，血液中にウイルスがいるものの抗体検査では陰性となる，いわゆるウインドウピリオドにある可能性や，その他の感染性微生物に感染していることもあるので，検査による通常6か月の経過観察が必要である。

▶参考文献　MIX 7, 64, 213　チャート公 37　朝 212, 259, 1105　YN B28, 31, H90　SN 274　みえる免 123

▶正解　b　LEVEL　　　　　　　　　　　　　　　　　　　　　　　　　　正答率 75.5％

解説者コメント　病院実習前に説明を受けているものと思われる。患者に感染症がないので，答えは容易であろう。実務上も役に立つので，対応をよく覚えておきたい。

受験者つぶやき
・B肝，C肝，HIVはこの順に感染確率のオーダーが一つずつ下がっていきます。
・aとbで悩みました。

Check ■ ■ ■

109C-18 35歳の女性，3か月以上続く頭重感を主訴に総合内科を受診した。症状は午後から夜に増悪するが日常生活に支障はない。これまで複数の病院を受診して頭部CTと頭部MRIとを施行されており異常はないと言われていたが，頭部MRIをもう一度行ってほしいと患者は強く希望している。
この患者にまず医師がかける言葉として適切なのはどれか。
a 「私に任せなさい」
b 「医療費の無駄遣いです」
c 「頭部MRIの予約をします」
d 「脳神経外科を受診しなさい」
e 「頭の重いのが続くのが心配なのですね」

アプローチ
①日常生活に支障はない慢性頭痛で午後から夜に増悪
②頭蓋内器質性疾患はない

鑑別診断
情報量が乏しいが，「アプローチ」①から緊張型頭痛が最も考えられる。片頭痛ならば日常生活に支障が出る。いずれにしても，②より，重篤性が皆無であることは確か。

確定診断 緊張型頭痛の疑い

選択肢考察
× a 何を任せろといっているのか意味不明であるし，それ以前の問題として，この自信過剰な姿勢に根本的な問題があろう。
× b 客観的事実としてはその通りだが，ものには言いようがあって，こういう挑発的発言を敢てするのは事態を紛糾させるだけ。恐れを知らぬトラブルメーカーと評してよい。
× c 一時しのぎにはなるが，問題を先送りしているだけである。そもそもMRI再撮影の必要性はなく，医者としてのプロ意識が感じられない。
× d 「アプローチ」②のように脳外科的疾患はないのだから，全く無意味である。「魚をくれ」という客に「八百屋に行きなさい」と指示するに等しい。
◯ e これとても問題の解決にはなっていないが，最も無難であることは確か。

解答率 a 0.0%，b 0.0%，c 0.1%，d 0.0%，e 99.9%

ポイント 常識問題。実務では「心配なのですね」の後のやりとりが本当は重要なのだが，国試ではそういうクリティカルなところは問われたことがない。今後も問われないであろう。

参考文献 MIX 116, 359　108 269　朝 8, 2294　YN J189　みえる 脳 386

正解 e　LEVEL　正答率 99.9%

解説者コメント 緊張型頭痛は重篤な疾患ではないが，スッキリ根治する治療は存在しないという意味で難治である。筆者の経験では，最初の段階で重大な病気ではないことを確約し，特効的な治療はないが，他方この病気で身体機能障害が起こることはない，と見通しを説明することが大事である。これで大多数の方が納得し，こじれずに済む。病態・予後をきちんと説明されなかった方はドクターショッピングの揚句「頭痛のカリスマ」等と自称・他称する医者にすがることが多く，これはこれで文字通り頭の痛い話となる。

C 必修の基本的事項

Check ■■■

109C-19 75歳の女性。左眼の霧視を主訴に来院した。昨日から左眼のかすみを自覚し，次第に見えにくくなってきた。今朝からは左眼の痛み，頭痛および悪心も生じたため受診した。矯正視力は右1.5，左0.4。左眼の前眼部写真（**別冊**No.1）を別に示す。
　治療として適切なのはどれか。

- a　アトロピンの点眼
- b　副腎皮質ステロイドの点滴
- c　レーザー虹彩切開術
- d　汎網膜光凝固
- e　硝子体手術

```
　　別　冊
　　No. 1
```

アプローチ
①75歳の女性 ⟶ 高齢の女性
②左眼の霧視 ⟶ 片眼性
③昨日から左眼のかすみ ⟶ 初期はまだ軽度の視力障害
④今朝から左眼の痛み，頭痛および悪心 ⟶ 夜から明け方に悪化
⑤矯正視力右1.5，左0.4 ⟶ 片眼性の視力低下

画像診断

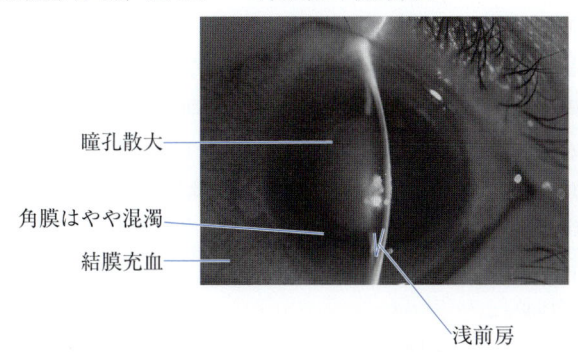

　瞳孔散大
　角膜はやや混濁
　結膜充血
　　浅前房

鑑別診断　眼科的に痛みの出る疾患は角膜潰瘍などの角膜疾患，眼炎症性疾患か，高眼圧によるものが考えられる。眼炎症性疾患としては急性発症のぶどう膜炎，強膜炎などが挙げられる。写真からは角膜潰瘍などの角膜疾患は明らかではない。ぶどう膜炎，強膜炎は写真からは除外できない。写真上重要なポイントは浅前房であることと瞳孔が散大していることである。角膜も高眼圧のためやや混濁している。閉塞隅角緑内障は中高年以降の女性に多く，虹彩炎と水晶体間の房水の通過障害（瞳孔ブロック）によって生じる。発症も夜間で，本症は瞳孔が大きくなりやすい夜間から明け方に発症しやすい。自覚的には視力低下もあるが，来院時はむしろ激しい眼痛，頭痛，悪心・嘔吐を訴えることが多い。

確定診断　原発閉塞隅角緑内障

選択肢考察
- ×a　副交感神経抑制薬で瞳孔は散大する。**禁忌**であり，選択してはならない。
- ×b　原発閉塞隅角緑内障の発作時には炎症も伴うが，直ちに眼圧を下げるという効果はステロイドでは期待できない。
- ○c　レーザーにより虹彩周辺に孔を開ける治療。これにより前房と後房を連絡するルートを

作り，眼圧を下げる。
× d　新生血管緑内障の時に施行する。
× e　硝子体手術は眼圧を下げる第一手段ではない。

解答率　a 2.2%，b 1.6%，c 95.0%，d 0.1%，e 1.1%

ポイント　中高年，女性，片眼性，激しい眼痛，頭痛，夜から明け方発症，充血，浅前房，（麻痺性）散瞳，角膜浮腫．急性期の治療には，ピロカルピンの頻回点眼（副交感神経刺激薬による縮瞳作用），眼圧降下薬（炭酸脱水酵素阻害薬，浸透圧利尿薬など）の内服，点滴，レーザー虹彩炎切開術，レーザーで虹彩に孔が開かなければ観血的に手術室で虹彩周辺切除術，そして最近では緊急手術として白内障の手術をすることにより（閉塞隅角緑内障患者は水晶体が白内障で膨化して浅前房になっているケースも多い）眼圧を下げることもある．

参考文献　チャート眼 144　108 34　コンパクト 18　標眼 106　Rマ R102

正解　c　LEVEL ▰▰▱（禁忌肢 a）　正答率 95.0%

解説者コメント　眼科試験問題のヤマ中のヤマ．原発閉塞隅角緑内障で「アトロピン点眼」を選択したらそれだけでアウト．

受験者つぶやき
・緑内障の典型例は中高，女性．必修では典型的な症例しか出てきませんね．
・緑内障ってホントに緑だなあと感心．

Check ▰▰▰

109C-20　40歳の男性．喀痰，咳嗽および微熱を主訴に来院した．2か月前から喀痰と咳嗽とを自覚していたが徐々に増加し，微熱が出現し寝汗をかくようになったため受診した．5年前に糖尿病を指摘されたがそのままにしていた．身長174 cm，体重90 kg．体温37.1℃．脈拍72/分．血圧138/88 mmHg．呼吸数18/分．SpO$_2$ 98%（room air）．血液所見：赤血球532万，Hb 16.0 g/dL，Ht 46%，白血球7,300，血小板24万．血液生化学所見：血糖320 mg/dL，HbA1c 13.0%（基準4.6〜6.2）．CRP 2.1 mg/dL．胸部エックス線写真（別冊 No. 2）を別に示す．
次に行うべき検査はどれか．

　a　胸部MRI
　b　FDG-PET
　c　呼吸機能検査
　d　喀痰塗抹検査
　e　気管支内視鏡検査

別冊
No. 2

アプローチ
①40歳の男性
②主訴：喀痰，咳嗽，微熱
③現病歴：2か月前から喀痰，咳嗽，さらに微熱，寝汗
④既往歴：5年前に糖尿病を指摘されるが放置
⑤現症（異常所見）：体温37.1℃　→微熱
⑥血液生化学検査（異常所見）：血糖320 mg/dL，HbA1c 13.0%　→糖尿病
⑦免疫学検査（異常所見）：CRP 2.1 mg/dL　→感染症か？

画像診断

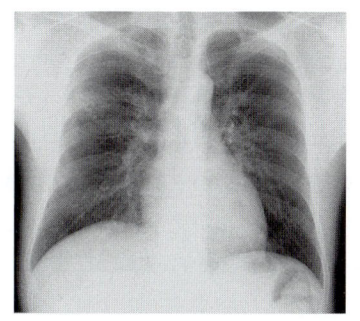

境界不鮮明で不均等な濃淡の陰影があり，小さな壁の厚い不規則な空洞らしきものが散見される。肺結核陰影が疑われる。

確定診断 肺結核の疑い

選択肢考察
- ×a 胸部エックス線検査を施行しており，胸部 MRI まで行う必要性は低い。
- ×b 肺癌のリンパ節転移や遠隔転移の評価として FDG-PET を行う場合があるが，本症例では必要性が低い。
- ×c 呼吸機能検査で換気やガス交換機能を調べることは大事だが，次に行うべき検査とはいえない。
- ○d 喀痰塗抹検査は直ちに結果が得られ，陽性ならば PCR 法などによる核酸同定検査で非定型抗酸菌との鑑別を行う。
- ×e 気管支内視鏡検査は，気管・気管支結核の診断，肺癌との鑑別などでは重要だが，次に行うべき検査ではない。

解答率 a 0.7%，b 0.3%，c 0.4%，d 96.9%，e 1.7%

参考文献 MIX 181　108 66　朝 762　YN I72　みえる 呼 102

正解 d　LEVEL　正答率 96.9%

受験者つぶやき
- 随所に TB を疑う表現があります。全くここには関係ないですが，QFT は既感染でも上がってしまうのでした。
- 結核とか考えるのでしょうか。d に。

Check ■■■

109C-21 24歳の女性。下腹部痛と性器出血とを主訴に来院した。2週前に妊娠6週0日と診断された。その後，軽度の下腹部痛が続き，昨日初めて性器出血を認めたため受診した。腟鏡診で暗赤色の血液を少量認めるが，子宮口からの血液流出はない。内診で子宮は鵞卵大で軟，子宮口は閉鎖している。経腟超音波検査で子宮内に胎嚢が認められ，その中の胎児は頭殿長〈CRL〉1.5 cm で心拍動が同定され，胎嚢の外側に 3×3×2 cm の低エコー領域を認めた。
診断として正しいのはどれか。
- a 完全流産
- b 稽留流産
- c 進行流産
- d 切迫流産
- e 不全流産

アプローチ ① 24歳の女性。妊娠6週0日。下腹部痛と性器出血。子宮口は閉鎖。胎児は CRL が 1.5 cm（週数相当），心拍動（＋），胎嚢の外側に低エコー領域（血液貯留）──→ 切迫流産，絨毛膜下血腫

鑑別診断
切迫流産とは，少量の出血はあるが，胎児や付属物は排出されておらず，胎児は生存していて，正常な妊娠に復帰可能なものをいう．本症例に合致する．
進行流産とは，胎児や付属物は子宮外に排出されていないが，子宮口が開大して，子宮出血も増加して，妊娠の継続が不可能なものをいう．胎児は死亡している．
不全流産とは，子宮内の妊娠内容物が一部残留したものをいう．
完全流産とは，子宮内の妊娠内容物が完全に排出されたものをいう．
稽留流産とは，胎芽あるいは胎児が子宮内で死亡後，無症状で子宮内に停滞しているものをいう．

選択肢考察
上記により，×a，×b，×c，○d，×e

解答率 a 0.2％，b 3.1％，c 7.8％，d 82.1％，e 6.8％

確定診断 切迫流産

ポイント
治療法は，切迫流産は安静，経過観察．進行流産・不全流産・稽留流産は子宮内容除去術．完全流産は子宮収縮薬＋抗菌薬投与で経過観察．

▶**参考文献** MIX 251　チャート 婦 158, 160　みえる 産 87

▶**正解** d　LEVEL　　　　　　　　　　　　　　　　　　　　　　　　　　正答率 82.1％

受験者つぶやき
・赤ちゃんが生きているのはこれしかありえません．
・直前に確認していたら出ました．休み時間も大事．d．

Check ■■■

109C-22　64歳の女性．頻脈と息切れとを主訴に来院した．高血圧症で治療中である．約2週前から家庭血圧の測定で脈拍が90/分を超えるようになり，1週前からは2階までの階段の昇降で息切れを自覚するようになったため受診した．食生活に偏りはなく，過去1年の体重はほとんど変化なく，便通はやや頻回で暗赤色便であったという．体温36.2℃．脈拍96/分，整．血圧132/72mmHg．呼吸数24/分．眼瞼結膜は貧血様である．眼球結膜に黄染を認めない．甲状腺腫を触知しない．心基部にⅠ/Ⅵの収縮期雑音を聴取する．呼吸音に異常を認めない．腹部は平坦，軟で，肝・脾を触知しない．
次に診察する部位で最も適切なのはどれか．
　a 眼 底　　b 上 肢　　c 乳 房　　d 直 腸　　e 下 肢

アプローチ
①頻脈と息切れが主訴　→　心疾患，呼吸器疾患，貧血などを考える
②2週前から脈拍が上昇，1週前から階段の昇降で息切れ　→　比較的短期間での変化
③暗赤色便　→　下部消化管出血を疑う
④眼瞼結膜は貧血様　→　貧血の存在を示唆
⑤甲状腺腫を触知しない　→　甲状腺疾患を積極的に疑う所見なし
⑥心基部にⅠ/Ⅵの収縮期雑音　→　心疾患を積極的に疑う所見なし（貧血には矛盾せず）

鑑別診断
「アプローチ」②より比較的短期間で生じた症状であることが分かる．③，④より下部消化管出血による貧血を疑う．⑤，⑥では頻脈を生じる他疾患を積極的に疑う所見がないことが示されている．暗赤色の便より下部消化管出血をまず考える（上部からの出血は，多量の場合を除き通常，黒色便になる）．

選択肢考察
×a　高血圧性変化や糖尿病性変化の評価が可能であるが，貧血などの評価はできない．
×b　浮腫などを評価できるが，重要性は高くない．

×c　症状や想定される疾患との関連はない。
　　　○d　下部消化管出血を疑うため，まず診察すべきである。
　　　×e　浮腫などを評価できるが，重要性は高くない。

解答率　a 0.2%，b 0.0%，c 0.0%，d 99.7%，e 0.1%

ポイント　消化管出血は随伴する貧血症状から発見に至ることが少なくない。直腸の診察により便性状を評価することで出血の有無を評価できる。

▶参考文献　MIX 199　朝 199　YN A17　みえる 消 15

▶正解　d　LEVEL　　　　　　　　　　　　　　　　　　　　　　　　正答率 99.7%

解説者コメント　文脈を丁寧に読み，「暗黒色便」に気付けば選択は容易であろう。

受験者つぶやき
・貧血を見たら出血源の検索です。女性は消化管に加えて月経についても確認しましょう。
・消化管出血を疑いました。d。

Check ■■■

109C-23　1歳の女児。夕方にイチゴジャム様の便を認めたため母親に連れられて来院した。今朝から嘔吐を数回認め，間欠的に機嫌が悪かった。身長 75 cm，体重 8.8 kg。体温 37.0℃。脈拍 108/分，整。SpO₂ 96%（room air）。心音と呼吸音とに異常を認めない。腹部は平坦，軟であるが，臍部右横に 5 cm 大の軟らかい腫瘤を触知する。腹部超音波像（**別冊** No. 3）を別に示す。
　患児の家族への説明として正しいのはどれか。
　　a　「抗菌薬を処方します」
　　b　「鎮痛薬をお尻に入れます」
　　c　「制吐薬をお尻に入れます」
　　d　「すぐに開腹手術が必要です」
　　e　「圧をかけた浣腸による整復が必要です」

　　　　別　冊
　　　　No. 3

アプローチ　①イチゴジャム様の便
　　　　　　②今朝から嘔吐，間欠的に機嫌が悪い
　　　　　　③臍部右横に 5 cm 大の軟らかい腫瘤を触知

画像診断

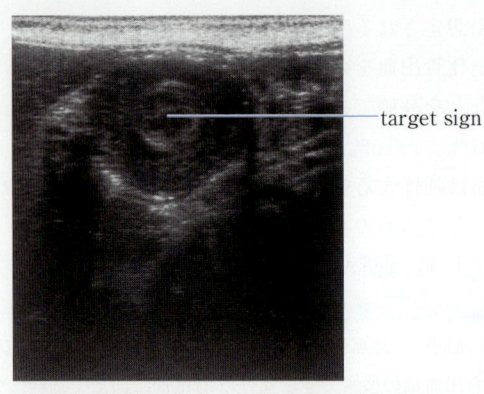

target sign

口側の腸管が肛門側の腸管に嵌入し，超音波で典型的な target sign が認められている。

鑑別診断　「アプローチ」①～③および画像は，典型的な腸重積の症状・所見である。

確定診断　腸重積

選択肢考察　「今朝から嘔吐」なので発症は朝，受診は夕方である。発症からの経過時間は腸管壊死と有意に関連があり，48時間を超えた症例の非観血的治療の整復率は低く，観血的整復を必要とする率は高くなる。

観血的整復：開腹手術により用手的に腸重積を解除する方法である。Hutchinson 手技により肛門側腸管を引っ張ることなく，口側腸管より先進部を押し戻して整復する。

×a，×b，×c，×d，○e

解答率　a 0.1％，b 0.0％，c 0.1％，d 2.1％，e 97.7％

ポイント　口側腸管が肛門側腸管に引き込まれ，腸管壁が重なり合った状態を腸重積と称し，腸重積によって引き起こされる腸閉塞症を腸重積症という。腸管とともに腸間膜の動静脈も引き込まれ，腸管の循環障害を伴う，絞扼性イレウスの代表的疾患である。初発症状は腹痛であることが最も多く，嘔吐も早い段階から出現する。血便は本症に特徴的であるが病初期には頻度が低く，時間経過とともに頻度が増加する。右季肋部付近にソーセージ様腫瘤を触知するので，腹部の触診は腸重積の診断に有用である。

参考文献　MIX 199, 211　国小 283　チャート小 226　108 210　標外 690　R小 87

正解　e　LEVEL　正答率 97.7％

解説者コメント　腸重積の典型的な易しい問題である。

受験者つぶやき
・イチゴゼリーじゃなくてイチゴジャムなんですね。
・重積かなと思いました。穿孔はしていなさそう。

Check ☐☐☐

109C-24 20歳の男性。オートバイ事故にて受傷し救急搬送された。来院時，発語はなく呼びかけに対して開眼は認められない。頭部と顔面とに打撲痕が認められ，鼻腔と口腔から呼気時に血液があふれ出てきている。脈拍60/分，整。血圧140/88 mmHg。呼吸数32/分。SpO₂ 88％（リザーバー付マスク10 L/分 酸素投与下）。
最も優先すべきなのはどれか。

 a 輸血
 b 頭部CT
 c 気管挿管
 d 鼻出血の止血
 e 救急隊からの病歴聴取

アプローチ
①高エネルギー外傷──→必ずABCDアプローチで対応する
②呼吸数32/分──→頻呼吸──→呼吸困難と考える
③SpO₂ 88％（O₂投与下）──→現に低酸素血症をきたしている
④脈拍60/分，整。血圧140/80 mmHg──→徐脈とも考えられる
⑤意識障害──→頭部外傷が考えられる
⑥鼻腔と口腔から血液流出──→気道のどこかに損傷がある

鑑別診断 「アプローチ」②，③の原因はわからないが，⑥だけなのか，あるいは気胸（ほとんどは緊張性になる）等の合併があるのか，が重要である。診断に先立って，まずは確実な気道確保（初療室で行うのは気管挿管，ダメなら輪状甲状靱帯穿刺・切開）を行う必要がある。当然，気胸のチェックは同時並行で進める。④は頸髄損傷の可能性も示唆しているが，ABCDアプローチでまず呼吸を確保することが必要である。⑤の評価はABCがクリアされてから行う。⑥の出血源は不明だが，その確定診断よりも気道確保が先決である。

確定診断 高エネルギー外傷

選択肢考察
×a 外傷性ショックの多くは出血性ショックであるが，出血性ショックは頻脈となる。本例はむしろ徐脈ぎみであり，直ちに輸血を行う根拠はない。むしろ，頸髄損傷を警戒すべきバイタルである。
×b 頭部外傷の評価は後である。
○c 直ちに確実な気道確保を行う。
×d 気道確保の後でよい。
×e ②，③を考えると後回しである。

解答率 a 0.1%，b 0.2%，c 89.8%，d 8.0%，e 1.8%

ポイント 高エネルギー外傷では見た目の出血や派手な所見に眼を奪われがちであるが，必ずABCDアプローチで対応する。

▶**参考文献** チャート救88　標救362　YN L32
▶**正解** c　LEVEL　　　　　　　　正答率 89.8%

解説者コメント 近時の必修問題では，高エネルギー外傷の実践的な良問が必ず出ている。本問もその流れに沿う出題で，基本が理解できていれば容易に解答可能であろう。

109C-25

52歳の男性。意識障害のため搬入された。勤務していた工場で作業中に倒れ，同僚が119番と110番に通報し救急搬送された。搬入時，意識レベルはJCSⅢ-300。体温41.0℃。脈拍120/分，整。血圧80/50 mmHg。呼吸数28/分。搬入時には家族に連絡がとれず既往歴や生活歴が分からなかった。同僚から患者は不眠症で複数の医療機関から薬を処方されていたようだとの話があった。熱中症を疑い，状況を確認するため連絡した問い合わせ先と，その返答とを表に示す。

	問い合わせ先	返　答
①	救急隊員	現場の状況を医師に伝えるのは救急隊員の役割ではありません。
②	警察官	発症現場でなく，病院を所轄する警察署が取り扱うべき事件です。
③	産業医	事業所の労働環境の管理は産業医の職務でも責任でもありません。
④	かかりつけ医	一般に睡眠導入薬は熱中症に影響せず，私には無関係です。
⑤	かかりつけ薬局の薬剤師	個人情報ですが非常事態なので調剤の内容を伝えます。

正しいのはどれか。

a ①　　b ②　　c ③　　d ④　　e ⑤

アプローチ

①意識レベル JCSⅢ-300 ⟶ 昏睡
②体温 41.0℃ ⟶ 高体温（危機的）
③脈拍 120/分，血圧 80/50 mmHg，呼吸数 28/分 ⟶ ショック状態
④不眠症で複数の医療機関から薬を処方されていた ⟶ 過量の睡眠薬，向精神薬服用の可能性

鑑別診断

急に発症する意識障害と著しい高体温とを呈する重症の疾患には，熱射病（熱中症のうち最重症型），悪性症候群，悪性高体温，がある。このうち悪性高体温は麻酔が関与するので病歴から否定できる。熱射病は「アプローチ」①～③から否定できないが，労働環境が高温多湿という情報は得られていない。悪性症候群は①～④と矛盾しないが，④は可能性であって，実際の服用状況は不明である。本問の情報のみでは両者の鑑別は困難である。

選択肢考察

× a　救急隊員には搬送する医療機関の医師に対して必要十分な患者情報を伝える役割がある。
× b　警察官は応急の救護を必要とする者を発見した時は，これを保護し，家族などが見つからない時は該当機関にその事件を引き継がなければならない。
× c　作業環境の維持管理と改善は産業医の職務の一つである。
× d　睡眠導入薬の過量投与は悪性症候群の原因となりうる。熱中症への悪影響も検討すべきである。
○ e　意識のない患者の救命目的という情報開示の正当な理由がある。

解答率

a 0.2%，b 2.0%，c 0.5%，d 2.8%，e 94.4%

ポイント

刑法134条は医師，薬剤師，医薬品販売業者，助産師，弁護士，などの守秘義務を規定している。患者が情報開示に同意しているか，患者情報を開示する正当な理由がある場合に限り，守秘義務は解除される。正当な理由とは，法による規定（感染症法，麻薬及び向精神薬取締法，など），チーム医療での情報の共有，患者や第三者の保護目的，などである。

▶参考文献　アラーム 69　SN 22

▶正解　e　LEVEL　　　　　　　　　　　　　　　　　　　　　　　　　　　　　　正答率 94.4%

解説者コメント　チーム医療や医療連携において，医師が各メンバーの職務内容と職責を理解していることを求めている。

受験者つぶやき
・本当に良いのかな……と思いつつ一番まともそうなe。
・血も涙もないやつばかりです。

Check ■■■

次の文を読み，26，27の問いに答えよ。
65歳の女性。動悸を訴え，外来の処置室で臥床している。
現病歴：本日，眼底検査のため来院し眼科外来の待合室の長椅子に座って待っていた。看護師が声かけしたところ，応答が鈍く，冷汗がみられた。体調について尋ねたところ，患者は動悸を訴えた。処置室へ移動するために，立ち上がろうとしたときにふらつきがみられた。処置室で臥床後も動悸は続いている。
既往歴：5年前から高血圧症と糖尿病とで内科で治療中である。カルシウム拮抗薬，利尿薬，スルホニル尿素薬およびビグアナイド薬を内服し血圧は 150/92 mmHg 程度，この1年間のHbA1cは 8.5％程度。
生活歴：喫煙は10本/日を40年間。
家族歴：姉が脳梗塞で右片麻痺。弟が急性心筋梗塞のため60歳で死亡。

109C-26　現時点でのこの患者への質問として最も適切なのはどれか。
　　a　「最近，食欲や体重に変わりはありませんか」
　　b　「最近，排尿や排便の調子はどうでしょうか」
　　c　「昨日の夕食の内容で心当たりはありますか」
　　d　「昨夜の睡眠時間は何時間だったでしょうか」
　　e　「今朝の食事とお薬は，いつも通りでしたか」

109C-27　現　症：意識レベルはJCS I -1。体温 36.4℃。脈拍 108/分，整。血圧 166/96 mmHg。呼吸数 22/分。SpO₂ 98％（room air）。
　　直ちに行うべき検査はどれか。
　　a　血糖測定　　　　b　頭部MRI　　　　c　心エコー検査
　　d　甲状腺機能検査　e　胸部エックス線撮影

アプローチ
①待合室で待っていた──→長時間の空腹状態の可能性
②冷汗と動悸──→交感神経緊張症状（低血糖？）
③糖尿病をスルホニル尿素薬で治療中──→低血糖のリスク

鑑別診断　急性の意識障害ではあるが一応移動もできたようであるし，さほど深刻感がみられないので脳血管系や心肺系の重篤な疾患は除外できる。てんかんを思わせる所見もない。スルホニル尿素薬は糖尿病薬の中でも低血糖をきたす頻度が高い。低血糖の末梢症状は交感神経緊張症状であり，冷汗や動悸がこれに当たる。糖尿病薬による低血糖は普段の平均血糖値とは無関係に，例えば摂食量が少なかったりすれば突発しうる。長期間の平均血糖の指標であるHbA1cが高くても出現を否定できない。

確定診断　（薬剤性）低血糖

[26]

選択肢考察
- ×a インスリノーマでの食欲亢進，体重増加を念頭に置いた質問であるが，現時点では必要ない。
- ×b 現在の病態との結びつきは薄い。
- ×c 昨日の夕食との関連となると，過量飲酒などによる遷延型の低血糖となるが，質問の優先度は低い。
- ×d 睡眠時無呼吸での睡眠発作などがあるが，現症が異なる。
- ○e 糖尿病薬をいつも通り服用した上で，朝食抜きで病院に来て低血糖を起こしたというのはよく耳にする話である。

解答率 a 0.4%，b 0.1%，c 0.1%，d 0.0%，e 99.4%

[27]

選択肢考察
- ○a 低血糖の確認は必要である。ただし実際には，カウンターホルモンの作動などにより測定時には既に血糖値は高くなっていることが多い。
- ×b 脳血管障害で初期症状が軽度の意識低下だけということはむしろ少ない。知覚，運動系の随伴症状が出る。あるとすればいきなり昏睡となることが多い。
- ×c 不整脈や心肺停止といった所見がないので優先度は低い。
- ×d 甲状腺機能低下症があると低血糖をきたしやすくなるが，直ちに検査する意義には乏しい。
- ×e 心臓，呼吸器関係の重篤な異常所見には乏しい。

解答率 a 96.5%，b 0.1%，c 2.5%，d 0.3%，e 0.6%

ポイント HbA1c は長期間の血糖状態の指標であり，今現在の極端な低血糖や高血糖を示せるものではない。

▶**参考文献** MIX 269　108 304　朝 1789　YN D117　みえる 内 66

▶**正解**
[26] e　LEVEL　　　　　　　　　　　　　　　　正答率 99.4%
[27] a　LEVEL　　　　　　　　　　　　　　　　正答率 96.4%

解説者コメント
[26] 糖尿病患者の生活行動に結びつく症状が整理されていれば常識的な内容である。
[27] 設問中に生活歴や家族歴がいろいろ書かれているためつい気をとられるが，いわば引っかけである。むしろ選択肢の方から先に読むと容易に正解が絞れたと思う。

受験者つぶやき
[26] ・SU 剤はわりと低血糖を起こしやすいそうです。
　　・糖尿病薬を飲んでいるのなら低血糖を考えるかと。
[27] ・AIUEO TIPS の I。
　　・簡単に行えるし。

C　必修の基本的事項　　165

Check ■■■

次の文を読み，28，29 の問いに答えよ。
60 歳の女性。めまいを主訴に来院した。
現病歴：昨日の午後，昼寝から起き上がろうとしたところ天井がぐるぐる回るようなめまいが出現した。横になったところ，めまいは約 30 秒で軽快した。その後，めまいは安静にしていると生じないが，起き上がったり寝返りを打ったりすると出現していた。今朝も同様のめまいが起こったため受診した。頭痛や難聴はない。これまでに同様の症状を経験したことはない。
既往歴：28 歳時に腎盂腎炎。
家族歴：父親が脳梗塞。母親が糖尿病。
現　症：意識は清明。身長 155 cm，体重 52 kg。体温 36.6℃。脈拍 84/分，整。血圧 132/78 mmHg。呼吸数 16/分。SpO₂ 98％（room air）。皮膚に異常を認めない。心音と呼吸音とに異常を認めない。腹部は平坦，軟で，肝・脾を触知しない。脳神経に異常を認めず，腱反射に異常を認めない。運動麻痺，感覚異常および運動失調を認めない。
検査所見：血糖 98 mg/dL。

109C-28 この患者に認められる可能性が高い症候はどれか。
　a　耳　痛　　　b　複　視　　　c　悪　心
　d　視野狭窄　　e　閃輝暗点

109C-29 診断のために行う頭位眼振検査で正しいのはどれか。
　a　患者を閉眼させて行う。　　　b　頸部を前屈させて行う。
　c　Frenzel 眼鏡を用いて行う。　d　検者の指先を注視させて行う。
　e　片方の外耳道に冷水を注入する。

アプローチ
①天井がぐるぐる回るようなめまい⟶回転性ではまず内耳性めまいを考える
②めまいは約 30 秒で軽快した⟶短時間で治まっている
③安静時には生じないが，起き上がったり寝返りを打ったりすると出現⟶頭位変換によるめまいを考える
④頭痛がない⟶脳血管障害など中枢性は否定できないものの考えにくい
⑤難聴がない⟶蝸牛症状が否定される
⑥これまで同様の症状を経験したことがない⟶Ménière 病は初回発作でない限り否定的である
⑦意識清明，脳神経に異常を認めず，腱反射に異常を認めず，運動麻痺，感覚異常，運動失調を認めない⟶小脳，脳幹など中枢性疾患は否定される
⑧脈拍 84/分，整，血圧 132/78 mmHg，心音と呼吸音に異常を認めない⟶循環器疾患，呼吸器疾患は否定される

鑑別診断
めまいは中枢神経障害，循環器障害，呼吸器障害，自律神経障害，心因性疾患などさまざまな原因で発生するが，天井や自分自身がぐるぐると回るような回転性めまいの場合，前庭障害と小脳，脳幹障害とを疑う。前庭性めまいを起こす疾患として，Ménière 病，前庭神経炎，良性発作性頭位めまい症〈BPPV〉，めまいを伴う突発性難聴を考える。難聴がないことから Ménière 病と突発性難聴は否定的である。めまいが体位変換によって生じ，じっとしていると秒単位で治まることから，BPPV を考える。前庭神経炎では，風邪症状など前駆症状があり，めまいの持続が長く，じっとしていても続くのが特徴である。脳神経症状がないため，小脳・

脳幹障害も否定的である。

確定診断 良性発作性頭位めまい症〈BPPV〉

[28]
選択肢考察
- × a 中耳炎や Hunt 症候群など感染性疾患で認める．BPPV では起こらない．
- × b 眼振は生じるが，眼球運動制限は起こらないため，複視は起こらない．
- ○ c 回転性めまいでは自律神経症状として悪心，嘔吐が生じる．
- × d 視器の障害ではないため，視野狭窄は起こらない．
- × e 片頭痛の前駆症状である．視覚の異常は起こらない．

解答率 a 0.2％，b 4.1％，c 95.2％，d 0.3％，e 0.2％

[29]
選択肢考察
- × a 頭位を変化させ，誘発される眼振を観察する検査であり，閉眼では観察できない．
- × b 仰臥位，右下頭位，左下頭位，懸垂頭位，懸垂右下頭位，懸垂左下頭位で眼振を観察するが，前屈は行わない．
- ○ c Frenzel 眼鏡は眼振を観察するために用いる眼鏡である．
- × d 注視眼振検査である．
- × e 温度眼振検査である．

解答率 a 0.9％，b 2.4％，c 92.7％，d 2.0％，e 2.0％

ポイント 前庭（半規管，耳石器）の異常によるめまいは回転性であることが特徴で，疾患により蝸牛症状としての難聴，耳鳴を合併することがあり，めまい発作時には眼振を認めるが，視力障害や眼球運動の障害をきたすことはない．

参考文献 チャート耳 47, 80　108 48　コンパクト 66　SN S21, 34

正解 [28] c　LEVEL　　　　　　　　　　　　　　　　　正答率 95.2％
　　　　[29] c　LEVEL　　　　　　　　　　　　　　　　　正答率 92.6％

解説者コメント
[28] めまいに伴う悪心，嘔吐については，乗り物酔いや，遊園地のコーヒーカップに乗った後の状態を考えると理解しやすい．
[29] 眼振検査を含めて前庭機能検査の意義と手法を理解しておく必要がある．

受験者つぶやき
[28] ・外傷をきっかけに BPPV になることもあります．
　　　・複視と悪心で悩みました．
[29] ・見た目が分かりやすいメガネ．一度見たら忘れません．
　　　・実習でやりました．

Check ■■■

次の文を読み，30，31の問いに答えよ。

45歳の女性。動悸と体重減少とを主訴に来院した。

現病歴：1か月前から動悸，発汗および手指振戦が出現し改善しないため受診した。食欲は普通だが1か月間で体重が5kg減少した。口渇，多飲および多尿は自覚していない。

既往歴：9歳で虫垂炎。

生活歴：喫煙歴と飲酒歴とはない。

家族歴：姉が脂質異常症で治療中。

現　症：意識は清明。身長163cm，体重58kg。体温37.1℃。脈拍102/分，不整。血圧116/64mmHg。眼瞼結膜は貧血様でない。眼瞼短縮を伴う眼球突出を認める。甲状腺はびまん性に腫大している。心音と呼吸音とに異常を認めない。腹部は平坦，軟で，肝・脾を触知しない。皮膚は湿潤。下腿に浮腫を認めない。

検査所見：血液所見：赤血球470万，Hb 12.9 g/dL，Ht 40%，白血球4,800，血小板21万。血液生化学所見：ALP 478 IU/L（基準115〜359），空腹時血糖92 mg/dL，総コレステロール122 mg/dL，TSH 0.02 μU/mL未満（基準0.4〜4.0），FT_4 8.5 ng/dL（基準0.8〜1.8）。

109C-30　診断のために追加すべき検査項目はどれか。

a　抗GAD抗体
b　血中カテコラミン
c　抗TSH受容体抗体
d　脳性ナトリウム利尿ペプチド〈BNP〉
e　抗甲状腺ペルオキシダーゼ〈TPO〉抗体

109C-31　内服治療の開始早期に，変動に最も注意すべき検査項目はどれか。

a　ALP　　　　　　b　顆粒球数　　　　c　網赤血球数
d　クレアチニン　　e　HDLコレステロール

アプローチ
①動悸・体重減少・発汗・手指振戦──→甲状腺ホルモン中毒症状
②口渇・多飲・多尿なし──→急性発症の糖尿病は考えにくい
③眼球突出あり──→Basedow病を示唆
④びまん性甲状腺腫──→Basedow病に合致
⑤ALP高値──→甲状腺ホルモン過剰の持続による骨代謝回転亢進を示唆
⑥総コレステロール低値──→甲状腺ホルモン中毒症に合致
⑦TSH低値，FT_4高値──→甲状腺ホルモン中毒症の所見

鑑別診断　甲状腺ホルモン中毒症の原因は，狭義の甲状腺機能亢進症（Basedow病，Plummer病）と破壊性甲状腺炎（無痛性甲状腺炎，亜急性甲状腺炎）に大別される。これらのうち，眼球突出はBasedow病に特異的な所見である。

確定診断　Basedow病の疑い

[30]

選択肢考察
× a　1型糖尿病で高率に高値となる自己抗体である。
× b　褐色細胞腫などを疑う場合に検査することもある。
○ c　Basedow病で高率に高値となる自己抗体である。
× d　心不全の評価のために実施する検査である。

×e 自己免疫性甲状腺疾患（Basedow 病，慢性甲状腺炎）で高率に高値となる。Basedow 病の確定診断のためには不要である。

解答率 a 0.1%, b 0.1%, c 97.1%, d 0.0%, e 2.6%

[31]
選択肢考察
×a ALP は上昇することが多いが特に注意は必要ない。
○b 抗甲状腺薬治療による無顆粒球症に注意する必要がある。
×c 貧血がないかぎり検査自体が不必要。
×d，×e 不必要。

解答率 a 0.2%, b 98.9%, c 0.2%, d 0.5%, e 0.1%

ポイント　甲状腺ホルモン中毒症状があり，FT_4 高値，TSH 低値，そして眼球突出があることから Basedow 病の診断はほぼ確定である。TSH 受容体抗体は，Basedow 病で高率に陽性となる。ただし，慢性甲状腺炎と Basedow 病の合併の頻度は極めて高く，TSH 受容体抗体，抗 TPO 抗体，抗サイログロブリン抗体は，いずれの疾患でも陽性となりうる。Basedow 病の診断は，放射性ヨード甲状腺摂取率が高値であることで確定される。眼球突出がなく，かつ，TSH 受容体抗体が陰性でも，放射性ヨード甲状腺摂取率が高値ならば，Basedow 病と診断できる。

抗甲状腺薬（メチマゾール，プロピルチオウラシル）は，皮疹，肝障害をはじめとして副作用の多い薬剤であるが，最も注意を要するのが無顆粒球症である。抗甲状腺薬治療中は，定期的に顆粒球数を検査する必要がある。

▶**参考文献**　MIX 261　朝 1602　YN D35　みえる 内 216

▶**正解**
[30] c　LEVEL　　　　　　　　　　　　　　　　　　　　正答率 97.1%
[31] b　LEVEL　　　　　　　　　　　　　　　　　　　　正答率 98.9%

解説者コメント　受験生は，眼球突出→Basedow 病，抗甲状腺薬→無顆粒球症が即座に頭に浮かぶ必要がある。

受験者つぶやき
[30]・眼球突出は甲状腺機能亢進症のなかではほぼ Basedow でしか起きません。
・Basedow だろうなと。
[31]・また出た，抗甲状腺薬の副作用です。
・無顆粒球症に注意。

D

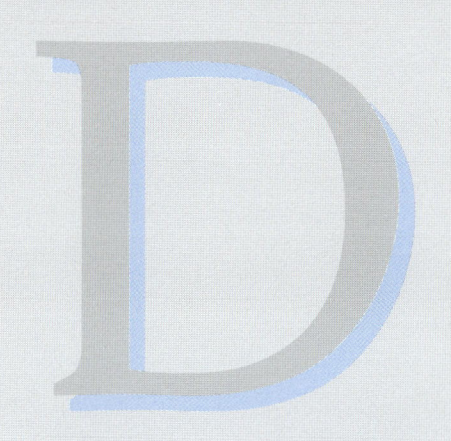

D問題 医学各論 60問

一般各論 20問
臨床各論 40問

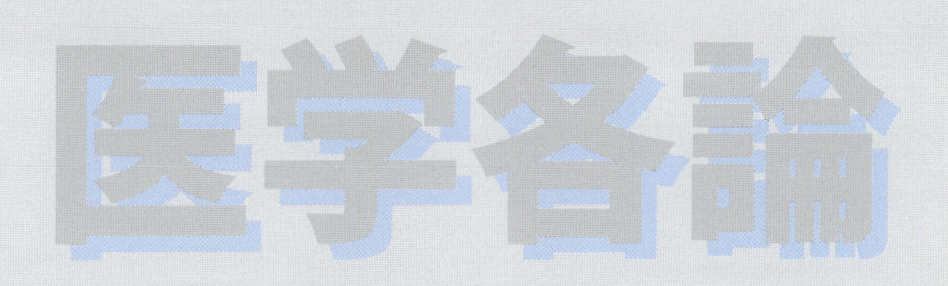

医学各論

Check ■■■

109D-1 褥婦にみられる感染症で，原因菌として黄色ブドウ球菌の頻度が高いのはどれか．
- a 腟炎
- b 乳腺炎
- c 卵管炎
- d 腎盂腎炎
- e 子宮内膜炎

選択肢考察
- ×a 細菌性腟症では乳酸桿菌が減少し，*Gardnerella vaginalis* や *Bacteroides* 属などの嫌気性菌，*Mycoplasma hominis* などの割合が増加している．
- ○b 乳腺炎は乳管閉塞などによっても発症するため，すべてが細菌感染症ではないが，感染性乳腺炎では黄色ブドウ球菌によるものが最も多い．
- ×c 産褥子宮内膜炎と同様に上行性感染によって発症するため，好気性菌と嫌気性菌の混合感染が多く，卵管留膿腫や卵巣膿瘍などを合併することもある．
- ×d 一時的な膀胱機能の低下や尿意の消失，分娩中の尿道カテーテルなどが原因となり発症する．原因菌は Gram 陰性桿菌が多く，なかでも大腸菌が最も多い．
- ×e 外陰や腟からの上行性感染によって発症し，複数菌による混合感染が多く，分離されるのは腸球菌や B 群レンサ球菌，大腸菌，*Peptostreptococcus* 属のような嫌気性菌などが多い．

解答率 a 7.8%，b 75.4%，c 0.2%，d 2.5%，e 14.0%

ポイント 母体が妊娠前の状態に復古するまでの 6〜8 週間を産褥期と呼び，この時期は特に尿路感染症，創部感染，乳腺炎，子宮内膜炎などに注意が必要である．一方，産褥熱は分娩後 24 時間以降から産褥 10 日以内に 38.0℃ 以上の発熱が 2 日間以上持続するものと定義され，主に子宮や骨盤内感染症と同義語として使用されることが多い．選択肢以外の疾患として血栓性静脈炎にも注意が必要である．

参考文献 MIX 255　チャート産 285　みえる産 368

正解 b　LEVEL　正答率 75.4%

解説者コメント 侵入門戸を考え，乳腺炎以外はすべて腟や尿道からの上行性感染であることを考えるとそれほど難しくはない．

受験者つぶやき ・経路が違うものを考えて b に．

Check ■■■

109D-2 脳血流 SPECT（**別冊 No. 1A, B**）を別に示す．
最も当てはまるのはどれか．
- a 脳血管性認知症
- b 前頭側頭型認知症
- c Lewy 小体型認知症
- d Alzheimer 型認知症
- e Creutzfeldt-Jakob 病

別冊
No. 1 A, B

画像診断

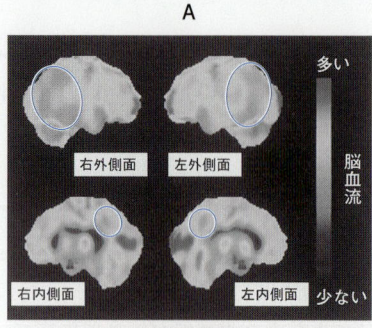

A　脳血流画像
右外側面　左外側面
右内側面　左内側面
多い／少ない　脳血流

B　脳血流低下画像（統計画像）
右外側面　左外側面
右内側面　左内側面
大きい／小さい　脳血流低下の程度

Aの脳血流画像においては，脳全体における脳血流の相対的多寡が示されており，脳血流分布の一定の傾向を把握することができる．Bでは脳形態の標準化により算出された標準値をもとに，脳血流低下の程度が客観的に示されている．A，Bいずれの画像においても，両側の側頭葉後部から頭頂葉，後部帯状回に脳血流低下を認める．Alzheimer型認知症の典型的SPECT所見である．

選択肢考察

× a　脳血管障害に関連して出現した認知症の総称であり，脳血流SPECTの所見は障害の種類や領域によりさまざまである．
× b　前頭部の血流低下が本疾患における特徴的な脳血流SPECT所見である．
× c　後頭葉の血流低下が本疾患における特徴的な脳血流SPECT所見である．
○ d　重症度により血流低下の分布領域は若干異なるが，基本的には頭頂葉外側皮質，内側は頭頂葉楔前部から後部帯状回にかけての血流低下が本疾患における特徴的な脳血流SPECT所見である．
× e　本疾患では大脳皮質の血流低下が急激に進行し高度化する．

解答率　a 3.1%，b 4.7%，c 14.1%，d 77.1%，e 1.0%

ポイント　認知症を呈する種々の疾患における脳血流低下の特徴を問うている．他の認知症を呈する疾患で特徴的な脳血流SPECT所見を示すものとしては，特発性正常圧水頭症も記憶しておくべきである．

参考文献　MIX 119　朝 2147　YN J114, 115　みえる脳 346, 349

正解　d　LEVEL　正答率 77.1%

解説者コメント　認知症を呈する疾患ではMRI画像を問われることの方が多いと思われるので，今回の脳血流低下の特徴と比較照合してMRI画像の特徴も記憶しておこう．

受験者つぶやき
・初見で2枚目の黒い所が血流低下部位のように見えてしまって，すごく悩みました．
・Alzheimerは楔前部（？）の血流も低下するというのを聞いていたのでネットで画像を見ていました．よく似ていたのでdに．難しいです．

Check ■■■

109D-3　自閉症について正しいのはどれか．
a　感覚過敏を伴うことが特徴である．
b　適切な育児によって愛着は形成される．
c　1歳前後で人見知りや後追いが激しい．
d　知的発達の遅れを伴うものは約30%である．
e　言葉が現れればコミュニケーションが成立するようになる．

選択肢考察
- ○ a 耳ふさぎをするなど，通常では気にならないような日常的な音刺激に過敏になったり，味覚が過敏で偏食になったり，皮膚感覚が過敏でなでられたり触られたりすることを嫌がったりすることもある。
- × b 自閉症の原因は不明であるが，育児過程の問題というよりも生来の機能的な障害である。
- × c 人見知りが少なく誰にでも抱かれたり，母親の後追いをしないなどの特徴がみられる。
- × d 約80％に知的発達の遅れがみられる。
- × e 言葉の遅れもみられるが，言葉が現れても，反響言語と呼ばれる，おうむ返しに相手の言ったことを言うなどの反応がみられ，コミュニケーションが成立しにくい。

解答率 a 66.2％, b 21.1％, c 1.4％, d 8.0％, e 3.3％

ポイント 自閉症は「引きこもり」と同様のイメージでとらえられがちであるが，知的発達の遅れを伴うことが多いコミュニケーション障害であるという点を押さえておきたい。

参考文献 チャート精 253　コンパクト 218　標精 355　RM U63

正解 a　LEVEL　　　正答率 66.2％

解説者コメント 反響言語などの目につく症状に比べて，感覚過敏はやや盲点となるかもしれない。

受験者つぶやき
- aとbで悩みました。愛着が形成される主体は誰なのでしょうか。
- bを否定できませんでした。

Check ☐☐☐

109D-4 蛍光抗体法で病変皮膚の表皮細胞間にIgGの沈着を認める疾患はどれか。
- a 全身性エリテマトーデス〈SLE〉
- b 後天性表皮水疱症
- c 水疱性類天疱瘡
- d 落葉状天疱瘡
- e 疱疹状皮膚炎

選択肢考察
- × a 表皮真皮境界部にIgGの沈着を認める。
- × b 基底膜部にIgGの沈着を認める。
- × c 基底膜部にIgGの沈着を認める。
- ○ d 表皮細胞間にIgGの沈着を認める。
- × e IgGの沈着はない。乳頭部にIgAの沈着を認める。

解答率 a 3.4％, b 3.2％, c 4.2％, d 88.8％, e 0.3％

ポイント 代表的な自己免疫性水疱症の蛍光抗体法所見は重要で，類似した既出問題は多い。

参考文献 チャート皮 106　標皮 240　RM V34

正解 d　LEVEL　　　正答率 88.8％

解説者コメント 既出問題の基本的なパターン，ヴァリエーションである。

受験者つぶやき
- b，cは基底膜ですね。
- 皮膚科は苦手です。

109D-5 細菌性角膜潰瘍の誘因でないのはどれか。

a 角膜異物　　b 視神経炎　　c 顔面神経麻痺
d 涙液分泌障害　　e コンタクトレンズ装用

選択肢考察

○a 鉄片など異物に付着した菌による感染をきたす。誘因でないとする理由はない。
×b 眼底から球後の疾患である視神経炎では前眼部の角膜障害はきたさない。
○c いわゆる閉瞼がうまくできない「兎眼」となり兎眼性角膜炎を引き起こし，そこから菌による感染をきたす。特に閉瞼時 Bell 現象が消失している場合，睡眠時なども角膜中心が露出してしまい，角膜障害をきたしやすい。
○d いわゆるドライアイである。涙液には防菌作用があり，涙液減少による角膜障害から細菌感染をきたす。
○e 長時間の装用，不適切な消毒，粗悪な素材などによりコンタクトレンズに付着した菌が角膜に感染を引き起こす。

解答率 a 0.2%, b 95.3%, c 4.1%, d 0.1%, e 0.2%

ポイント 角膜疾患の誘因にならないものを選ぶという問題。単純に角膜，つまり眼表面に障害をきたしうる疾患を選択すればよい。選択肢を見れば眼底から球後の疾患である視神経炎以外はすべて角膜に関係することが分かる。

参考文献 チャート眼 107　コンパクト 12　標眼 36　Rマ R60

正解 b　LEVEL　正答率 95.3%

解説者コメント 「毛色の違う」選択肢を探すのも一つのコツである。

受験者つぶやき
・単純に考えましょう。
・さすがに目の後ろからきて角膜潰瘍はないだろうと思って b に。

109D-6 進行肺腺癌の治療方針を決定する上で，異常の有無を検索することが必要な遺伝子はどれか。

a BCR-ABL　　b EGFR　　c HER2
d KRAS　　e VHL

選択肢考察

×a Philadelphia 染色体という，慢性骨髄性白血病や一部の急性リンパ性白血病にみられる遺伝子である。
○b 上皮成長因子受容体。肺癌をはじめ，多くの固形癌の予後因子となる。
×c EGFR に似た構造をもつ。乳癌の治療方針に決定的な役割をもつ。
×d 癌予後遺伝子の一つ。大腸癌の治療方針を決定するのに重要である。肺癌でも関与が認められているが，決定的なものではない。
×e VHL 遺伝子〈von Hippel-Lindau 遺伝子〉は癌抑制遺伝子の一つで，腎細胞癌の予後に関与する。

解答率 a 1.3%, b 91.1%, c 2.4%, d 4.3%, e 0.9%

ポイント 肺癌に限らず，癌の治療方針を決定する上で，遺伝子検索（遺伝子異常の有無）の重要性は

年々増し，今や必須である．新しい分子標的治療薬も次々に開発され，臨床応用されている．*EGFR* 遺伝子の変異は東洋人女性，肺癌，非喫煙者で陽性率が高く，ゲフィチニブ（イレッサ®）などの分子標的治療薬が著効する．現在では *EGFR* 陽性の進行・再発肺癌患者の第一選択薬として推奨されている．今後は治療薬の副作用（皮疹，間質性肺炎など）も含めて覚えておく必要がある．

▶参考文献　朝 859　YN I114　みえる 呼 235, 240
▶正解　b　LEVEL　正答率 91.1%

解説者コメント　抗癌薬治療も従来の細胞障害性のものから分子標的治療薬の時代になりつつある．遺伝子の種類，適応となる腫瘍，できれば分子標的治療薬の副作用までまとめておくとよい．

受験者つぶやき
・これは TECOM 模試大当たりです．*KRAS* も発現しないことはないと思うけど，治療薬がありません．
・化学療法するときに *EGFR* の変異を確認するんですよね，確か．

Check ☐☐☐

109D-7　心房細動の患者において心原性脳塞栓症のリスクファクターで**ない**のはどれか．
　a　糖尿病　　　　b　心不全　　　　c　高血圧症
　d　75歳以上　　　e　脂質異常症

選択肢考察　心房細動〈af〉患者における"心原性脳塞栓症発症リスクの評価法"として，「CHADS$_2$ スコア」がある．

CHADS$_2$ スコア（脳梗塞発症リスクの評価）

C	(Congestive Heart Failure) うっ血性心不全	1点
H	(Hypertension) 高血圧	1点
A	(Age≧75) 年齢75歳以上	1点
D	(Diabetes Mellitus) 糖尿病	1点
S	(Stroke or TIA) 脳卒中・一過性脳虚血発作の既往	2点
	合計	6点

つまり，これらの項目がリスクファクターであり，点数化されていて，経口抗凝固療法施行の根拠となる．

○a　糖尿病（D）は確実なリスクとなることが確かめられている．さらに，糖尿病は af に対しても独立したリスクファクターともなる．
○b　心不全（C）もリスクファクターで，スコア1点である．
○c　高血圧症（H）は，心原性脳塞栓症のリスクファクターとなることはもちろん，af を引き起こすリスクファクターでもある．スコア1点である．
○d　75歳以上（A）という年齢もまた，心原性脳塞栓症を起こしやすく，スコア1点のリ

スクファクターである。

×e 脂質異常症は，上表の中にないので心原性脳塞栓症のリスクとはならない。

解答率 a 6.1%，b 14.9%，c 8.6%，d 3.1%，e 67.4%

ポイント 社会の高齢化とともに増加しているafについて，将来 循環器科を専門としない医師も，心原性脳塞栓症を発症するリスクくらいは知識として心得ておくべきだ，という設問である。それは本症がafに伴う最も重篤な合併症であり，ひとたび発症してしまうと多くの場合 不可逆的な障害を残してしまうばかりか，致死率も高いからである。

ところで，このCHADS$_2$スコアによる評価でも，0点の患者の中に抗凝固療法が必要な場合もあり，こうした問題を解消すべくCHA$_2$DS$_2$・VAScスコアも使われる。

af患者に対する抗凝固療法の有用性は確立しているが，ほぼ7〜8割もの患者は「心原性塞栓に対してほぼ無防備な状態」で放置されている。これまでのワルファリンは処方量の微調整が必ずしも容易でなく，一方のNOAC〈新規経口抗凝固薬〉でも治療をいかに継続できるかが問題で，服薬忘れとか自己中止例や副作用中止，等々の課題は多い。

▶参考文献 朝 486 YN C61
▶正解 e LEVEL 正答率 67.3%

解説者コメント 医師国家試験の趣旨に沿った，しかも難問でない良問である。昨年も類題があり，たまたま筆者が解説を執筆した。恐らく，年間で万単位の「心原性脳塞栓症」が発症し，死亡を免れても不自由な生活を強いられている。ともかく，増え続けるafの患者さんに本症を発症させないよう，良好な循環器診療が求められる。

受験者つぶやき
・またまたTECOM模試大当たり。CHADS$_2$スコアですね。
・CHADS$_2$スコアかなと。

Check ■ ■ ■

109D-8 経動脈的塞栓術の**適応でない**のはどれか。
a 出血性腸炎　　　　　　　b 出血性胃潰瘍
c 肝細胞癌の破裂　　　　　d 出血性大腸血管異形成
e 小腸動静脈奇形からの出血

選択肢考察
×a 出血性腸炎は，腸管出血性大腸菌や*Klebsiella*によって起こる感染性腸炎であり，激しい腹痛と鮮血下痢便を症状とする。横行結腸より口側に起こるとされるが，出血源の動脈を同定することは困難であり，経動脈的塞栓術の適応とはならない。

○b 出血性胃潰瘍に対しては，緊急内視鏡検査で内視鏡的止血術を行うが，これによって止血が困難な場合には動脈塞栓術を行うことがある。

○c 肝細胞癌の破裂に対しては，腹腔内に大量出血をきたすが肝硬変により肝予備能は低下しているため，手術後の予後は不良であり，肝動脈塞栓療法を行って止血を試みる。

○d 大腸壁に起こる限局性に拡張増生した毛細血管の集簇（しゅうぞく）とされ，臨床的に問題となるのは消化管出血の原因となることがある点である。内視鏡的に発赤斑を示すとされる。大量出血の場合には，血管造影で出血部位を確認し，経動脈的塞栓術の適応となる場合もありうる。まれな病態である。

○e 大量下血や持続する下血の原因としての小腸動静脈奇形は診断が困難な病態であるが，腹部血管造影によって診断が可能であり，塞栓術によって一時的止血が得られることがあ

る。

解答率 a 44.9%，b 44.4%，c 2.7%，d 2.9%，e 5.1%

ポイント 出血性腸炎（出血性大腸炎），出血性胃潰瘍，および肝細胞癌はある程度頻度の高い病態であるが，大腸血管異形成と小腸動静脈奇形は比較的まれな病態であり，多少難しい問題である。ただし，出血性腸炎は大半が薬剤性大腸炎であり，限局性の病変ではないので，経動脈的塞栓術の適応とならないという解答を得ることは困難ではないはずである。また出血性胃潰瘍と肝細胞癌の破裂に対して経動脈的塞栓術の適応となることがあることは知っておくべき知識と思われる。

▶参考文献　MIX 199, 215　朝 946, 1164　YN A53, B54　みえる 消 71, 152, 241

▶正解　a　LEVEL　　　　　　　正答率 44.9%

解説者コメント 正解を得ることはそれほど困難な設問ではないが，出血性大腸血管異形成と小腸動静脈奇形の疾患自体は比較的まれな病態であり，やや国試のレベルとしては難しすぎるように思われる。

受験者つぶやき
・a だけ仲間外れ（感染症）。
・冷静になれば a というのは分かりますが，試験中は似たような感じに惑わされました……。

Check ■■■

109D-9　疾患とその原因の組合せで正しいのはどれか。
a　膵管癌　────────　原発性硬化性胆管炎
b　胆道癌　────────　先天性胆道拡張症
c　Rotor 症候群　─────　胆嚢炎
d　Mirizzi 症候群　────　十二指腸傍乳頭部憩室
e　Lemmel 症候群　────　胆嚢結石

選択肢考察
× a　原発性硬化性胆管炎が膵管癌の原因になることはない。
○ b　先天性胆道拡張症は膵胆管合流異常を合併する。胆道への膵液逆流による胆道の慢性炎症を生じるため，胆道癌を高率に発生することが明らかにされている。
× c　Rotor 症候群は常染色体劣性遺伝で，抱合型ビリルビン上昇，黄疸を呈する疾患であり，胆嚢炎との関連はない。
× d　Mirizzi 症候群は胆嚢頸部や胆嚢管の結石による機械的圧迫や炎症性変化によって総胆管に狭窄をきたす病態であり，十二指腸傍乳頭部憩室が原因となることはない。
× e　Lemmel 症候群は十二指腸乳頭部の憩室が胆管や膵管の開口部を圧排し，胆道や膵管の通過障害をきたすことで，胆汁うっ滞，黄疸，胆管炎，膵炎などを引き起こす病態であり，胆嚢結石が原因となることはない。

解答率 a 1.1%，b 95.3%，c 0.6%，d 1.9%，e 1.0%

ポイント 先天性胆道拡張症は膵胆管合流異常を合併すること，膵胆管合流異常は高率に胆道癌を生じることを知っておく必要がある。

▶参考文献　MIX 211　朝 1217　YN A150　みえる 消 266

▶正解　b　LEVEL　　　　　　　正答率 95.3%

解説者コメント 容易な問題である。

受験者つぶやき
・Mirizzi, Lemmel はノーマークでした。来年出るかもしれないから勉強しといてください。

・発癌リスクが高いから手術するんですよね。

Check ☐☐☐

109D-10 バルーン型胃瘻カテーテルを用いた経皮的胃瘻造設術後について正しいのはどれか。
a 1年に1回カテーテルを交換する。
b カテーテルを強く引いて腹壁に固定する。
c 濃度30％の酢酸液をカテーテルに毎回注入する。
d バルーンには生理食塩液を注入する。
e 留置中の不快感が経鼻胃管よりも少ない。

選択肢考察
×a バルーン型は，1か月に1回カテーテルの交換を行う。
×b 腹壁に固定する際には，穿刺部とは別に複数か所で行う。
×c 食用酢（約4％）を10倍程度に希釈したもの（約0.4％）を用いる。濃度30％の酢酸液を用いて小腸壊死をきたした医療事故も報告があり，注意を要する（**禁忌肢**）。
×d バルーンには蒸留水を用いる。
○e 留置中の不快感は，経鼻胃管よりも少ない。

解答率 a 0.1％，b 0.8％，c 0.3％，d 6.7％，e 92.0％

ポイント 日常臨床においては当然の内容だが，受験生にとっては難しかったかもしれない。特に選択肢cは禁忌相当の可能性があり，注意を要する。なお，胃瘻には，ボタン型とバルーン型がある。

参考文献 朝138　YN A133　みえる 消309

正解 e　LEVEL ▮▮▯（禁忌肢c）　　正答率 92.0％

解説者コメント それぞれの特徴を理解する必要がある。

受験者つぶやき
・30％の酢酸液は何に使うのでしょうか？
・たぶんそうかなと思ってeに。

Check ☐☐☐

109D-11 発作性夜間ヘモグロビン尿症で**みられない**のはどれか。
a 血清LD高値
b 直接Coombs試験陽性
c GPIアンカー蛋白の欠損
d 血清間接ビリルビン高値
e 血清ハプトグロビン低値

選択肢考察
○a 補体の感受性が亢進することで，血管内溶血を起こすため，血清LD値は高値となる。
×b 赤血球に対するに自己抗体は存在しないので，Coombs試験は陰性である。
○c PIG-A遺伝子の後天的変異によりGPIアンカー蛋白は欠損する。
○d 血管内溶血を起こすため，血清間接ビリルビンは高値となる。
○e 血管内溶血を起こすため，血清ハプトグロビンは低値となる。

解答率 a 0.5％，b 96.3％，c 0.6％，d 1.1％，e 1.5％

ポイント 発作性夜間ヘモグロビン尿症〈PNH〉は，造血幹細胞において後天的に *PIG-A* 遺伝子〈phosphatidylinositol N-acetylglucosaminyltransferase subunit A gene〉の変異が生じて，こ

の異常造血幹細胞から産生される赤血球，白血球，血小板の3血球系すべてにGPIアンカー蛋白が欠損する疾患である．補体制御因子であるCD55，CD59や好中球アルカリホスファターゼもすべてGPIアンカー膜蛋白質群に属する．CD55，CD56の欠損しているPNH赤血球は補体の感受性が亢進しているため，夜間の呼吸性アシドーシスにより血管内溶血を起こす．これが本症に特徴的な早朝時の褐色尿の原因である．

血管外溶血，血管内溶血を問わず，溶血性貧血の共通所見は，1）網赤血球数の上昇，2）血清間接ビリルビンの上昇，3）血清LD上昇，4）血清ハプトグロビン低下の4項目である．

▶参考文献　MIX 97　朝 1975　YN G35　みえる 血 42
▶正解　b　LEVEL　　　　　　　　　　　　　　　　　　　　　　正答率 96.3％
解説者コメント　PNHの病態を理解していれば容易に解答できる問題である．
受験者つぶやき　・bの圧倒的AIHA感．
・うっかり間違えました．こういうミスは良くないです．

Check ■■■

109D-12 高カリウム血症の治療に用いられるのはどれか．
　a　カルシウム拮抗薬　　　　　　b　グルカゴン
　c　抗アルドステロン薬　　　　　d　硝酸薬
　e　ブドウ糖液とインスリン

選択肢考察
×a　治療に使用するのはカルシウム製剤（グルコン酸カルシウム）である．
×b　グルカゴンはインスリンと併用して，肝不全時に肝再生を目的として使用する．グルカゴンは血糖値を上昇させるが，高カリウム血症治療の目的では使用されない．
×c　抗アルドステロン薬は血清カリウム値を上昇させるので，高カリウム血症では**禁忌**である．
×d　主として狭心症治療に用いられる．高カリウム血症の治療に用いられることはない．
○e　下記の「ポイント」で述べるように，ブドウ糖とインスリンには血中カリウムを細胞内に移行させる効果があり，高カリウム血症の治療に使用する．

解答率　a 0.8％，b 0.6％，c 0.4％，d 0.1％，e 98.1％
ポイント　高カリウム血症は，高度な場合は致命的となるため速やかな治療が必要となる．通常，以下の治療を用いる．
・グルコン酸カルシウム静注：心室筋膜の安定化作用があり，即効性がある．
・グルコース（ブドウ糖）-インスリン療法：細胞内にカリウムを移動させることにより血清カリウム値を低下させる．
・陰イオン交換樹脂製剤の経口あるいは注腸：便中にカリウムを排泄．
・フロセミド静注：尿中にカリウムを排泄．
その他，細胞内にカリウムを移動させる作用のある重炭酸ナトリウムやβ刺激薬も使用されることがある．なお，重篤な場合には血液透析を行う．

▶参考文献　MIX 224　朝 1746　YN E33　みえる 腎 94
▶正解　e　LEVEL　　　　　　（禁忌肢 c）　　　　　　　　　　正答率 98.0％
解説者コメント　高カリウム血症は緊急性があり，その治療は重要である．行われる治療はいずれも覚えておく必要があり，逆に，このことを理解できていれば解答は容易である．

受験者つぶやき
- DKAの治療後に低カリウム血症を起こしやすいのを思い出しましょう。
- グルコン酸カルシウムなど，いくつかある治療法は確認していました。

Check □□□

109D-13 視神経脊髄炎で高率にみられるのはどれか。

a 血清 IgE 高値
b 髄液単核球増加
c 血清抗アクアポリン4抗体陽性
d 髄液ミエリン塩基性蛋白抗原高値
e 血清抗ガングリオシド GQ1b 抗体陽性

選択肢考察

× a 高 IgE 血症を認める脊髄炎はアトピー性脊髄炎である。これはアトピー性素因を背景に発症する脊髄炎である。末梢神経障害の合併が多く，視神経障害はないのが通常である。また，アトピー性皮膚炎や気管支喘息に合併し，特にヤケヒョウヒダニとコナヒョウヒダニに対する特異的 IgE 抗体上昇の頻度が高いといわれている。

× b 視神経脊髄炎〈NMO〉の髄液所見では髄液蛋白の増加がみられ，細胞増加も認められることがあるが，それは好中球増加によるものである。

○ c 血清中に存在するアクアポリン〈AQP〉は，細胞の膜上に存在し，主に水分子が通過するチャンネルとして働いているが，そのうちの抗アクアポリン4〈AQP4〉抗体の病態形成への関与自体が解明されつつあり，これが陽性であることは NMO の診断基準にも組み込まれている。

× d 神経線維の髄鞘（ミエリン鞘）が障害されると，髄鞘の成分蛋白の一つであるミエリン塩基性蛋白〈MBP〉が髄液中で増加する。多発性硬化症〈MS〉の診断目的で髄液 MBP 濃度を測定することがあるが，疾患特異性は高いものではなく，その他の自己免疫性疾患でも上昇することがある。

× e ガングリオシドはシアル酸をもつ神経系に豊富なスフィンゴ糖脂質である。Guillain-Barré 症候群〈GBS〉において抗ガングリオシド抗体は発症および神経症状を惹起する因子として作用している。GM1, GD1a, GalNAc-GD1a に対する抗体は純粋運動 GBS に関連している。一方，抗 GQ1b 抗体は Fisher 症候群の原因となり，その3徴は外眼筋麻痺，運動失調，腱反射消失であることは知っておくこと。

解答率 a 0.1％, b 0.5％, c 96.9％, d 1.0％, e 1.6％

ポイント
NMO は MS の亜型なのか，それとも独立した疾患なのかという点が長らく議論されてきた。独立した疾患と考えられた NMO の特徴は，MS では片側性の視力障害が多いのに対して NMO では両側性の視力障害を呈することが多いこと，NMO の脊髄炎は MRI で3椎体以上に及ぶ中心灰白質を侵す長い横断性脊髄炎を呈することである。治療も異なるので注意すること。

参考文献 朝 2223　YN F49, J120　みえる脳 263

正解 c　LEVEL ▮▮▯　正答率 96.9％

解説者コメント
NMO は MS と時に鑑別が難しいが，NMO では血清抗アクアポリン4抗体陽性で，脊髄炎が MRI で3椎体以上に及ぶ中心灰白質を侵す長い横断性であることを，この分野のトピックスとして知っていれば解答は容易であろう。

受験者つぶやき
- これは易しいでしょう。
- 教科書の片隅に書いてありました。

Check ■■■

109D-14 リウマチ熱の診断に**有用でない**所見はどれか。

a 皮下結節　　　b 舞踏運動　　　c 輪状紅斑
d 口腔内アフタ　　e 多発性関節炎

選択肢考察
○ a 無痛性の小結節で四肢に好発する。Jones診断基準改訂版に含まれる。
○ b リウマチ熱の10%以下にみられるが重要な症状である。基底核の過灌流によるとされる。Sydenham舞踏病とも呼ばれ，Jones診断基準改訂版に含まれる。
○ c 一過性に四肢に好発する紅斑であり，顔面には出現しない。Jones診断基準改訂版に含まれる。
× d リウマチ熱においても出現しうるが特異性は低く，Jones診断基準改訂版には含まれない。
○ e 移動性で非対称性の非破壊性の関節炎で，四肢の大関節に好発する。Jones診断基準改訂版に含まれる。

解答率 a 6.9%，b 45.3%，c 0.9%，d 45.9%，e 1.0%

ポイント ＜Jonesのリウマチ熱診断基準＞
・主症状：心炎，舞踏病，輪状紅斑，皮下結節，多関節炎
・副症状：関節痛，CRPまたは赤沈高値，発熱，心電図でPR延長
　溶連菌感染の先行のもと，主症状2つまたは主症状1つ＋副症状2つ以上が揃えばリウマチ熱の可能性が高い。ただし症状が同時に認められないことも多く，特に舞踏病様症状や心炎は溶連菌感染から数か月後に発症することもあり診断に苦慮する。

参考文献 MIX 65　朝 1323　YN F58　みえる免 158

正解 d　LEVEL　　　　　正答率 45.8%

解説者コメント Jonesの診断基準を知っていれば間違えようがないが，今の日本でリウマチ熱にお目にかかるのは極めてまれである。地球規模ではまだまだ罹患数の多い疾患であるので知っておけというところか。

受験者つぶやき
・舞踏病まで正確に覚えていた人は半分くらいの印象です。ちなみに私は……。
・舞踏運動もするんですね……。

Check ■■■

109D-15 急性白血病の治療において深在性真菌感染症を最も合併しやすいのはどれか。

a 地固め療法　　　b 維持強化療法　　　c 寛解導入療法
d 自家造血幹細胞移植　　e 同種造血幹細胞移植

選択肢考察
× a 完全寛解到達後にさらに残存する白血病細胞の排除を目的とする化学療法である。寛解導入療法と同程度の強さの多剤併用化学療法を行うが，免疫機能の低下は一過性である。通常3週間以内で骨髄機能は回復するため，最も適した選択肢ではない。
× b 地固め療法後に行う寛解後療法である。他の治療法と比較して治療強度は低く，好中球減少の期間も短い。
× c 完全寛解に導くために行われる治療である。多剤併用化学療法を行い，使用される抗癌薬量も多く，治療開始から約2週間後には骨髄はほぼ空の状態となるが，この問題では最

も適した選択肢ではない。

× d 移植前処置として大量化学療法や全身放射線療法により患者骨髄造血を破壊した後，前もって凍結保存しておいた自己造血幹細胞を移植することにより造血を再構築する治療法である．術後の免疫抑制薬を必要としないため，最も適した選択肢とはいえない．

○ e dと同様に患者骨髄を一度徹底的に破壊した後に，HLA 一致ドナーの造血幹細胞を移植することで造血を再構築する治療法である．生着不全やGVHDのコントロールのために免疫抑制薬の長期投与が行われるので，深在性真菌感染症の発症リスクは最も高い．

解答率 a 10.4%, b 6.2%, c 38.4%, d 1.8%, e 43.2%

ポイント 深在性真菌感染症発症のリスクファクターとして，7〜10日以上の好中球減少症，同種骨髄移植，ステロイドやその他の細胞性免疫抑制薬が挙げられる．特に好中球実数 $100/\mu L$ 未満の高度の好中球減少症では，この期間が7日以上になると侵襲性カンジダ症のリスクが高まり，さらに10日を超えると侵襲性アスペルギルス症のリスクが高くなることが知られており，治療患者の生命予後に大きく影響する．選択肢の中で，最も長期にわたり免疫不全状態が持続するものを選択すればよい．

参考文献 朝 1939　YN G7　みえる 血 145, 147

正解 e　LEVEL　正答率 43.1%

解説者コメント 免疫不全状態の患者における深在性真菌症の発症は，患者の生命予後に大きく関わる．これを受けて「深在性真菌症の診断・治療ガイドライン 2007」が作成され，2014年に改訂されている．本問はこれに関連する出題と考える．

受験者つぶやき
・骨髄移植の前には骨髄をからっぽにします．
・よく分かりませんでした．

Check ■■■

109D-16 高齢者の熱中症について**誤っている**のはどれか．
a 水分補給には糖質の多いものを勧める．
b 気温が急激に高くなると発症しやすい．
c 口渇感がなくとも水分摂取を勧める．
d 腎機能障害をきたすことが多い．
e 室内温度の調節に注意を促す．

選択肢考察
× a 熱中症は脱水症に電解質異常を伴うため，水分補給に電解質の補正が必要となる．
○ b 気温が急激に高くなると無効発汗が生じ，体温は上昇する．
○ c 高齢者はたとえ脱水症に罹っていても口渇感を訴えることが少ない．
○ d 尿細管での水再吸収とともに BUN の再吸収も亢進し，腎前性腎不全をきたす．
○ e 高齢者では室内温度の誤った調節（エアコン誤操作など）により熱中症をきたす．

解答率 a 96.4%, b 3.2%, c 0.0%, d 0.3%, e 0.1%

ポイント 熱中症は熱放散−熱産生の体温調節機構に問題があって体温が上昇したものであるが，主たる放熱機構が発汗である．高齢者では発汗の源となる水分が既に枯渇（脱水傾向）していることから，わずかな発汗でも熱中症を発症する．脱水傾向の理由は，細胞成分・保水力の減少（特に筋肉萎縮），飲水量の減少（口渇感低下，誤飲・頻尿のための飲水控え），希釈尿の増加（尿濃縮能の低下）が挙げられる．なお，無効発汗とは放熱効率の悪い，タラタラ流れ出る汗

のこと。

▶参考文献　MIX 322　朝 2357
▶正解　a　LEVEL　　　　　　　　　　　　　　　　　　　　　　正答率 96.4%

解説者コメント　高齢者は脱水症を発症しやすく，熱中症になりやすい背景を知っていると解きやすい。
受験者つぶやき
・スポーツ飲料は薄めるくらいがいいって言いますよね。
・室内温度の調節……と言ってもうちの祖父母宅にはクーラーはありません。

Check ■■■

109D-17　無痛性虚血性心疾患で正しいのはどれか。**2つ選べ。**
　　a　若年者に多い。
　　b　糖尿病の合併は少ない。
　　c　心筋梗塞後にも発生する。
　　d　有痛性より予後が良好である。
　　e　冠動脈バイパス術の適応基準は有痛性と同様である。

選択肢考察
×a　圧倒的に高齢者に多い。
×b　糖尿病[1]が合併していると，最も「無痛性」虚血性心疾患を呈しやすい。このほか，末梢血管疾患[2]とか脳血管疾患[3]や高齢者[4]で，「無痛性」心筋虚血を生じやすい。
○c　心筋梗塞後[5]も，「無痛性」心筋虚血を生じやすい。
　　1)～5) の5つの状態が，"無痛性心筋虚血"を生じやすい。
×d　予後については，無痛性と有痛性とで同程度である。さらに，治療方針についても同様である。
○e　治療方針，したがって冠動脈バイパス術の適応基準についても，無痛性と有痛性とで同様である。

解答率　a 2.4%，b 0.2%，c 99.2%，d 0.8%，e 96.4%

ポイント
「心筋虚血＝胸痛」ではない。無痛性虚血性心疾患，すなわち無症候性心筋虚血は，心電図や核医学検査などで客観的に心筋虚血所見があるのに，狭心症症状のないものである。安定狭心症例の約半数，そして不安定狭心症例ではより多数が，この無症候性心筋虚血である。一方，有痛の症候性虚血発作は　むしろ氷山の一角に過ぎないとみた方がいい。
　治痛に関しては，症候性の有無（つまり有痛か無痛か）にかかわらず，"虚血発作"をコントロールする。基本は至適薬物療法〈OMT：optimal medical treatment〉であり，さらに適応があれば血行再建術を行う。

▶参考文献　MIX 160　朝 530　YN C87　みえる 循 95
▶正解　c, e　LEVEL　　　　　　　　　　　　　　　　　　　　　正答率 95.9%

解説者コメント
①一過性心筋虚血を呈しながらも，胸痛のない状態（無痛性ないしは無症候性心筋虚血）が実は少なくないということを，知っているだろうか？　無痛性虚血性心疾患を生じやすい状態には「選択肢考察」で示した 1)～5) の5つがある。特筆すべきは，治療によって QOL〈生活の質〉が必ずしも改善しないことがあるので，治療法の選択は より慎重にすべきだということである。
②労作時息切れや夜間呼吸困難の患者をみたら，"虚血発作"ということも想定してみる。
③細小動脈病変（微小血管狭心症）や冠動脈スパスムについても，"虚血発作"を想定してみる。
④β-ブロッカー，カルシウム拮抗薬，低用量アスピリン，スタチン，それにチアゾリジン系薬などは予後を改善することがある。

受験者つぶやき
・糖尿病は諸悪の根源です。
・糖尿病の老人などは神経障害で心筋梗塞でも痛みを感じないことがあると聞いたことがありました。

Check ■■■

109D-18 胸部中部進行食道癌根治切除術の周術期について正しいのはどれか。**2つ選べ**。
a 術前には栄養不良が多い。
b 術前には液状より固形の食物が摂取しやすい。
c 口腔ケアは術後肺炎の予防に有用である。
d 術後早期の経管栄養は禁忌である。
e 術後は長期の中心静脈栄養を行う。

選択肢考察

○a 進行食道癌による食道狭窄に伴う嚥下障害が考えられ，そのための栄養不良や脱水症が予測される。術前の低栄養状態は術後合併症を増加させるため，術前の栄養状態把握が重要となる。

×b 進行食道癌による食道の器質的狭窄部では固形食の通過は困難で，液体食の通過は可能と思われる。

○c 食道癌術中・術後の長時間に及ぶ人工呼吸管理による肺炎発症リスクが増加する。口腔ケアにより口腔内細菌が減少し，誤嚥性肺炎のリスクが低下することは立証されている。

×d 術前から栄養不良を有し，術後経口摂取が不十分となる期間が長くなることが予測される場合には術後早期からの積極的な栄養管理が必要となる。経管栄養法は，経鼻アクセスおよび消化管瘻アクセスがあり，手術中に積極的に腸瘻を造設して術後経腸栄養を施行することが勧められる。

×e 消化管機能が保たれている場合は経腸栄養を原則とし，中心静脈栄養〈total parenteral nutrition：TPN〉は適応すべきでなく，**禁忌**といってもよい。TPNは生体防御の面で不利に働き，経腸栄養に比べて感染性合併症が多くなることが報告されている。

解答率 a 97.4％，b 0.6％，c 99.6％，d 1.7％，e 0.4％

ポイント 胸部中部進行食道癌根治切除術は開胸による侵襲の大きな手術であり，食道狭窄・嚥下障害による術前栄養不良の存在などから，術後早期に積極的な栄養管理が必要となることは容易に理解できる。栄養療法の選択は，"If the gut works, use it"（腸が使える場合は腸を使え）が基本となる。口腔ケアは術後肺炎だけではなく，要介護高齢者の誤嚥性肺炎予防にも効果がある。

▶参考文献 MIX 201 朝 929 YN A36 みえる 消 31

▶正解 a，c LEVEL ▰▰▱▱▱ （禁忌肢 e） 正答率 97.0％

解説者コメント 胸部中部進行食道癌根治切除術の周術期管理について知らなくても，一般的知識で解答できる問題である。代表的な外科手術の周術期についてもまとめておくとよい。

受験者つぶやき
・口腔ケアはやって悪いことはありません。
・消去法で a，c に。

Check ■■■

109D-19 血清Ca値と血清P値とが反対方向に変化（一方が上昇し他方が低下）する疾患はどれか。2つ選べ。

a 慢性腎不全
b 甲状腺髄様癌
c ビタミンD欠乏症
d 特発性副甲状腺機能低下症
e 腫瘍性低リン血症性骨軟化症

選択肢考察

○ a 慢性腎不全ではP排泄の低下による高P血症が生ずる一方，ビタミンD活性化・作用障害により低Ca血症傾向となる。

× b 甲状腺髄様癌では血清Ca・Pに変化は認められない。カルシトニンは薬理作用として血清Ca濃度低下作用を有するが，慢性的なカルシトニン分泌高値を示す甲状腺髄様癌では血清Ca・P値は変化しない。

× c ビタミンD欠乏症では，腸管Ca吸収低下による低Ca血症および低Ca血症に続発する副甲状腺機能亢進症および腸管P吸収低下による低P血症がもたらされる。

○ d PTH分泌低下により低Ca・高P血症をきたす。

× e 通常，腫瘍原性骨軟化症〈TIO〉と呼ばれる。間葉系良性腫瘍から分泌されるFGF-23〈fibroblast growth factor-23〉により，近位尿細管でのP再吸収およびビタミンD活性化が障害され，慢性的な低P血症による骨軟化症をきたす。ビタミンD作用低下を反映して，血清Caは正常もしくはやや低値となる。

解答率 a 75.1％，b 10.4％，c 8.2％，d 85.1％，e 20.6％

ポイント TIOは，成人発症の骨軟化症で，しばしば診断が遅れるため，骨痛，多発骨折（偽骨折），筋力低下などをきたす。FGF-23過剰による低P血症の持続が原因だが，近年，生化学検査で血清P値を測定しない傾向があるため，骨軟化症の診断すらされず，寝たきりに近い状態になって初めて気付かれる症例も少なくない。腫瘍切除により完治する疾患であるため，本疾患を疑い血清P値を測定することが重要である。

▶参考文献 MIX 263　朝 1857　YN E35　みえる内 237

▶正解 a, d　LEVEL　正答率 62.3％

解説者コメント TIOは，比較的最近病態が解明された疾患であり，聞き慣れない受験者もいるかもしれない。しかし，aおよびdは明らかに○であり正解はできたはずである。

受験者つぶやき
・去年はレニン活性とアルドステロン値でした。来年は何でしょうか？
・一つ一つ考えました。

Check ■■■

109D-20 甲状腺全摘出術を行う場合，術前に説明すべき合併症はどれか。3つ選べ。

a 血腫
b 動悸
c 異常発汗
d テタニー
e 反回神経麻痺

選択肢考察

○ a 甲状腺は血流量の多い臓器であり，術後出血を起こしやすく，かつ血腫は気道閉塞をきたすことがある重篤な合併症である。

× b 機能亢進状態で手術を行ったときの術後合併症の症状である。甲状腺機能亢進症をきた

す Basedow 病，機能性結節でも手術時は必ず機能正常であることを確認の上，手術に臨むことが原則である．したがって癌を含めて機能正常下での手術でなければ術後動悸は起こらない．
- ×c 甲状腺機能亢進状態で手術を行うと，重篤な合併症である術後クリーゼの典型的症状である異常発汗をきたすことがあるが，b と同様に正常下での手術ではこの合併症はない．
- ○d 甲状腺の背側に接して存在する副甲状腺 4 腺は，甲状腺全摘時，一緒に切除すると血清 Ca が低下しテタニーを起こす．
- ○e 両側反回神経は甲状腺に接して走行するため，損傷すると声帯麻痺を起こす．その操作は慎重にすべきである．

解答率 a 95.7%，b 4.6%，c 7.1%，d 95.8%，e 94.9%

ポイント 甲状腺手術に関係する典型的合併症が挙げられている．設問に，どんな疾患に対する全摘出術であるかの記載がないことから選択に悩むかもしれない．Basedow 病に代表される甲状腺機能亢進症に対し，亢進状態で手術を行うと合併症として動悸，異常発汗もありうるが，通常は機能正常下で行うべき手術であるのでこれらは否定できる．

参考文献 朝 1607　標外 292, 297　YN D36, 53　みえる 内 221

正解 a, d, e　LEVEL　　　　正答率 89.4%

解説者コメント 甲状腺手術の合併症は，どの手術にも共通する合併症と，機能面を中心とした甲状腺に特化した合併症がある．その鑑別をしっかりと行い，甲状腺周囲の解剖を理解し，整理すれば解答は容易である．

受験者つぶやき
・解剖学的に近いものを選びましょう．
・動悸と発汗はきたさないかなと．

Check ■ ■ ■

109D-21 30 歳の初産婦．妊娠 38 週に陣痛発来し入院した．胎児心拍数陣痛図で異常を認め，帝王切開が行われた．娩出後の胎児付属物の写真（**別冊 No. 2**）を別に示す．
胎児心拍数陣痛図の所見として最も考えられるのはどれか．
- a　基線細変動消失
- b　早発一過性徐脈
- c　遅発一過性徐脈
- d　変動一過性徐脈
- e　サイナソイダルパターン

別冊
No. 2

アプローチ
①30 歳の初産婦
②妊娠 38 週に陣痛発来
③胎児心拍数陣痛図で異常

D 医学各論

画像診断

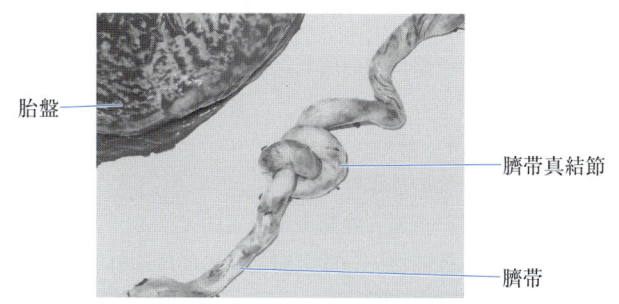

胎盤／臍帯真結節／臍帯

写真には胎盤の一部と臍帯が写っている。臍帯はその中央に「結び目」があり，臍帯真結節と診断できる。分娩中に真結節部の血管が圧迫されたことに起因する変動一過性徐脈が出現したと推測できる。

確定診断 臍帯真結節

選択肢考察
- × a 基線細変動消失は，胎児アシドーシスを示唆する所見である。
- × b 早発一過性徐脈は，児頭圧迫による副交感神経系の興奮に起因する生理的反応である。
- × c 遅発一過性徐脈は，子宮収縮により胎盤循環不全が起こり，胎児が低酸素血症をきたした時に出現する。
- ○ d 変動一過性徐脈は，羊水過少や臍帯異常に基づく臍帯圧迫によって生ずる。
- × e サイナソイダルパターン〈sinusoidal pattern〉は，胎児の高度貧血でみられる。

解答率 a 5.8%，b 0.4%，c 10.6%，d 72.1%，e 11.0%

参考文献 MIX 246　チャート産 72　みえる産 60

正解 d　LEVEL　正答率 72.1%

受験者つぶやき
- 診断はついてもどれが起こるのか分からないと言う人がほとんどでした。
- 自信がなくて直前で変えてしまいました。

Check ■■■

109D-22 生後1時間の新生児。在胎32週に骨盤位で陣痛発来のため帝王切開にて出生。羊水混濁はなかった。出生体重1,496 g。Apgarスコアは6点（1分），8点（5分）。出生後，第1呼吸を認めたが，蘇生台にて処置中に浅い呼吸を認めるようになり，NICUに入院し哺育器に収容した。体温36.5℃。脈拍148/分，整。呼吸数90/分，整。SpO_2 97%（哺育器内の酸素濃度30%）。心音に異常を認めない。呼吸音は左右差なく肺胞呼吸音を聴取する。胸骨上窩と季肋下とに陥没呼吸を認める。胃液に白血球を認めず，マイクロバブルテストの結果は強陽性である。胸部エックス線写真（別冊 No. 3）を別に示す。
　考えられる疾患はどれか。
- a 肺低形成
- b 先天性肺炎
- c 一過性多呼吸
- d 胎便吸引症候群
- e 呼吸窮迫症候群

別冊 No. 3

アプローチ ①生後1時間 → 慢性疾患は除外される

②在胎32週──→早産児である
③羊水混濁はなかった──→胎便吸引症候群は除外
④処置中に浅い呼吸を認めるようになり──→肺低形成は除外
⑤呼吸数90/分──→新生児多呼吸である
⑥陥没呼吸を認める──→肺の拡張性が悪い
⑦胃液に白血球を認めず──→先天性肺炎を否定的できる
⑧マイクロバブルテスト強陽性──→呼吸窮迫症候群は除外

画像診断

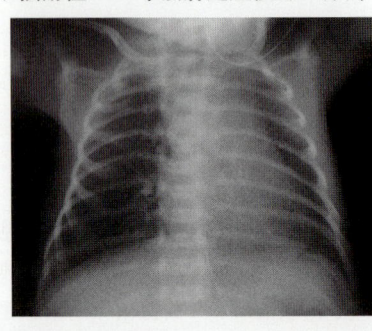

・肺野は軽度過膨張, 索状影
・エアーリークは認めない
・網状顆粒状陰影は認めない
・肺門部に軽度の肺血管陰影増強
・肺野の大きさから肺低形成は否定的
・軽度心拡大

鑑別診断　生後1時間で発症する新生児呼吸障害の代表的疾患は, 肺低形成, 先天性肺炎, 新生児一過性多呼吸, 胎便吸引症候群, 呼吸窮迫症候群, エアーリークである。肺低形成は生後直後から重度の呼吸障害を発症するので,「アプローチ」①から否定的である。また, 本来「肺低形成」の診断は「病理所見での肺体重量比」で行われるが, 胸部エックス線写真での肺野の大きさからは否定的である。「先天性肺炎」はICD-10に病名として登録されているが, その病態は多岐にわたる。経胎盤感染, 上行性羊水感染, 経産道感染など感染経路も多様であり, さらに原因菌やウイルスも多岐にわたる。症例文中の記載からは⑦が唯一, 先天性肺炎を除外できる可能性がある。しかし, 在胎32週で出生し（②）, マイクロバブルテスト強陽性であったこと（⑧）から, 先天性肺炎によるサーファクタント産生促進とも考えられる。胎便吸引症候群は③より, 呼吸窮迫症候群は⑧より否定的である。

選択肢考察
× a　本来は病理診断名なので, 決定的に除外できる症例記載はないが, 呼吸障害の様子, 胸部エックス線所見から複合的に判断して否定する。
× b　「胃液に白血球が認められない」という記載だけが否定する根拠となるが, 先天性肺炎は病態が広範囲なので, 完全に否定できるものではない。
○ c　生後数時間で発症する陥没呼吸, 呻吟, 多呼吸, および胸部エックス線検査所見で軽度心拡大, 肺の過膨張, 肺門部の血管陰影増強が特徴的である。
× d　羊水混濁がないことから否定的。
× e　マイクロバブルテストが強陽性であることから否定的。

解答率　a 9.4%, b 0.6%, c 64.5%, d 0.1%, e 25.5%
確定診断　新生児一過性多呼吸
ポイント　新生児一過性多呼吸の特徴的な所見, 胸部エックス線検査所見を覚えていれば鑑別に迷うことはないが, 鑑別診断で最も重要な「先天性肺炎」を除外する症例記載がやや少ないので, 迷うかもしれない。また, 病理診断で行うべき「肺低形成」が選択肢にあるのには, やや疑問を覚える。

▶参考文献　MIX 329　国小 79　チャート小 144　R小 54
▶正解　c　LEVEL　正答率 64.4%

解説者コメント　選択肢に，病理診断名である「肺低形成」と広範囲な病態を示す「先天性肺炎」を含んでいるので，やや判断に苦慮するかもしれない。

受験者つぶやき
・マイクロバブルテスト強陽性。引っかからないように慎重に。
・c，eで悩みました。うーん，難しい。

Check ■ ■ ■

109D-23　40歳の女性。「気分の上がり下がり」を主訴に夫とともに来院した。1年前の転居を機に気分が落ち込み，家事が全く手につかず寝込むようになった。家事を夫に任せて生活していたところ2か月前から回復し，この2週間は逆に気分が高揚して多弁で眠らない状態が続いているため受診した。話があちこちに飛び，まとまらない。「以前の調子の悪さが嘘のようで絶好調だ」という。身体所見に異常を認めない。
　治療薬として適切なのはどれか。
　a　スルピリド　　　　b　ジアゼパム　　　　c　バルプロ酸
　d　リスペリドン　　　e　メチルフェニデート

アプローチ
①気分の上がり下がり──周期的な気分の変動がある時に双極性障害を疑う
②転居を機に気分が落ち込み──環境変化がうつ状態の引き金になることはしばしばある
③家事が全く手につかず寝込むように──抑うつ状態の抑制症状
④2か月前から回復──抑うつ状態からの回復期には意欲，活動性が高まり，気分が高揚しやすい。それが極度になると躁状態になる
⑤2週間続く気分の高揚──躁状態の診断のためには1週間以上の気分の高揚が必要で，それを満たしている
⑥多弁，眠らない──活動性の亢進，睡眠欲求の減少がみられる
⑦話が飛び，まとまらない──観念奔逸がみられる
⑧絶好調──躁状態の患者はしばしばその状態を理想的な状態と述べる
⑨身体的異常を認めない──甲状腺機能異常などを含めた身体疾患の検索が必要であるが，異常がなかったということになる

鑑別診断　ステロイド，抗うつ薬など薬剤性の躁状態を鑑別する必要がある。本症例ではそのような記載がないことから否定的である。また，甲状腺機能亢進症などの基礎疾患による二次的な症状としての躁状態を鑑別する必要もある。本症例では身体所見に異常がないことから否定的である。うつ状態に引き続いて躁状態がみられており，双極性障害と考えられる。

確定診断　双極性障害

選択肢考察
×a　抗うつ薬として用いられている。
×b　抗不安薬の一つであり，躁状態への効果はあまり期待できない。
○c　抗てんかん薬でもあるが，気分安定薬の一つとして双極性障害の躁状態などに用いられる。
×d　抗精神病薬の一つで抗幻覚妄想作用が強い。
×e　ナルコレプシー，注意欠陥多動性障害〈注意欠如・多動症：ADHD〉の治療薬。

解答率　a 1.8%，b 1.3%，c 92.4%，d 3.1%，e 1.3%

ポイント　気分の変動がある疾患としてまず双極性障害を思い浮かべること，そしてその一般的な治療薬を記憶しているかどうかがポイント。このほか，炭酸リチウム，カルバマゼピン，ラモトリ

ギンも押さえておきたい。

▶参考文献　チャート精 217　コンパクト 204　標精 347　Rマ U24
▶正解　　　c　LEVEL ▮▮▯　　　　　　　　　　　　　　　　　　　　　正答率 92.4%
解説者コメント　躁状態の典型的な症状，経過を理解しておくこと。
受験者つぶやき　・躁うつの薬物治療は事前に確認しました。

Check ☐☐☐

109D-24　67歳の男性。陰部の痒みを主訴に来院した。3年前から右陰嚢に痒みを伴う皮疹が出現し，市販の外用薬で治療していたが，次第に拡大してきたため受診した。陰嚢と陰茎の写真（別冊 No. 4A）と生検組織のH-E染色標本（別冊 No. 4B）とを別に示す。
診断はどれか。
　a　血管肉腫
　b　Bowen 病
　c　基底細胞癌
　d　悪性黒色腫
　e　乳房外 Paget 病

別　冊
No. 4 A, B

アプローチ
①67歳──→好発年齢
②3年前から──→慢性の経過
③陰嚢，陰茎の皮疹

画像診断

A

暗黒褐色の色素斑
境界の明瞭な淡紅色の紅斑
白斑
鱗屑

B

どれも Paget 細胞である

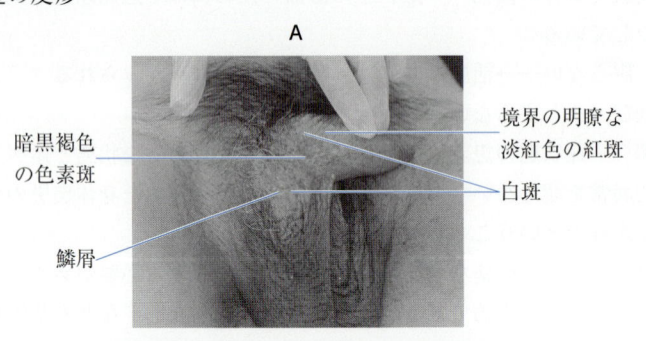

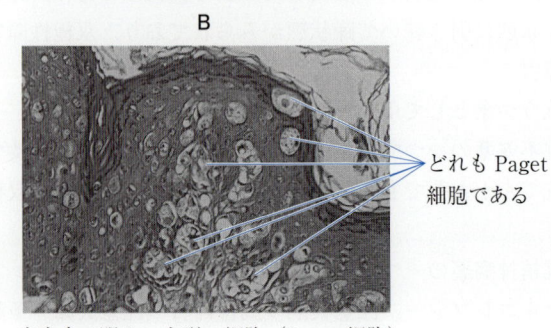

表皮内の明るい大型の細胞（Paget 細胞）。

鑑別診断　1）ビダール苔癬〈Lichen Vidal〉，外陰部湿疹：本症例では痒みを伴うので，鑑別はより困難

となる．臨床像も極めて類似することがあるので，生検が必要である．
2）白癬：糸状菌鏡検．
3）尋常性白斑：時に生検を必要とする．

選択肢考察
× a 高齢者の頭部，顔面に好発する極めて悪性度の高い腫瘍．出血性紅斑と紫斑で始まり，結節，潰瘍化し易出血性である．
× b 好発部位は四肢，体幹である．外陰部，特に女性外陰部の Bowen 病は乳房外 Paget 病に類似することがある．生検が必要である．
× c 黒褐色蠟様光沢を有する丘疹，結節である．組織像も異なる．
× d 濃淡不同，辺縁に染み出しのある色素斑，黒色腫瘤，潰瘍．生検が必要である．
○ e 臨床像，組織像ともに典型である．痛みは必発ではない．

解答率 a 0.0%，b 2.7%，c 0.4%，d 0.2%，e 96.7%
確定診断 乳房外 Paget 病
ポイント 典型的臨床像と組織像が呈示されている．同一症例かと思われるほど類似した症例が，再三出題されている．このことは，本症が日常診療の場では極めて誤診されることが多く，臨床上最重要疾患の一つであることを意味する．

参考文献 チャート皮 299　標皮 367　Rマ V99
正解 e　LEVEL　正答率 96.7%
解説者コメント 大変良い問題である．本症例が今後，選択肢を変えて何回出題されても教育的価値は高い．
受験者つぶやき
・"難治性の湿疹" といえばコレです．
・画像で e に．

Check ■■■

109D-25 6歳の男児．両眼の痒みを主訴に母親に連れられて来院した．2週前から両眼の痒みと眼球結膜の充血とが生じ，改善しないため受診した．矯正視力は右1.2，左1.2．左眼の上眼瞼を翻転した写真（**別冊 No. 5**）を別に示す．

点眼薬として有効なのはどれか．

a 抗菌薬　　　　b 抗真菌薬　　　　c 人工涙液
d 抗アレルギー薬　　e プロスタグランディン関連薬

別　冊
No. 5

アプローチ
① 6歳 ── 加齢による疾患を除外
② 両眼 ── 片眼性の疾患を除外
③ 痒みと眼球結膜の充血 ── 眼表面疾患の可能性が高い
④ 矯正視力は右1.2，左1.2 ── 視力低下，低視力を生ずる疾患を除外

| 画像診断 |

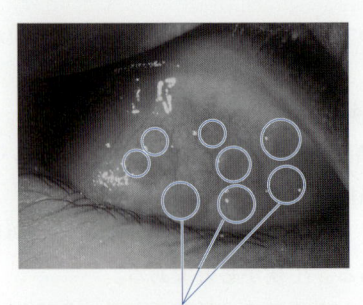

石垣状の結膜乳頭増殖（巨大乳頭）
上眼瞼を翻転し，瞼結膜を露出した状態の写真．正常の瞼結膜は平滑であるが，写真では石垣状の結膜乳頭増殖を生じている．これは小児に多い春季カタルと呼ばれる重症のアレルギー性結膜炎である．

| 鑑別診断 | 写真の所見は本疾患に特徴的であるが，結膜腫瘍などとの鑑別が必要な場合がある．
| 確定診断 | 春季カタル
| 選択肢考察 |
× a　細菌感染症を合併していなければ抗菌薬の投与は有効でない．
× b　真菌感染症を合併していなければ抗真菌薬の投与は有効でない．
× c　アレルゲンを洗い流す効果はあるが，春季カタルの症状に対しては有効でない．
○ d　痒みを起こすヒスタミンを抑える抗ヒスタミン点眼薬が有効で，ファーストチョイスである．
× e　眼圧を下げる効果があり，主に緑内障に対し用いられる．

| 解 答 率 | a 6.6％，b 0.9％，c 1.4％，d 88.6％，e 2.4％
| ポイント | 春季カタルに特徴的な所見である石垣状結膜乳頭増殖と，アレルギー性結膜炎の重症型が結びつけられれば解答できる．

▶参考文献　チャート眼 100, 101　コンパクト 10　標眼 191　Rマ R52, 53
▶正解　　　d　LEVEL　　　　　　　　　　　　　　　　　　　正答率 88.6％

| 解説者コメント | 近年非常に頻度が高く，小児科や内科を受診する場合もある．ステロイド点眼薬処方を考える場合，副作用としての角膜感染症が危惧されるため，眼科医による診察が必要である．

| 受験者つぶやき |
・春季カタル？　アレルギー薬かなと……．
・石垣状に腫脹してます．卒業旅行の石垣島が待ち遠しいです．

D　医学各論

> **Check** ☐☐☐
>
> **109D-26** 76歳の女性。右眼の視力低下を訴えて来院した。1か月前から右眼が見えなくなり回復しないため受診した。右眼の視力は手動弁。右眼の散瞳薬点眼後の前眼部写真（**別冊** No.6）を別に示す。眼底は観察が不能であった。
>
> 　　行うべき検査はどれか。
> 　　a　調節検査　　　　b　屈折検査　　　　c　角膜知覚検査
> 　　d　網膜電図〈ERG〉　　e　光干渉断層計〈OCT〉
>
> 別　冊
No. 6

アプローチ
①76歳──→加齢性の疾患が考えられる
②右眼の視力低下──→両眼性の疾患を除外，視交叉より中枢の疾患を除外
③1か月前から──→急性疾患を除外
④眼底は観察が不能──→角膜や前房，水晶体，硝子体などの中間透光体の疾患を考慮

画像診断

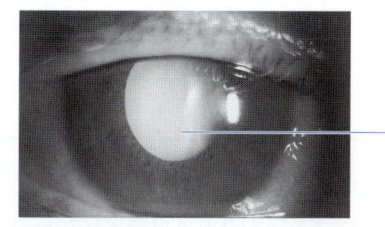

細隙灯顕微鏡の散乱光を用いて撮影した前眼部写真。進行した白内障のため，白濁した水晶体が瞳孔領に観察される。

──白内障

鑑別診断　写真のみが提示された場合は，白色瞳孔を呈する乳幼児期の疾患と鑑別が必要。網膜芽細胞腫，Coats病，未熟児網膜症，第1次硝子体過形成遺残などがあるが，症例文の年齢からこれらを除外できる。

確定診断　白内障

選択肢考察
× a　調節検査は老視など調節力の低下や異常を調べる検査法。視力が手動弁だと検査できない。
× b　屈折検査は眼底の観察が不能な場合は実施できない。
× c　角膜知覚検査は角膜ヘルペス，コンタクトレンズ装用などで低下する。本問の病態とは直接関連性がない。
○ d　網膜電図〈electroretinogram：ERG〉は，光刺激による視細胞の過分極に始まる網膜の各細胞の電位変化を総合的に記録する検査。眼底観察が不能な場合でも，網膜の働きが正常かどうか調べることができる。
× e　光干渉断層計〈optical coherence tomograph：OCT〉は眼底に赤外光を当て，反射して戻ってきた波と標準光との差を解析し，網膜断層像を描出する検査機器である。眼底の観察が不能な場合は測定できない。

解答率　a 2.1％，b 17.1％，c 0.5％，d 69.9％，e 10.4％
ポイント　写真や症例文から加齢による白内障が最も考えられる。

▶参考文献　チャート眼 60, 138　コンパクト 16　標眼 23, 73　RMA R28, 97

▶正解　d　LEVEL　　　　　　　　　　　　　　　　　　　　　　　　　　　　　　　　正答率 69.8%

解説者コメント　選択肢の各検査の意義が理解できていれば解答可能。網膜電図は白内障術前検査としても行われている。

受験者つぶやき
・網膜機能が保たれてるかを見なきゃ，レンズを入れ替えても仕方ありません。予備校に引きずられてeを選んでしまった人もいるようですが。
・手術のための検査をするのかなと思いました。

Check ■■■

109D-27　29歳の女性。保育士。左鼻漏を主訴に来院した。10日前に39℃の発熱が2日間あった。7日前から鼻漏が出現し，徐々に増悪するため受診した。左頬部痛と前額部痛とを認める。左鼻腔の内視鏡像（別冊 No. 7）を別に示す。

治療薬として最も適切なのはどれか。

a　鎮咳薬　　　　　　b　抗菌薬　　　　　　c　抗真菌薬
d　抗ウイルス薬　　　e　抗ヒスタミン薬

別冊
No. 7

アプローチ
①左鼻漏 → 一側性鼻漏から，鼻副鼻腔疾患を疑うが，アレルギー性鼻炎は考えにくい
②10日前に39℃の発熱 → 先行する上気道感染症から急性感染症を疑う
③左頬部痛と前額部痛 → 上顎洞と前頭洞の急性炎症を疑う

画像診断

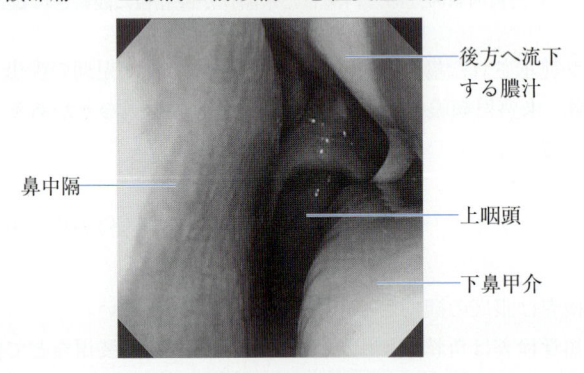

後方へ流下する膿汁
鼻中隔
上咽頭
下鼻甲介

鑑別診断　鼻漏を主訴とする疾患として，アレルギー性鼻炎，急性副鼻腔炎，慢性副鼻腔炎，副鼻腔腫瘍などが挙げられる。鼻漏の特徴として，アレルギー性鼻炎では水様性，急性副鼻腔炎では膿性，慢性副鼻腔炎では膿性あるいは粘性，副鼻腔腫瘍では血性を示す。また，アレルギー性鼻炎では両側性鼻漏を示し，慢性副鼻腔炎もほとんどが両側性である。上気道炎に続発して急性に発症し，膿性鼻漏を示していることから，急性副鼻腔炎と診断される。

確定診断　急性副鼻腔炎

選択肢考察
×a　咳はなく不要である。
○b　細菌感染であり，肺炎球菌とインフルエンザ菌が主な起因菌であるため，抗菌薬が第一

選択である。
×c，×d，×e　細菌感染であり，いずれも無効である。

解答率　a 0.1％，b 81.7％，c 8.4％，d 3.4％，e 6.4％

ポイント　上気道炎に続発し，一側性の膿性鼻漏と顔面痛を伴うことから，急性副鼻腔炎の診断は容易である。

参考文献　チャート耳 124　Rマ S61

正解　b　LEVEL　　　　　　　　　　　　　　　　　　　　　　　　　　　　　正答率 81.7％

解説者コメント　診断を下すことができ，細菌感染であるという病態を理解していれば，容易に解答できる問題である。

受験者つぶやき
・まあこれくらいは大丈夫でしょう。
・逆に抗菌薬ではいけないのでは？　と疑って間違えました。

Check ■■■

109D-28　65歳の男性。嗄声と嚥下困難とを主訴に来院した。3か月前から嗄声が出現し，1か月前から固形物を飲み込みにくくなった。病変部の生検にて癌の病理診断を得たため，化学放射線療法を行った後に手術療法を行った。背側から展開した摘出標本の写真（**別冊** No. 8）を別に示す。
　考えられる疾患はどれか。
　a　上咽頭癌　　　　　b　中咽頭癌　　　　　c　下咽頭癌
　d　顎下腺癌　　　　　e　甲状腺癌

別　冊
No. 8

アプローチ
①65歳の男性──→高齢，男性は頭頸部癌の好発者である
②嗄声と嚥下困難──→喉頭あるいは咽頭の病変が示唆される

画像診断

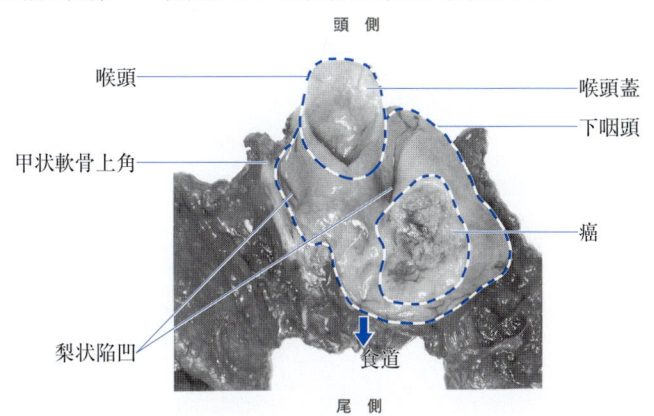

（頭側／喉頭／甲状軟骨上角／梨状陥凹／喉頭蓋／下咽頭／癌／食道／尾側）

鑑別診断　嗄声と嚥下困難から咽頭，喉頭の病変が考えられる。嗄声をきたす疾患として，急性喉頭炎，声帯ポリープ，声帯結節，ポリープ様声帯，喉頭癌などの声帯の形態異常を伴う疾患，甲状腺癌，下咽頭癌，喉頭癌，肺癌，食道癌，大動脈瘤などの反回神経麻痺を起こす疾患が鑑別に挙げられる。嚥下困難をきたす疾患も多くあり，癌を含めた腫瘍による咽頭の形態異常によ

るもの，咽頭，喉頭の運動や知覚異常によるものが挙げられる．本問では癌の診断がついており，その発生部位が問われている．症状からは喉頭癌もしくは下咽頭癌が考えられる．学生には見慣れない写真であろうが，背側から見た写真で喉頭蓋が中央に写っており，その後方を展開した部分に癌が存在することから，下咽頭癌と診断できる．喉頭には病変は及んでおらず，嗄声は下咽頭癌が反回神経に浸潤したために起こったものと推測される．

選択肢考察
× a 摘出標本には上咽頭は含まれていない．
× b 摘出標本には中咽頭は含まれていない．
○ c 喉頭の後方に位置しており，下咽頭である．
× d 摘出標本には顎下腺は含まれていない．
× e 甲状腺は喉頭よりも下方，気管の前方と外側に位置する．

解 答 率 a 0.4％，b 1.7％，c 96.5％，d 0.2％，e 1.2％
確定診断 下咽頭癌（後壁型）
ポイント 咽頭，喉頭は管腔構造をもち，立体的な構造が分かりにくい臓器である．外側，前方，上方からの図を見て，その構造と位置関係を理解することが重要である．また，耳鼻咽喉科の臨床実習において内視鏡検査で患者の喉頭を見る機会は少なからずあるため，立体的構造とともに時限的な動きも理解しておく必要がある．併せて，発声と嚥下の解剖，神経機構を理解しておかねばならない．

▶参考文献 チャート 耳 168　コンパクト 90　Rマ S86
▶正解 c　LEVEL　　　　　　　　　　　　　　　　　　　　　　　　正答率 96.4％
解説者コメント 咽頭喉頭摘出術を実習で経験することは少なく，摘出臓器を背面から観察する機会をもつ学生は稀有であろう．しかし，嗄声と嚥下困難の両者が現れる場所となると，喉頭あるいは下咽頭に限定され，喉頭蓋の特徴的な形を立体的に記憶していれば解答にたどり着けるはずである．

受験者つぶやき
・食道に見えて仕方がなかったのですが，梨状陥凹部ということなのでしょうか……．
・場所的に c に．

> **Check** ■ ■ ■

109D-29 27歳の男性。強い咳嗽，発熱および呼吸困難を主訴に来院した。2か月前の初夏から咳嗽が出現し次第に増強した。1週前から発熱とともに呼吸困難が出現し，外来にて低酸素血症を認めたため入院となった。入院2日後には症状と低酸素血症とが改善し3日後に退院したが，退院翌日に再び咳嗽，発熱および呼吸困難のために救急外来を受診し，再入院となった。既往歴に特記すべきことはない。再入院時，身長167 cm，体重70 kg。体温38.0℃。脈拍112/分。血圧110/68 mmHg。呼吸数24/分。SpO_2 88%（room air）。吸気時にfine cracklesを聴取する。血液所見：赤血球510万，Hb 14.9 g/dL，Ht 43%，白血球11,100（桿状核好中球6%，分葉核好中球75%，好酸球3%，好塩基球1%，単球3%，リンパ球12%），血小板35万。CRP 2.2 mg/dL。再入院時の胸部エックス線写真で両側肺野に淡いスリガラス陰影を認める。再入院時の胸部CT（**別冊 No. 9A**）と再入院翌日に行った経気管支肺生検組織のH-E染色標本（**別冊 No. 9B**）とを別に示す。気管支肺胞洗浄液所見：細胞数4.2×10^6/mL（肺胞マクロファージ4%，リンパ球88%，好中球6%，好酸球2%）。

治療法として適切なのはどれか。

a 自宅安静
b 抗結核薬の投与
c ペニシリン系抗菌薬の投与
d 副腎皮質ステロイドのパルス療法
e 入院継続による生活環境からの隔離

別　冊
No. 9 A，B

アプローチ
① 27歳の男性，2か月前の初夏に咳嗽出現 ─→ 季節との関連性あり
② 1週前発熱，呼吸困難，低酸素血症，入院2日後改善 ─→ 病院内では症状改善
③ 退院翌日に発熱，呼吸困難が再発，再入院 ─→ 元の環境に戻ると再発
④ 聴診，胸部エックス線写真，CT所見 ─→ びまん性肺疾患である
⑤ 経気管支肺生検組織 ─→ 中心壊死を伴わない類上皮性肉芽腫
⑥ 気管支肺胞洗浄液にて細胞数中リンパ球88% ─→ 過敏性肺炎

画像診断

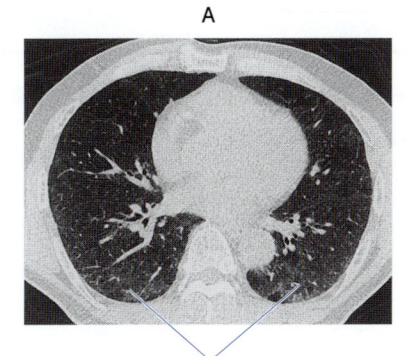

A
両側胸膜下を中心とした網状影を認める

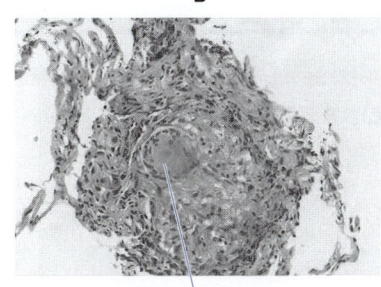

B
中心壊死を伴わない類上皮性肉芽腫を認める

鑑別診断 初回の入院では肺結核，市中肺炎が疑われた可能性を否定しえない。しかし2日後には改善したため，否定される。結果的に退院すなわち環境誘発試験によって症状が再燃しており，発

症時期が初夏であることから夏型過敏性肺炎と読み取れる。

確定診断 夏型過敏性肺炎

選択肢考察
× a　初回の退院後に症状が再燃しているため，帰宅は**禁忌**である。
× b　結核ではない。
× c　市中肺炎ではない。
× d　前回は入院2日後に改善している。入院してもさらに症状が増悪する場合に考慮する。
○ e　過敏性肺炎の治療は，原因となる環境からの隔離が基本である。

解答率 a 0.1%，b 12.8%，c 0.3%，d 15.6%，e 71.2%

ポイント　発症時期，環境変化による病状の軽快～再燃，の一連の経過と検査所見を一元的に組み合わせることができれば，解答は容易である。

参考文献 MIX 186　朝 790　YN I125　みえる 呼 170

正解 e　LEVEL（禁忌肢 a）　　正答率 71.2%

解説者コメント 前医の判断ミスが確定診断につながった設問で，斬新な出題といえる。

受験者つぶやき
・いつになったら家に帰れるのだろうと思いつつ，治療は e を選びます。
・休み時間中に友人から「画像から結核でしょ」と言われて落ち込みました。病歴から e に。

Check ■■■

109D-30　42歳の男性。前胸部痛を主訴に来院した。3か月前から軽度の持続する前胸部痛があった。自宅近くの診療所で胸部エックス線写真に異常を指摘され紹介されて受診した。身長150 cm，体重 42 kg。体温 36.3℃。脈拍 72/分，整。血圧 96/68 mmHg。呼吸数 16/分。SpO_2 98%（room air）。心音と呼吸音とに異常を認めない。胸部エックス線写真（**別冊 No. 10A**）と胸部造影CT（**別冊 No. 10B**）とを別に示す。
　最も考えられるのはどれか。

a　奇形腫　　　b　心膜嚢腫　　　c　甲状腺腫
d　胸腺嚢胞　　e　胸膜中皮腫

別　冊
No. 10　A，B

アプローチ　①3か月前から持続する軽度の前胸部痛━━循環器，呼吸器および整形外科疾患など多数の疾患が考えられる。このためこれのみでは診断の参考にならない

D 医学各論

画像診断

A / **B**

腫瘤影

内部が不均一に造影される境界明瞭な腫瘤影

胸部エックス線写真では右心陰影に重なる腫瘤影を認める。胸部造影CTでは前縦隔に不均一に造影される境界明瞭な腫瘤を認める。

鑑別診断

前縦隔に発症する腫瘍としては胸腺腫，胸腺癌，奇形腫などの胚細胞性腫瘍の頻度が高い。

選択肢考察

- ◯ a 前縦隔に発生する腫瘍である。
- × b 前縦隔にみられることがあるが，内部構造の均一な円形の腫瘤影を呈し，造影効果はみられない。
- × c 頸部甲状腺との連続性はない。
- × d 前縦隔にみられることがあるが，内部構造の均一な円形の腫瘤影を呈し，造影効果はみられない。
- × e 胸膜の不規則な肥厚や胸水貯留を認める。

解答率 a 95.0%，b 3.4%，c 0.2%，d 1.2%，e 0.1%

確定診断 奇形腫

ポイント

縦隔腫瘍には好発部位がある。前縦隔には胸腺腫，胸腺癌および胚細胞性腫瘍がみられる。なお心膜嚢腫や胸腺嚢胞などの嚢胞性疾患は，境界明瞭で造影効果のない，内部構造の均一な腫瘤影を呈する。

▶参考文献　MIX 191　朝 874　YN I146, 149　みえる 呼 306

▶正解　a　LEVEL　　　　　　　　　　　　　　　　　正答率 95.0%

解説者コメント 中縦隔にはリンパ腫ないし気管支嚢胞が，後縦隔には神経原性腫瘍が高頻度に発症する。

受験者つぶやき
- これも TECOM 模試ほぼまんまです。石灰化が顕著なので CT でも十分，分かりました。
- 石灰化だ！　と思って a を選びました。

109D-31 18歳の女性。胸痛と息苦しさとを主訴に搬入された。1時間前、咳をした後に右胸痛と呼吸困難とが出現し次第に増悪したため救急搬送された。身長162 cm、体重48 kg。体温36.5℃。心拍数108/分、整。血圧84/48 mmHg。呼吸数18/分。SpO_2 95%（リザーバー付マスク10 L/分 酸素投与下）。眼瞼結膜は貧血様である。心音に異常を認めない。呼吸音は右で減弱している。血液所見：赤血球290万、Hb 9.5 g/dL、Ht 29%、白血球10,690、血小板19万。ポータブル胸部エックス線写真（別冊 No. 11）を別に示す。補液を開始し胸腔ドレナージを施行したところ、血性排液1,200 mLがあり持続的に空気漏がみられた。ドレナージ2時間後、胸腔ドレナージ排液は血性で1時間200 mLの排液と空気漏とは持続しており、SpO_2 99%（マスク8 L/分 酸素投与下）であった。この時点で末梢血液所見は赤血球245万、Hb 7.5 g/dL。Ht 24%、白血球12,600、血小板18万であった。心拍数120/分、整。血圧70/40 mmHgで赤血球輸血を開始した。

この時点で行うべき対応はどれか。

a 経過観察する。
b 昇圧薬を投与する。
c 直ちに外科手術を行う。
d 副腎皮質ステロイドを投与する。
e 胸腔ドレーンを1本追加で挿入する。

別　冊
No. 11

アプローチ
①18歳の女性に突然の右胸痛と呼吸困難─→心疾患、呼吸器疾患などを考える
②右胸部で呼吸音の減弱─→気胸や胸水貯留などを考える
③眼瞼結膜は貧血様、血液所見で貧血─→出血性疾患を考える
④胸腔ドレナージで大量の血性排液およびその持続─→胸腔内出血を考える
⑤胸腔ドレナージで持続的な空気漏─→気胸と考えられる

画像診断

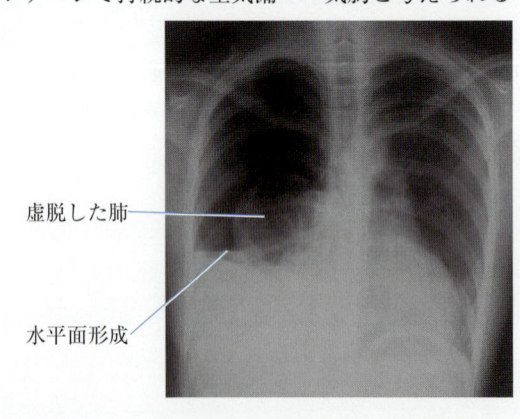

虚脱した肺
水平面形成

右肺の虚脱と胸腔内の水平面形成がみられる。

鑑別診断 右肺の虚脱があり気胸と診断できる。また、持続する血性排液がみられ、さらに胸腔内に水平面形成がみられ、血気胸と診断できる。

確定診断 血気胸

選択肢考察 ×a 出血が持続しており、経過観察してはならない。

×b　赤血球輸血により血圧上昇がなければ考慮する。
○c　出血部位を診断し、止血する必要がある。
×d　外科的処置が最優先である。
×e　胸腔ドレーンを追加しても止血は行えない。

解答率　a 4.8%，b 30.1%，c 58.7%，d 1.0%，e 5.2%

ポイント　血気胸は、ブレブの破裂による胸膜の損傷（これだけでは気胸を発症する）のみならず、胸膜面の血管損傷によって発症する。

▶**参考文献**　MIX 190　朝 867　YN L34　みえる 呼 293

▶**正解**　c　LEVEL　　　　　　　　　　　　　　　　　　　　　　　　　正答率 58.7%

解説者コメント　出血が持続しているので直ちに外科手術を行う必要がある。

受験者つぶやき
・よく見ると18歳女性なんですよね。基礎疾患はLAMか月経随伴性気胸なのでしょう。
・血圧下がっているし昇圧かなあと思いましたが、友人はcに。難しい。

Check ■■■

109D-32　48歳の女性。全身倦怠感と浮腫とを主訴に来院した。38歳時に特発性肺動脈性肺高血圧症と診断され、エポプロステノール（プロスタグランディン I_2 製剤）在宅持続静注療法を受けている。1週前から、だるさで家事がおっくうになり、下腿に浮腫が出現したため受診した。下腿に軽度の浮腫を認める。胸部エックス線写真（**別冊** No. 12A，B）を別に示す。
この患者に**認められない**検査所見はどれか。
a　心電図で肺性P波
b　心エコー図で左心室拡大
c　6分間歩行試験で歩行距離の減少
d　心臓カテーテル検査で肺血管抵抗上昇
e　胸部CTで中枢側肺動脈の拡張と末梢側肺動脈の急激な狭小化

別　冊
No. 12　A，B

アプローチ
①特発性肺動脈性肺高血圧症━━▶進行性に肺動脈圧上昇と右心系負荷の増大、右心不全をきたす
②1週前からの下腿浮腫━━▶最近の静脈圧の上昇の可能性、右心不全悪化の可能性

画像診断

A（正面）
- カテーテル先端（上大静脈内）
- 肺門部血管陰影の瘤状変化
- 肺野は比較的明るい
- CP angle が鈍
- カテーテルは左鎖骨下静脈から血管内へ刺入されている
- 左第2弓の突出
- カテーテル
- 心拡大
- カテーテル近位部（体外に存在する）

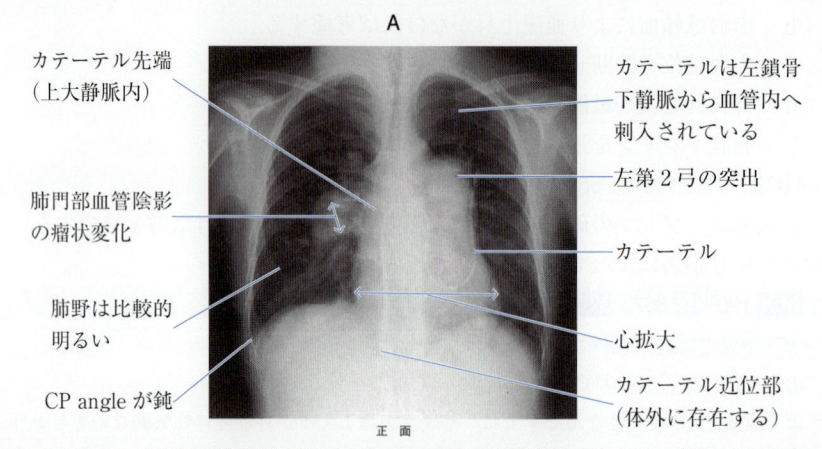

正面像では心拡大，肺門部血管陰影の瘤状の変化と末梢の血管陰影の狭小化，肺野が比較的明るいこと，心陰影左第2弓の著しい突出が目立ち，肺血管抵抗の増大による肺高血圧症の存在を疑わせる。右 CP angle が鈍で胸水などの液体成分の貯留を疑わせる。心陰影に重なってカテーテルの陰影が見えるが，エポプロステノールの持続静注を行うためのカテーテルが左鎖骨下静脈から上大静脈に挿入され，カテーテル近位部が皮下トンネルを経て前胸部に固定されている状態である。

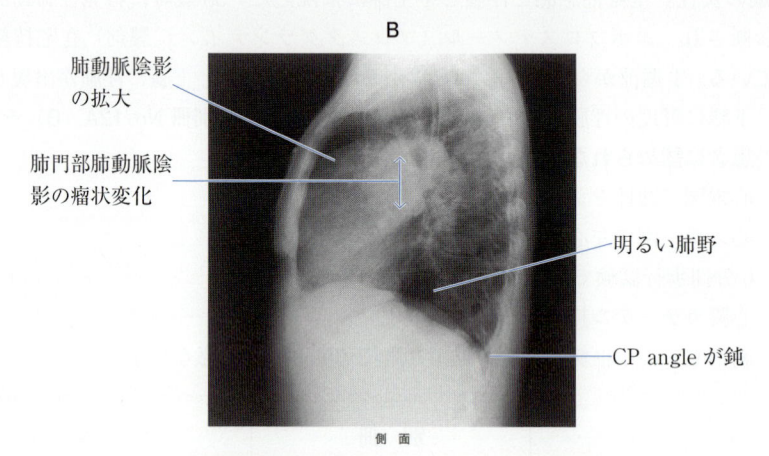

B（側面）
- 肺動脈陰影の拡大
- 肺門部肺動脈陰影の瘤状変化
- 明るい肺野
- CP angle が鈍

側面像では同様に肺門部の肺動脈陰影の瘤状変化を認めるが，末梢の肺血管陰影は目立たず，正面像と同様の所見である。また肺動脈陰影も胸骨側に拡大しているのが分かる。背部の CP angle が鈍であることも正面像と同様である。

鑑別診断

疾患名自体が明らかなので，肺動脈性肺高血圧症の胸部エックス線像として問題ない。「画像診断」の項でも記したごとく，肺血管抵抗の増大による典型的な肺高血圧症の所見である。病状に関しては，1週前から症状が悪化し，下腿浮腫も出現したとのことであるから，肺高血圧症による肺性心，右心不全の悪化を疑うのが自然である。

確定診断

右心不全，肺動脈性肺高血圧症

選択肢考察

○ a Ⅱ，Ⅲ，aV_F 誘導で P 波の先鋭増高（0.25 mV 以上）を認めることがあり，これを肺性 P 波と呼ぶ。これは右房負荷時に認められる。肺高血圧症は右心系圧負荷の代表的疾患であり，肺性 P 波の原因になる。

× b 肺高血圧症による肺性心，右心不全で，右心系負荷状態である。右心系の拡大を認めるはずである。左心不全などの，二次性肺出血をもたらす原疾患が左室に存在しなければ，左室拡大は認めない。

○ c　6分間歩行試験は，6分間にできるだけ長い距離を歩き，その距離を測定する運動負荷試験である。日常生活における機能障害の重症度の評価に適している。肺高血圧による右心不全の悪化が考えられるこの症例では，歩行距離の短縮が考えられる。

○ d　胸部エックス線写真で，近位部の肺血管の拡大，末梢での狭小化を認め，肺血管抵抗の増大は疑うに十分である。

○ e　特発性肺動脈性肺高血圧症は，肺血管抵抗の増大により，近位部の肺動脈拡大，遠位部の肺動脈の急激な狭小化を認める疾患である。

解答率　a 0.3％，b 95.3％，c 0.4％，d 1.1％，e 3.1％

ポイント　肺動脈性肺高血圧症は，原因と思われる基礎疾患をもたない高度の肺高血圧を主徴とする疾患で，若い女性に好発する。以前は有効な治療薬が存在せず，5年生存率は27％と予後不良の疾患とされた。最近ではエポプロステノールなどの治療薬が開発され，5年生存率は50％を超えるようになった。

▶参考文献　MIX 159, 186　朝 407, 842　YN C31, I130　みえる循 56

▶正解　b　LEVEL　　　　　　　　　　　　　　　　　　　　　　　　　　　　　　　正答率 95.2％

解説者コメント　肺動脈性肺高血圧症という肺循環疾患に関する問題。出題基準では呼吸器，肺循環異常に分類される項目で，かつては肺血栓塞栓症を中心とした問題が出題されていたが，最近は治療法の進歩とともに，このような疾患が注目されている。ただ，この問題は臨床問題の形式を取ってはいるが，単に「特発性肺動脈性肺高血圧症の患者に認められない検査所見はどれか」という一般問題でもよさそうである。

受験者つぶやき
・プロスタグランディン製剤が世に出てから，肺高血圧の予後は劇的に改善したらしいです。
・左心室拡大する要因はないかなと思いました。

Check ☐ ☐ ☐

109D-33　62歳の女性。動悸とめまいとを主訴に来院した。2年前に皮膚サルコイドーシスの診断を受け，薬物治療は行わず経過観察されている。3週前から労作時の息切れを自覚している。今朝から動悸と気が遠くなるようなめまいとが出現したため受診した。意識は清明。身長159 cm，体重62 kg。脈拍78/分，不整。血圧116/74 mmHg。心雑音を認めない。下腿に浮腫を認めない。心エコー検査で左心室の一部が菲薄化し瘤状に変形し，収縮の低下を認める。Holter心電図（**別冊 No. 13**）を別に示す。

　対応として適切なのはどれか。
　a　アトロピンの投与
　b　ジギタリスの投与
　c　アドレナリンの投与
　d　ジソピラミドの投与
　e　植込み型除細動器〈ICD〉植込み術

```
別　冊
No. 13
```

アプローチ　①動悸とめまいが主訴──不整脈疾患，血圧異常の可能性
　②2年前に皮膚サルコイドーシス──サルコイドーシスは全身性の疾患であることに留意
　③3週前から労作時息切れ──呼吸器，循環器系の症状
　④今朝から動悸とめまい，脈拍不整──不整脈発作の可能性

⑤下腿に浮腫なし→右心不全は疑わない
⑥心エコー検査で左心室壁の一部菲薄化，瘤状変形，収縮低下→心サルコイドーシスの可能性

画像診断

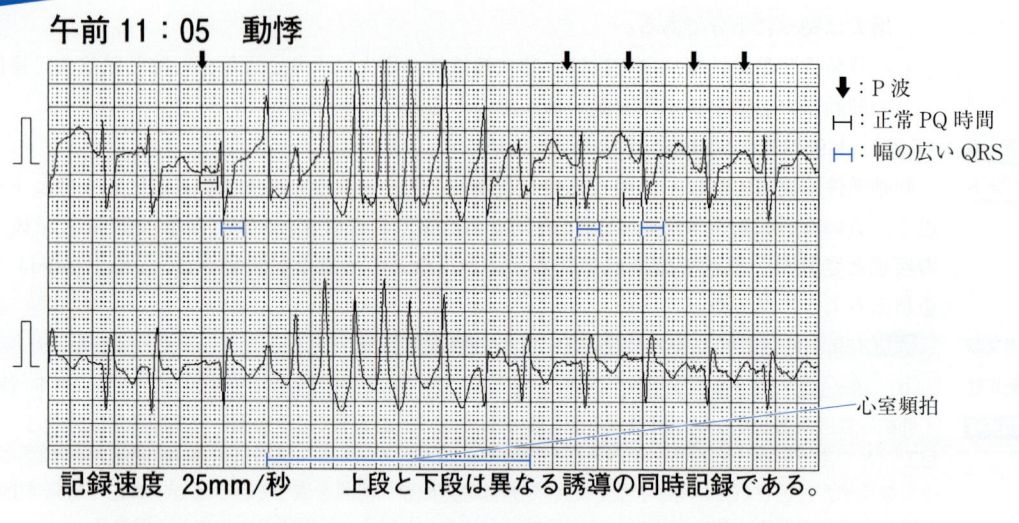

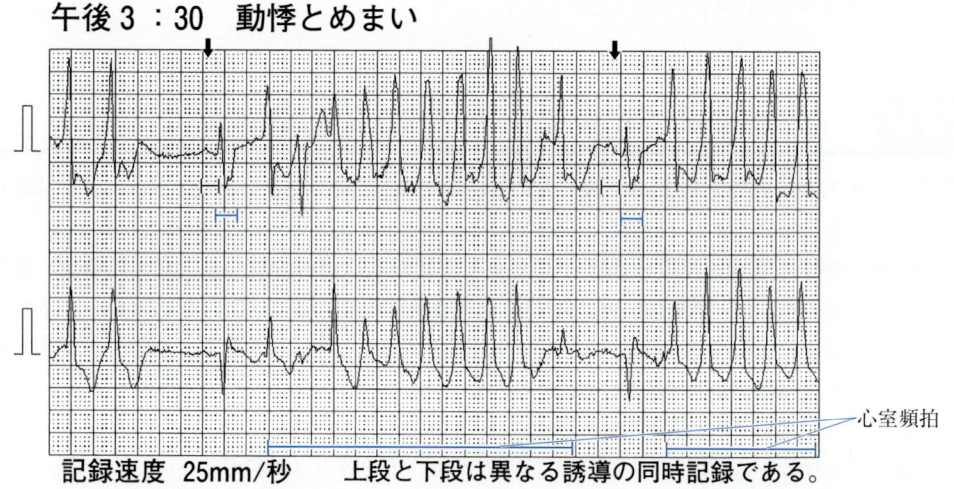

午前 11：05　動悸

↓：P波
┠┨：正常PQ時間
┠┨：幅の広いQRS

心室頻拍

記録速度 25mm/秒　　上段と下段は異なる誘導の同時記録である。

午後 3：30　動悸とめまい

心室頻拍

記録速度 25mm/秒　　上段と下段は異なる誘導の同時記録である。

いずれも有症状時の心電図記録である。いずれも部分的にP波と正常PQ時間を確認できるので，洞調律と考える。心拍数は午前の記録のみ確認でき，100/分台と頻拍傾向。それに続くQRSは幅が広く脚ブロックか心室内伝導障害が存在する。また，この形態のQRS以外に明らかに形態の異なる，振幅が大きく幅の広いQRSがもう一種類存在する。頻度は150〜200/分であり，心室頻拍である。午前の記録では最大8拍の連続で症状は動悸のみ。午後の記録では最大10拍の連続の後，正常伝導を1拍挟んで再度頻拍が開始している（終点は不明）。持続時間が長い分，めまいが加わったと考えられる。

鑑別診断　皮膚サルコイドーシスが確定している患者で不整脈とめまい，心エコー検査で前記の異常所見があり，心サルコイドーシスを併発していると考える。心病変は詳記されていないので不明であるが，虚血性心疾患，サルコイドーシス以外の心筋疾患なども鑑別の必要がある。また心室内伝導障害や心室頻拍の存在が明らかであるので，頻拍性不整脈を発生する疾患はすべて鑑別の対象になる。

|確定診断| 心室頻拍（心サルコイドーシスの可能性）

|選択肢考察|
×a　アトロピンは抗コリン作用を有する薬物で，副交感神経の作用を抑制し，心拍数の増大をきたす。この症例は既に頻拍傾向である。

×b　ジギタリスは強力な心収縮力増強薬であり，うっ血性心不全の治療に用いられるが，副作用として，さまざまな不整脈を起こす可能性がある。この症例は心不全症状がなく，効果は期待できないし，心室頻拍を認めているので使用すべきではない。

×c　アドレナリンはカテコラミンの一種で，副腎髄質から分泌されるホルモン。陽性変時作用，陽性変力作用をもつ。心室性頻拍などの重症不整脈のある患者では，本剤のβ刺激作用により，不整脈を悪化させるおそれがあるので原則**禁忌**とされている。

×d　ジソピラミドはVaughan-Williams分類のⅠa群に分類される抗不整脈薬で，Naチャネル遮断作用と一部のKチャネル遮断作用，強い抗コリン作用をもつ。上室性不整脈，心室性不整脈どちらにでも使うことができる。この症例では，症状（「気が遠くなる」ようなめまい）を伴う心室頻拍があるので適応があるが，単独で十分な効果を期待できるかは疑問である。

○e　上記のごとく心室頻拍によるめまいがあり，基礎疾患として心サルコイドーシスがあるとすれば，植込み型除細動器〈ICD〉は，薬物療法に併用して相乗的な救命効果が期待できる。

|解答率| a 1.0％，b 5.3％，c 0.2％，d 22.9％，e 70.5％

|ポイント| サルコイドーシスは本来良性疾患とされているが，サルコイドーシスによる死亡の半数以上は心サルコイドーシスに関係するものであることも事実である。心病変としては，心筋の菲薄化を起こすような心筋病変による心不全と，房室伝導障害による徐拍性不整脈，あるいはこの症例のような心室頻拍に代表される頻拍型心室性不整脈が極めて重要である。

|参考文献| 朝 634　YN C150

|正解| e　LEVEL　（禁忌肢 c）　　　正答率 70.5％

|解説者コメント| 問題文から「心サルコイドーシス」を疑うことは可能であるが，確定診断ができない。すなわち，心サルコイドーシス診断の手引きで主徴候となる
　①高度房室ブロック
　②心室中隔基部の菲薄化
　③ガリウムシンチグラムでの心臓への異常集積
　④左室収縮不全（左室駆出率50％未満）
の①～④のいずれも、この患者では数値や部位として明記されていない。

　しかし「心サルコイドーシス患者に危険な不整脈が出現した場合の治療方針」を問題の意図として考えないと、この設問の存在意義が疑われる。

　この症例では心室頻拍などの重症心室不整脈が証明されているので、心サルコイドーシスが確定している場合は、ステロイド療法の適応である。しかし「心室期外収縮、心室頻拍がステロイド治療によりすべて消失することはまれであり、抗不整脈薬の併用を試みる。これらの治療にもかかわらず、持続性心室頻拍などが認められる場合には、植込み型除細動器〈ICD〉やカテーテルアブレーションの適応となる。」ともされている。効果の面から考えれば、ステロイドや抗不整脈薬などの薬物療法のみでは限界があり、ICDを追加することはより安全である。一方、ICD単独での治療はありえない（最低限、抗不整脈薬の併用が必要）。

　では、心サルコイドーシスを確定できない場合、このような不整脈による生命の安全が脅かされた場合の治療方針はどうか。心サルコイドーシスではないのでステロイド療法第一選択はありえない。まず有効な抗不整脈薬の検討を行い、有効例は継続投与、無効例はICDやカテーテルアブレーションの適応となる。効果の面から考えれば、薬物療法のみでは限界がある場合も少なくなく、その際はICDを追加する

ことはより安全な選択である。

受験者つぶやき
・一見でやばそうな状態と分かる波形です。
・植込みなんでしょうか。

Check ■■■

109D-34 46歳の男性。精査を希望して来院した。2週前に人間ドックの血液検査で *Helicobacter pylori* 感染を指摘された。明確な自覚症状はない。2年前の胃がん検診での上部消化管造影で異常を指摘されていない。
次に行うのはどれか。
a　除菌治療
b　尿素呼気試験
c　血中ペプシノゲン測定
d　上部消化管内視鏡検査
e　便中 *Helicobacter pylori* 抗原測定

アプローチ
① 2週前に *Helicobacter pylori* 感染を指摘され，精査を希望
② 明確な自覚症状はない
③ 2年前の上部消化管造影で異常なし

選択肢考察
×a　除菌治療を行うには，慢性胃炎，胃・十二指腸潰瘍などの診断を得ることが必要である。なお，特発性血小板減少性紫斑病も適応である。
×b　尿素呼気試験は現在の *Helicobacter pylori* 感染を検査するために有用ではあるが，上部消化管内視鏡検査が先である。
×c　血中ペプシノゲンは，その値から *Helicobacter pylori* 感染を推定することができるが，次に行う検査ではない。
○d　2年前の胃エックス線検査で異常が指摘されていない点からも，次検査として上部消化管内視鏡検査を選択するべきである。
×e　次の検査として便中 *Helicobacter pylori* 抗原測定は行わない。

解答率　a 7.6%，b 27.2%，c 0.4%，d 62.5%，e 2.3%

ポイント
Helicobacter pylori 感染が疑われる場合には，治療対象疾患として診断されているか否かが重要である。そのため，慢性胃炎，胃・十二指腸潰瘍として治療を行うには，上部消化管内視鏡検査を要する。人間ドックで *Helicobacter pylori* 感染が示唆された患者の診療プロセスを問う，日常診療に則した問題である。

▶参考文献　MIX 204　朝 954　YN A46　みえる 消 64
▶正解　d　LEVEL ▮▮▯　正答率 62.5%

解説者コメント　保険適用を念頭に置いた問題であり，医学生には難しかったかもしれない。

受験者つぶやき
・bと若干割れてましたが，除菌適応かどうか分からないからdでいいんじゃないでしょうか。
・ピロリはまだ確定していないから尿素！　と思ってしまいました。

> **Check** ☐☐☐

109D-35 81歳の女性。右季肋部痛と嘔吐とを主訴に来院した。昨日18時ころ，食事中に急に右季肋部から心窩部にかけての痛みが出現し，その後，痛みが増強し嘔吐を伴うようになったため午前1時に受診した。高血圧症で降圧薬を内服している。意識は清明。身長147 cm，体重40 kg。体温36.8℃。脈拍80/分，整。血圧178/90 mmHg。呼吸数14/分。SpO$_2$ 98%（room air）。腹部は膨満し，腸雑音は消失。右季肋部に圧痛を認め，呼吸性に移動する小児手拳大の腫瘤を触知する。筋性防御と反跳痛とを認めない。血液所見：赤血球318万，Hb 9.8 g/dL，Ht 32%，白血球11,800（桿状核好中球52%，分葉核好中球30%，好酸球2%，好塩基球1%，単球4%，リンパ球11%）。血液生化学所見：総蛋白6.6 g/dL，アルブミン2.5 g/dL，総ビリルビン3.1 mg/dL，直接ビリルビン2.3 mg/dL，AST 56 IU/L，ALT 48 IU/L，LD 480 IU/L（基準176〜353），ALP 454 IU/L（基準115〜359），γ-GTP 132 IU/L（基準8〜50），アミラーゼ115 IU/L（基準37〜160），尿素窒素20 mg/dL，クレアチニン1.3 mg/dL。CRP 4.3 mg/dL。腹部超音波検査と腹部単純CTとで胆嚢の腫大と胆嚢壁肥厚とを認める。腹部造影CTの動脈相と後期相で胆嚢壁の濃染を認めない。緊急に腹腔鏡下胆嚢摘出術が行われた。術中の写真（**別冊 No. 14A**）と摘出胆嚢の粘膜面の写真（**別冊 No. 14B**）とを別に示す。
>
> 最も考えられる疾患はどれか。
>
> a 胆嚢癌　　　b 胆嚢穿孔　　　c 胆嚢捻転症
> d 胆嚢ポリープ　　　e 胆嚢腺筋腫症
>
> ```
> 別　冊
> No. 14 A，B
> ```

アプローチ
① 81歳の女性 → 高齢女性
② 右季肋部痛と嘔吐 → 急性胆嚢炎，胆石症などを疑う
③ 痛みが増強し，腹部は膨満，腸雑音消失
④ 右季肋部に圧痛，呼吸性に移動する小児手拳大の腫瘤 → 腫大した胆嚢か
⑤ 体温正常，白血球軽度増加，CRP軽度上昇 → 炎症反応はあるが高度ではない
⑥ 直接ビリルビン上昇，胆道系酵素上昇，アミラーゼ正常 → 膵炎は否定的，胆道系の炎症を疑う
⑦ 胆嚢腫大と胆嚢壁肥厚 → 胆嚢炎を示唆
⑧ 筋性防御，反跳痛なし → 腹膜炎は否定的
⑨ 腹部造影CTの動脈相と後期相で胆嚢壁の濃染なし → 胆嚢の血流障害を示唆

画像診断

A

胆嚢が著明に腫大し，胆嚢壁が暗赤色に変色

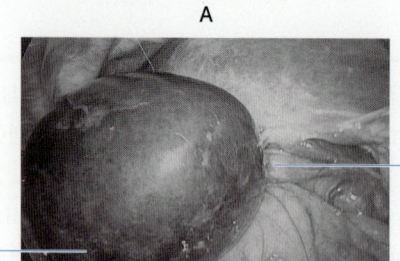

胆嚢と肝臓との生理的癒着がなく肝床部を欠いている。遊走胆嚢が合併していると考えられる

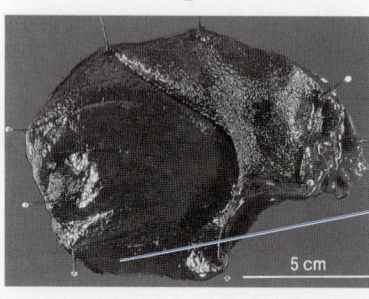

B

胆嚢粘膜が暗赤色〜黒色に変色し，胆嚢壁は壊死し，粘膜は脱落していると考えられる

5 cm

著明に腫大した胆嚢の表面が暗赤色に変色し，胆嚢の高度の血流障害を示唆する。また，胆嚢は肝臓から遊離しており，肝床部がないいわゆる遊走胆嚢である可能性が高い。切除標本の肉眼所見では，胆嚢粘膜が暗赤色に変色し，胆嚢が全層性に壊死していると考えられる。

鑑別診断 右季肋部痛と嘔吐から急性胆嚢炎を疑うが，腹痛が増強していることから単なる胆嚢結石に起因する急性胆嚢炎以外の病変が疑われる。造影 CT で胆嚢壁の血流障害が存在することが術前に診断可能である。術前画像から遊走胆嚢の診断は可能であった可能性が高いが，胆嚢捻転症は手術所見から確定する診断である。

選択肢考察
× a 胆嚢内に腫瘍性変化はない。
× b 胆嚢穿孔であれば，胆嚢腫大はなく，腹膜炎が存在するはず。
○ c 手術所見から確定できる。
× d 胆嚢内に腫瘍性変化はない。
× e 胆嚢壁内に RAS 増生を示す所見はない。

解答率 a 5.6％，b 0.8％，c 72.3％，d 0.7％，e 20.5％
確定診断 遊走胆嚢に合併した胆嚢捻転症
▶正解 c LEVEL 正答率 72.3％

解説者コメント 開腹所見と標本写真から胆嚢が全層壊死に陥っていること，遊走胆嚢を合併していることが判断できれば，容易である。

受験者つぶやき
・おそらく初出でしょう。ネクっちゃってます。
・よく分かりませんでした。

109D-36

72歳の男性。易疲労感を主訴に来院した。3か月前から動悸，息切れ及び易疲労感が出現し次第に増悪したため受診した。意識は清明。体温 36.6℃。脈拍 96/分，整。血圧 128/72 mmHg。眼瞼結膜は貧血様である。腹部は平坦，軟で，肝・脾を触知しない。血液所見：赤血球 202万，Hb 6.2 g/dL，Ht 24％，白血球 2,500（桿状核好中球 10％，分葉核好中球 48％，好酸球 2％，単球 8％，リンパ球 32％），血小板 9.8万。血液生化学所見：総蛋白 6.8 g/dL，アルブミン 4.8 g/dL，AST 28 IU/L，ALT 35 IU/L，LD 482 IU/L（基準 176～353），クレアチニン 0.9 mg/dL，Fe 120 μg/dL，CRP 0.3 mg/dL。骨髄血塗抹 May-Giemsa 染色標本（別冊 No.15）を別に示す。骨髄染色体検査では 5 番染色体長腕欠失を認めた。
現時点での治療として最も適切なのはどれか。

a 血小板輸血　　　b 経口鉄剤投与　　　c レナリドミド投与
d 同種造血幹細胞移植　　　e 多剤併用抗癌化学療法

別　冊
No. 15

アプローチ

① 72歳の男性で易疲労感を主訴に来院。3か月前から動悸，息切れ，易疲労感を自覚，それらは次第に増悪している
② 身体所見 → 眼瞼結膜が貧血様である
③ 末梢血 → 汎血球減少症（貧血は高度で MCV を計算すると大球性貧血，白血球減少と血小板減少は比較的軽度，白血球分画に大きな異常はない）がみられる
④ 生化学検査 → LD が上昇，Fe は正常である
⑤ 骨髄染色体検査 → 5 番染色体長腕欠失〈5q−〉が認められる

画像診断

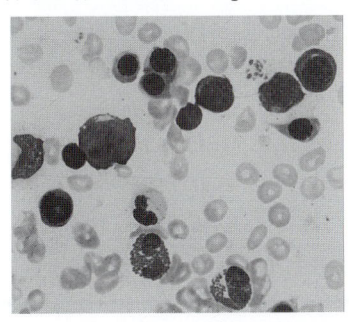

この視野では赤芽球が多く認められ，その中に巨赤芽球様変化したものや核の断片化したものがみられる。また，低顆粒の好中球も認められ，こうした所見より骨髄異形成症候群が考えやすい。

鑑別診断

大球性貧血をきたす疾患としては，巨赤芽球性貧血や骨髄異形成症候群の一部などが挙げられる。本例の末梢血や生化学検査の検査データからこの2つを区別するのは難しい。決め手は骨髄所見と骨髄染色体検査で，巨赤芽球性貧血では細胞に異型性はなく，また染色体異常もみられない。それらが認められるのは骨髄異形成症候群である。

確定診断

5q− を伴う骨髄異形成症候群

選択肢考察

× a 血小板数は 9.8 万あり，このくらいの血小板数なら出血傾向はまずみられないので，血

小板輸血の適応はない。
× b　Feの値が正常であることなどから，適応ではない。
○ c　「ポイント」参照。
× d　年齢や診断名から適応ではない。
× e　芽球が存在せず，また診断名からも適応がない。

解答率　a 0.5%，b 5.6%，c 30.7%，d 7.7%，e 55.5%

ポイント　5q−を伴う骨髄異形成症候群では，貧血は大球性貧血を呈し，血小板数は正常〜増加することが多い。また，骨髄像などにおける細胞の異形成は比較的軽いとされている。治療ではサリドマイドの誘導体であるレナリドミドの有効性が確認されている。

参考文献　MIX 99　アトラス 153　朝 1963, 1965　YN G64　みえる 血 98

正解　c　LEVEL ▮▮▮▯▯　　　　　　　　　　　　　　　　　　　　　　正答率 30.7%

受験者つぶやき
・知らない薬剤を持ってくるのはずるい……と思いつつ『イヤーノート』を確認したら，ちゃんと載ってました。
・よく分かりませんでした。何となくcに。周りもほとんど知ってませんでした。

Check ▮▮▮

109D-37　43歳の女性。3回経妊2回経産婦。不正性器出血と腰痛とを主訴に来院した。月経周期は28日型。2か月前から不正性器出血と腰痛とが出現したため受診した。腟鏡診で子宮腟部にカリフラワー状で易出血性の腫瘤を認める。内診で子宮頸部から右側骨盤壁に連続する硬結を触知する。血液所見：赤血球350万，Hb 11.0 g/dL，Ht 30%，白血球9,000，血小板42万。血液生化学所見：総蛋白7.0 g/dL，クレアチニン0.9 mg/dL，AST 32 IU/L，ALT 30 IU/L，Na 140 mEq/L，K 3.8 mEq/L，Cl 104 mEq/L。子宮腟部生検の組織診では扁平上皮癌である。全身検索で遠隔転移を認めない。造影剤静注の10分後の静脈性尿路造影像（**別冊 No. 16**）を別に示す。

　最も適切な治療法はどれか。

a　手術　　　　　　b　免疫療法　　　　　c　放射線治療
d　抗癌化学療法　　e　化学放射線療法

別　冊
No. 16

アプローチ
①2か月前からの不正性器出血と腰痛 ⟶ 子宮悪性腫瘍を推測させる
②子宮腟部にカリフラワー状で易出血性の腫瘤，子宮腟部の組織診で扁平上皮癌 ⟶ 子宮頸癌
③内診で子宮頸部から右側骨盤壁に連続する硬結を触知，全身検索で遠隔転移を認めない ⟶ 子宮頸癌ⅢB期
④クレアチニン0.9 mg/dL ⟶ 若干の上昇を認める（女性のクレアチニン正常値0.4〜0.8 mg/dL）が，高度の腎機能障害ではない

画像診断

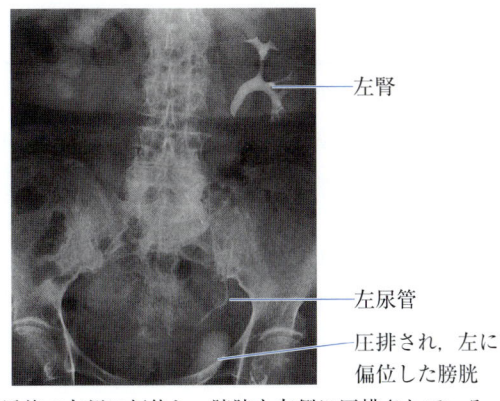

左側尿管は子宮近傍で左側に偏位し，膀胱も左側に圧排されている。
左側に比し，右側の腎〜尿管が描出不良である。

鑑別診断　不正出血と腰痛，カリフラワー状で易出血性の腫瘤，組織診で扁平上皮癌と診断されていることから子宮頸癌の診断は明らかである。また，内診で骨盤壁まで連続する硬結を触知することから，進行期分類はⅢB期である。

確定診断　子宮頸癌ⅢB期

選択肢考察
× a　手術療法が第一選択となるのはⅡ期以下である。
× b　子宮頸癌の術後維持療法として用いられることがあるが，子宮頸癌治療ガイドラインでは推奨されておらず，第一選択として行われることもない。
× c　Ⅳ期の子宮頸癌は手術による根治は難しいため，放射線療法が選択される。
× d　腫瘍径が大きい場合，neoadjuvant chemotherapy として化学療法を施行し，腫瘍径を縮小させた後に手術療法で摘出する。
○ e　ⅢA期，ⅢB期，ⅣA期に対し放射線療法を行う場合，放射線療法を単独で行うよりも，化学療法を併用する化学放射線療法〈CCRT〉が推奨されている。

解答率　a 16.1%，b 0.0%，c 3.3%，d 9.7%，e 70.8%
▶参考文献　MIX 242　チャート婦 197　みえる婦 148
▶正解　e　LEVEL　　　正答率 70.7%

受験者つぶやき
・オペできるのはⅡ期まで。
・尿管の画像がよく分かりませんでしたが，eかなと。

109D-38 70歳の男性。腎機能悪化を指摘されたため来院した。2か月前から発熱，咳嗽および全身倦怠感が出現し次第に体重が減少してきた。心配になり自宅近くの診療所を受診し，血清クレアチニンの上昇が認められたため紹介されて受診した。喫煙は20本/日を50年間。飲酒は日本酒1合/日を50年間。意識は清明。身長153 cm，体重48 kg。体温37.2℃。脈拍76/分，整。血圧150/76 mmHg。呼吸数22/分。SpO₂ 98%（room air）。眼瞼結膜は貧血様である。心音に異常を認めない。両側の背下部でfine cracklesを聴取する。顔面と下腿とに浮腫を認める。尿所見：蛋白1+，蛋白定量0.87 g/日，糖（−），潜血3+，沈渣に赤血球多数/1視野，白血球1〜5/1視野。血液所見：赤血球352万，Hb 10.2 g/dL，Ht 32%，白血球10,700（桿状核好中球2%，分葉核好中球87%，好酸球1%，単球1%，リンパ球9%），血小板36万。血液生化学所見：総蛋白6.3 g/dL，アルブミン3.1 g/dL，尿素窒素34 mg/dL，クレアチニン2.5 mg/dL，尿酸7.6 mg/dL，Na 138 mEq/L，K 4.5 mEq/L，Cl 106 mEq/L。免疫血清学所見：CRP 4.5 mg/dL，HBs抗原陰性，HCV抗体陰性，MPO-ANCA 160 EU/mL（基準20未満），抗核抗体陰性。腎生検のPAS染色標本（別冊No. 17）を別に示す。蛍光抗体法で糸球体に免疫グロブリンの沈着を認めない。

直ちに行うべき治療はどれか。
a 血液透析
b 赤血球輸血
c 副腎皮質ステロイドのパルス療法
d 非ステロイド性抗炎症薬〈NSAIDs〉投与
e アンジオテンシン変換酵素〈ACE〉阻害薬投与

別　冊
No. 17

アプローチ
①高齢者の腎機能悪化
②貧血（Hb 10.2 g/dL）─→①と併せて腎性貧血を疑う
③両側背下部のfine crackles─→間質性肺炎の存在を疑う
④浮腫を認めるが，尿蛋白量0.87 g/日─→ネフローゼ症候群ではない
⑤ MPO-ANCA 高値─→③の所見もあることから顕微鏡的多発血管炎〈MPA〉が考えられる。腎症状としては急速進行性糸球体腎炎〈RPGN〉を呈している。本症例では腎生検を施行しており，半月体形成性腎炎が予想される

画像診断

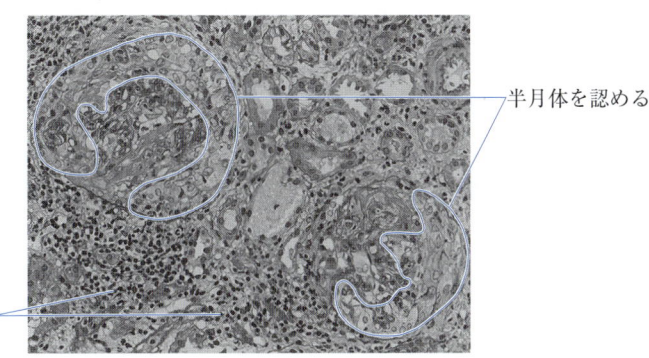

半月体を認める

間質に炎症細胞の浸潤を認める

腎小体には半月体形成を認め，間質には炎症細胞の浸潤を認める。
半月体形成性腎炎の所見である。

鑑別診断

RPGN の原因疾患としては，MPA 以外には多発血管炎性肉芽腫症〈GPA：旧名 Wegener 肉芽腫症〉と Goodpasture 症候群も考えられるが，GPA であれば PR3-ANCA が陽性となる頻度が高いこと，後者であれば糸球体に免疫グロブリンの沈着を認めないはずであることからいずれも否定的である。

確定診断
顕微鏡的多発血管炎〈MPA〉

選択肢考察

- ×a クレアチニン 2.5 mg/dL（CKD G4A3 相当）とやや高いが，SpO_2，K は正常範囲であり，直ちに血液透析を行う段階ではない。
- ×b 腎性貧血に対する治療はエリスロポエチン投与を行う。腎不全患者への赤血球輸血は高カリウム血症を招く恐れがあり，避けるべきである。
- ○c ANCA 陽性 RPGN の治療として，ステロイドパルス療法を行う。
- ×d NSAIDs は糸球体濾過量を減少させる作用があり，腎機能悪化の副作用を有する薬剤であることから使用は控えるべきである。
- ×e 長期的には ACE 阻害薬で糸球体内圧を減少させることが期待できるが，短期的には糸球体濾過量を減少させてしまうことから，急速に進行する RPGN では使用するべきではなく，また直ちに使用するべき薬剤でもない。

解答率
a 1.2%，b 0.0%，c 90.8%，d 0.3%，e 7.5%

ポイント
高齢者の急速に進行する腎機能障害という RPGN としては典型的な問題である。病理学的には多数の糸球体に細胞性から線維細胞性の半月体の形成を認める，壊死性半月体形成性糸球体腎炎〈necrotizing crescentic glomerulonephritis〉が典型像である。

▶参考文献 MIX 229　朝 1436　YN E52　みえる腎 138
▶正解 c　LEVEL　正答率 90.8%

解説者コメント RPGN の治療を問うており，いずれにしても副腎皮質ステロイドや免疫抑制薬を治療薬剤として知っていれば十分解答可能な問題である。

受験者つぶやき
・MPA はわりと高齢で初発するのを意外に思った覚えがあります。
・e も怪しいなと思いつつ c。

109D-39

64歳の男性。頻尿を主訴に来院した。2か月前から頻尿と排尿時痛とを自覚していた。3日前に血尿を認め心配になったため受診した。身長168cm，体重72kg。腹部に異常を認めない。直腸指診で前立腺は弾性硬で小鶏卵大に腫大している。尿所見：蛋白（−），糖（−），潜血1＋，沈渣に赤血球10〜20／1視野，白血球0〜5／1視野。PSA 4.6 ng/mL（基準4.0以下）。超音波検査で腎と膀胱とに異常を認めない。膀胱内視鏡検査で隆起性病変は認めないが発赤した膀胱粘膜を複数認める。尿細胞診はクラスⅤ。10日後，経尿道的に膀胱の発赤粘膜を生検したところ，上皮細胞に異型を認めるが間質への浸潤は認めない。
治療として適切なのはどれか。

a 放射線治療　　　b 前立腺全摘術　　　c 膀胱部分切除術
d 抗コリン薬の内服　　　e BCGの膀胱内注入

アプローチ
① 2か月前から頻尿と排尿時痛 ⟶ まずは膀胱炎を疑うが，2か月は長い
② 3日前に血尿を認めた ⟶ 主訴は頻尿とされており，血尿が出たのは一時的で，他の症状も伴っていなかったと推定できる。前立腺肥大の悪化か前立腺癌による症状かの区別はできない
③ 直腸指診で前立腺は弾性硬で小鶏卵大 ⟶ 弾性硬は前立腺肥大の固さであり，大きさの表現としては軽度"肥大"
④ 沈渣に赤血球10〜20／1視野，白血球0〜5／1視野 ⟶ 顕微鏡的血尿は認めるが，尿路感染症は否定的である
⑤ PSA 4.6 ng/mL ⟶ 基準値より少し高いものの，積極的に前立腺癌を考える必要はない
⑥ 膀胱内視鏡検査で隆起性病変は認めないが発赤した膀胱粘膜を複数認める ⟶ 膀胱上皮内癌〈CIS〉を疑う所見である
⑦ 尿細胞診はクラスⅤ ⟶ 尿路上皮癌の可能性が極めて高い
⑧ 上皮細胞に異型を認めるが間質への浸潤は認めない ⟶ 膀胱CISである

鑑別診断
頻尿と排尿時痛は単純性膀胱炎でみられる症状であるが，急性・細菌性の場合には2か月も我慢できるようなものではないし持続もしない。また男性での頻度はかなり低い。尿沈渣であまり白血球がみられない場合でも，まずは尿路感染症を考えて抗菌薬が投与される可能性もあるが，膿尿や血尿が高度でなければ同時に尿細胞診も提出しておく必要がある。抗菌薬でも症状が軽快しない場合には，膀胱CISの存在を必ず念頭に置く必要がある。尿細胞診は初回が陰性であっても複数回チェックする必要がある。また，抗アレルギー薬（時にケロイド形成予防）のトラニラスト（リザベン®）の内服によって，頻尿，排尿時痛，血尿という典型的な膀胱炎症状を呈することがあり，内服薬の確認も必須である。

確定診断 膀胱上皮内癌〈CIS〉

選択肢考察
× a 膀胱CISに対し，放射線治療は効果がない。
× b 限局性前立腺癌の根治治療の一つである。PSAが軽度基準値を超えているものの，前立腺生検も施行されておらず，前立腺癌と診断されていないので，論外である。
× c 筋層浸潤性膀胱癌の中でも，隆起性病変でかなり厳しい条件をクリアしたものにのみ適応になる。あくまで筋層浸潤性膀胱癌に対する標準的根治療法は膀胱全摘術（＋尿路変更術）である。
× d 過活動膀胱などの頻尿や尿意切迫感を主訴とする場合に処方される。前立腺肥大症によ

○ e 膀胱 CIS に対する第一選択の治療である．しかしながら，BCG 膀胱内注入による副作用（排尿痛，頻尿などの膀胱刺激症状）も比較的頻度が高く，まれではあるが全身性の結核をきたす場合もあり注意を要する．

解答率 a 1.1%，b 1.9%，c 2.9%，d 0.2%，e 93.8%

ポイント 通常，単純性膀胱炎に対しては尿培養検査は行わず，まず大腸菌をターゲットにした抗菌薬が投与されることが多く，漫然と抗菌薬を投与し続け，膀胱 CIS が見逃される場合も少なくない．一方で膀胱 CIS は尿細胞診の感度が高いことから，抗菌薬の効果がない場合には抗菌薬を変更すると同時に必ず念頭に置く．膀胱 CIS は high grade で悪性度が高く，筋層浸潤性膀胱癌に進展するとされており，BCG 膀胱内注入療法で効果がない場合には膀胱全摘術も考慮される．

▶参考文献　チャート泌 126　コンパクト 248　標泌 236　RマW43

▶正解　e　LEVEL　正答率 93.8%

解説者コメント 膀胱炎症状の患者に漫然と抗菌薬を投与することは厳に慎むべきである．膀胱 CIS あるいはトラニラスト膀胱炎を知っておくことは，泌尿器科専門医のみならず一般医にも求められている．なお，現在の尿細胞診の報告様式は 5 段階の Papanicolaou クラス分類が主体であるが，近く 4 段階分類に変更される予定である（2015 年中）．

受験者つぶやき
・早く見つかって良かったね！
・膀胱癌も最近よく出るなあと．

Check ■■■

109D-40 50 歳の男性．倦怠感を主訴に来院した．3 か月前から倦怠感と息切れとが出現し徐々に増悪したため受診した．体温 36.4℃．脈拍 80/分，整．血圧 132/78 mmHg．腹部は平坦，軟で，肝・脾を触知しない．血液所見：赤血球 285 万，Hb 8.6 g/dL，Ht 26%，白血球 8,400（桿状核好中球 10%，分葉核好中球 45%，好酸球 2%，単球 6%，リンパ球 37%），血小板 24 万．血液生化学所見：総蛋白 15.5 g/dL，アルブミン 3.2 g/dL，IgG 9,133 mg/dL（基準 960〜1,960），IgA 22 mg/dL（基準 110〜410），IgM 28 mg/dL（基準 65〜350），総ビリルビン 0.6 mg/dL，AST 22 IU/L，ALT 25 IU/L，LD 251 IU/L（基準 176〜353），尿素窒素 15 mg/dL，クレアチニン 0.9 mg/dL，Ca 11.8 mg/dL．骨髄血塗抹 May-Giemsa 染色標本（別冊 No. 18A）と頭蓋骨エックス線写真（別冊 No. 18B）とを別に示す．

最も適切な対応はどれか．

a　経過観察
b　抗 CD20 抗体投与
c　抗ウイルス薬投与
d　免疫グロブリン製剤投与
e　プロテアソーム阻害薬投与

別　冊
No. 18　A，B

アプローチ ① 50 歳の男性で倦怠感を主訴に来院．3 か月前から息切れと倦怠感とが出現し，徐々に増悪している

②身体所見 ─→ 大きな異常を認めない
③末梢血 ─→ 貧血（Hb 8.6 g/dL）以外に大きな異常を認めない
④生化学検査 ─→ 総蛋白（15.5 g/dL）と IgG（9,133 mg/dL）が著明に増加し，高 Ca 血症も認められる

画像診断

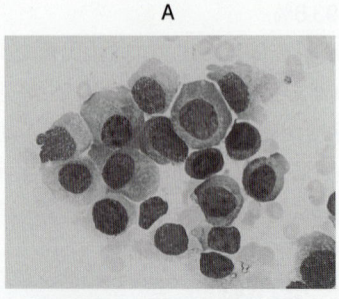

A

B

骨髄像は，ほとんどが異型性のある形質細胞である。

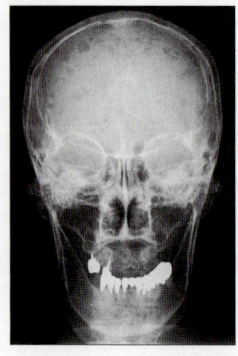

頭蓋骨エックス線写真では，打ち抜き像が多数みられる。

鑑別診断 貧血が合併する疾患は非常に多い。しかし，本例では貧血に総蛋白値の上昇，IgG 値の高値，骨髄での形質細胞の増加，頭蓋骨エックス線写真で多数の打ち抜き像，という所見が加わっている。そうすると，本例が多発性骨髄腫であると診断するのは難しいことではない。

確定診断 多発性骨髄腫

選択肢考察
× a 総蛋白や IgG の値などから治療が必要となる。血小板輸血の適応はない。
× b 多発性骨髄腫では適応とはならない。
× c 現在ウイルス感染の所見はなく，適応とはならない。
× d 感染症の所見がなく，適応とはならない。
○ e 「ポイント」を参照。

解答率 a 4.7%，b 29.9%，c 0.2%，d 18.3%，e 46.8%

ポイント 最近，多発性骨髄腫の治療薬としてプロテアソーム阻害薬の有効性が確認されている。この薬剤は形質細胞内のプロテアソームという酵素を阻害する，分子標的薬である。

▶参考文献　MIX 101　アトラス 67, 153　朝 2029　YN G80　みえる 血 134

▶正解　e　LEVEL　正答率 46.8%

解説者コメント 最近有効性が確認された新しい薬剤であり，若干難しかったかもしれない。

受験者つぶやき
・去年，一昨年と MGUS だったから，今年は来るなら MM だと思ってました。
・e を選べませんでした。確かに昔とったメモには書いてあったのに……。

D　医学各論

> **Check** ■■■
>
> **109D-41**　64歳の男性。右片麻痺を主訴に来院した。6か月前から右足を引きずるようになった。2週前から右手で箸を持ちにくいことに気付き受診した。意識レベルはJCS I-2。脈拍68/分，整。血圧164/88 mmHg。右同名半盲と右片麻痺とを認める。腱反射は右側優位に両側で亢進し，Babinski徴候は両側で陽性である。頭部造影MRI（**別冊No. 19A**）と病変部のH-E染色標本（**別冊No. 19B**）とを別に示す。
>
> 診断はどれか。
>
> a　膠芽腫　　　　b　髄膜腫　　　　c　脳膿瘍
> d　悪性リンパ腫　　e　転移性脳腫瘍
>
> 別　冊
> No. 19　A，B

アプローチ
① 6か月前から右足を引きずるようになった，2週前から右手で箸を持ちにくいことに気付き受診 ⟶ 比較的緩徐ながら着実に症状が進行している
② 意識レベルはJCS I-2 ⟶ 軽度意識障害が生じている
③ 右片麻痺，腱反射は右側優位に両側で亢進，Babinski徴候は両側で陽性 ⟶ 錐体路徴候がある
④ 右同名半盲 ⟶ 左側の視索あるいは左側側頭葉や後頭葉に障害が生じている

画像診断

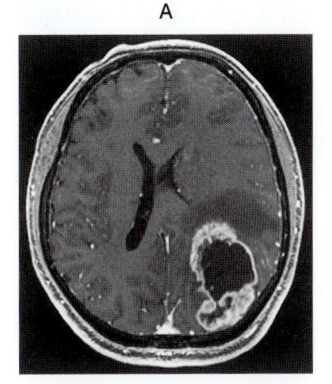

A
左側頭頂〜後頭葉に不整なリング状造影効果を示す腫瘍が存在する。腫瘍は囊胞状の部分も有しており，周辺の脳浮腫は強い。

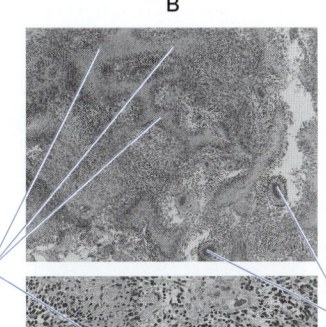

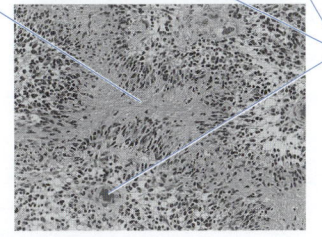

B
pseudopalisading necrosis：偽柵状壊死
microvascular proliferation：微小血管増殖

提示された低倍率・高倍率のH-E染色標本では，細胞成分のない部分を取り囲むように紡錘状の核が放射状に密に配列され（pseudopalisading necrosis：偽柵状壊死），また赤血球の充満した血管が点在し，それらの血管内で内皮細胞が増殖している（microvascular proliferation：微小血管増殖）。上記2つの所見は膠芽腫の病理学的診断基準に含まれる。

鑑別診断　文中の臨床症状からは少なくとも脳血管障害ではないことが分かる。「アプローチ」①〜④より，左側の錐体路に隣接する部位，すなわち頭頂葉から後頭葉にかけての正常脳を圧迫ある

いは浸潤する腫瘍が増大していることが推測される。

選択肢考察
- ○ a 頭部造影MRI所見から膠芽腫の可能性が高く，病理学的診断をもって確定診断となる。
- × b 髄膜腫は通例，発生母地（円蓋部・大脳鎌など）から増大する脳実質外腫瘍である。
- × c 感染のエピソードや炎症徴候への言及もないので脳膿瘍の可能性も薄そうである。脳膿瘍は通例，増強効果の高い均一な被膜（しばしば脳表側が厚い）を有する嚢胞性病変である。
- × d 悪性リンパ腫は通例，著明かつ均一に造影され脳実質との境界が不鮮明な腫瘍として描出される。
- × e 転移性脳腫瘍とすれば癌罹患の既往が文中で言及されていてもよいが，原発不明ということもありうる。通例，脳実質との境界が明瞭でよく造影され，しばしば多発性である。

解答率 a 60.8%，b 0.5%，c 4.1%，d 1.6%，e 32.8%

確定診断 膠芽腫

▶参考文献 MIX 124　朝 2274　YN J196　みえる脳 420

▶正解 a　LEVEL ■■□□□　正答率 60.8%

解説者コメント 頭蓋内占拠性病変に対して現病歴・画像所見を経て病理学的所見より最終診断を問う総合問題であるが，確信をもって病理学的所見を判断できる学生は少数ではないだろうか。

受験者つぶやき
- 病理で診断させる問題が109回では多いように思います。
- ring enhancement の疾患。さらにそこから絞らせるパターンが最近多いですね……。転移だと多発が多いかなと思ってaに。

Check ■■■

109D-42 75歳の男性。急に立ち上がれなくなったため搬入された。数日前から下肢にしびれ感を感じていた。今朝起きた際に下肢に力が入らず立ち上がれなくなったため救急搬送された。意識は清明。対麻痺を認める。筋力は徒手筋力テストで下肢は1から2であるが，上肢には筋力低下はない。鼠径部以下に感覚障害を認める。上肢に感覚障害を認めない。下肢の深部腱反射は消失している。脊椎エックス線写真で第11胸椎に骨硬化を認める。病変部の胸椎CT（別冊No.20）を別に示す。

診断のために有用なのはどれか。

a　FT_4
b　PSA
c　PTH
d　CEA
e　CA19-9

別　冊
No. 20

アプローチ
① 75歳の男性，数日前から下肢にしびれ感→腰椎変性疾患の可能性もあるが，癌の骨転移も念頭に置くべきである
② 今朝，下肢に力が入らず立ち上がれなくなった→急性麻痺である
③ 対麻痺→胸髄以下での病変が疑われる
④ 徒手筋力テストで下肢は1から2，上肢には筋力低下はない→腰髄以下の不全麻痺であり，頚髄病変は否定される

⑤鼠径部以下に感覚障害を認め，上肢に感覚障害を認めない──→腰髄レベルでの感覚障害で，頸髄病変は否定される
⑥下肢の深部腱反射は消失──→脊髄麻痺の急性期である
⑦第11胸椎に骨硬化──→骨硬化を呈する後縦靱帯骨化症，黄色靱帯骨化症や造骨性の転移性骨腫瘍の可能性がある

画像診断

骨形成性と溶骨性の骨変化が混在して椎体は破壊され，脊柱管内にも占拠性病変が認められる

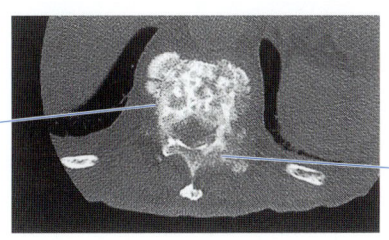

左側椎弓根から椎弓にかけて骨融解している

鑑別診断 「アプローチ」①，②から急性に下肢麻痺が出現しており，③，④から腰髄レベルでの不全麻痺と考えられ，⑤によって頸髄病変は完全に否定される。75歳の年齢では深部腱反射は低下していることが多いが，腰髄レベルでの麻痺が考えられるので⑥は脊髄麻痺の急性期と考えるべきである。⑦では後縦靱帯骨化症や胸腰椎移行部に好発する黄色靱帯骨化症も考えられるが，第11胸椎CT画像で骨形成性と溶骨性の骨変化が混在して骨破壊がみられ，椎弓根から椎弓にかけて骨融解していることから骨形成性の変化を呈する転移性骨腫瘍と考えられる。

確定診断 第11胸椎転移性骨腫瘍による不全対麻痺

選択肢考察
×a　遊離サイロキシンで，甲状腺機能に関係する。
○b　前立腺特異抗原で，前立腺癌，前立腺肥大症で増加する。
×c　副甲状腺ホルモンで，副甲状腺の機能に関係する。
×d　癌胎児性抗原で，結腸・直腸癌，転移性肝癌，膵・胆道癌などで増加する。
×e　糖鎖抗原19-9で，膵・胆道癌，卵巣癌，進行消化管癌などで増加する。

解答率 a 0.1％，b 92.5％，c 5.9％，d 1.1％，e 0.4％

ポイント 骨形成型の骨転移をする癌の代表は前立腺癌と乳癌であるが，胃癌，肺癌の一部でも骨形成型を呈することがある。

▶参考文献　MIX 239　朝 1538　YN E122　みえる 腎 272
▶正解　b　LEVEL　　　　　　　　　　　　　　　　　　　正答率 92.5％

解説者コメント 高齢で急性麻痺が出現したら，癌の骨転移を意識すべきである。

受験者つぶやき
・骨硬化するのはこれぐらいしか思い浮かびません。
・cにしている人も多かったですが，前立腺癌の造骨ということなのだろうかと思ってbに。

220　国試109 － 第109回　医師国家試験問題解説書

Check ■■■

109D-43　9歳の女児。歩行時の下肢痛を主訴に母親に連れられて来院した。1か月前から歩行時に両大腿から股関節部に疼痛があるため受診した。Down症候群がある。股関節の変形障害に対し手術予定となった。術前検査として撮影した頸椎エックス線写真（**別冊** No. 21A, B, C）を別に示す。
　　所見として正しいのはどれか。
　　a　頸椎椎間板ヘルニア　　b　環軸関節亜脱臼　　c　後縦靱帯骨化症
　　d　黄色靱帯骨化症　　　　e　頸椎症

別　冊
No. 21　A, B, C

アプローチ

① 9歳の女児, 両大腿から股関節部に疼痛 ─→ 単純性股関節炎, Perthes病などの可能性がある
② Down症候群がある ─→ 頸椎不安定性や足部変形などの整形外科的疾患も合併する
③ 股関節の変形 ─→ 変形性股関節症や股関節脱臼が合併している可能性がある

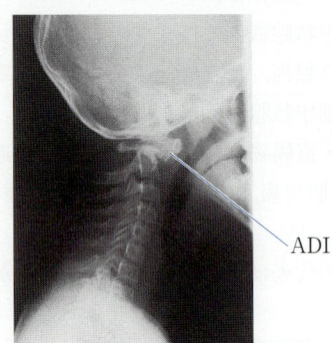

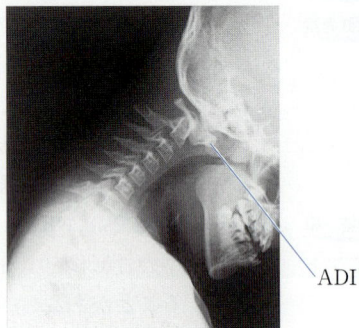

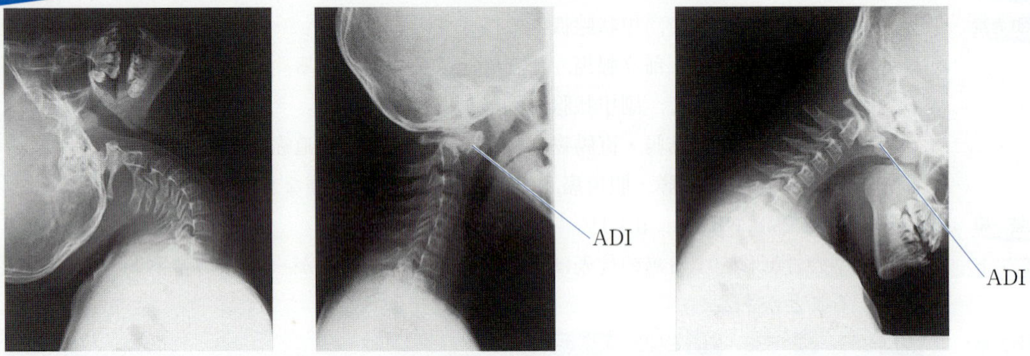

画像診断

A　後屈位　　B　中間位　　C　前屈位

ADI（B, C）

　後屈位（**A**）では特に頸椎の不安定性はみられないが、頸椎中間位（**B**）, 前屈位（**C**）では環椎前弓と歯突起との間隙〈atlantodental interval：ADI〉が開大している。

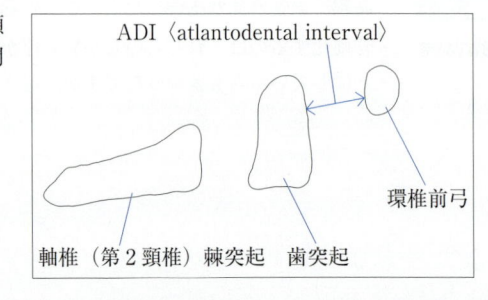

ADI〈atlantodental interval〉
軸椎（第2頸椎）　棘突起　歯突起　環椎前弓

鑑別診断

「アプローチ」①から小児の股関節痛を呈する単純性股関節炎, Perthes病, 大腿骨頭すべり症, 化膿性股関節炎なども考慮されるが, ②から環軸関節亜脱臼による頸椎不安定性, 膝蓋骨脱臼, 扁平足を合併することがあるので, ③は股関節脱臼が合併していると考えられる。

選択肢考察

Down症候群では環軸関節亜脱臼を合併する頻度が高く, 頸椎エックス線機能撮影（前屈

位・中間位・後屈位側面像）で環椎前弓と歯突起との間隙 ADI が 5 mm 以上であれば亜脱臼があると診断する。

×a，○b，×c，×d，×e

解 答 率 a 0.4%，b 91.0%，c 4.2%，d 1.8%，e 2.6%

確定診断 Down 症候群に合併した環軸関節亜脱臼

▶**参考文献** MIX 82　国小 102　チャート小 72　R小 68

▶**正解** b　LEVEL　　　　　　　　　　　　　　　　　　　　　　　　正答率 90.9%

解説者コメント　Down 症候群では循環器・消化器・眼疾患だけではなく，整形外科的疾患も合併することを知っておくべきである。

受験者つぶやき　・模試で Down 症候群の合併症に挙げられていたのを覚えていました。

Check ■■■

109D-44　72 歳の女性。右手の疼痛を主訴に来院した。3 か月前に右橈骨遠位端骨折を受傷し，8 週間のギプス固定を受けた。ギプス除去後にリハビリテーションを受けている。手を触られると刺すような痛みがあり，手掌の発汗亢進を自覚していたが，その後，増強するようになったため受診した。来院時，右手指は腫脹しており，つまみ動作は可能である。手関節とすべての手指の関節とに可動域制限を認める。両手エックス線写真（**別冊 No. 22**）を別に示す。
　診断として考えられるのはどれか。

a　偽関節
b　手根管症候群
c　離断性骨軟骨炎
d　複合性局所疼痛症候群
e　コンパートメント症候群

別　冊
No. 22

アプローチ
①72 歳の女性，右橈骨遠位端骨折──→骨粗鬆症がある
②手を触られると刺すような痛み──→痛覚過敏がある
③手掌の発汗亢進──→交感神経系の障害
④右手指は腫脹──→循環障害がある
⑤つまみ動作は可能──→母指対立障害はない
⑥手関節とすべての手指の関節とに可動域制限──→関節拘縮がある

222　国試109 － 第109回　医師国家試験問題解説書

画像診断

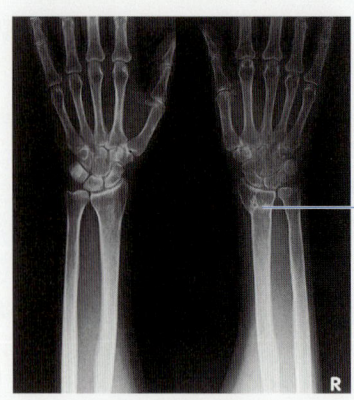

骨硬化像があり，
骨癒合している

右橈骨遠位端骨折は骨癒合しているが，健側と比較して，右手指基節骨，中手骨，
手根骨〜橈骨遠位端にかけて骨萎縮が著明である。

鑑別診断　「アプローチ」①から易骨折性があって，ギプス除去後に⑥の関節拘縮が残存することも多く，骨折後の循環障害によっても④のように腫脹はみられる。しかし，②，③，④から交感神経性の障害も関与していると考えるべきである。また，⑤から正中神経障害や損傷はないようである。

選択肢考察
× a　画像所見から骨癒合しており，否定される。
× b　つまみ動作は可能で母指対立障害はないので，正中神経麻痺はない。
× c　肘・膝・足関節に多く，画像所見からも否定される。
○ d　交感神経性の障害を呈する。
× e　小児の肘関節周辺骨折や下腿の外傷後にみられることが多く，手の圧挫傷では内在筋（骨間筋，虫様筋）が拘縮してMP関節が屈曲し，PIP・DIP関節が伸展する。

解答率　a 13.3%，b 2.7%，c 4.2%，d 48.0%，e 31.8%
確定診断　橈骨遠位端骨折後の複合性局所疼痛症候群
ポイント　橈骨遠位端骨折後の合併症として，不必要な長期間の固定や過牽引によって手指の浮腫，痛覚過敏，チアノーゼ，関節拘縮，皮膚萎縮，骨萎縮などの症状を呈する交感神経性の血管運動神経障害と考えられる。以前は反射性交感神経性ジストロフィー〈RSD：reflex sympathetic dystrophy〉といわれたが，現在では複合性局所疼痛症候群〈CRPS：complex regional pain syndrome〉といわれている。

▶参考文献　チャート整 140　標整 788　R▽ T28
▶正解　d　LEVEL　　　　　　　　　　　　　　　　　正答率 48.0%

解説者コメント　CRPS では症状を呈する部位が損傷部位より末梢であることが多い。
受験者つぶやき
・選択肢的に消去法で解きました。一応国試のガイドラインには載ってるみたいです。
・分かりませんでした。頸癌ワクチンを打った時に問題になっている合併症と同じらしいです（泣）。

D 医学各論

Check ■ ■ ■

109D-45 32歳の女性。甲状腺の検査を希望して来院した。5か月前に第2子を出産した。妊娠前に受けた検査で抗甲状腺ペルオキシダーゼ〈TPO〉抗体強陽性であったため，妊娠期間中にも定期的に甲状腺ホルモン検査を受けていたが，これまでに異常を指摘されたことはなく自覚症状もない。体温36.7℃。脈拍84/分，整。血圧126/86 mmHg。眼瞼結膜と眼球結膜とに異常を認めない。びまん性のやや硬い甲状腺腫を触れるが圧痛はない。胸腹部に異常を認めない。尿所見：蛋白（−），糖（±），ケトン体（−）。血液所見：赤血球420万，Hb 12.3 g/dL，Ht 40%，白血球6,700，血小板21万。血液生化学所見：アルブミン4.0 g/dL，AST 13 IU/L，ALT 15 IU/L，クレアチニン0.4 mg/dL，血糖146 mg/dL，HbA1c 5.4%（基準4.6〜6.2），総コレステロール170 mg/dL，トリグリセリド90 mg/dL，Na 137 mEq/L，K 4.3 mEq/L，Cl 102 mEq/L，TSH 0.02 μU/mL 未満（基準0.4〜4.0），FT₄ 2.0 ng/dL（基準0.8〜1.8）。CRP 0.3 mg/dL 未満。

この時点での方針として正しいのはどれか。

a 抗甲状腺薬を投与する。
b 甲状腺亜全摘術を行う。
c 放射性ヨウ素内用療法を行う。
d 副腎皮質ステロイドを投与する。
e 2〜4週後に甲状腺機能を再検する。

アプローチ
① 32歳の女性──好発年齢，好発性別を示している
② 5か月前の出産──本疾患を誘発するエピソード
③ 抗甲状腺ペルオキシダーゼ〈TPO〉抗体強陽性──背景に慢性甲状腺炎の存在
④ びまん性のやや硬い甲状腺腫──甲状腺腫大形態を示している
⑤ 圧痛なし──甲状腺疾患のいくつかを排除できる
⑥ TSH抑制，FT₄上昇──甲状腺機能亢進状態

鑑別診断 甲状腺機能亢進を示す代表的疾患は，1) Basedow病，2) 無痛性甲状腺炎，3) 亜急性甲状腺炎，4) 過機能性甲状腺結節〈Plummer病〉，5) 橋本病の急性増悪，6) 妊娠初期の一過性機能亢進症などがあるが，検査所見，年齢，5か月前の出産の既往，甲状腺自己抗体強陽性，甲状腺腫の腫大形態，圧痛の有無からこれらを鑑別する。

抗TPO抗体陽性であることから橋本病が示唆されるが，圧痛がないので急性増悪ではない。圧痛と結節性腫大を呈する亜急性甲状腺炎でもない。びまん性腫大を呈しているので過機能性結節でもない。出産後であるため妊娠初期に一過性に生じる妊娠後機能亢進でもない。Basedow病を示唆するTSH受容体抗体は提示されていないものの，定期的甲状腺ホルモン検査を受けているが異常を指摘されていないことからBasedow病も否定的である。したがって，出産後に起こった機能亢進症であることが分かる。

確定診断 無痛性甲状腺炎

選択肢考察
× a 一過性の機能亢進であり，また機能亢進が軽度であるので必要ない。
× b 論外である。
× c Basedow病でないのでこの治療は考えられない。破壊性甲状腺炎であるため，ヨウ素は取り込まれない。
× d 亜急性甲状腺炎の治療法として，またBasedow病で抗甲状腺薬が副作用のため使用できない術前患者などに主に使用される。
○ e 甲状腺機能亢進が軽度であること，自然経過で甲状腺機能が正常化することが多いこと

から経過観察とし，間隔をおいて再検するのが望ましい。

解答率 a 5.6%, b 0.4%, c 0.5%, d 3.4%, e 90.0%

ポイント 甲状腺機能亢進症をきたす疾患を鑑別し，その適切な治療を問う良問である。機能亢進症の代表疾患はBasedow病であり，全体の90%近くを占めている。その他の機能亢進を示す疾患の検査値，理学的所見の特徴と治療法を理解しておく。同じ機能亢進の中でも，甲状腺細胞が自律的にホルモンを過剰産生・分泌する場合と，甲状腺細胞の破壊によりホルモンが血中に過剰に流出するため機能亢進となる場合の機序を理解しておく。前者はBasedow病，過機能性甲状腺結節であり，後者は無痛性甲状腺炎，亜急性甲状腺炎，橋本病の急性増悪である。

▶参考文献 MIX 262　朝 1602　YN D45　みえる内 224

▶正解 e　LEVEL　正答率 90.0%

解説者コメント 甲状腺機能亢進症をきたす疾患，甲状腺腫大形態，理学的所見，ホルモン学的検査データを理解していれば容易に解答できる。

受験者つぶやき
・なんとなくeを選んでる人が多かったように思います。
・そんなに積極的治療をするほどでもないのかなと。

Check ■■■

109D-46 34歳の男性。糖尿病の精査目的に来院した。18歳時の健康診断で尿糖陽性を指摘されたがそのままにしていた。視力低下のため昨日，眼科を受診し増殖前糖尿病網膜症と診断され，紹介されて受診した。父親が糖尿病である。身長167 cm，体重86 kg。脈拍88/分，整。血圧182/96 mmHg。心音と呼吸音とに異常を認めない。腹部は平坦，軟で，血管雑音を聴取しない。下腿に軽度の浮腫を認める。尿所見：蛋白1+，糖2+，潜血（−），アルブミン排泄量350 mg/gCr（基準30未満）。血液生化学所見：アルブミン 3.9 g/dL，クレアチニン 1.2 mg/dL，空腹時血糖 165 mg/dL，HbA1c 8.9%（基準 4.6〜6.2），HDLコレステロール 35 mg/dL，LDLコレステロール 145 mg/dL，トリグリセリド 230 mg/dL，Na 145 mEq/L，K 4.3 mEq/L，Cl 109 mEq/L。

食事療法とともに開始すべき内科的治療として適切なのはどれか。

a　インスリン
b　チアゾリジン薬
c　スルホニル尿素薬
d　サイアザイド系利尿薬
e　アンジオテンシン受容体拮抗薬

アプローチ
① 16年前に若年で糖尿病が発症しており，治療されておらず，糖尿病網膜症がある━━神経症や腎症などほかの糖尿病性合併症があっても不自然ではない
② BMIは30.8で肥満があり，HbA1c値から血糖のコントロールは不良で，高血圧もⅢ度と重症である
③ 蛋白尿は著明でなく，血清アルブミンも保たれているが，腎機能は軽度低下しており（eGFR 57.8 mL/分/1.73 m^2），浮腫が認められる━━食塩摂取量が多いと推測される
④ 脂質異常症も認められる━━将来的に心血管病を発症するリスクは高い

鑑別診断 糖尿病の罹患歴，血糖のコントロール状況や糖尿病網膜症があることなどから，蛋白尿および軽度腎機能低下は糖尿病腎症によるものであると考えられ，他の原発性，全身性腎疾患の可能性を示す所見は記述されていない。

確定診断 糖尿病腎症

選択肢考察

× a　インスリン投与が必要になる可能性も高いが，まずは肥満の是正，減塩など生活習慣の改善，そして経口糖尿病治療薬から治療を開始するべきである。

× b　腎機能や心機能の低下がある場合，チアゾリジンは体液量増加をきたしやすい。

× c　スルホニル尿素は腎排泄であるため，腎機能障害があると代謝が遷延して低血糖などの副作用を起こすおそれがある。

× d　サイアザイド系利尿薬は糖代謝に悪影響を及ぼすため糖尿病では用い難く，血清クレアチニン 2 mg/dL 以上の腎機能低下では利尿効果が期待できず，腎機能増悪のおそれがあるため**禁忌**となる。

○ e　アンジオテンシンⅡ受容体拮抗薬〈ARB〉や ACE 阻害薬は糸球体輸出細動脈を拡張して糸球体毛細管圧を下げ，蛋白尿を減少させることにより腎保護効果が期待されるため，降圧薬として優先的に選択される。

解答率　a 8.1%，b 1.6%，c 1.0%，d 0.5%，e 88.9%

ポイント
　糖尿病腎症に限らず慢性腎臓病においては，厳格な血圧のコントロールと蛋白尿，アルブミン尿の抑制が腎障害や心血管病を予防する上で重要である。降圧薬としては前述したように，蛋白尿を減少させ腎保護効果を示す ACE 阻害薬や ARB などのレニン-アンジオテンシン-アルドステロン系阻害薬が優先的に用いられる。腎機能障害が存在する場合，経口糖尿病治療薬としては，αグルコシダーゼ阻害薬に加え，DPP-4 阻害薬や一部の速効型インスリン分泌促進薬を，減量して用いることができる。

▶参考文献　MIX 231, 268　朝 1461, 1779　YN D113, E74　みえる内 74　みえる腎 187

▶正解　e　LEVEL（禁忌肢 d）　正答率 88.9%

解説者コメント　糖尿病，慢性腎臓病などの合併症や病態が存在する高血圧に対し，積極的な適応，あるいは禁忌，慎重投与となる降圧薬を整理しておく。腎障害が存在する場合の経口糖尿病治療薬の使い分けは国家試験で求められるレベルを超えると思われるが，ヨード造影剤や NSAIDs など禁忌となる主要薬剤は押さえておくべきである。

受験者つぶやき
・ACEI を使う前にはカリウムを確認しましょう。
・自信ないけど e に。

Check ☐ ☐ ☐

109D-47 4歳の女児。「朝起きたときから，ぼーっとしている」と心配した母親に連れられて来院した。前日は遠足で疲れて夕食を食べずに寝てしまった。今朝母親が何度起こしても，うとうとして起きなかったため受診した。これまでも似たようなエピソードはあったが，食後に元気になったのでそのままにしていた。意識レベルはJCS I -3。身長100 cm，体重14 kg。体温36.1℃。脈拍124/分，整。血圧90/56 mmHg。呼吸数36/分。SpO₂ 98%（room air）。心音と呼吸音とに異常を認めない。腹部は平坦，軟で，肝・脾を触知しない。尿所見：蛋白（－），糖（－），ケトン体3+，潜血（－）。血液所見：赤血球420万，Hb 12.5 g/dL，Ht 41%，白血球11,000，血小板35万。血液生化学所見：総蛋白7.5 g/dL，AST 26 IU/L，ALT 14 IU/L，尿素窒素15 mg/dL，クレアチニン0.3 mg/dL，血糖30 mg/dL，Na 140 mEq/L，K 5.1 mEq/L，Cl 96 mEq/L。
　考えられる疾患はどれか。
　a　てんかん　　　　　b　1型糖尿病　　　　c　von Gierke病
　d　起立性調節障害　　e　ケトン性低血糖症

アプローチ
①4歳の女児で体重14 kg──→やや痩せ型。ケトン性低血糖症を疑わせる所見
②身長100 cm──→低身長ではない。von Gierke病は一般に低身長
③前日夕食を摂れなかった，以前にも同様なことがあり食後に回復──→低血糖に基づく臨床症状の可能性が高い
④肝脾腫なし──→肝の腫大はなく，von Gierke病に合致しない所見
⑤低血糖──→小児ではケトン性低血糖症の頻度が高いが，その他の先天代謝異常症や先天性高インスリン血症等も鑑別する必要がある
⑥尿ケトン体陽性──→尿ケトン体陽性なのに低血糖をきたしており，少なくとも1型糖尿病は否定的である

鑑別診断　意識障害をきたす疾患を鑑別するが，本症例ではむしろ低血糖をきたしていることに注目する。頻度的にはケトン性低血糖症を疑うが，ほかに先天代謝異常症，先天性高インスリン血症，副腎機能不全などの，低血糖をきたす疾患を鑑別する必要がある。

選択肢考察
×a　低血糖や尿ケトン体の所見がてんかんでは説明できず，否定的である。
×b　本症例では尿ケトン体は陽性であるが，治療前に低血糖を認めており，否定的である。
×c　糖原病1型ともいわれ，遺伝形式は常染色体性劣性遺伝でglucose-6-phosphatase欠損のためグルコース-6-リン酸からグルコースの産生が障害される。人形様顔貌，低身長，肝腫大，アセトン尿，高乳酸血症などを認める。本症例は低血糖発作を認めるが，その他の所見が合致せず否定的である。
×d　思春期の女子に多く，めまい，立ちくらみ，動悸，息切れなどの症状を呈する。本症例では低血糖や尿ケトン体陽性などの所見を認めることより否定的である。
○e　インスリン過剰以外の原因で生じる低血糖で，特に痩せ型の幼児に多く，食欲不振や前日に夕食を摂取しなかった場合などに低血糖およびケトーシスを生じる。治療はブドウ糖の摂取で，年長になるにつれて症状は出にくくなる。

解答率　a 0.0%，b 2.7%，c 1.7%，d 0.1%，e 95.4%
確定診断　ケトン性低血糖症
ポイント　小児で前日夕食を抜いたこと，低血糖，尿ケトン体陽性であることが診断の決め手になると

思われる。治療はブドウ糖の摂取あるいは静注である。年長になるにつれて症状は出にくくなることを親に説明することも重要である。

▶参考文献　MIX 333　YN D152　国小 136　R小 187
▶正解　e　LEVEL ▮▮▯▯
解説者コメント　ケトン性低血糖症という疾患自体を知っていれば，他の選択肢は明らかに否定的な疾患であるので解答は容易である。

受験者つぶやき
・アセトン血性嘔吐症が選択肢になくて安心しました。
・過去問で似たようなのがあった気が。

Check ▮▮▮▯

109D-48　57歳の女性。両側顎下部の腫脹を主訴に来院した。1年前から右顎下部の硬い腫脹に気付いていた。1か月前から左顎下部にも同様の硬い腫脹が出現したため，精査を希望し受診した。既往歴に特記すべきことはない。身長 160 cm，体重 52 kg。体温 36.2℃。脈拍 68/分，整。血圧 96/68 mmHg。呼吸数 14/分。SpO_2 98%（room air）。血液所見：赤血球 368万，Hb 11.1 g/dL，Ht 33%，白血球 5,700，血小板 21万。血液生化学所見：アルブミン 3.9 g/dL，IgG 2,160 mg/dL（基準 960〜1,960），IgG4 756 mg/dL（基準 4.8〜105），AST 20 IU/L，ALT 11 IU/L，尿素窒素 15 mg/dL，クレアチニン 0.5 mg/dL，血糖 98 mg/dL。免疫血清学所見：CRP 1.2 mg/dL，抗核抗体陰性，抗SS-A抗体陰性。ガリウムシンチグラフィで両側顎下腺，甲状腺および膵臓に取り込みを認める。頸部の写真（**別冊** No. 23）を別に示す。
　確定診断に必要な検査はどれか。

a　TRH試験　　　　b　顎下腺生検　　　c　Schirmer試験
d　グルカゴン負荷試験　　e　ポリソムノグラフィ

別　冊
No. 23

アプローチ
①1年前からの顎下腺腫脹 ⟶ 慢性の経過であり急性感染症ではない
②CRP上昇，軽度の貧血 ⟶ 正球性貧血の存在から慢性炎症を疑う
③Gaシンチで顎下腺に加え甲状腺や膵臓にも取り込み ⟶ 全身性の炎症
④抗核抗体，抗SS-A抗体ともに陰性 ⟶ Sjögren症候群の可能性は低い
⑤IgG4の突出した上昇を伴う高ガンマグロブリン血症 ⟶ IgG4関連疾患群

画像診断

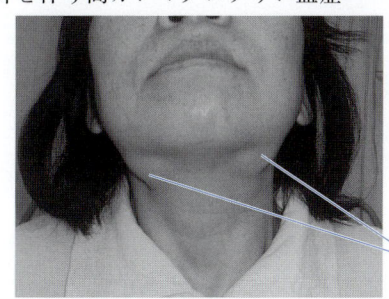

両側顎下腺の腫大

両側の顎下腺の腫脹を認める。IgG4関連疾患群においては閉塞性静脈炎によるとされる。

鑑別診断　顎下腺，あるいは外分泌腺の腫脹をきたす疾患としてはSjögren症候群が代表的であるが，「アプローチ」④に記したように自己抗体が陰性であることから否定的である。細菌性やウイルス性の顎下腺感染も①にあるように可能性は低い。⑤に述べたようにIgG4関連疾患群の可能性が高い。リンパ腫を代表とする腫瘍性病変も考慮されるべきであり，その鑑別は生検によってなされる。

確定診断　IgG4関連疾患群〈IgG4RD〉

選択肢考察
× a　IgG4RDでは本例のGaシンチ結果のように甲状腺に炎症を認め，最終的に甲状腺機能低下症に至ることがある。その場合，TRH試験でTSH過剰反応をみる。しかしIgG4RDの診断には無力である。
○ b　IgG4RDでは標的臓器にリンパ球とIgG4陽性形質細胞の強い浸潤を認める。顎下腺の病理学的検索が診断に必須である。
× c　Schirmer試験は涙腺の分泌障害の診断に有用であるが，IgG4RDでは涙腺障害はまれである。
× d　インスリン分泌予備能や成長ホルモン分泌能をみる試験であるが，IgG4RD診断には無関係である。
× e　睡眠時無呼吸の診断に用いられるが，IgG4RDには無関係である。

解答率　a 2.2%，b 89.5%，c 3.2%，d 4.8%，e 0.3%

ポイント　血清IgG4上昇に加え，IgE上昇，好酸球増多が多くにみられる。標的臓器の検出にはGaシンチのほかにPETも有用である。既存疾患が実はIgG4RDに包括されることが判明している。疾患は多岐にわたる。大阪大学医学部のweb siteに丁寧にまとめられているので是非参照してほしい。http://www.med.osaka-u.ac.jp/pub/imed3/lab_2/page4/igg4rd.html

▶参考文献　MIX 217　朝 1325　YN F90
▶正解　b　LEVEL　　　　　　　　　　　　　　　　　　　　　　　正答率 89.4%

解説者コメント　IgG4RDの概念を確立するのに日本の臨床家の貢献は大きかった。そのうち国家試験でも出題されることを予想していたが，診断基準がまとめられたのは比較的最近であるし，いささか時期尚早の印象。そう思うのは筆者だけか!?

受験者つぶやき　・消去法的に生検を。

Check ■■■

109D-49 4歳の女児。発熱と頭痛とを主訴に母親に連れられて来院した。数日前から右耳下部の腫脹と疼痛があり，本日の夕方から発熱，頭痛および嘔吐がみられた。夜間に発熱と頭痛とが増強したため救急外来を受診した。意識は清明。体温39.1℃。脈拍132/分，整。呼吸数24/分。SpO_2 98%（room air）。咽頭は軽度発赤し，右耳下腺に自発痛を伴う腫脹を認める。項部硬直を認める。心音と呼吸音とに異常を認めない。腹部は平坦，軟で，圧痛を認めない。腸雑音は正常である。

この疾患について正しいのはどれか。
a 血清リパーゼが高値である。
b 感染経路は接触感染である。
c 合併症には伝音難聴がある。
d 唾液腺由来の血清アミラーゼが高値である。
e 髄液検査で多形核球優位の細胞数増多がみられる。

アプローチ
①発熱と頭痛を認め，夜間に増強した━━急性の経過
②数日前からの右耳下腺の腫脹・疼痛，自発痛を伴う━━急性耳下腺炎・流行性耳下腺炎の疑い
③項部硬直を認める━━髄膜炎を示唆する
④腹部は平坦，軟で圧痛を認めない━━膵炎など急性腹症は考えにくい

鑑別診断 幼児期における右耳下腺炎を伴う発熱であり，ムンプスウイルス感染症（流行性耳下腺炎）と考えられる。流行性耳下腺炎の合併症として無菌性髄膜炎・精巣炎・膵炎・感音難聴がある。本症例では項部硬直・頭痛を伴っており，同ウイルス感染による無菌性髄膜炎合併と考える。また，急性腹症を示唆する所見はなく，膵炎合併は否定的である。

確定診断 流行性耳下腺炎〈ムンプス〉，髄膜炎の合併

選択肢考察
×a 膵炎を起こしておらず，血清リパーゼは上昇しない。
×b ムンプスウイルスの飛沫感染により発症する。
×c 合併症として感音難聴がある。
○d 唾液腺感染であるため，唾液腺由来のアミラーゼが高値になる。
×e ウイルス感染であり，髄液検査ではリンパ球優位の細胞数増多がみられる。

解答率 a 8.4%，b 4.9%，c 2.2%，d 77.1%，e 7.3%

ポイント ムンプス感染症の合併症として，本症例のような経過をとり最も多いものが無菌性髄膜炎である。そのほかには精巣炎・卵巣炎，膵炎，片側性の感音難聴（治療に反応せず不可逆的である）がある。ムンプスワクチンは現時点では任意接種であるが，2回接種が推奨されている。

▶**参考文献** MIX 63　朝 270　YN H85　みえる免 232
▶**正解** d LEVEL ■■□　正答率 77.1%

解説者コメント 流行性耳下腺炎に伴う合併症に関しての知識は，過去の国家試験で頻出である。

受験者つぶやき
・病棟で無菌性髄膜炎の子が増えると夏を感じる，って小児科の先生が言ってました。
・教科書には接触感染もあるって書いてあった気がしたけど……。

109D-50 34歳の女性。4年間の不妊を主訴に来院した。月経周期は29日型，整。19歳時に骨盤腹膜炎の診断で抗菌薬投与を受けた既往がある。子宮卵管造影で両側の卵管水腫と診断し，腹腔鏡下手術を施行した。手術時の肝周囲の写真（**別冊 No. 24**）を別に示す。
　この所見の原因として考えられる病原体はどれか。

a　アニサキス
b　クラミジア
c　リステリア
d　トリコモナス
e　バクテロイデス

別　冊
No. 24

アプローチ
①4年間の不妊──日本産科婦人科学会では「妊娠を望んで，避妊をせずに性交しているのに2年以上妊娠しない」と定義され，原発性あるいは続発性不妊である
②月経周期は29日型，整──月経周期は正常（期間が25日以上38日以内）
③19歳時に骨盤腹膜炎の診断で抗菌薬投与──骨盤腹膜炎の原因である子宮頸管炎，子宮付属器炎などの疾患に関連する性感染症〈STD〉であるクラミジアや淋菌感染などに罹患した可能性を考える
④子宮卵管造影で両側の卵管水腫──不妊症の原因として卵管因子（卵管水腫）が考えられる
⑤腹腔鏡下手術，肝周囲の所見──骨盤内感染を経て肝周囲炎に至ったものをフィッツ・ヒュー・カーティス症候群〈Fitz-Hugh-Curtis症候群：FHCS〉といい，主な原因としてはクラミジア感染症による骨盤内感染が挙げられる

画像診断

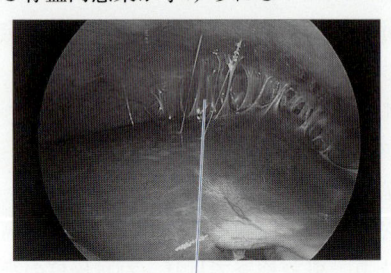

クラミジア感染症による肝
周囲の癒着が認められる

鑑別診断　STDとしてのクラミジア感染症や淋菌感染症が骨盤内炎症性疾患〈PID〉の主な原因であり，上行性感染によりPIDを引き起こす。
　アニサキスはアニサキス亜科幼虫の総称で，成虫はイルカやクジラなどの海洋に生息する哺乳類の胃に寄生する線虫である。ヒトのアニサキス症は幼虫の寄生部位により胃アニサキス症と腸アニサキス症に分類される。急性腸アニサキス症では，汚染された刺身等を食して10数時間後から激しい下腹部痛，腹膜炎症状などを示すが，肝周囲の癒着は起こさない。
　リステリア症は*Listeria monocytogenes*〈リステリア・モノサイトゲネス〉による感染症で，ヒトのほか種々の動物にも認められる人畜共通感染症である。ソフトチーズなどの加熱されていない乳製品の摂取によっても罹患する。

選択肢考察
- × a　アニサキスは心窩部痛や腹膜炎症状は起こすが，骨盤腹膜炎にまでは至らない。
- ○ b　クラミジア感染症は頸管炎，卵管炎ならびに骨盤腹膜炎を引き起こす。
- × c　臨床症状は一般的な細菌感染による化膿性髄膜炎および敗血症と同様である。38〜39℃の発熱，頭痛や嘔吐などがあるが，健康な成人では無症状のまま経過することが多い。感染初期には倦怠感，弱い発熱を伴うインフルエンザ様の症状を示すことがあるが，骨盤腹膜炎は起こさない。
- × d　腟炎までであり，上行性感染によるPIDは起こさない。
- × e　バクテロイデスはGram陰性嫌気性非芽胞形成桿菌であり，皮膚，口腔，胃腸管や腟などの正常菌叢の一部を形成している。無芽胞嫌気性菌感染症により引き起こされる症状としては，敗血症の各種病状があるが，通常は骨盤腹膜炎は起こさない。

解答率　a 0.1%，b 99.3%，c 0.1%，d 0.3%，e 0.1%

確定診断　クラミジア感染症（Fitz-Hugh-Curtis症候群）

ポイント　PIDは子宮頸管より上部の生殖器に発症する上行性感染で，子宮内膜炎，付属器炎，卵巣卵管膿瘍や骨盤腹膜炎が含まれ，骨盤内感染症とほとんど同義語として使用されている。PIDの原因には嫌気性菌が関与していることも多く，またSTDとしてのクラミジア感染症や淋菌感染症の場合もあるので，子宮腔内（子宮頸管内）の一般細菌培養以外に，この2つの原因検索を忘れてはならない。

▶**参考文献**　MIX 243　チャート婦 165　みえる婦 85
▶**正解**　b　LEVEL　　　　　　　　　　　　　　　　　　　正答率 99.3%

解説者コメント　PIDの主な原因疾患であるクラミジア感染症と淋菌感染症についての基礎知識があれば，解答は容易である。

受験者つぶやき
・これは正答率100%近くいくんじゃないでしょうか！
・オペ中に見たことあります。

Check ■■■

109D-51　3か月の乳児。激しい咳嗽を主訴に母親に連れられて来院した。約1週前から鼻漏と咳嗽とを認めていたが元気であった。昨晩から発作性に，顔を真っ赤にして途切れなく続く咳嗽と，それに引き続く息を吸い込む際の笛を吹くような音を繰り返したため受診した。体温37.2℃。診察時には呼吸音に異常を認めない。血液所見：赤血球402万，Hb 11.9 g/dL，Ht 39%，白血球26,100（桿状核好中球1%，分葉核好中球14%，単球2%，リンパ球83%），血小板23万。CRP 0.2 mg/dL。

この疾患について正しいのはどれか。
- a　空気感染が主体である。
- b　成人期には発症しない。
- c　ワクチン接種は無効である。
- d　潜伏期間は10日前後である。
- e　罹患によって終生免疫は得られない。

アプローチ
①激しい咳嗽，昨晩から発作性に，顔を真っ赤にする咳嗽──「スタッカート」
②息を吸い込む際の笛を吹くような音を繰り返す──「レプリーゼ」
③体温37.2℃，呼吸音に異常なし──細気管支炎などは否定的
④白血球26,100（リンパ球83%），CRP 0.2 mg/dL──リンパ球優位の白血球増多症

鑑別診断　低月齢の患児において咳嗽を認める症例として，急性細気管支炎と百日咳が考えられる。発

熱，多呼吸，聴診にて喘鳴を認めないことから急性細気管支炎は否定的である。咳嗽の特徴的経過（「アプローチ」①，②）と，④の血液所見から百日咳と診断される。

確定診断 百日咳

選択肢考察
- ×a 飛沫感染が主体である。
- ×b 成人期にも持続する咳嗽により診断される症例がある。
- ×c 現在では4種混合ワクチンにより予防可能である
- ○d 潜伏期間は1～2週間である。
- ×e 罹患により終生免疫が得られる。

解答率 a 1.6％，b 3.8％，c 0.5％，d 77.8％，e 16.2％

ポイント 低月齢における激しい咳嗽のうち，特徴的な臨床経過（激しい咳嗽，顔を真っ赤にして続く，息を吸い込む際の笛を吹くような音）から百日咳と診断することは容易である。血液検査においてもリンパ球優位の白血球増多が特徴的である。診断にはBordet-Gengou培地により菌を証明する。治療はエリスロマイシンなどマクロライド系抗菌薬が効果的である。また，成人発症があることを認知しておく。

参考文献 MIX 66　朝 315　YN H53　みえる免 180

正解 d　LEVEL　正答率 77.8％

解説者コメント 潜伏期間が分からなくても，消去法にて正答できると思われる。

受験者つぶやき
・出席停止になる類の感染症は潜伏期間も覚えていた方が良いです。ときたま一般問題にも出てきます。
・d，eで迷いました。

Check ■ ■ ■

109D-52 80歳の女性。咳嗽を主訴に来院した。2か月前から咳嗽が出現し，増強してきたため受診した。10年前から糖尿病で経口血糖降下薬を服用中である。意識は清明。体温36.8℃。脈拍72/分，整。血圧146/82 mmHg。呼吸数18/分。心音と呼吸音とに異常を認めない。胸部エックス線写真で左中肺野に結節影を認める。胸部CT（**別冊 No.25A**）と経気管支肺生検組織のPAS染色標本（**別冊 No.25B**）とを別に示す。
　治療薬として適切なのはどれか。
- a　ST合剤
- b　リファンピシン
- c　フルコナゾール
- d　ガンシクロビル
- e　プラジカンテル

別　冊
No. 25 A, B

アプローチ
① 2か月前から咳嗽→慢性の経過あり
② 10年前から糖尿病，投薬中→易感染性宿主
③ バイタルサイン→特記すべき異常値はなく，全身状態は保たれている
④ 胸部画像所見，病理組織所見→診断確定

画像診断

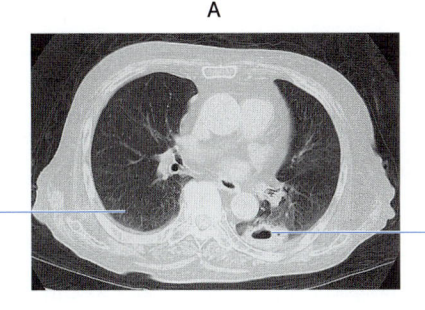

A

右 S⁶ に粟粒状陰影を認める

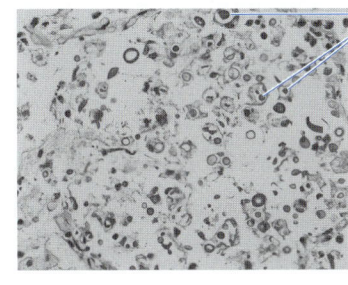

左 S⁶ に空洞影を認める

B

莢膜に包まれた円形のクリプトコックスの菌体を認める

鑑別診断
臨床経過から，易感染性宿主に生じた呼吸器感染症を考える。画像所見から，空洞を生じる疾患として肺結核，肺真菌症，肺化膿症が鑑別に挙げられる。経気管支肺生検組織標本の所見から診断する。

確定診断
続発性肺クリプトコックス症

選択肢考察
× a　ニューモシスチス肺炎で使用する。
× b　抗結核薬である。
○ c　抗真菌薬である。
× d　抗ウイルス薬である。
× e　吸虫駆除薬である。

解答率
a 6.0%，b 9.6%，c 61.8%，d 17.5%，e 5.1%

ポイント
画像所見と肺生検組織像の組合せで診断できる。肺クリプトコックス症は急性易感染性宿主に好発するが，健康成人にも発症する。

▶参考文献　MIX 68, 123　朝 341　YN I82　みえる 呼 147
▶正解　c　LEVEL　正答率 61.7%

解説者コメント　病歴だけでは確定診断できず，胸部画像と病理組織像で診断させる設問である。

受験者つぶやき
・こういう時の病理は PAS 染色で見るんですね！
・クリプトコックスかなと。髄膜炎が出ると予想している人もいました。

Check ☐☐☐

109D-53 当直中に病院職員から電話があった。「帰宅したら，自宅の浴室に目張りがされており，浴室から卵が腐ったような臭いが漏れ出している。浴室では弟が倒れているようである。119番には通報している」という。
適切な指示はどれか。
- a すぐ現場を離れる。
- b 浴室の換気扇を回す。
- c 弟の心肺蘇生を始める。
- d 弟を浴室から連れ出す。
- e 臭いの発生源を確認する。

アプローチ
①浴室に目張り，弟が倒れている──自殺企図を疑う
②卵が腐ったような臭い──硫化水素を疑う
③119番通報済み

鑑別診断　「アプローチ」①と②で示した通り，弟が硫化水素を発生させ自殺を図ったものと考えられる。一般人の自殺に用いられるガス状毒物は限られており，硫化水素と一酸化炭素しかない。一酸化炭素ガスは無色無臭，無刺激性であり，腐敗卵臭を呈するのは硫化水素である。

確定診断　硫化水素による自殺企図の疑い

選択肢考察
○a　消防署へは通報済み（「アプローチ」③）であり，発見者自身が中毒患者にならないよう，すぐに現場を離れる。可能ならば発見者の携帯電話番号メモを，現場に残しておくとよい。
×b　浴室内の有毒ガスが浴室外に排出され，換気口周囲に汚染が拡大し，中毒患者発生を招く危険がある。
×c，×d，×e　発見者自身の生命が危険にさらされるため，**禁忌**である。

解答率　a 65.6％，b 31.0％，c 0.1％，d 2.8％，e 0.5％

ポイント　近年，硫黄入浴剤とトイレ洗浄剤（9.5％塩酸含有）を混合し，硫化水素を発生させ自殺を図る事件が相次いでいる。
1) 硫化水素中毒の発生場所
①工場：石油精製工場脱硫装置の故障等で，硫化水素が発生した事件の報告がある。
②廃棄物処理：硫黄を含む廃棄物（汚泥，皮革，魚）の保管や処理過程で発生する。
③地下工事：マンホール，下水道，地下工事，タンク内作業において，堆積した有機物が腐敗・分解されて，硫化水素，メタン，アンモニアが発生した事件の報告がある。
④火山・温泉：硫化水素は火山ガスの一種であり，空気より重いので，くぼ地や低地に貯留しやすい。温泉湯治客の硫化水素中毒事故がしばしば報告されている。
⑤家屋：自殺企図がほとんどであり，浴室，トイレ，自家用車内に目張りをして硫化水素を発生させる。
2) 中毒のメカニズム：ミトコンドリア内のチトクロームオキシダーゼに含まれる三価鉄（Fe^{3+}）と結合し，この酵素を失活させ細胞呼吸を障害する。
3) 吸収代謝：硫化水素は肺や消化管から容易に吸収される。
4) 毒性と症状，診断
①症状：硫化水素濃度により異なる。
　0.05～0.1 ppm：独特の臭気（腐敗卵臭）を感じる。
　50～150 ppm：嗅覚脱失が起こり，独特の臭気を感じなくなる。

150〜300 ppm：流涙，結膜炎，角膜混濁，鼻炎，気管支炎，肺水腫。
　　500 ppm 以上：意識低下，死亡。
②診断：発生場所，詳細な状況聴取，卵が腐ったような独特の臭気（ただし，100 ppm 以上の高濃度では，嗅神経麻痺をきたし，独特の臭気を感じない），同定検査（ガスクロマトグラフィー，酢酸鉛紙法）により診断する。

5）搬送・治療・予後
①現場での対応
(1) 大規模災害：立入り禁止区域を設定し（ゾーニング），ここに入る時にはレベル B 以上の防護服を着用し，風上から進入し，この範囲の傷病者を救助する。
(2) 局所的な患者発生：患者発生現場（マンホール，下水道，地下道工事，タンク内，温泉場，自殺企図の場合の家屋）では，高濃度の硫化水素貯留が予想され，慌てて無防備に救助に入ると救助者自身が倒れてしまう。消防署に通報し，レベル B 以上の防護服を着用した消防士・救助隊に救助を任せる。
(3) 現場での救命処置：原則不可能。硫化水素中毒による心肺停止患者に口対口人工呼吸を行い，救助者自身が硫化水素中毒に陥った事例が報告されている。
②救急車搬送中の注意：搬送中は，呼吸困難の有無にかかわらず 100% 酸素投与を行う。また，車両の窓は開放しておく。医療機関到着後，素早く着衣を脱がせて乾式除染を行う。
③医療機関到着後
(1) 動脈血ガス分析，胸部エックス線撮影を行い重症度の把握に努め，必要なら気管挿管・呼吸管理とする。症状が軽微でも，ガス吸入後 4〜5 時間は経過観察が必要である。
(2) 特異的治療：亜硫酸塩療法，高圧酸素療法。

▶正解　　a　　LEVEL　　（禁忌肢 c，d，e）　　正答率 65.6%

解説者コメント　発見者にとって「すぐ現場を離れる」のは，耐え難い選択だろうが，新たな中毒患者発生防止を優先する。

受験者つぶやき　・休み時間中「どれにした？」と話題になった問題。硫化水素は二次災害を起こしやすいので，逃げるのが先決かなと。換気したらどこに漏れるか分からないですし。

> **Check** ■ ■ ■

109D-54 63歳の男性。動悸と労作時息切れとを主訴に来院した。3年前の健康診断で心拡大を指摘されたが無症状であるため医療機関を受診しなかった。1週前から動悸を自覚するようになり，坂道を歩くと息切れを感じるため受診した。脈拍104/分，不整。血圧 122/78 mmHg。SpO_2 97%（room air）。胸骨左縁第2肋間を最強点とする収縮期雑音とⅡ音の固定性分裂とを聴取する。肝を3cm触知する。下腿に軽度の浮腫を認める。12誘導心電図（**別冊 No. 26A**），胸部エックス線写真（**別冊 No. 26B**）及び心エコー図（**別冊 No. 26C, D**）を別に示す。

今後の方針として適切なのはどれか。

a 心内修復術
b 在宅酸素療法
c 血栓溶解療法
d ペースメーカ植込み
e カテーテルアブレーション

別冊
No. 26 A, B, C, D

アプローチ
①動悸と息切れが主訴，3年前に心拡大を指摘──→循環器疾患，呼吸器疾患の可能性
②脈拍104/分，不整──→頻拍型不整脈
③胸骨左縁第2肋間を最強点とする収縮期雑音──→肺動脈領域の収縮期雑音
④Ⅱ音の固定性分裂──→心房中隔欠損症を疑う
⑤肝を3cm触知，下腿の浮腫──→静脈圧上昇の可能性

画像診断

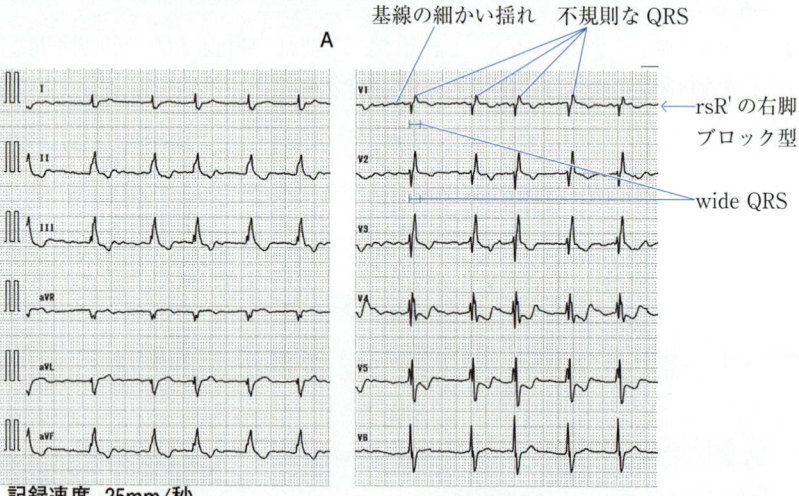

A

記録速度 25mm/秒

基線の細かい揺れ　不規則なQRS
rsR'の右脚ブロック型
wide QRS

基線の細かい揺れと不規則に出現するQRSから，基本調律は心房細動である。心電図記録時の安静時では心拍数が70〜90/分程度で頻拍ではない。QRS電気軸は正軸であるが，QRS自体はwideで，胸部誘導では右脚ブロック型を呈し，V_1誘導でrsR'型と後半の右室成分の興奮の遅れが目立ち，右室の拡大の存在を考える。

B

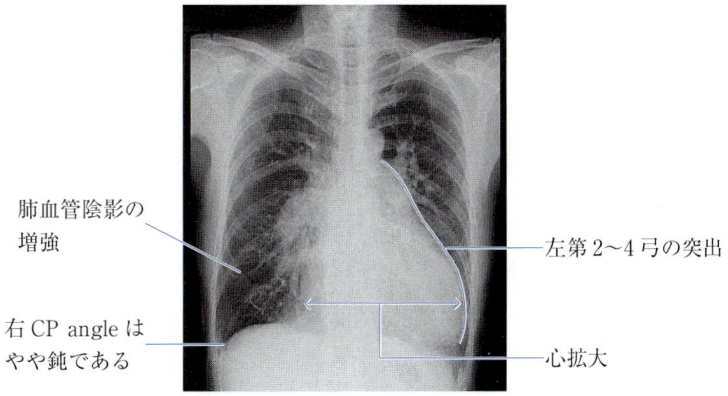

- 肺血管陰影の増強
- 左第2〜4弓の突出
- 右CP angle はやや鈍である
- 心拡大

　心拡大が目立ち，左の第2弓から第4弓にかけて突出している。肺血管陰影も増強し，肺野末梢まで血管陰影を追える。肺血流増加あるいは，肺うっ血の所見。右のCP angle が鈍であるように見え，液体成分の貯留を否定できない。

C

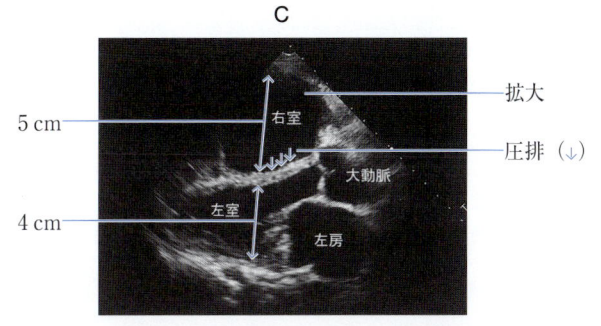

- 5 cm 右室
- 4 cm 左室
- 拡大
- 圧排（↓）
- 大動脈
- 左房

　傍胸骨左室長軸像であるが，右室が極めて拡大し，左室を圧排している。大動脈弁が閉鎖しているが僧帽弁が不鮮明で，時相は不明であるが，右室は5 cm，左室は4 cmと明らかに右室の拡大が目立つ。大動脈弁の異常はなく，左室壁や心室中隔も肥大や菲薄化は認めない。見える範囲で心囊水の貯留もない。

D

- 心尖部は右室である
- 右室
- 左室
- 右房　左房
- 心房レベルの左右短絡

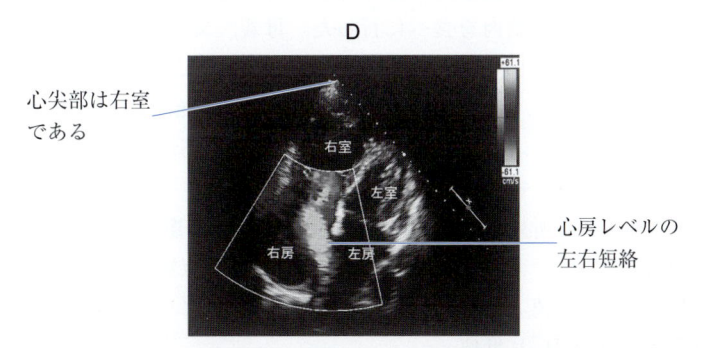

　心尖部四腔断面像のカラードプラ像である。心尖部は右室が形成していてこれも右室拡大の所見である。心房レベルで左房から右房へ向かうオレンジ色の信号を認めるが，左房から右房へ流れる血流である。すなわち心房レベルの左右短絡が証明され，心房中隔欠損症〈ASD〉の診断である。

鑑別診断　心エコー図からASDの存在が明らかである。また，症状，所見などもASDの存在で合理的に説明可能である。その他の留意点としては，肺静脈還流異常症など，合併心奇形の有無を確認する必要がある。

確定診断	心房中隔欠損症〈ASD〉
選択肢考察	○a　症状のあるASDで，心エコー図では明らかな左右短絡を認め，動脈血酸素分圧も正常である．ASD閉鎖術を目的として，心臓カテーテル検査などを行うべきである．
	×b　選択肢aのごとく，修復可能と考える．また現時点では安静時の酸素飽和度は正常であるので酸素療法は短期的にも不要である．
	×c　肺血栓塞栓症ではないので，血栓溶解療法は無関係である．
	×d　徐拍性不整脈は確認されていないので，現時点では不要である．
	×e　心房細動は存在するが，アブレーションを行っても原疾患の解決にはならない．
解答率	a 89.2%，b 2.7%，c 1.2%，d 1.0%，e 5.9%
ポイント	ASDは肺高血圧がなく肺体血流比〈Qp/Qs〉が2以上の場合には手術適応がある．治療適応を満たす場合は経皮的デバイス閉鎖術か外科的閉鎖術が行われる．外科的閉鎖は治療の基本であり，術後長期予後も明らかになっている．カテーテルによるデバイス閉鎖術は，限られた承認施設で行われなければならず，ASDのサイズなどの制限がある．
▶参考文献	MIX 167　朝 584　YN C117　みえる 循 144
▶正解	a　LEVEL　　　　　　　　　　　　　　　　　　　　　　　　　正答率 89.1%
解説者コメント	画像診断で確定診断まで可能な問題である．治療方針の選択で重要なことは，修復が必要か否か，修復可能か否かに尽きるが，それをどのように判断するかが重要である．この問題では選択肢aとbでそれを求めている．
受験者つぶやき	・よく見ると（よく見なくても）まだ左→右に流れている状態だったのですね．Eisenmenger化してるという先入観を捨てきれませんでした．
	・Eisenmenger化してるかどうか，人によって評価が分かれていました．大丈夫かなと思ってaに．

Check ■■■

109D-55　7歳の男児．腹痛，下痢および顔色不良を主訴に母親に連れられて来院した．4日前から下痢が始まり，昨晩から腹痛を伴う血便が認められた．今朝から排尿がないのに気付かれ受診した．7日前に家族で焼肉を食べに行った．母親，父親および兄も軽い下痢を呈している．意識は清明．身長115 cm，体重22 kg（1週前は20.5 kg）．体温37.1℃．脈拍124/分，整．血圧130/76 mmHg．呼吸数24/分．SpO₂ 98%（room air）．心音と呼吸音とに異常を認めない．腹部は平坦で，自発痛と圧痛とを認めるが，筋性防御は認めない．肝・脾を触知しない．尿所見：蛋白2+，ケトン体1+，潜血3+．
　この患児の血液検査所見で予測されるのはどれか．2つ選べ．

　a　LD高値　　　　　　　　　　b　血小板数増加
　c　クレアチニン高値　　　　　　d　直接ビリルビン高値
　e　血清補体価（CH₅₀）低値

アプローチ	①腹痛，下痢および顔色不良→消化器疾患が考慮される
	②昨晩から血便があり排尿がない→脱水や腎機能障害がある
	③7日前に焼肉を食べた→食中毒があるか？
	④母親，父親および兄も軽い下痢→やはり食中毒が疑わしい
	⑤尿所見で蛋白2+，ケトン体1+，潜血3+→腎機能障害を示唆している
鑑別診断	小児が血便を呈し，脱水や腎機能障害を起こしている．サルモネラ感染症やカンピロバクタ

一感染症，腸炎ビブリオ，病原性大腸菌感染症，細菌性赤痢，アメーバ赤痢，薬剤関連腸炎などが鑑別に挙げられる。7日前に焼肉を食べており，家族も同様の症状を示していることからサルモネラ感染症，カンピロバクター感染症と病原性大腸菌感染症の可能性が高い。排尿がないほど重篤な状態になる疾患としては，ベロ毒素産生性大腸菌による溶血性尿毒症症候群が最も考えられる。

確定診断 溶血性尿毒症症候群

選択肢考察
- ○ a 溶血により血清LDは高値となる。
- × b 溶血性貧血に加え，血小板減少を認める。
- ○ c 腎機能障害と脱水によりクレアチニンは高値となる。
- × d 肝細胞障害や胆道閉塞などの肝胆道系疾患により直接ビリルビン高値となる。
- × e 溶連菌感染後急性糸球体腎炎では一過性の補体価低下，慢性増殖性糸球体腎炎では持続性の補体価低下を示すものの，溶血性尿毒症症候群での補体価低下はあまり報告がない。

解答率 a 93.5%，b 2.5%，c 93.8%，d 2.4%，e 6.9%

ポイント 溶血性尿毒症症候群では下痢開始後およそ1週間で破砕赤血球を伴う溶血性貧血，血小板減少をきたし，顔色不良となる。また，急性腎不全による肉眼的血尿，蛋白尿，尿中 β_2-マイクログロブリン高値がみられ，重症例では無尿となる。溶血により血清LDは上昇し，ハプトグロビンは低下する。血液透析で急性腎不全を管理すれば約1週間後には利尿がつくものの，まれに意識状態の低下から急性脳症がみられることがある。

参考文献 MIX 102　朝 1476　YN E89　みえる血 167

正解 a，c　LEVEL　　正答率 87.5%

解説者コメント 厚生労働省は2012年から飲食店でウシの生レバーやユッケの提供を禁止とした。その理由はO157など腸管出血性大腸菌感染症が抵抗力の弱い小児で重症化しやすく，死亡例が相次いだためである。

受験者つぶやき
・診断がつかなくとも答えは分かる，と言っている友人がいました。
・これも一般問題的な臨床問題……。

109D-56 72歳の男性。左下腹部痛と発熱とを主訴に来院した。生来便秘がちであった。一昨日，少量の排便後に左下腹部痛が生じた。昨夜から腹痛が増悪し，38.6℃の発熱が出現したため受診した。体温 37.6℃。脈拍 84/分，整。血圧 142/86 mmHg。呼吸数 24/分。腹部は平坦で，左側腹部に圧痛を認めるが，筋性防御と反跳痛とは認めない。血液所見：赤血球 382万，Hb 12.8 g/dL，Ht 35%，白血球 18,300（桿状核好中球 45%，分葉核好中球 32%，好酸球 2%，好塩基球 1%，単球 6%，リンパ球 14%），血小板 21万。血液生化学所見：総蛋白 7.3 g/dL，アルブミン 3.7 g/dL，総ビリルビン 0.8 mg/dL，AST 30 IU/L，ALT 42 IU/L，LD 238 IU/L（基準 176〜353），ALP 350 IU/L（基準 115〜359），γ-GTP 60 IU/L（基準 8〜50），アミラーゼ 62 IU/L（基準 37〜160），CK 50 IU/L（基準 30〜140），尿素窒素 10 mg/dL，クレアチニン 0.8 mg/dL，尿酸 6.0 mg/dL，血糖 110 mg/dL，総コレステロール 210 mg/dL，トリグリセリド 130 mg/dL，Na 140 mEq/L，K 4.2 mEq/L，Cl 97 mEq/L。CRP 6.5 mg/dL。腹部超音波検査で多数の大腸憩室と左側腹部の液体貯留を認める。腹部造影 CT（**別冊 No. 27**）を別に示す。

治療として適切なのはどれか。**2つ選べ**。

a 高圧浣腸　　　b 降圧薬投与　　　c 抗菌薬投与
d 右半結腸切除術　　　e 穿刺ドレナージ

別冊 No. 27

アプローチ
①生来便秘がちで左下腹部痛 → 大腸疾患が考えられる
②血圧 142/86 mmHg → ショック状態ではなく，それほど高い血圧ではない
③筋性防御と反跳痛は認めない → 腹膜炎所見はない
④体温 37.6℃，白血球 18,300，CRP 6.5 mg/dL → 炎症を呈している
⑤腹部超音波で多数の大腸憩室と左側腹部の液体貯留 → 左下腹部の痛みの原因

画像診断

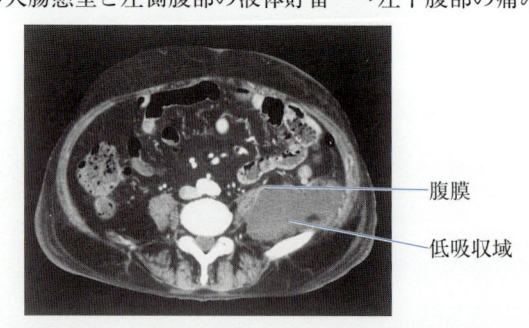

左下腹部に低吸収域を認め，後腹膜膿瘍の所見である。腹水は認めない。

鑑別診断　急性腹症の問題であるが，腹部所見で「アプローチ」③より腹膜炎の所見はない。④，⑤より大腸憩室があり，CTで後腹膜に膿瘍を認めるため，大腸憩室炎の後腹膜穿通と容易に診断できる。

確定診断　大腸憩室炎の後腹膜穿通

D 医学各論

選択肢考察
- × a 大腸憩室の穿通や穿孔が疑われるような急性腹症では**禁忌**である。
- × b ②より，降圧薬を投与するほどの血圧ではない。
- ○ c ④より，細菌感染が考えられ，投与される。
- × d 腹部造影CTでは上行結腸に便を認めるが，その他の病的所見は認められず，痛みも左下腹部である。
- ○ e 腹部造影CTでこの大きさの膿瘍があれば抗菌薬のみの投与ではよくならないことが多く，後腹膜膿瘍の穿刺ドレナージが必要であることがほとんどである。

解答率 a 4.0%, b 9.9%, c 99.2%, d 6.2%, e 80.3%

ポイント 大腸穿孔は大腸癌と大腸憩室によることがほとんどであり，多くの場合は腹膜炎となる。この症例では後腹膜に穿通したために腹膜刺激症状を認めなかった。一般的に大腸憩室の穿孔はS状結腸に多い。

参考文献 MIX 209　朝 1039　YN A109　みえる 消 150

正解 c, e　LEVEL　（禁忌肢 a）　正答率 79.5%

受験者つぶやき
- 左右をよく確認しましょう。病変があるのは左側です。
- dが左なら悩みましたが，消去法的にc，eに。

Check ■■■

109D-57 74歳の男性。下腹部痛を主訴に来院した。半年前から尿線が細くなり，頻尿と残尿感とを自覚したため自宅近くの医療機関で内服治療を受けていた。明け方から尿意はあるが排尿できず下腹部痛も伴ってきたため受診した。高血圧症と脂質異常症とで内服治療中である。2日前から感冒様症状を自覚し市販の総合感冒薬を服用している。身長164 cm，体重58 kg。体温36.8℃。脈拍88/分，整。血圧144/88 mmHg。呼吸数16/分。下腹部に弾性軟の腫瘤を触知する。直腸指診で小鶏卵大で弾性硬の前立腺を触知し，圧痛を認めない。導尿によって症状は改善した。
　この患者の排尿状態の悪化に関連したと考えられるのはどれか。**2つ選べ**。
- a　α_1遮断薬
- b　抗コリン薬
- c　抗ヒスタミン薬
- d　HMG-CoA還元酵素阻害薬
- e　アンジオテンシン変換酵素〈ACE〉阻害薬

アプローチ
①尿線細小，残尿感，尿閉──→排出症状のある疾患
②頻尿──→刺激症状のある疾患
③下腹部に弾性軟の腫瘤，痛みがある──→尿閉時の膀胱を考える
④直腸診で弾性硬の大きな前立腺を触知──→前立腺肥大症
⑤前立腺に圧痛なし──→急性前立腺炎は合併していない

鑑別診断 尿閉の原因疾患としては神経因性膀胱，前立腺肥大症，急性前立腺炎，尿道狭窄などの排出障害を起こす疾患を考える。進行した前立腺癌や膀胱癌でも尿道や膀胱頸部を圧排すれば起こりうるが，むしろまれであり，血尿が出る場合が多い。本症例は直腸診で弾性硬の大きな前立腺を触れるので前立腺肥大症と診断される（通常は栗の実大で軟らかい）。

確定診断 前立腺肥大症

選択肢考察		
×a		前立腺肥大症の第一選択の治療薬であり，症状を改善する。
○b		膀胱弛緩作用があり，排尿困難を増強させるため，**禁忌**。
○c		抗コリン作用があり，抗コリン薬と同様に前立腺肥大症には**禁忌**。
×d		高脂血症（脂質異常症）の治療薬であり，排尿には影響がない。
×e		一般的に広く使用されている降圧薬であり，排尿には影響がない。

解答率 a 7.2%, b 97.9%, c 78.3%, d 7.1%, e 8.9%

ポイント 前立腺肥大症の症状は3群に分類される。すなわち1）排出症状，2）刺激症状，3）排尿後症状であり，1）は尿線細小や残尿感あるいは尿閉であり，2）は頻尿や切迫感，3）は排尿後尿滴下である。尿閉を誘発する典型的な薬剤は抗コリン薬と抗ヒスタミン薬であり，感冒薬に含まれる成分である。

参考文献 チャート泌 130　コンパクト 252　標泌 240　Rマ W48

正解 b, c　LEVEL ▮▮▮▯▯　　正答率 76.9%

解説者コメント PSA〈前立腺特異抗原〉は前立腺肥大症での尿閉時に上昇するので，あえて検査所見に加えなかったようである。

受験者つぶやき
・風邪薬。
・最近飲み始めたものが原因だろうと思ってb，cに。

Check ▮▮▮

109D-58 50歳の女性。職場の健康診断で血尿を指摘され来院した。9年前に顕微鏡的多発血管炎と診断され，プレドニゾロンとシクロホスファミドとを2年間内服した。顕微鏡的多発血管炎は寛解し，この7年間はプレドニゾロンとシクロホスファミドとを服用していない。頻尿，排尿時痛および残尿感はない。尿所見：蛋白（±），潜血3+，沈渣に赤血球30〜50/1視野，赤血球円柱と白血球とを認めない。
　まず施行すべき検査はどれか。2つ選べ。
a　尿培養
b　尿細胞診
c　血清 IgA 測定
d　膀胱内視鏡検査
e　尿中 $β_2$-マイクログロブリン測定

アプローチ
①血尿を起こす疾患──→腎由来か？　膀胱由来か？
②頻尿，排尿時痛，残尿感なし──→膀胱炎ではない
③尿蛋白（±），赤血球円柱なし──→腎炎ではない
④プレドニゾロン──→典型的な副作用は短期出現が多い
⑤シクロホスファミド──→典型的な副作用は長期にわたって出現

鑑別診断 中年女性で血尿を生じる疾患は1）腎由来，2）尿管由来，3）膀胱由来である。1）であれば腎結石，腎盂癌，腎癌，腎炎など，2）であれば尿管結石，尿管癌，3）であれば膀胱炎，膀胱癌，膀胱結石などである。症状や一般尿所見からは腎炎，膀胱炎は否定される。プレドニゾロンの典型的な副作用は糖尿病，胃潰瘍，うつ病などで血尿を起こすものはなく，服用を中止すれば短期間に改善するが，シクロホスファミドによる出血性膀胱炎や膀胱癌の発生は総使用量に依存するので長期にわたって発生がある。

確定診断 シクロホスファミドによる出血性膀胱炎あるいは膀胱癌

選択肢考察 ×a　尿路感染の臨床所見はない（尿中白血球なし）ので不要。

- ○ b 膀胱癌の診断で特異度が高いので，まず行う検査である．
- × c 尿蛋白陽性など腎炎の臨床所見がないので不要．
- ○ d 出血性膀胱炎と膀胱癌の鑑別に必要である．
- × e 腎機能の低下として腎炎が疑われる場合に行われる．

解答率 a 3.9%，b 91.7%，c 12.1%，d 55.7%，e 36.4%

ポイント プレドニゾロンやシクロホスファミドなど，副作用に典型的な疾患や症状を惹起する薬剤はほかにも抗癌薬など多く存在するので，薬剤ごとに副作用を整理しておくことが大事．

参考文献 チャート泌8　標泌107, 189　RM W58

正解 b，d　LEVEL　正答率 52.1%

解説者コメント 血尿を起こす疾患を部位別に理解することが重要！

受験者つぶやき
- ・無症候性の血尿の鑑別には尿路上皮癌も入れましょう．
- ・これは分かりませんでした．うーん．

Check ■■■

109D-59 38歳の男性．健康診断で尿蛋白と尿潜血とを指摘されて来院した．身長174 cm，体重72 kg．体温36.4℃．脈拍72/分，整．血圧146/88 mmHg．尿所見：蛋白2+，潜血3+．血液生化学所見：総蛋白6.4 g/dL，アルブミン3.8 g/dL，IgA 330 mg/dL（基準110〜410），尿素窒素22 mg/dL，クレアチニン1.2 mg/dL，尿酸7.6 mg/dL．免疫血清学所見：CRP 0.1 mg/dL，ASO 180単位（基準250以下），MPO-ANCA 20 EU/mL未満（基準20未満），抗核抗体陰性，CH_{50} 25 U/mL（基準30〜40）．同意が得られず腎生検は施行していない．
腎機能低下のリスクファクターとなるのはどれか．3つ選べ．
- a 血清IgA
- b 血清クレアチニン
- c 収縮期血圧
- d 尿潜血
- e 尿蛋白

アプローチ
① 比較的若い男性で蛋白尿と血尿が認められており，肉眼的血尿の記載はないが尿潜血が著明　→頻度的にまずIgA腎症が考えられる
② 血圧は軽度高値
③ 血清クレアチニンや尿酸が若干高値であり，軽度の腎機能低下と考えられる（eGFR 55.9 mL/分/1.73 m²）
④ 浮腫の記載はなく，血清蛋白，アルブミン値はネフローゼ症候群に該当しない
⑤ 免疫学的に血清IgAは正常で自己抗体は陰性であるが補体が軽度低下している

鑑別診断 若年で蛋白尿，血尿を呈する疾患として巣状糸球体硬化症〈FGS〉があるが，より蛋白尿が著明でネフローゼ症候群を呈することが多い．膜性増殖性糸球体腎炎〈MPGN〉でも補体が低下するが，腎機能が低下しているような場合には蛋白尿がより著明で，低蛋白血症，浮腫などネフローゼ症候群となることが多い．

確定診断 IgA腎症による腎機能障害の可能性が高い

選択肢考察
- × a 血清IgA値の高低は腎不全のリスクに関係しない．
- ○ b 血清クレアチニンが高く，既に腎機能障害が起こっている場合には，進行する可能性が高い．
- ○ c 高血圧は腎障害の主要なリスクである．
- × d 血尿の程度は腎不全に進行するリスクに関係しない．

○e 尿蛋白が 0.5 g/日以上の場合には重症度が高くなる。

解答率 a 7.7％, b 64.0％, c 95.0％, d 35.7％, e 95.8％

ポイント　年齢が比較的若く，蛋白尿はネフローゼ症候群を呈するほどではなく，血尿が認められていることなどから，頻度的には IgA 腎症である可能性が高い。血清補体価が低いことから免疫反応による糸球体の障害が強いことが推測され，既に腎機能が軽度低下していることから，腎不全に進行するリスクが高いと考えられる。高血圧や蛋白尿が多いことは腎障害が進展するリスクファクターとなる。

▶**参考文献** MIX 227　朝 1450　YN E54　みえる 腎 144

▶**正解** b，c，e　LEVEL　　　　　　　　　　　　　　　　　　　　　正答率 56.4％

解説者コメント　IgA 腎症は成人の慢性糸球体腎炎の中で最も頻度が高く，一部は長期的に腎不全に進展するため，その管理・治療は臨床的にも重要な問題である。好発年齢，蛋白尿の程度，血尿，血清 IgA 値などの臨床像とともに，腎組織所見やステロイド，ACE 阻害薬，ARB などの治療薬の適応を理解しておく。

受験者つぶやき
・IgA 値は IgA 腎症のリスクファクターではありません。大事なのでもう一度，IgA 値は IgA 腎症のリスクファクターではありません。
・よく分かりませんでした。そもそもこの症例でってことなのか，一般的にってことなのか。

Check ☐☐☐

109D-60　32 歳の女性。未経妊。月経痛を主訴に来院した。月経周期は 29 日型，整。5 年前から毎月，月経痛に対し鎮痛薬を服用していた。6 か月前から下腹部痛が強くなり仕事や家事に差し支えるようになった。2 か月前から持続的な腰痛も出現するようになったため受診した。将来の挙児を希望している。内診で子宮は正常で，有痛性で腫大した両側付属器を触れる。Douglas 窩に有痛性の硬結を触知する。経腟超音波検査で両側卵巣にチョコレート囊胞（右は径 3 cm，左は径 2 cm）を認める。
治療として適切なのはどれか。**3 つ選べ。**
　a　低用量ピル　　　　　b　GnRH アゴニスト　　　　c　黄体ホルモン療法
　d　副腎皮質ステロイド　e　エストロゲン補充療法

アプローチ
①月経痛を主訴に来院した
②月経痛に対し鎮痛薬を服用していた
③6 か月前から下腹部痛が強くなり仕事や家事に差し支えるようになった。2 か月前から持続的な腰痛も出現するようになったため受診した
④有痛性の両側付属器腫大，Douglas 窩に有痛性の硬結
⑤両側卵巣にチョコレート囊胞

鑑別診断　「アプローチ」①〜③により，高度な月経困難症であると診断できる。また内診所見（④）と経腟超音波検査所見（⑤）から子宮内膜症が月経困難症の原因と判断できる。

確定診断　子宮内膜症による月経困難症

選択肢考察　子宮内膜症の薬物療法として適切なのは低用量ピル，GnRH アゴニスト，黄体ホルモン療法である。
　　○a，○b，○c，×d，×e

解答率 a 93.4％, b 90.6％, c 92.6％, d 15.7％, e 6.5％
▶**参考文献** MIX 241　チャート 婦 182　みえる 婦 120

▶正解　　a，b，c　LEVEL　　　　　　　　　　　　　　　　　正答率 77.8%

受験者つぶやき　・PがEに拮抗することを用いた治療はほかにもありますね！
　　　　　　　・aは飲んでる間妊娠しないじゃんと思ってしまいました。

E

E問題 医学総論／長文問題 69問

一般総論 39問
臨床総論 20問
長文問題 　9問
計算問題 　1問

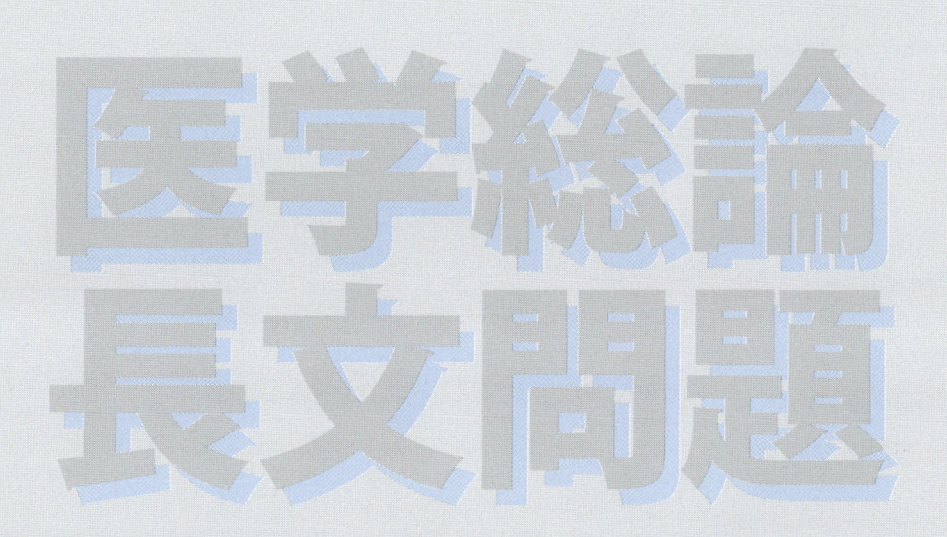

医学総論
長文問題

Check ■■■

109E-1 要因Aが疾患Bのリスクファクターとなる条件として不可欠なのはどれか。
a 要因Aが疾患Bの発症に先行する。
b 要因Aを疾患Bの多くが有している。
c 要因Aが存在しないと疾患Bは発症しない。
d 要因Aが疾患Bに対して量-反応関係がある。
e 要因Aによって疾患Bが発症することを動物実験で再現できる。

選択肢考察
○ a 必須である。
× b 疾患B患者のうち少数のみが要因Aにより生じることもある。
× c 要因Aがなくても疾患Bは生じうる。
× d 関連の強固性である。
× e 関連の整合性である。

解答率 a 71.4%, b 9.9%, c 6.6%, d 10.0%, e 2.1%

ポイント ある特定の疾病を発生させる確率を高めると考えられる要因をリスクファクターという。その要素が必ず疾病を引き起こすということではなく，あくまで疾病を発症する危険性を高めるものであることに注意する。疫学の因果関係を推定させる条件と間違えないようにする。

＜米国公衆衛生局長諮問委員会による因果関係を推定する5条件＞
・関連の一致性（consistency）：違う国，違う時代でも同じことが起こるか
・関連の強固性（strength）：量-反応関係が成立するか
・関連の特異性（specificity）：原因のある所に結果があり，結果のある所に原因があるか
・関連の時間性（temporality）：原因→結果の順になっているか
・関連の整合性（coherence）：既知の知識体系と矛盾しないか

▶参考文献 チャート公 70 SN 119
▶正解 a LEVEL 正答率 71.4%

受験者つぶやき
・反例：非喫煙者が肺癌になり，その後タバコを吸うようになった。タバコは肺癌のリスクとなったか？
・aが大前提だと思いました。

Check ■■■

109E-2 社会保障制度について正しいのはどれか。
a 国民医療費はこの10年間で3倍に増加した。
b 診療録の保存義務期間は終診時から2年間である。
c 国民健康保険組合の被保険者数は6千万人より多い。
d 介護保険第1号被保険者数は第2号被保険者数より多い。
e 結核患者の医療費の公費負担は感染症法に規定されている。

選択肢考察
× a 平成13年：31兆998億円，平成23年：38兆5,850億円，と3倍にまでは増加していない。
× b 5年間である。
× c 被保険者数は3,700万人強（平成24年）である。

×d 第1号被保険者数は2,900万人であり，第2号被保険者の4,300万人より少ない。
○e 第37条の2で規定されている。入院勧告を受けた患者に対する公費負担は，第37条で規定されている。

解答率 a 1.1%，b 0.2%，c 2.4%，d 17.2%，e 79.1%

ポイント 社会保障制度についての基本的な事項の確認をしておく。社会保障費（平成23年：107兆4,950億円），国民医療費（平成23年：38兆5,850億円，国民所得比11.1%），介護保険費（平成23年：7兆6,298億円）は出題が多いので，過去からの数字の変遷とともに覚えておきたい。

▶参考文献 MIX 23 チャート公 184 SN 304

▶正解 e LEVEL 正答率 79.1%

受験者つぶやき
・e肢は過去問で見たことがあります。
・公費負担はまとめておきたいですね。

Check ■■■

109E-3 我が国の母子保健制度について正しいのはどれか。
a 母子健康手帳は妊娠の届出の際に交付される。
b 乳幼児の健康診査の根拠法は健康増進法である。
c 母子保健法で定める事業の主体は都道府県である。
d 妊産婦の健康診査の実施時期は法律で定められている。
e 社会保険事務所は未熟児に対する養育医療の給付を行う。

選択肢考察
○a 母子健康手帳（母子手帳）および妊娠の届出は，母子保健法第16条で規定され，妊娠した者が住民登録のある市町村に妊娠の届出をすれば，母子手帳が交付される。母子手帳には通常，妊婦健康診査（妊婦健診）の補助券（受診券）が十数枚付いている。
×b 乳幼児の健康診査は，母子保健法第12条で規定され，①1歳6か月を超え2歳に達しない幼児，②3歳を超え4歳に達しない幼児に対して施行され，その結果は母子手帳に記載される。一方，健康増進法による健康診査は成人に対して行う。
×c 上述したように，母子保健法で定める事業の主体は市町村である。
×d 妊産婦の健康診査の実施時期については，法律的な規定はないが，厚生労働省雇用均等・児童家庭局母子保健課の課長通知として，①初期〜妊娠23週は4週間に1回，②24〜35週は2週間に1回，③妊娠36週〜分娩は1週間に1回という，「妊婦健診の望ましい基準」が提示されている。
×e 未熟児に対する養育医療の給付は，母子保健法第20条で規定され，①出生体重が2,000g以下，または，②生活能力が特に薄弱な児について，養育医療をしている医療機関の主治医が養育医療意見書を書き，親権者が給付申請書，世帯調書，前年度所得税額を証明する書類，健康保険証などを揃えて市町村に申請すると，市町村が医療機関に対して医療費を実費給付する。一方，社会保険事務所は健康保険法の療養費の給付にかかわる。

解答率 a 88.3%，b 0.3%，c 0.6%，d 8.7%，e 2.0%

ポイント 市町村に住民登録をしていなければ，妊娠届ができないので母子手帳が交付されず，妊婦健診の無料券がもらえないので，未受診妊婦になりやすい。さらに，健康保険や国民健康保険に加入していないと，分娩時に出産育児一時金（現行42万円）が給付されない。したがって，

このような妊産婦は社会的弱者として，ハイリスク妊娠・分娩になりやすく，分娩費用の未払いや，児の虐待にまで発展しやすい。

▶参考文献　MIX 15　チャート 産 63　チャート 公 151
▶正解　a　LEVEL　正答率 88.3%

受験者つぶやき
・母子保健はややこしいですが必ず出題されてしまいます。
・出産時だと疑ってしまいました。

Check ■■■

109E-4　医師の指示の下に行う診療補助行為として適切なのはどれか。
　a　救急救命士による動脈血採血
　b　臨床工学技士による気管挿管
　c　臨床検査技師による静脈血採血
　d　看護師による胸部エックス線撮影
　e　診療放射線技師による造影剤投与のための静脈路確保

選択肢考察
×a　除細動，静脈確保，気道確保などはできるが，動脈血採血はできない。
×b　人工呼吸器，人工心肺，血液透析などの操作および保守点検を行うが，気管挿管はできない。
○c　検体検査，生理学的検査の実施および静脈血採血を実施できる。
×d　静脈血採血，静脈注射，与薬，医療機器の操作を実施できるが，エックス線撮影はできない。
×e　放射線の照射はできるが，静脈路確保はできない。放射線照射ができるのは医師，歯科医師，放射線技師のみである。

解答率　a 1.0%，b 0.2%，c 94.6%，d 1.1%，e 3.1%

ポイント　＜その他の医療従事者の主な業務＞
・保健師：保健指導，療養上の指導を行う。
・助産師：助産行為。妊婦，褥婦，新生児の保健指導。
・薬剤師：処方箋に基づいて調剤を行う。処方や処方の変更はできない。
・理学療法士：身体障害者の運動療法（歩行訓練，義肢歩行など），物理療法（電気刺激，マッサージなど）を行う。
・作業療法士：身体・精神障害者に対し，日常生活動作の訓練（上肢機能訓練，義手訓練など）を行う。
・義肢装具士：義肢および装具の採型，作成を行う。
・介護福祉士：入浴・排泄・食事などの介護，介護指導を行う。訪問看護はできない。
・社会福祉士：福祉の相談に応じ，助言や援助を行う。
・精神保健福祉士：精神障害者の社会復帰の援助を行う。
・管理栄養士：身体状況や栄養状態に応じた栄養指導を行う。

▶参考文献　MIX 8
▶正解　c　LEVEL　正答率 94.6%

解説者コメント　現代医療においては，各種の医療従事者とともに治療を行うチーム医療の重要性が増している。医療従事者の業務範囲および国家資格であるか否かなどは十分に把握しておきたい。

受験者つぶやき
・うちの大学病院では，採血ブースで技師さんが10人くらい横並びで採血してます。
・臨床検査技師とか診療放射線技師とか結構いろんな職種が病院にはいるのですよね。

Check □□□

109E-5 へき地医療について正しいのはどれか。
a へき地診療所は一次医療圏ごとに設置されている。
b へき地保健医療計画は地域医療支援病院が策定する。
c へき地医療拠点病院は代診医派遣の役割を担っている。
d へき地巡回診療車は地域の救命救急センターから派遣される。
e へき地医療支援機構はへき地を有する市町村に設置されている。

選択肢考察
× a 人口1,000人以上で最寄りの医療機関まで30分以上かかる地域，または人口300人以上の離島に設置されている。
× b 国が示す策定指針に基づき，都道府県が策定する。
○ c 無医地区などへの巡回診療，へき地診療所などへの医師派遣・代診医の派遣を行っている。
× d へき地巡回診療車による巡回診療は，へき地医療拠点病院が担当している。
× e 都道府県単位で設置されている。

解答率 a 4.8%, b 5.3%, c 81.0%, d 0.5%, e 8.3%

ポイント <へき地医療対策>（国民衛生の動向2014/2015を参考にした）
①へき地支援機構：都道府県単位で設置され，広域的へき地医療支援事業の企画，調整を行っている。
②へき地医療拠点病院は，へき地診療所への医師派遣，無医地区等を対象にした巡回診療を行っている。
③へき地保健指導所は，無医地区等の住民へ保健指導を行う。
④へき地巡回診療車により，無医地区等の医療確保のため巡回診療を実施する。
⑤へき地患者輸送車（艇）により，へき地住民が医療機関を受診しやすくする。
⑥無医地区（医療機関がない地域で，当該地域の中心的な場所を起点として，おおむね半径4kmの区域内に50人以上が居住し，かつ容易に医療機関を利用できない地区）は減少傾向にあり，平成21年の調査では無医地区数705か所，居住人口14万人となっている。

参考文献 MIX 14　チャート公 124　SN 82

正解 c　LEVEL　正答率 81.0%

解説者コメント へき地医療の体制整備は進んでいるが，実際には地理的・気象的条件に左右されやすい。

受験者つぶやき
・医療法の内容はしっかり覚えにゃなりません。毎年数題は関連したのが出るので，諦めて覚えましょう。
・消去法的にcかなと。

Check ■■■

109E-6 職場の一般健康診断後の保健指導における産業医の役割で**ない**のはどれか。
- a 生活習慣の改善指導
- b 保健指導の対象者の選出
- c 指導を実施する保健師への助言
- d 生活習慣と検査結果の関連の評価
- e 業績評価のための人事部への情報提供

選択肢考察 ○a, ○b, ○c, ○d 健康診断後の産業医の大切な業務である。
×e 業績評価は事業者が行う。

解答率 a 0.3%, b 0.1%, c 0.1%, d 0.1%, e 99.4%

ポイント 産業医は一般健康診断を行った後，対象者に対して保健師等と協力し，適切な保健指導を行っていく必要がある。しかし，健康診断結果はあくまで労働者の健康管理目的に利用されるべきであり，業績評価に使用されることは，健康診断結果の目的外使用に当たり，適正とはいえない。

▶参考文献 MIX 25　チャート公 207　アラーム 131　SN 361
▶正解 e　LEVEL　　　正答率 99.4%

受験者つぶやき ・人事に情報提供はだめでしょうと。

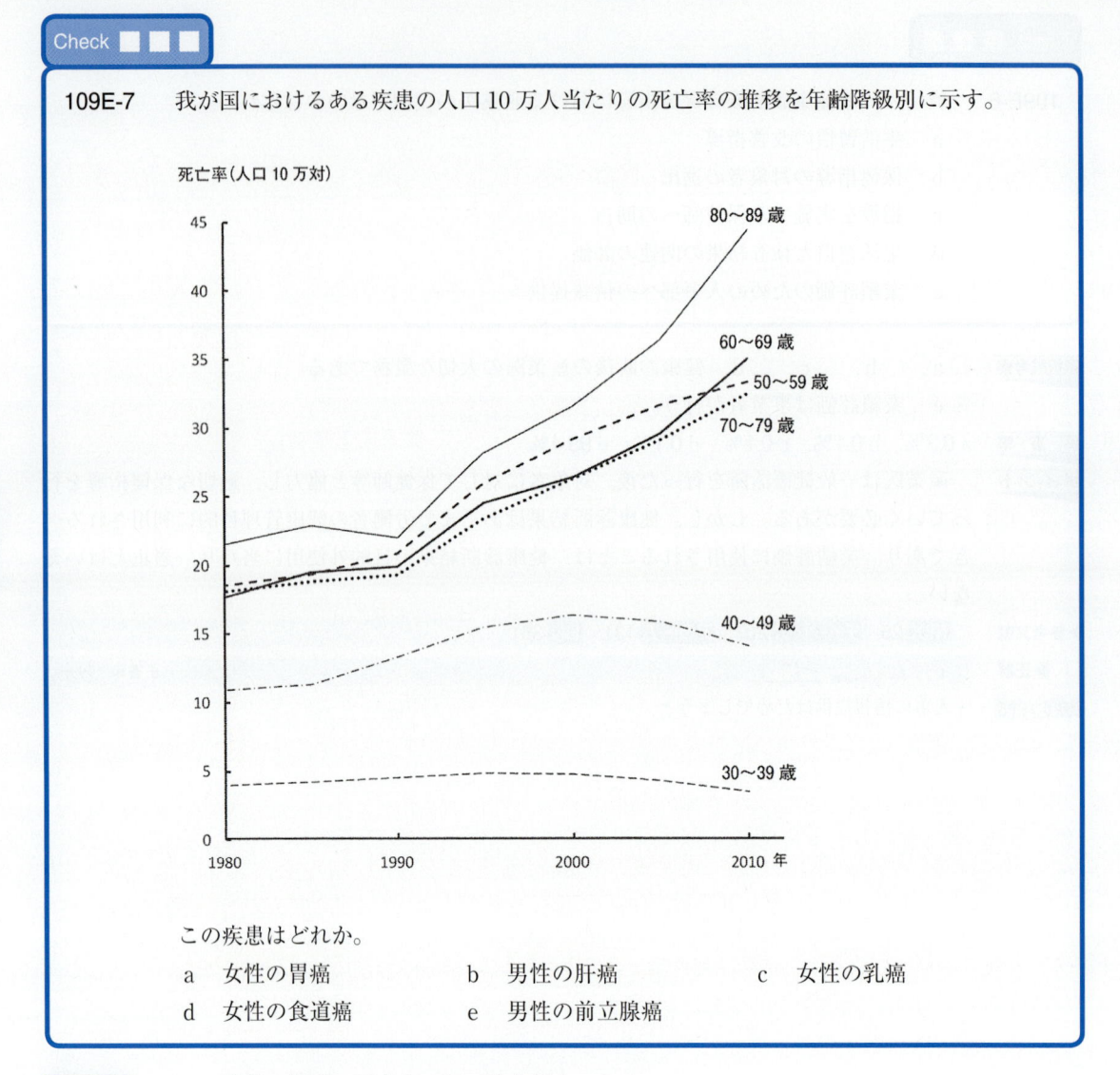

Check ■ ■ ■

109E-7 我が国におけるある疾患の人口10万人当たりの死亡率の推移を年齢階級別に示す。

死亡率（人口10万対）

（グラフ：1980年から2010年にかけての年齢階級別死亡率の推移。80〜89歳が最も高く上昇、60〜69歳、50〜59歳、70〜79歳が続き、40〜49歳はほぼ横ばい、30〜39歳は低値でほぼ横ばい）

この疾患はどれか。

- a 女性の胃癌
- b 男性の肝癌
- c 女性の乳癌
- d 女性の食道癌
- e 男性の前立腺癌

選択肢考察
- × a 女性の胃癌の死亡率は年々減少傾向にある。
- × b 男性の肝癌の死亡率は近年減少傾向にある。
- ○ c 女性の乳癌の死亡率は上昇傾向にあり、高齢になるほど増加する。
- × d 女性の食道癌の死亡率は年々減少傾向にある。
- × e 男性の前立腺癌の死亡率は上昇傾向にあり、高齢になるほど増加するものの、死亡率（人口10万対）は2010年だと80歳代で100を超えるのでグラフの疾患ではない。

解答率 a 6.3%，b 9.6%，c 59.0%，d 1.8%，e 23.3%

ポイント 死亡率の推移・年齢階級別の死亡率から、近年、死亡率が上昇傾向にあり、かつ高齢者で死亡率が高い癌を考える。最終的に死亡率（人口10万対）の数値で判断する。

▶参考文献 チャート公 158　アラーム 207　SN 171

▶正解　c　LEVEL　　　　　　　　　　　　　正答率 59.0%

受験者つぶやき
・増えているのは乳癌と膵癌です。ほかは減少〜横ばい。
・分かりませんでした。

Check ■ ■ ■

109E-8 我が国の合計特殊出生率，妊産婦死亡率，新生児死亡率，乳児死亡率，死産率の推移（**別冊No.1**）を別に示す。それぞれ 2010 年における数値を 1 としたときの 1950 年からの変化である。

妊産婦死亡率はどれか。

a ①　　b ②　　c ③　　d ④　　e ⑤

別　冊
No. 1

選択肢考察

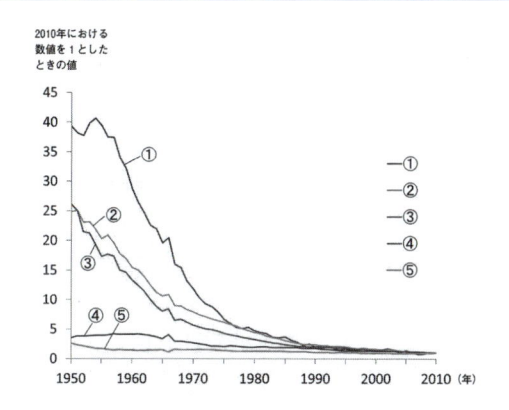

○ a 母子健康手帳の普及や，1965 年に策定された母子保健法により，妊産婦死亡率は急速に減少した。医療技術の進歩により，世界各国でも妊産婦死亡率は減少傾向にある。1900 年の日本の妊産婦死亡率は現在の 100 倍以上であった。

× b ②は新生児死亡率を表す。医療の進歩により新生児死亡率は減少した。1955 年の新生児死亡率は出生千対 22.3 である。

× c ③は乳児死亡率を表す。医療技術の進歩により乳児死亡率は減少した。1955 年の乳児死亡率は出生千対 39.8 である。

× d ④は死産率を表すグラフである。50 年前と比べて死産率は減少しているが，原因不明の死産も多いため，妊産婦死亡率の減少ほど劇的な変化ではない。

× e ⑤は合計特殊出生率を表すグラフである。1966 年の丙午で減少している点がポイントである。

解答率 a 54.5%，b 4.1%，c 7.9%，d 16.1%，e 17.4%

ポイント 各人口統計のグラフを選ばせる問題。妊産婦死亡率が大きく減少したことを示す問題であろう。もちろん，新生児死亡率と乳児死亡率も大きく減少しているが，②と③の区別は困難である。

▶ 参考文献　チャート公 149　アラーム 191
▶ 正解　a　LEVEL　　　　　　　　　　　　　　　　正答率 54.4%

解説者コメント 108 回国試で合計特殊出生率に関する問題が出題されていた。合計特殊出生率とは，1 人の女性が一生の間に産む子どもの数の平均を表す。2005 年に過去最低の 1.26 を記録したことで有名。

受験者つぶやき ・ $n=40$ くらいなので，一番振れ幅が大きいのを（標準誤差が大きいのを）選びました。

・グラフ多いですね……。分かりませんでした。

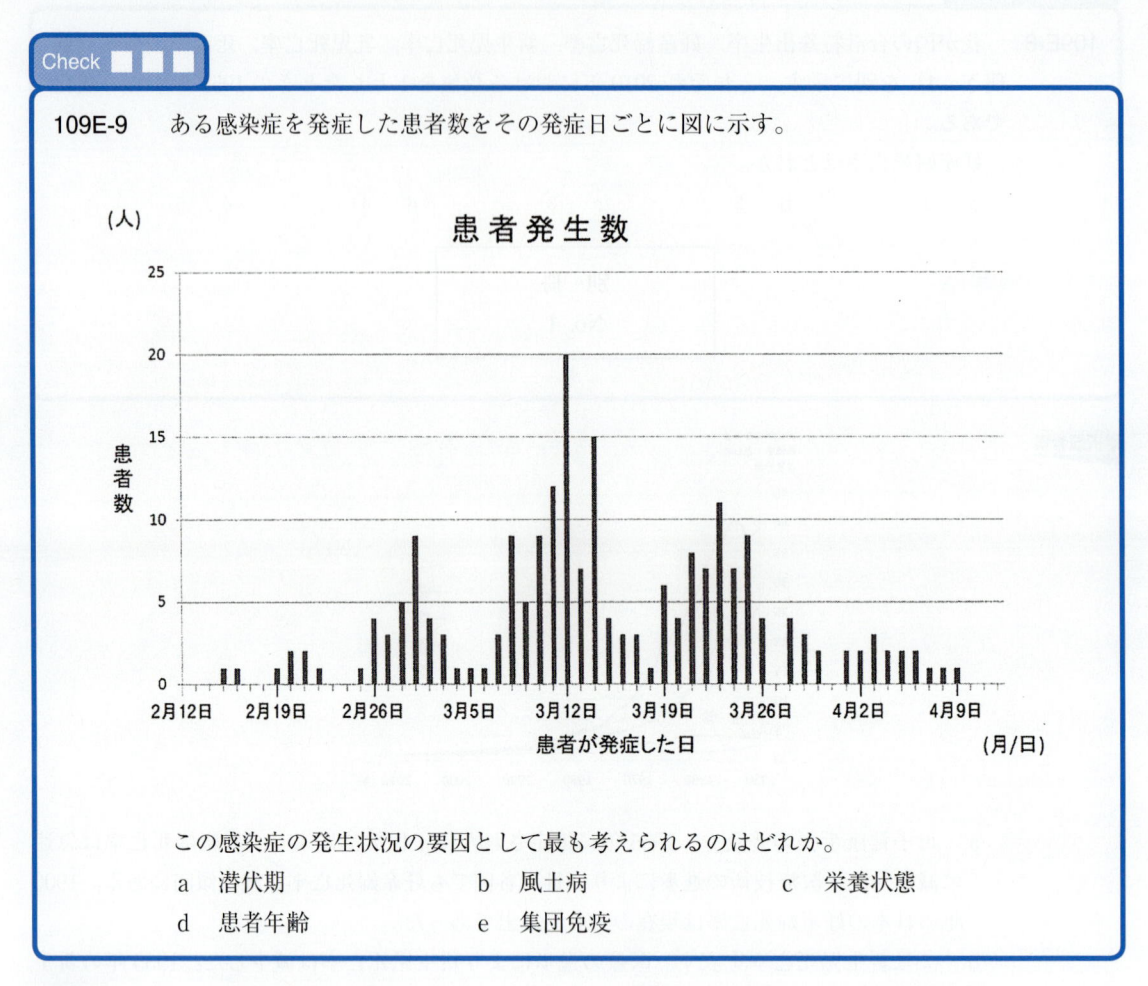

Check ■■■

109E-9　ある感染症を発症した患者数をその発症日ごとに図に示す。

患者発生数

（人／患者数）縦軸：0〜25
横軸：2月12日〜4月9日（患者が発症した日）（月/日）

この感染症の発生状況の要因として最も考えられるのはどれか。
a 潜伏期
b 風土病
c 栄養状態
d 患者年齢
e 集団免疫

選択肢考察
○a 少数の患者の散発的な発生の後に，1週間程度の間隔をおいて患者が増加するピークを3つ認め，徐々に消退している。潜伏期間の影響が考えられる。
×b ある地域に定着した疾患をいう。特定の流行パターンを意味するものではない。
×c 栄養状態が短期間で変化することは考えにくい。
×d 患者年齢が短期間で変化することは考えにくい。
×e 免疫を有するものが集団内に一定割合以上存在すると，その集団には流行は生じにくくなる。

解答率　a 56.3％，b 5.9％，c 0.1％，d 1.1％，e 36.5％

ポイント
時間・場所・人など，流行パターンの把握により感染経路を推定することができる。時間的に，発生数が1峰性でほぼ左右対称の急峻なカーブでは，原因はごく短時間に作用したことを考える（点流行）。カーブの右側のすそ野に小さな山を作る場合には二次感染による患者発生を考える。

＜流行の三要素＞
・人的特性：免疫を有するものが一定割合以上存在すると，その集団には流行が生じにくい（集団免疫）。また，集団免疫が高くなるほど，罹患年齢は低くなる。
・地理的特性：媒介動物の生息範囲，水系流行では汚染水域に一致した患者発生など。

E 医学総論／長文問題

・時間的特性：長期変動：10年以上の長期の変動。
　　　　　　　循環変動：数年程度の変動。
　　　　　　　季節変動：季節ごとなど。

▶参考文献　チャート公 173　SN 270
▶正解　a　LEVEL ■■□　正答率 56.3%
受験者つぶやき　・周期的に来てるので潜伏期かなと思ったのですが。

Check ■■■

109E-10　過重労働対策で正しいのはどれか。
　a　被ばく管理
　b　がん検診の活用
　c　作業環境の測定
　d　衛生委員会での審議
　e　在宅での時間外勤務の奨励

選択肢考察
　×a，×b，×c　過重労働と直接の関係のない事項である。
　○d　過重労働が及ぼす健康影響と現状について説明し，過重労働の原因に事業所としていかに対応するか，実効性のある審議をすることが重要である。
　×e　在宅での時間外勤務は過重労働を増長するので，過重労働対策として逆行している。

解答率　a 3.4%，b 1.0%，c 23.9%，d 60.2%，e 11.4%

ポイント　過重労働に対しては，該当する労働者の健康管理が対策として重要である。一方で，根本的な対策として，過重労働を軽減するための具体的な対策である，作業管理，作業環境管理もまた重要であり，安全衛生委員会で審議すべきである。

▶参考文献　SN 360
▶正解　d　LEVEL ■■□　正答率 60.2%
受験者つぶやき　・消去法でdに。

Check ■■■

109E-11　副腎皮質ステロイドの外用が適応となる脱毛症はどれか。
　a　抜毛症
　b　円形脱毛症
　c　Celsus禿瘡
　d　男性型脱毛症
　e　梅毒性脱毛症

選択肢考察
　×a　自己で毛を引き抜くことで生じる。精神的要素が強い。
　○b　発症には自己免疫異常が考えられている。
　×c　白癬菌が毛包内で増殖する疾患。
　×d　頭髪がジヒドロテストステロンにより軟毛化を起こす。
　×e　第2期梅毒でみられる脱毛。後頭部から側頭部に不完全脱毛斑をみる。

解答率　a 9.3%，b 63.7%，c 11.6%，d 10.1%，e 5.3%

ポイント　円形脱毛症は自己免疫異常の関与が示唆されている。組織学的には毛包周囲に多数のリンパ球浸潤がみられる。ステロイド外用以外に，最近では局所免疫療法も行われている。

▶参考文献　チャート皮 248　標皮 518　RM V120

▶正解　b　LEVEL ■■□　　　　　　　　　　　　　　　正答率 63.7%

解説者コメント　各脱毛症の誘因を考えれば解答は容易である。
受験者つぶやき
・消去法的にb，dが残りましたが，ステロイドが効くなら世の中にハゲはいねえ！　と考えてbに。
・分からず。女性ホルモン的な作用をってことなのかと終わってから気付きました。

Check ■■■

109E-12　呼吸運動に最も関与するのはどれか。
　　a　横隔膜　　　　　　b　広背筋　　　　　　c　前鋸筋
　　d　肋間筋　　　　　　e　胸鎖乳突筋

選択肢考察
○ a　収縮することで吸気に働く。安静時呼吸の吸気の2／3以上が横隔膜による。
× b　呼吸補助筋。胸郭後面から側面を覆うように走行しており，呼気を補助する。
× c　呼吸補助筋。胸郭側面に停止するため，胸郭を拡げ吸気を補助する。
× d　外肋間筋であれば吸気の主動筋，内肋間筋であれば呼気の主動筋。
× e　呼吸補助筋。胸郭上面に停止するため，胸郭を拡げ吸気を補助する。

解答率　a 98.1%，b 0.0%，c 0.1%，d 1.7%，e 0.1%

ポイント　安静時の吸気の大部分は横隔膜によるものである。安静時の呼気は胸壁と肺の弾性収縮によるため，吸気で大きな働きをした横隔膜の収縮が解除され，弛緩していくことが重要である。そのため，呼吸運動に最も重要な働きをしている筋は横隔膜といえる。この横隔膜を収縮させることができなくなる横隔神経麻痺が両側に生じると呼吸困難となる。

▶参考文献　MIX 175　朝 876　YN I6　みえる 呼 12
▶正解　a　LEVEL ■■□　　　　　　　　　　　　　　　正答率 98.1%

解説者コメント　横隔膜は横紋筋からなり，随意筋であるが，一方で睡眠時など無意識下にも働く不随意筋としての性質も有する。働いている時間を考えても，最も呼吸に関与しているのは横隔膜といえる。
受験者つぶやき
・常識レベルでしょう。
・横隔膜がないと呼吸できないしと思ってaに。

Check ■■■

109E-13　上腹部の脈管の解剖で正しいのはどれか。
　　a　Glisson 鞘には肝動脈，肝静脈および胆管が存在する。
　　b　総肝動脈と総胆管とは伴走する。
　　c　脾動脈は腹腔動脈から分岐する。
　　d　上腸間膜静脈と下腸間膜静脈とが合流して門脈を形成する。
　　e　上腸間膜動脈は十二指腸水平部から上行部の背側を走行する。

選択肢考察
× a　肝静脈ではなく，門脈。
× b　固有肝動脈は肝十二指腸間膜の中で総胆管と伴走する。
○ c　左胃動脈，総肝動脈，脾動脈が腹腔動脈から分岐する。
× d　上腸間膜静脈と脾静脈とが合流し，門脈となる。
× e　膵臓の背面から前方に出てきて，十二指腸水平部から上行部の腹側を走行する。

| 解答率 | a 1.1%,　b 3.6%,　c 86.7%,　d 7.3%,　e 1.3% |

ポイント

　腹腔動脈と上腸間膜動脈，そしてこれらの静脈についての知識が問われている。最も多い分岐形態では，腹腔動脈からまず左胃動脈が分岐し，続いて左右に分かれる形で脾動脈と総肝動脈とに分岐する。総肝動脈は胃十二指腸動脈と固有肝動脈に分岐し，この固有肝動脈が右と左に分かれて肝臓に入っていく。一方肝臓には門脈という静脈が入っていくが，これには腸管からの血液と脾臓からの血液が含まれる。下腸間膜静脈は脾静脈に合流し，この脾静脈が上腸間膜静脈に合流すると門脈になる。

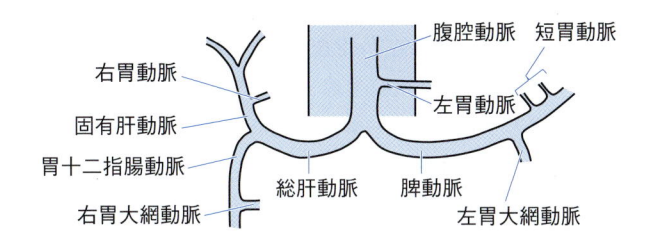

▶参考文献　MIX 192　YN A3　みえる 消 7
▶正解　c　LEVEL　　　　　　　　　　　　　　　　　　　　　正答率 86.7%

解説者コメント　腹腔動脈の分岐では，胃を栄養する動脈までしっかり覚えておこう。

受験者つぶやき
・こういうのはひとつひとつ丁寧に検討します。
・絵を書いて確認しました。

Check ■■■

109E-14　頭部単純 MRI の T1 強調像（別冊 No.2）を別に示す。
　みられるのはどれか。

a　中心前回　　　　b　内包後脚　　　　c　大脳脚
d　橋底部　　　　　e　延髄錐体

別　冊
No. 2

画像診断

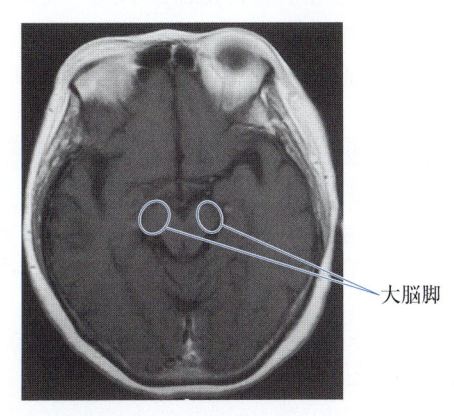

（→大脳脚）

選択肢考察

× a　中心前回は脳表の大脳皮質であり，図のスライスよりも頭側（上方）である。中心溝の

前方に位置し，運動野に該当する。
× b 大脳基底核が側脳室前角・第3脳室のレベルで描出され，視床の外側縁に内包後脚がある。さらにレンズ核（被殻・淡蒼球）がその外側に存在する。
○ c 中脳には大脳脚と中脳被蓋，中脳蓋がある。図はテント直上のスライスであり，中脳と，前頭葉・側頭葉・後頭葉の下部が見えている。
× d 橋は図よりも尾側方向（下方）にあり，小脳と中小脳脚を介して小脳に連続している。
× e 延髄はさらに下のスライスであり，大脳半球の構造は見られず，延髄の後方に小脳半球が存在する。

解答率 a 1.8%，b 3.0%，c 86.2%，d 6.4%，e 2.6%

ポイント 解剖の知識を問う問題であり，大脳半球・脳幹などの主要な構造を記憶している必要がある。中脳の大脳脚は錐体路の下行性ニューロンが走行している。大脳脚の背側に黒質があり，中脳被蓋には動眼神経核や滑車神経核などの脳神経核や，赤核・内側毛帯・中脳水道などがある。

▶参考文献 MIX 109　朝 2068　YN J2　みえる 神 44

▶正解 c　LEVEL　正答率 86.2%

解説者コメント 大脳脚が中脳にあることや，脳幹の各部位のスライス画像など基本的な知識があれば容易に解答できる。

受験者つぶやき
・中脳のレベルです。水平断ではチョウチョのように見えるのでした。
・自信はないですが c に。

Check □□□

109E-15 血清補体価（CH_{50}）が低下する疾患はどれか。
a 偽痛風
b 強皮症
c 多発性筋炎
d 悪性関節リウマチ
e サルコイドーシス

選択肢考察
× a ピロリン酸カルシウム沈着による関節炎であるが，補体は関与しない。
× b SLEを合併した強皮症では低下するが，強皮症単独では低下しない。
× c SLEを合併した多発性筋炎では低下するが，多発性筋炎単独では低下しない。
○ d 悪性関節リウマチに伴う血管炎では補体消費が産生を上回り，CH_{50}は低下する。
× e 筋肉血管内に補体の沈着を認めることがあるが，CH_{50}は低下しない。

解答率 a 0.5%，b 1.0%，c 1.1%，d 95.1%，e 2.4%

ポイント 補体低下性疾患としてはSLEが代表的であるが，そのほかに感染後急性糸球体腎炎，膜性増殖性糸球体腎炎，発作時の血管神経性浮腫，クリオグロブリン血症などがある。通常の関節リウマチの血清補体価は正常か上昇しているが，関節局所では消費が激しく，関節液の補体価は低下している。

▶参考文献 YN F7　みえる 免 23

▶正解 d　LEVEL　正答率 95.1%

解説者コメント 悪性関節リウマチという呼称が紛らわしい。急速に骨破壊が進む激烈なリウマチと勘違いしそうである。血管炎を代表とする関節外症状を伴った関節リウマチと理解する。難病指定があり公費支援の対象疾患である。

受験者つぶやき
・炎症が強いと補体が消費されてしまいます。
・補体低下は覚えていました。d。

E 医学総論／長文問題

Check ■■■

109E-16 陣痛発来とする所見はどれか。
- a 胎動減少
- b 胎児下降
- c 血性帯下増加
- d 子宮頸管短縮
- e 規則的子宮収縮

選択肢考察
- ×a 胎児機能不全の自覚症状として重要である。また妊娠10か月に入った初産婦において，児頭が固定した後に，固定する前と比較して自覚されることもある。
- ×b 陣痛発来後に，分娩の進行に伴って胎児は徐々に下降していくが，陣痛発来前から児頭が下降していることもある。
- ×c 陣痛発来の前兆として，血性帯下が増加することを産徴というが，産徴は必ずあるわけではなく，また，産徴の後，陣痛発来まで数日かかることもある。
- ×d 子宮頸管の短縮は，陣痛発来後に，分娩の進行に伴って急速に進行するが，陣痛発来前や妊娠中から短縮していることもある。
- ○e 陣痛発来とは，規則的な子宮収縮の周期が10分以内，または1時間に6回の頻度になった時点と定義されている。

解答率 a 1.3%，b 0.7%，c 0.5%，d 0.4%，e 97.2%

ポイント 選択肢の自覚や所見は，陣痛発来の前からあるいは陣痛発来後にも観察されるものであるが，「選択肢考察」に示すように，陣痛発来の定義は規則的な子宮収縮の頻度でなされている。なお，陣痛の発来をもって分娩開始としている。

▶参考文献 チャート 産 96　みえる 産 224

▶正解 e　LEVEL ▮▮▯　正答率 97.0%

解説者コメント 分娩時の所見に関する基本的な問題で解答は容易である。

受験者つぶやき
・うっかり分娩開始の兆候と読み違えたりしなければ大丈夫です。
・収縮が来るのが陣痛かなと。

Check ■■■

109E-17 妊娠10週の時点で臍帯内に存在する胎児臓器はどれか。
- a 肝臓　b 小腸　c 心臓　d 腎臓　e 脾臓

選択肢考察
- ×a，×e 肝臓と脾臓は腹腔内臓器であるが，妊娠初期の生理的臍帯ヘルニアにおいて臍帯内に存在することはない。
- ○b 妊娠初期の生理的臍帯ヘルニアにおいては，小腸が臍帯内に存在する。
- ×c 心臓は胸腔内臓器であり臍帯内に存在することはない。
- ×d 腎臓は後腹膜臓器であり臍帯内に存在することはない。

解答率 a 8.2%，b 30.6%，c 54.0%，d 4.6%，e 2.6%

ポイント 胎児の腸管の一部は妊娠10週ころまで臍帯の中に存在する。このため超音波断層検査において，生理的臍帯ヘルニアの所見が妊娠8～10週ころにしばしば観察される。通常，妊娠12週ころまでに腸管は腹腔内に還納されるが，還納に異常があると先天異常としての臍帯ヘルニアとなり，大きな臍帯ヘルニアでは腸管だけでなく胃や肝臓も臍帯内に脱出していることがある。したがって，妊娠10週ころまでに先天異常としての臍帯ヘルニアを診断することは困難

である。

▶参考文献　MIX 46
▶正解　b　LEVEL ■■□□　正答率 30.6%

解説者コメント　生理的臍帯ヘルニアを知らないと戸惑うかもしれないが，臍帯ヘルニアについてさえ知っていれば，選択肢からの解答は容易である。

受験者つぶやき
・小腸はSMAを軸に反時計回りに270°回転するのでした。すごくダイナミックな動きです！
・臍帯内は分かりませんでした。

Check ■■■

109E-18 要介護高齢者の褥瘡予防に最も有効なのはどれか。
　　a 消　毒　　　　　　　b 体位変換　　　　　c 抗菌薬投与
　　d 血糖コントロール　　e ビタミンD製剤投与

選択肢考察
× a 予防する段階では，清潔にしておくのみの対応でよく，消毒の必要はない。
○ b 一定部位の圧迫が褥瘡の原因となるため，2〜3時間ごとの体位変換を行う。
× c 予防の段階であり，褥瘡感染がない限り抗菌薬を投与する必要はない。
× d 糖尿病に伴う低蛋白血症がリスクとなるが，血糖の変動が褥瘡に影響する根拠はない。
× e ビタミンD製剤が褥瘡予防に有用であるとする医学的根拠はない。

解答率　a 0.1%，b 99.7%，c 0.0%，d 0.1%，e 0.0%

ポイント　要介護高齢者のうち寝たきりの場合は寝返りもうてず，臥床により圧迫部位（仙骨部，大転子部，踵部など）に血行障害が生じ，褥瘡が形成される。予防には体位交換や無圧寝具による局所の圧迫解除が必要である。特に褥瘡の初期変化として局所に皮膚の発赤が観察されたならば積極的に褥瘡予防を行う。その他，尿便による汚染や湿潤環境に対処し，局所を清潔かつ乾燥状態に保つような気配りが求められる。

▶参考文献　MIX 336
▶正解　b　LEVEL ■□□□　正答率 99.7%

解説者コメント　一般に褥瘡を作るのは恥といわれるくらいに医療・看護・介護従事者の力量が問われる点であり，褥瘡予防は重要な課題である。

受験者つぶやき
・まずは体位変換。
・まあこれは易しいでしょう。

109E-19

ある化学物質について，ヒトの発がん性を調べた疫学研究では発がん性の十分な証拠が得られたが，動物実験では発がん性が認められなかった。
ヒトへの発がん性評価について正しいのはどれか。
a 発がん性の判定は保留する。
b 新たに細胞実験を行って判定する。
c 動物の種を変えて動物実験を行う。
d ヒトの疫学研究に基づいて判定する。
e 化学物質の生体内代謝に基づいて判定する。

選択肢考察 国際がん研究機関〈IARC〉発がん性評価によると，動物での発がん性の証拠が不十分でもヒトでの証拠が十分であれば，グループ1「発がん性がある」に分類される。
×a，×b，×c，○d，×e

解答率 a 12.6％，b 5.5％，c 9.6％，d 56.0％，e 16.1％

参考文献 SN 6

正解 d LEVEL 正答率 56.0％

受験者つぶやき
・人体実験をするわけにはいきません。
・よく分からずcにしてしまいました。

109E-20

体液平衡について正しいのはどれか。
a ADH不適合分泌症候群〈SIADH〉では体液量は減少している。
b 炭酸脱水酵素阻害薬は代謝性アルカローシスをきたす。
c ループ利尿薬は代謝性アシドーシスをきたす。
d 代謝性アシドーシスは血清Kを上昇させる。
e 塩分負荷は血清Kを上昇させる。

選択肢考察
×a SIADHでは水バランスの異常で自由水が不適切に体内に貯留するが，体液量を規定するNa調節には異常がないので，体液量は正常かやや増加する。
×b 炭酸脱水酵素阻害薬は，腎の近位尿細管での重炭酸イオンの再吸収を抑制するので，代謝性アシドーシスをきたす。
×c ループ利尿薬は，Na利尿の結果，体液量は減少し，その結果としてレニン-アンジオテンシン-アルドステロン系〈RAAS〉を活性化するため代謝性アルカローシスをきたす。
○d 代謝性アシドーシスでは，プロトン〈H$^+$〉の細胞外から細胞内への移動が起こる。その代わりに細胞内から細胞外へのK$^+$の移動をきたすため血清Kを上昇させる。
×e 塩分〈NaCl〉の負荷は腎の集合管でのNaの再吸収の代わりにK排泄を促進させる。しかし一方で，Naの正バランスで体液量が過剰となるに伴い，RAASが抑制された場合にはK排泄効果は相殺される。したがって血清Kは低下する場合もあるが原則として影響を受けず，上昇することはない。

解答率 a 0.3％，b 7.8％，c 3.8％，d 76.3％，e 11.7％

| ポイント | 体液調節機構の比較的深い知識を問う問題。SIADH は水バランスの異常であること（Na バランスの異常でない），利尿薬の酸塩基平衡への影響，細胞内外の H^+ と K^+ の移動について整理する。Na と K バランスの関連については独立した制御機構はあるものの，エフェクター（腎集合管）が同じで本質的にはやや複雑である。|

▶参考文献　MIX 224　YN E33　みえる 腎 94
▶正解　d　LEVEL　　　　正答率 76.3%

| 解説者コメント | 個々の選択肢自体はやや深い知識を要するものの，選択肢 d が有名なので，知っていればすぐ正解にたどり着ける。|
| 受験者つぶやき | ・DKA でカリウムが上がるのを思い出しましょう。
・一つ一つ考えましたが間違えました。こういうのは確実にしといた方が良いですね……。|

Check ■■■

109E-21　監察医が行う行政解剖の目的として適切なのはどれか。
　　a　治療の適否
　　b　病巣部位の確認
　　c　生前の診断の正否
　　d　犯罪捜査上の鑑定
　　e　犯罪に関係なく，死因が明確でない場合の死因等の究明

| 選択肢考察 | ×a　死因の究明が第一である。
×b　これは病理解剖の目的である。
×c　主に病理解剖によって明らかにするが，医療事故などにおける司法解剖でも目的とされることがある。
×d　これは司法解剖の目的である。
○e　非犯罪死体に対する死因の究明が目的である。|
| 解答率 | a 0.1%，b 0.2%，c 0.3%，d 9.7%，e 89.6% |
| ポイント | 法医解剖には司法解剖，承諾あるいは行政解剖，新法解剖の 3 つがある。行政解剖は監察医制度施行地域（東京 23 区，大阪市，神戸市）において，非犯罪死体の死因究明を目的に行われる。|

▶参考文献　標法 17
▶正解　e　LEVEL　　　　正答率 89.6%

| 解説者コメント | 法医解剖と根拠となる法律，目的などについてはしばしば出題されている。|
| 受験者つぶやき | ・e のとおりです。
・異状死のアルゴリズムはよく確認しました。|

E 医学総論／長文問題

109E-22 症候とその説明の組合せで正しいのはどれか。

a 強迫観念 ——— 自分のものでない考えが勝手に浮かんでくる。
b 思考途絶 ——— 思考が不活発で考えが前に進まない。
c 支配観念 ——— 思考が外部から支配される。
d 反響言語 ——— 主題はそれないが細部にこだわる。
e 連合弛緩 ——— 関連のない観念が浮かんでまとまらない。

選択肢考察

× a 強迫観念とは，自分でも不合理だと分かっているが追い払うことが難しい観念をいう。自分のものでない考えが浮かんでくる，入り込んでくる，というのは思考吹入。

× b 思考途絶とは，考えが突然止まってしまい途切れる状態で，典型例は統合失調症。思考がなかなか前に進まない（速度の低下）場合は思考制止といい，典型例はうつ病。

× c 支配観念とは，その人の感情を揺り動かす体験から生じて思考や行動を支配するようになった観念群をいう。優格観念〈overvalued idea〉ともいう。思考が外部から支配されるというのは，させられ体験の一つで，させられ思考という。典型的には統合失調症にみられる。

× d 反響言語とは，相手の言葉をそのままおうむ返しに言うなど，他者の動作，表情，言語などをまねして繰り返す症状をいう。典型的には自閉症にみられる。細部にこだわるのは強迫。

○ e 連合弛緩とは，ブロイラー，E.が統合失調症の基本的な障害としてとりあげたもので，思考が全体としてのまとまりをもてなくなった状態。

解答率 a 0.5%, b 24.7%, c 19.6%, d 0.5%, e 54.7%

ポイント 思考途絶と思考制止の違いなど，かなり専門的な内容が問われている。連合弛緩など基本的な用語を典型的な疾患名と一緒に押さえておくことが重要。

参考文献 チャート精 189　コンパクト 208　標精 309　RM U36

正解 e　LEVEL　正答率 54.7%

解説者コメント やや難しい問題。

受験者つぶやき
・割れてました。eは観念奔逸の内容だと主張している友人もおり，不安な気持ちで一杯です。
・うーん，自信ないです。思考途絶は違うとは思いましたが，他が絞れず。

109E-23 妊娠41週で児頭骨盤不均衡を示唆する児頭の所見はどれか。

a 応形　　b 嵌入　　c 固定　　d 浮動　　e 骨重積

選択肢考察

× a, × e 胎児の頭骨は縫合および泉門の部位で移動性を有するため，産道の抵抗により各頭骨が相重なり，児頭の通過面が縮小して産道通過が容易となる。こうした児頭の変形が応形で，各頭骨辺縁の重なりが骨重積である。骨重積は，後方（岬角側）にある頭頂骨が前方（恥骨側）にある頭頂骨の下になる。応形，骨重積は児頭が下降してから生じるので，これらを認めれば児頭骨盤不均衡〈CPD〉の可能性は低い。

× b, × c 児頭の固定とは，浮動していた児頭が下降して児頭の最大周径が骨盤入口部に達

した状態で，SP-1～-2cm程度である。児頭の嵌入とは，固定に続いて児頭の最大周径が骨盤入口部を超えた状態で，SP±0cmになれば，十分嵌入したことを示している。

○d　内診あるいは外診で，児頭が自由に移動する状態を浮動という。分娩直前期になっても児頭が浮動していればCPDを疑う。

解答率　a 0.5%，b 0.6%，c 1.3%，d 95.2%，e 2.4%

ポイント　CPDは，児頭と骨盤の間に大きさの不均衡（骨盤に比して児頭が大きい状態）が存在するために分娩が停止するか，母児に障害をきたすことが予想される場合をいう。児頭が固定，嵌入している場合にはCPDはないと判断できる。骨盤の評価は骨盤エックス線撮影法で産科的真結合線を計測し，児頭の大きさは超音波断層法で児頭大横径を計測する。

▶参考文献　チャート産 250　みえる産 266

▶正解　d　LEVEL　　　正答率 95.2%

解説者コメント　容易に判断可能であり，解答は容易である。

受験者つぶやき
・これは大丈夫でしょう。
・嵌入していないのはd。

Check ■■■

109E-24　嗄声を主訴に来院した成人にまず行う発声機能検査はどれか。
a　音響分析　　　　b　呼気流率　　　　c　筋電図検査
d　喉頭内視鏡検査　e　最長発声持続時間

選択肢考察
×a　音声をデジタル信号として記録し，スペクトラムアナライザなどを用いて分析する方法であるが，一般的ではない。
×b　スパイロメータや熱線流量計を用いて行う検査であり，一般的ではない。
×c　喉頭の筋電図検査は声帯の運動障害などの診断に使われることはあるが，一般的に行われてはいない。
×d　内視鏡はほとんどの施設で普及しており，比較的簡易に行うことのできる検査である。病変の有無や神経麻痺などの診断に有用であるが，発声機能を調べる検査ではない。
○e　十分に深呼吸を行い，母音発声を行わせ持続時間を測る。持続時間の短縮がある場合には声門閉鎖不全などの疾患が疑われる。比較的簡易な検査であり，まず行うとよい。

解答率　a 1.4%，b 1.1%，c 0.0%，d 31.6%，e 65.7%

ポイント　嗄声の原因疾患を鑑別する検査としては内視鏡検査が重要であるが，発声機能を調べることはできない。発声機能検査としては種々のものがあるが，特殊な機器を使用するものが多い。発声持続時間の測定は簡易で，まず行うべき検査である。

▶参考文献　チャート耳 187　R マ S24, 31

▶正解　e　LEVEL　　　正答率 65.7%

解説者コメント　あまり聞き慣れない検査が選択肢に多く含まれているため悩まされるかもしれないが，最長発声持続時間を覚えておこう。

受験者つぶやき
・e 発声持続時間は外来の待ち時間なんかに簡便にできますね！　ちなみに私は発声機能検査ではないdを選んでしまいましたが。
・最初から内視鏡にはいかないかなと思ってeに。

109E-25 胎児超音波検査で診断が最も困難な疾患はどれか。

- a 鎖肛
- b 水腎症
- c 卵巣囊腫
- d 横隔膜ヘルニア
- e 十二指腸閉鎖症

選択肢考察

○ a 鎖肛とは，正常な位置に肛門が存在しないで，直腸が盲端になっている先天奇形である。出生後に肛門にカテーテルが挿入不可能なこと，あるいは生後24時間を経ても胎便排出がみられないことなどで存在が疑われて，倒立法（Wangensteen-Rice撮影法）によるエックス線診断で確定診断ができる。胎児が嚥下した水分は大腸で吸収されて，血管を経て胎盤から母体側に排泄され，鎖肛があっても水分貯留像は認められないので，エコーによる出生前診断は不可能である。

× b 胎児水腎症は尿路狭窄などのため腎盂・腎杯が拡張した状態をいい，胎児超音波検査法で腎臓に水（尿）が貯留していることから出生前診断が容易に可能である。

× c 胎児でも卵巣囊腫が存在することがあり，成人同様に胎児超音波検査法で容易に診断が可能である。

× d 横隔膜ヘルニアは横隔膜の連続性が欠損して，胎児消化管や肝臓などが胎児胸腔内に進入していることによって出生前診断が可能で，出生直後に外科的に治療する必要性がある。

× e 十二指腸閉鎖症は胃泡と十二指腸腔内の貯留物のために，いわゆる"double bubble sign"を生じているので出生前診断が可能である。この場合，多発性奇形や21トリソミーなどの染色体異常を伴っていることが多いので，他の臓器の精査が必要である。

解答率 a 74.5%, b 0.6%, c 18.8%, d 1.1%, e 4.9%

ポイント 胎児超音波検査では，上記のほか，水頭症，全前脳胞症，無脳児，脊椎披裂（二分脊椎），先天性嚢胞状腺腫様肺奇形〈CCAM〉，臍帯ヘルニア，腹壁披裂，多嚢胞腎，致死的異形成症，軟骨無形成症などの出生前診断が可能である。

参考文献 MIX 211　国小 281　チャート小 158　R小 92

正解 a　LEVEL　　　　　正答率 74.5%

受験者つぶやき
・TECOM模試に似たようなのが出てました。
・鎖肛は分からないので外から確認するのでしょうね。

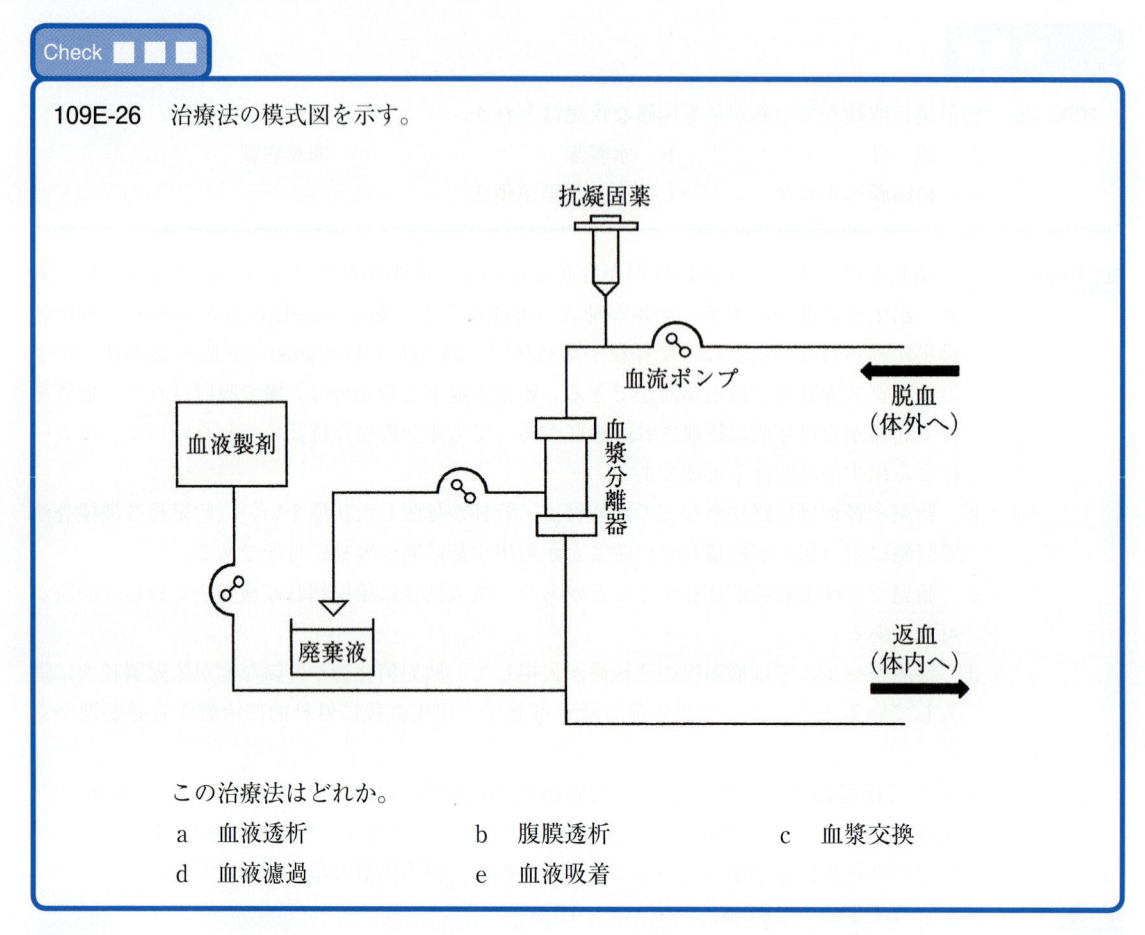

Check ☐☐☐

109E-26 治療法の模式図を示す。

[図: 脱血（体外へ）→血流ポンプ（抗凝固薬）→血漿分離器→返血（体内へ）、血漿分離器から廃棄液へ、血液製剤から返血ラインへ合流]

この治療法はどれか。
a 血液透析　　　b 腹膜透析　　　c 血漿交換
d 血液濾過　　　e 血液吸着

選択肢考察
- ×a 血液透析では，血漿分離器ではなく血液透析器を用い，血液製剤は用いない。
- ×b 腹膜透析では，血漿分離器を含めたカラムや血液製剤は用いない。
- ○c 血漿交換では，血漿分離器で患者の血漿を廃棄し，代わりに，同じ量だけ新鮮凍結血漿〈FFP〉を補充する。
- ×d 血液濾過では，血漿分離機ではなく血液濾過器を用い，血液製剤ではなく補充液を用いる。
- ×e 血液吸着は，一般的には直接灌流した血液から病因物質（薬物中毒など）を除去するDHP〈直接血液灌流〉を指す。また血漿分離器で血漿を分離した後に二次膜で病因物質（免疫グロブリン・免疫複合体など）を吸着する方法もある。前者では血漿分離器や血液製剤は用いない。また，後者なら血漿分離の後に二次膜のカラムが必要となる。

解答率 a 14.2%，b 0.1%，c 83.5%，d 1.6%，e 0.4%

ポイント 血液浄化治療〈アフェレシス〉の基本原理を問う問題。各アフェレシスで用いる「カラムの種類」と「血液製剤使用の有無」がポイントである。

▶**参考文献** 朝158　YN G15　みえる 腎230
▶**正解** c　LEVEL ▮▮▯　正答率 83.5%

解説者コメント 透析以外は臨床実習で見る機会がかなり少ないと予想される。各々の正確な理解は難解だったかもしれないが，回路図と設問の意味から正解にたどり着くのはそれほど困難でないだろう。

受験者つぶやき
・医療機器の原理も知ってほしいという出題者の意図が感じられます。
・分離器というくらいだから血漿交換だろうと。

E 医学総論／長文問題

Check ■■■

109E-27 肺癌患者において放射線治療の**適応でない**のはどれか。
a 限局型小細胞癌　　b 上大静脈症候群　　c 癌性胸膜炎
d 骨転移　　　　　　e 脳転移

選択肢考察
○ a 化学放射線治療の適応となる。
○ b 緊急放射線治療の適応となる。
× c 放射線治療をするとすれば全肺／片肺照射となり，肺の放射線障害の点からほぼ適応とならない。
○ d 骨転移の放射線治療では8割以上の有効率である。
○ e 全脳照射野やγナイフ，定位照射の適応となる。

解答率 a 12.5％, b 14.8％, c 61.2％, d 1.4％, e 10.3％

ポイント 放射線治療は局所治療が原則であり，骨髄移植などでの全身照射〈TBI〉などを除けば，広範な照射野を取らざるをえない放射線治療は放射線障害／副作用の点から適応外となる。

参考文献 標放 755　Rマ X37

正解 c　LEVEL　正答率 61.1％

解説者コメント 放射線治療の適応の問題であり，原則を知っていれば容易である。

受験者つぶやき
・小細胞癌はわりと放射線が効く印象です。
・広い範囲だとできないのが放射線かなというイメージ。

Check ■■■

109E-28 急性胆嚢炎の診断で超音波ガイド下に経皮経肝胆嚢ドレナージを行うこととなった。腹部超音波像（**別冊No.3**）を別に示す。
穿刺経路として最も適切なのはどれか。
a ①　　b ②　　c ③　　d ④　　e ⑤

別冊
No.3

画像診断

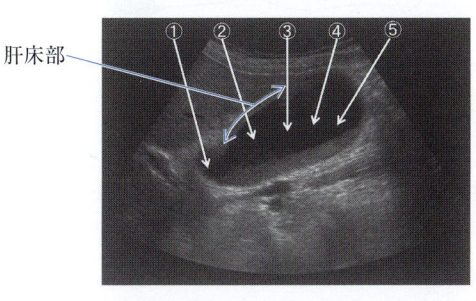

肝床部

肝床部から胆嚢体部を穿刺する必要がある。

選択肢考察
× a 胆嚢頸部であり，胆嚢内腔が狭く，突き抜ける危険がある。
○ b 肝床部を経由して，胆嚢内腔が広い胆嚢体部を穿刺する。

×c, ×d　肝床部を経由せず，穿刺部から胆汁が腹腔内に漏れる恐れがある。
×e　肝床部を経由せず，穿刺部から胆汁が腹腔内に漏れる恐れがあり，さらに横行結腸などの腸管損傷の可能性もある。

解答率　a 14.1%, b 23.4%, c 10.9%, d 43.7%, e 7.7%

ポイント　経皮経肝胆囊ドレナージでは，胆囊穿刺部位から胆汁が漏れないこと，腸管損傷をしないことが重要であり，そのために肝床部を経由して，胆囊内腔が広い胆囊体部を穿刺することが必須である。

▶参考文献　MIX 212　朝 1206　YN B80　みえる 消 259

▶正解　b　LEVEL　　　　　　　　　　　　　　　　　　　正答率 23.4%

解説者コメント　胆囊には肝臓との生理的癒着部である肝床部があること，それは超音波画像ではどこにあたるかを知っておく必要がある。

受験者つぶやき
・実際をあまり知らない人が多かったように思います。経皮経肝っていうくらいだからちゃんと肝臓を貫かないと。
・経皮経肝というくらいなので肝臓を通過するのかなと。脈管は避けて b に。

Check ■■■

109E-29　膝関節の徒手検査手技（**別冊** No. 4）を別に示す。
　　　　　診断する病変部位はどれか。
　　　　　a　内側側副靱帯　　　　b　外側側副靱帯　　　　c　前十字靱帯
　　　　　d　半月板　　　　　　　e　膝蓋腱

別　冊
No. 4

画像診断

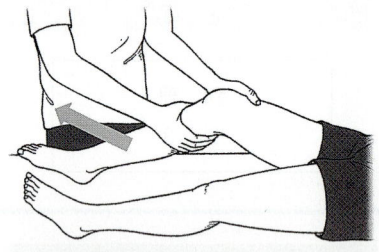

矢印は検者が右手で力を入れる方向を示す。
膝関節 20〜30°の軽度屈曲位で大腿遠位部を左手で把持し，
右手で脛骨近位端を前方へ引き出している。

確定診断　前十字靱帯損傷の徒手検査ラックマン〈Lachman〉テスト

選択肢考察
×a　片方の手を膝外側，他方の手で下腿または足関節を把持して膝外反を強制する「外反ストレステスト」で検査する。
×b　片方の手を膝内側，他方の手で下腿または足関節を把持して膝内反を強制する「内反ストレステスト」で検査する。
○c　「ラックマンテスト」である。ほかに，膝関節 90°屈曲位での「前方引き出しテスト」

がある。
×d 膝を最大屈曲位として内外側関節裂隙に手指を当て，下腿に回旋ストレスを加えながら膝を伸展させて疼痛を誘発させる「マックマレー〈McMurray〉テスト」が代表的である。
×e 膝蓋腱断裂では断裂部が陥凹し，膝蓋骨が近位へ変位する。

解答率 a 0.6%，b 0.3%，c 97.2%，d 1.3%，e 0.6%

ポイント 前十字靱帯は脛骨の前方への動揺性を制御していて，損傷されるとラックマンテスト，前方引き出しテスト，軸移動テスト（pivot shift，N test）などの徒手検査が陽性となる。

参考文献 チャート整 203　標整 680　Rマ T38

正解 c　LEVEL　　　正答率 97.2%

解説者コメント 前十字靱帯の働きを知っていれば容易である。

受験者つぶやき
・こういう手技系は自分の体でやってみるとなかなか忘れません。
・整形の時にやっていた気が。

Check ■■■

109E-30　CO_2 ナルコーシスについて正しいのはどれか。
　a　低酸素血症は伴わない。
　b　病初期には徐脈を呈する。
　c　進行期には散瞳を呈する。
　d　肺胞低換気は原因となる。
　e　急速に $PaCO_2$ を低下させる必要がある。

選択肢考察
×a 低酸素血症を伴うことが多い。
×b 徐脈ではなく，頻脈になる。
×c 散瞳ではなく，縮瞳する。
○d 肺胞低換気により，CO_2 蓄積を伴うⅡ型呼吸不全が増悪した場合，CO_2 ナルコーシスの原因となりうる。
×e $PaCO_2$ を急速に低下させることで，頻脈や血圧低下，けいれんなどを呈することがあるため，徐々に低下させる必要がある。

解答率 a 5.0%，b 5.1%，c 7.3%，d 79.4%，e 3.2%

ポイント CO_2 ナルコーシスとは，主に慢性閉塞性肺疾患や陳旧性肺結核症などの呼吸器疾患を基礎疾患に有する症例において，高二酸化炭素血症が増悪することで意識障害を伴う病態である。慢性のⅡ型呼吸不全を呈している症例において高濃度の酸素を投与することで，このような病態に陥る危険性があり，注意を要する。

参考文献 朝 178　みえる 呼 91

正解 d　LEVEL　　　正答率 79.4%

解説者コメント CO_2 ナルコーシスへの理解が重要である。

受験者つぶやき
・間質性肺炎では比較的 CO_2 ナルコーシスを起こしにくいことも併せて覚えます（もちろん末期では起きえます）。なんででしょう？
・臨床問題でも出そうだなと思いました。

109E-31 高齢者総合機能評価〈CGA〉に**含まれない**内容はどれか。

a 意 欲
b 認知機能
c 手段的日常生活動作〈IADL〉
d バイタルサイン
e 日常生活動作〈ADL〉
f 情緒と気分

選択肢考察
- ○a 診察時，自分から進んで挨拶をする場合は評価は○。
- ○b 診察時，単語を記憶させ，後で復唱させる。全部復唱できれば評価は○。
- ○c 診察時，外来までどう来たかを質問し，自分で交通機関あるいは自家用車で来た場合，評価は○。
- ×d 診察時の血圧などは評価されない。
- ○e ADLには基本的日常生活動作〈BADL〉と手段的日常生活動作〈IADL〉があるが，ADLは例えば独りで入浴ができれば評価は○。
- ○f 診察時，自分が無力と思うかとの設問に否定すれば評価は○。

解答率 a 2.5%, b 0.7%, c 3.9%, d 84.6%, e 0.2%, f 8.1%

ポイント 高齢者総合機能評価〈CGA：comprehensive geriatric assessment〉には①意欲，②認知機能，③IADL〈手段的日常生活動作〉，④認知機能，⑤BADL〈基本的日常生活動作〉，⑥情緒・気分が含まれている。

参考文献 チャート公 54　アラーム 115　SN 244

正解 d　LEVEL　正答率 84.6%

解説者コメント 高齢者の総合的診療を進めていくために高齢者総合機能評価〈CGA〉があり，日常生活動作の評価，精神心理機能の評価，社会経済因子の評価，その他の評価よりなる。

受験者つぶやき
・まあこれくらいはスパッと行きましょう。
・何が含まれているか把握しておいた方がよいですね。

109E-32 標準的な1歳6か月児の成長・発達の所見で正しいのはどれか。**2つ選べ**。

a 生歯が12本
b 頭囲が胸囲より大
c 体重が出生時の6倍
d 身長が出生時の2倍
e パラシュート反射の存在

選択肢考察
- ○a 乳歯は6〜8か月で萌出し，3歳で上下20本すべて生え揃う。乳歯の本数の目安は（月齢−6）本。1歳6か月＝月齢18か月であるから18−6＝12本となる。
- ×b 頭囲が胸囲より大きいのは月齢12か月までである。
- ×c 体重は出生時の約3倍である。
- ×d 身長は約1.5倍になる。
- ○e パラシュート反射は6〜7か月より出現し，生涯にわたって存在する。

解答率 a 92.3%, b 3.0%, c 0.5%, d 3.3%, e 98.6%

ポイント 小児の正常な体重，身長の発達，原始反射の出現は覚えておくべき事項である。乳歯の本数に関しては，月齢ごとの本数が分からなくても3歳までに20本生え揃うことを考えれば答え

られるだろう。

▶参考文献　MIX 324　国小 9, 15　チャート小 4　R小 2
▶正解　a, e　LEVEL ▮▮▯　正答率 91.0%

解説者コメント　小児の正常な発育・発達について覚えていれば解ける問題である。

受験者つぶやき
・小児の発達，大事です。
・消去法で選びました。

Check ▮▮▮

109E-33 正常な腎の機能について正しいのはどれか。**2つ選べ**。
a 心拍出量の約5%の血液量が腎臓に供給される。
b 1日に約14Lの原尿が生成される。
c アミノ酸は近位尿細管で再吸収される。
d ブドウ糖はHenle係蹄で再吸収される。
e 尿濃縮は主に髄質部集合管で行われる。

選択肢考察
× a 健常腎の腎血流量〈RBF〉は心拍出量の1/4を占める。平均約1.1 L/分である。
× b 原尿は，正常な場合の糸球体濾過量を〈GFR〉100 mL/分として計算すると，100 mL/分×60×24＝144,000 mL/日＝144 L/日となる。14LだとGFR 10 mL/分以下となってしまい，末期腎不全の値になってしまう。
○ c アミノ酸やブドウ糖，蛋白質，ナトリウムやカリウムも近位尿細管で再吸収される。
× d Henle係蹄で再吸収されるのはナトリウム，カリウム，クロール，カルシウム，マグネシウムである。ブドウ糖は近位尿細管で再吸収される。
○ e 集合管ではバソプレシンによりAQP$_2$が活性化され，水再吸収の調節を行う。

解答率　a 7.2%, b 30.0%, c 98.7%, d 5.4%, e 58.1%

ポイント
尿細管の水の再吸収は，近位尿細管で60〜70%，Henle係蹄で10〜15%，集合管で2〜15%が行われ，排泄される尿量は原尿の約1%程度だとされる。したがって原尿150 L/日程度だとしても1日尿量は1.5 L程度であるわけである。

▶参考文献　MIX 220　朝 1381　YN E14　みえる腎 51
▶正解　c, e　LEVEL ▮▮▯　正答率 57.1%

解説者コメント　集合管での尿濃縮能を評価する検査としてFishberg濃縮試験がある。これを知っていれば尿濃縮を集合管で行うという表現は間違いではないと判断できるだろう。

受験者つぶやき
・原尿は1日150 Lできます。想像より1桁多くありませんでしたか？（ちゃんと勉強してる方，失礼しました<(_ _)>）
・消去法で選びました。

Check ▮▮▮

109E-34 カテーテル関連血流感染症の診断に必要な検査はどれか。**2つ選べ**。
a 鼻腔培養　　　　　b 咽頭培養　　　　　c 血液培養
d 穿刺部皮膚培養　　e カテーテル先端培養

選択肢考察

× a　後鼻腔粘液を採取する。MRSA 保菌者のスクリーニング検査などに用いる。
× b　咽頭炎・扁桃炎において，口蓋扁桃の細菌を検出する目的で行う。
○ c　血流感染を起こしていることの証明となる。
× d　穿刺部の膿は感染を示唆するが，たとえ同部位に感染徴候がなくても感染は否定できない。皮膚付着菌のみが原因菌とはいえない。
○ e　カテーテルが感染源であることを先端培養から証明する。

解答率　a 0.1％，b 0.1％，c 96.8％，d 13.4％，e 89.1％

ポイント　カテーテル関連血流感染症は，入院中の中心静脈カテーテル挿入患者の熱発時にはまず考えるべき感染症である。カテーテルが感染源であること，すなわちカテーテル先端の培養やカテーテルからの逆血培養を行う。さらに血液培養を行って血流感染が起きていることを証明する。なお治療はカテーテル抜去のみでよしとしてはいけない。適切に抗菌薬を使う。

▶参考文献　朝 283

▶正解　c, e　LEVEL　　　正答率 86.1％

解説者コメント　中心静脈カテーテル挿入時，高度バリアプレコーション（清潔手袋，長い袖の滅菌ガウン，マスク，帽子と大きな清潔覆布）を行うことが普及してきたが，院内や在宅でも遭遇する機会の多い感染症であり，診断は基本的なこととして覚えておかなければならない。

受験者つぶやき
・CV 経由のカンジダ感染から眼内炎も起きうる，っていうのが大学の定期試験に出ていました。
・血培と感染経路の培養かなと。

Check ■■■

109E-35　間接ビリルビン優位の黄疸を呈するのはどれか。2つ選べ。
　　a　総胆管結石　　　b　溶血性貧血　　　c　Rotor 症候群
　　d　Gilbert 症候群　　e　Dubin-Johnson 症候群

選択肢考察

× a　総胆管結石は，閉塞性黄疸の原因となりうる疾患であり，直接ビリルビン優位の黄疸や胆道系酵素（ALP，γ-GTP など）の上昇をきたす。
○ b　溶血性貧血はさまざまな原因により赤血球の寿命が短縮し，貧血，黄疸をきたす疾患である。壊れた赤血球内のヘモグロビンが体内で大量に処理された結果，間接ビリルビン優位の黄疸をきたす。
× c　Rotor 症候群はビリルビンの肝細胞内保持，あるいは肝細胞への取り込み，もしくは毛細胆管への排出などの機能に異常が認められる常染色体劣性遺伝の疾患。直接ビリルビン優位の黄疸をきたす。
○ d　Gilbert 症候群は肝細胞における UGT1A1 活性低下を認める常染色体優性遺伝の疾患。間接ビリルビン優位の黄疸をきたす。
× e　Dubin-Johnson 症候群は抱合型ビリルビンを毛細胆管に分泌する過程に障害を有する常染色体劣性遺伝の疾患。直接ビリルビン優位の黄疸をきたす。

解答率　a 1.1％，b 98.2％，c 1.1％，d 97.6％，e 1.8％

ポイント　黄疸をきたす疾患が挙がっている。肝細胞レベルもしくは総胆管レベルにおいて胆汁の排泄障害をきたす疾患は，直接ビリルビン優位の黄疸をきたす。一方，肝細胞のビリルビン取り込み障害や直接ビリルビンへの変換障害を有する場合は，間接ビリルビン優位の黄疸をきたす。

▶参考文献　MIX 200　朝 52　YN B6, 65　みえる消 186

▶正解　b, d　LEVEL　　　　　　　　　　　　　　　　　　　　　　　正答率 96.3%

解説者コメント　黄疸をきたす疾患は，上記の疾患以外に新生児黄疸（間接ビリルビン優位）などがある。

受験者つぶやき　・直接ビリルビン優位は DiRect（Dubin-Johnson, Rotor）という定番の覚え方。

Check ■■■

109E-36 3歳児健康診査で実施される項目で一次予防はどれか。**2つ選べ**。
- a 尿検査
- b 視力検査
- c 歯磨き指導
- d 身長体重測定
- e 予防接種の実施確認

選択肢考察
- ×a 尿検査で腎疾患の早期発見をするので，二次予防である。
- ×b 視力検査で眼疾患・視力障害の発見をするので，二次予防である。
- ○c 歯磨き指導により，う歯予防になり健康増進につながるので，一次予防である。
- ×d 身長体重測定により肥満・低身長などの内分泌・代謝疾患を発見するので，二次予防である。
- ○e 予防接種の実施確認により予防接種を勧奨することになり，一次予防の特異的予防につながる。

解答率　a 0.8%，b 1.4%，c 97.3%，d 4.3%，e 95.4%

ポイント　予防医学では予防を3段階に分けて考える。
- ・一次予防：疾病の発生を未然に防ぐ行為。健康増進と特異的予防に分かれる。健康増進には生活習慣の改善（生活環境改善，適切な食生活など），特異的予防には予防接種，事故防止がある。
- ・二次予防：重症化すると治療が困難，または大きなコストのかかる疾患を早期に発見・処置する行為。早期発見と早期治療に分かれ，早期発見には健康診断・健康診査，早期治療には臨床的治療が該当する。
- ・三次予防：重症化した疾患から社会復帰するための行為。機能低下防止，治療，リハビリテーションがこれに含まれる。

▶参考文献　MIX 20　国小 22　チャート小 32　R小 20

▶正解　c, e　LEVEL　　　　　　　　　　　　　　　　　　　　　　　正答率 93.4%

解説者コメント　乳幼児健康診査を公衆衛生学的に捉えた問題である。集団で行う3歳児健診では，歯磨き指導・虫歯予防は医師が行わずに歯科衛生士が行い，医師は虫歯予防に関与していない。

受験者つぶやき
- ・一次予防，二次予防，三次予防は整理して覚える必要があります。
- ・一次予防は発症予防。

Check ■■■

109E-37 真菌の染色法として適切なのはどれか。**2つ選べ**。
- a Grocott 染色
- b Masson 染色
- c PAM 染色
- d PAS 染色
- e Sudan Ⅲ 染色

選択肢考察
- ○a Grocott 染色は多種の真菌や放線菌を染色するのに優れた染色法で，ニューモシスチス肺炎では *Pneumocystis jirovecii* のカップ型の囊胞壁が黒くみられ，診断を確定すること

ができる。
- ×b Masson trichrome 染色は膠原線維を染色する方法で，核を紫黒色〜黒褐色，細胞質を赤色，膠原線維を青色に染める。特に腎組織の観察に有用である。
- ×c PAM 染色は糸球体基底膜やメサンギウム基質などを選択的に染色する方法で，腎組織を観察するのに適している。
- ○d PAS 染色は多糖類を染色する方法として利用され，真菌の細胞壁に存在する糖鎖を赤紫色に染色する。ほかに上皮系腺細胞由来の癌細胞や腎糸球体基底膜病変の観察に利用される。
- ×e 脂肪染色法の一つで，ネフローゼ症候群の尿検査でみられる卵円形脂肪体や脂肪円柱などの観察に利用される。

解答率 a 99.7%，b 30.5%，c 4.0%，d 42.0%，e 23.0%

ポイント 微生物を染色する方法は選択肢以外に，Gram 染色（一般細菌），Ziehl-Neelsen 染色（抗酸菌）やオーラミン染色（抗酸菌），ヒメネス染色（レジオネラ），墨汁法（クリプトコックス），Giemsa 染色（マラリア）などがある。重要な染色法と対象となる病原体を確認し，Gram 染色では Gram 陽性双球菌（肺炎球菌）や Gram 陰性球菌（淋菌，髄膜炎菌，*Moraxella catarrhalis*），Gram 陽性桿菌（リステリア菌）などのように特徴的な所見は知っておく必要がある。

参考文献 YN H18　みえる免 117

正解 a, d　LEVEL　正答率 41.9%

解説者コメント Grocott 染色は比較的容易に解答できるが，PAS 染色は赤白血病や骨髄異形成症候群の診断や腎組織の染色に用いられることが多く，難しいかもしれない。

受験者つぶやき
- クリプトコックスが PAS で出てたから d を選べた，って人がいて羨ましく思いました。注意力は大事です。
- 間違えました……。

Check ■ ■ ■

109E-38 再生可能なエネルギー源はどれか。3つ選べ。
- a 風力
- b 火力
- c 地熱
- d 原子力
- e バイオマス

選択肢考察
- ○a 風はどこにでもあり，無尽蔵にいくらでもある。
- ×b 化石燃料に依存する火力は埋蔵量に限りがあり，枯渇する。
- ○c 地球はゆっくり冷えているが，地球内部の熱を利用する地熱は事実上，無尽蔵である。
- ×d 原子力は放射性元素に依存しており，その埋蔵量には限りがある。
- ○e バイオマスは「再生可能な生物由来の有機性資源で化石資源を除いたもの」と定義され，家畜糞尿，生ゴミ，下水汚泥などが含まれる。

解答率 a 94.6%，b 16.5%，c 93.5%，d 11.3%，e 83.2%

ポイント 再生可能エネルギーの「再生可能」とは，自然界によって，消費される以上の速度で補充されるエネルギーの総称であり，石炭や石油などの化石燃料は枯渇性エネルギーとして区別される。再生可能エネルギーの中には，太陽光，風力，波力，潮汐，地熱，バイオマスなどが含まれる。

▶正解　a，c，e　LEVEL ■■□　正答率 76.1%

解説者コメント　バイオマスを燃焼させると二酸化炭素が出るが，これをたどると，植物の光合成（空気中の二酸化炭素を利用）に由来するため，大気中の二酸化炭素を増加させてはいない。

受験者つぶやき
・一般常識。
・なんだかニュースでよく聞く言葉です。時事的な要素もあるのでしょうか？

Check ■■■

109E-39　乳幼児突然死症候群のリスクファクターはどれか。**3つ選べ**。
a　騒音　　　　　b　母乳栄養　　　　c　うつぶせ寝
d　家族内喫煙　　e　低出生体重児

選択肢考察　疫学的に，男児，早産児，低出生体重児，冬季，早朝から午前中に多く，また，うつぶせ寝や両親の喫煙，人工栄養児で多い。

×a，×b，○c，○d，○e

解答率　a 1.0%，b 0.4%，c 99.9%，d 99.8%，e 98.4%

ポイント　乳幼児突然死症候群〈sudden infant death syndrome：SIDS〉は生後2～5か月に最も多く，6か月を超えると少なくなる。その病態は明らかではない。哺乳後の睡眠中に発症することがほとんどで，覚醒反応の低下あるいは欠如が考えられ，脳幹部呼吸中枢，心臓循環中枢などの機能異常が根本にあるのではないかと推測されている。

▶**参考文献**　MIX 331　国小 26　チャート 小 37　みえる 呼 19

▶**正解**　c，d，e　LEVEL ■■□　正答率 98.2%

解説者コメント　国試ではよく出題される話題である。現在でも乳幼児死亡の原因として重要で，0歳児の死亡原因では第3位である。

受験者つぶやき
・これは簡単でしょう。
・有名なリスクファクターですね。

Check ■■■

109E-40　50歳の女性。乳がん検診のマンモグラフィで乳癌を疑われ精査のため来院した。腫瘤は触知しない。検診のマンモグラム（**別冊 No.5**）を別に示す。
次に行うのはどれか。
a　CT　　　　　　b　PET/CT　　　　c　超音波検査
d　経皮的針生検　　e　マンモグラフィ再検

別　冊
No. 5

アプローチ
①50歳の女性，乳がん検診──→乳癌の好発年齢
②乳癌を疑われ精査のため来院──→まず行う検査，そして検査の診断手順を考慮する
③腫瘤は触知しない──→小さな乳癌は触知できない

画像診断

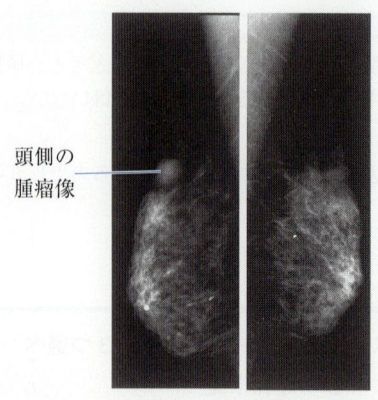

頭側の
腫瘤像

マンモグラム
(ML撮影)

マンモグラムのML（内から外）撮影の右乳房に腫瘤像を認める。

鑑別診断　腫瘤像が辺縁不整の放射状陰影〈spicula〉，微細石灰化像を伴うものであれば乳癌の所見といえる。

確定診断　右乳癌の疑い

選択肢考察
× a　乳癌と診断された時に造影剤を用いるとより鮮明に診断できるが，診断へのスクリーニングにはならない。
× b　PET/CTは，癌や転移巣の存在診断に用いられる。最近，乳癌では全身転移の検索に好まれる。
○ c　マンモグラムと同様に画像診断には必須。
× d　今や確定診断，術前診断には必要不可欠である。
× e　検診のマンモグラムはML撮影のみであったため，CC撮影（頭尾方向），圧迫・拡大撮影をを加えて再検することは，構わない。

解答率　a 0.2%，b 0.1%，c 86.5%，d 12.6%，e 0.7%

ポイント　乳癌，乳腺腫瘍は触診に始まり，画像診断，針生検と進めていく。診断手順が重要である。

乳癌診断のアルゴリズム

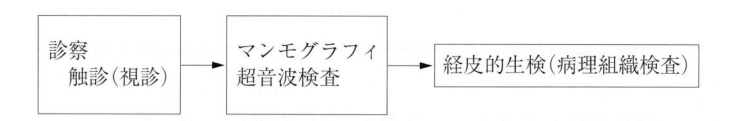

診察
触診（視診） → マンモグラフィ
超音波検査 → 経皮的生検（病理組織検査）

▶参考文献　MIX 256　チャート 婦 8, 144　みえる 婦 279
▶正解　c　LEVEL　　　　　　　　　　　　　　　　正答率 86.4%

受験者つぶやき
・侵襲が少なくて情報の多いものから。
・次は超音波かなと。

Check ■■■

109E-41 36歳の男性。プログラマー。職場の健康診断で異常を指摘されて来院した。仕事は不規則で，納期が近づくと会社に泊まり込んで仕事をしなくては間に合わない。独身で一人暮らし。喫煙は20本/日を16年間。既往歴に特記すべきことはない。身長168 cm，体重82 kg，腹囲101 cm。血圧138/88 mmHg。血液生化学所見：空腹時血糖98 mg/dL，HbA1c 6.2%（基準4.6〜6.2），トリグリセリド178 mg/dL，HDLコレステロール42 mg/dL，LDLコレステロール178 mg/dL。

現時点で，患者の行動変容のための対応として適切なのはどれか。
- a 配置転換を勧める。
- b 知人との同居を勧める。
- c 服薬を開始する必要はないと説明する。
- d 今の生活習慣に関する本人の考えを尋ねる。
- e 糖尿病による壊疽で足を切断した患者の写真を見せる。

アプローチ 腹囲≧85 cm，高トリグリセリド血症（≧150 mg/dL），血圧上昇（≧130/85 mmHg）とメタボリックシンドロームと喫煙歴を認める。禁煙，体重減少，規則正しい生活の確立が重要である。行動変容ステージモデルでは，「無関心期」→「関心期」→「準備期」→「実行期」→「維持期」の各ステージを経て行動が変わると考える。患者が今どのステージにいるかを把握し，それぞれのステージに合わせた働きかけが必要である。

選択肢考察
- ×a 職場環境が健康上の問題に関与している場合に検討する。
- ×b 関係ない。
- ×c 運動，食事療法の結果により，薬物治療が必要になることがある。
- ○d 本人が行動を変えようと思っているのか，あるいは，既に行動を変えているのかなど，どのステージにあるかをまず把握する。
- ×e 不必要に恐怖感を与えることは好ましくない。

解答率 a 0.1%，b 0.0%，c 0.1%，d 99.8%，e 0.1%

ポイント

メタボリックシンドロームの診断基準

内臓脂肪（腹腔内脂肪）蓄積　必須項目	
ウエスト周囲径 （内臓脂肪面積　男女とも≧100 cm² に相当）	男性≧85 cm 女性≧90 cm
上記に加え以下のうち2項目以上	
高トリグリセリド血症 　　　かつ/または 低HDLコレステロール血症	≧150 mg/dL <40 mg/dL
収縮期血圧 　　　かつ/または 拡張期血圧	≧130 mmHg ≧85 mgHg
空腹時高血糖	≧110 mg/dL

＜各ステージと働きかけ＞
（厚生労働省ホームページより一部改変，http://www.e-healthnet.mhlw.go.jp/information/exercise/s-07-001.html）

1. 無関心期への働きかけ（6か月以内に行動を変えようと思っていない）
   - 意識の高揚：運動のメリットを知る
   - 感情的経験：このままでは「まずい」と思う
   - 環境の再評価：周りへの影響を考える
2. 関心期への働きかけ（6か月以内に行動を変えようと思っている）
   - 自己の再評価：運動不足の自分をネガティブに，運動をしている自分をポジティブにイメージする
3. 準備期への働きかけ（1か月以内に行動を変えようと思っている）
   - 自己の解放：運動をうまく行えるという自信をもち，運動を始めることを周りの人に宣言する
4. 実行期と維持期への働きかけ（行動を変えて6か月未満である）
   - 行動置換：不健康な行動を健康的な行動に置き換える（例：ストレスに対して飲酒の代わりに運動で対処する）
   - 援助関係：運動を続ける上で，周りからのサポートを活用する
   - 強化マネジメント：運動を続けていることに対して「ほうび」を与える
   - 刺激の統制：運動しやすい環境作りをする
5. 維持期（行動を変えて6か月以上である）

▶参考文献　MIX 21　チャート公 42, 71　アラーム 107, 232　SN 188, 203
▶正解　d　LEVEL　正答率 99.6%

受験者つぶやき
- 生活習慣病はなかなか治療意欲が湧きません（181 cm，90 kg，腹囲89 cm）。
- まずは考えを聞きます。

Check ☐ ☐ ☐

109E-42 生後2か月の乳児。ワクチン接種の相談のため母親に連れられて来院した。成長と発達とに異常を認めない。母親の話では，近隣の市から引っ越してきたばかりで，これまで予防接種を受けたことがない。
まず受けるように勧める予防接種の対象疾患はどれか。

a 水痘
b 日本脳炎
c Hib感染症
d 麻疹と風疹
e 流行性耳下腺炎

アプローチ
①健康である生後2か月の乳児
②ワクチン接種の相談で来院，成長発達に異常なし
③ワクチンは未接種
→ 2か月になり，初めて接種するワクチンに関しての情報提供を希望されている

選択肢考察
× a 水痘ワクチンは1歳で接種開始する。
× b 日本脳炎は3歳で接種開始する。
○ c Hib感染症は生後2か月より接種開始である。
× d 麻疹と風疹のワクチン（MRワクチン）は1歳で接種開始する。
× e 流行性耳下腺炎のワクチン（ムンプスワクチン）は1歳で接種開始。

| 解答率 | a 5.0％, b 15.9％, c 65.3％, d 12.0％, e 1.8％ |

ポイント
それぞれのワクチンに関して，任意・定期接種区分も当然であるが，接種開始時期に関して基本的な知識を確認する。ワクチンデビューとされる生後2か月で接種開始となるのは，本問で出題された Hib ワクチンと肺炎球菌ワクチン（定期接種），ロタウイルスワクチン（任意接種）である。生後3か月では4種混合ワクチン（定期接種）が開始となる。また，BCG 接種は期間が変更となり生後5〜8か月であることを知っておく。

▶参考文献　チャート公 180　みえる免 121
▶正解　c　LEVEL ■■□　正答率 65.2％

解説者コメント　今後も，このようなワクチン接種に関しての相談の出題が増加すると思われる。

受験者つぶやき
・Hib ワクチンの接種率が上がったら，乳幼児の髄膜炎の起因菌の比率も変わるね〜と小児科の先生が言ってました。
・ここが聞かれるとは思わなかったです。分かりませんでした。

Check ■■■

109E-43 36歳の初妊婦。妊娠28週。昨夜からの反復する腹痛を主訴に来院した。これまでの妊婦健康診査では特に異常を指摘されていなかった。1週前から腹部緊満感を自覚していた。子宮底長 36 cm，腹囲 95 cm。下腿に軽度の浮腫を認める。腟鏡診で分泌物は白色少量。内診で子宮口は閉鎖している。経腟超音波検査で頸管長 10 mm，内子宮口の楔状の開大を認める。腹部超音波検査で胎児に明らかな形態異常はなく，胎児推定体重は 1,100 g，羊水指数〈AFI〉38 cm（基準 5〜25）。胎児心拍数陣痛図で 10 分周期の子宮収縮を認め，胎児心拍数波形に異常を認めない。
　治療として適切なのはどれか。
　a　塩分摂取制限
　b　経腹的羊水除去
　c　ループ利尿薬投与
　d　プロスタグランディン $F_{2\alpha}$ 投与
　e　非ステロイド性抗炎症薬〈NSAIDs〉投与

アプローチ
①妊娠28週，昨夜からの反復する腹痛，1週前から腹部緊満感，頸管長 10 mm，内子宮口の楔状開大，胎児心拍数陣痛図で 10 分周期の子宮収縮→切迫早産
②下腿に軽度の浮腫→妊娠中によくみられる所見であり，必ずしも異常ではない
③子宮底長 36 cm →妊娠週数に比して明らかに大きい
④胎児に明らかな形態異常を認めない，胎児推定体重 1,100 g，胎児心拍数陣痛図で胎児心拍数波形に異常なし→胎児に異常はない
⑤AFI 38 cm →羊水過多症であり，子宮収縮の原因と考えられる

鑑別診断　AFI ＞ 25 cm であることから羊水過多症の存在は確定的であり，切迫早産の原因となっている可能性が高い。

確定診断　羊水過多症に起因する切迫早産

選択肢考察
×a　軽度の浮腫がある症例に対して，外来で塩分制限を指導する場合があるが，この症例では子宮収縮の抑制が優先される。
○b　羊水を除去して子宮内圧を減圧し，子宮収縮抑制を図る。

×c 血管内脱水を助長する可能性があるため，妊娠中の浮腫に対して利尿薬を使用することはない．

×d 切迫早産に対する基本的な治療方針は，可能な限り妊娠 37 週以降に分娩するよう妊娠の継続を図ることであり，本症例はプロスタグランディン〈PG〉$F_{2\alpha}$ による陣痛誘発の適応ではない．

×e NSAIDs は抗 PG 作用を有し，以前はリトドリンで効果不十分な症例に対して使用されたが，胎児の動脈管開存の原因となるので現在は妊娠中の使用は**禁忌**である．

解答率 a 2.5%, b 85.1%, c 1.0%, d 10.7%, e 0.5%
参考文献 MIX 247　チャート産 171, 189　みえる産 140
正解 b LEVEL （禁忌肢 e）　　正答率 85.1%

受験者つぶやき
・リトドリンがない！
・羊水が多いので抜くのかなと．

Check ■■■

109E-44 34 歳の女性．1 回経妊 1 回経産婦．妊娠 39 週に陣痛発来し入院した．妊娠中の異常は指摘されていない．陣痛開始 7 時間後に児を娩出するまでの経過に異常はなかった．児娩出 30 分後に胎盤が娩出したが，直後から強い下腹部痛と大量の性器出血とがみられた．呼吸困難はない．意識は清明．脈拍 104/分，整．血圧 104/62 mmHg．呼吸数 18/分．腹部の触診で子宮底を触れない．内診で腟内に手拳大の充実性腫瘤を触れる．腹部超音波検査で腹腔内に液体貯留を認めない．この時点までの外出血量は 1,400 mL で，性器出血は次第に減少してきているが下腹部痛は持続している．輸液を開始するとともに，輸血の準備を開始した．
次に行う対応として適切なのはどれか．
a 子宮整復　　b 腟血腫除去術　　c 子宮動脈塞栓術
d 単純子宮全摘術　　e 子宮底輪状マッサージ

アプローチ
①経産婦，妊娠 39 週，陣痛開始後 7 時間後に児を娩出，児娩出 30 分後に胎盤娩出➡胎盤娩出までの分娩経過は正常
②胎盤娩出直後から強い下腹痛➡子宮復古の際の収縮痛（後陣痛）の可能性が考えられる
③大量の性器出血➡原因として子宮復古不全，胎盤遺残，頸管裂傷，腟壁裂傷，子宮内反症，子宮破裂などが考えられる
④呼吸困難なし，意識清明，脈拍 104/分，整，血圧 104/62 mmHg，呼吸数 18/分➡ショック状態ではない
⑤触診で子宮底を触れない➡子宮内反症の可能性が高い
⑥内診で腟内に手拳大の充実性腫瘤➡内反して腟内に突出した子宮底であり，子宮内反症の可能性が高い
⑦腹部超音波で腹腔内に液体貯留を認めない➡腹腔内出血は否定的
⑧外出血量は 1,400 mL ➡産後異常出血
⑨出血は徐々に減少➡頸管・腟壁裂傷は否定的

鑑別診断　分娩経過は正常であったが胎盤娩出後に出血が増量し，ショック状態ではないものの出血量が 1,400 mL に達した．出血の原因として「アプローチ」③に記した疾患が考えられるが，腹

腔内出血がないことから子宮破裂は否定的である。内診で腟内に触れる手拳大の充実性腫瘤は筋腫分娩との鑑別を要するが、触診で子宮底を触れないことから子宮内反症の診断は確定的である。

確定診断 子宮内反症

選択肢考察
- ○ a 子宮内反症に対し、まず用手整復を行う。
- × b 腟内の充実性腫瘤は血腫ではない。
- × c 弛緩出血などで出血が持続していれば適応となるが、出血量は減少してきており、現時点で子宮動脈塞栓術の適応はない。
- × d 出血が持続し、ほかに止血の方法がなければ適応となるが、現時点で子宮摘出の適応はない。
- × e 子宮収縮不良の際にまず行うべき処置であるが、子宮内反症では行わない。

解答率 a 80.9%、b 3.4%、c 3.9%、d 0.9%、e 10.8%
参考文献 MIX 254　チャート産 269　みえる産 336
正解 a　LEVEL　　　　　　　　　　　　　　　　　　　　　　　　　正答率 80.9%

受験者つぶやき
・エコーを追加した類似問題がTECOM模試に出ていました。意外と模試の問題は似たようなのが出ます。
・内反には整復なんですね。血を止めるのかなと思いました。

Check ■■■

109E-45 1か月の乳児。健康診査のため母親に連れられて来院した。母親の妊娠・分娩経過に異常はなく、母乳栄養で体重は27 g/日増加している。便は黄色である。皮膚はやや黄染している。胸腹部に異常を認めない。
この児で正しいのはどれか。
a 便はアルカリ性を示す。
b 体重増加は不良である。
c 人工栄養児より便は硬い。
d 黄疸のため母乳を中止する。
e 腸内細菌叢としてビフィズス菌が多い。

アプローチ
①妊娠・出産に異常のない1か月乳児
②母乳栄養で黄疸が遷延しているが、便色は黄色──➤胆道閉鎖症・新生児肝炎は除外される
③胸腹部に異常を認めない（肝腫大なし）──➤胆道閉鎖症・新生児肝炎は、ほぼ除外される

鑑別診断 新生児期の黄疸が消失せずに持続する遷延性黄疸の鑑別と母乳栄養児の便の特性が問われている。胆道閉鎖症では便色が灰白色となり、肝腫大と体重増加不良をきたす。新生児肝炎も体重増加不良、灰白色便、肝腫大となる。母乳栄養で体重増加は良好、黄疸・皮膚黄染以外の所見はないのが母乳性黄疸である。

確定診断 1か月乳児の母乳性黄疸

選択肢考察
- × a 母乳栄養の便はアルカリ性ではなく、弱酸性で酸臭（甘酸っぱい匂い）を示す。
- × b 体重は27 g×30日＝約800 g/月の増加で、やや少なめではあるが、正常範囲である。
- × c 母乳栄養児の便は人工栄養児便よりも軟らかく、卵黄色で軟膏様の軟便である。
- × d 母乳栄養で、便の色が黄色で、肝腫大もないので母乳性黄疸と考え、このまま母乳栄養

を続けても 2 週間程度で黄疸は改善するので，中止しない。
- e 人工栄養児の腸内細菌叢は大腸菌・腸球菌が優位で，母乳栄養児はビフィズス菌が優位である。

解答率 a 9.2％，b 5.1％，c 1.1％，d 1.9％，e 82.7％

ポイント 遷延性黄疸の鑑別では間接ビリルビン優位が母乳性黄疸で，直接ビリルビン優位が胆道閉鎖症・新生児肝炎である。

参考文献 MIX 327, 330　国小 29　チャート 小 21　R小 12～14

正解 e　LEVEL　　　　　　　　　　　　　　　　　　　　正答率 82.7％

解説者コメント 母乳栄養児の便性と自然治癒する母乳性黄疸の設問で，易しい問題であった。

受験者つぶやき
・ビフィズス菌が多いかどうかは知りませんでしたが，消去法的にこれしかありません。
・少し増加が足りないかなと思ってしまいました。

Check ■■■

109E-46 21 歳の女性。両眼痛と流涙とを主訴に来院した。昨晩，ハードコンタクトレンズを装用したまま就寝し，午前 4 時ころコンタクトレンズを外した。その直後から強い眼痛が生じたため家族に付き添われて受診した。
　まず行うべき検査はどれか。
　a　角膜知覚検査　　b　涙液分泌検査　　c　角膜曲率測定
　d　角膜擦過培養検査　　e　フルオレセイン染色検査

アプローチ
①21 歳──加齢による疾患を除外
②両眼痛──片眼性の疾患を除外，角膜知覚低下など痛みがない疾患を除外
③流涙──涙腺の機能不全を除外
④装用したまま就寝──就寝前は異常がなかった
⑤家族に付き添われて──開瞼不能なほど強い痛み

鑑別診断 強い眼痛を伴う疾患には，結膜囊内異物，角膜異物，細菌性角膜炎，眼外傷，強膜炎，急性緑内障発作，紫外線角膜炎（雪目・電気性眼炎）などがある。コンタクトレンズの長時間装用後，外した直後の眼痛では角膜上皮剥離が疑わしい。

確定診断 角膜上皮剥離の疑い

選択肢考察
× a　角膜ヘルペス，コンタクトレンズ装用，加齢などで角膜知覚は低下（痛覚の低下）する。左右眼を比較することも重要。本問では痛みがあると記載されているので，角膜知覚は低下していないと考えられる。
× b　涙液分泌検査では，一般的には Schirmer 試験が用いられ，濡れ幅が 5 分で 5 mm 以下が涙液分泌不足（正常は 10 mm 以上）である。涙液分泌不全眼乾燥症（ドライアイ），Sjögren 症候群，Stevens-Johnson 症候群などで低下する。
× c　角膜曲率測定にはケラトメーター（角膜曲率計）を用いる。コンタクトレンズ処方や，眼内レンズ度数の決定に際して行う。
× d　角膜擦過培養検査は，アカントアメーバ，真菌，細菌などによる感染性角膜炎を疑う場合，起炎菌同定のために行う。
○ e　フルオレセイン染色検査は点状表層角膜炎や角膜上皮剥離などの角膜上皮障害の判定のために用いられる。角膜上皮細胞は十分な酸素供給で活発に細胞分裂を行うが，コンタク

トレンズの連続装用による角膜上皮障害の診断に用いられる。

解答率 a 9.1％，b 1.0％，c 1.7％，d 28.2％，e 60.0％

ポイント コンタクトレンズの長時間装用で起きる角膜上皮障害は，装用者の増加に伴い日常診療でも頻度が高い。その診断に際しては，フルオレセイン染色検査が行われる。

参考文献 チャート眼 56, 110　標眼 33, 254　Rマ R32, 57

正解 e　LEVEL　正答率 60.0％

解説者コメント コンタクトレンズトラブルは初期であれば適切な対応で完治するが，感染症を併発すると失明する場合があるので注意が必要。非常に強い痛みのため開瞼できず，歩行困難となり一人では医療機関に受診できない場合がある。

受験者つぶやき
・いやあ痛い，私も同じことやりました。夜中だと眼科がやってなくて朝一で駆け込みました。
・フルオレセインで損傷も分かるんですね……。

Check ■■■

109E-47　12歳の女児。間欠的腹痛と下痢とを主訴に来院した。生来健康であったが，3か月前から間欠性の腹痛と1日数回の下痢とが出現した。2か月前から体重が2kg減少し，腹痛と下痢とが改善しないため受診した。痔瘻を認める。粘血便を認めない。血液所見：赤血球400万，Hb 9.8 g/dL，Ht 33％，白血球 6,000，血小板 35万。血液生化学所見：総蛋白 6.3 g/dL，アルブミン 3.0 g/dL，総ビリルビン 0.9 mg/dL，AST 30 IU/L，ALT 35 IU/L。CRP 2.5 mg/dL。

下部消化管内視鏡検査で予想されるのはどれか。

a　偽膜
b　憩室
c　敷石像
d　ポリープ
e　輪状潰瘍

アプローチ
①12歳の女児
②3か月前からの間欠性の腹痛と1日数回の下痢──通常の腸炎とは異なることを示している
③小児の痔瘻──まれである
④血液所見──軽度の貧血，低アルブミン血症がみられる

鑑別診断 3か月間継続している点から，通常の急性の感染性腸炎とは異なる。慢性の腸炎としては，Crohn病，潰瘍性大腸炎などがあるが，潰瘍性大腸炎では粘血便など出血が特徴的である。本症例では血便がない点からCrohn病が疑われ，合併することが多い痔瘻がある点からも，まずCrohn病と考えられる。12歳と年齢が若年すぎる点がやや典型的ではないようである。

ほかに鑑別を要する疾患としてはBehçet病（腸型）がある。本症は口腔粘膜の再発性アフタ性潰瘍，皮膚症状，眼症状と外陰部潰瘍などを起こす。回腸末端部にみられる類円形の深い潰瘍が典型例で，腹痛，下痢などを起こすが，本症例では皮膚症状やその他のBehçet病（腸型）の症状は記載されていないので，鑑別される。

また，慢性の炎症性腸疾患としては，頻度は高くないが腸結核があり，鑑別を要する例があるが，他の結核を疑わせる症状や検査所見は記載なく，可能性は低い。

確定診断 Crohn病

選択肢考察
×a　抗菌薬によって誘発されることの多い偽膜性大腸炎でみられる所見であるが，抗菌薬投与の記載もなく，Crohn病でみられることはない。
×b　憩室は大部分が無症状であり，このような下痢を起こすことはほとんどなく，また小児

- c Crohn病では，粘膜面の縦走潰瘍と敷石状粘膜が特徴的である。敷石像は，粘膜下層の浮腫，細胞浸潤，粘膜筋板の引きつれなどによって起こる大小不同の密集した粘膜隆起である。
- × d ポリープは出血によって下血の症状を示すことがあるが，腹痛と下痢の症状をきたすことは通常，ない。
- × e 輪状潰瘍は腸結核に特徴的な所見であり，ほかに結核の感染を示唆する症状や検査所見などは記載されていないので上記のようにCrohn病と考えてよい。

解答率 a 0.2%，b 1.2%，c 97.5%，d 0.7%，e 0.2%

ポイント Crohn病は若年者に好発する原因不明の慢性炎症性腸疾患であり，腹痛，下痢，発熱，体重減少などの症状がある。設問にあるように，全消化管に腸管狭窄，膿瘍，瘻孔形成などを起こし，縦走潰瘍と敷石像が特徴的な病変である。

▶参考文献 MIX 208 朝 990 YN A69 みえる 消 102

▶正解 c LEVEL 正答率 97.5%

解説者コメント Crohn病についての特徴的所見に関して基本的な知識を問う問題であり，難しい問題ではない。

受験者つぶやき
・痔瘻でCrohn病だと思いました。
・痔瘻の有無だけでCDとUCを鑑別しろというのでしょうか。若干酷です。

Check ■ ■ ■

109E-48 86歳の男性。なんとなく元気がないと家族から往診の依頼があった。数日前から食欲が低下し，いつもより元気がないと同居の妻から説明を受けた。本人は何ともないと言う。ほぼベッド上の生活で食事摂取は自立しているが，それ以外のADLには介助を必要としている。5年前から脳梗塞後遺症（左片麻痺），混合型認知症，高血圧症，前立腺肥大症および胆石症で訪問診療を受けている。意識レベルはJCS I-2。体温36.5℃。脈拍112/分，整。血圧110/80 mmHg。呼吸数16/分。SpO_2 96%（room air）。眼瞼結膜は貧血様でない。眼球結膜に黄染を認めない。心音と呼吸音とに異常を認めない。腹部では腸雑音がやや亢進し，右季肋部の触診を行うと右手で払いのけようとする。下腿に浮腫を認めない。
正しい判断はどれか。
a 浮腫を認めないので心不全ではない。
b 腹痛の訴えがないので胆嚢炎ではない。
c SpO_2 が96%なので呼吸不全ではない。
d 体温が36.5℃なので腎盂腎炎ではない。
e 眼瞼結膜が貧血様でないので消化管出血ではない。

アプローチ
① 86歳の男性，元気がない──非定型的な症状を特徴とする高齢者，何らかの疾患の存在
② 食欲が低下──脱水症，低栄養の可能性
③ ベッド上の生活，ADLには介助──廃用症候群の存在
④ 胆石症の既往──胆嚢炎の可能性
⑤ 意識レベルはJCS I-2，脈拍112/分──何らかの疾患の存在
⑥ 腸雑音やや亢進，右季肋部の触診で払いのける動作──右季肋部の圧痛の存在

鑑別診断 86歳男性の非定型，非特異的な症状から何らかの疾患の存在が示唆されるが，左片麻痺や

認知症，意識レベルの低下もあり，その鑑別診断は容易でない。まず，バイタルサインや胸部所見では呼吸情報に異常を認めず，高齢者によくみられる肺炎の可能性は低い。循環情報では心音に異常がないものの，頻脈は心疾患の存在を示唆する所見である。問題は病巣の局在を示す右季肋部の圧痛であり，既往に胆石症もあることから胆嚢炎を鑑別診断のトップに挙げるべきである。

確定診断 胆嚢炎（ただし，血液検査，画像所見および抗菌薬による治療的診断にて確定）

選択肢考察
× a 「浮腫を認めない」だけで心不全を除外することは危険。脱水症による影響も考慮しておく。
× b 患者は症状を的確に訴えることができないとみるべきである。
○ c 他覚的指標としてのSpO_2所見から呼吸不全は除外できる。
× d 高齢者ではたとえ感染症に罹患していても熱が出るとは限らない。
× e 消化管出血は急性期には貧血所見が明らかでないため，これを除外することはできない。

解答率 a 0.7%，b 0.2%，c 67.2%，d 29.4%，e 2.4%

ポイント 高齢者は非定型，非特異的な症状・経過を呈しながら何らかの疾患が発症していることが多い。このような高齢者を診る場合に大切なことは，どこかに重大な疾患が潜んでいないかという意識を持って診察することである。そして得られた陽性所見，陰性所見からその臨床的意義，尤度比を考察，考量し，診断を決定する。このような診断プロセスを身につけておくことが臨床医には求められる。

参考文献 MIX 211　朝 1205　YN B80　みえる 消 259

正解 C　LEVEL　　　　　　　　　　　　　　　　　　　　　　　　正答率 67.2%

解説者コメント 高齢者の臨床的特徴（多病，非定型，ADL低下）を考え，多くの情報から各々の所見の解釈，重み付けができるかどうかを問う良問である。

受験者つぶやき
・CO中毒だとSpO_2は見かけ上高く出ますが，状況的にCO中毒は除外です。
・dにしてしまいました。

> **Check** ☐ ☐ ☐
>
> **109E-49** 3か月の男児。陰嚢の大きさに左右差があることに気付いた母親に連れられて来院した。母親の妊娠中には異常はなかった。在胎38週2日，2,600gで出生。1か月健康診査では異常を指摘されていない。母乳栄養で嘔吐はない。1週前にオムツの交換の際に右陰嚢が大きいことに気付かれた。意識は清明。体重5,300g。体温36.5℃。脈拍124/分，整。SpO₂ 97%（room air）。心音と呼吸音とに異常を認めない。腹部は平坦，軟で，肝・脾を触知しない。陰茎は包皮に覆われているが尿道口は確認できる。陰嚢は皮膚色に左右差はないが，右側は左側の約2倍の大きさで軟である。肛門に異常を認めない。
> 診断に有用な診察器具はどれか。
> a ルーペ　　　b 聴診器　　　c 打腱器
> d 舌圧子　　　e ペンライト

アプローチ
①3か月の男児──→乳幼男児に好発する疾患を考える
②陰嚢皮膚色に左右差なし──→陰嚢内容に炎症が存在する可能性は低い
③陰嚢内容の大きさに左右差あり──→陰嚢内容の腫大する疾患を考える
④全身状態・発育良好──→陰嚢内の局所の疾患を考える

鑑別診断 　乳幼男児で陰嚢内容の腫大をきたす代表的疾患には陰嚢水腫と鼠径ヘルニアがある。両者の鑑別はペンライトで陰嚢裏側から透光性を観察することで可能であるが，現在では超音波検査で精巣周囲に液体の貯留を確認することで容易に診断できる。その他，精巣上体炎や精索茎捻転などの疾患も考えられるが，臨床所見（発熱，局所の発赤，痛み）に乏しいことから否定的である。

確定診断 　右陰嚢水腫

選択肢考察
×a，×c，×d　陰嚢内容の観察には無用である。
×b　陰嚢内容の観察には無用である。まれに鼠径ヘルニア時にグル音を聴取することがある。
○e　陰嚢内容の透光性を確認する。

解答率 　a 0.1%，b 0.2%，c 0.1%，d 0.0%，e 99.6%

ポイント 　本問では透光性の確認にペンライトが使用されているが，ペンライトの明るさ，診察室の明るさなどで診断を誤ることがある。今日ではペンライトの代わりに，貯留液の確認とともに精巣や精巣上体の大きさなどを同時に確認できる超音波検査が圧倒的に利用されている。

▶**参考文献** 　MIX 240　チャート泌 85　標泌 136　Rマ W32　みえる 腎 316
▶**正解** 　e　LEVEL ■■□　　正答率 99.6%

解説者コメント 　設問に色々と記載することで混乱させようとしているが，要は陰嚢内容の腫大に関する出題である。

受験者つぶやき
・実が入っているか確かめよう！
・透かしてみるんですよね。

Check ■ ■ ■

109E-50 68歳の女性。下肢の筋力低下を主訴に来院した。3か月前から下肢の筋力低下を自覚し，和式トイレから立ち上がれなくなり，階段昇降もできないようになった。同じころから足先にジンジンする感じを自覚するようになった。下肢の筋力低下は少し改善したが症状が長引くので受診した。意識は清明。脈拍68/分，整。血圧134/82 mmHg。心音と呼吸音とに異常を認めない。脳神経に異常を認めない。徒手筋力テストで左右差なく，大腿四頭筋は4，前脛骨筋は4で筋萎縮はみられない。表在感覚は正常で下肢振動覚は軽度低下し，四肢腱反射は消失している。自律神経障害はない。血糖98 mg/dL，HbA1c 5.8%（基準4.6～6.2）。心電図と心エコー図とに異常を認めない。運動神経伝導検査の結果（**別冊** No.6）を別に示す。

最も考えられるのはどれか。

a Guillain-Barré症候群
b 糖尿病性末梢神経障害
c Charcot-Marie-Tooth病
d アミロイドニューロパチー
e 慢性炎症性脱髄性多発根神経炎

別 冊
No. 6

アプローチ
① 68歳の女性 ⟶ 初老期の女性
② 下肢の筋力低下を主訴 ⟶ 下肢運動障害
③ 3か月前から下肢筋力低下自覚，立ち上がれなくなり，階段昇降不可に ⟶ 慢性進行性経過
④ 足先にジンジンする感じ ⟶ 足先に感覚障害
⑤ 下肢の筋力低下は少し改善したが長引く ⟶ 慢性，一相性ではないか
⑥ 脳神経に異常なし ⟶ 四肢優位
⑦ 徒手筋力左右差なし ⟶ 対称性
⑧ 大腿四頭筋4，前脛骨筋4，筋萎縮なし ⟶ 筋力低下，筋萎縮なし
⑨ 表在感覚正常，下肢振動覚軽度低下 ⟶ 感覚障害，大径神経線維の障害に基づく感覚障害（振動覚）が小径神経線維の障害に基づくそれ（表在覚）より優位
⑩ 四肢腱反射消失 ⟶ 腱反射消失
⑪ 自律神経障害なし ⟶ 自律神経異常なし
⑫ 血糖98 mg/dL，HbA1c 5.8% ⟶ 糖尿病は否定的
⑬ 心電図と心エコー図異常なし ⟶ 心疾患は否定的

画像診断

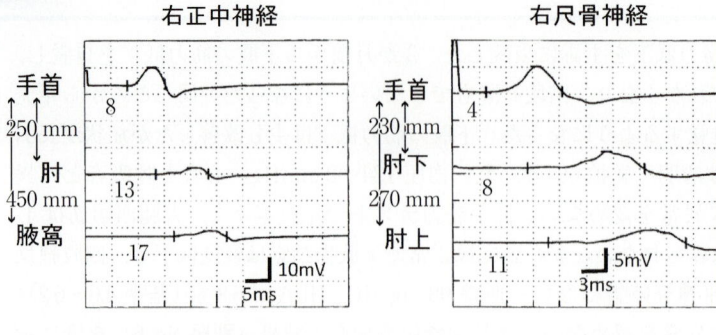

右正中神経　　　　右尺骨神経

正中神経
250 mm/(13−8) msec＝50 m/sec
450 mm/(17−8) msec＝50 m/sec
尺骨神経
230 mm/(8−4) msec≒58 m/sec
270 mm/(11−4) msec≒39 m/sec

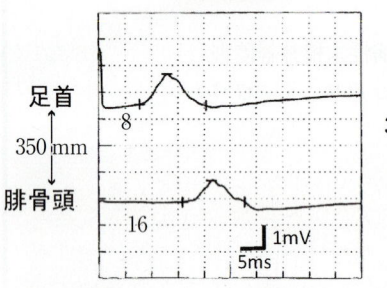

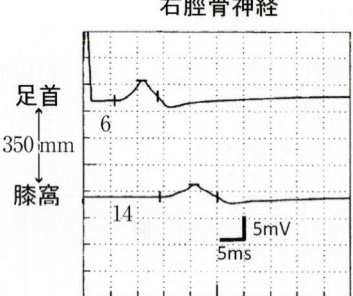

右腓骨神経　　　　右脛骨神経

腓骨神経
350 mm/(16−8) msec≒44 m/sec
脛骨神経
350 mm/(14−6) msec≒44 m/sec

　腓骨神経と脛骨神経の電気刺激から筋の反応開始までの時間の2か所の差は，それぞれ約8 msecと約10 msecで，足首から腓骨頭と足首から膝窩までの距離をともに約350 mmとすると，伝導速度はともに約44 m/secと低下している。正中神経（手首-肘，約250 mm）と尺骨神経（手首-肘下，約230 mm）はそれぞれ約50 m/secと約58 m/secと伝導速度は正常である。

　尺骨神経の検査で肘の上下で約3 msecの電気刺激から筋の反応開始までの時間差があり，肘の部位で尺骨神経に部分的伝導ブロックがあるようである。すなわち，手首-肘下は約58 m/secに対して手首-肘上（270 mm）は約39 m/secと同じ尺骨神経伝導速度に段差がある。

　神経伝導速度の算出は，電気刺激から筋の反応の開始までの時間（msec）を測定し，その2か所の間の距離（mm）と2か所の時間差（msec）から，

　伝導速度（m/sec）＝距離（mm）/時間差（msec）

の式で算出される。

鑑別診断　四肢のうち一肢以上に，末梢神経障害によると思われる運動障害（「アプローチ」②，③，⑧）および感覚障害（④，⑨）がある。腱反射の消失（⑩）がある。運動神経伝導速度の遅延が2つの神経で認められ，部分的伝導ブロックが1つの運動神経で認められた（「画像診断」）。感覚障害で大径神経線維に基づく障害（振動覚）が小径神経線維に基づくそれ（表在覚）より優位であった（⑨）。

　慢性に一相性でない経過を示している（⑤）。これらは慢性炎症性脱髄性多発根神経炎に一致する。

選択肢考察
- ×a　Guillain-Barré症候群は一相性で，上行性に運動麻痺が進行する。
- ×b　糖尿病性末梢神経障害の多発ニューロパチーでは靴下・手袋型の感覚障害をきたす。
- ×c　Charcot-Marie-Tooth病は常染色体優性遺伝をし，大腿下1/3以下の筋萎縮でシャンペンボトルをさかさまにしたような筋萎縮の型を示す。
- ×d　アミロイドニューロパチーの感覚障害は温覚と痛覚が強く障害され，触覚・位置覚や振動覚が保たれる解離性感覚障害が特徴である。
- ○e　自己免疫疾患で血清G_{M1}抗体の高値や髄液蛋白の高値を認める。

解答率	a 22.1％，b 0.5％，c 3.5％，d 10.1％，e 63.7％
確定診断	慢性炎症性脱髄性多発根神経炎
ポイント	本症の治療としては副腎皮質ステロイド療法，ステロイドパルス療法，血漿交換療法，ヒト免疫グロブリン大量静脈注射療法などが行われる．
▶参考文献	朝 2307　YN J171　みえる 神 329
▶正解	e　LEVEL　正答率 63.7％
解説者コメント	神経伝導速度検査のパターンから神経伝導速度の概算ができることを前提としている問題である．
受験者つぶやき	・よく分からないけど病歴的に e を選んだという人が多い雰囲気です． ・分かりませんでした．d にしましたが……．

Check ■■■

109E-51 30歳の女性．自閉的な生活を心配した両親に伴われて来院した．17歳ころ，周りの人が自分を避けるのは変な臭いがしているからだと言い始め，自室に閉じこもるようになったため精神科で治療を受けた．治療によって外出できるようになり作業所に通所していた．28歳ころから幻聴が出現し「噂話をされている．何かやろうとするといちいち文句を言われる」と言うようになり，再び外出することはなくなり，哲学書を繰り返し読むだけの生活になっていた．3か月前からは通院せず，服薬もしなくなったため，両親が転医を希望し新たな医療機関を受診した．診察時は感情表出に乏しく受動的で，断片的に幻覚や妄想を思わせる訴えが認められる．身体所見に異常を認めない．
　この患者に対する心理・精神機能検査として**有用でない**のはどれか．
a　バウムテスト
b　Minnesota 多面人格検査〈MMPI〉
c　Mini-Mental State Examination〈MMSE〉
d　ウィスコンシンカードソーティングテスト〈WCST〉
e　簡易精神症状評価尺度［Brief Psychiatric Rating Scale〈BPRS〉］

アプローチ	①30歳の女性→比較的若い．認知症による妄想は除外される ②17歳ころ→若年発症．精神疾患では神経発達障害〈神経発達症〉，摂食障害，強迫性障害，統合失調症などを連想 ③変な臭いがしているから→被害妄想でも自己臭恐怖でも認める ④自室に閉じこもる→自閉であれば自閉スペクトラム症，統合失調症．うつ状態で引きこもっているのであれば，うつ病，躁うつ病も鑑別に挙がる ⑤幻聴，何かやろうとすると文句を言われる→統合失調症や，精神病症状を伴う他の精神疾患が考えられる．自分の行動を批判する幻聴はシュナイダーの1級症状である ⑥感情表出に乏しく→感情の平板化か抑うつ状態を疑う ⑦幻覚や妄想を思わせる訴え→妄想性障害は幻覚を伴わないため除外される ⑧身体所見に異常を認めない→頭部精査は行われていないが，器質性の疾患ではないという問題作成者の意図か
鑑別診断	幻覚妄想状態を認める疾患は比較的多い．統合失調症のほかには，うつ病，躁うつ病（双極性障害），アルコール依存症，覚醒剤精神病，器質性精神病，症状精神病，てんかん，認知症と，挙げだしたらきりがない．しかし，本症例は陽性症状（幻覚妄想）と陰性症状（自閉，感

情の平板化，意欲低下）が両方認められており，幻聴の内容はシュナイダーの1級症状である。また器質因や外因が認められないため，統合失調症が考えられる。

確定診断 統合失調症

選択肢考察
○a 投影法で行う人格検査である。患者に木の絵を描かせて，その絵から患者の人格のほか，自我機能などを評価できる。その他の投影法としてはロールシャッハテストがある。
○b 質問紙法で行う人格検査である。ほかには，矢田部-ギルフォード人格検査も質問紙法で行う人格検査である。
×c 認知機能の検査法である。30点満点中23点以下で認知症が疑われる。認知症の簡便な検査として，ほかに改訂長谷川式簡易知能評価スケール〈HDS-R〉がある。
○d ワーキングメモリー（作業記憶）に関与する前頭機能をみる検査である。統合失調症のほか，脳卒中や頭部外傷での前頭機能も検査できる。ワーキングメモリーとは，作業中に一時的に情報記憶を貯めておくシステムで，例えば電話番号を聞いて電話に打ち込む時に，番号を一時的に頭にとどめておく時などに使われる。
○e さまざまな精神病の精神症状の重症度を簡便に検査できる，全般的な精神症状の評価尺度である。

解答率 a 3.9%, b 1.8%, c 89.5%, d 4.4%, e 0.7%

ポイント 統合失調症が診断できることと，統合失調症に有用である心理検査を選ぶことができる能力を試されている。各心理検査の特徴は把握しておく必要がある。人格検査には質問紙法と投影法がある。質問紙法は質問に対して「はい，いいえ，どちらでもない」のように患者の答えが決まっており，評価が簡便である一方で，評価の妥当性（例えば嘘をついていないか）が投影法に劣る。投影法は木の絵を描かせたり（バウムテスト），インクの染みが何に見えるか答えさせたり（ロールシャッハテスト）するので評価は難しいが，嘘はつきにくい。

▶参考文献 チャート 精63 標精 124 R▽ U19

▶正解 c LEVEL 正答率 89.5%

解説者コメント バウムテストが何か分からなかった人もいるかもしれないが，ほぼ過去問どおりである。正解者も多かっただろう。

受験者つぶやき
・統合失調症に対する精神機能検査でMMSEを除外させる問題は何度も見ました。
・バウムテストって何？　と思いました。

E 医学総論／長文問題　293

Check ■ ■ ■

109E-52 2歳の男児。息が荒く喘鳴があることに気付いた母親に連れられて来院した。2日前から発熱と咳とがあり近くの診療所で上気道炎として治療されていたが喘鳴が出現したため救急外来を受診した。体温37.5℃。咽頭に軽度の発赤を認める。胸部聴診で吸気時に喘鳴を認める。頸部エックス線写真の正面像（**別冊 No.7A**）と側面像（**別冊 No.7B**）を別に示す。
　考えられる疾患はどれか。

a　アデノイド　　　　b　喉頭軟化症　　　　c　急性喉頭蓋炎
d　気管喉頭異物　　　e　クループ症候群

別　冊
No. 7　A，B

アプローチ
① 2歳の男児，息が荒く喘鳴がある ── 幼児の喘鳴をきたす疾患
② 2日前から発熱と咳があったが，喘鳴が出現してきた ── 発熱・咳・喘鳴
③ 胸部聴診で吸気時に喘鳴 ── 吸気時に喘鳴をきたす疾患

画像診断

A

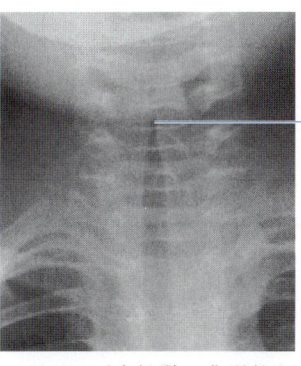

特徴的な気道の狭窄（steeple sign）

クループ症候群に典型的な steeple sign（尖塔のように狭窄した主気管）が認められる。

B

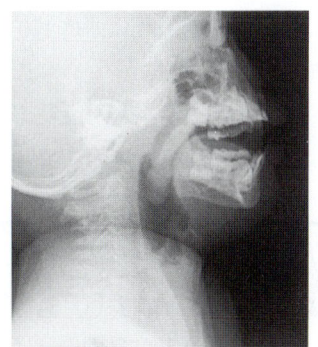

急性喉頭蓋炎に典型的な thumb sign はみられない → 急性喉頭蓋炎は否定的。

選択肢考察　本症例は症状・画像診断よりクループ症候群と考えられる。
　　　　　　×a，×b，×c，×d，○e

解答率　a 3.8％，b 1.6％，c 10.7％，d 1.2％，e 82.6％

確定診断　クループ症候群

ポイント　クループ症候群は犬吠様咳嗽，嗄声，吸気性喘鳴，時に吸気性呼吸困難を主症状とする，喉頭狭窄を呈する病態の総称である。大きく分けて，感染性と，アレルギー性などの非感染性とに分けられる。感染性の中では多くがウイルス性である。細菌性としては急性喉頭蓋炎，喉頭ジフテリア，細菌性気管支炎が重要である。この3疾患は極めてまれではあるが，死亡する危険性が高い疾患であり，決して見逃してはならない。
　臨床症状：軽症では軽度の咳嗽，嗄声，喘鳴がみられる程度であるが，気道狭窄が進行すれば喘鳴が増強し，胸骨上窩や肋間の陥没呼吸が出現する。
　治療方針：多くがウイルス性であり，対症療法のみでよく，原則的に抗菌薬は必要でない。

高熱を伴う，重症例，遷延例など細菌の関与が疑われる場合に抗菌薬を投与する．基本的治療は加湿・水分補給・安静である．

▶参考文献　MIX 182　国小 208　チャート小 169　R小 345
▶正解　e　LEVEL　　　　　　　　　　　　　　　　　正答率 82.6%
解説者コメント　クループ症候群の典型的な易しい問題である．
受験者つぶやき
・立位正面は同じ画像を見たことがあります．プール問題でしょうか．
・エックス線の所見が有名です．

Check ■■■

109E-53 82歳の男性．易疲労感を主訴に来院した．3か月前から顔面が蒼白であることを指摘され，息切れと易疲労感とを自覚するようになった．2か月前から味覚異常と手足のしびれとを感じていた．3週前から易疲労感が増悪するため受診した．20年前に胃癌に対し胃全摘術を受けたが，10年前から自らの判断で通院をやめていた．身長172 cm，体重56 kg．体温36.2℃．脈拍92/分，整．血圧102/66 mmHg．呼吸数18/分．眼瞼結膜は貧血様である．眼球結膜に黄染を認めない．下腿に軽度の浮腫を認める．下腿から遠位に感覚障害を認める．血液所見：赤血球172万，Hb 6.8 g/dL，Ht 21%，白血球3,300，血小板11万．血液生化学所見：総蛋白5.8 g/dL，アルブミン2.8 g/dL，総ビリルビン1.2 mg/dL，AST 24 IU/L，ALT 32 IU/L，LD 648 IU/L（基準176〜353），尿素窒素11 mg/dL，クレアチニン0.9 mg/dL，血糖106 mg/dL．

まず投与すべきなのはどれか．

a 鉄剤　　　　　b 亜鉛製剤　　　　c ニコチン酸製剤
d カルシウム製剤　　e ビタミンB_{12}製剤

アプローチ
① 82歳の男性──→高齢者
② 3か月前から顔面蒼白，息切れ，易疲労感──→貧血症状
③ 2か月前から味覚異常──→ビタミンB_2欠乏
④ 2か月前から手足のしびれ──→多発ニューロパチー（ビタミンB_1・B_{12}欠乏）
⑤ 3週前から易疲労感増悪──→貧血と高齢による各臓器の予備能の低下
⑥ 20年前に胃癌による胃全摘術──→胃の機能欠如
⑦ 身長172 cm，体重58 kg──→BMI 18.9＝やせ
⑧ 10年前からの未治療──→胃切除後症候群の病態悪化
⑨ 脈拍92/分，呼吸数18/分──→やや増加＝貧血
⑩ 眼瞼結膜は貧血様──→貧血
⑪ 下腿に軽度の浮腫──→低蛋白血症
⑫ 赤血球172万，Hb 6.8 g/dL，Ht 21%──→低色素性貧血
⑬ 総ビリルビン1.2 mg/dL，LD 648 IU/L──→無効造血により特に間接ビリルビン上昇，LD_1＞LD_2となる
⑭ 血糖106 mg/dL──→胃全摘により食前・食後血糖は著しく変化する

鑑別診断　胃全摘術後10年間，治療を受けていない．当然その病態として無酸による鉄欠乏性貧血，ビタミンB_{12}欠乏による貧血，内因性欠乏に起因する悪性貧血が，また蛋白・脂肪や炭水化物，各種ビタミンやミネラルなどの続発性消化吸収障害が発症している．各臓器の機能維持が

高齢になり急速に低下し，ビタミンB_{12}の低下が赤血球鉄利用率をも著明に低下させている。

確定診断 悪性貧血

選択肢考察
- ×a 鉄の欠乏では鉄欠乏性貧血を発症する。
- ×b 亜鉛の欠乏では味覚障害をきたす。
- ×c ニコチン酸の欠乏では栄養障害（ペラグラ）をきたす。
- ×d カルシウム欠乏では脂肪の吸収障害と骨塩量の低下をきたす。
- ○e ビタミンB_{12}欠乏では巨赤芽球性貧血が発症する。まず投与すべきはビタミンB_{12}である（「ポイント」参照）。

解答率 a 8.1%，b 0.8%，c 0.1%，d 0.0%，e 91.0%

ポイント
　胃全摘後は胃切除後症候群として無酸に起因する鉄欠乏性貧血とビタミンB_{12}欠乏性貧血が起こり，内因性の欠乏に起因する悪性貧血（巨赤芽球性貧血）も発症する。また蛋白，脂肪，炭水化物の三大栄養素に加え，各種ビタミンやミネラルなどの消化吸収障害も加わる。

　鉄の吸収には胃酸による鉄イオン化が必要である。また，赤血球鉄利用率はビタミンB_{12}欠乏で著しく低下し，無酸化での腸内細菌，特に嫌気性菌の増殖がビタミンB_{12}の利用率を高めることもあって，ビタミンB_{12}欠乏に拍車をかける。とりあえずビタミンB_{12}の投与，特に非経口（静注・筋注）投与が必要である。

参考文献 MIX 97　朝 1075, 1953　YN D167　みえる 血 28

正解 e　LEVEL　　　正答率 91.0%

受験者つぶやき
・V.B_{12}を補充した後の貧血なら鉄剤です。
・大球性を計算して確認しました。

Check ■■■

109E-54 70歳の男性。開腹手術のため全身麻酔中である。プロポフォールで導入後，セボフルラン，レミフェンタニル及びロクロニウムで維持している。酢酸リンゲル液を輸液中である。手術開始前，皮膚の消毒中に血圧と心拍数とが低下してきた。膀胱温 36.0℃。SpO_2 99%。呼気終末二酸化炭素濃度〈$ETCO_2$〉37 mmHg（基準 35〜45）。気道内圧 10 cmH$_2$O。皮膚に発赤を認めない。心音と呼吸音とに異常を認めない。

皮膚切開までの対応として適切なのはどれか。
- a アドレナリン投与
- b ニトログリセリン投与
- c オピオイドの拮抗薬投与
- d ロクロニウムの拮抗薬投与
- e セボフルランの吸入濃度減量

アプローチ
① 麻酔導入された直後——→入室までの緊張から解放された状態。また，麻酔薬の作用が最も現れている時期
② 皮膚消毒中——→麻酔導入・挿管が終わり，手術も開始されておらず，ほとんど痛みのない状態
③ SpO_2 99%，$ETCO_2$ 37 mmHg——→酸素化，換気に問題はない
④ 気道内圧 10 cmH$_2$O，呼吸音正常——→気道狭窄はない
⑤ 皮膚に発赤を認めない

鑑別診断　麻酔導入薬あるいは消毒薬によるアナフィラキシー，肺塞栓症，心筋梗塞などが考えられる。「アプローチ」④と⑤からアナフィラキシー，③から肺塞栓症は否定される。詳しい記載

はないが，心電図も心拍数減少以外の所見はないと考えられ，心筋梗塞も否定的である。①，②より，下記の「確定診断」が導かれる。

確定診断　交感神経が抑制されて生じた徐脈と血管拡張による血圧低下

選択肢考察
× a　アナフィラキシーの第一選択薬。麻酔中の低血圧のみで投与されることはない。
× b　冠動脈拡張薬。低血圧と徐脈で心電図上変化があったとしても，まずは昇圧と心拍数増加を図る。
× c　オピオイドのレミフェンタニルは強力な鎮痛作用をもち，副作用として徐脈と血圧低下がある。しかし，作用は投与中止後5～10分で急速に消失するので，減量するだけで拮抗薬投与は必要ない。
× d　非脱分極性筋弛緩薬のロクロニウムは臨床使用量では自律神経遮断作用はないので，拮抗する必要はない。
○ e　揮発性吸入麻酔薬のセボフルランは，濃度依存的に血圧と心拍数を低下させる。

解答率　a 24.2%，b 0.2%，c 7.2%，d 3.4%，e 65.0%

ポイント　導入直後で手術開始前は，ほとんど侵襲がなく，深麻酔となり循環抑制が起こりやすい。しかし，続いて手術という痛みを伴う侵襲が加わる。よって，この時期に鎮痛薬の減量や拮抗を行うと手術開始と同時に交感神経が刺激され，血圧が上昇することは容易に想像できる。また開腹術であるので，筋弛緩薬を拮抗すると手術できない事態が発生する。セボフルランは，麻酔の3要素（鎮痛，鎮静，不動）のうちの「鎮静」の役割を担っている。低濃度では，痛くなく，動くこともできないが，意識があるという「術中覚醒」を起こす危険性がある。

患者の状態や低血圧と徐脈の程度，麻酔薬の投与量などの記載がないため，選択肢としては「e」しかないが，α受容体とβ受容体刺激作用をもつエフェドリンなどの投与もよい対応である。あるいは状態によってはそのまま経過観察でよいこともある。

参考文献　標麻 26　YN M6
正解　e　LEVEL　正答率 65.0%

解説者コメント　麻酔中は，さまざまな原因で循環動態が変動する。設問では，出血やアナフィラキシーなどのイベントが起きたのではないことはすぐに分かる。では何をするか，あるいはしてはいけないかを考える。

受験者つぶやき
・麻酔の昇圧に使うのはエフェドリンだった気がします。
・まずは減量かなと。

> **Check** ☐ ☐ ☐
>
> **109E-55** 76歳の女性。歩行が不安定になったことを主訴に来院した。3年前にParkinson病と診断され内服治療を受けている。最近，小刻み歩行が悪化し転倒が2回あった。通所リハビリテーションを始め，歩行補助具の使用を勧められて相談のため受診した。小刻み歩行とバランス障害とを認める。徒手筋力テストで下肢は4に低下している。50歳時に関節リウマチと診断され，現在は寛解状態であるが，手指の変形は強く握力は5kg程度である。6年前に夫と死別し一人暮らしになったため軽費老人ホーム〈ケアハウス〉に入居している。歩行補助具の写真（**別冊** No.8 ①〜⑤）を別に示す。
> この患者に適切な歩行補助具はどれか。
> a ①　　b ②　　c ③　　d ④　　e ⑤
>
> 別　冊
> No.8　①〜⑤

アプローチ
① 76歳女性 ─→ 高年齢
② 歩行不安定 ─→ 神経系疾患や筋力低下が考えられる
③ Parkinson病と診断，小刻み歩行
④ 歩行補助具の相談 ─→ 現在の生活環境や運動能力に注意
⑤ 下肢筋力テスト4 ─→ 歩行能力ありと見受けられる
⑥ 握力5kg ─→ 手指での保持が困難である

画像診断

① シルバーカー
② U字型歩行車
③ 持ち上げ型歩行器
④ 松葉杖
⑤ 4点杖

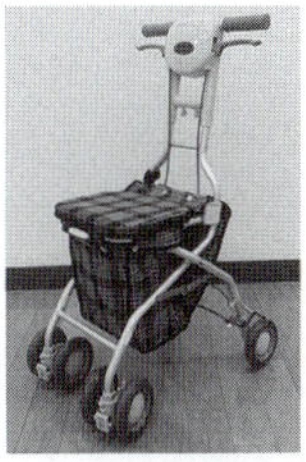

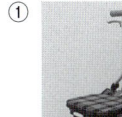

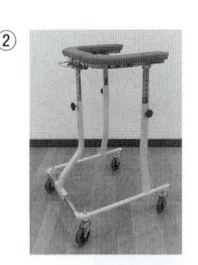

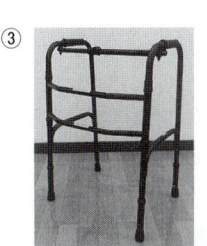

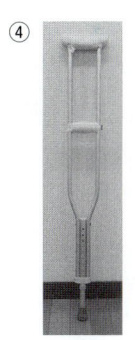

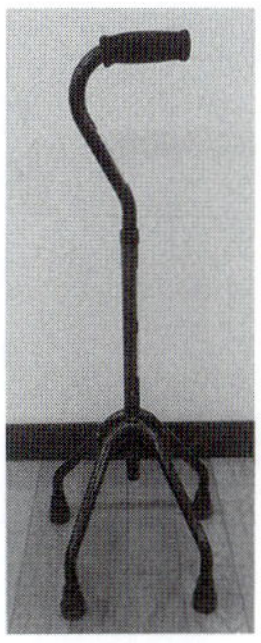

確定診断
Parkinson病による歩行障害

選択肢考察
× a　シルバーカーは主に屋外で用いるものである。またブレーキなどを操作しなくてはならないが，この患者は握力がなく無理である。
○ b　肘から前腕をU字部分に乗せ，握力がなくても歩行を補助してくれるものである。この歩行車は大きくて段差には弱いため，一般家屋には向かないが，軽費老人ホームに入居しているため適応がある。
× c　持ち上げ型歩行器はその名の通り，持ち上げなくてはならないため，握力のないこの患者には無理である。
× d　松葉杖は手と腕で支えるため，無理がある。

×e 4点杖も手で持たなくてはならないため、握力がないと無理である。

解答率 a 2.2%, b 88.4%, c 8.9%, d 0.0%, e 0.5%

ポイント 軽費老人ホームで暮らすParkinson病で握力が非常に弱い高齢の女性の歩行補助具はどれが適当かを問うた問題である。環境と、手の握力がないことから必然的に歩行車が選択できる。

▶**参考文献** 標整 934

▶**正解** b　LEVEL　　　　　　　　　正答率 88.3%

解説者コメント 介護人口が増え、このような病院でないところで暮らす老人の生活環境を問う問題がこれから増えるであろう。

受験者つぶやき
・一番安定しそうなので。
・バランスが取れないので安定度が高いものが良いと思いました。

Check ■■■

109E-56 82歳の男性。胃体上部の進行胃癌に対し、胃全摘術、リンパ節郭清術および空腸瘻造設術を行った。手術翌日の腹部エックス線写真（**別冊No.9**）を別に示す。
腹腔ドレーンの留置部位はどれか。**2つ選べ。**

a 右横隔膜下　　b 左横隔膜下　　c Winslow孔
d 左傍結腸溝　　e 直腸膀胱窩

別　冊
No. 9

アプローチ
①82歳の男性──→高齢である
②胃体上部の進行胃癌
③胃全摘術、リンパ節郭清術を施行されている
④空腸瘻造設術も行われている
⑤手術翌日の腹部エックス線写真──→「画像診断」参照

画像診断

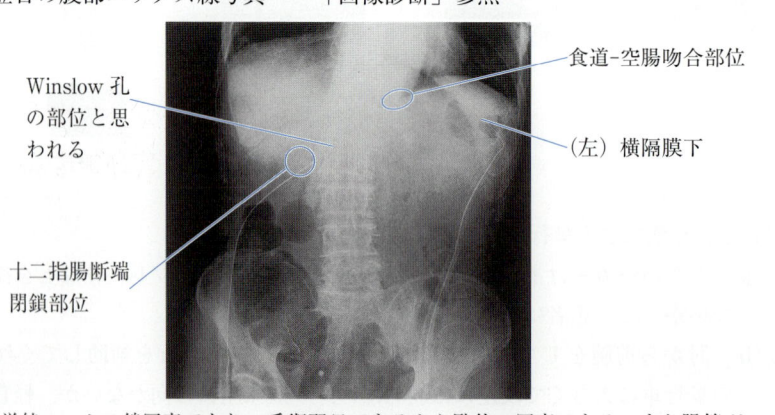

Winslow孔の部位と思われる
十二指腸断端閉鎖部位
食道-空腸吻合部位
（左）横隔膜下

腹部単純エックス線写真であり、手術翌日であるから臥位の写真である。また腸管ガス像でニボーを認めない点からも臥位の撮影であることが分かる。腹部左右に縦方向の棒状の陰影を認め、開腹術後である点からドレーンと思われる。

鑑別診断 本症例では診断名が文中に示されているので、特に鑑別する病態はない。

選択肢考察

×a 右側のドレーンの先端位置は，肝臓より足側であり，横隔膜からは離れている。

○b 左側のドレーンの先端はやや屈曲しているが，左側横隔膜と思われる部位の下部にある。

○c Winslow孔は網嚢孔ともいう。網嚢孔の前方は肝十二指腸間膜で，門脈，固有肝動脈，総胆管を含み，後方には下大静脈，横隔膜の右脚がある。上方には肝の尾状葉があり，下方には十二指腸の上部，門脈などがある。右側のドレーン先端部はやや内側に向かって弯曲しているが，肝右葉の下部（足側）にあり，Winslow孔に相当する部位にあると思われる。

×d ドレーン全体としては，確かに下行結腸の外側にあり，左傍結腸溝に相当するが，ドレナージの目的は貯留する液を排出することであり，先端の位置が重要であり，これは上記の左横隔膜下にある。

×e この部位は直腸と膀胱の間であるが，ドレーンはこの部位には全く存在しない。

解答率 a 12.4%，b 84.3%，c 74.7%，d 17.9%，e 9.2%

ポイント

上述のように，ドレーン挿入の目的は貯留する液を排出することであり，このように胃全摘術で術後縫合不全が起こった場合には，この漏出液を排除するために予防的に挿入する。胃全摘術の一般的再建法は，食道空腸吻合で十二指腸断端は閉鎖する。したがって縫合不全の起こる可能性のある部位は，食道-空腸吻合部と十二指腸断端であり，漏出液は食道-空腸吻合部に近い左横隔膜下と十二指腸断端閉鎖部に近い右肝下に貯留するので，そこに先端を留置する。右肝下の部位は，先端が移動しにくいように通常，Winslow孔へ挿入することが一般的である。

なお，リンパ節郭清術を施行しているので，術後リンパ液が漏出することがあり，ドレーンによってこの液も排除することができるが，これはドレーンの主たる目的ではない。

▶参考文献 標外 76, 89, 530

▶正解 b，c　LEVEL　正答率 66.7%

解説者コメント 術式の内容とドレーンの目的を理解していることが求められている。これは講義のみでは理解，記憶することは容易ではなく，BSLなどの臨床実習で経験することが重要と思われる問題である。比較的施行される頻度の高い術式であるので，実際に手術を見学していて，術後の状態を見る機会があれば，正解を得るのは容易と思われる。

受験者つぶやき
・左下に見えてる細い腸瘻用チューブを必死に追ってたという友人もいました。
・Winslow孔が分かりませんでしたが，消去法で選びました。b，cに。

Check ☐ ☐ ☐

109E-57 72歳の男性。頻尿を主訴に来院した。3年前から夜間に尿意で目が覚めてトイレに行くようになり，3か月前からはその頻度が増してきた。自宅近くの医療機関を受診し$α_1$遮断薬の内服を1か月続けたが軽快しないため紹介されて受診した。起床時に下着はぬれていない。腹部は平坦，軟。直腸指診で小鶏卵大で弾性硬の前立腺を触知する。尿所見に異常を認めない。PSA 2.3 ng/mL（基準4.0以下）。腹部超音波検査で前立腺体積は34 mLで残尿量は30 mL。国際前立腺症状スコア12点（軽症0～7点，中等症8～19点，重症20～35点）。頻度・尿量記録（**別冊** No. 10）を別に示す。

この患者にみられるのはどれか。**2つ選べ**。

a 心因性多尿
b 昼間頻尿
c 夜間頻尿
d 夜間多尿
e 夜間遺尿

別　冊
No. 10

アプローチ
① 72歳の男性，前立腺体積34 mL ──→ 前立腺肥大症が存在
② $α_1$遮断薬無効 ──→ 排尿障害の影響は受けない頻尿である。残尿量は30 mL
③ 起床時に下着はぬれていない ──→ 夜尿症（夜間遺尿）は否定できる
④ 頻度・尿量記録で覚醒中の尿回数6回 ──→ 頻尿とはいえない
⑤ 頻度・尿量記録で就寝中の尿回数は多いが1回尿量は少なくない（覚醒中でもトイレに行きたいと感じる尿量である）──→ 夜間頻尿の原因は夜間多尿

選択肢考察
×a 明確な定義はないが，一般的に1日尿量が3,000 mL以上を多尿という。
×b 一般的には昼間の尿回数が8回以上を昼間頻尿という。
○c 就寝後起床時までに1回以上トイレに行くことを夜間頻尿という。本症例では一晩に3回行っている。
○d 頻度・尿量記録をみると，就寝中の1回尿量は覚醒中と同程度（200～250 mL）で，就寝中の尿量も880 mLあり，夜間多尿が原因で夜間頻尿が出現している。
×e 起床時，下着はぬれていないことから夜間遺尿は否定できる。

解答率 a 1.2%，b 17.8%，c 98.9%，d 70.3%，e 11.3%
確定診断 夜間頻尿，夜間多尿
ポイント 用語の定義をしっかりと覚える必要がある。頻度・尿量記録を患者に記録させることで頻尿の病態が容易に把握できる。

▶**参考文献** チャート泌5　コンパクト252　標泌39　RM W48
▶**正解** c，d　LEVEL　　　　　　　　　　　　　　　　　　正答率 69.4%

解説者コメント 排尿障害や尿失禁は高齢化社会を迎えて今後益々増加する傾向にある。排尿障害や尿失禁の辛さの程度は患者によって違いのあることを認識すべきである。昼間頻尿に関しても一応の定義があるが，昼間10回以上トイレに行っても何ら辛くない人もいれば，昼間5回しかトイレに行かなくても頻尿を苦にする人もいる。

受験者つぶやき
・正確な定義を覚えておらずなんとなくc，dに。
・b，cだと思いましたが，頻尿と多尿の定義が分かりませんでした。

E 医学総論／長文問題

109E-58 58歳の男性。右上肢麻痺を主訴に来院した。3か月前から右上肢の疼痛としびれがあり，複数の医療機関を受診したが診断に至らなかった。1か月前から右上肢麻痺が現れ次第に悪化したため自宅近くの診療所を受診し，胸部エックス線写真で異常陰影を指摘されたため紹介されて受診した。既往歴に特記すべきことはない。喫煙は30本/日を37年間。意識は清明。身長165 cm，体重62 kg。体温36.6℃。脈拍72/分，整。血圧130/102 mmHg。呼吸数14/分。SpO₂ 98%（room air）。持参した胸部エックス線写真（**別冊** No.11A）と胸部造影CT（**別冊** No.11B，**C**）とを別に示す。

この患者の身体所見として考えられるのはどれか。**3つ選べ**。

a 右上肢内側感覚低下　　b 顔面浮腫　　c 嚥下障害
d 発汗異常　　　　　　e 鷲手

別　冊
No. 11 A, B, C

アプローチ
①診断に難渋した右上肢麻痺を呈する胸部異常陰影──→肺尖部（見落しやすい）の陰影？　肺尖部胸壁浸潤癌？
②BI：30本×37＞1,000 ──→扁平上皮癌の可能性。Pancoast型に多い
③バイタル正常，呼吸器症状のない肺癌──→ Pancoast型の特徴

画像診断

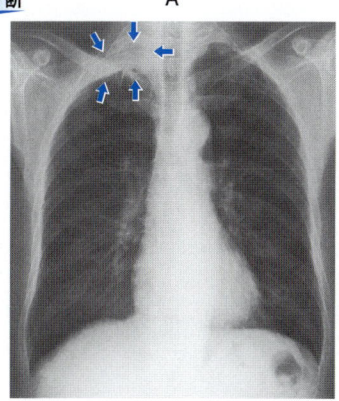

A

右肺尖部（鎖骨より上部）に含気の低下を認める（→）。ほかには肺野に異常を認めず，胸水貯留もない。気管の偏位もない。

B — 鎖骨下動脈，腕頭静脈，気管周囲への浸潤はない（反回神経に浸潤なし），食道に浸潤はない，腕神経叢起始部→浸潤が及んでいる，腫瘍，交感神経への浸潤？

C — 上大静脈〈SVC〉，腕頭静脈は開口している，腕頭動脈，大動脈弓部，食道（開口している）

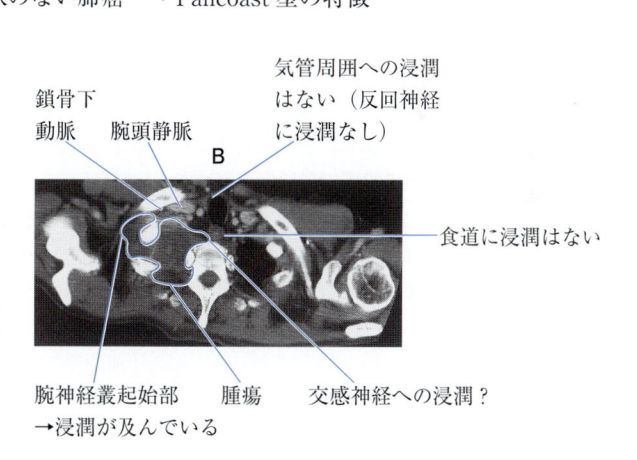

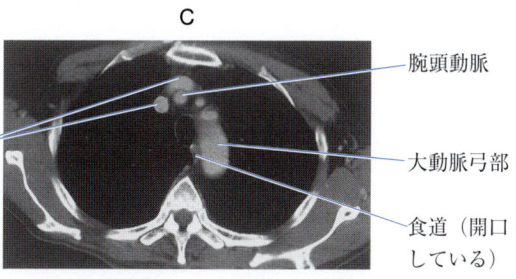

このCTでは少なくとも腫瘍によって血管などが影響を受けていることはないと判断する。

鑑別診断 A, Cの写真から肺尖部胸壁浸潤癌（Pancoast型肺癌）と推察することは容易である。腫瘍が頸部交感神経節に達すればHorner症候群（発汗異常，縮瞳，眼裂狭小化）を伴い，上腕神経叢に達した場合，上肢の運動・知覚障害が特に尺側（上肢内側）に起きやすい。尺側神経麻痺が進むと鷲手（Froment徴候）をきたす。これだけで写真が読めなくてもa，d，eは選択できてしまう。選択肢bを否定するために写真CでSVCが確保されていること，選択肢cを否定するために写真B，Cで食道への浸潤がないか，写真Bで反回神経への浸潤がないかを確認すれば，完璧である。蛇足であるが，選択肢cの「嚥下障害」は「身体所見」ではないので，それだけで除外か。

確定診断 肺尖部胸壁浸潤型肺癌（Pancoast型肺癌）

選択肢考察
○ a　上腕神経叢に腫瘍が浸潤すると上肢内側（尺側）の感覚低下をきたす。
× b　上大静脈に浸潤が及んでいないので顔面浮腫は生じない。
× c　反回神経，食道に浸潤が及んでいないので嚥下障害は生じない。
○ d　脊椎前の交感神経節に浸潤が及んでいれば，Pancoast腫瘍では有名なHorner症候群の一つ，発汗が消失する。
○ e　尺側神経麻痺に至ると虫様筋などが麻痺し，鷲手になる。

解答率　a 90.2%，b 32.2%，c 22.8%，d 91.0%，e 62.3%

ポイント　Pancoast腫瘍は肺癌であっても肺の症状が出にくいため，随伴症状で整形外科や眼科を受診し，なかなか診断に至らずに呼吸器外科に紹介されることが多い。肺尖部は狭く，神経・血管が密に走行しているため，呼吸器以外の症状が出るとともに，治療も難渋する。術前に放射線化学療法を行い，病巣を縮小させてから手術することも多い。

▶**参考文献**　MIX 188　YN I108　みえる 呼 223

▶**正解**　a，d，e　LEVEL　正答率 51.0%

解説者コメント　胸部症状がなく，上肢の神経症状がある肺癌となればPancoast型肺癌と予想はつきやすい。仮に写真がよく読めなくても典型的な身体所見としてaとdは選択できそう。むしろポイントは上肢内側が尺側ととらえられるか，である。また，鷲手を呈するまで尺側神経が麻痺することは少なく，Pancoastの症状の中に鷲手は列挙されていないので迷うかもしれない。

受験者つぶやき
・bしか明らかに違うのを選べませんでした。作問意図としてはa，eは下部腕神経叢浸潤でセットで，反回神経麻痺は左でしか起こらない感じなのでしょうか？
・消去法で選びました。

109E-59

86歳の女性。歩行が不安定であることを主訴に娘に連れられて来院した。10年前から高血圧症，変形性膝関節症および変形性脊椎症で通院していたが，徐々に足の力が弱くなり歩行が不安定になったため受診した。自分で立ち上がり，どうにか屋内の伝い歩きをすることはできるが，月1回の通院以外はほとんど外出することはない。食事と排泄とはかろうじて自立しているが，入浴には一部介助が必要である。夫は5年前に肺癌で死亡し，現在は一人暮らしで隣に住む娘が介護している。半年前から1週間に2回の訪問介護を利用している。本人と家族に相談の上，訪問リハビリテーションを開始することになった。

リハビリテーションの到達目標設定のために必要な情報はどれか。3つ選べ。

- a 高血圧症である。
- b 屋内は伝い歩きである。
- c 入浴に部分介助が必要である。
- d 夫の死因は肺癌である。
- e 娘が介護している。

アプローチ

①86歳の女性，一人暮らし，肺癌の夫と死別，隣に住む娘が介護→社会的背景として，高齢者の一人暮らしで，キーパーソンは介護に協力的な隣に住む娘であることが分かる。リハビリテーションの到達目標を設定するためには社会的背景は重要な必要情報。夫の死因は特に必要ではない

②徐々に足の力が弱くなり歩行不安定，月1回の通院以外は外出なし→徐々に筋力低下がみられたことから，急速に進行する脳血管障害などの循環障害による筋力低下の可能性は低い。外出機会は少なく，歩行など下肢筋力を維持するための機会が少なかった可能性が推測される。高齢者ではあるが，身体低活動に伴う筋力低下であれば，リハビリテーションの効果が期待できる

③10年前より高血圧，変形性膝関節症，変形性脊椎症で通院→歩行不安定になった原因を推測する。単に加齢と運動不足による下肢筋力低下によるものなのか，高血圧をベースにした無症候性脳梗塞などの影響はないか，変形性膝関節症による膝痛などの影響はないか，変形性脊椎症による神経根症状や痛みの影響はないかなど原因を考える。症例文からは疾患の影響は考慮しなくてよいと考えられるので，ここでは単純に加齢と運動不足による下肢筋力低下が原因と考えて検討を進める

④立ち上がり，屋内の伝い歩きは可能→基本動作能力に関する情報であり，リハビリテーションの到達目標を設定する上で重要な必要情報。到達目標として現在の動作能力以上の適当な動作能力が目標となる

⑤食事と排泄自立，入浴一部介助→ADLに関する情報であり，リハビリテーションの到達目標を設定する上で重要な必要情報。到達目標として現在のADL能力以上の適当な動作能力が目標となる

⑥半年前より週2回訪問介護利用→訪問介護時の状況は，リハビリテーションの到達目標を設定するための参考となる

選択肢考察

- ×a 高血圧であるか否かはリハビリテーションの到達目標設定に必要はない。
- ○b 基本動作能力に関する情報であり，到達目標設定に必要である。
- ○c ADL能力に関する情報であり，到達目標設定に必要である。
- ×d 夫の死因に関する情報は特に必要はない。
- ○e 社会的背景に関する情報であり，到達目標設定に必要である。

| 解答率 | a 22.5％，b 99.7％，c 99.1％，d 0.1％，e 77.5％ |

ポイント　リハビリテーションの到達目標設定には，社会的背景，基本動作能力，ADL能力などの情報が必要になる．

▶参考文献　MIX 356　チャート公 53　アラーム 22　SN 107

▶正解　b，c，e　　LEVEL　　　　　　　　　　　　　　　　　　　　　正答率 76.6％

受験者つぶやき
・老老介護，日本の縮図のような設定です．
・リハビリにa，dは関係ないかなと．

Check ■ ■ ■

次の文を読み，60〜62の問いに答えよ。

63歳の女性。腹部膨隆と尿失禁とを主訴に来院した。

現病歴：2年前から腹部膨満感を認めるようになった。次第に腹部膨隆が目立つようになり，食欲はあるが食事をとるのがつらく，時々尿失禁を認めるようになったため受診した。

既往歴：30歳時に子宮内膜症。

生活歴：幼少期に両親が離婚して母親と2人で暮らしていたが，母親が死亡したため3年前からは一人暮らし。

家族歴：父親は詳細不明。母親が肺炎のため85歳で死亡。

現　症：意識は清明。身長157 cm，体重55 kg。体温36.5℃。脈拍84/分，整。血圧166/90 mmHg。呼吸数18/分。SpO_2 98％（room air）。眼瞼結膜と眼球結膜とに異常を認めない。頸静脈の怒張を認めない。甲状腺腫と頸部リンパ節とを触知しない。心音と呼吸音とに異常を認めない。腹部は著明に膨隆し，腫大した肝と腫瘤とを腹部全体に触知する。腸雑音に異常を認めない。四肢に異常を認めない。

検査所見：尿所見：蛋白（－），糖（－），ケトン体1+，潜血1+，沈渣に白血球を認めない。血液所見：赤血球406万，Hb 12.3 g/dL，Ht 41％，白血球6,130，血小板22万。血液生化学所見：総蛋白7.8 g/dL，アルブミン4.5 g/dL，総ビリルビン0.4 mg/dL，AST 18 IU/L，ALT 9 IU/L，LD 157 IU/L（基準176〜353），ALP 288 IU/L（基準115〜359），γ-GTP 44 IU/L（基準8〜50），アミラーゼ95 IU/L（基準37〜160），尿素窒素24 mg/dL，クレアチニン1.2 mg/dL，尿酸6.3 mg/dL，血糖98 mg/dL，総コレステロール195 mg/dL，トリグリセリド152 mg/dL，Na 140 mEq/L，K 3.9 mEq/L，Cl 103 mEq/L。腹部単純CTの冠状断像（別冊 No. 12）を別に示す。

別　冊
No. 12

109E-60　今後経過中に出現すると考えられる症候として可能性が最も高いのはどれか。
　　a　浮　腫
　　b　めまい
　　c　けいれん
　　d　顔貌の異常
　　e　皮膚の色素異常

109E-61　この時点での対応として適切でないのはどれか。
　　a　減　塩
　　b　降圧薬投与
　　c　利尿薬投与
　　d　肝囊胞穿刺
　　e　肝動脈塞栓術

109E-62　3か月後に発熱と腰背部痛とに加えて尿量が減少したため再度来院した。左腰背部に叩打痛を認め腎囊胞の感染を疑った。
正しいのはどれか。
　　a　尿培養検査が高率に陽性となる。
　　b　Gram陰性菌が原因である可能性が高い。
　　c　MRIは囊胞感染の診断に特異度が高い。
　　d　感染囊胞ドレナージは有用性が低い。
　　e　腎摘出術は禁忌である。

アプローチ　①2年前から腹部膨満感を認めるようになり，次第に腹部膨隆が目立つようになった─→慢性

に経過する腹腔内の占拠性病変を疑わせる
②血圧 166/90 mmHg →高血圧を示す所見である
③尿素窒素 24 mg/dL，クレアチニン 1.2 mg/dL →腎機能の低下が明らかである
④尿検査でケトン体1+ →腹部膨満のために，糖質や炭水化物の摂取量が不足していることを示す所見である

画像診断

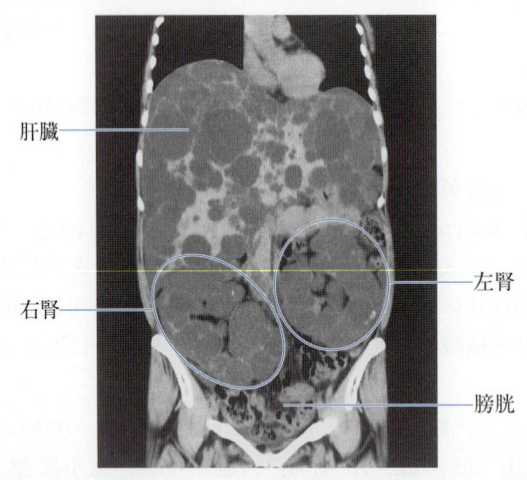

両腎に多数の嚢胞が認められ，腎は腫大が高度である。肝臓にも多数の嚢胞と腫大が認められる。小骨盤内の膀胱は上方より圧迫されている。これが尿失禁の原因と思われる。

確定診断 多発性嚢胞腎，多発性肝嚢胞

[60]
選択肢考察
- ○ a 腎機能の低下と高血圧がみられることから，本例では浮腫をきたす可能性がある。
- × b めまいは本症と直接的な関連はない。
- × c けいれんは本症と直接的な関連はない。しかし，多発性嚢胞腎では脳動脈瘤のスクリーニング検査を行っておく必要がある。
- × d 顔貌の異常は本症と関連しない。
- × e 皮膚の色素異常は本症と関連しない。

解答率 a 79.6%，b 2.9%，c 13.5%，d 0.4%，e 3.7%

[61]
選択肢考察
- ○ a 腎機能の低下と高血圧がみられることから減塩食とすべきである。
- ○ b 降圧薬の投与は必要である。アンジオテンシン受容体拮抗薬が用いられることが多い。
- ○ c 腎機能の低下が明らかな例ではループ利尿薬が選択される。
- ○ d 肝嚢胞穿刺は対応として適切である。
- × e 腎嚢胞の縮小を目的に腎動脈塞栓術が行われることはある。しかし，肝動脈塞栓術の適応はない。

解答率 a 0.6%，b 0.5%，c 10.4%，d 5.9%，e 83.0%

[62]
選択肢考察
- × a 感染嚢胞と尿路の交通がなければ，尿の培養で菌を同定することは困難なことがある。
- ○ b 一般に，尿路感染症では大腸菌が原因菌である頻度が高い。
- × c 嚢胞内の出血かあるいは感染か，MRIの画像所見のみから鑑別することは難しい。
- × d 感染嚢胞のドレナージが可能であれば有用な治療手段となる。

×e　保存的な治療が困難であれば，病側腎の摘出を検討することがある。

解答率　a 6.1%，b 84.8%，c 2.3%，d 1.3%，e 5.5%

ポイント　多発性囊胞腎では肝臓や膵臓にも多発性の囊胞を認めることがある。本症の初発症状は高血圧であることが多く，エコーやCT，またMRIなどの画像所見の異常から診断される。また，本症では頭蓋内の出血性病変をきたす頻度が高いことが知られている。本例では家族歴の詳細は明らかにされていないが，成人に発症する多発性囊胞腎は常染色体優性遺伝であることが多い。

本例のように腹部膨満が高度な例では経カテーテル腎動脈塞栓術の適応が検討される。

▶参考文献　MIX 200　朝 1527, 1531　YN E112　みえる 腎 248, 318

▶正解
[60]　a　LEVEL　　　　　正答率 79.5%
[61]　e　LEVEL　　　　　正答率 82.9%
[62]　b　LEVEL　　　　　正答率 84.7%

受験者つぶやき
[60]・脳動脈瘤がない！　食事をとれないとどうなるか考えました。
　　・浮腫になる機序はよく分かりませんでしたが，浮腫に。
[61]・一応治療としては全部ありえるかもしれません。本番では迷いなくeを選びました。
　　・囊胞に動脈塞栓しても変わらないかなと。
[62]・閉鎖腔の感染ではドレナージは必須です。
　　・a，bで悩みましたが，尿道感染ではないかなと思ってbに。

Check ■■■

次の文を読み，63〜65の問いに答えよ。

67歳の男性。交通事故で受傷したため搬入された。

現病歴：道路を歩いて横断中，自動車に衝突され跳ね飛ばされ転倒した。直ちに救急車が要請された。救急隊到着時，意識は清明で右殿部を痛がり，歩行不能であった。四肢に明らかな麻痺はなかった。救急車で救命救急センターに搬送された。

既往歴：高血圧症で内服治療中。

生活歴：妻と2人暮らし。定年退職後は無職。日常生活は自立し毎朝の散歩を日課にしていた。

家族歴：父親が高血圧性脳内出血で死亡。母親が認知症。

現　症：病院到着時は不穏。体温36.0℃。心拍数136/分，整。血圧70/38 mmHg。呼吸数32/分。SpO_2 95%（リザーバー付マスク10 L/分 100%酸素投与下）。右腰部に皮下出血がみられ，仙骨部に圧痛を認める。腹部は平坦で，軽度の反跳痛を認める。外尿道口から出血を認める。

109E-63 この患者にポータブルエックス線撮影を指示した。
次に優先すべき検査はどれか。
　　a　腰椎MRI　　　　b　頭部単純CT　　　c　腹部血管造影
　　d　骨盤部造影CT　　e　迅速超音波検査〈FAST〉

109E-64 検査所見：血液所見：赤血球243万，Hb 5.4 g/dL，Ht 22%，白血球8,400，血小板12万。血液生化学所見：AST 56 IU/L，ALT 42 IU/L，尿素窒素24 mg/dL，クレアチニン1.4 mg/dL。CRP 5.2 mg/dL。

この患者に，まず赤血球濃厚液4単位を輸血した場合のHb（g/dL）として最も考えられるのはどれか。

なお，患者の体重は60 kg，輸血に使用した血液のHbは1単位28 g，循環血液量は体重の7%とし，さらなる失血と輸液の影響は考慮しないものとする。
　　a　7　　　b　8　　　c　9　　　d　10　　　e　11

109E-65 実際には輸血後のHbは6.0 g/dLであった。
この患者に想定される合併損傷のうち最優先で対処する必要があるのはどれか。
　　a　脳挫傷　　　　　b　尿道損傷　　　　c　直腸損傷
　　d　骨盤部動脈損傷　e　腰椎横突起骨折

アプローチ
① 高齢者の高エネルギー外傷例──→我が国における外傷初期診療ガイドライン〈JATEC〉のABCDEアプローチに則って診療を進めていく
② 意識清明──→頭部外傷はなさそう
③ 右殿部を痛がり，歩行不能であった──→右骨盤〜大腿に外傷？
④ 四肢に明らかな麻痺なし──→頸椎の不安定性は現状不明だが，頸髄損傷はないと考えられる
⑤ 既往歴に高血圧，生活歴，家族歴──→ほぼ問題なし
⑥ 病院到着時は不穏──→現場では清明だったがDの異常が生じたか？　あるいはABCEの異常による結果か？
⑦ 体温36.0℃──→Eはぎりぎり低体温症ではない
⑧ 心拍数136/分，血圧70/38 mmHg──→ショック状態，明らかなCの異常
⑨ 頻呼吸，SpO_2の低下──→Bの異常もある
⑩ 右腰部に皮下血腫，仙骨部に圧痛──→単なる打撲か，骨盤骨折や大腿骨頭に骨折があるのか

⑪腹部平坦で軽度の反跳痛──▶腹腔内にも少し問題があるのか
⑫外尿道口から出血──▶尿道を含む尿路損傷の可能性

鑑別診断 　最近の国試に出る外傷問題は，ほぼJATECに準拠している。来院時のprimary surveyではA：気道，E：体温（「アプローチ」⑦）の問題は指摘できない。⑨以外にB：呼吸の異常を示唆する致命的な胸部外傷の情報もないので，ここは酸素投与を継続するしか手はなさそう。現場では②のように意識清明であった患者が，その後⑥のように不穏に陥る場合，頭部外傷（急性硬膜外血腫の進行）の可能性が低いならば，ショックによる脳灌流低下を考慮する。高齢者の外傷（①）では止血機構が働きにくく，抗血小板薬などを飲んでいる可能性（⑤）もあり，急激に状態が悪化する場合がある。外傷例では，C：循環の異常（⑧）の多くは出血性ショックであり，胸腔内出血，腹腔内出血，重症骨盤骨折の3つがまずは鑑別の対象となる。外見的な外傷部位は③，⑩，⑫より骨盤から右大腿部にかけてであるので，腹腔内出血（⑪）や脊椎損傷による血液分布異常性ショック（④）よりは骨盤骨折による後腹膜への出血性（血管内容量低下性）ショックを第一に考える。

確定診断 　重症骨盤骨折，出血性ショック，尿路損傷

[63]

選択肢考察 　実はeを除く画像検査はすべてsecondary survey以降で行うべきものである。
× a　四肢麻痺もなく，ショックであるので時間と移動を考えると後回し。
× b　現状では原因は頭部外傷より，脳低灌流の可能性が高い。
× c　腹腔内出血の有無の確認が先である。
× d　確定診断と治療に向けて必須の検査であるが，それより先に行うべき検査がある。
○ e　primary surveyのCで，胸部・骨盤正面ポータブルエックス線とともにセットで必ず行う検査であり，FASTにより腹腔内出血（一部胸腔内出血）を鑑別する。

解答率 　a 0.1％，b 0.3％，c 0.3％，d 8.0％，e 91.1％

[64]

アプローチ
⑬ Hb，Htの低下──▶貧血がある
⑭ AST，ALT上昇──▶軽度の肝障害
⑮ BUN，クレアチニン──▶軽度の腎障害
⑯ CRP──▶感染というより炎症であろう

選択肢考察 　提示されている検査所見の中で解答に必要なのは，Hb 5.4 g/dLのみである。患者体重が60 kgとして，現在の循環血液量は
　　60×0.07＝4.2 kg（ほぼ42 dL）
　42 dL中にHbは5.4 g/dLなので，現在の総Hbは
　　5.4×42＝226.8 g
である。これに赤血球濃厚液4単位（28 g×4＝112 g）を加えると
　　226.8＋112＝338.8 g
　失血と輸血の影響はないとすれば，差し引き0で循環血液量は同じ42 dLなので，予測Hbは
　　338.8/42＝8.067≒8（g/dL）
となる。
　　× a，○ b，× c，× d，× e

解答率 　a 8.2％，b 85.9％，c 3.2％，d 1.6％，e 1.1％

[65]

選択肢考察 　出血性ショックの主たる原因は，重症骨盤骨折による後腹膜への出血と考えられる。Hb値

は前問 E-64 で本来 8 g/dL に上昇するはずが 6 にしかならないということは，どこかに出血が持続していることを示唆している。

× a　不穏以外の所見なく，現場で意識清明であったとすれば可能性は低い。
× b　外尿道口の出血より明らかであるが，出血性ショックの原因ではない。
× c　ほとんど情報がない。
○ d　骨盤の安定性の回復，輸血とともに止血処置がショックの原因除去に必要である。
× e　出血性ショックの原因としての可能性は低い。

解 答 率　a 0.2％，b 0.2％，c 0.1％，d 99.4％，e 0.1％
▶参考文献　チャート 救 126　標救 412　Rマ T30
▶正解　[63] e　LEVEL　　正答率 91.1％
　　　　　[64] b　LEVEL　　正答率 85.9％
　　　　　[65] d　LEVEL　　正答率 99.4％

解説者コメント　外傷初期診療の基本に忠実な良問である。しかし，Hb を求める問題は in-out バランス 0 という前提であり，大出血と大量輸液でドタバタしている臨床現場を考えると実戦的ではない。

受験者つぶやき
[63]・救外でまずやると言ったらこれでしょう。
　　・まずは FAST。
[64]・臨床ではだいたい 2 単位で 1 上がるで済ませます。ただこの問題ではちゃんと計算しないとダメみたいですね。
　　・友人が間違えて萎えてました。落ち着いて計算。
[65]・AB 大丈夫だけど C がまずいです。まず出血コントロール。
　　・出血が続いているということなので，骨盤動脈損傷が怪しい。

Check ■ ■ ■

次の文を読み，66〜68 の問いに答えよ。

58 歳の男性。前胸部圧迫感を主訴に来院した。

現病歴：午前 11 時ころ，庭仕事中に頸部に放散する前胸部圧迫感を初めて自覚した。2 分以上続き冷汗も出現するため，看護師をしている妻に助けを求めた。居間にいた妻が駆けつけたときに橈骨動脈の拍動は微弱であり，冷汗を伴う前胸部圧迫感も続くため救急車を要請した。午前 11 時 15 分に救急車が現場に到着した際，胸部症状はかなり改善していた。直ちに搬送が開始され，午前 11 時 30 分に病院に到着したときには症状は完全に消失していた。

既往歴：36 歳時に十二指腸潰瘍。

家族歴：父親が胃癌のため 76 歳で死亡。

生活歴：喫煙は 20 本/日を 38 年間。

現　症：意識は清明。身長 168 cm，体重 72 kg。体温 36.2℃。脈拍 76/分，整。血圧 122/78 mmHg。呼吸数 16/分。SpO₂ 100%（マスク 4 L/分 酸素投与下）。心音と呼吸音とに異常を認めない。腹部は平坦，軟で，肝・脾を触知しない。神経学的所見に異常を認めない。

検査所見：採血時間：午前 11 時 32 分　血液所見：赤血球 455 万，Hb 12.8 g/dL，Ht 38%，白血球 7,800，血小板 21 万，D ダイマー 0.8 μg/mL（基準 1.0 以下）。血液生化学所見：総蛋白 7.2 g/dL，アルブミン 3.8 g/dL，心筋トロポニン T 陰性，総ビリルビン 0.9 mg/dL，AST 32 IU/L，ALT 28 IU/L，LD 222 IU/L（基準 176〜353），ALP 352 IU/L（基準 115〜359），γ-GTP 42 IU/L（基準 8〜50），アミラーゼ 88 IU/L（基準 37〜160），CK 42 IU/L（基準 30〜140），尿素窒素 12 mg/dL，クレアチニン 0.6 mg/dL，血糖 98 mg/dL，HbA1c 6.2%（基準 4.6〜6.2），Na 138 mEq/L，K 4.4 mEq/L，Cl 101 mEq/L。胸部エックス線写真で心胸郭比 48%，肺野に異常を認めない。心電図（**別冊** No. 13）を別に示す。続いて行った心エコー検査で左室の前側壁から心尖部にかけて収縮の低下を認めた。

別　冊
No. 13

109E-66　妻が初めに駆けつけたときの収縮期血圧として予想されるのはどれか。

　　　　a　160 mmHg　　　b　140 mmHg　　　c　120 mmHg
　　　　d　80 mmHg　　　　e　40 mmHg

109E-67　予想される病態として正しいのはどれか。

　　　　a　左室肥大を認める。
　　　　b　急性心筋梗塞は否定できる。
　　　　c　房室伝導が障害されている。
　　　　d　冠動脈血流は再開している。
　　　　e　肺動脈主幹部が血栓により閉塞している。

109E-68　まず考慮すべき初期治療として適切なのはどれか。3 つ選べ。

　　　　a　ヘパリン　　　　b　冠拡張薬　　　　c　ジギタリス
　　　　d　抗血小板薬　　　e　アドレナリン

アプローチ　①庭仕事中に頸部に放散する前胸部圧迫感を初めて自覚──→労作性狭心症症状の初発発症〈de novo angina〉

②冷汗を伴う前胸部圧迫感の持続，橈骨動脈の拍動は微弱──→高度の虚血による心機能の低下によって，ショック症状を呈している。重症の不安定狭心症か急性心筋梗塞による，急性冠症候群〈acute coronary syndrome：ACS〉と考えられる
③15分後に症状改善，30分後に症状消失──→高度の虚血は，完成された急性心筋梗塞ではなく，可逆性の不安定狭心症と考えられる
④喫煙は20本／日を38年間──→代表的な冠危険因子
⑤心筋トロポニンT，AST，CK正常──→心筋逸脱酵素の上昇なく，心筋壊死は考えにくいため，完成された急性心筋梗塞は否定的。ただし，冠動脈内血栓で閉塞した冠動脈がすぐに再開通すれば，一過性ながら急性心筋梗塞の状態となった可能性は否定できず，この場合，心筋逸脱酵素の上昇もみられない
⑥心エコー検査で左室の前側壁から心尖部にかけて収縮の低下あり──→左冠動脈前下行枝〈LAD〉の重症狭窄が疑われる

画像診断

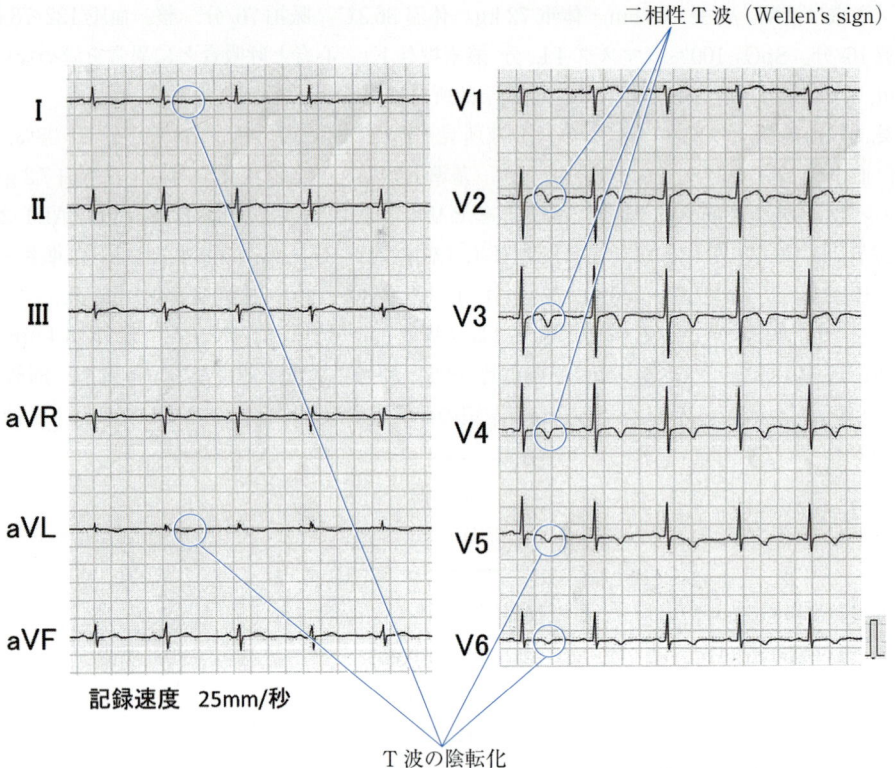

（心電図：I, II, III, aVR, aVL, aVF, V1〜V6，記録速度 25mm/秒）

二相性T波（Wellen's sign）
T波の陰転化

V2〜V4に（＋，－）二相性T波が認められる。これはWellen's signと呼ばれるもので，LAD病変を強く示唆する。V5，V6，I，aVLでのT波陰転化も心筋虚血によると思われ，心エコー検査上の前側壁の運動低下と合致する。

鑑別診断 危険因子（喫煙），典型的な病歴からACSが強く疑われ，心エコー，心電図所見よりLADの重症狭窄が示唆される。しかしながら，心筋逸脱酵素の血中での上昇はなく，急性心筋梗塞には移行していない。不安定狭心症の段階でとどまっているACSと考えられる。冠攣縮性狭心症も鑑別の対象となるが，労作とは無関係な発症で，心電図に一過性のST上昇を呈するはずであり，本症例の臨床像とは一致しない。

確定診断 急性冠症候群〈acute coronary syndrome：ACS〉（不安定狭心症）

E 医学総論／長文問題　313

[66]

選択肢考察　橈骨動脈の拍動が微弱である場合，正常収縮期血圧は100 mmHg以下であることが多い。ただし，40 mmHg以下では意識障害は必発であり，この症例ではそのレベルまでの血圧低下は生じていないものと思われる。

×a，×b，×c，○d，×e

解答率　a 4.5％，b 0.6％，c 0.9％，d 89.9％，e 4.1％

[67]

選択肢考察
- ×a　心電図上，voltage criteriaを満たすような左室肥大の所見はなく，心エコー検査での指摘もない。
- ×b　現時点では心筋逸脱酵素の上昇はなく，完成された急性心筋梗塞は否定的である。しかし，血圧が低下するほどの高度の虚血が午前11時に発症しており，これが実は一過性の急性心筋梗塞であった可能性は否定できない。急性心筋梗塞の原因がLADの血栓性閉塞で，既に血栓が溶け再灌流したと考えれば，午前11時15分の時点で病態が改善したという説明が成り立つ。
- ×c　PQ（PR）時間は正常で，房室ブロックはみられない。
- ○d　選択肢考察bで解説した通りであり，いずれにせよ現時点での責任冠動脈（LAD）の急性完全閉塞は，心筋逸脱酵素の上昇が全くないことから，考えにくい。
- ×e　本症例の疾患は肺栓塞ではないので，この選択肢は無関係。

解答率　a 8.6％，b 3.3％，c 2.0％，d 84.8％，e 1.4％

[68]

選択肢考察　本症例は，いわゆるACSで，その原因は責任血管LADの冠動脈内血栓を伴う高度のアテローム性狭窄である。したがって，血栓の形成を抑止するための抗血小板薬（バイアスピリン®，プラビックス®など）や抗凝固薬（ヘパリン点滴静注）の投与が必要である。また器質的狭窄を改善するために冠拡張薬やβ遮断薬も適応となる。心筋収縮力を強めるジギタリスは心筋の酸素需要を亢進させるため，**禁忌**となる。また交感神経作動薬であるアドレナリンは，ショック症状改善のために用いられるが，現時点でそのような血行動態の破綻はなく，適応がないばかりか，これも心筋の酸素需要を高めてしまうため，**禁忌**となる。

○a，○b，×c，○d，×e

解答率　a 85.9％，b 98.9％，c 11.7％，d 97.1％，e 3.3％

ポイント　ACSは病理学的に冠動脈内に不安定プラークや血栓が生じ，それにより心筋虚血による症状が発症，進行するものである。この症例のように，一過性に冠動脈が閉塞し，またすぐに再開通するという現象も少なくない。内科的治療に加え，心臓カテーテルによる冠動脈造影を行って，解剖学的に冠動脈病変を捉え，必要な血行再建を速やかに施行する必要がある。

▶**参考文献**　MIX 160　朝 519　YN C88　みえる 循 91, 93

▶**正解**
- [66] d　LEVEL　正答率 89.9％
- [67] d　LEVEL　正答率 84.7％
- [68] a，b，d　LEVEL　正答率 83.2％

受験者つぶやき
- [66]・触知できるのは橈骨80，大腿70，頸動脈60でしたね！
　　・橈骨動脈でおよそどのくらい，頸動脈でどのくらいという指標があったなあと思い出しながらdに。
- [67]・心筋障害マーカーの類は2, 3時間してからでないと上がらないのです。
　　・症状が消失しているのでdかと。

[68]・ACSにヘパリンを選ばせるのは初めて見たように思います。今後も出題されるでしょう。
・まずはヘパリン，冠動脈拡張，抗血小板。

Check ■ ■ ■

109E-69 中心静脈から電解質輸液（20% ブドウ糖と3% アミノ酸とを含有）1,500 mL を，末梢静脈から20% 脂肪乳剤 250 mL（450 kcal）を投与した場合の総エネルギーを求めよ。
ただし，ブドウ糖は 4 kcal/g，アミノ酸は 4 kcal/g とする。

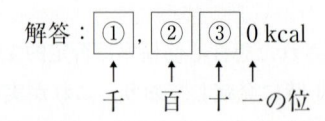

解答：①,②③ 0 kcal
　　　↑　↑↑
　　　千　百十一の位

① 0 1 2 3 4 5 6 7 8 9
② 0 1 2 3 4 5 6 7 8 9
③ 0 1 2 3 4 5 6 7 8 9

E 計算問題

選択肢考察　1,500 mL の電解質輸液は，1,500×0.20＝300 g のブドウ糖，1,500×0.03＝45 g のアミノ酸を含む。よって総エネルギーは，

300×4＋45×4＋450＝1,830 kcal

となる。

ポイント　問題文の中の情報を使えば，医学的知識は全く必要とされない問題である。ブドウ糖，アミノ酸，脂質のカロリーがそれぞれ 4 kcal/g，4 kcal/g，9 kcal/g であることは暗記すべきである。

▶参考文献　標麻 156
▶正解　①1，②8，③3　LEVEL ▮▮▯　正答率 92.4%

解説者コメント　医学というか算数の問題である。落としたくはない問題である。
受験者つぶやき　・不安に駆られて何回も計算しました。冷静に見ると間違いどころがないのですが……本番の恐ろしさです。
・落ち着いて計算しました。

F

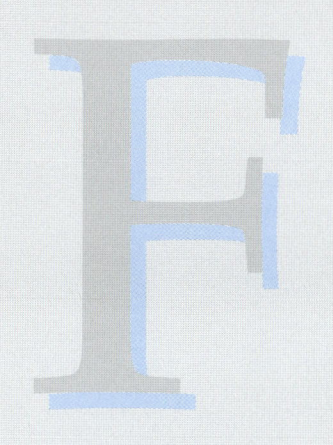

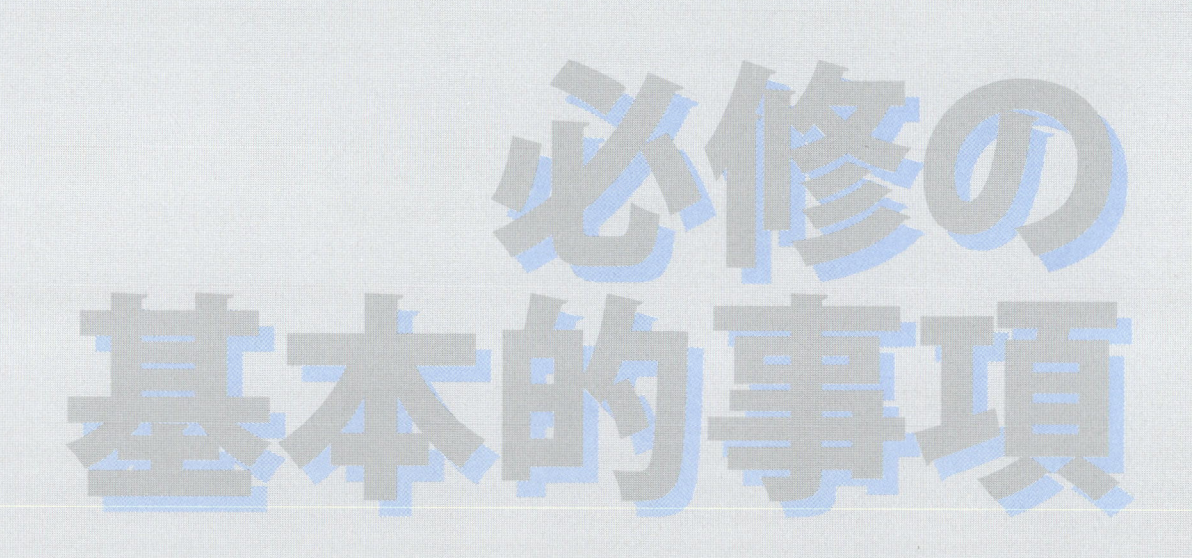

F問題 必修の基本的事項 31問

必修一般　15問
必修臨床　10問
必修長文　　6問

必修の
基本的事項

Check ■■■

109F-1 医師に関わる利益相反について正しいのはどれか。
a 少額の寄付金では発生しない。
b 罰則規定が医師法に記載されている。
c 関連する情報は原則として公開しない。
d 患者と家族の対立した利益を調整することである。
e 医師の私的利益と社会的役割が衝突することである。

選択肢考察
×a 少額の寄付金でも発生しうる。
×b 医師法は，総則，免許，試験，業務，医師試験委員，罰則，その他附則から成るが，医師に関わる利益相反に関する罰則規定の記載はされていない。
×c 関連情報の公開が望ましい。
×d 患者と家族の対立の問題ではない。
○e 臨床研究等において，製薬企業の寄付金などの利益と，被験者（患者）の生命，安全，人権などを守る社会的役割とが衝突する状態のことである。

解答率 a 0.2%，b 24.2%，c 2.8%，d 3.8%，e 69.1%

ポイント 我が国では，文部科学省の主導で検討がなされ，平成18年に「臨床研究の利益相反ポリシー策定に関するガイドライン」が策定，公表され，臨床研究を行う大学，研究機関，医療機関などにおいて，経済的な利益などに関して相反状態にある個人や研究者が臨床研究を実施する場合の，ルール策定のための基本的な指針・情報が開示されている。

▶**参考文献** チャート公 3　アラーム 225　SN 6
▶**正解** e　LEVEL　正答率 69.1%

解説者コメント 近年，臨床研究を巡る医師の利益相反に関わる事件が問題となっている。今後このような社会問題が表面化するたびに，関連する設問が出題されるものと予測される。

受験者つぶやき
・研究費を頂けるのでしたら，降圧薬がもっと効いたことにしておきます，なんてダメゼッタイ。
・罰則はないんですよね。

Check ■■■

109F-2 特定保健指導について正しいのはどれか。
a 実施主体は国である。
b 健康増進法に規定されている。
c 20歳から64歳までの被保険者が対象である。
d ポピュレーションストラテジーが根底にある。
e リスクの高い生活習慣を有する者が対象である。

選択肢考察
×a 実施主体は医療保険者である。
×b 「高齢者の医療の確保に関する法律」に規定されている。
×c 40歳から74歳までの被保険者・被扶養者が対象である。
×d メタボリックシンドロームの該当者および予備軍を対象としたハイリスクストラテジーである。

○ e 食習慣や運動習慣などに問題のある人はメタボリックシンドロームのリスクが高くなる。

解答率 a 1.4％, b 19.6％, c 1.0％, d 22.4％, e 55.5％

ポイント <特定健康診査のポイント>
・根拠法：高齢者の医療の確保に関する法律（高齢者医療確保法）
・実施主体：医療保険者
・対象者：40～74歳の被保険者・被扶養者
・検査内容：質問紙，身体計測，血圧測定，理学的検査，尿検査，血液検査
　※心電図，眼底検査，貧血検査は一定の条件の下，医師が必要と認めた場合に実施

<特定保健指導のポイント>
・肥満者（腹囲，BMIで判定）で追加リスク（高血圧，脂質異常，耐糖能異常）のある人に対して特定保健指導が行われる。非肥満者には保健指導は行われない。
・リスクに応じて積極的支援，動機付け支援，情報提供が行われる。
・医療機関で治療中の人は特定保健指導の対象から除外され，医療機関で保健指導を実施する（特定健康診査は受診する必要がある）。

▶参考文献 MIX 23, 25　チャート公 55, 162

▶正解 e　LEVEL　　　　　正答率 55.5％

解説者コメント 特定健康診査・特定保健指導の問題はここ数年，毎年出題されている。上記のほかに，積極的支援，動機付け支援，情報提供の具体的な階層化の方法も確認しておきたい。

受験者つぶやき
・d, e, どちらも少し引っかかる言い回しです。
・健診だと思ってdにしてしまいました。

Check ■ ■ ■

109F-3 血液検査項目の組合せで，2回に分けて採血すべきなのはどれか。
　a　血糖とHbA1c
　b　ALTとHBs抗原
　c　白血球分画とCRP
　d　アルブミンと蛋白分画
　e　血液型と交差適合試験〈クロスマッチ〉

選択肢考察 ×a, ×b, ×c, ×d　必ず2回に分けて検査しなければならない理由はない。
○ e　正しい。

解答率 a 32.0％, b 15.4％, c 14.7％, d 3.3％, e 34.6％

ポイント 血液型検査用検体の採血取り違えが，血液型の誤判定やABO型不適合輸血の原因となることがある。この防止策として，血液型検査用検体と交差適合試験用検体とを別のタイミングで採血し交差適合試験検体でも血液型検査を実施することにより，同一の検査結果が2回得られて初めて血液型を確定する（二重チェック）。

　我が国では1995～2004年の10年間に不適合輸血が輸血20万件に1件発生し，300万件に1件が輸血ミスで死亡していると報告されている。ABO型不適合輸血での死亡率は約20％と高く，輸血過誤の約半数は時間外または緊急時に発生している。

▶参考文献 MIX 355, 363　朝 170　YN G11　みえる血 191

▶正解 e　LEVEL　　　　　正答率 34.5％

解説者コメント 血液型の二重チェックの必要性はよく知られているが，緊急輸血の場合などでは実際の実施率は高くな

い．近年，実務的内容を問う問題が出されており，病院実習時に医療全般に広く関心をもっておくことが必要である．

受験者つぶやき
・e 以外は 1 回の採血で同時に検査しても問題なさそうです．
・輸血部の実習で 2 回採りなさいと言われた気がしたので e に．

Check ■■■

109F-4 妊娠 10 週の初妊婦で最も認められるのはどれか．
a 悪 心　　　b 痔 核　　　c 多 尿
d 妊娠線　　　e 下肢浮腫

選択肢考察
○ a　妊婦の 50〜80% につわりによる悪心・嘔吐が認められる．
× b　妊娠中は骨盤内うっ血による内痔核が生じやすい．子宮が増大する妊娠中〜後期に多くみられる．
× c　妊娠中は腎血漿流量・糸球体濾過量が上昇し，尿量は増加傾向となるが，多尿（1 日 3 L 以上）にはならない．
× d　妊娠子宮の増大に伴う急速な腹壁の伸展により，真皮や皮下組織に亀裂が生じ，赤紫色の線状斑となる．妊娠中〜後期に多くみられる．
× e　妊娠の生理的変化として水分貯留が生じる．特に下肢では下大静脈の圧迫のため静脈圧が上昇し，浮腫を生じるため，子宮が増大する妊娠後期にみられやすい．

解答率 a 98.4%, b 0.0%, c 0.5%, d 0.4%, e 0.7%

ポイント 妊娠 5〜6 週より一過性に悪心・嘔吐，食欲不振，食嗜変化などの消化器症状が出現し，妊娠 12〜16 週ころにはほとんど消失するものをつわり〈morning sickness〉という．つわりの程度が異常に重症化した状態を妊娠悪阻〈hyperemesis gravidarum〉という．入院治療を要するものは全妊婦の 1〜2% である．

▶ **参考文献**　MIX 245　チャート 産 157　みえる 産 42

▶ **正解**　a　LEVEL　　　　　正答率 98.3%

解説者コメント　妊娠初期＝つわりと素直に考えられれば，容易な問題である．

受験者つぶやき
・つわりとしか言いようがありません．
・初めは吐き気から．

Check ■■■

109F-5 胸痛の特徴と疑われる疾患の組合せで**適切でない**のはどれか．
a 頸部へ放散する痛み ―――――― 狭心症
b 針で刺したような痛み ―――――― 肋間神経痛
c 呼吸性に変動する痛み ―――――― 胸膜炎
d 徐々に増強する胸背部の痛み ―――― 大動脈解離
e 食後の仰臥位で増強する痛み ――― 逆流性食道炎

選択肢考察
○ a　狭心症の胸痛は，前胸部の締めつけられる感じに伴い，左側頸部や左腕，歯肉，頬部に放散し，冷汗がみられ，ニトログリセリン舌下から 5 分以内ほどで消失する．

○ b　肋間神経痛の胸痛は，肋骨下縁を通る肋間神経に由来するもので，神経痛様の鋭い痛みのことが多い。
○ c　胸膜炎の胸痛は，臓側および壁側の胸膜の炎症によるため，呼吸により痛みは変動する。
× d　大動脈解離の胸痛は，胸部から背部に突き抜けるような激烈な痛みが特徴的である。
○ e　逆流性食道炎の胸痛は，胃液が逆流しやすい仰臥位で起こることが多く，食後や早朝の床の中で発症し，手のひらで胸を擦るような訴え方が多い。

解答率　a 12.3％，b 5.9％，c 1.8％，d 72.2％，e 7.9％

ポイント　胸痛をきたす疾患は多い。解剖学的に疾患を分類すると次のようになる。①心筋（狭心症，心筋梗塞），②心外膜（心外膜炎），③大動脈（大動脈解離），④気管と大気管支（気管支炎），⑤壁側胸膜（心外膜炎，肺炎），⑥筋骨格系と皮膚を含む胸壁（肋軟骨炎，帯状疱疹），⑦食道（逆流性食道炎，食道けいれん），⑧頸部，胆嚢，胃などの胸郭以外の臓器（頸部関節炎，胆石疝痛，胃炎）。それぞれの胸痛の性状を整理しておく。

▶参考文献　MIX 169　108 126　朝 648　YN C162　みえる 循 250

▶正解　d　LEVEL ■■□　正答率 72.2％

解説者コメント　胸骨付近に握り拳を押し付けるようなしぐさを示す時は狭心症を，胸部の疼痛部位を1本の指で示す時は筋骨格系の疾患を，頸部から心臓部へ手を動かすような時は胸やけ（消化器系疾患）を考える。

受験者つぶやき
・解離がだんだん進展していくイメージでdを選ばなかったって人もいました。
・大動脈解離はいきなり来るイメージです。

Check ■■■

109F-6　頭部造影MRI（**別冊** No.1①〜⑤）を別に示す。
対麻痺をきたすのはどれか。

　　a ①　　　b ②　　　c ③　　　d ④　　　e ⑤

別　冊
No. 1　①〜⑤

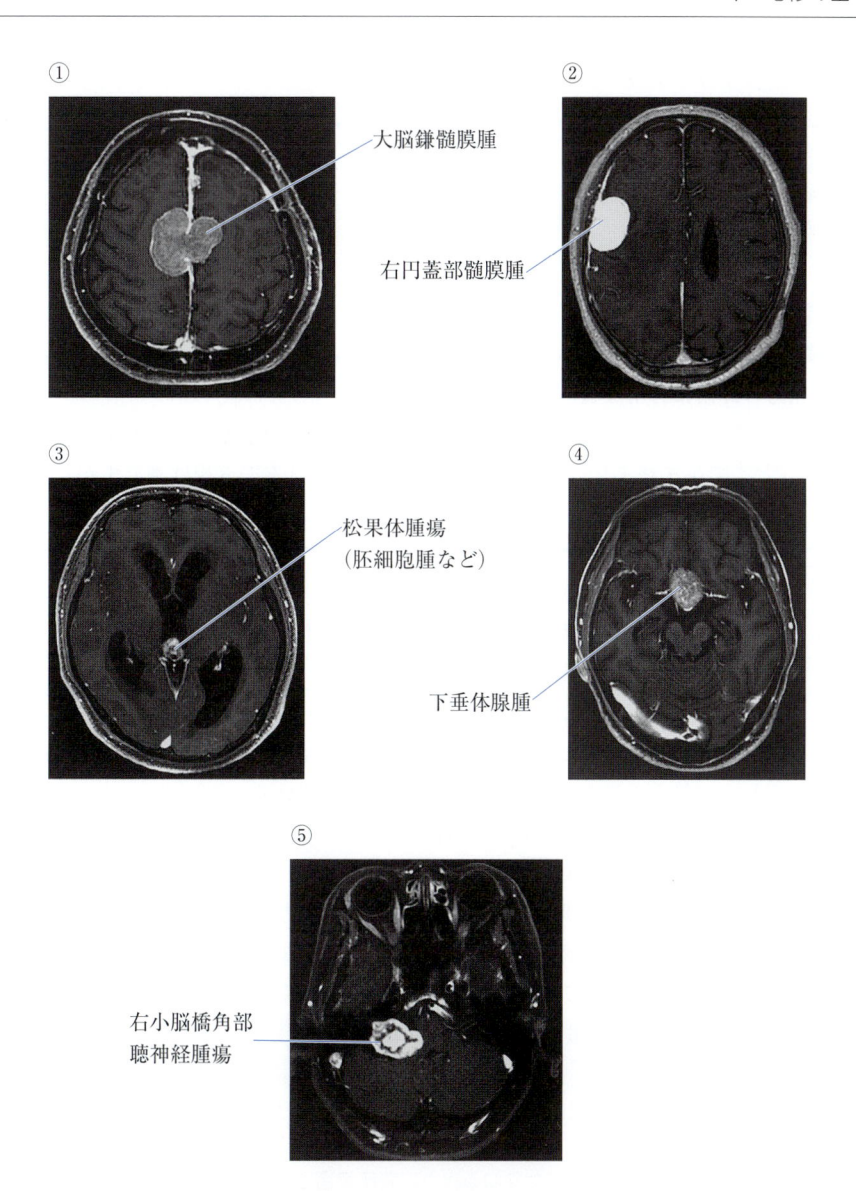

画像診断

① 大脳鎌髄膜腫
② 右円蓋部髄膜腫
③ 松果体腫瘍（胚細胞腫など）
④ 下垂体腺腫
⑤ 右小脳橋角部聴神経腫瘍

選択肢考察

- ○ a ①：大脳縦裂内に折りたたまれた内側部運動野は両脚部を支配するので，同部の障害は対麻痺の原因となる．巨大な大脳鎌髄膜腫が，この部を圧迫している．
- × b ②：右円蓋部髄膜腫で，麻痺はあったとしても左片麻痺となる．
- × c ③：松果体腫瘍（胚細胞腫など）で，麻痺は生じない．
- × d ④：下垂体腺腫と思われ，神経症状は両耳側半盲である．
- × e ⑤：右小脳橋角部聴神経腫瘍で，神経症状は右難聴，小脳失調などのみ．

解答率 a 57.0%, b 18.3%, c 8.2%, d 2.4%, e 14.1%

ポイント 　ヒトの一次運動野は中心前回の背側部と中心溝の前壁にあたる．中心前回は中心後回の前にあり，中心溝で分けられている．ヒトにおいては，一次運動野の外側部は上から順に，殿部，胴，肩，肘，手首，指，親指，眼瞼，唇，顎と配置されている．大脳縦裂内に折りたたまれた運動野の形となる内側部は脚部に相当する．

　対麻痺は両下肢のみの運動麻痺がある状態で，頻度的には胸髄以下の脊髄障害および損傷によるものが圧倒的に多いが，このように大脳の運動野の内側部が障害され生じることも，病態

生理からよく考えて理解してほしい。

▶参考文献　MIX 110, 124　108 275　朝 2274　YN J19, 20　みえる脳 23, 430
▶正解　a　LEVEL　　　正答率 57.0%

受験者つぶやき
・対麻痺を起こす障害部位は限られています。
・分かりませんでした。

Check ■■■

109F-7 記銘力の評価に有用な質問はどれか。
- a 「ここはどこですか」
- b 「今の季節はいつですか」
- c 「どこで生まれましたか」
- d 「日本の首相は誰ですか」
- e 「朝食は何を食べましたか」

選択肢考察
- ×a 場所の見当識を問う質問である。
- ×b 時の見当識を問う質問である。ほかには「今何時ですか」「今日は何月何日ですか」という質問も，時の見当識を問う質問である。
- ×c 記銘ではなく，保持や想起が関わってくる。
- ×d 知識の有無も関わるため，記銘力を調べるには有用ではない質問である。
- ○e 正しい。最近の出来事を覚えているかを問うている。

解答率　a 2.7%, b 0.5%, c 1.4%, d 4.0%, e 91.4%

ポイント
　記憶の3機能は，記銘（覚える），保持（残す），想起（思い出す）である。つまり新しいことを覚えているかを問う質問を選べばよい。認知症などでよく質問される，見当識障害を問う質問と混同しないように覚えよう。見当識障害は時，場所，人の見当識いずれかが障害された状態である。

▶参考文献　チャート精 16　コンパクト 198　標精 117　R✓ U4
▶正解　e　LEVEL　　　正答率 91.4%

解説者コメント
　より実践的な内容を充実させるために，画像やセリフを扱う問題は多い。臨床症状を平易な言葉で患者に問える能力があるかも試されている問題である。例えば「姿勢保持はできますか」ではなく「体が傾いていきませんか」と平易な言葉でたずねるように臨床実習で学習したと思う。状態を理解しているからこそできる声かけである。

受験者つぶやき
・これは易しいでしょう。

Check ■■■

109F-8 肋骨脊柱角の叩打痛の診察方法で正しいのはどれか。
- a 手掌で叩く。
- b 打腱器で叩く。
- c 中指で手首のスナップを利かせて叩く。
- d 両方の母指で強く押して素早く手を離す。
- e 片方の手掌を当てその上から他方の拳で叩く。

選択肢考察　患者の肋骨脊柱角に平手を置き，反対側の握り拳の尺側面で優しく叩き，叩打痛の有無を観

察する。

×a，×b，×c，×d，○e

解答率 a 0.3%，b 0.1%，c 0.8%，d 0.0%，e 98.8%

ポイント 本問のように診察の基本的手技について問われることもあり，しっかりと身につけることが重要である。

▶参考文献　みえる 腎 48

▶正解　e　LEVEL

正答率 98.8%

解説者コメント 診察法の基本を知っておく上で重要な設問である。

受験者つぶやき
・OSCE でやりましたね！
・救急の実習でやった記憶が。

Check ☐☐☐

109F-9　月経の異常はどれか。
a　持続期間 5 日　　　b　周期 28 日　　　c　周期の変動 2 日
d　初経 12 歳　　　　e　閉経 38 歳

選択肢考察
×a　正常月経の持続期間は 3～7 日である。
×b　正常月経の周期は 25～38 日である。
×c　周期の変動は 14 日以内が正常である。
×d　月経開始の正常は 12 歳であり，10 歳未満を早発月経，15 歳以上を遅発月経，18 歳で初経をみないものを原発性無月経とする。
○e　月経の閉止は 50 歳が正常であり，40 歳未満を早発閉経，55 歳以上を遅発閉経とする。

解答率 a 1.1%，b 0.1%，c 0.4%，d 0.4%，e 98.1%

ポイント 月経異常とは以下に示した正常月経の範囲を逸脱したものと定義される。

正常月経

月経周期	25～38 日
出血持続日数	3～7 日
経血量	20～140 mL
月経随伴症状	日常生活に支障のない軽度のもの

▶参考文献　MIX 237　チャート 婦 71　みえる 婦 26

▶正解　e　LEVEL

正答率 98.1%

解説者コメント 常識的な設問で，容易に解答できる。

受験者つぶやき
・38 歳は早いです。
・これは簡単でしょう。

109F-10
事前確率が20％のときに尤度比4の所見があれば事後確率はどれか。
- a 5％
- b 16％
- c 24％
- d 50％
- e 80％

選択肢考察 全体の人数を100人として4分割表を書いてみると理解しやすい。

	疾患あり	疾患なし	計
検査陽性	A	C	A＋C
検査陰性	B	D	B＋D
計	20	80	100

事前確率が20％なので，疾患ありは20人，疾患なしは80人となる。
まず尤度比とは"感度／(1－特異度)"であるため，(A/A＋B)/(1－D/C＋D) となる。この問題では尤度比4であるため，(A/A＋B)/(C/C＋D)＝4 となる。A＋B＝20，C＋D＝80 を代入して解くと，A/C＝1 となる。
ここで，事後確率は検査が陽性であった場合に本当に疾患ありの人の割合なので，A/A＋C と表せる。これと A/C＝1 を合わせると事後確率は50％となる。
×a，×b，×c，○d，×e

解 答 率 a 1.0％, b 1.2％, c 1.2％, d 78.0％, e 18.5％
参考文献 MIX 346　チャート公 47　アラーム 39　SN 151
正解 d　LEVEL ▮▮▯　正答率 78.0％

解説者コメント 感度，特異度，尤度比の問題は全体人数を100人や1,000人など分かりやすい人数にして，実際に4分割表を書いてみるのが一番理解しやすい。

受験者つぶやき
・過去問まんまです。数値まで一緒だとかえって不安な気持ちになります。
・表を書いて計算しました。

109F-11
咽頭痛，喘鳴および呼吸困難を訴える成人が救急外来を受診した際に，バイタルサインを確認しながらまず準備するのはどれか。
- a 気管挿管
- b 抗菌薬投与
- c 動脈血採血
- d 鎮痛薬投与
- e 胸部エックス線撮影

選択肢考察 咽頭痛，喘鳴，呼吸困難から，上気道から下気道に及ぶ呼吸器系に，感染を伴った何らかの問題がありそうである。
○a 喘鳴より，気道狭窄があり，気道閉塞が迫っていると考えられる。進行すれば低酸素血症あるいは高二酸化炭素血症，さらには心停止などをきたす恐れがある。まずはすぐに気道確保ができる準備をしてから診断のための処置にあたる。
×b 抗菌薬は，それが必要と診断された疾患に対して感受性のあるものを投与すべきである。
×c 動脈血ガス分析は低酸素血症と高二酸化炭素血症の検査に必要であるが，低酸素血症は

チアノーゼの有無やパルスオキシメーター装着により診断できる。
×d　対症療法にすぎない。
×e　呼吸器系疾患の診断には，簡便で情報量の多い検査である。急変に対応できる準備のもとに行う。

解答率　a 93.8％，b 0.2％，c 2.5％，d 0.0％，e 3.4％

ポイント　救急の現場では，処置・治療と診断のための検査を同時に進めなくてはならない。生命や予後にかかわる状態に陥る危険性のある場合には，すぐに救命処置のできる準備をしてからほかの処置・検査を行う。気道確保は最も優先される。検査は，簡便かつ有用なものから行う。動脈血採血して動脈血ガス分析をする前に聴診，パルスオキシメーター装着は必須である。その他，同時に準備する処置や検査として，低酸素血症に対する酸素投与や炎症の程度を知るための血液検査がある。

▶**参考文献**　チャート 救 168　108 60　標救 152

▶**正解**　a　LEVEL　正答率 93.8％

解説者コメント　救急での実習をちゃんと行っていれば，答えは容易であろう。

受験者つぶやき
・ABCの順序で。
・呼吸困難なら気管挿管も準備するかなと。ケースバイケースだとは思いますが……。aにしました。

Check ■■■

109F-12　パニック障害におけるパニック発作の特徴はどれか。
a　予期しない状況で起こる。
b　特定の社会的状況で起こる。
c　客観的に危険な状況で起こる。
d　ストレス刺激に反応して起こる。
e　身近な家族から離れていると起こる。

選択肢考察
○a　正しい。発作は理由なく突然起こる。
×b　特定の状況で起こる不安を主訴とする精神障害は恐怖症である。限局性恐怖症（高所恐怖症や閉所恐怖症など）や社交不安障害（いわゆる対人恐怖症）が代表的。
×c，×d　パニック障害以外の不安障害群は何らかのストレスや原因により症状が現れる。
×e　せん妄は入院など，いつもと違う状況で起こりやすい。逆に，家族の付き添いなどで改善する。

解答率　a 61.8％，b 23.1％，c 0.2％，d 13.2％，e 1.4％

ポイント　パニック障害〈パニック症〉におけるパニック発作の特徴は，「理由なく突然起こる」強い不安に動悸や呼吸困難感などの身体症状を伴うものである。つまり，発作の原因がないものを選べばよい。また，いつ起こるか分からないので，「また同じ状況におちいったらどうしよう」という予期不安，「助けてもらえない状況で発作が出たらどうしよう」という広場恐怖が生じる。

▶**参考文献**　チャート 精 225　108 10　コンパクト 210　標精 243　Rマ U28

▶**正解**　a　LEVEL　正答率 61.8％

解説者コメント　例えば家族と喧嘩をして過呼吸になった症例をパニック発作と言ってしまうなど，医師でも定義を間違えて覚えている人がたまにいる。ポリクリで間違って覚えてしまった人は知識を訂正しておいてほしい。

受験者つぶやき
・予期不安そのまんまでしょう。でも，意外と正答率は高くないかもしれません。
・eにしてしまいました。

Check ☐☐☐

109F-13 ヒトヘルペスウイルスによる疾患はどれか。
- a 手足口病
- b 伝染性紅斑
- c 突発性発疹
- d 伝染性軟属腫
- e 尖圭コンジローマ

選択肢考察
- ×a コクサッキーウイルスやエンテロウイルスなどの飛沫感染や接触感染によって集団感染の原因となることがある。
- ×b ヒトパルボウイルスB19による感染症で，両頬の境界明瞭な紅斑を特徴とする。成人では関節痛や頭痛を認めることもある。
- ○c ヒトヘルペスウイルス6や7が原因となることが多く，乳児期に発症する代表的な熱性発疹性疾患である。
- ×d ポックスウイルス科に属する伝染性軟属腫ウイルスによる感染症で，スポーツなどでの直接接触やタオルなどを介した間接接触によって感染が広がる。
- ×e ヒトパピローマウイルスによる感染症で，特に性感染症の一つとして重要である。100種類以上の遺伝子型に分類され，16型や18型は子宮頸癌の原因となる。

解答率 a 0.1%，b 0.2%，c 94.7%，d 0.8%，e 4.1%

ポイント ヒトヘルペスウイルスは突発性発疹の原因となる6，7以外に，単純ヘルペスウイルス1型（口唇ヘルペスやヘルペス脳炎など），単純ヘルペスウイルス2型（性器ヘルペスなど），水痘・帯状疱疹ウイルス（水痘や帯状疱疹など），Epstein-Barrウイルス（伝染性単核球症など），ヒトサイトメガロウイルス（先天性巨細胞性封入体症や網膜炎など），ヒトヘルペスウイルス8（Kaposi肉腫など）も重要である。

▶参考文献 MIX 62　国小 182　チャート小 373　108 23　R小 313

▶正解 c　LEVEL　　　　　　正答率 94.7%

解説者コメント　c以外の選択肢の原因となるウイルスはよく知られており，cを選ぶのはそれほど難しくはないと思われる。

受験者つぶやき
- ・常識レベルでしょう。
- ・基本事項は直前まで確認しました。

Check ☐☐☐

109F-14 経鼻胃管を挿入する際に正しいのはどれか。
- a 挿入時に患者の頸部を後屈する。
- b 噴門を通過するときに抵抗を感じる。
- c 成人男性では鼻孔から30cmの深さまで挿入する。
- d チューブ先端の位置を腹部エックス線写真で確認する。
- e シリンジで送気し上腹部で水泡音が聴取されれば適正な位置である。

選択肢考察
- ×a 下顎を挙上すると胃管が気道に入りやすくなるため，頭位は顎を引いた自然な位置で挿入する。
- ×b 噴門部は食道狭窄部の一つではある。挿入時につかえる部位ではあるが，"抵抗を感じる"わけではない。

×c 成人男性で鼻孔から45〜55cmくらいでチューブ先端が胃内となる。30cmでは食道中部で気管分岐部の高さである。
○d 胃管の位置を正確に確認するには腹部エックス線撮影を行う必要がある。
×e 経鼻胃管が消化管以外へ迷入していないかを確認するには，送気にて上腹部での胃泡音聴取，胃内容物の吸引の有無で行うが，これらでは適正な位置にあるかは確定できない。

解答率 a 4.8%，b 11.8%，c 1.0%，d 55.0%，e 27.3%

ポイント 胃管挿入が必要とされるのは，
①何らかの理由で経口摂取が不可能な場合（胃管を通して流動食や薬剤を注入する。長期にこの経鼻栄養管理を実施する必要があると判断された場合は，胃瘻が必要となる）
②周術期管理において，消化管の減圧をする必要がある場合
③胃内に残留する薬毒物を回収する場合（胃洗浄）
などが挙げられる。

参考文献 MIX 351

正解 d　LEVEL　　　　　　　　　　　　　　　　　　　　　　　　　　　正答率 55.0%

解説者コメント 胃管を正確に挿入するのは医療過誤を防止する上で重要ではあるが，胃管挿入を経験したことのない学生相手にここまで詳細なことを問うべきだろうか。

受験者つぶやき
・これは割れていました。bもあながち間違いではなさそうな雰囲気ですが，教科書的には違うのかな。
・結構割れていました。最後2つはどちらとも正しいと思いました。聴取のみで適正と判断するのはダメなんじゃないでしょうか。でも腹部じゃなくて胸部という引っかけ？　分からなくてdにしました。

Check ■■■

109F-15 習慣的な運動によって発症リスクが低下するのはどれか。
a 胃癌　　b 肺癌　　c 食道癌　　d 結腸癌　　e 膀胱癌

選択肢考察 2007年に世界がん研究基金と米国がん研究機関が世界中で発表された論文を分析した報告書によれば，「運動が結腸癌のリスクを下げる」と記載されている。運動が結腸癌のリスクを下げるメカニズムとしては，運動をすることで便通が良くなり，その結果，発がん物質と大腸粘膜の接触時間が短くなることが要因だと考えられている。
×a，×b，×c，○d，×e

解答率 a 4.2%，b 6.5%，c 2.0%，d 86.3%，e 0.9%

参考文献 SN 193

正解 d　LEVEL　　　　　　　　　　　　　　　　　　　　　　　　　　　正答率 86.3%

受験者つぶやき
・糖尿病がリスクになる癌のところでも出てましたね！
・イメージでdを選びました。

Check ☐☐☐

109F-16 56歳の男性。褥瘡の治療のため入院中である。38歳時に交通事故で脊髄を損傷し完全対麻痺となり，車椅子の生活である。自分で車を運転し営業職に就いている。3か月前から褥瘡に対し外来治療を継続していたが，悪化したため手術目的で入院した。術前に，手術の概要と術後1週はベッド上安静が必要であることを説明したところ，ベッド上安静になると筋力が低下し車に乗れなくなるので困るといって術後の安静を拒否した。

患者の心理的状態に配慮した対応はどれか。

a 強制退院とする。
b 車の運転は可能であると保証する。
c 車の運転をあきらめるよう説得する。
d 現在の生活状況について詳しく話を聞く。
e 褥瘡感染から敗血症になった事例を説明する。

アプローチ
①完全対麻痺，車椅子生活，車での営業職 ─→ 現役で働いており車の運転は必須
②1週間のベッド上安静による筋力低下の懸念 ─→ 車に乗れなくなることを恐れている
③術後の安静を拒否 ─→ 手術自体を拒否しているわけではない

確定診断 褥瘡

選択肢考察
×a 外来での治療は困難で，手術は必要であり，入院を継続する必要がある。
×b 術後に車の運転が可能かどうかは必ずしも保証はできない。
×c 56歳で，現在の仕事を続ける必要があり，車の運転をあきらめさせるのは適切ではない。
○d 現在の生活状況を詳細に確認することで解決策が見つかる可能性がある。
×e 患者を脅すような行為は好ましくない。

解答率 a 0.0%，b 1.0%，c 0.0%，d 99.0%，e 0.0%

ポイント 治療方針の決定に際しては，疾患をみるだけではなく，患者の心理状態にも十分に配慮する必要がある。自分の治療方針を押しつけるのではなく，患者の生活状況や考えを十分に把握した上で治療方針を決定することが重要である。また，治療を受け入れないで重篤となった例を引き合いにしたり，合併症を呈した写真を見せたりなどの患者を脅すような行為は一般的にするべきでない。

参考文献 MIX 4 チャート公 7 朝 4, 7

正解 d LEVEL ▮▮▯ 正答率 98.9%

解説者コメント 医療裁判の起こる背景には，医師-患者間のコミュニケーション不足が指摘されることも少なくない。診療の際に患者の心理状態に配慮することは，これからますます重要になってくる。

受験者つぶやき
・まず傾聴。栄養入れる時もなるべく経腸。
・運転できることを保証するほうがいいかなあと思ってしまいました。うーん。

F　必修の基本的事項

Check ■■■

109F-17　74歳の男性。脳梗塞で入院中である。1か月前，四肢麻痺にて緊急入院し，脳幹梗塞と診断された。入院中に肺炎を発症し，抗菌薬にて治療後に回復期リハビリテーション病棟に転棟した。転棟時，意識は清明。不全四肢麻痺のため車椅子への移乗と食事とに介助を要する。体温36.4℃。血液所見：赤血球421万，Hb 13.4 g/dL，Ht 42%，白血球6,400，血小板21万。胸部エックス線写真に異常を認めない。転棟前に実施した喀痰培養でメチシリン耐性黄色ブドウ球菌〈MRSA〉陽性が判明した。リハビリテーションは訓練室で実施している。
　　この患者への対応で**誤っている**のはどれか。
　　a　院内で情報を共有する。
　　b　リハビリテーションは継続する。
　　c　バンコマイシン点滴静注を開始する。
　　d　食事介助の際にマスクとガウンを着用する。
　　e　使用したティッシュペーパーは感染性廃棄物とする。

アプローチ
①四肢麻痺で緊急入院
②入院中に肺炎を発症，治療後に回復期リハビリテーション病棟に転棟
③意識は清明，体温36.4℃
④MRSA陽性（転棟前）

選択肢考察
○a　感染対策を徹底するために，耐性菌検出情報を医療スタッフで共有することは重要である。
○b　肺炎治癒後で咳がなければ感染拡大リスクは少ない。体力，自己免疫力を高め，保菌期間を短縮させる。
×c　肺炎のない状態で検出された場合は保菌者であり，治療の適応とはならない。
○d　上気道に菌が定着しているため，むせこみや咳嗽で周囲に飛散する可能性があり，個人防護具を適切に使う。
○e　汚染されている可能性が大きいティッシュペーパーは感染性廃棄物として，環境汚染を誘発させないよう廃棄する。

解答率　a 0.4%，b 42.5%，c 44.7%，d 7.7%，e 4.6%

ポイント　耐性菌の検出部位，菌量，患者の病態，周囲の患者の病状，ケアの内容などを総合的に判断して，院内のルールに則り，院内感染対策を講じる。院内肺炎で喀痰からMRSAが検出されても，原因菌とは限らない。MRSA感染症の中でも肺炎の起炎菌となる頻度は低いため，安易に抗MRSA薬を用いてはいけない。

▶参考文献　MIX 71　朝 282　YN H40　みえる 免 123, 151
▶正解　c　LEVEL　正答率 44.7%

解説者コメント　保菌者であることは明白で，正解の選択肢は容易に導けるだろう。

受験者つぶやき
・MRSA陽性というだけでいちいち治療していたら，さらに強力な耐性菌を作りそうです。最近はバンコマイシンの効かないMRSAも多いとか。
・MRSAはどのくらいの扱いなんでしょうか。bにしてしまいました。

Check ■■■

109F-18 19歳の男性。鼻汁と咽頭痛とを主訴に来院した。2日前から透明な鼻汁が多く，咽頭痛とともに少し咳が出るため受診した。痰は少量で透明な色調である。軽度の頭重感があるが食事は普通に摂取できている。同居している家族も同様の症状を呈している。既往歴に特記すべきことはない。体温37.3℃。咽頭に軽度発赤を認める。頸部リンパ節を触知しない。呼吸音に異常を認めない。
　最も考えられるのはどれか。
a 肺炎　　　　　　b 気管支喘息　　　　c 急性上気道炎
d 伝染性単核球症　e 連鎖球菌性咽頭炎

アプローチ
①2日前から透明な鼻汁，咽頭痛，咳，透明な痰──→上気道感染症の経過
②同居家族に同様の症状──→家族内感染あり
③食事摂取は良好，体温37.3℃，咽頭に軽度発赤──→緊急性は乏しい
④頸部リンパ節触知なし，呼吸音異常なし──→伝染性単核球症，連鎖球菌性咽頭炎は除外

鑑別診断
　若年男性に発症した呼吸器感染症である。鼻汁，咽頭痛が主訴であり，体温，呼吸音は特記するほどの異常はなく，痰が透明であり，上気道感染症といえる。頸部リンパ節の腫脹を認めないことから伝染性単核球症，連鎖球菌性咽頭炎は除外される。

選択肢考察
× a 若年男性の市中肺炎ならば，痰に色の付着，高熱がみられ，呼吸音に異常をきたす。
× b 鼻水，咽頭痛が主訴であり，呼吸音に異常を認めず，気管支喘息に合致しない。
○ c 症状の経過，家族内感染の状況から最も妥当である。
× d 頸部リンパ節の腫脹が認められないことから否定される。
× e 溶血性レンサ球菌感染症では高熱，咽頭発赤が顕著であり，頸部リンパ節腫脹を認める。乳幼児に好発する。

解答率
a 0.3%，b 0.2%，c 94.1%，d 0.6%，e 4.9%

確定診断
急性上気道炎（ウイルス感染）

ポイント
　上気道感染症の中に，各疾患に特徴的な所見があることを見据え，鑑別していく設問である。経過が2日，家族内発症，透明な鼻汁，透明な痰ということから細菌よりはウイルス感染を考える。頸部リンパ節腫脹の有無が診断確定のポイントとなる。

▶参考文献　MIX 288　108 57　朝 110, 276　YN H2　みえる 呼 94
▶正解　c　LEVEL　　　　　　　　　　　　　　　　　　　　　正答率 94.1%

解説者コメント
いわゆるcommon diseaseについての設問だが，トラップに引っかからない注意が必要である。

受験者つぶやき
・仮に選ぶにしてもこれだけの情報ではd，eを区別できそうにありません。
・ウイルス性の何かなのかなと思いました。

F 必修の基本的事項　331

Check ■ ■ ■

109F-19 生後25日の新生児。数日前から啼泣時に口唇が紫色になることを心配した母親に連れられて来院した。出生後から異常は指摘されていない。SpO$_2$ 89%（room air）。胸骨左縁第2肋間を最強点とするⅢ/Ⅵの収縮期駆出性雑音を聴取する。
考えられるのはどれか。
- a Fallot四徴症
- b 三尖弁閉鎖症
- c 肺動脈閉鎖症
- d 完全大血管転位症
- e 総肺静脈還流異常症

アプローチ
①生後25日の新生児
②啼泣時に口唇が紫色になる──→チアノーゼ
③胸骨左縁第2肋間の収縮期駆出性雑音──→肺動脈狭窄の疑い

選択肢考察
○a 生後25日で，泣くとチアノーゼを呈するといえば，Fallot四徴症をまず考えるべきである。胸骨左縁第2肋間の収縮期雑音は肺動脈狭窄によるものと考える。
×b，×c 三尖弁閉鎖症，肺動脈閉鎖症は動脈管の縮小・閉鎖とともにチアノーゼが強くなるので考えられる疾患ではあるが，動脈管の機能的閉鎖は生後72時間以内であるので，生後まもなくチアノーゼが出現することが多い。
×d 完全大血管転位症では，通常，出生後数日以内に強いチアノーゼが出現するので，ここでは考えにくい。
×e 総肺静脈還流異常症の症状はチアノーゼであるが，心雑音を呈することは少ないので，ここでは考えにくい。

解答率 a 87.7%，b 1.5%，c 7.7%，d 1.2%，e 2.0%
確定診断 Fallot四徴症
ポイント 本症は新生児・乳児のチアノーゼの原因として最も頻度が高い。
▶参考文献 MIX 168　国小 243　チャート小 201　108 102　R小 150
▶正解 a　LEVEL ▮▮▮▯▯　正答率 87.7%

解説者コメント 「出生後から異常は指摘されていない」との描写があるが，Fallot四徴症では通常，収縮期雑音を聴取するので，違和感がある。また，Fallot四徴症のチアノーゼの出現は3～6か月，とするのが教科書的である。臨床現場では，動脈血低酸素分圧のために動脈管閉鎖の遅れた三尖弁閉鎖症や肺動脈閉鎖症も本例のような経過をたどることがまれにあるので，よく勉強している受験者の方が迷ったかもしれない。「必修問題」であることを意識しての正解である。

受験者つぶやき
・三苫先生が押してたanoxic spellがこんな所で出てきました。
・啼泣時にチアノーゼが出る，心雑音からaにしました。

Check ■■■

109F-20 40歳の女性。嚥下困難と嘔吐とを主訴に来院した。35歳を過ぎたころから前胸部に食物のつかえを感じるようになった。1年前から食物がつかえたときにお茶で流し込むことが月に2回程度あった。最近，食後に嘔吐するようになったため受診した。吐物はほとんど飲み込んだ食物であり体重減少はない。上部消化管造影像（**別冊 No.2**）を別に示す。
　考えられるのはどれか。

a 食道癌　　　　b 食道憩室　　　　c 逆流性食道炎
d 食道アカラシア　　e 食道裂孔ヘルニア

別冊
No. 2

アプローチ
①嚥下困難と嘔吐─→上部消化管（特に食道，胃噴門部）の通過障害
②5年前から食物のつかえ感─→進行緩徐
③食物つかえ感はお茶で解除─→完全狭窄ではない
④吐物は飲み込んだ食物─→胃内には入っていない
⑤体重減少はない─→食物摂取は可能，エネルギー消費を増大させる疾患はない

画像診断

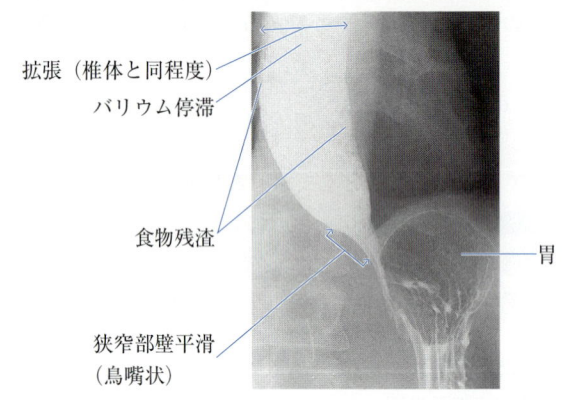

拡張（椎体と同程度）
バリウム停滞
食物残渣
胃
狭窄部壁平滑
（鳥嘴状）

食道下部に狭窄がみられ，壁平滑で不整像がない。狭窄部の口側は拡張（ほぼ椎体と同程度）してバリウムの停滞と食物残渣がみられる。胃移行部は平滑な（鳥嘴状）狭窄像を呈している。

鑑別診断　「アプローチ」①は消化器系，非消化器系に限らず，さまざまな疾患にみられるが，提示画像から上部消化管疾患と推測される。悪性疾患は40歳という年齢，②，⑤より否定的である。胸やけ症状がないことから逆流性食道炎による瘢痕狭窄も否定できる。③から器質的な完全狭窄は否定され，機能的な通過障害と推察される。神経・筋疾患を想定する症状や所見はないことから否定的である。④より胃内からの逆流ではなく，通過障害部位は下部食道あるいは胃噴門部と推測できる。「画像診断」と併せて，食物の通過障害をきたす食道の機能性疾患として，食道アカラシアを念頭に置く。

選択肢考察
× a 提示画像では狭窄部は滑らかであり，壁不整や壁硬化所見など食道癌に特徴的な所見がみられないことから，食道癌は否定される。
× b 食道憩室には圧出性憩室（咽頭食道移行部のZenker憩室や横隔膜上憩室など：仮性憩

室）や牽引性憩室（気管支分岐部のRokitansky憩室：真性憩室）の2種類があり，ほとんどが無症状である．提示画像では壁の一部が外方へ袋状，囊胞状，テント状に突出した食道憩室に特徴的な所見が描出されていないため，食道憩室は否定される．

×c 造影検査ではバリウムの流れを透視することにより胃食道逆流の観察は可能であるが，食道粘膜の微細病変を描出することはできないため，逆流性食道炎の診断は上部消化管内視鏡検査によって行われる．胸やけ症状がないことからも逆流性食道炎は否定される．

○d 食道アカラシアはAuerbach神経叢の変性・消失による機能的疾患で，一次蠕動波消失と嚥下時下部食道括約部弛緩不全による嚥下障害が主症状である．提示画像では食道下部に辺縁整で壁滑らかな狭窄がみられ，狭窄部の口側は拡張しており，食道アカラシアの造影所見と一致している．

×e 食道裂孔ヘルニアは，本来腹腔内にある胃の一部が横隔膜の食道裂孔を通って胸腔内に入り込む滑脱型が最も多い．逆流防止機構が不十分となるため胃食道逆流を起こしやすい．提示画像では食道胃接合部と噴門部が縦隔内に脱出する特徴的な所見が描出されていないため，食道裂孔ヘルニアは否定される．

解答率 a 0.5%，b 0.1%，c 0.1%，d 96.8%，e 2.5%
確定診断 食道アカラシア
ポイント 代表的な食道疾患の上部消化管造影画像を見ていれば容易な問題である．各疾患の内視鏡像，造影像，超音波像，CTあるいはMRI像などを関連づけて見ることが重要である．
参考文献 MIX 202　朝 934　YN A30　みえる 消 50
正解 d　LEVEL　　　　　　　　　　　　　　　　　　　　　　　　　　正答率 96.8%
解説者コメント 画像提示のみの一般問題としても可能な容易な問題である．近年は内視鏡検査が主流であるが，造影検査が有用な疾患もあるため，代表的な画像は網羅しておくことが大切である．
受験者つぶやき
・アカラシアは食道癌のリスクファクターでもあります．
・画像からアカラシアに．

Check ■■■

109F-21　50歳の女性．料理中に包丁で指を切ったため来院した．左中指に巻いているハンカチから血液がしたたり落ちている．意識は清明．体温36.2℃．脈拍80/分，整．血圧106/78 mmHg．呼吸数12/分．左中指に1.5 cmの切創を認める．
　まず確認すべきなのはどれか．
　a　異　物　　　　b　腱損傷　　　　c　神経損傷
　d　指動脈損傷　　e　皮膚欠損範囲

アプローチ
①包丁による切創──→そこだけの傷であり，汚染も少ない
②血液がしたたり落ちている──→出血が継続している
③意識，体温，脈拍，血圧，呼吸数──→バイタルサインは安定しており重症ではない
④左中指に1.5 cmの切創──→深いとも浅いとも……

鑑別診断
「アプローチ」①，③，④より傷は重症ではなく，状態は安定している．ただ，②から，したたり落ちるほどの出血が制御できていないので，まずは止血処置が優先される．異物の入り込む可能性や皮膚が欠損する可能性は低く，腱損傷，神経損傷も確認は必要であるが，出血源の確認のために動脈の損傷程度を最初に確認する．

確定診断	左中指切創

選択肢考察
× a　包丁での切創であるため，異物混入の可能性は低い。ただし，感染の危険性はある。
× b，× c　最終的には確認が必要。
○ d　出血が続いているので，まずは止血のために動脈損傷の有無を確認する。
× e　最終的に確認が必要であるが，急ぐ必要はない。

解答率　a 29.6％，b 1.1％，c 4.6％，d 63.6％，e 1.1％

ポイント　出題意図のはっきりしない問題である。出血していても，圧迫しつつ汚染程度，腱損傷・神経損傷の有無は出血点とともに同時に確認するのが通常の診療手順である。あえて優先度を答えれば，今回の解答となる。

参考文献　チャート 救132　標救 362

正解　d　LEVEL　正答率 63.6％

受験者つぶやき
・予備校漬けの勉強をしていると，迷いなくdを選べるらしいです。自分は悩んだあげく，aを選びました。
・指だし，まずは異物かなと思ってしまいました。うーん，外傷の優先処置は難しい。

Check ■■■

109F-22　48歳の女性。頭痛を主訴に来院した。2日前に突然の頭痛が生じたが軽快したためそのままにしていた。本日，夕食中に再び後頭部痛が生じ，直後に嘔吐したため夫に付き添われて受診した。既往歴に特記すべきことはない。意識は清明。体温 35.8℃。脈拍 80/分，整。血圧 152/88 mmHg。呼吸数 16/分。SpO_2 95％（room air）。神経学的所見に異常を認めない。血糖 132 mg/dL。
　まず行うべき検査はどれか。
　a　脳波　　　　　b　腰椎穿刺　　　　c　頭部MRI
　d　脳血管造影　　e　頭部単純CT

アプローチ
①48歳の女性 ⟶ 20～30歳代の発症が多い片頭痛や50歳代以上から増加する脳梗塞などの可能性は低い
②突然の頭痛 ⟶ 血管障害を伴う二次性頭痛を考慮する
③後頭部痛が生じ嘔吐 ⟶ 中枢神経疾患の可能性がある
④2日前に頭痛が出て軽快 ⟶ 微小出血〈minor leak〉による警告症状の可能性あり
⑤体温 35.8℃ ⟶ 感染症の可能性は低い
⑥血圧 152/88 mmHg ⟶ 血管障害の危険因子
⑦神経学的に異常を認めない ⟶ 脳梗塞や脳炎の可能性は下がる

鑑別診断　突然発症し悪化する激しい頭痛は，血管障害などに伴う二次性頭痛を疑わせる症状である。その代表的なものがくも膜下出血であるが，そのほかにも脳出血や脳梗塞，髄膜炎・脳炎，緑内障などがある。見逃しがちであるが高齢者では側頭動脈炎や，周産期の女性に多い血管攣縮症候群，若年者でも注意が必要な下垂体腫瘍など多数の疾患がある。
　本患者は神経学的異常所見がなく，感染兆候もないことから，脳梗塞・髄膜炎・脳炎などは否定的である。くも膜下出血は中年女性に好発し，軽度の頭痛が警告症状として先行することがあり，病歴からは最も疑わしい。片頭痛でも嘔吐は生じうるが，片頭痛が48歳で初発することは極めてまれである。

確定診断	病歴からはくも膜下出血を疑う
選択肢考察	×a 脳波はてんかん発作や意識障害の原因精査などに用いるが，本症例の患者にはけいれんや意識障害はなく，必要性は乏しい。
	×b 頭部CTなどではっきりしない場合や，画像検査がすぐに施行できない環境であれば考慮する。
	×c 頭部MRIは時間がかかることや出血の診断が困難なことがあり，緊急時に第一に行う検査とまではいえない。
	×d 侵襲性が大きく，診断がついてから治療とともに検討する検査である。
	○e 短時間に施行でき，出血の評価が容易かつ確実であることから第一選択である。
解答率	a 0.0％, b 0.1％, c 0.4％, d 0.8％, e 98.6％
ポイント	救急施設へ頭痛を主訴に受診する患者の約1％が，くも膜下出血の症例であることが報告されている。突然発症かつ生涯で感じたことのない頭痛という訴えは全例にあるわけではなく，8割程度の患者にみられる。
参考文献	MIX 116　108 271　朝 2135　YN J100　みえる脳 110
正解	e　LEVEL　　　　　　　　　　　　　　　　　　　　　　正答率 98.6％
解説者コメント	くも膜下出血の一般的な症状や疫学についての知識があれば容易に解答可能と思われる。頭部MRIと腰椎穿刺は迷うところではあり，実際の臨床現場では緊急でMRIを先に行うこともある。しかしMRIでは偽陰性が多く，また正常であっても症状から疑われる場合は腰椎穿刺が必要であることを考慮し，eを正解とした。
受験者つぶやき	・再出血は24時間以内が多かったんじゃないかなと思いつつ。
	・SAHっぽいなあと思ってeに。

Check ■■■

109F-23 3か月の乳児。呼吸困難と口唇チアノーゼとを主訴に母親に連れられて来院した。数日前から鼻汁と咳嗽とを認め，今朝から多呼吸と呼気性喘鳴とが出現し，息苦しそうであったため受診した。口唇チアノーゼを認め，診察中に無呼吸がみられた。白血球増多を認めず，CRPは陰性であった。胸部エックス線写真で肺野全体に微細な無気肺と肺の過膨張とを認める。

最も考えられるのはどれか。
a　百日咳　　　　　　b　咽後膿瘍　　　　　　c　喉頭軟化症
d　急性細気管支炎　　e　クループ症候群

アプローチ	①呼吸困難と口唇チアノーゼ ｝→ 呼吸窮迫が示唆される
	②多呼吸と呼気性喘鳴
	③診察中の無呼吸 → 呼吸窮迫の増悪が示唆される
	④白血球増多・CRP陰性 → ウイルス感染が示唆される
	⑤胸部エックス線写真での無気肺・過膨張 → 細気管支炎
鑑別診断	呼気性喘鳴を認めることから下気道閉塞の病態が示唆され，上気道閉塞である咽後膿瘍・喉頭軟化症は否定的である。また，クループ症候群も犬吠様咳嗽を伴う上気道の炎症であり否定的である。百日咳，急性細気管支炎においても診察時に無呼吸発作に伴う口唇チアノーゼを認めるが，血液検査にて白血球増多を認めず，百日咳に特異的な咳嗽（顔を真っ赤にする，吸気

時の笛性喘鳴）がなく否定的である。エックス線所見での過膨張からRSウイルス感染による急性細気管支炎と診断される。

選択肢考察
× a 百日咳としての特徴的な咳嗽，白血球増多がみられていない。
× b 吸気性喘鳴であり，白血球数・CRP上昇がみられない。
× c 吸気性喘鳴であり，哺乳時の咳嗽増悪がみられていない。
○ d すべての経過が特徴的である。
× e 犬吠様咳嗽はみられていない。

解答率 a 5.7％，b 0.1％，c 1.0％，d 92.0％，e 1.2％
確定診断 急性細気管支炎（RSウイルス感染症と推定）
ポイント 急性細気管支炎はRSウイルス，次いでパラインフルエンザウイルスが原因となることが多い。好発年齢は6か月前後の乳児である。症状として咳嗽・発熱のほか，呼気性喘鳴・陥没呼吸・チアノーゼ，症状が重篤化すると無呼吸を認める。胸部エックス線所見では両側肺野の過膨張所見を認める。治療は特異的なものはなく対症療法が中心である。近年では，RSウイルス感染症の予防として低出生体重児・早産児，先天性心疾患罹患児を対象に，抗RSウイルスヒト型モノクローナル抗体であるパリビズマブ（シナジス®）の筋注を行っている。

参考文献 MIX 182　朝 752　YN I55　みえる 免 220
正解 d　LEVEL　　正答率 92.0％
解説者コメント 臨床経過，血液データから正答は比較的容易と思われる。
受験者つぶやき
・国試的には3歳以下は急性細気管支炎，それ以上は喘息です。
・無呼吸で百日咳に飛びついてしまいました。

Check ■■■

109F-24 70歳の男性。痩せと全身倦怠感とを主訴に家族に付き添われて来院した。5年前に大腸癌の手術をした。3年前に肝臓と肺の多発転移が判明し，1年前から自宅近くの診療所で緩和ケアを受けていた。徐々に食欲不振と痩せとが進行し，1か月前からほとんど食事をとらず寝たきりとなっていた。本人と妻は宗教心があつく毎日のお祈りを欠かさない。妻と長男夫婦が付き添っているが，身近に迫る患者の死を前にして強い不安がうかがわれる。
家族に対する対応として適切なのはどれか。
a 奇跡を祈るよう促す。　　　　b 感情の表出を支援する。
c 毎日のお祈りをやめさせる。　d 取り乱さないよう指導する。
e 不安を感じてはいけないと諭す。

アプローチ
① 5年前に大腸癌手術，3年前に肝臓と肺への多発転移，1年前から緩和ケアを受けており徐々に食欲不振と体重減少，1か月前から食物摂取ほとんどなく寝たきり→患者は終末期癌である
② 患者本人と配偶者は宗教心あつく毎日のお祈りは欠かさない→宗教が精神的な支えになっている
③ 家族の強い不安がうかがわれる→家族からの訴えではなく，医療者から観察した印象

選択肢考察
× a 祈りの内容は家族の意思が尊重されるべきであり，医療者が促すべきことではない。
○ b 患者の家族の精神的苦痛（強い不安がうかがわれることから推測できる）を医療者が真摯に受けとめ理解するために，感情を表出してもらう必要がある。

× c 患者とその家族の意思を尊重すべきである。
× d 強い不安を和らげるように，緩和ケアチームでアプローチしていく。
× e 家族の死を前に不安を感じるのは当然のことである。

解答率 a 0.2%，b 95.2%，c 0.0%，d 4.2%，e 0.2%

ポイント "緩和ケアとは，生命を脅かす疾患による問題に直面している患者とその家族に対して，痛みやその他の身体的問題，心理社会的問題，スピリチュアルな問題を早期に発見し，的確なアセスメントと対処（治療・処置）を行うことによって，苦しみを予防し，和らげることで，QOLを改善するアプローチである"とWHOにより定義されている。つまり，緩和ケアの対象は患者自身だけではない。その家族へもアプローチは必要である。

参考文献 SN 38

正解 b LEVEL ■■□ 正答率 95.2%

解説者コメント 緩和医療についての出題は患者自身へのアプローチの出題ばかりであったが，この出題はその家族へのアプローチに関するものである。

受験者つぶやき
・「諭す」という文言がある選択肢が正解になったのを見たことがありません。
・わざわざ「宗教心があつく」と書いてあるあたりaとかあるのかなと一瞬思いましたが，bで。

Check ■■■

109F-25 44歳の男性。航空会社の職員に付き添われて空港内の診療所を受診した。持参した英文紹介状の一部を示す。

> This patient is a 44-year-old man with a complaint of right flank pain*. The pain suddenly occurred while he was on the airplane. It was colicky and radiated to the right inguinal region. Neither nausea nor diarrhea was associated. He had appendectomy when he was 8 years old.
> Urinalysis results：Protein（−），Sugar（−），Occult blood（2＋）

*flank pain：lateral abdominal pain

出張のため近隣国へ向かう飛行機内で上記の症状を認めたため，到着直後に現地の空港内の診療所を受診し鎮痛薬を投与された。疼痛は我慢できる程度になり，予定を変更して次の便で日本に帰国した。現在，紹介状に書かれた症状は我慢できる程度に続いており，新たに生じた症状はない。意識は清明。身長165 cm，体重68 kg。体温37.1℃。脈拍76/分，整。血圧136/76 mmHg。
この患者にみられる可能性の高い身体診察所見はどれか。

a 腸雑音亢進　　　　b 陰嚢の透光性　　　　c 腹部血管雑音
d Blumberg徴候　　e 肋骨脊柱角の叩打痛

アプローチ
① right flank pain ⟶ 右腰背部痛，右腎部である
② The pain suddenly occurred ⟶ 前ぶれなく突然の発症は尿路結石の典型である
③ It was colicky and radiated to the right inguinal region ⟶ 疝痛発作で右鼠径部に放散する痛みで，尿管結石での典型的なパターンである

④ Neither nausea nor diarrhea was associated ──→悪心・下痢は時に尿管結石でも伴うことがあるが，あえて消化管疾患を否定させるためと思われる
⑤ He had appendectomy when he was 8 years old ──→虫垂炎も否定させるための１文
⑥ Urinalysis results：Protein（−），Sugar（−），Occult blood（2＋）──→顕微鏡的血尿
⑦紹介状に書かれた症状は我慢できる程度に続いており，新たに生じた症状はない──→疝痛は鎮痛薬で軽減したものの，右腰背部痛が持続していると解釈する
⑧体温 37.1℃ ──→腎盂腎炎など炎症性疾患は否定的

鑑別診断　突然発症などから考えて尿管結石が最も考えられるが，同様の症状を呈する可能性のある他の疾患を除外する必要がある。特に右の鼠径部に痛みがあることから虫垂炎も疑われるが，既に虫垂は摘除されており否定される。症状の持続は右水腎症によるものの可能性が高い。その後も症状が持続していることから，結石が尿管のどこかに留まり腎盂内圧が上昇していることが推定される。

確定診断　右尿管結石の嵌頓

選択肢考察
× a　腸閉塞の時の「金属音」などを想定した選択肢であるが，尿管結石では腸雑音に影響しない。
× b　精巣水瘤（陰嚢水腫）や精液瘤などの陰嚢内に液体が貯留するような疾患でみられる所見である。
× c　大動脈瘤などの血管性病変での所見である。
× d　腹膜炎などで腹部を押して離した時に痛みが生じる徴候で，反跳痛〈rebound tenderness〉とも呼ばれる。腹膜刺激症状の一つである。
○ e　肋骨脊柱角〈cost-vertebral angle：CVA〉の叩打痛は腎盂腎炎，水腎症で認められる所見である。ただし，腎盂腎炎の場合には水腎症に比べて激烈である。

解答率　a 9.7％，b 0.3％，c 0.8％，d 4.5％，e 84.6％

ポイント　疝痛発作は，1）結石が腎から尿管に移動し尿管に嵌頓した時に，それまで蠕動運動していた尿管のけいれん性収縮によって引き起こされる場合，また，2）突然の尿管の閉塞によって腎盂内圧が上昇し，腎盂・尿管の壁の緊張が増加する場合，があるとされている。結石の移動の際に，尿管壁の損傷の程度によっては肉眼的血尿をきたす場合もある（少なくともほとんどの症例で顕微鏡的血尿はみられる）。鎮痛薬としては非ステロイド性抗炎症薬〈NSAIDs〉がしばしば使用される。鎮痛と同時に尿管の浮腫や炎症反応を抑制できる可能性もある。非麻薬性鎮痛薬では pentazocine（ソセゴン®）も使用される。時に scopolamine butylbromide（ブスコパン®）などの鎮痙薬も用いられることがあるが，鎮痛効果がさほど強くない上に，悪心などの消化器症状を悪化させることもあり，あまり勧められない。疝痛発作が強烈な時に腹膜刺激症状と間違うこともあり，消化管由来の急性腹症との鑑別は極めて重要である。尿管の3か所の生理的狭窄部位，すなわち腎盂尿管移行部，総腸骨動脈との交差部，尿管膀胱移行部に嵌頓することが多い。

参考文献　チャート泌 149　108 246　コンパクト 232　標泌 210　Rマ W53

正解　e　LEVEL　正答率 84.6％

解説者コメント　尿管結石の疝痛発作は前ぶれなく突然に発症することもあり，まさに"七転八倒"するような激痛で，患者にとってのショック・不安も相当なもので，「いつまで続くか」「もっとひどくなるのでは」「命の危険を感じる」という言葉を聞くこともある。まずは，必ず痛みは治まるということを患者に説明し不安を除くことも重要である。一度痛みが軽快しても，尿管に結石が残存している以上，また結石の移動による痛みを生じる可能性はあるが，最初のような疝痛発作を繰り返すことはほとんどなく，そのことを十分に

説明し，さらに不安を除くことも重要である．診断は単純エックス線（KUB），CT で行われる．単純エックス線で陰性（エックス線透過性）結石の成分の代表的なものは尿酸結石であるが，CT では必ず写る（陽性である）．

受験者つぶやき
- なんだ下に和訳ついてるから楽勝じゃん！　と一瞬思ったのは壮大な勘違いでした．
- 虫垂をとっているというのがポイントなんでしょうか．e に．

Check ■■■

次の文を読み，26，27 の問いに答えよ．

51 歳の男性．上腹部痛を主訴に来院した．

現病歴：3 日前から上腹部の強い痛みと悪心とを自覚していた．これまでも時々，空腹時に上腹部膨満感が出現することがあり市販の薬を内服していた．便通は毎日あり，もともと軟らかい方である．今朝から倦怠感を少し感じたため受診した．発熱や息切れはない．

既往歴：特記すべきことはない．

生活歴：喫煙歴はない．飲酒はウイスキー 60 mL/日を 30 年間．

家族歴：母親が 60 歳時にくも膜下出血で死亡．父親が Alzheimer 型認知症を発症し 72 歳時に胃癌で死亡．

医療面接は以下のように続いた．

患　者「…ということで当時は親戚中がもめており，父が亡くなったときは正直言ってホッとしたことを思い出します」

医　師「そうでしたか．つらい思い出をお話しくださってありがとうございました」

患　者「いえいえ．もうずいぶん前のことですから大丈夫ですよ」

医　師「それで，今回のおなかの痛みについて何か思い当たることはありますか」

患　者「実は，父が自分と同じように長い間胃が悪くて，<u>検査の結果ピロリ菌陽性だったそうで，ひょっとしたら自分もそうではないかと</u>」

医　師「そういうご事情があったのですね」

109F-26　下線部に該当する病歴情報はどれか．

　　a　社会歴　　　　b　受療行動　　　　c　対処行動
　　d　生活習慣　　　e　解釈モデル

109F-27　現　症：意識は清明．身長 174 cm，体重 67 kg．体温 36.5℃．脈拍 96/分，整．血圧 100/62 mmHg．呼吸数 20/分．SpO$_2$ 97％（room air）．皮疹を認めない．眼瞼結膜は貧血様である．眼球結膜に黄染を認めない．心音と呼吸音とに異常を認めない．肝・脾を触知しない．心窩部から右季肋部にかけて圧痛を認める．反跳痛を認めない．直腸指診で異常を認めない．

　　検査所見：血液所見：赤血球 340 万，Hb 10.0 g/dL，Ht 35％，白血球 7,200，血小板 16 万．CRP 1.5 mg/dL．腹部超音波検査で異常を認めない．

　　次に行う検査の前に再度確認しておくべきなのはどれか．

　　a　輸血歴　　　　b　緑内障　　　　c　気管支喘息
　　d　卵アレルギー　e　アトピー性皮膚炎

アプローチ　①上腹部の強い痛みと悪心──消化器系疾患を第一に疑うが，虚血性心疾患も鑑別対象
　　　　　　②時々，上腹部膨満感が出現──増悪・軽快を繰り返す疾患を考慮

③ウイスキー 60 mL/日を 30 年間 ──→ アルコール性肝障害や上部消化管疾患を考慮
④心窩部から右季肋部にかけて圧痛 ──→ 胃，十二指腸，肝胆膵などの疾患を考慮
⑤脈拍 96/分，血圧 100/62 mmHg，眼瞼結膜は貧血様，Hb 10.0 g/dL ──→ 出血による貧血が疑われる

鑑別診断　上腹部痛・悪心からは消化器系疾患が第一に疑われるが，虚血性心疾患でも同様の症状を訴えることがあるので注意を要する。上腹部膨満感を繰り返していることや圧痛の部位を考えると胃・十二指腸潰瘍や胃癌などが疑われる。頻脈，血圧低下，貧血所見などを考え併せると，消化管出血の存在も示唆される。

[26]

選択肢考察　患者本人が現状をどのように考えているかを述べている。解釈モデルである。
　　×a，×b，×c，×d，○e

解答率　a 0.1%，b 0.3%，c 0.0%，d 0.0%，e 99.6%

[27]

選択肢考察　×a，×c，×d，×e　いずれも問診段階で確認しておくべき事項である。内視鏡検査の前に再度確認する必要はない。
　　○b　次に行うべき検査は上部消化管内視鏡である。消化管蠕動抑制のための前処置として通常は抗コリン薬を使用するが，瞳孔括約筋が弛緩するため眼圧が上昇して緑内障を増悪させる危険性がある。

解答率　a 3.5%，b 75.1%，c 20.1%，d 1.1%，e 0.1%

ポイント　胃・十二指腸潰瘍の診断は上部消化管造影検査でも可能であるが，病変を直接観察でき，生検も可能な内視鏡検査の方が得られる情報量が多い。健診目的の検査の場合を除き，内視鏡検査を第一選択とすべきであろう。

▶参考文献　MIX 354, 360　朝 8　YN I44　みえる 消 20

▶正解
[26] e　LEVEL　　　正答率 99.6%
[27] b　LEVEL　　　正答率 75.1%

解説者コメント
[26] 毎年のように出題されている解釈モデルに関する問題である。常識の範囲であろう。
[27] 検査の前処置に気付くかがポイントで，一捻りしてあるが，易問といえるだろう。

受験者つぶやき
[26] ・まあ問題ないでしょう。
　　・よく出る解釈モデル。
[27] ・抗コリン薬の禁忌があればグルカゴンを使います。
　　・これが必修レベル……。と戦慄していました。しかも臨床問題で。間違えました。

Check ■■■

次の文を読み，28，29 の問いに答えよ。

68 歳の男性。発熱と全身倦怠感とを主訴に来院した。

現病歴：昨日から 38℃ 台の発熱，頭痛，全身倦怠感および筋肉痛を認め，食欲も低下したため朝になって受診した。

既往歴：30 年前から高血圧症の治療を受けている。

生活歴：妻，長男夫婦，小学生の孫 1 人と同居している。喫煙歴はない。飲酒は日本酒 1 合/日を 30 年間。

家族歴：10 日前に孫が，5 日前に長男がそれぞれ高熱を出して学校や仕事を休んでいた。

現　症：意識は清明。体温 38.4℃。脈拍 96/分，整。血圧 138/76 mmHg。呼吸数 20/分。SpO_2 97%（room air）。咽頭に軽度発赤を認める。甲状腺腫と頸部リンパ節とを触知しない。項部硬直を認めない。心音と呼吸音とに異常を認めない。腹部は平坦，軟で，圧痛を認めない。肋骨脊柱角に叩打痛を認めない。四肢に浮腫を認めない。

109F-28 この患者の診断のため鼻咽頭ぬぐい液を綿棒で採取し，外来で迅速検査を行うことにした。

この検査について正しいのはどれか。

a 挿入前に鼻腔に局所麻酔薬を塗布し 5 分待つ。
b 耳孔の高さを目標に鼻孔から下鼻道に沿って挿入する。
c 鼻腔から挿入した綿棒の先端が軟口蓋の後方にあることを口腔から確認する。
d 舌圧子を用いて綿棒で舌根をぬぐう。
e 鼻腔に挿入したらそのまま静かに 3 分間留置する。

109F-29 検査の結果は陰性であった。

患者がこの疾患に罹患している検査前確率を 75% としたときの検査後確率に最も近いのはどれか。

ただし，この検査の感度は 60%，特異度は 96% とする。

a 4%　　　b 18%　　　c 40%　　　d 44%　　　e 56%

アプローチ
① 68 歳の男性
② 主訴：発熱，全身倦怠感
③ 現病歴：昨日から 38℃ 台の発熱，頭痛，全身倦怠感，筋肉痛──→感染症の可能性が高い
④ 既往歴・治療歴：30 年前から高血圧症の治療
⑤ 家族歴：10 日前に孫，5 日前に長男が高熱を発症──→この 2 人から感染した可能性が高い
⑥ 現症（異常所見）：体温 38.4℃，脈拍 96/分，咽頭に軽度発赤

確定診断 インフルエンザウイルス感染の疑い

[28]

選択肢考察
× a 挿入前に鼻腔に局所麻酔薬は塗布しない。
○ b 綿棒を，耳孔の高さを目標に，鼻孔から下鼻甲介に沿って顔面に対して垂直に挿入する。
× c 綿棒を鼻腔奥に軽く当たるまで挿入する。
× d 舌根をぬぐう必要はない。
× e 数回擦るようにして，ぬぐい液を採取する。

解答率 a 1.0%, b 90.1%, c 7.6%, d 0.5%, e 0.8%

[29]

選択肢考察 100人の集団を仮定する。検査前確率＝75%，感度＝60%，特異度＝96%であるから，下表を得る。

		疾病あり	疾病なし	合計
検査	陽性	45	1	46
	陰性	30	24	54
合計		75	25	100

検査の結果は陰性であったので，検査後確率 $= \dfrac{30}{30+24} \times 100$
$= 55.5\cdots \fallingdotseq 56\%$

×a，×b，×c，×d，〇e

解答率 a 1.6%, b 1.2%, c 2.4%, d 16.0%, e 78.8%

▶**参考文献** MIX 346　チャート耳 107　チャート公 48　アラーム 39　コンパクト 53　SN 149　Rマ S7

▶**正解** [28] b　LEVEL　　　　　　　　　　　　　　　　　　　　　　　　　　　正答率 90.1%
　　　　[29] e　LEVEL　　　　　　　　　　　　　　　　　　　　　　　　　　　正答率 78.8%

受験者つぶやき [28]・鼻から入れるんだよなあと思い出しながらbにしました。
[29]・計算問題の選択肢が端っこにあると不安な気持ちになります。
　　・よく確認して計算しました。

Check ■■■

次の文を読み，30, 31 の問いに答えよ。
72歳の男性。意識障害のため搬入された。
現病歴：1週前から咳と痰とがみられた。次第に元気がなくなり，今朝から家族が呼びかけても反応が悪くなったため救急搬送された。
既往歴：10歳で虫垂炎。25年前から高血圧症で治療中。
生活歴：喫煙歴はない。飲酒は機会飲酒。
家族歴：父親が心筋梗塞のため83歳で死亡。
現　症：意識レベルは JCS I-3。身長173 cm，体重58 kg。体温38.2℃。脈拍112/分（微弱），整。血圧86/64 mmHg。呼吸数30/分。SpO_2 94％（マスク4 L/分 酸素投与下）。眼瞼結膜と眼球結膜とに異常を認めない。甲状腺腫と頸部リンパ節とを触知しない。心音に異常を認めない。右の背下部に coarse crackles を聴取する。腹部は平坦，軟で，肝・脾を触知しない。顔面と四肢とに麻痺を認めない。腱反射に異常を認めない。四肢に浮腫を認めない。排尿がないため尿検査は実施していない。

109F-30　まず行うべき治療はどれか。
　　a　アトロピンの急速静注
　　b　アドレナリンの急速静注
　　c　ジゴキシンの急速静注
　　d　生理食塩液の急速輸液
　　e　副腎皮質ステロイドの急速静注

109F-31　酸素投与，モニター装着および静脈路確保を行い治療を開始した。
　　検査所見：血液所見：赤血球456万，Hb 13.9 g/dL，Ht 44％，白血球15,200（桿状核好中球15％，分葉核好中球65％，単球3％，リンパ球17％），血小板20万。血液生化学所見：総蛋白6.6 g/dL，アルブミン3.2 g/dL，AST 19 IU/L，ALT 17 IU/L，LD 292 IU/L（基準176〜353），ALP 256 IU/L（基準115〜359），γ-GTP 41 IU/L（基準8〜50），CK 108 IU/L（基準30〜140），尿素窒素25 mg/dL，クレアチニン1.1 mg/dL，血糖110 mg/dL，Na 133 mEq/L，K 4.0 mEq/L，Cl 96 mEq/L。CRP 12.5 mg/dL。12誘導心電図は洞調律で心拍数112/分。ポータブル胸部エックス線写真で右下肺野に肺炎像を認めるが，肺うっ血を認めない。喀痰の Gram 染色と培養検査を指示した。
　　　　今後の対応として適切でないのはどれか。
　　a　心電図モニターで心拍数を監視する。
　　b　留置した尿道カテーテルで時間尿量を監視する。
　　c　抗菌薬は喀痰培養で感受性が判明してから開始する。
　　d　経皮的酸素飽和度〈SpO_2〉を参考に酸素投与量を調節する。
　　e　異なる部位から採取した複数セットの血液培養を提出する。

アプローチ
①咳と痰が1週間持続した後に意識障害 → 高齢者の肺炎では意識障害が出現する
②体温38.2℃，呼吸数30/分，SpO_2 94％（マスク4 L/分 酸素投与）→ 呼吸器感染症が考えられる
③血圧86/64 mmHg → 血圧低下を認める
④右の背下部で coarse crackles を聴取 → 肺炎を考える
⑤四肢に浮腫なく，排尿がない → 脱水症と考えられる
⑥白血球増加，CRP高値，右下肺野の肺炎像 → 肺炎と診断できる

鑑別診断	呼吸器感染症（本例では肺炎）により脱水症状を併発し，意識障害を呈したものと考えられる。
確定診断	肺　炎

[30]

選択肢考察	×a　脈拍を呈しており，適応はない。
	×b　輸液に反応がない時に考慮する。
	×c　心不全の徴候はない。
	○d　脱水症が考えられるために，まず行う。
	×e　抗菌薬に反応のない重症肺炎では考慮する。
解答率	a 0.3％，b 3.2％，c 0.8％，d 95.5％，e 0.1％

[31]

選択肢考察	○a　血圧低下，頻脈がみられ，意識障害もあり必要である。
	○b　輸液による尿量をみるため時間尿の測定は必要である。
	×c　まずエンピリックに抗菌薬を投与する。
	○d　低酸素血症がみられるので，SpO$_2$ を参考に酸素投与量を調節する。
	○e　起炎菌の同定および敗血症の診断のため必要である。
解答率	a 0.1％，b 0.1％，c 98.5％，d 0.8％，e 0.4％
ポイント	高齢者の肺炎は若年者と異なり，意識障害などの非特異的所見を呈することがある。このため診断が遅れ，重篤化することがある。

▶参考文献　MIX 180　朝 753　YN I56　みえる呼 121

▶正解
[30] d　LEVEL　　　　　　　　　　　　　　　　　　正答率 95.5％
[31] c　LEVEL　　　　　　　　　　　　　　　　　　正答率 98.5％

解説者コメント	高齢者が肺炎に罹患すると脱水症を併発し，重篤となることが多い。治療は細菌検査の結果を待つことなく，エンピリックに行うことが重要である。
受験者つぶやき	[30]・排尿がないときはカリフリーで。
	・血圧が下がっているのでまずは生食。
	[31]・A-DROP 4 点だから超重症です。培養してる暇なんてない！
	・抗菌薬は判明する前に始めないと手遅れに。

G

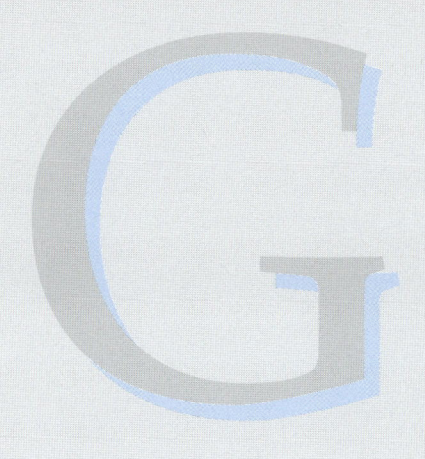

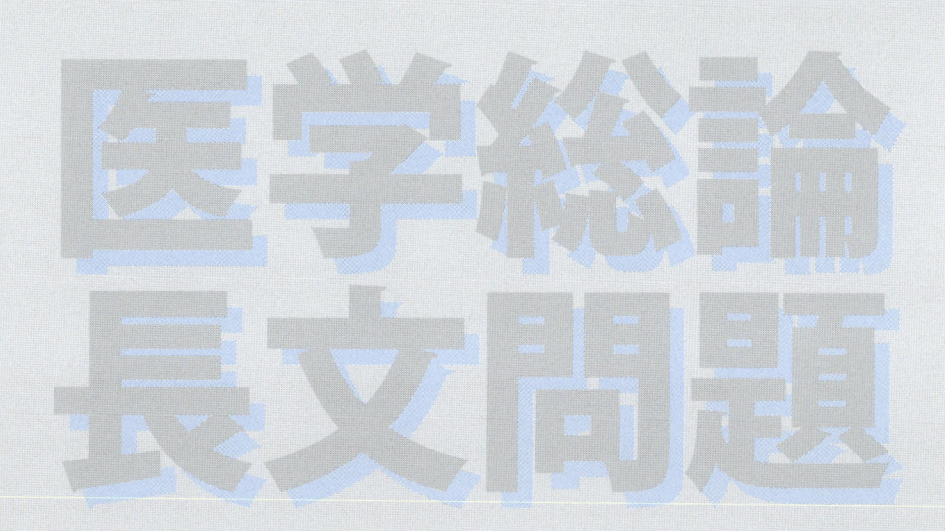

G問題 医学総論／長文問題 69問

一般総論 40問
臨床総論 20問
長文問題　9問

医学総論
長文問題

G 医学総論／長文問題

Check ■■■

109G-1 我が国の高齢化率（％），婚姻率（人口千対），自殺死亡率（人口10万対），出生率（人口千対），新生児死亡率（出生千対）の推移（**別冊** No.1 ①〜⑤）を別に示す。
自殺死亡率はどれか。

a ①　　　b ②　　　c ③　　　d ④　　　e ⑤

別　冊
No.1 ①〜⑤

選択肢考察

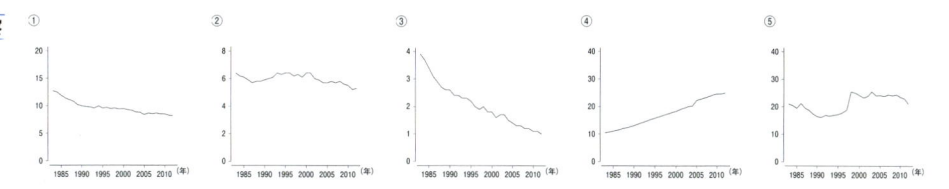

× a　出生率の低下も社会問題である。1990年に人口千対の出生率は10.0であったが，2010年には8.5，2013年には8.2となった。

× b　婚姻率はわずかながら低下傾向であり，2013年には人口千対で5.3である。

× c　世界的に見ても，我が国では新生児死亡率が低いのが特徴である。また，医療の発達もあり，その率は低下しつつある。1990年に出生千対の新生児死亡率は2.6であったが，2010年には1.1，2012年には1.0となった。

× d　我が国では年々高齢化が進み，1990年には65歳以上の割合が人口の12.1％であったが，2010年には23.0％，2013年には25.1％となった。

○ e　自殺者は1998年に急増し，32,863人となった。以後，2011年まで14年間，3万人を超えている。2009年からは減少傾向であり，この特徴を表している。

解答率　a 2.3％，b 2.3％，c 0.5％，d 8.5％，e 86.4％

ポイント　近年の我が国における社会問題を理解していれば解答できる。特に，少子高齢化や自殺対策などは頻出である。

▶**参考文献**　チャート公 161

▶**正解**　e　LEVEL　　正答率 86.4％

解説者コメント　本年は年次推移を問う問題が目立つ。ただ数字を覚えるだけでなく，変遷を理解する必要もある。

受験者つぶやき
・年間自殺者2万7千を人口1億2千万で割って10万当たりにすると20くらい。桁間違ってないか何度も計算しました。
・3万人を切るくらいなので落ち着いて計算しました。

> **Check** ■ ■ ■
>
> **109G-2** 公的医療保険の給付対象となるのはどれか.
> 　　a　正常分娩　　　　　　　　　b　入院中の食事
> 　　c　職場の健康診断　　　　　　d　地域住民への健康教育
> 　　e　インフルエンザの予防接種

選択肢考察
- ×a　正常分娩には医療保険は適用されない.ただし,帝王切開などの異常分娩では医療保険の給付対象となる.
- ○b　入院中の食事は1食ごとに医療保険からの入院時食事療養費と患者の負担金でまかなわれる.
- ×c　事業者は雇用者に対し定期的に健康診断を受けさせる義務があり,費用は事業者負担となる.
- ×d　地域の健康教育などは,行政が健康増進やメタボの予防などのテーマを設定し行うことが一般的である.
- ×e　インフルエンザ予防接種は一般に自費であるが,65歳以上の高齢者に関しては各市町村により補助金が出る.

解答率　a 3.2％,　b 67.4％,　c 3.2％,　d 18.2％,　e 7.9％

ポイント
正常分娩は疾病でないという視点で医療保険は適用されないが,出産育児一時金が支給され,これでほぼ自費分をまかなえる.また,インフルエンザ予防接種の費用は現在では65歳以上の高齢者に対し市町村の補助があるが,新型インフルエンザが出現したころは若年者にも補助があった.

参考文献　MIX 23　チャート公 14　アラーム 152　SN 94
正解　b　LEVEL　　　正答率 67.4％

解説者コメント　入院中の食事療養費は所得等により1食当たり100～260円の自己負担がある.

受験者つぶやき
・入院したことのある人はすぐわかると思います.
・食事は保険がきかないと思い込んでいました…….

> **Check** ■ ■ ■
>
> **109G-3** 介護支援専門員〈ケアマネジャー〉について正しいのはどれか.
> 　　a　資格試験はない.
> 　　b　入浴介助を行う.
> 　　c　関係機関との連絡調整を行う.
> 　　d　医師の指示でケアプランを作成する.
> 　　e　週1回,利用者を訪問する必要がある.

選択肢考察
- ×a　資格試験は年1回,各都道府県ごとに行われる.
- ×b　入浴介助は,訪問入浴の場合,介護者2人と看護師1人が一組となり行う.またある程度動ける患者は訪問看護の看護師の介助で入浴を行う場合や,訪問介護の介護士が介助する場合もある.
- ○c　患者の介護度が決まると,使える点数が決まり,その範囲で受ける介護サービスを選

び，日程等を調整するのが担当ケアマネジャーの仕事である。また，介護ベッドなどの介護用具のレンタルの段取りも行う。

× d 担当する患者のケアプランは，医師の指示ではなく，その患者の介護度（使える介護保険点数）を考慮しつつ適切な介護サービス，介護用具レンタル等を決定し，ケアプランを作成する。

× e 利用者への訪問は月1回が義務付けられている。

解答率 a 12.5％，b 1.7％，c 65.4％，d 19.0％，e 1.3％

ポイント 患者が介護認定を受けると，その患者を担当するケアマネジャーが決められる。担当ケアマネジャーはその患者に必要な介護サービス，用具レンタルなどを決定し，ケアプランを作成する。また，病院受診の際には病診連携室を通じ，外来予約，介護タクシーの手配などを行う。

▶参考文献 MIX 24　チャート公 58　アラーム 115　SN 246

▶正解 c　LEVEL　　　　　　　　　　　　　　　　　　　正答率 65.4％

解説者コメント ケアマネジャーの資格を取得するには，法定資格保有者（実務経験5年以上，医師，歯科医師，薬剤師，保健師，助産師，看護師，准看護師，理学療法士，作業療法士，社会福祉士，介護福祉士，視能訓練士，義肢装具士，歯科衛生士，言語聴覚士，あん摩マッサージ指圧師，はり師，きゅう師，柔道整復師，栄養士，精神保健福祉士など），相談員などに受験資格がある。

受験者つぶやき ・dと迷いました。cに。

Check ■■■

109G-4 大規模地震発生後48時間以内の対応として優先度が高いのはどれか。
a 予防接種
b メンタルケア
c 不明者の捜索と救助
d 仮設住宅建設地の確保
e 避難所の一般廃棄物調査

選択肢考察
× a 予防接種が必要となるのは，地震発生後4週以降の慢性期である。
× b メンタルケアは，地震発生数日後以降であり数年に及ぶ。
○ c 救命医療の立場からは，遅くとも72時間以内に救出する必要がある。
× d 地震発生1か月以上後の復旧・復興期に行われている。
× e 避難所が開設されてから数日後ころから必要になる。

解答率 a 0.7％，b 1.6％，c 95.4％，d 0.4％，e 1.9％

ポイント 阪神・淡路大震災の報告では，震災当日救助された生存者の救命率は80.5％，2日目は生存率28.5％，3日目は生存率21.8％と報告されている。また倒壊家屋の下敷きになった約3.5万人のうち約2.7万人は近隣住民により救出され，生存率は80％を超えていたとの報告もある。東日本大震災では津波被害が甚大であったが，超急性期には不明者の捜索と救助を最優先で行うことに違いはない。

▶参考文献 チャート公 50　SN 77

▶正解 c　LEVEL　　　　　　　　　　　　　　　　　　　正答率 95.4％

解説者コメント 解説者は2つの大震災ボランティアを経験し，阪神・淡路大震災と東日本大震災の相違点と類似点がよく理解できた。

受験者つぶやき
・これは大丈夫でしょう。
・まずは捜索。

> **Check** ☐☐☐

109G-5 臨床試験において偶然誤差に関連するのはどれか。
 a 症例数 b プラセボ c 二重盲検法
 d 無作為割付 e intention to treat〈ITT〉

選択肢考察
○a 症例数を増やすほど，偶然誤差は小さくなる。
×b，×c，×d，×e 系統誤差に関連する。

解答率 a 45.0%，b 6.5%，c 2.3%，d 39.2%，e 6.9%

ポイント
偶然誤差は偶然に起こる誤差であり，系統誤差は系統的な一定の方向性をもつ誤差である。
ITTとはランダム割り付けを行う介入研究において，研究を始める前に決定した対照群と介入群の割り付けを実験終了時まで変えずに解析する方法である。そのため臨床試験や治験の途中で副作用等により治療内容を変更したとしても，最初に割り付けた群に含めて解析を行う。つまり無作為化が維持されるので，系統誤差を小さくできる。ITTでは，現実の治療の有効性が反映される。

▶参考文献 アラーム 61　SN 130
▶正解 a　LEVEL ■■■□　正答率 45.0%

受験者つぶやき
・偶然誤差と関係するのは n ですね！
・a，dで悩んで結局dに……。

> **Check** ☐☐☐

109G-6 最近5年間における精神障害者の医療の実態について正しいのはどれか。
 a 精神病床の平均在院日数は約90日である。
 b 精神病床数は人口千人当たり約1床である。
 c 精神病床入院患者は65歳以上が約半数を占める。
 d 精神病床入院患者は統合失調症より認知症が多い。
 e 精神科外来患者は気分障害より統合失調症が多い。

選択肢考察
×a 年々短くなって平成23年に300日を下回り，平成25年で284.7日となった。
×b 絶対数，人口当たり数とも微減傾向で，平成25年では人口10万人対266.9床である。人口千人当たりでは2.6床となる。
○c 長期入院患者の高齢化が問題となっており，65歳以上は平成20年に48%，平成23年に50%となっている。
×d 平成23年では，統合失調症が171.7千人，Alzheimer病が27.5千人，血管性認知症が25.9千人であり，入院患者では統合失調症が認知症の3倍以上多い。
×e 外来では約10年前から気分障害が統合失調症を上回っており，平成23年では，気分障害が74.5千人，統合失調症が60.6千人である。

解答率 a 28.1%，b 31.2%，c 28.5%，d 6.0%，e 6.2%

ポイント
詳細な数値よりも，社会的入院が長期化して問題となっており，長期入院例は統合失調症が多いこと，精神障害者の地域での生活が推進されていること，一方で，長期入院例で患者および家族の高齢化のため退院が困難となりつつあること，近年，精神科受診の抵抗感が減り，か

つてよりも軽症例が外来受診につながるようになったことなど，おおまかな傾向を把握しておくことが大切である。

▶参考文献　チャート精117　標精212
▶正解　c　LEVEL　　正答率 28.5%
解説者コメント　具体的な数値は厚生労働省サイト内の，「医療施設（動態）調査・病院報告の概況」「患者調査の概況」等を参照した。
受験者つぶやき
・b，cまで絞るのは簡単でしたが，千人当たり1床じゃ少ないなと思いつつ，Alzheimerの高齢者も入ってそうだと思いつつ，bを選びました。反省。
・よく分かりませんでした……。

Check ■■■

109G-7　疾患と学校保健安全法による出席停止期間の基準の組合せで正しいのはどれか。
a　水　痘 ──────────── 解熱した後2日を経過するまで
b　風　疹 ──────────── 解熱するまで
c　麻　疹 ──────────── 解熱した後3日を経過するまで
d　百日咳 ──────────── 出席停止の必要なし
e　鳥インフルエンザ（H5N1）─── 特有の咳が消失するまで

選択肢考察
×a　水痘はすべての発疹が痂皮化するまで出席停止である。
×b　風疹は発疹がすべて消失するまで出席停止である。
○c　麻疹は解熱した後3日を経過するまで出席停止である。
×d　百日咳は，特有の咳が消失するまで，あるいは適切な抗菌薬投与が終了するまで出席停止である。
×e　鳥インフルエンザ（H5N1）は病状が治癒するまで出席停止である。

解答率　a 0.3%，b 3.0%，c 96.4%，d 0.2%，e 0.1%
ポイント　各疾患に関して，出席停止期間に関しての知識を再確認する必要がある。本問での出題のほかには，インフルエンザ（発症してから5日間，かつ解熱した後2日を経過する），流行性耳下腺炎（耳下腺腫脹から5日間経過するまで）などの出題が今後も予測される。

▶参考文献　MIX 15　みえる免 129
▶正解　c　LEVEL　　正答率 96.4%
解説者コメント　伝染性疾患の出席停止期間に関しては頻出であり，正答は容易であると思われる。
受験者つぶやき
・大事です。
・頻出です。

Check ■ ■ ■

109G-8 労働者災害補償保険法による保険給付の対象と**ならない**のはどれか。
a 通常の業務としての夜警中に転倒し負傷した。
b 勤務時間内の事業場の火事で避難中に階段を踏み外し負傷した。
c 職場に届け出た経路で出勤する途中に交通事故にあって負傷した。
d 昼の休憩中に，公園で同僚が投げた野球のボールによって打撲した。
e 休日に上司から呼び出されて出勤し，勤務中に事故にあって負傷した。

選択肢考察
○a，○b 就業時間内の通常業務，非常時の業務で負傷した場合は保険給付の対象となる。
○c 通勤災害も保険給付の対象である。
×d 休憩中に業務と関係ないことで負傷した場合は保険給付の対象外である。
○e 休日に出勤し，勤務中に起きた負傷は保険給付の対象になる。

解答率 a 0.1%, b 0.6%, c 0.1%, d 97.7%, e 1.5%

ポイント 労働者災害補償保険では，療養・休業給付以外に，障害給付，遺族給付，葬祭給付，傷害給付（傷病が1年6か月を経過しても治癒していない場合），介護給付がある。労働者災害補償保険は業務上災害および通勤災害による傷病が対象になる。

▶参考文献　MIX 26　チャート公 205　アラーム 135　SN 375
▶正解　d　LEVEL　　　　　　　正答率 97.7%

受験者つぶやき
・常識的に考えます。
・さすがに，休憩中に遊んでて負傷しても労災はおりないかなと。

Check ■ ■ ■

109G-9 健常成人の心エコー図（別冊 No.2 ①〜⑤）を別に示す。
探触子〈プローブ〉の位置が心尖部に最も近いのはどれか。
a ①　　　b ②　　　c ③　　　d ④　　　e ⑤

別　冊
No.2　①〜⑤

画像診断

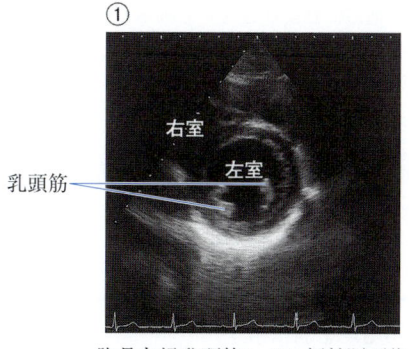

① 胸骨左縁乳頭筋レベル短軸断面像（右室、左室、乳頭筋）

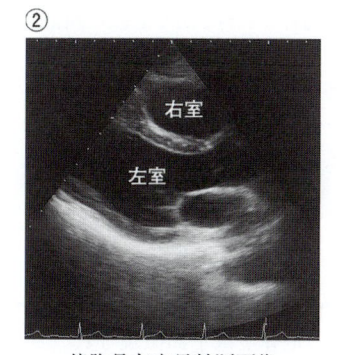

② 傍胸骨左室長軸断面像（右室、左室）

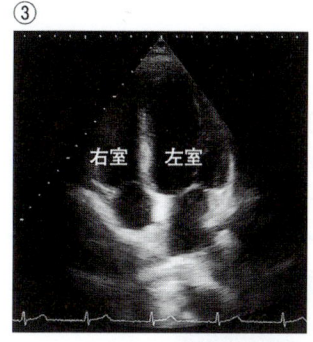

③ 心尖部四腔断面像（右室、左室）

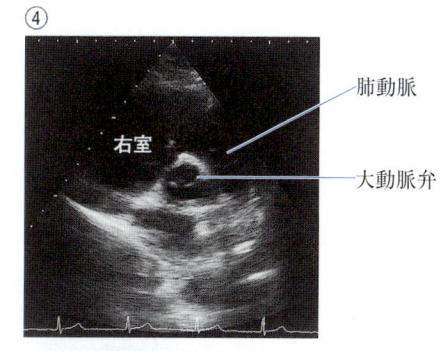

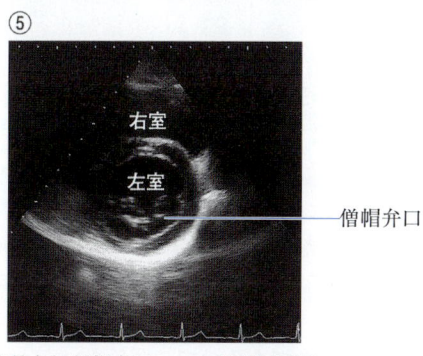

④ 右室流出路断面像（右室、肺動脈、大動脈弁）

⑤ 胸骨左縁僧帽弁口レベル短軸断面像（右室、左室、僧帽弁口）

選択肢考察 ③は心尖拍動を目安に探触子を心尖部に置いて観察する。したがってこれが心尖部に最も近いことになる。それ以外はすべて傍胸骨アプローチと呼ばれるもので，基本的には第3〜第4肋間胸骨左縁に探触子を置いて，超音波ビームの方向を変えながら，それぞれの断面像で観察する。

×a，×b，○c，×d，×e

解答率 a 8.8%，b 3.4%，c 82.1%，d 2.0%，e 3.6%

ポイント 循環器疾患診断の基本である心エコー検査の基本手技に関する出題である。疾患以前の問題で，診断に必要な画像の成り立ちを理解している必要がある。

▶**参考文献** MIX 151　YN C2　みえる 循 2

▶**正解** c　LEVEL　　　　　　　　　　　　　　　　　　　　　　　　　　正答率 82.1%

解説者コメント それぞれの画像の成り立ちを理解していれば簡単な問題であり，臨床能力の有無が問われる。しかし断

面像の正式な名称が不明であっても，③以外は左室前方に右室が存在する画像であり，心臓の前面からのアプローチであることが分かるし，③では左室心尖が最も手前に描出されていることから心尖部を含むアプローチであることが容易に分かる。

受験者つぶやき
・実習の時に四腔断面を心尖部からエコー入れて出してたのを思い出しました。
・心尖部から当てるのは③かなと。

Check ■ ■ ■

109G-10 網膜外層の走査型電子顕微鏡写真（**別冊** No. 3）を別に示す。
矢印の構造に関係が深いのはどれか。

a 夜盲　　　　b 霧視　　　　c 色覚異常
d 視野狭窄　　e 両眼視機能障害

別冊
No. 3

画像診断

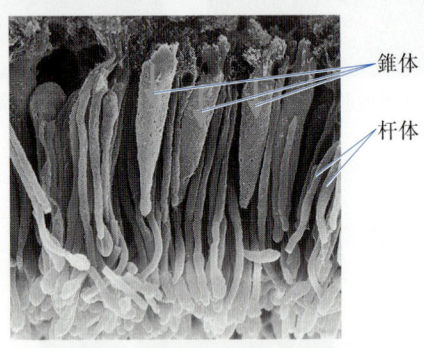

錐体
杆体

写真のオリエンテーションは，上方が角膜側で下方が網膜色素上皮側。
上下に細長い形をしたものは視細胞で，太さが比較的均一な細胞が杆体，
下方に行くほど細くなり細長い円錐形の細胞が錐体である。

選択肢考察
× a 夜盲は杆体の機能不全であるので，関係ない。
× b 霧視とは急性緑内障発作時の角膜混濁，ブドウ膜炎，硝子体出血などで光が散乱し，霧がかかったように見える症状を指す。錐体が障害される錐体ジストロフィは，霧視より羞明や昼盲を訴える。
○ c 写真で示されている錐体内で発現するオプシンの異常で，色覚異常が生ずる。
× d 視野中央が維持され周辺部感度が低下した状態。つまり杆体機能低下が主の視野異常。
× e 斜視や視力の左右差により距離感が障害される。

解答率 a 31.7%, b 0.3%, c 66.8%, d 0.7%, e 0.6%
ポイント 教科書の図で視細胞外節を上に示す場合もあるので，設問の写真が上下逆に感じられて戸惑うことがあるかもしれない。

▶**参考文献** チャート眼 19, 84　標眼 325, 354　Rマ R12, 35
▶**正解** c　LEVEL　　　　　　　　　　　　　　　　　正答率 66.8%
解説者コメント 視細胞の種類とその形態・機能を知っていれば容易である。

受験者つぶやき
・電顕写真は初めて見ました。プチ感動です。
・錐体を表しているのかなあと。cに。

Check ☐☐☐

109G-11 中心静脈栄養法を行うための穿刺部位として**適切でない**血管はどれか。
a 内頸静脈　　　b 大腿静脈　　　c 大伏在静脈
d 鎖骨下静脈　　e 肘正中皮静脈

選択肢考察　中心静脈栄養法のカテーテルの挿入部位として，内頸静脈，鎖骨下静脈，大腿静脈などがあるが，通常，鎖骨下静脈が第一選択である。しかし，鎖骨下静脈では気胸，大腿静脈では解剖学的位置から感染や血栓症，内頸静脈ではカテーテルの固定困難などのリスクがある。近年，これらのリスクを回避するため，肘正中皮静脈などの上肢の静脈からカテーテルを挿入し，その先端を上大静脈に留置するPICC〈peripherally inserted central venous catheter〉が用いられている。
　大伏在静脈は用いられない。
　　○a，○b，×c，○d，○e

解答率　a 1.9%，b 1.2%，c 32.4%，d 0.6%，e 63.8%

ポイント　中心静脈栄養法のカテーテルの挿入部位として，内頸静脈，鎖骨下静脈，大腿静脈については多くの医学生にとって既知のことだが，PICCについての知識があるかどうかが正答へのポイントであった。PICCを知っているかどうかは，臨床実習等でしか学習できない内容である。

参考文献　MIX 351　朝 135　YN A135
正解　c　LEVEL　　　　　　　正答率 32.4%
解説者コメント　PICCなどの新しい知識を身につけるには，臨床実習をしっかりやることが大事！
受験者つぶやき
・そういえば肘から長いCVカテーテル入れてたなぁ…後の祭り。
・cとeで悩みました。eに。もやもや。

Check ☐☐☐

109G-12 薬物による児の形態異常が最も起こりやすい時期はどれか。
a 着床から妊娠3週末まで　　　　　b 妊娠4週から妊娠11週末まで
c 妊娠12週から妊娠15週末まで　　d 妊娠16週から妊娠19週末まで
e 妊娠20週から妊娠23週末まで

選択肢考察
×a この時期では流産の原因になることはあっても形態異常はきたさない。
○b 器官形成期に相当し，最も薬物に対して感受性が高い時期となる。
×c，×d，×e 12週以降の薬物摂取で胎児の形態異常が起こることはないが，胎児機能障害をきたすことはありうるため，気を付ける必要がある。

解答率　a 4.7%，b 83.5%，c 10.1%，d 1.3%，e 0.2%

ポイント　薬物に対する感受性は妊娠4週から7週末までが最も高く，慎重な対応が必要となる。妊娠12週以降は胎児奇形をきたすことはないが，例えばNSAIDsによる動脈管閉鎖などの機能障害の危険性があることは知っておく必要がある。

▶参考文献　チャート 産 22　みえる 産 26, 381
▶正解　b　LEVEL　　　　　　　　　　　　　　　　　　　　　　　正答率 83.5%

解説者コメント　この設問からも分かるように，薬物や食物の摂取は，妊娠反応が陽性となるまでの時期については胎児奇形の危険性はないと覚えておくとよい。

受験者つぶやき
・素直に器官形成期を選びます。
・一番初めが起きやすいと思ったのですが，違うんですね。

Check ■■■

109G-13 女性において産褥期が好発時期である疾患はどれか。
　　a　うつ病　　　　　b　悪性腫瘍　　　　c　尿路結石
　　d　気管支喘息　　　e　急性虫垂炎

選択肢考察
○a　産褥期には育児への不安などもあり，うつ病の好発期となるため注意が必要である。
×b　生殖可能年齢に好発年齢が重なる乳癌などは特に注意が必要となるが，産褥期に特に多いわけではない。
×c　妊娠中には子宮の圧迫による尿管の狭窄により尿路結石の頻度が増えるが，産褥期には改善することが多い。一般的には女性では中高年に好発する。
×d　気管支喘息の頻度は妊娠産褥期において明らかな変化は認めない。
×e　特に妊娠産褥期に好発するわけではない。

解答率　a 98.5%，b 0.0%，c 1.1%，d 0.1%，e 0.2%

ポイント　産後うつ病は分娩後の女性の1〜2%程度に起こるとされているが，発見が遅れて適切な治療が行われていないことも多い。産褥期はうつ病の好発期であることをしっかりと踏まえて早期発見に努めることが重要となる。

▶参考文献　チャート 産 286　みえる 産 367, 369
▶正解　a　LEVEL　　　　　　　　　　　　　　　　　　　　　　　正答率 98.4%

解説者コメント　設問としては比較的容易であろう。産褥期の女性と児を孤立させないよう周囲が積極的にサポートする必要があることをしっかりと認識しておいてほしい。

受験者つぶやき
・マタニティブルー，よく聞きますね。
・うつには気を付けなければいけません。

Check ■■■

109G-14 胎児の貧血を診断できるのはどれか。
　　a　絨毛検査
　　b　羊水マイクロバブルテスト
　　c　無侵襲的出生前遺伝学的検査
　　d　胎児中大脳動脈血流速度計測
　　e　母体血清α-フェトプロテイン〈AFP〉値測定

選択肢考察
×a　絨毛検査は，胎児の染色体や遺伝子の検査であるが，侵襲的な検査である。
×b　羊水マイクロバブルテストは，胎児の肺成熟度の検査である。

×c 無侵襲的出生前遺伝学的検査は，妊婦から採血し，その血液中の遺伝子を解析することにより，胎児の染色体や遺伝子を調べる検査である。

○d 胎児中大脳動脈血流速度計測は，胎児胎盤機能検査の一つで，胎児貧血や胎児心不全の評価に用いられる。

△e 母体血清α-フェトプロテイン〈AFP〉値測定は，通常は胎児の神経管欠損等のスクリーニングに用いられるが，胎児母体間輸血症候群でも胎児の血液が母体血中に流入してAFP値は上昇するので，胎児貧血のマーカーになりうる。

解答率 a 12.0%, b 0.7%, c 0.3%, d 85.3%, e 1.7%

ポイント 胎児に対する検査法の設問である。胎児貧血の確定診断は臍帯血を採取し，貧血の有無を確認することであるが，非常に侵襲的であるため，ほとんど行われない。そのため胎児貧血の診断にあたっては，超音波検査による胎児中大脳動脈血流速度計測が最も汎用される。しかし，母体血清α-フェトプロテイン値測定も，胎児母体間輸血症候群の際の胎児貧血の補助診断に用いられることもある。

▶参考文献 チャート 産 328　みえる 産 156

▶正解 d　LEVEL　　　正答率 85.3%

解説者コメント 「ポイント」にも記載したように，胎児貧血の診断は超音波検査による胎児中大脳動脈血流速度計測が最も汎用される検査法であるが，母体血清α-フェトプロテイン値測定も胎児母体間輸血症候群の際の胎児貧血の補助診断に用いられるため，適切な問題とはいえない。

受験者つぶやき
・TECOM の Target 講座で中大脳動脈血流の話は特に強調されていたので覚えていました。
・過去問にもあった気がしました。d に。

Check ■■■

109G-15 臍帯が脱落する時期はどれか。
a 生後 48 時間以内　　b 生後 2〜5 日　　c 生後 6〜15 日
d 生後 16〜29 日　　　e 生後 30〜60 日

選択肢考察
×a 生後 48 時間以内に臍帯が脱落することはない。
△b 生後 5 日経てば臍帯が脱落することはある。通常分娩後 5 日以内には退院するので，それまでに臍帯脱落を確認しておくことが多い。
○c 通常は生後 1〜2 週間の間に臍帯が脱落することが多い。
×d 16 日以上臍帯が脱落しない場合は，異常である。
×e 1 か月以上臍帯が脱落しない場合は，明らかに異常である。3 週間を超えても脱落しない場合を臍帯脱落遅延という。

解答率 a 10.1%, b 25.5%, c 63.2%, d 0.7%, e 0.5%

ポイント 臍帯の脱落は生後 1〜2 週間の間に起こるが，一般的には 5〜7 日で脱落する。しかし，通常は分娩後 5 日で退院するので，それまでに臍帯の脱落をスタッフが確認し，臍の消毒等の指導をして退院してもらうのが一般臨床の現場である。

▶正解 c　LEVEL　　　正答率 63.2%

解説者コメント 臍帯の脱落は，自然には生後 1〜2 週間の間に起こるが，一般的には 5〜7 日で脱落することが多く，臨床現場では退院までに臍帯を脱落させることが多い。適切な問題とはいえない。

受験者つぶやき
・TECOM 模試で臍帯脱落時期が 7 日というのを選ばせる問題が出てました。大当たりです。

・bにしてしまいました。

> **Check** ■■■
>
> **109G-16** 生命をおびやかす外傷の診療の原則で**誤っている**のはどれか。
> 　　a　迅速性を重視する。
> 　　b　緊急度の高い病態から対処する。
> 　　c　手技による侵襲は最小限にとどめる。
> 　　d　生理学的徴候より損傷部位の評価を優先する。
> 　　e　確定診断は生命の危機を回避してからでよい。

選択肢考察
　○a　生命をおびやかす外傷なので，治療は迅速性を重視する。
　○b　緊急度の高い病態から対処し，治療を待てる緊急度の低い病態は後回しにする。
　○c　治療の手技による侵襲は最低限にとどめ，急性期には，侵襲の大きい手技は行わない。
　×d　損傷部位の評価よりも生理学的徴候を優先し，バイタルサインの安定を図る。
　○e　確定診断は後回しで，蘇生措置等で生命の危機を回避してからでよい。

解答率　a 0.2％，b 0.1％，c 11.2％，d 88.2％，e 0.3％
ポイント　生命の危機がある状況なので，確定診断や損傷部位の確認よりももっと優先しなければいけないことがある。

▶参考文献　チャート 救 14
▶正解　d　LEVEL　　　　　　　　　　　　　　　　　　　　　正答率 88.2％

解説者コメント　落ち着いて文章を読めば，特に難しくなく，常識で解ける問題である。
受験者つぶやき
・まずはバイタルを安定させてから考えましょう。
・さすがに，バイタルを無視したらヤバイでしょう。

> **Check** ■■■
>
> **109G-17** 放射線の確率的影響で正しいのはどれか。
> 　　a　放射線宿酔が含まれる。
> 　　b　線量に閾〈しきい〉値がある。
> 　　c　線量と重症度に相関がある。
> 　　d　防護目標は発生の防止である。
> 　　e　ヒトでは遺伝的影響は確認されていない。

選択肢考察
　×a　確定的影響である。
　×b　確率的影響に閾〈しきい〉値はない。
　×c　重症度に相関があるのは確定的影響である。
　×d　確率的影響の防護目標は確定的影響の発生防止，確率的影響の発生の頻度の容認できるレベルまでの制限である。
　○e　ヒトの疫学調査では，放射線被曝による遺伝的影響は確認されていない。

解答率　a 6.6％，b 1.8％，c 22.1％，d 58.5％，e 11.0％
ポイント　ヒトの疫学調査で白血病や甲状腺癌などの発癌の頻度上昇は確認されているものの，遺伝的

影響が確認された報告はない。ヒトの遺伝的影響はすべて動物実験での結果を基にしている。

▶参考文献　チャート 放 321　コンパクト 270　標放 805　Rマ X45
▶正解　e　LEVEL ■■□　正答率 11.0%

解説者コメント　dにはちょっと躊躇するが，確率的影響では閾〈しきい〉値がないとされていることから100%の発生防止は困難である。

受験者つぶやき
・cを「線量と発生頻度」と読み違えてしまいました。
・よく分かりませんでした。

Check ■■■

109G-18 死亡診断書について正しいのはどれか。
　a　病院が届け出る。
　b　剖検所見は記載しない。
　c　署名と押印とが必要である。
　d　主治医以外は記載できない。
　e　死因として老衰と記載できる。

選択肢考察
×a　理解に苦しむ選択肢であるが，死亡診断書と対になっている死亡届のことを意味しているのであろう。死亡届は家族が市町村に届け出る。
×b　解剖欄があるので，解剖された場合には主要所見を記載する。
×c　直筆の署名があれば，押印は不要である。
×d　死亡を診断した医師が記載する。必ずしも主治医とは限らない。
○e　老衰は，高齢者でほかに記載すべき死亡の原因がない，いわゆる自然死の場合に用いる。

解答率　a 1.4%，b 20.1%，c 10.2%，d 14.4%，e 53.8%
ポイント　死亡診断書や死体検案書の意義や記載方法については頻出である。学習していれば容易に解答できる。

▶参考文献　標法 14
▶正解　e　LEVEL ■■□　正答率 53.8%

解説者コメント　選択肢aは不適切と言わざるをえない。しかし，解答には影響しない。

受験者つぶやき
・老衰は死因の6位にいます。
・老衰と記載できるんですね。知りませんでした。

Check ■■■

109G-19 褥瘡の治療とケアについて正しいのはどれか。
　a　創面は洗浄しない。
　b　体位は変換しない。
　c　黒色壊死は温存する。
　d　創面の湿潤環境を保つ。
　e　亜鉛製剤の投与は控える。

選択肢考察
×a　創面の壊死や付着した細菌の除去のため洗浄を行う。原則として消毒は行わない。
×b　褥瘡は特定の部位に過剰に体圧がかかるために発症するので，一定時間ごとの体位変換が必要である。
×c　黒色壊死は可及的にデブリドマンを行う。

○ d 創傷では良好な湿潤環境が治癒を促進させる。
× e 亜鉛は創傷治癒に必要不可欠な物質と考えられている。

解答率 a 0.2%, b 0.1%, c 0.3%, d 98.3%, e 1.1%

ポイント 褥瘡の治療の原則として，過剰な体圧を排除することが挙げられる．原則的には２時間ごとの体位変換が良いが，現実的には難しい面もあり，体圧分散マットレスの使用が必要となる．創面の消毒は創傷治癒を遷延させるという考えから，近年では行われなくなっている．黒色壊死は感染の温床になることがあり，可能な範囲でデブリドマンを行う．創傷治癒には局所療法のみでなく全身状態（貧血や低蛋白，微量元素の欠乏）の改善も肝要である．

参考文献 チャート皮 179　標皮 144　RマT120

正解 d　LEVEL　　　　　　　　　　　　　　　　　　　正答率 98.3%

解説者コメント 褥瘡は高齢化，在宅医療とも関係し，社会的にも重要な問題である．

受験者つぶやき
・褥瘡は何度も出てきますね！　それだけ臨床で遭遇する頻度が高いのでしょう．
・デブリして湿潤を保つかなと思いました．

Check ■ ■ ■

109G-20 出血傾向と疾患の組合せで**誤っている**のはどれか．
　a　下肢の点状出血 ──────── 特発性血小板減少性紫斑病
　b　関節内出血 ──────── 血友病 A
　c　口腔内粘膜の紫斑 ──────── 再生不良性貧血
　d　歯肉出血 ──────── 急性前骨髄球性白血病
　e　鼻出血 ──────── 赤芽球癆

選択肢考察
○ a　血小板に対する自己抗体により血小板減少をきたす疾患である．正しい．
○ b　第Ⅷ因子活性の先天的低下により出血傾向をきたす疾患である．関節や筋肉内の深部組織における反復する出血が特徴的な症状である．
○ c　骨髄における造血幹細胞の障害により汎血球減少をきたす疾患である．それに伴い貧血，好中球低下による易感染性，血小板低下による出血傾向などの症状が現れる．
○ d　造血前駆細胞に生じた遺伝子異常により発症し，90% 以上に t(15;17) を認め，DIC を高率に合併する．
× e　造血幹細胞の異常により，骨髄での赤芽球系産生が低下する疾患である．貧血が主体の病態であり，出血傾向はきたさない．

解答率 a 0.8%, b 0.8%, c 6.3%, d 4.9%, e 87.4%

ポイント 出血傾向をきたす疾患の出血様式は，一般的には，血小板数の低下または血小板の機能異常によるものは「表在性」の出血斑（皮下点状出血や紫斑）を呈する．これに対して，凝固因子の異常では「深部」出血，すなわち，筋肉内血腫や関節内出血をきたす．DICは凝固因子，血小板の両者の消費と線溶系の亢進による「混合型」の出血傾向のため，表在，深部両者で出血することが多い．特に急性前骨髄球性白血病では発症時に DIC がほぼ必発であり，病初期の DIC による頭蓋内出血合併の有無が患者の生命予後に大きく影響する．

参考文献 MIX 96　朝 1960　YN G30　みえる血 35

正解 e　LEVEL　　　　　　　　　　　　　　　　　　　正答率 87.4%

解説者コメント 各疾患の病態生理を理解していれば比較的容易に選択できる．赤芽球癆では血小板減少はきたさない．

受験者つぶやき
・赤芽球癆，胸腺腫。
・赤芽球癆は血小板には関係ないかなと。eに。

Check ■■■

109G-21 眼が開かないと訴える患者の顔の写真（**別冊** No. 4）を別に示す。
病態として最も考えられるのはどれか。
　a　筋無力症　　　　b　ジストニア　　　　c　てんかん発作
　d　両側動眼神経麻痺　e　両側眼輪筋筋力低下

別　冊
No. 4

画像診断

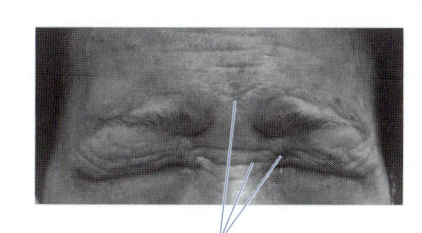

筋収縮が見られる

選択肢考察

× a　筋無力症（Lambert-Eaton 症候群を指していると思われる）は中高年に多い疾患であり，症状は下肢の易疲労性や脱力，眼瞼下垂，自律神経症状が出現する。写真では眼輪部のしわがあり，下垂ではなく閉瞼してしまっている。

○ b　写真では両側性に眼輪筋・鼻根筋・皺眉筋，さらに前頭筋の収縮が見られ，眉毛が下がっており，強く閉瞼していることが推察される。不随意に攣縮する疾患で眼瞼けいれんと呼ばれるが，口輪筋の収縮も伴う場合はMeige 症候群である。いずれもジストニアに分類される。

× c　てんかん発作が体の一部から始まるものを部分発作，両側同時に起きるものを全般発作と大別する。通常，全般発作では意識障害を伴うが，本例では意識は保たれている。また発作は開瞼した状態で起きることが多く，閉瞼して発症するものはてんかんではないことが多い。

× d　動眼神経麻痺では上眼瞼筋力が低下して眼瞼下垂が生じる。完全動眼神経麻痺では眼球運動障害や散瞳を伴う。

× e　眼輪筋が麻痺すると閉瞼困難となり，瞼裂が下方に偏位する。本症例では強く閉瞼しており麻痺はない。

解答率　a 24.0%，b 35.8%，c 5.1%，d 25.3%，e 9.8%

ポイント　眼瞼下垂と顔面神経麻痺などでみられる瞼裂の下方移動による偽眼瞼下垂，ジストニアによる開瞼困難を鑑別する問題である。眼瞼周囲の筋収縮を写真から読み取れるかどうかで正誤が決まる。前額部のしわ（前頭筋の収縮）があるかどうかも，顔面神経麻痺や開瞼失行との鑑別に役立つ。

▶**参考文献**　朝 2165　YN J67　みえる脳 464

▶正解　b　LEVEL　　　　　　正答率 35.8%

解説者コメント　なお，随意的に開瞼できなくなり眉毛のみ吊り上がるのは開瞼失行（または開眼失行）で，一度開ければ開瞼を維持できる．顔面神経麻痺では眼輪筋の麻痺により閉瞼困難となり，閉瞼を指示すると眼球が上転するBell現象が観察される．

受験者つぶやき
・後から言われてみれば，まつげも隠れているしギュッと力が入っている状態だったのですね．
・よく分かりませんが，麻痺してるのともちょっと違うかなと思ってbに．

Check

109G-22 胎児・新生児期の循環で**誤っている**のはどれか．
a 胎児の心臓は右室優位である．
b 胎児の静脈管は生理的な短絡路である．
c 左房圧の上昇によって卵円孔は閉鎖する．
d 動脈血酸素分圧は上半身より下半身で高い．
e 酸素濃度の上昇は動脈管閉鎖の要因である．

選択肢考察
○a 胎児循環においては，右室は肺動脈-動脈管-下行大動脈経由の血流で下半身の血流を保つ役割を果たしているので，右室優位といえる．
○b 胎児の静脈管は臍帯静脈血流（静脈であり動脈ではないことに注意）を下大静脈へと導く血管であり，短絡路である．
○c 出生後の呼吸によって肺血管抵抗が急激に下がるので，肺への血流が急激に増える．この結果，左房への還流血が増加して，左心房圧が急上昇するために心房中隔が卵円孔に押しつけられて，卵円孔は閉鎖する．
×d 胎児循環においては，臍帯静脈から静脈管-下大静脈-右心房へと流入する血流の酸素分圧が最も高い．この血流は，選択的に卵円孔を通過して左房に流入し，左室から上行大動脈へと流れる．上行大動脈の血流は，上半身を支配する腕頭動脈，左総頸動脈，左鎖骨下動脈へと流入するので，上半身の動脈血酸素分圧は，下半身より高いことになる．
○e 動脈血酸素分圧の上昇は動脈管閉鎖の要因として最も重要なものである．

解答率　a 3.2%，b 2.6%，c 2.2%，d 91.3%，e 0.8%

ポイント　胎児循環においては，上半身への血流は左心室によって保たれ，下半身への血流は右心室によって保たれている．つまり，胎児循環では，左右両心室が2つとも体循環を保つ働きをしている．そして，下半身の大きな血流を維持している右心室が優位に働いているといえる．上半身への血流の酸素飽和度が高いことを知らなかった受験者は下記の「解説者コメント」を参考にしてほしい．

▶参考文献　MIX 324　国小 66, 224　R小 128
▶正解　d　LEVEL　　　　　　正答率 91.3%

解説者コメント　胎児循環の問題は毎年出題されているので，詳細に理解しておく必要がある．静脈管から右心房内へ流入した，比較的酸素飽和度の高い血液が左室へ流入して上半身へ流れることは，「頭へ行く血流は大切なので，酸素分圧の高い血流が行く」と覚えておくとよいだろう．右心房から右室へ流れる血流には，下大静脈から流れ込んだ胎児の静脈血が混合するので，酸素分圧は低くなる．胎児循環における短絡路は，静脈管以外では動脈管と卵円孔である．
注：dでは，胎児循環とは述べられていないが，新生児循環ではどこの動脈血酸素飽和度にも差がない

ので，胎児循環における問題と判断すべきである。

受験者つぶやき
・胎児循環は毎年出題されます。
・消去法で選びました。

Check ■ ■ ■

109G-23 尿沈渣の検鏡時，血球成分の個数を計測する際の拡大倍率はどれか。
　　a　20倍　　　b　40倍　　　c　100倍　　　d　400倍　　　e　1,000倍

選択肢考察
× a，× b，× e　これらの倍率は用いない。
× c　尿沈渣はまず100倍（弱拡大〈low power field：LPF〉）で全視野を観察する。
○ d　実際に白血球，赤血球などを計測する場合は，400倍（強拡大〈high power field：HPF〉）にした上で20～30視野を鏡検することが望ましい。

解答率　a 0.3%，b 4.0%，c 7.4%，d 86.5%，e 1.7%

ポイント
　尿沈渣は，尿定性・半定量検査で腎・尿路系に何らかの異常が疑われた時に行う検査で，尿を遠心した後に集められた有形成分を検鏡する。有形成分の出現は，腎・尿路系の病的異常を反映する。
　検鏡は原則無染色で行い，まず弱拡大（×100，LPF）で標本内の有形成分が均等に分布していることを確認し，強拡大（×400，HPF）で最低10視野以上を観察する必要がある。この強拡大で，赤血球，白血球，上皮細胞，異型上皮細胞，円柱，結晶，細菌などを検鏡・確認し，血球成分などの個数を計測して「～個/HPF」のように記載する。
　基準値は強拡大視野で赤血球：1～2個以下/1視野，白血球：2～3個以下/1視野である。円柱は腎・尿細管の鋳型で，尿細管に病変がある場合に出現するため，1個でも観察されれば異常と判定する。

▶ **参考文献**　MIX 222　朝 1399　YN E9　みえる 腎 18
▶ **正解**　d　LEVEL　　　　　　　　　　　　　　　　　　　　　　　　　正答率 86.4%

解説者コメント　尿沈渣の検鏡時の操作を問う基本的な問題である。実際検査する時にどのようにして行うのか，その臨床的意義は何かを整理しておく必要がある。

受験者つぶやき
・実習で自分で手を動かしてみたものは意外と忘れないものです。最高倍率で見ました。
・模試の解説か何かで読んでいました。

Check ■ ■ ■

109G-24 感染性心内膜炎の疣贅を検出する感度が最も高いのはどれか。
　　a　PET/CT　　　　　　b　胸部単純CT　　　　　c　心筋シンチグラフィ
　　d　経胸壁心エコー検査　　e　経食道心エコー検査

選択肢考察
× a　PETでは酸素，水，糖，アミノ酸などに陽電子〈ポジトロン〉放出核種を組み込んだ化合物を用いて診断を行うが，疣贅に特異的な化合物は存在しない。
× b　最新のCT検査はミリ単位の解像度をもつが，単純撮影では疣贅以外の組織との鑑別は容易でないこと，また心周期に従って大きく移動する疣贅に対して，CT検査の時間的分解能の面から評価困難である。

×c 心筋シンチグラフィでは，心筋に取り込まれた放射性薬剤から発生するγ線を利用して画像化するが，疣贅に特異的な薬剤が存在しないこと，解像度が劣ることから評価不能である。
×d 心エコー検査では，疣贅は主に弁とともに移動する塊状エコーとして観察される。解像度も高く，有用な検査である。以前は経胸壁で行うこの方法が主流であった。
○e 選択肢dと同様であるが，超音波探触子を心臓にさらに近づけることが可能なために，経食道アプローチが考案されている。食道は心臓後面に接しており，心臓と探触子間に介在組織が極めて少なく，感度が良好で診断に最も適している。

解答率 a 0.3%，b 0.5%，c 0.0%，d 28.2%，e 71.0%

ポイント それぞれの画像診断法の性質，意味，利点，欠点などを知り，臨床診断においての検査の選択に役立てる重要性を問う問題。

▶参考文献 MIX 165　朝 609　YN C142　みえる 循 210

▶正解 e　LEVEL ▮▮▯　正答率 71.0%

解説者コメント それぞれの画像診断法について理解していれば簡単な問題であり，臨床能力の有無を問う問題の一つである。また循環器疾患としての考え方からすれば，感染性心内膜炎の診断について，現時点での標準の診断法として理解していれば単純な問題である。

受験者つぶやき
・経食道心エコーの方が弁構造の描出に優れているなんて，後から知りました。ひとつ賢くなった！
・初めはeにしていたんですが，ギリギリでdに変えてしまいました。

Check ▮▮▮

109G-25 放射線の防護・管理について正しいのはどれか。
a 臨床検査技師は医師の指示により人体に放射線を照射することができる。
b 妊娠している診療放射線技師は放射線業務に就くことができない。
c 放射線診療で患者が受ける被ばくにも線量限度が定められている。
d 放射線診療における行為の正当化は診療放射線技師が判断する。
e 公衆被ばくの線量限度は職業被ばくの線量限度より低い。

選択肢考察
×a 人体への放射線照射は医師/歯科医師，診療放射線技師の独占業務である。
×b 妊娠している診療放射線技師の線量限度は妊娠全期間で10 mSvと低くなっている。
×c 医療における受益者である患者に線量限度は定められていない。
×d 放射線診療の要否と適応を決定するのは医師の権限と責任で行われる。
○e 公衆被ばくの線量限度は年1 mSvと職業被ばく（20 mSv）より低く設定されている。

解答率 a 5.9%，b 10.6%，c 14.5%，d 0.2%，e 68.6%

ポイント 職業人の線量限度は「決められた5年間の平均が1年当たり20 mSv（任意の1年に50 mSvを超えない）」と決められている。

▶参考文献 チャート 放 323　コンパクト 272　標放 806　RV X43

▶正解 e　LEVEL ▮▮▯　正答率 68.6%

解説者コメント 臨床の現場を知っていれば，解答は容易である。

受験者つぶやき
・b，eについて正確な知識を持ち合わせていませんでした。放射線の詳しいところまではそんなに興味なかったなぁ……。
・震災の時にいろいろと知りました。

109G-26 術後鎮痛のため硬膜外腔に投与できるのはどれか。

a ケタミン
b モルヒネ
c アセトアミノフェン
d 副腎皮質ステロイド
e 非ステロイド性抗炎症薬〈NSAIDs〉

選択肢考察 硬膜外に注入された薬剤は，局所麻酔薬のように椎間孔から出た脊髄神経根に作用，あるいは硬膜を通して直接脊髄に作用して効果を発揮する。

× a ケタミンは静脈麻酔薬で，皮膚，関節，骨への鎮痛作用を有する（内臓痛への鎮痛は弱い）。作用部位は中枢神経である。
○ b モルヒネは，オピオイド受容体に作用して効果を発揮する。脊髄後角にはオピオイド受容体が多数存在している。
× c アセトアミノフェンの解熱・鎮痛作用は中枢神経系作用である。
× d 脊椎手術時に抗炎症作用のために硬膜外付近に投与することはあるが，鎮痛作用はない。
× e NSAIDs は，中枢神経系作用もあるが，主な作用部位は末梢炎症部位である。

解答率 a 23.8%，b 62.1%，c 5.9%，d 2.1%，e 4.9%

ポイント 薬物は，それぞれの投与方法が決められている。硬膜外腔，脊髄くも膜下腔に投与できる薬剤は限られている。局所麻酔薬のほかには，「モルヒネ」と「フェンタニル」を覚えておこう。術中鎮痛に使用されるオピオイドの「レミフェンタニル」は投与できない。

参考文献 標麻 42
正解 b LEVEL 正答率 62.1%
解説者コメント 誤った投与方法は，不可逆的な障害をもたらすことがあることを知っておこう。
受験者つぶやき
・フェンタニルがよく使われているようです。
・ケタミンかなと思ってしまいました。

109G-27 放射線治療の通常分割照射で正しいのはどれか。

a 週に 5 日照射する。
b 1 日に 2 回以上照射する。
c 全治療期間は 12 週である。
d 組織内照射において用いる。
e 1 回の線量は 5 Gy 以上である。

選択肢考察
○ a 1 日 1 回，週 5 回（月，火，水，木，金）の照射が標準である。
× b 1 日 2 回法は加速分割照射である。
× c 通常の放射線治療は 5〜7 週が治療期間となる。
× d 分割照射は多く外部照射に用いられる。
× e 通常分割照射の 1 回線量は通常 2 Gy である。

解答率 a 31.3%，b 3.6%，c 45.5%，d 9.9%，e 9.7%

ポイント 放射線分割照射は 1 日 1 回，1 回 2 Gy，週 5 回（月〜金），総線量 50〜70 Gy を基準としている。放射線照射にはこのほかに，照射回数を変える加速分割照射や定位照射，小線源を用い

る組織内照射，手術で病変に直接1回で照射する術中照射などがある。

▶参考文献　標放 727　Rマ X41
▶正解　a　LEVEL　　　正答率 31.3%

解説者コメント　臨床実習を経験していれば，解答に迷うことはないと思われる。

受験者つぶやき
・放射線科を回ってた時の知識が役に立ちました。
・全く知りませんでした。

Check ■■■

109G-28 疾患と内視鏡治療の組合せで正しいのはどれか。
- a　小腸血管形成異常 ――― 硬化療法
- b　胃潰瘍露出血管 ――― 粘膜切除術
- c　大腸憩室出血 ――― クリッピング
- d　大腸憩室炎 ――― 局注療法
- e　胃静脈瘤 ――― アルゴンプラズマ凝固

選択肢考察
- ×a　硬化療法は，食道静脈瘤などで用いる。
- ×b　粘膜切除術は，消化管の腫瘍性病変の治療に用いる。
- ○c　クリッピングは特に露出血管を認める出血の際に有効である。
- ×d　局注療法は消化管出血の際に，エタノールなどで行われる。止血術の一つである。
- ×e　アルゴンプラズマ凝固は，出血性病変の止血や上皮性腫瘍の焼灼に用いられる。

解答率　a 12.7%，b 0.5%，c 59.2%，d 6.4%，e 21.1%

ポイント　さまざまな消化器疾患と，それに対する内視鏡治療についての習熟が必要である。実習などで担当症例の内視鏡治療を経験しておく。

▶参考文献　朝 912　YN A110　みえる 消 152
▶正解　c　LEVEL　　　正答率 59.2%

解説者コメント　臨床実習のうちに，実際に内視鏡処置を見学する機会を持つことが大切である。

受験者つぶやき
・動脈性出血に対してクリッピングはまず間違いないです。
・アルゴンプラズマに惹かれてeに。

Check ■■■

109G-29 癌性疼痛緩和における医療用麻薬の投与について正しいのはどれか。
- a　静注薬から開始する。
- b　時刻を決めて投与する。
- c　強オピオイドから開始する。
- d　原発巣を確定する前には開始しない。
- e　オピオイドと他の鎮痛薬との併用は避ける。

選択肢考察
- ×a　まずは，経口薬から始める。
- ○b　時刻を決めて規則正しく投与する。
- ×c　三段階除痛ラダーに沿って，効力の弱い順に投与していく。

× d　原発巣を確定する前にも，医療用麻薬を投与することはある。
× e　他の鎮痛薬と併用する。

解答率　a 0.4％，b 98.9％，c 0.2％，d 0.2％，e 0.3％

ポイント　痛みの治療は薬物療法と非薬物療法の組合せが必要になるが，鎮痛薬の使用が主体となる。治療にあたって，守るべき原則は以下の通りである。

＜WHO方式がん疼痛治療法の5原則＞
①経口的に
②時刻を決めて規則正しく
③除痛ラダーに沿って，効力の順に
④患者ごとの個別的な量で
⑤その上で細かい配慮を

痛みの強さによる鎮痛薬の選択と鎮痛薬の段階的な使用方法は，下図の三段階除痛ラダーを参考にする。

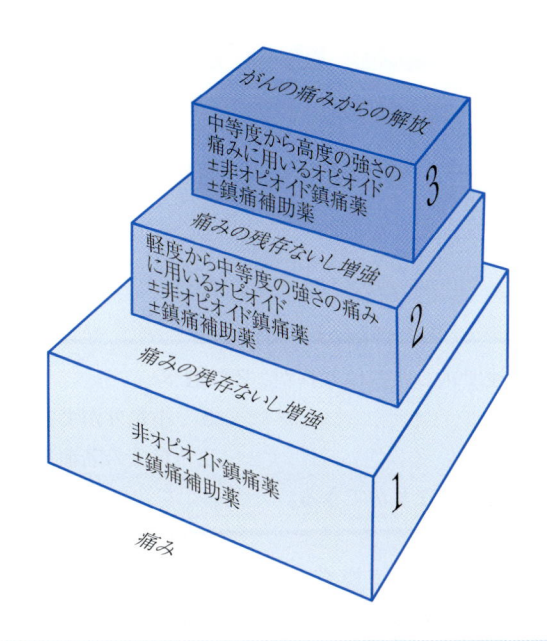

▶参考文献　MIX 357　標麻 302
▶正解　b　LEVEL　　　　　　　　　　　　　　　　　　　　　　　正答率 98.9％

解説者コメント　WHO方式がん疼痛治療法とは，非オピオイド鎮痛薬・オピオイド鎮痛薬の使用に加え，鎮痛補助薬，副作用対策，心理社会的支援などを包括的に用いた鎮痛法であり，薬物に抵抗性の痛みには，神経ブロックなどの薬物以外の鎮痛法を，三段階除痛ラダーの適用と並行して検討すべきである。

受験者つぶやき
・どこかで見たような選択肢ばかりです。
・WHOが提唱する，というやつですね。

Check ■■■

109G-30 診断したら直ちに保健所長を経由して都道府県知事に届け出なければならないのはどれか。2つ選べ。

a 結 核
b 麻 疹
c コレラ
d アメーバ赤痢
e クリプトスポリジウム症

選択肢考察 感染症法では1〜4類感染症は診断したら直ちに届け出をする必要があるが，5類感染症は7日以内の届け出である。

○a，○c 結核は2類感染症，コレラは3類感染症であり，直ちに届け出をする必要がある。

×b，×d，×e 麻疹，アメーバ赤痢，（播種性）クリプトスポリジウム症は5類感染症であり，7日以内の届け出となる。

解答率 a 97.7%，b 4.2%，c 89.1%，d 5.1%，e 3.1%

参考文献 MIX 59　チャート公 178　アラーム 2　YN H14　SN 280　みえる 免 128

正解 a, c　LEVEL ▮▮▯　正答率 87.1%

受験者つぶやき
・2類：鳥も時差ぼけ（鳥インフル，ジフテリア，SARS，ポリオ，結核）　3類：赤いチ○コ（細菌性赤痢，腸チフス，パラチフス，O157〔腸管出血性大腸菌〕，コレラ）。
・細菌性赤痢の引っかけです。

Check ■■■

109G-31 2歳0か月児の発達で正しいのはどれか。2つ選べ。

a 2語文を言う。
b 小走りができる。
c 自分の年齢を言う。
d 自分の名前を言う。
e 1人で階段を降りることができる。

選択肢考察
○a ワンワンキタ，マンマチョウダイなどの2語文が言える。
○b 1歳6か月で走り始めることが多いが，転ばずに上手く小走りができるようになるのは2歳である。
×c 自分の年齢は2歳半くらいから話し始め，3歳ではスムーズに言える。
×d 自分や友達の名前も2歳半くらいから話し始め，3歳ではスムーズに言える。
×e 1歳6か月で手を引いてもらいながら階段を昇ることができ，3歳では一人で上手に昇ることが可能になる。一人で降りることができるのは，片足立ちがある程度可能となる3歳過ぎからである。

解答率 a 98.7%，b 77.6%，c 4.6%，d 6.6%，e 11.8%

ポイント 2歳ではほかに，「スプーンを上手に使う」「積み木で建物を作る，あるいは電車などに見立てて遊ぶことができる」などが可能になる。

参考文献 MIX 332　国小 16　チャート小 8　R小 10

正解 a, b　LEVEL ▮▮▯　正答率 76.8%

解説者コメント 乳児健診が実施されている3・4か月，6・7か月，9・10か月，1歳6か月，3歳はしっかり発達段階を押さえておく。

受験者つぶやき
・小走りの方が階段よりも先ですね。
・2歳なんてかわいい盛りです！

Check ☐☐☐

109G-32 ビタミン B_{12} の代謝について正しいのはどれか。**2つ選べ。**
a 主に空腸上部で吸収される。
b 成人の1日必要量は約2 mgである。
c 血中ではトランスコバラミンと結合する。
d 胃壁細胞から分泌される外因子と結合する。
e 胃全摘後に補充しなければ約5年で欠乏する。

選択肢考察
× a ビタミン B_{12}〈コバラミン〉は，胃壁細胞から分泌される糖蛋白（内因子）と結合して複合体を形成し，回腸下部で吸収される。
× b 成人の食事からの推定平均必要量は男女とも 2.0 μg/日程度である。摂取推奨量は 2.4 μg/日（必要量×1.2）であり，現在の健常人の摂取量は推奨量を満たしている。
○ c 吸収されたビタミン B_{12} は，血中の輸送蛋白であるトランスコバラミンと結合し，肝臓や末梢臓器へ運搬される。
× d 胃壁細胞から分泌される内因子と結合する。
○ e 体内貯蔵量は，平均2～5 mg 程度である。

解答率 a 3.4%，b 28.2%，c 85.2%，d 2.8%，e 79.7%

ポイント ビタミン B_{12} は水溶性ビタミンであり，胃切除後や悪性貧血時のビタミン B_{12} 欠乏症は巨赤芽球性貧血の原因となる。主に肝臓に貯蔵されるため，すぐに欠乏することはないが，胃切除後に無治療の場合は4～5年で枯渇する。

▶ **参考文献** MIX 204　朝 1849　YN D167　みえる 内 165
▶ **正解** c，e　LEVEL　正答率 65.6%

解説者コメント ビタミンの基礎的な知識を問う設問は例年，散見される。比較的細かい知識が問われている。

受験者つぶやき
・ビタミン，鉄の代謝もどこかで聞かれます。
・b，c で悩みました。

Check ☐☐☐

109G-33 精子形成のためにSertoli 細胞に直接作用するホルモンはどれか。**2つ選べ。**
a ACTH〈副腎皮質刺激ホルモン〉　　b FSH〈卵胞刺激ホルモン〉
c GnRH　　　　　　　　　　　　　d LH〈黄体化ホルモン〉
e テストステロン

選択肢考察
× a ACTH は，副腎皮質に働いて副腎皮質ホルモンの生合成と分泌を促す作用をもつ。
○ b FSH は精巣に対して造精細胞の分裂増殖を促し，精子形成を促進させる。
× c ゴナドトロピン放出ホルモン〈GnRH〉は視床下部から分泌され，LH・FSH の合成分泌を促すが，Sertoli 細胞への直接作用はない。
× d LH は Leydig 細胞受容体に結合してテストステロン分泌を促進するが，Sertoli 細胞へ

の直接作用はない。
○e　テストステロンは精巣で生成され，精子形成に働く。

解答率　a 3.3%，b 93.3%，c 6.5%，d 11.8%，e 84.6%

ポイント　知識があれば解答は容易かもしれないが，なかなかの難問である。特に Sertoli 細胞への直接作用を求めている点が難しい。

参考文献　MIX 235　チャート 泌 37　コンパクト 226　標泌 31

正解　b，e　LEVEL　　　　　　　正答率 78.3%

解説者コメント　数年に一度は出題される精巣機能に関するホルモンの問題である。解説者の印象では，精巣機能に関する出題としては難問ではなかろうか？

受験者つぶやき
・L つながりで LH はライディッヒと覚えていました。

Check ■■■

109G-34　副腎皮質ホルモンについて正しいのはどれか。**2つ選べ**。
a　日内変動がある。
b　血糖値には影響しない。
c　ストレス時に変動しない。
d　コレステロールから生合成される。
e　CRH による直接的な調節を受ける。

選択肢考察
○a　副腎皮質刺激ホルモン〈ACTH〉，副腎皮質ホルモン〈COR：コルチゾール〉，成長ホルモンなど，内分泌ホルモンには日内変動を示すものが多い。
×b　コルチゾールはインスリン拮抗ホルモンの一つであり，その過剰は血糖を上昇させる。
×c　コルチゾールはストレス時に上昇する。
○d　コレステロールを原材料とし，ステロイドホルモンや胆汁酸などが生成される。
×e　視床下部から分泌される副腎皮質刺激ホルモン放出ホルモン〈CRH〉は，下垂体からの ACTH 分泌を促進する。間接的に副腎皮質ホルモンを調節する。

解答率　a 99.1%，b 0.2%，c 0.1%，d 97.1%，e 3.0%

ポイント　副腎皮質ホルモンは，CRH-ACTH-COR 系により調節される。一方，健常人ではコルチゾール過剰時にネガティブフィードバック機構が働くため，副腎からのコルチゾール分泌は抑制方向に調節される。

参考文献　朝 1646　YN D65　みえる 内 252

正解　a，d　LEVEL　　　　　　　正答率 96.5%

解説者コメント　視床下部-下垂体-副腎系のホルモンと調節機序を問う基本的な設問で，解答は容易である。

受験者つぶやき
・e の CRH が ACTH に見えていて答えが3つあると思いパニックになりそうでした。そういう時はいったん飛ばして冷静になってからもう一度トライ。
・ステロイドは日内変動すると模試にもありました。

Check ■■■

109G-35　日本人において糖尿病で発症リスクが高まるとされる癌はどれか。**2つ選べ**。
a　肝癌　　b　肺癌　　c　胃癌　　d　大腸癌　　e　前立腺癌

選択肢考察　○a　最も関連性が高い。

- ×b 関連性は低い。
- ×c 消化器系癌であるが，大腸癌と異なり関連性は低い。
- ○d 比較的関連性が高い。
- ×e 関連性は低い。

解答率 a 83.5%, b 0.9%, c 13.1%, d 93.3%, e 8.9%

ポイント 日本糖尿病学会と日本癌学会合同の「糖尿病と癌に関する委員会」による委員会報告（2013）によると，糖尿病では肝癌（1.97倍），膵臓癌（1.85倍），大腸癌（1.40倍）が有意に多く，乳癌と前立腺癌との関連はみられないことが示されている。欧米においては肝癌（2.16倍），膵臓癌（1.51倍），卵巣癌（1.45倍），大腸癌（1.40倍），膀胱癌（1.40倍）の順で関連性が高いとの報告がみられる（N Engl J Med 2011；364：829-41）。

▶参考文献 朝 1164 YN B53
▶正解 a, d   LEVEL   正答率 77.0%

解説者コメント まだ一般的には糖尿病と癌の問題はあまり十分に認知されているとはいえず，正確に解答することは困難であろう。これを機に糖尿病と関連性の高い癌を覚えておくとよい。

受験者つぶやき
- aではNASHを想起。
- またこんな問題かと萎えました。

Check ■■■

109G-36 嚥下機能評価において標準的に用いられるのはどれか。2つ選べ。

- a CT
- b MRI
- c 超音波検査
- d 内視鏡検査
- e バリウム造影検査

選択肢考察
- ×a 器質的変化を観察できるが，動きを観察することはできない。
- ×b 器質的変化の観察のみ。
- ×c 嚥下は機能評価で口腔から食道までの器質的疾患・各器官の動きを観察する。超音波では観察できない。
- ○d, ○e 嚥下機能評価に用いられる。

解答率 a 7.9%, b 2.1%, c 20.1%, d 82.8%, e 86.6%

ポイント 摂食・嚥下障害者機能検査には，嚥下内視鏡検査と嚥下造影検査が用いられる。嚥下内視鏡検査では，咽頭・喉頭の器質的疾患の有無，機能的異常の有無を観察する。検査時に，色水あるいは検査食を嚥下させ，嚥下した際の早期咽頭流入，嚥下反射惹起のタイミング，咽頭残留，喉頭流入，誤嚥の有無などを指標に嚥下機能を評価する。嚥下造影検査では，造影剤の動きや，嚥下器官の状態と動きの観察を透視下に行う。嚥下の口腔期，咽頭期，食道期のすべてを評価できる。

▶参考文献 チャート耳 189 RM S11
▶正解 d, e   LEVEL   正答率 70.8%

受験者つぶやき
- バリウムを飲み下す様子を経時的に撮影したビデオを耳鼻科で見せてもらいました。
- 内視鏡で動きを見て，あとはつっかえていないかバリウムで見るのかなと。

Check ■■■

109G-37 質問紙法による検査はどれか。2つ選べ。
- a Minnesota 多面人格検査〈MMPI〉
- b ベック〈Beck〉のうつ病自己評価尺度
- c 前頭葉機能検査［Frontal Assessment Battery〈FAB〉］
- d 簡易精神症状評価尺度［Brief Psychiatric Rating Scale〈BPRS〉］
- e Hamilton うつ病評価尺度〈Hamilton Rating Scale for Depression〉

選択肢考察　○a，○b　質問紙法である。
×c，×d，×e　面接法である。

解答率　a 81.5%，b 79.6%，c 4.5%，d 18.2%，e 15.8%

ポイント　質問紙法とは、一定の質問が印刷された質問紙を使用して、被検者の自己評定により回答させる心理検査をいう。一方、面接法とは、検査者が被検者を面接して実施し、検査者が結果を記述、分析する心理検査をいう。面接の質問項目がどの程度厳密に定められているかによって、「構造化面接法」「半構造化面接法」「非構造化面接法」にさらに分類される。

また、本問の選択肢にはないが、被検者が質問の意図や検査結果を予測して回答を操作しうるかという点で質問紙法と対比的に用いられる分類が投影法であり、Rorschach テスト、バウムテストなどが有名である。P-F スタディ、文章完成法テストは、質問紙を用いるが、この点で一般的には質問紙法には含めず、投影法に分類される。

参考文献　チャート 精66　コンパクト 198　標精 127　Rマ U16

正解　a，b　LEVEL ▮▮▮▯▯　正答率 72.2%

解説者コメント　例えば Rorschach テストは、構造化面接法であり、投影法である。精神科領域に限らず、用語の定義を確認し、レイヤーの異なる分類を混同しないようにしておくとよい。

受験者つぶやき
- 自己評価尺度と"自己"がつくのは自記式で、ただの評価尺度は評価者がいます。
- 自己評価というくらいだから質問紙法なのかなと思いました。

Check ■■■

109G-38 腎結石に対する体外衝撃波結石破砕術〈ESWL〉直後に起こり得る合併症はどれか。2つ選べ。
- a 血尿
- b 骨折
- c 腸管損傷
- d 皮下出血
- e 腎機能低下

選択肢考察
- ○a　結石が衝撃波により動くことで粘膜損傷が起こり、血尿が起こりうる。
- ×b　衝撃波に骨を折るほどの力はない。
- ×c　衝撃波が腎臓表面の細かい血管を損傷して腎被膜下出血を起こすことはありうるが、腸管損傷にまでは至らない。
- ○d　衝撃波は皮下を通過せざるをえないため、皮下出血は起こりうるが、その場合、数日で軽快することがほとんどである。
- ×e　破砕された結石の破片が尿管に閉塞を起こした場合は、尿管閉塞までは起こりうる。しかし両側で同時にこれが発生するのは極めてまれであり、しかも ESWL 直後に腎機能低

G　医学総論／長文問題

下にまで至るとは考えにくい。

解答率 a 97.4％, b 6.0％, c 11.8％, d 45.5％, e 39.0％
ポイント 直後に起こる合併症を問うていることに留意したい。
▶参考文献 チャート泌 153　標泌 309
▶正解 a, d　LEVEL　　　正答率 43.2％
解説者コメント ESWL 直後と問題文にはある。ESWL による尿管閉塞，急性腎盂腎炎などのために腎後性腎不全を起こすことを考えたとしても，腎機能低下は ESWL 直後には起こさない。

受験者つぶやき
・単純に衝撃波の通り道を選びましょう。
・皮下出血の方が出ますよね……。冷静に考えれば分かるのに間違えました。

Check ■■■

109G-39 脱水において上昇するのはどれか。**3つ選べ。**
　　a　血漿レニン活性〈PRA〉
　　b　心房性ナトリウム利尿ペプチド〈H. ANP〉
　　c　尿浸透圧
　　d　尿素窒素〈BUN〉/血清クレアチニン
　　e　尿中 Na 濃度

選択肢考察
○a　腎血流の減少によりレニン分泌は刺激される。
×b　体液量が増加して心房圧が上昇すると ANP 分泌が増加する。
○c　尿が濃縮されるため尿比重は上昇する。したがって尿浸透圧も上昇する。
○d　尿細管における尿素の再吸収が増加し，尿素の排泄が減少するため，血中尿素窒素/クレアチニン比は上昇する。
×e　尿細管における Na 再吸収が増加し，尿中 Na 排泄は減少する。

解答率 a 97.0％, b 1.8％, c 96.5％, d 96.6％, e 7.0％
ポイント 体液量，循環血液量の減少や増加に対し，レニン-アンジオテンシン-アルドステロン系，Na 利尿ペプチドおよび腎排泄機能などの調節系がどのような代償性変化を示すかを問う問題である。
▶参考文献 朝 118, 165　YN E24　みえる腎 63, 81
▶正解 a, c, d　LEVEL　　　正答率 90.3％
解説者コメント ほかに ADH，アルドステロン，カテコラミン（アドレナリン，ノルアドレナリン）などのホルモンや交感神経系による体液量の調節機序，そして，それにより心臓や腎臓などの循環器系臓器の機能がどのように変化するかを理解しておく。

受験者つぶやき
・これは大丈夫でしょう。
・機序を考えながら解きました。

> **Check** ☐☐☐
>
> **109G-40** 胎児への影響の観点から，妊婦に使用する抗菌薬として適切なのはどれか。**3つ選べ**。
> a セフェム系　　b ペニシリン系　　c マクロライド系
> d アミノグリコシド系　　e テトラサイクリン系

選択肢考察

○a β-ラクタム系抗菌薬が先天性の障害の原因になるという報告は見当たらない。

○b ペニシリン系はすべて胎盤を通過するが，脂溶性が低くイオン化しやすいため，大量に投与しない限り，治療域での使用が胎児に影響することはない。

○c マクロライド系抗菌薬は胎盤を通過するが，母体で腸管やその他の経路により吸収されるため，一般に胎児中では低濃度となり，比較的安全に使用できる。

×d 結核の治療で長期にわたってストレプトマイシンを使用した母親から生まれた子に第Ⅷ神経の損傷がみられたため，ゲンタマイシン以外のもの（トブラマイシン，アミカシンなど）は米国FDA分類のカテゴリーDとされ，妊娠中の使用は避ける。

×e テトラサイクリン系抗菌薬は簡単に胎盤を通過し，催奇形性作用（歯の着色やエナメル層形成不全など）が知られているので，米国FDA分類のカテゴリーDである。

解答率 a 97.7%，b 97.9%，c 96.4%，d 3.6%，e 2.5%

ポイント ペニシリン系，セファロスポリン系やその他のβ-ラクタム系抗菌薬は妊娠中，安全に使用できる。

FDA薬剤胎児危険度分類基準（FDA Pregnancy Category）

A	ヒトの妊娠初期3か月間の対照試験で，胎児への危険性は証明されず，またその後の妊娠期間でも危険であるという証拠もないもの。
B	動物生殖試験では胎仔への危険性は否定されているが，ヒト妊婦での対照試験は実施されていないもの。あるいは，動物生殖試験で有害な作用（または出生数の低下）が証明されているが，ヒトでの妊娠初期3か月間の対照試験では実証されていない，またその後の妊娠期間でも危険であるという証拠はないもの。
C	動物生殖試験では胎仔に催奇形性，胎仔毒性，その他の有害作用があることが証明されており，ヒトでの対照試験が実施されていないもの。注意が必要であるが投薬の利益がリスクを上回る可能性はある（ここに分類される薬剤は，潜在的な利益が胎児への潜在的危険性よりも大きい場合にのみ使用すること）。
D	ヒトの胎児に明らかに危険であるという証拠があるが，危険であっても，妊婦への使用による利益が容認されることもあり得るもの。
X	動物またはヒトでの試験で胎児異常が証明されている場合，あるいはヒトでの使用経験上，胎児への危険性の証拠がある場合，またはその両方の場合で，ここに分類される薬剤は，妊婦または妊娠する可能性のある婦人には**禁忌**である。

▶参考文献　みえる 産 382

▶正解　a，b，c　LEVEL　　　　　正答率 94.0%

解説者コメント 抗菌薬の催奇形性や胎児毒性に関する基本的な問題である。

受験者つぶやき
・d，eは小児と妊婦に使ってはいけない抗菌薬として有名です。
・妊娠時に禁忌となる代表的なものは把握しておきました。

Check ■ ■ ■

109G-41 84歳の女性。息苦しさと発熱とを主訴に家族に伴われて無床診療所に来院した。昨夜から元気がなかった。今朝から息苦しさと発熱とが出現したため受診した。5年前と2年前とに脳梗塞を発症し，要介護2と認定され訪問診療と訪問介護とを受けている。1日のほとんどを自宅内で過ごしており，排泄，入浴および着替えには一部介助が必要である。最近は食事のときにむせることが多くなった。体温38.6℃。脈拍104/分，整。血圧88/54 mmHg。呼吸数22/分。SpO₂ 89%（room air）。口腔内と皮膚とは乾燥し，右前胸部にcoarse cracklesを聴取する。

　まず行うべき対応として正しいのはどれか。
　a　胃瘻を造設する。
　b　在宅で点滴治療を開始する。
　c　適切な食事形態を指導する。
　d　地域医療支援病院へ紹介する。
　e　地域包括支援センターに連絡する。

アプローチ
① 84歳──→高齢症例である
② 息苦しさと発熱──→治療すべき症状がある症例である
③ 無床診療所に来院──→入院治療ができない施設での治療という設定である
④ 脳梗塞後で訪問診療，訪問看護を受け，介助を受けている──→状態が悪ければ入院治療を要する状態である
⑤ 体温38.6℃，脈拍104/分，血圧88/54 mmHg，SpO₂ 89%──→高熱，頻脈，血圧低下，酸素飽和度低下がある
⑥ 口腔，皮膚乾燥──→脱水の存在を示唆する所見である
⑦ 右前胸部にcoarse crackles聴取──→肺炎の存在を疑わせる所見である

鑑別診断　介護を要する高齢者にみられる感染増悪，脱水の存在が強く疑われる症例である。感染のフォーカスとしては酸素飽和度の低下と胸部聴診所見から肺炎が疑われる。

確定診断　肺炎，脱水症

選択肢考察
× a　誤嚥を繰り返す例に実施を考慮される処置であるが，胃瘻造設は安定した状態で実施すべきであり，本例で「まず行うべき対応」ではない。
× b　状態が不良であり，経過の観察と脱水のほか感染症の治療を要すると考えられ，適切でない。
× c　状態が不良であり，経過の観察と脱水のほか感染症の治療を要するため，食事形態調整は「まず行うべき対応」ではない。
○ d　状態が不良な例の脱水，感染症の治療を改善させることが重要であり，入院治療の適応である。
× e　介護保険法で定められた地域住民の保健・福祉・医療の向上などを総合的に行う機関であるが，連絡しても本例の病態を改善させることはできない。

解答率　a 0.1%，b 7.0%，c 3.3%，d 88.5%，e 1.1%

ポイント　外来治療が可能な状態か，入院治療を要する状態であるかを判断することが重要であり，高齢，基礎疾患や既往症がある例では治療の遅れが不可逆的に増悪につながる可能性があることを銘記すべきである。

▶参考文献　MIX 180　朝 753　YN I56　みえる 呼 121
▶正解　d　LEVEL　正答率 88.4%

解説者コメント 高齢化社会の進行とともに，合併症や基礎疾患を有する高齢症例が肺炎，脱水を起こして来院する機会が増加することが予測される．それに伴い，外来治療で対応できるか，それとも入院治療を要するかの判断を求められることが増え，全身状態を的確に把握して適切な診療ができる医師の需要が高まると考えられる．

受験者つぶやき
・A-DROP 4点だから超重症です．即入院．
・やばそうだから，転院搬送かなと．

Check ■■■

109G-42 30歳の男性．独身．半年後にA国への転勤が決まったため，渡航についての助言を求めて来院した．既往歴と家族歴とに特記すべきことはない．A国は，平均寿命は男性58歳，女性60歳．乳児死亡率（出生千対）52．主な死因はHIV感染症，肺炎，下痢性疾患およびマラリアである．公衆衛生上の脅威となるような感染症の流行情報はない．
　助言の内容として適切なのはどれか．
　a　渡航を中止する．
　b　HIV抗体検査を受ける．
　c　予防接種の計画を立てる．
　d　渡航について保健所に届ける．
　e　抗マラリア薬の服用を開始する．

アプローチ
①平均寿命は男性58歳，女性60歳──→WHOの2014年調査では，男性167位（アフガニスタン：58歳），女性168位（コンゴ：60歳）のレベルである
②乳児死亡率（出生千対）52──→WHOの2014年調査では33位（ラオス：54人）に次ぐレベルである
③主な死因はHIV感染症，肺炎，下痢性疾患およびマラリア──→発展途上国の死因である
④公衆衛生上の脅威となるような感染症の流行情報はない──→エボラ出血熱などの流行はない

選択肢考察
×a　渡航を中止するのは公衆衛生上の脅威となる感染症が流行しているような場合である．
×b　HIV抗体陰性でも，現在のところワクチンは存在せず，感染防止には役立たない．
○c　日本とは異なる感染症の存在も考えられ，あらかじめ予防接種の計画を立てておくことが勧められる．
×d　届出の義務はなく，また届け出ても海外の有用な情報は得られない．
×e　マラリア流行地での抗マラリア薬内服は予防的効果があるが，渡航の1～2週間前で充分であり，半年前からの服用の必要はない．

解答率 a 0.1％，b 7.7％，c 75.1％，d 6.5％，e 10.7％

ポイント 海外渡航の際には，厚生労働省や外務省のホームページで有用な情報が得られる．衛生状態の悪い国では特に渡航前の充分な情報収集・対策が必要である．

▶参考文献　チャート公 180　アラーム 2　SN 283
▶正解　c　LEVEL　　　　　　　　　　　　　　　　　　　正答率 75.0％

受験者つぶやき
・一般的にはA肝とか打つのだろうけど，文中には書いてないし……と色々悩み出してeを選んでしまいました．
・半年先ですし，cで．

Check ■■■

109G-43 ある工場の作業者において，過去5年間に16名の肝癌による死亡が確認された。死亡数が全国と比較して多いかどうかを知るために標準化死亡比を求めることとなった。
算出に必要な情報の組合せはどれか。

	全国のデータ	この工場の作業者のデータ
a	年齢階級別人口 ────────	年齢階級別肝がん死亡率
b	年齢階級別肝がん死亡率 ───	年齢階級別観察人年数
c	年齢階級別肝がん死亡率 ───	年齢階級別肝がん死亡率
d	年齢階級別肝がん死亡数 ───	年齢階級別観察人年数
e	年齢階級別肝がん死亡数 ───	年齢階級別肝がん死亡率

アプローチ ①標準化死亡比→「実際の死亡数/期待死亡数」を標準化死亡比〈SMR〉という。期待死亡数は，観察集団の年齢構成と，標準集団の年齢階級別死亡率を基に求める。

選択肢考察 ここでは標準集団＝全国，観察集団＝工場作業者となる。
×a，○b，×c，×d，×e

解答率 a 13.8%，b 53.1%，c 22.0%，d 3.8%，e 7.2%

ポイント 例えば，以下の例では SMR＝16/6.57＝2.44 となる。

	年齢階級別肝癌死亡率（/10万人）	観察人年数（10万）	期待死亡数（人）
25〜29歳	0.1	0.3	0.03
30〜34歳	0.3	0.3	0.09
35〜39歳	0.3	0.3	0.09
40〜44歳	1.1	0.3	0.33
45〜49歳	2.6	0.3	0.78
50〜54歳	6.7	0.2	1.34
55〜59歳	13.3	0.1	1.33
60〜64歳	25.8	0.1	2.58
計			6.57

▶**参考文献** MIX 18　チャート公 136　アラーム 184　SN 128

▶**正解** b　LEVEL　正答率 53.1%

受験者つぶやき
・5年間の累積死亡数しかわかってないので人年を使います。
・間違えました…公衆衛生今年は計算系に関わる所も結構多い。

109G-44

21歳の女性。美容師。妊娠の疑いと易疲労感とを訴えて来院した。妊娠には気付いていたが，これまで医療機関を受診しなかった。立ち仕事が多く疲れやすくなったため受診した。月経周期は不整。最終月経は記憶していない。体温37.1℃。脈拍64/分，整。血圧100/76 mmHg。子宮底は臍下2 cmで軟らかく触知する。内診で子宮口は閉鎖しており硬である。帯下に異常を認めない。経腹超音波検査で子宮内に胎児とその心拍動とを認め，児の推定体重は妊娠22週相当である。経腟超音波検査で子宮頸管長は35 mmである。切迫流早産はないと判断し，勤務を軽減する措置を講じるよう雇用者に伝えることにした。

医師が作成する書類はどれか。

a 妊娠届出書
b 母子健康手帳
c 在宅療養計画書
d 診療情報提供書
e 母性健康管理指導事項連絡カード

アプローチ

① 美容師 → 就業している
② 切迫流早産はない
③ 勤務を軽減する措置を講じるよう雇用者に伝えることにした → 医師が作成する書類を考える

選択肢考察

× a 妊娠届出書は，妊婦自身が作成し，市町村役場に提出して母子健康手帳の交付を受けるための書類である。

× b 母子健康手帳は，各市町村が作成する。

× c 在宅療養計画書は医師が作成するが，訪問診療に伴う書類である。

× d 診療情報提供書は，いわゆる「紹介状」であり，他の医療機関へ症状，診断，治療などの情報を伝える書類である。

○ e 母性健康管理指導事項連絡カードが，今回，医師が作成する書類であり，妊娠中および出産後の女性労働者が主治医等から受けた指導事項および必要な措置を，事業主に正確に伝える書類である。

解答率
a 0.2%，b 0.0%，c 0.0%，d 0.9%，e 98.8%

参考文献
チャート公 151　SN 216

正解
e　LEVEL　　　正答率 98.8%

受験者つぶやき
・母性健康管理指導事項連絡カード，名前が長い。
・労働系はeで。

G 医学総論／長文問題

Check ☐☐☐

109G-45 66歳の男性。町工場経営。左手首の切創の治療を希望し，かかりつけの診療所に1人で受診した。受傷の状況を尋ねると「気付いたら自分でナイフで切っていた」と言葉少なに答える。表情は陰うつである。傷は浅く出血は止まっている。
切創の処置を終えたあと，まず行うべきなのはどれか。
a 家族を呼ぶ。
b 精神科受診を勧める。
c 工場の経営状態を尋ねる。
d 向精神薬の服用を勧める。
e 抑うつ症状について尋ねる。

アプローチ
①気が付いたら自分でナイフで切っていた──衝動性の問題もしくは記憶障害
②表情は陰うつ──精神疾患の可能性を示唆
③傷は浅く出血は止まっている──身体的には急を要する状態ではない

鑑別診断 診断としてはうつ病のほか，解離性障害といった記憶が欠如する疾患も疑われる。うつ病などの気分障害をはじめとしてさまざまな精神疾患では，焦燥感が高まった時は自傷など衝動行為に至りやすくなる。本問に関しては情報が少ないため，診断は困難である。

確定診断 うつ病の疑い

選択肢考察
× a まずは状態像の把握が必要である。状態像を把握して，自傷行動や自殺企図を自制ができない状態であれば，できる限り本人に了承を得て家族を呼ぶ必要も出てくる可能性はある。
× b 状態像が分からないままでは，精神科受診を勧める理由を患者に説明できない。最終的には精神科受診を勧める必要性が高いと考えられる。
× c 因果関係は不明であり，状態像の把握より優先されるべき内容ではない。
× d 精神状態が分からないままでは向精神薬の選択ができない。
◯ e 正しい。現在の精神状態の把握が優先される。

解答率 a 1.9%，b 4.9%，c 0.2%，d 0.1%，e 92.9%

ポイント 自傷で訪れた患者への対応を問う問題。まずは診察して状態を把握することが必要である。精神科に紹介するにしても「手首を切っているので精神障害を疑われます。詳しくは聞いていません」というのはあまりにお粗末。状況をイメージすることが大切である。

▶**参考文献** チャート 精 209　コンパクト 206　標精 343　Rマ U33

▶**正解** e　LEVEL ▮▮▯　正答率 92.8%

解説者コメント 優先順位を問われる問題は，ほぼすべての選択肢が最終的にするべき内容であるために混乱する人もいるだろう。状況を想像することがポイントになってくる。

受験者つぶやき
・町工場経営，このご時世だとさぞかし辛い思いをしたのでしょう。まずは受け止めて。
・精神科を勧める前に患者の状態の把握が大事かなと思いeにしました。

Check ☐☐☐

109G-46 62歳の女性。事務職。特定健康診査で異常を指摘され来院した。自覚症状はない。既往歴に特記すべきことはない。飲酒はビール 350 mL，2 日に 1 回を 30 年間。身長 155 cm，体重 52 kg，腹囲 63 cm。血圧 144/92 mmHg。尿所見：蛋白（−），糖（−）。24 時間蓄尿から 1 日の塩分摂取量は 11 g と推定された。血液生化学所見：AST 11 IU/L，ALT 12 IU/L，γ-GTP 14 IU/L（基準 8〜50），トリグリセリド 45 mg/dL，LDL コレステロール 110 mg/dL，HDL コレステロール 89 mg/dL，血糖 91 mg/dL。

現時点での指示として適切なのはどれか。

a 禁酒　　b 減塩　　c 緑茶の摂取
d 脂質摂取量の制限　　e 糖質摂取量の制限

アプローチ
①ビール 350 mL，2 日に 1 回，30 年 → 飲酒量は適正範囲内
②身長 155 cm，体重 52 kg，腹囲 63 cm → BMI 21.6 であり体重，腹囲ともに適正範囲内
③血圧 144/92 mmHg → I 度高血圧
④塩分摂取量 11 g → 塩分摂取過剰
⑤血液生化学所見 → すべて基準範囲内

確定診断 I 度高血圧

選択肢考察
× a 飲酒量は適正範囲である。
○ b 高血圧者の塩分摂取量は 1 日 6 g 未満が推奨される。
× c 緑茶による降圧効果の報告もあるが，確立されたエビデンスはない。
× d 脂質は基準範囲内である。
× e 血糖値は基準範囲内である。

解答率 a 0.0％，b 99.7％，c 0.1％，d 0.1％，e 0.1％

ポイント
高血圧者に対する指導を問う問題である。『高血圧治療ガイドライン 2014』によれば，薬物療法の開始に先立ち，生活習慣の修正を指導することになっている。危険因子や臓器障害の程度により脳心血管リスクが低〜中等度リスクの場合には，1〜3 か月は生活指導のみで経過観察することを推奨している。食塩摂取量は『日本人の食事摂取基準（2015 年版）』では 1 日当たり男性 8.0 g 未満，女性 7.0 g 未満としており，日本高血圧学会では 6 g 未満としている。

参考文献 MIX 21　朝 133

正解 b　LEVEL ▮▮▯　正答率 99.7％

解説者コメント 生活習慣の指導に関する問題は，ここ数年出題が増えている。飲酒，喫煙，塩分摂取量，摂取エネルギー量，運動量などは適正範囲を把握しておきたい。

受験者つぶやき
・緑茶！ 少し引っかかりそうになりました。
・塩分 11 g に対してさらに減塩しろというのも酷な話だなあと思いつつも b に。

109G-47
25歳の初産婦。妊娠39週6日。陣痛発来のため入院した。陣痛は周期2分30秒，発作持続時間70秒。外診では第1頭位。内診で子宮口は7cm開大，展退度80％，児頭下降度はSP＋3cm，子宮頸部は軟，子宮口の位置は前方である。胎胞は認めない。卵膜を介して矢状縫合を1時から7時方向に触知し，子宮口の中央部に小泉門を触れるが大泉門は触れない。

正しいのはどれか。
a 破水している。
b 反屈位である。
c 過強陣痛である。
d 分娩第2期である。
e 児頭は嵌入している。

アプローチ
①陣痛周期2分30秒，発作持続時間70秒 ⟶ 子宮口7cm開大時の陣痛周期と発作持続時間の平均値である
②子宮口7cm開大，展退度80％，児頭下降度SP＋3cm，子宮頸部は軟，子宮口位置は前方 ⟶ Bishopスコア13点
③矢状縫合を1時から7時方向に触知，子宮口中央部に小泉門を触れる ⟶ 第1頭位であるので，第2回旋の途中である

鑑別診断 分娩第1期の所見として，陣痛周期，持続時間，回旋はすべて正常である。正常分娩の経過中と判断できる。

確定診断 正常分娩経過中（分娩第1期）

選択肢考察
× a 卵膜を介して矢状縫合を触知することから，未破水である。
× b 子宮口中央部に小泉門を触れ，大泉門を触れないので，屈位である。
× c 陣痛周期，発作持続時間は正常範囲内であり，過強陣痛ではない。
× d 子宮口全開大前であり，分娩第1期である。
○ e SP＋3cmであり，児頭は嵌入している。

解答率 a 4.4％，b 0.6％，c 4.1％，d 4.7％，e 86.2％
参考文献 MIX 249　チャート 産 109　みえる 産 236
正解 e　LEVEL　正答率 86.2％

受験者つぶやき
・SP＋3ですからeで。
・まあ問題ないでしょう。

109G-48
5歳1か月の女児。低身長を主訴に母親に連れられて来院した。幼稚園の身体測定で低身長を指摘された。出生時は身長48cm，体重2,750g。出生後に特記すべき異常は認めない。発達は正常であった。身長95.9cm（－2.5 SD），体重12.5kg（－2.0 SD）。体温36.8℃。脈拍96/分，整。血圧102/60 mmHg。顔貌に異常を認めない。心音と呼吸音とに異常を認めない。腹部は平坦，軟で，肝・脾を触知しない。

この疾患を鑑別するのに**有用でない**のはどれか。
a 指の長さ
b 成長曲線
c 甲状腺機能
d 両親の身長
e 手単純エックス線写真

アプローチ
① 5歳の幼稚園児，身長95.9 cm ⟶ 同世代と比べて明らかに小さい印象を与える
② 出生時身長 48 cm，体重 2,750 g，発達異常なし ⟶ 子宮内発育遅延はなく，現在の低身長以外には精神運動発達遅滞は認めない
③ 身長 −2.5 SD，体重 −2.0 SD で，身体所見にはほかに特記すべきことはない ⟶ 低身長症の定義に合致する

鑑別診断
低身長を診る際は，治療介入が可能な内分泌疾患を見逃さないことが重要である．子宮内発育遅延性低身長，成長ホルモン分泌不全性低身長症，甲状腺機能低下症，くる病，そして身体所見に比較的特徴のある Turner 症候群や Prader-Willi 症候群などが鑑別に挙がる．3〜4歳までは身長が大きく変化し，またこの時期の成長は栄養依存的でもあるため，多くの低身長児はこの時期から既に −2.0 SD を下回る．

確定診断 低身長

選択肢考察
× a 低身長と指の長さに関連性は認められない．高身長で長い四肢は Marfan 症候群を連想させる．
○ b 母子手帳や幼稚園の身体測定結果から作成するが，その際，肥満度も評価すべきである．
○ c 1回の採血検査でほぼ診断可能な低身長症として，甲状腺機能低下症やくる病などが挙げられる．
○ d 検査を行う前に出生時の状況や家族歴を把握すべきであり，特に両親の身長は家族性低身長を鑑別する上で重要である．
○ e 利き手と逆の手根骨を評価し，骨年齢を算出するため，手単純エックス線写真は重要である．

解答率 a 92.2%，b 0.2%，c 4.1%，d 3.1%，e 0.2%
参考文献 MIX 333　国小 10, 123, 132　チャート小 5, 95　R小 2, 168
正解 a　LEVEL　正答率 92.2%

解説者コメント 低身長は頻出問題のため，ぜひ押さえておきたい．
受験者つぶやき
・指の長さというのは Marfan を想起してしまいます．
・消去法で選びました．

109G-49

20歳の男性。大学へ行かないことを主訴に家族とともに来院した。2年前に大学に進学したものの半年後から行かなくなり，昼夜逆転の生活が続いている。趣味の集まりには月1回程度参加し，時に買い物に出かけたりするものの，その他は自室にこもり終日インターネットでゲームなどをして過ごしている。不規則ではあるが食事や入浴はしている。「仕方なく来院した」というが礼節は保たれ，質問に対して的確に回答し，表情の動きは自然である。身体所見に異常を認めない。

まず行うべき対応として適切なのはどれか。

- a 大学へ行くことを促す。
- b インターネットを禁止する。
- c 睡眠日誌をつけるよう指示する。
- d 趣味での外出を増やすよう助言する。
- e 今の生活について悩みがないか話し合う。

アプローチ

① 2年前に大学に進学したものの半年後から行かなくなり→適応障害が疑われる
② 趣味の集まりには月1回程度参加し，時に買い物に出かけたりするものの，その他は自室にこもり終日インターネットでゲームなどして過ごしている→準引きこもり状態
③ 礼節は保たれ，質問に対しては的確に回答し，表情の動きは自然である→統合失調症，うつ病などの明らかな精神障害は認められない

鑑別診断

現病歴より準引きこもり状態であるのは確かであるが，これだけの情報では診断には至らない。初診では精神障害が明らかでなくとも，診療を続ける中で何らかの精神症状が明らかになることも多い。その意味でも，まずは本人の話をしっかり聞き，経過をみていく必要がある。

確定診断

適応障害の疑い

選択肢考察

- ×a 大学に行かなくなった要因をアセスメントする必要がある。促すだけでは改善は見込めない。
- ×b 引きこもりの原因がインターネットにあるわけではないため，インターネットを禁止しても引きこもり状態は改善しない。
- ×c 睡眠障害が主訴ではないため，睡眠日誌の記録はまず行うべき対応とはならない。ただし，治療の中で概日リズム睡眠障害が問題となれば，睡眠日誌をつけることも必要となってくる。
- ×d 趣味での外出を増やしても単に外出する機会が増えるだけで，大学に行くようになったり，社会参加が増えるわけではない。
- ○e まずは本人の話を傾聴することが必要である。

解答率

a 0.1%，b 0.0%，c 0.6%，d 0.7%，e 98.5%

ポイント

内閣府が平成22（2010）年2月に実施した「若者の意識に関する調査（引きこもりに関する実態調査）」によると，「ふだんは家にいるが，近所のコンビニなどには出かける」「自室からは出るが，家からは出ない」「自室からほとんど出ない」に該当した者（「狭義の引きこもり」）が23.6万人，「ふだんは家にいるが，自分の趣味に関する用事の時だけ外出する」（「準引きこもり」）が46.0万人，「狭義の引きこもり」と「準引きこもり」を合わせた広義の引きこもりは69.6万人と推計される。

▶正解　e　LEVEL ▮▮▯　　正答率 98.5%

解説者コメント　引きこもりは疾患名ではなく状態像である。近年，社会問題化しており，その研究・対策は始まったばかりである。そのため教科書などでの記載も少なく，戸惑った受験生も多かったのではないだろうか。

受験者つぶやき　・特に精神疾患を疑わせる感じもないので，まずは認識の把握から。

Check ☐☐☐

109G-50　50歳の男性。3か月続く後頸部痛と肩こりとを主訴に来院した。症状は夕方に強いが，増悪はしておらず仕事に支障があるほどではない。市販の消炎鎮痛薬を貼付している。半年前に職場を変わり，仕事でほぼ1日中パソコンに向かってデスクワークを行っている。職場での人間関係は問題ない。後頸部から両肩にかけて筋緊張を認める。頸椎エックス線写真と頸部MRIとに異常を認めない。
　まず行うのはどれか。
　a　頸椎の牽引を行う。
　b　星状神経節ブロックを行う。
　c　トリプタンの皮下注射を行う。
　d　配置転換の希望を会社に出すように伝える。
　e　作業時間，パソコンの位置および姿勢を確認する。

アプローチ
①後頸部痛と肩こり
②ほぼ1日中パソコンに向かってデスクワークを行っている

鑑別診断　頸肩腕症候群の患者と思われる。本疾患は長時間のVDT作業に従事する者に発症しやすい。若年層にもみられ，男性よりも女性に発症しやすい。頸部・肩の運動療法，マッサージ療法，温熱療法が有効であるが，まずは症候性のものを除外する必要がある。原因が明らかでない場合は，心因性も考慮する。

確定診断　頸肩腕症候群の疑い

選択肢考察
× a，× b　頸椎その他の病変の確認など何も行っていない段階で，まず行うべき行為ではない。
× c　片頭痛の治療法である。この患者は，明らかに片頭痛患者ではない。
× d　職場での人間関係に問題はないとのことであるので，配置転換の必要はない。
○ e　原因としては有力であり，具体的な作業時間，パソコンの位置および作業姿勢を確認し，必要あれば適切な指導を行い，症状が改善するか否かを観察することが先である。

解答率　a 0.0%，b 0.1%，c 0.0%，d 0.0%，e 99.5%

ポイント
▶参考文献　MIX 25　チャート公 207　アラーム 131　SN 361

▶正解　e　LEVEL ▮▮▯　　正答率 99.5%

解説者コメント　本症は産業保健現場では頻度の高い疾患である。実際には，整形外科や内科で治療を受けることが多いが，国家試験では社会医学・衛生学の範囲になる。

受験者つぶやき　・まずは作業環境の確認。

Check ☐☐☐

109G-51 45歳の女性。1回経妊1回経産婦。昨日，市販のキットで妊娠検査を行ったところ陽性であったため来院した。1週前から空腹時に悪心を感じている。3年前に出産した第1子はDown症候群であった。第2子の妊娠について夫から出生前診断を受けてはどうかと提案されたという。
今後の対応として適切なのはどれか。
a　本人と夫との染色体検査を勧める。
b　夫同伴での遺伝カウンセリングを勧める。
c　出生前診断を実施せず，出産を勧める。
d　出生前診断を実施せず，人工妊娠中絶を勧める。
e　出生前診断で先天異常が疑われれば，人工妊娠中絶を勧める。

アプローチ
①45歳の女性 ⟶ 高齢妊婦
②第1子はDown症候群であった

選択肢考察
× a　両親の均衡型染色体異常（Robertson転座など）が関連する場合があるが，染色体不分離によるDown症候群は両親の染色体異常とは関連はない。
○ b　遺伝学的検査を行う前に遺伝カウンセリングを行う。
× c　出生前診断を行うべきであろう。
× d　絨毛採取や羊水穿刺などは，染色体異常症に罹患した児を分娩した既往を有する場合の妊娠について，夫婦からの希望があった場合に，検査前に遺伝カウンセリングを行った上で，インフォームドコンセントを得て実施する。
× e　母体保護法では，胎児の異常を理由とする人工妊娠中絶（胎児条項）は許されていない。

解答率　a 1.0％，b 98.5％，c 0.3％，d 0.1％，e 0.0％

ポイント
日本産科婦人科学会は平成25年6月に「出生前に行われる遺伝学的検査および診断に関する見解」を発表した。本見解では「出生前に行われる遺伝学的検査を実施する医師はその意義を十分理解した上で，妊婦および夫（パートナー）等にも検査の特性，得られる情報の診断的評価，さらに，遺伝医学的診断意義等について検査前によく説明し，適切な遺伝カウンセリングを行った上で，インフォームドコンセントを得て実施する」と述べられている。

参考文献　チャート 産 319　みえる 産 72

正解　b　LEVEL　正答率 98.4％

解説者コメント　「出生前に行われる遺伝学的検査および診断に関する見解」が理解されていれば解答は容易である。

受験者つぶやき
・遺伝カウンセリングが誤答肢になったのを見たことがありません。
・夫婦でというところもポイントなのかもしれません。

Check ■ ■ ■

109G-52 21歳の男性。右耳鳴を主訴に来院した。昨夜，ロックコンサートに行き，最前列で大音量の音楽を聴いた。コンサート終了直後から右耳鳴があり，今朝から右難聴も自覚したため受診した。
別に示すオージオグラム（**別冊 No.5 ①～⑤**）のうち，この患者に最も考えられるのはどれか。

 a ①　　b ②　　c ③　　d ④　　e ⑤

別　冊
No.5 ①～⑤

アプローチ
①昨夜，大音量の音楽を聴いた
②コンサート終了直後から右耳鳴
③今朝から右難聴

画像診断
① 右低音部に感音難聴
○：右気導閾値
×：左気導閾値
⊐＝左骨導閾値
⊏＝右骨導閾値

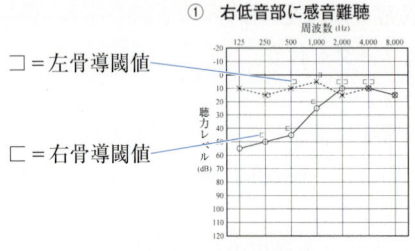

② 左混合性難聴

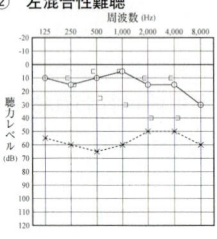

③ 右伝音難聴

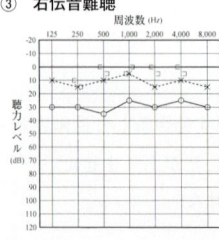

④ 右騒音性難聴
右 4,000 Hz dip（C^5-dip）

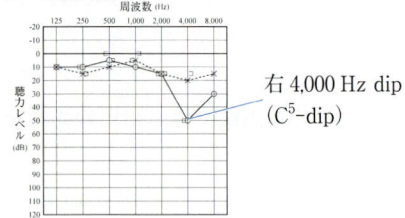

⑤ 右伝音性難聴　左聾

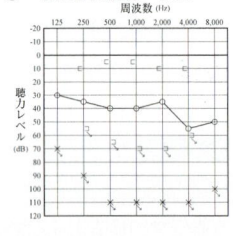

鑑別診断　ロックコンサートで大音響を聴いたために生じた，急性音響外傷を考える。大音響は内耳障害を惹起するため感音難聴（内耳性難聴）を起こす。

選択肢考察
× a　①は低音障害型感音難聴で，内リンパ水腫が原因で起こる。
× b　②は患側が異なり，左混合性難聴である。
× c　③は患側は右であるが，伝音難聴である。
○ d　④は 4,000 Hz に dip（C^5-dip）を認める感音難聴で，これは騒音の影響で起こる。

×e ⑤は右伝音難聴，左聾である。

解答率 a 3.8%，b 0.4%，c 5.3%，d 90.0%，e 0.4%
▶**参考文献** チャート耳 69　Rマ S42
▶**正解** d　LEVEL ■■□　　　　　　　　　　　　　　正答率 90.0%
受験者つぶやき
・長期間曝露でも短時間の強大音曝露でも，オージオグラムパターンは一緒みたいです。不思議。
・有名な形です。

Check ■■■

109G-53 36歳の女性。全身倦怠感を主訴に来院した。半年前から全身倦怠感が出現し，改善しないため受診した。20歳代後半から過多月経がある。血液所見：赤血球 337万，Hb 5.9 g/dL，Ht 18%，白血球 6,400，血小板 43万。血液生化学所見：総蛋白 6.8 g/dL，アルブミン 4.3 g/dL，総ビリルビン 0.5 mg/dL，AST 10 IU/L，ALT 6 IU/L，LD 144 IU/L（基準 176〜353），尿素窒素 11 mg/dL，クレアチニン 0.4 mg/dL，Fe 9 μg/dL。
この患者にみられるのはどれか。
a 網赤血球増加　　　b フェリチン低下　　　c ビタミン B_{12} 増加
d 不飽和鉄結合能低下　　e エリスロポエチン低下

アプローチ
①半年前からの全身倦怠感
②20歳代後半からの過多月経
③赤血球 337万，Hb 5.9 g/dL，Ht 18% ⟶ MCV53＝鉄欠乏性貧血

鑑別診断 半年前からの全身倦怠感の出現と，20歳代後半からの過多月経から，子宮筋腫による過多月経に伴う鉄欠乏性貧血が最も考えられる。

確定診断 子宮筋腫，鉄欠乏性貧血

選択肢考察
×a 子宮筋腫による過多月経ではしばしば，鉄欠乏性貧血を呈するため，網赤血球は減少する。
○b 鉄欠乏性貧血のため，貯蔵鉄を示すフェリチンは低下する。
×c ビタミン B_{12} は変わらない。
×d 鉄欠乏性貧血では不飽和鉄結合能は増加する。
×e エリスロポエチンは上昇する。

解答率 a 1.6%，b 97.8%，c 0.2%，d 0.4%，e 0.0%
ポイント 子宮筋腫によるその他の症状として，粘膜下筋腫による過多月経や月経時の疼痛，子宮筋腫による直腸圧迫による便秘ならびに子宮筋腫自体の増大による腹部膨満感なども記憶しておく必要がある。
▶**参考文献** MIX 96　チャート婦 189　みえる婦 132
▶**正解** b　LEVEL ■■□　　　　　　　　　　　　　　正答率 97.7%
解説者コメント 子宮筋腫に伴う貧血に関する設問であるが，鉄欠乏性貧血によるという思考に至れば解答は容易である。
受験者つぶやき
・貧血をみたらまず MCV を計算しましょう！　おおよそ 80 を切ってるか 100 を超えてるかだけ分かればいいので概算で十分です。
・HCV を計算して鉄欠乏と判断。

109G-54 63歳の男性。頭痛と複視とを主訴に来院した。半年前に下腿浮腫，筋力低下，倦怠感および皮膚乾燥があり自宅近くの診療所を受診した。TSH 3.7 μU/mL（基準 0.4〜4.0），FT₄ 0.3 ng/dL（基準 0.8〜1.8）の検査結果から甲状腺ホルモン補充療法（レボチロキシン 50 μg/日）が開始された。2か月前から食欲が低下し体重も減少してきていた。今朝，突然に右前額部痛，嘔吐および複視が出現したため救急外来を受診した。意識は清明。身長 169 cm，体重 69 kg（2か月前は 75 kg）。体温 36.8℃。脈拍 80/分，整。血圧 154/92 mmHg。右眼瞼下垂と右眼球外転偏位とを認める。四肢麻痺はない。頭部単純 MRI の T1 強調像の矢状断像（別冊 No. 6A）と冠状断像（別冊 No. 6B）を別に示す。

基礎疾患として最も考えられるのはどれか。

a 髄膜腫
b 動静脈奇形
c 下垂体腫瘍
d 内頸動脈瘤
e 原発性甲状腺機能低下症

別　冊
No. 6 A, B

アプローチ
①半年前・2か月前から異変，今朝，突然に右前額部痛，嘔吐および複視が出現──何らかの緩徐進行性病変を基礎に有し，脳血管障害あるいはそれに類似した急激な頭蓋内病態変化が生じたものと推測される
②下腿浮腫，筋力低下，倦怠感および皮膚乾燥，食欲が低下し体重も減少──甲状腺機能低下・副腎皮質機能低下が同時に生じていることから，二次性すなわち下垂体機能低下症（あるいはそれより上位の機能低下症）が存在していることが推測される
③TSH 3.7 μU/mL，FT₄ 0.3 ng/dL──下垂体機能低下に由来する甲状腺機能低下であることを裏付ける所見である
④右眼瞼下垂と右眼球外転偏位──右動眼神経麻痺

画像診断

A

B

頭部単純 MRI 矢状断の T1 強調像では，トルコ鞍内から鞍上部にかけて辺縁滑で境界明瞭な腫瘤の存在を認める（丸印）。腫瘤内部は脳実質と比較してやや高信号な領域と等〜やや低信号な領域が混在している。

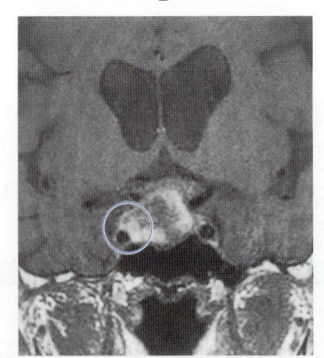

頭部単純 MRI 冠状断の T1 強調像では，同じく信号域が高〜やや低まで混在した境界明瞭な腫瘤が右側方へ進展し内頸動脈と接している（丸印）。一方，上方への進展はあるものの直上の視神経への圧迫はごく軽度である。

鑑別診断　「突然に右前額部痛，嘔吐および複視が出現した」「右眼瞼下垂と右眼球外転偏位」の語句のみに気をとられるとd：内頸動脈瘤，すなわち右内頸動脈-後交通動脈分岐部動脈瘤を選択したくなるが，症状は半年前から生じていることに注目したい。したがって突然発症した脳血管障害との鑑別という意味で設問内容だけからでもb：動静脈奇形も除外される可能性が高い。
　e：原発性甲状腺機能低下症では，FT_4 は低く TSH は高くなる。加えて臨床症状より下垂体あるいはそれより上位の機能低下症が疑われるが，MRI 画像所見より下垂体病変に帰着する。MRI 画像でみられる病変部のやや高信号域は，出血の超急性期を示唆する所見である。a：髄膜腫に関しては，鞍結節・鞍横隔膜からの発生もありうるが，腫瘍内出血は比較的まれであり，また提示された MRI 画像では発生母地への付着所見に乏しい。以上より，本症例はc：下垂体腫瘍を基礎疾患とし，腫瘍内出血すなわち下垂体卒中をきたしたものとの診断に至る。「複視・右眼瞼下垂・右眼球外転偏位」は，腫瘍内に出血が生じたことにより腫瘍内体積が急激に増し，元来右側方へ進展していた腫瘍が右動眼神経への急激な圧迫をもたらしたためと考えられる。

選択肢考察　「鑑別診断」参照。
　×a，×b，○c，×d，×e

解答率　a 2.3％，b 1.7％，c 77.4％，d 11.0％，e 7.5％

確定診断　下垂体腫瘍

参考文献　MIX 124　朝 2275　YN J204　みえる脳 434

正解　c　LEVEL　正答率 77.4％

解説者コメント　正解は，下垂体腫瘍を知ってさえいれば MRI 画像だけでもたどり着けるであろう。下垂体腫瘍において，時に下垂体卒中という脳血管障害エピソードが加わることがあることを受験者に知らしめる意図のある，教育的問題である。

受験者つぶやき
・一応甲状腺機能低下症に伴う下垂体過形成でも，下垂体卒中は起こる可能性がある，というのを後から知りました。本番は何も考えずにcに飛びつきましたが。
・これは意味不明だとみんなで騒ぎました。解説出たら読みます。

Check ■■■

109G-55　33歳の初産婦。妊娠41週0日。陣痛発来のため入院した。入院後，陣痛は次第に増強し，陣痛発来後16時間で2,630gの女児を正常経腟分娩した。児娩出後15分で胎盤を自然娩出した。第2度会陰裂傷に対し縫合を行った。産褥1日，周期的に下腹部痛があり排尿時に裂傷部に違和感があるという。また分娩後から排便がなく心配だという。意識は清明。体温37.2℃。脈拍80/分，整。血圧100/76 mmHg。子宮底は臍下1cmで硬である。両下肢に浮腫を認めるが，発赤や圧痛はない。乳房緊満感を認めない。内診で子宮に圧痛はなく，悪露は赤色である。会陰裂傷の創部はやや浮腫状だが，圧痛はない。
　説明として正しいのはどれか。
　　a　「排尿の異常があるので調べましょう」
　　b　「足の静脈の血栓症の疑いがあるので調べましょう」
　　c　「排便が遅れているので便を軟らかくする薬を処方します」
　　d　「おっぱいが張っていないのでホルモン検査をしましょう」
　　e　「下腹部の痛みは子宮収縮による後陣痛なので心配ありません」

アプローチ
① 33歳の初産婦，陣痛発来後16時間で2,630 gの女児を正常経腟分娩，児娩出後15分で胎盤を自然娩出→初産婦の平均分娩所用時間は12～16時間であり，分娩経過は正常
② 産褥1日，周期的に下腹部痛→子宮収縮による後陣痛による痛み
③ 産褥1日，排尿時に裂傷部に違和感，第2度会陰裂傷に対し縫合，会陰裂傷の創部はやや浮腫状だが，圧痛はない→会陰ならびに腟壁血腫の所見はなし
④ 産褥1日，分娩後から排便がなく→産後のマイナートラブルの一つに排便障害がある
⑤ 産褥1日，子宮底は臍下1 cmで硬→子宮復古は正常
⑥ 両下肢に浮腫を認めるが，発赤や圧痛はない→下肢の深部静脈血栓症の所見はない
⑦ 産褥1日，乳房緊満感を認めない→産褥3～4日ころに乳房緊満の状態となる

鑑別診断
陣痛は，妊娠・分娩・産褥期に自分の意思ではコントロールできずに（不随意に）反復する子宮筋の収縮である。陣痛には以下のような種類があり，本症例は後陣痛による子宮収縮である。

- 妊娠陣痛：妊娠期に起こる不規則な弱い子宮収縮で，痛みを伴わないことが多く，ブラクストン・ヒックス収縮ともいわれる。
- 前駆陣痛：妊娠末期において分娩が近づくと比較的頻繁に起こり，しばしば痛みを伴う不規則な子宮収縮である。
- 分娩陣痛：陣痛が10分おきに規則正しく起こるか，または1時間に6回以上の陣痛が起こる時をもって分娩開始とする。分娩経過に伴って，分娩第1期（開口期）陣痛，分娩第2期（娩出期）陣痛，分娩第3期（後産期）陣痛に分けられる。
- 後産（期）陣痛：胎児娩出後に胎盤や卵膜などの後産を娩出させるために再び起こる子宮収縮である。
- 後陣痛：胎盤が娩出した後に産褥期に不規則に起こる子宮収縮であり，子宮復古が促される。特に経産婦に強い傾向がある。

確定診断 後陣痛

選択肢考察
× a 第2度会陰裂傷の縫合がなされているため，排尿時に裂傷部分の表層組織に痛みを感じることがある。また，産後のマイナートラブルの一つに排尿障害がある。これは分娩時の児頭の下降により膀胱や尿道が圧迫され，知覚神経麻痺により一時的に尿閉や尿意の減弱などの排尿障害が起こるものである。
× b 下肢深部静脈血栓症の場合に両下肢に浮腫を認めることがあるが，発赤や圧痛はないため，血栓症は否定的である。Homan's sign（足関節の背屈により腓腹筋に疼痛が生じる）の出現にも注意する。
× c 産後のマイナートラブルの一つに排便障害がある。この原因は分娩時の児頭の下降により腹部や骨盤底の筋肉が伸展して傷ついていることがあるためであり，出産後初めての排便には困難が伴うことがある。便秘は子宮収縮を妨げるので，産褥3日目までに排便が認められない場合には緩下薬の与薬や浣腸を行う。
× d 産褥3～4日ころに，血液とリンパが乳腺や周囲組織に増加し，乳房が硬く触れ，熱感や圧痛を伴う乳房緊満の状態となるため，産褥1日ではホルモン検査は不要である。
○ e 子宮収縮による後陣痛による痛みである。

解答率 a 2.7%, b 0.5%, c 2.9%, d 2.1%, e 91.8%

会陰裂傷の分類

ポイント

第1度会陰裂傷	会陰の皮膚や腟粘膜の小部分および筋膜などの表面組織のみの裂傷
第2度会陰裂傷	表層組織と筋層（腟括約筋，浅会陰横筋）が損傷するが，肛門括約筋に及ばない
第3度会陰裂傷	肛門括約筋や直腸・腟中隔が損傷するが，直腸・肛門粘膜に及ばない
第4度会陰裂傷	会陰から直腸・肛門粘膜まで及ぶ損傷

▶参考文献　MIX 250　チャート産 150　みえる産 364
▶正解　e　LEVEL　　　　　　　　　　　　　　　　　　　　　　正答率 91.8%

解説者コメント　産褥期の正常経過（悪露や子宮復古の経過など）と異常ならびに産後のマイナートラブルについて問われている。マイナートラブルに対する知識がなければ，やや解答は困難である。

受験者つぶやき
・会陰裂傷は血流が良いのでわりとすぐ抜糸できるみたいです。
・後陣痛は問題ないかなあと。

Check ■ ■ ■

109G-56　78歳の男性。冠動脈バイパス術直後で手術室に入室中である。未覚醒で人工呼吸中である。脈拍88/分，整。血圧120/80 mmHg。動脈血ガス分析（吸入酸素濃度100%）：pH 7.30，$PaCO_2$ 50 Torr，PaO_2 200 Torr，HCO_3^- 24 mEq/L。術前と全身麻酔下手術の終了直後の胸部エックス線写真（別冊 No. 7A, B）を別に示す。

処置として適切なのはどれか。

　a　血腫除去術　　　　b　血栓溶解療法　　　　c　心嚢ドレナージ
　d　胸腔ドレナージ　　e　気管支内視鏡による吸引

別　冊
No. 7　A, B

アプローチ
①脈拍88/分。血圧120/80 mmHg──▶脈拍，血圧は正常
②動脈血ガス分析──▶呼吸性アシドーシスと酸素化障害がある（正常では濃度100% 酸素吸入時 PaO_2 は500 Torr を超えるはずである）
③胸部エックス線写真所見──▶術前は正常範囲内。術直後は右肺上葉に無気肺を認めるが，心タンポナーデ，気胸などの所見はない

画像診断

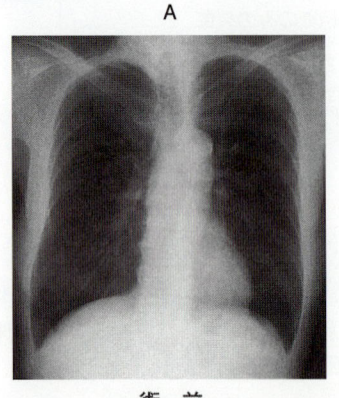

A　術前
正常所見である。

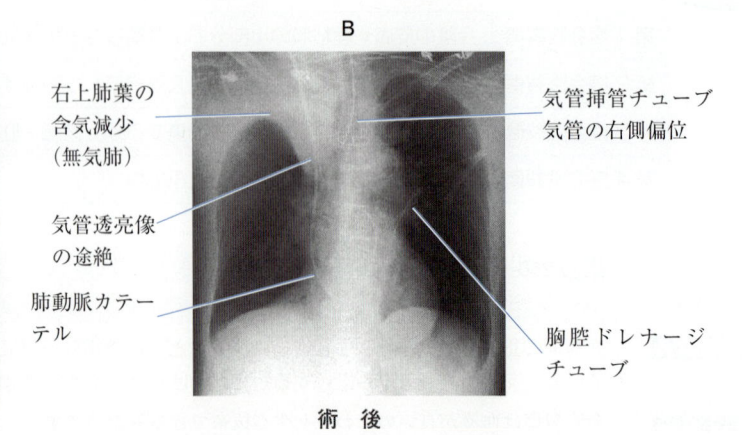

B　術後
- 右上肺葉の含気減少（無気肺）
- 気管透亮像の途絶
- 肺動脈カテーテル
- 気管挿管チューブ　気管の右側偏位
- 胸腔ドレナージチューブ

鑑別診断　動脈血ガス分析異常から，肺血栓塞栓症，気管支喘息などが考えられる。肺血栓塞栓症は「アプローチ」②および記載はないが呼気終末二酸化炭素濃度が低値であれば疑われるが，①から否定できる。人工呼吸中であるので，呼吸性アシドーシスの原因は，人工呼吸器設定不良による換気量不足に起因する医原的な可能性もある。気管支喘息は，病歴や気道内圧，聴診で診断できる。

確定診断　右肺上葉無気肺

選択肢考察
- ×a　術後の胸部エックス線写真所見では胸腔内に除去すべき血腫は確認できない。
- ×b　血栓溶解療法は肺血栓塞栓症に対して行われる。「アプローチ」②はあるが，ほかにこれを疑わせる所見はない。また，心臓手術直後の血栓溶解療法は術野からの後出血の危険性が高くなる。
- ×c　①から，心タンポナーデを疑う症状はない。
- ×d　術直後で胸腔ドレナージは行われており，③から気胸もない。
- ○e　広範な無気肺では，気管支内視鏡を用いて痰を除去する。

解答率　a 4.0%，b 1.3%，c 1.3%，d 9.9%，e 83.4%

ポイント　右肺上葉は無気肺の好発部位で，三角形の特徴的な陰影を示すので，診断は容易である。その他の好発部位は，心臓と重なった左肺下葉である。ここは臥床が長期間にわたると，肺が心臓に圧迫されて拡張不全を起こすことも一因となる。この場合は心臓の陰影と重なって見えるはずの胸部下行大動脈と横隔膜の陰影が消失する（シルエットサイン陽性）。

▶参考文献　標麻 262　標外 264

▶正解　e　LEVEL　正答率 83.4%

解説者コメント　この症例の胸部エックス線写真の読影はそれほど難しくはなく，それに対する処置も容易に解答できる問題である。

受験者つぶやき
・術後無気肺，全身麻酔の有名な合併症ですね！
・過去問に似たような問題がありました。

109G-57

Check ☐☐☐

38歳の女性。労作時息切れを主訴に来院した。幼少時に先天性僧帽弁狭窄症と診断され，経過観察されていた。1年前から買い物で長時間歩くと息切れを自覚していた。最近は家事でも息切れを生じるようになってきた。今回，精査の結果で人工弁置換術を施行する予定となった。

人工弁の種類（生体弁または機械弁）の選択において考慮すべきなのはどれか。
- a 挙児希望
- b う歯の有無
- c 左室収縮能
- d 僧帽弁の石灰化の程度
- e 三尖弁閉鎖不全症の合併

アプローチ

①労作時の息切れ，1年前から買い物で長時間歩くと息切れを自覚──→非特異的な心・肺疾患の症状ではあるが，心不全症状としては，NYHA分類Ⅱ度に相当する

②最近は家事でも息切れを生じる──→NYHA分類Ⅲ度に進展している

③幼少時に先天性僧帽弁狭窄症と診断──→左房負荷から静脈性肺うっ血を生じる

鑑別診断

リウマチ性であっても，先天性であっても，僧帽弁狭窄症〈MS〉の血行動態は同じである。左房圧の上昇→肺うっ血→右心不全，の病態となる。機械的な障害であり，機械的に治療するのが根治療法となる。

選択肢考察

生体弁と機械弁の違いは，前者では長期的な抗凝固療法（ワルファリンなど）が不要であり，後者では必要となることである。耐久性としては後者の方が優れており，この年齢（38歳）では後者を選択するのが普通である。しかしながら，ワルファリンは催奇形性が強く，挙児希望の場合，問題となる。挙児希望の場合はワルファリンの不要な生体弁の方が，妊娠可能で胎児も安全である。一方，挙児希望でない場合は，機械弁を用い，長期的な抗凝固療法を行うこととなる。したがってaが正解となる。その他の選択肢の因子は，弁の選択基準ではない。

　　○ a, × b, × c, × d, × e

解答率
a 91.9%, b 6.1%, c 0.8%, d 1.0%, e 0.2%

ポイント

もし機械弁を用いた僧帽弁置換手術を施行したのち，挙児希望で妊娠した場合は，ワルファリンを中止して，ヘパリンの点滴静注を抗凝固療法として行う。ヘパリンは分子量が大きく，胎盤を通過しないため，胎児にとって安全である。

参考文献
MIX 351　YN C102　みえる 循 189

正解
a　LEVEL　　　　　　　　　　　　　　　　　正答率 91.9%

受験者つぶやき
- 人工弁の選択はTECOMのTarget講座で強調されていたところです。
- 抗凝固薬は妊娠には注意なので，どっちにするか選ぶのに聞く質問は挙児希望かなと。

> **Check** ☐☐☐
>
> **109G-58** 32歳の女性。殺虫剤を飲んだということで搬入された。殺虫剤を飲んで嘔吐し，家族が救急車を要請した。搬入時，意識レベルJCSⅢ-200。体温36.0℃。脈拍80/分，整。血圧110/72 mmHg。呼吸数10/分。SpO₂ 98％（マスク6 L/分 酸素投与下）。瞳孔径は両側1 mm。流涙があり，鼻腔や口腔に分泌亢進を認める。便失禁があり，救急外来に到着したところで再び嘔吐して着衣が汚れている。
> 　初期対応で除染シャワーを使う目的として正しいのはどれか。**2つ選べ**。
> 　a　医療従事者などの二次汚染を防ぐ。
> 　b　殺虫剤が経皮吸収されるのを防ぐ。
> 　c　酸性の胃液による皮膚損傷を防ぐ。
> 　d　低体温にして消化管吸収を減らす。
> 　e　着衣をぬらして脱衣しやすくする。

アプローチ　①殺虫剤を飲んで嘔吐──→自殺企図を疑う
②両側縮瞳（瞳孔径1 mm），流涙，鼻腔や口腔の分泌亢進，嘔吐，便失禁──→有機リン農薬中毒を疑う（ムスカリン様症状）
③嘔吐，便失禁──→吐物や排泄物に殺虫剤成分が含まれている可能性大

鑑別診断　「アプローチ」①，②で示した通り，有機リン農薬による自殺企図と考えられる。脈拍80/分と徐脈ではないが，有機リン農薬中毒ではムスカリン様症状として徐脈があり，ニコチン様症状として頻脈があるので，徐脈でなくても有機リン中毒は否定できない。また，意識障害（JCSⅢ-200）と呼吸抑制（呼吸数10/分およびマスク6 L/分 酸素投与下でやっとSpO₂ 98％）は，重篤な急性中毒一般に共通する症状でもあるし，有機リンによる中枢神経症状とも考えられる。

確定診断　有機リン農薬による自殺企図の疑い

選択肢考察　
○a，○b　嘔吐，便失禁があり，吐物や排泄物に有機リン農薬が含まれている可能性が高い。有機リン農薬は経皮吸収でも中毒症状を起こしうるので，速やかに除染シャワーで除染を行い，有機リン農薬の経皮吸収を防ぐとともに医療従事者の二次汚染を防止する。
×c　胃液が皮膚に付着しても，通常は皮膚損傷が生じることはない。
×d　低体温では毒物の消化管吸収を減らすことはできない。消化管吸収を減らすためには，胃洗浄や活性炭投与を行う。
×e　着衣は濡れるとかえって脱衣しにくくなる。

解答率　a 99.3％，b 91.4％，c 6.4％，d 1.6％，e 0.4％

ポイント　1）除染の分類
　除染の方法には以下の3つがある。
①粗除染：目で見て明らかな汚染を除去することである。活性白土，粉石鹸，小麦粉などを汚染部分に散布し，布やウェットティッシュで拭き取る。
②乾的除染：水を用いない除染であり，脱衣やヘラでの汚染物質除去のことである。脱衣の除染効果は高く，80％以上とされている。
③水除染：脱衣後に水を使い除染するものであり，原因毒物により石鹸水や塩素系除染水を用いることもある。有機リン農薬はアルカリに弱いため，皮膚に付着した場合は石鹸で洗うとよい。

2）除染前のトリアージ
　除染前に，患者のトリアージを行う。
①直ちに救命処置が必要か否か。
②除染が必要かどうか。
③除染必要群は，歩行可能か不可能かに区別し，歩行可能群は自分自身による除染を行い，歩行不可能群は適切な防護を行った上で除染テント内での除染を行う。

▶参考文献　チャート 救146　標救 439
▶正解　　　a，b　LEVEL　　　　　　　　　　　　　　　　　　　　　　　　　　正答率 90.9%

解説者コメント　有機リン中毒の症状としては，縮瞳が最も頻度が高い（サリン中毒では縮瞳は 90% 以上に認められたと報告されている）。

受験者つぶやき
・一昨年，昨年に引き続き除染がテーマの出題です。うちの大学の救外の除染スペースでは，よくホームレスの方を洗ってます。
・経皮吸収もあるんだろうなと思って a，b に。

Check ■■■

109G-59　24歳の女性。両側手関節の痛みと発熱とを主訴に来院した。1か月前から両側手関節に疼痛と腫脹とを認めていた。2週前に潮干狩りに行き，3日後に発熱とともに日焼けした部分に水疱が生じた。その後改善しないため受診した。口腔に違和感を感じ鏡で見たところ，硬口蓋に地図状の発赤とびらんとを認めた。最近になって尿の異常な泡立ちがみられていた。
　予想される検査所見はどれか。**3つ選べ。**
　　a　赤沈亢進　　　　　　b　尿蛋白陽性　　　　　　c　血小板数増加
　　d　リンパ球数減少　　　e　血清補体価（CH_{50}）高値

アプローチ
①両手関節の疼痛と腫脹──▶ 2か所以上の末梢性関節炎
②潮干狩り後に水疱──▶ 日光過敏
③硬口蓋の発赤とびらん──▶ もし表皮を超えていれば口腔潰瘍
④尿の異常な泡立ち──▶ 蛋白尿の可能性。濃縮尿や糖尿の可能性もありうる

鑑別診断　症例の記載があいまいであるが，硬口蓋の発赤・びらんを口腔潰瘍，尿の異常な泡立ちを1日 0.5 g 以上か 3+ 以上の蛋白尿と解釈すれば，SLE のアメリカリウマチ学会診断基準（1997年）を充足する。「アプローチ」①から④まで各々に対応する鑑別診断は多数あるが，すべてを一義的に満たすのは SLE だけである。いささか強引な診断にならざるを得なかった。

確定診断　全身性エリテマトーデス〈SLE〉

選択肢考察
○a　慢性炎症性疾患であり，貧血，フィブリノゲン上昇のため赤沈は亢進する。
○b　SLE では腎障害は高頻度にみられる。蛋白尿軽度でも赤血球円柱があれば腎障害ありと判断される。
×c　自己免疫性溶血性貧血とともに SLE で頻発する血液異常である。またループスアンチコアグラント陽性例でも軽度（10 万以下）の血小板減少をみる。
○d　白血球減少（4,000 以下），リンパ球減少（1,000 あるいは 1,500 以下）が診断基準に含まれる。自己抗体，アポトーシス〈apoptosis〉の亢進などが考えられるが，機序は不明。
×e　免疫複合体産生が亢進し，補体は消費され，低下する。

解答率　a 98.3%，b 98.6%，c 7.2%，d 88.3%，e 6.6%

ポイント	微細な変更で記憶の必要はないが，1997年の診断基準ではリンパ球1,500以下，2012年の分類基準では1,000以下がリンパ球減少の定義となっている。また1997年の診断基準で除外されていた脱毛も2012年の分類基準では非瘢痕性脱毛として挙げられている。
▶参考文献	MIX 314　朝 1274　YN F59　みえる免 72
▶正解	a，b，d　LEVEL　　　　　　　　　　　　　　　　　　　　　正答率 85.8%
解説者コメント	よく知られていることであるが，SLEは活動期でもCRPは上昇しないか軽度の上昇をみるのみである。インターフェロンαなどのサイトカインの関与などが推察されているが原因は不明である。CRPが著しく上昇していることがあれば，感染の合併や漿膜炎（胸膜炎や腹膜炎）の存在に注意する。
受験者つぶやき	・どこからどう見ても典型的なSLEです。 ・SLEについては汎血球減少と補体低下は忘れないようにしていました。

Check

109G-60 72歳の男性。歩きにくさと転倒しやすいこととを主訴に車椅子で来院した。5年前に頸椎後縦靱帯骨化症に対して椎弓形成術を受け，その後T字杖歩行が可能となり在宅生活は自立したが四肢のしびれ感は続いていた。1週前に居室で転倒し，転倒直後には右足関節の痛みを自覚したが腫脹はなかった。右足関節の痛みは改善したが，歩行困難があり転倒しやすいため受診した。妻と娘との3人暮らし。要支援2の認定を受けている。意識は清明。体温36.4℃。脈拍72/分，整。血圧116/74mmHg。呼吸数24/分。徒手筋力テストで上肢は5，下肢は4である。つま先立ちと片足立ちとは不安定で転倒しやすい状態である。アキレス腱反射は軽度亢進している。右足関節エックス線写真に異常を認めない。
　この患者への対応として適切なのはどれか。**3つ選べ**。
　a　大腿四頭筋訓練　　b　自宅の環境整備　　c　電動車椅子処方
　d　短下肢装具処方　　e　バランス訓練

アプローチ	①72歳の男性──→高齢である ②歩きにくさと転倒しやすさ──→神経疾患を考える ③頸椎後縦靱帯骨化症──→頸髄症状の可能性 ④1週前に転倒し右足関節痛，痛み改善──→大した障害なし ⑤意識清明，バイタル正常──→全身状態良好 ⑥徒手筋力テスト上肢5，下肢4──→筋力正常である ⑦アキレス腱反射軽度亢進──→頸髄症状が少し残存と考える ⑧右足関節エックス線写真異常なし──→足関節障害なし
鑑別診断	頸椎後縦靱帯骨化症の術後の症状であるが，脳血管疾患の症状と鑑別しなくてはならない。しかし片麻痺症状がなく，脳血管疾患は考えにくい。
確定診断	頸椎後縦靱帯骨化症による歩行困難
選択肢考察	○a　大腿四頭筋は体の中で最大の筋であり，歩行に重要な役割を果たす。歩行訓練では大腿四頭筋訓練は必須である。 ○b　自宅の改修は歩行障害の患者にとっては重要である。トイレ，風呂場，廊下，階段の手すり，段差の改修などが必要である。 ×c　T字杖で歩行し，在宅で自立生活を送っているため，電動車椅子は必要ない。 ×d　下垂足などの下腿筋麻痺がないため，短下肢装具は必要ない。

	○ e 歩行困難，転倒しやすいなどがあるため，片足立ちなどのバランス訓練が必要である。
解答率	a 74.9%，b 95.7%，c 0.6%，d 35.6%，e 92.1%
ポイント	頸椎後縦靱帯骨化症は脊髄の前方の後縦靱帯が骨化して脊髄を圧迫するもので，これによる脊髄症状による歩行困難，転倒のしやすさが理解されれば簡単に分かるであろう。
▶参考文献	標整 924
▶正解	a，b，e　LEVEL　　　　　　　　　　　　　　　　　　正答率 63.2%
解説者コメント	手術後の回復期リハビリテーションについての出題である。今後は疾患についての出題だけでなく，その後のリハビリについての出題が多くなると考えられる。
受験者つぶやき	・バランス訓練とは具体的にどのようなことをするのでしょう？ ・下肢装具でどうなるかよく分かりませんでしたが，a，b，eで。

Check ■ ■ ■

次の文を読み，61〜63の問いに答えよ。
72歳の男性。全身倦怠感を主訴に来院した。
現病歴：7日前に自宅を出たところでつまずいて転倒し，腰痛が生じたため自宅近くの診療所にて鎮痛薬を処方されて頻回に服用していた。3日前から全身倦怠感と食欲低下とを自覚していたが，今朝になり食事がとれなくなったため家族に付き添われて受診した。
既往歴：中学生時に虫垂炎。高血圧症，糖尿病および脂質異常症で内服治療中。
生活歴：喫煙は60歳まで20本/日を40年間。12年前から禁煙している。飲酒は機会飲酒。
家族歴：父親が肺癌で死亡。母親が脳卒中で死亡。
現　症：意識レベルは JCS I-1。身長 160 cm，体重 66 kg。体温 36.4℃。脈拍 52/分，整。血圧 120/60 mmHg。呼吸数 18/分。SpO₂ 98%（room air）。眼瞼結膜と眼球結膜とに異常を認めない。頸静脈の怒張を認めない。心音と呼吸音とに異常を認めない。腹部は平坦，軟で，肝・脾を触知しない。浮腫を認めない。
検査所見：血液所見：赤血球 383万，Hb 11.0 g/dL，Ht 34%，白血球 8,400，血小板 22万。血液生化学所見：総蛋白 7.0 g/dL，アルブミン 3.5 g/dL，総ビリルビン 0.9 mg/dL，AST 34 IU/L，ALT 42 IU/L，LD 341 IU/L（基準 176〜353），ALP 281 IU/L（基準 115〜359），γ-GTP 48 IU/L（基準 8〜50），アミラーゼ 74 IU/L（基準 37〜160），CK 162 IU/L（基準 30〜140），尿素窒素 32 mg/dL，クレアチニン 1.6 mg/dL，尿酸 8.4 mg/dL，血糖 124 mg/dL，HbA1c 6.8%（基準 4.6〜6.2），Na 138 mEq/L，K 7.8 mEq/L，Cl 108 mEq/L。CRP 0.3 mg/dL。

109G-61 直ちに行うべき検査はどれか。
　　　a　頭部 CT　　　b　心エコー検査　　　c　尿中薬物検査
　　　d　12誘導心電図　　　e　胸部エックス線撮影

109G-62 投与すべき薬剤はどれか。
　　　a　ドパミン　　　b　アトロピン　　　c　アドレナリン
　　　d　アミオダロン　　　e　グルコン酸カルシウム

109G-63 今回対応した病態に関連する内服薬として推測されるのはどれか。2つ選べ。
　　　a　スルホニル尿素薬
　　　b　HMG-CoA 還元酵素阻害薬
　　　c　非ステロイド性抗炎症薬〈NSAIDs〉
　　　d　ジヒドロピリジン系カルシウム拮抗薬
　　　e　アンジオテンシン変換酵素〈ACE〉阻害薬

アプローチ
①転倒後，腰痛に対して鎮痛薬を頻回に服用──▶腎障害や胃潰瘍のリスク
②3日前から全身倦怠感，食欲低下，今朝から食事がとれなくなった──▶消化器症状だけでなく全身症状？
③高血圧，糖尿病，脂質異常症で内服治療中──▶内服薬剤は？
④バイタルサインは問題ないが，脈拍 52/分とやや徐脈傾向
⑤Hb 11.0 g/dL（軽度の貧血）──▶全身症状が出るほど重度の貧血ではない
⑥HbA1c 6.8%，血糖 124 mg/dL ──▶血糖の管理はそれほど不良ではない
⑦尿素窒素 32 mg/dL，クレアチニン 1.6 mg/dL ──▶腎障害あり，急性？　慢性？
⑧K 7.8 mEq/L ──▶重度の高カリウム血症

⑨ Na 138 mEq/dL, Cl 108 mEq/L ⟶ （Na−Cl）＝30, AG〈アニオンギャップ〉正常とすると推定重炭酸イオン濃度は 18 mEq/L となり, 代謝性アシドーシスの存在が示唆される

鑑別診断 鎮痛薬頻回使用後に消化器症状を呈したことから上部消化管潰瘍, 急性胃粘膜病変〈AGML〉も鑑別に挙がるが, 上腹部疼痛症状がないこと, 吐血, 黒色便などがないこと, 倦怠感など全身症状を伴うことから一元的に説明できなくなる。血糖コントロールが著明に不良な状態（高血糖高浸透圧症候群, 糖尿病性ケトアシドーシス）は検査値より否定的。軽度の腎機能障害および高カリウム血症と代謝性アシドーシスによる病態と考えられる。

確定診断 高カリウム血症, 代謝性アシドーシス, 腎機能障害（鎮痛薬による薬剤性腎障害の疑い）

[61]

選択肢考察
× a 転倒後の慢性硬膜下血腫などの存在の除外にはなるが, 本症例の症状には合わないし, 緊急性はない。
× b 自覚症状と現症を考え併せると, 心不全や溢水の兆候はない。
× c 何らかの薬物による病態への関与も完全に否定しきれるものではないが, 緊急性はない。
○ d 致死的不整脈や心停止を起こしうる重度の高カリウム血症を呈し, 徐脈傾向であることから至急に 12 誘導心電図の確認が必要である。
× e 肺野や心縦隔陰影の情報はある程度得られるが, 緊急性はない。

解答率 a 1.0％, b 0.9％, c 1.6％, d 96.2％, e 0.3％

[62]

選択肢考察
× a 血行動態は安定しており, 投与の必要はない。
× b やや徐脈ではあるが, 現時点で心拍数は保たれ, 血行動態は安定しており, 投与の必要はない。
× c a と同様, 血行動態は安定しており, 投与の必要はない。
× d 難治性の致死的心室性不整脈の出現が投与の適応である。
○ e 現時点では, 高カリウム血症による致死的不整脈の発生を防止するために心筋細胞膜の安定化を図るべく, グルコン酸カルシウムの投与が最適である（次にグルコース・インスリン・重曹投与, カリウム吸着薬投与, 最終的に血液透析と, 血清 K 値を下げる治療を併せて進めていく）。

解答率 a 0.2％, b 0.3％, c 0.1％, d 0.5％, e 98.7％

[63]

選択肢考察
× a スルホニル尿素薬は腎障害時に遷延性低血糖やインスリン過剰による低カリウム血症を起こす可能性はあるが, 本症例には関係ない。
× b HMG-COA 還元酵素阻害薬は横紋筋融解症による高カリウム血症を起こす可能性はあるが, 本症例では CK 値はほぼ正常であり関係ない。
○ c 急性腎障害および高カリウム血症の原因として考えられる。
× d ジヒドロピリジン系カルシウム拮抗薬で腎障害は起こしにくい。
○ e アンジオテンシン変換酵素〈ACE〉阻害薬はしばしば, 高カリウム血症と急性腎障害を起こしうる。特に, 脱水状態時や NSAIDs との併用時にその危険性が高くなる。

解答率 a 10.5％, b 59.7％, c 60.2％, d 9.3％, e 58.9％

ポイント NSAIDs と ACE 阻害薬による急性腎障害と高カリウム血症（＋代謝性アシドーシス）は実地臨床ではよくみられる病態である。重度の高カリウム血症に遭遇した時の緊急時の優先すべき検査・処置（心電図→Ca 投与で膜安定化→K を下げる治療）と, 高カリウム血症および急

性腎障害を起こす原因の鑑別を進めていく手順が問われている。

▶参考文献　MIX 224　YN E33　みえる 腎 94

▶正解
[61] d　LEVEL　　　　　　　　　　　　　　　　　　　　　正答率 96.1%
[62] e　LEVEL　　　　　　　　　　　　　　　　　　　　　正答率 98.7%
[63] c, e　LEVEL　　　　　　　　　　　　　　　　　　　　正答率 25.4%

解説者コメント
[61]　重度の高カリウム血症を診たらまずは心電図の確認である。
[62]　致死的不整脈の発生を予防するのに最も即効性のあるのはグルコン酸 Ca 投与である。
[63]　NSAIDs と ACE 阻害薬（の併用）は急性腎障害・高カリウム血症の有名な副作用。

受験者つぶやき
[61]・血液生化が分かる前に 12 誘導心電図取ってるだろ！　ってのは無粋な突っ込みですよね。
　　・カリウムが高いので心電図はみとかないと，と思いました。
[62]・カルチコール®。
　　・また K を下げる問題。
[63]・CK は転倒や筋注なんかでも上がってしまうのでした。横紋筋融解症ならもっと CK が上がります。
　　・これは分かりません。どれなんでしょう。

次の文を読み，64～66の問いに答えよ。

86歳の女性。発熱と呼吸困難とを主訴に来院した。

現病歴：ADLは自立していたが半年前から時々食事中にむせることがあった。2日前から咳や痰を伴う38℃台の発熱が出現した。しばらく自宅で様子をみていたが，今朝になり呼吸困難も生じたため同居中の長女に付き添われて受診した。

既往歴：60歳ころから高血圧症，80歳ころから心房細動で投薬治療中。

生活歴：喫煙歴と飲酒歴とはない。

家族歴：父親が心筋梗塞で死亡。母親が胃癌で死亡。

現症：意識レベルはJCS I-3。身長150 cm，体重54 kg。体温38.4℃。脈拍112/分，不整。血圧152/72 mmHg。呼吸数24/分。SpO₂ 94%（鼻カニューラ2 L/分 酸素投与下）。頸静脈の怒張を認める。Ⅲ音を聴取する。Ⅳ音を聴取しない。心尖部を最強点とするⅢ/Ⅵの汎〈全〉収縮期雑音を聴取する。右背下部でcoarse cracklesを聴取する。腹部は平坦，軟で，肝・脾を触知しない。両側下腿に浮腫を認める。

検査所見：尿所見：蛋白（−），糖（−），潜血1+，沈渣に白血球を認めない。血液所見：赤血球347万，Hb 9.9 g/dL，Ht 30%，白血球10,200（桿状核好中球30%，分葉核好中球45%，好酸球1%，好塩基球1%，単球6%，リンパ球17%），血小板28万。血液生化学所見：総蛋白5.4 g/dL，アルブミン2.7 g/dL，総ビリルビン0.9 mg/dL，AST 28 IU/L，ALT 26 IU/L，LD 280 IU/L（基準176～353），ALP 174 IU/L（基準115～359），γ-GTP 24 IU/L（基準8～50），アミラーゼ72 IU/L（基準37～160），CK 135 IU/L（基準30～140），尿素窒素27 mg/dL，クレアチニン1.1 mg/dL，尿酸6.9 mg/dL，血糖112 mg/dL，HbA1c 6.0%（基準4.6～6.2），Na 133 mEq/L，K 4.0 mEq/L，Cl 97 mEq/L。CRP 7.4 mg/dL。胸部エックス線写真で右下肺野浸潤影，肺血管陰影の増強，右肋骨横隔膜角鈍化，右第2弓の二重陰影および左第4弓の突出を認める。12誘導心電図で心拍数110/分の心房細動を認める。

109G-64 経胸壁心エコー検査で予想されるのはどれか。
 a 大動脈弁狭窄症　　b 大動脈弁閉鎖不全症　　c 僧帽弁狭窄症
 d 僧帽弁閉鎖不全症　　e 肺動脈弁狭窄症

109G-65 次に行うべきなのはどれか。
 a 喀痰培養　　b 腰椎穿刺　　c 嚥下機能検査
 d 呼吸機能検査　　e 経食道心エコー検査

109G-66 入院し，ベッド上安静とした上で治療を開始した。入院3日目には発熱と呼吸不全とは改善した。同日の夕方から落ち着きがなくなり，夜には大声をあげるようになった。翌日に撮影した頭部CTで脳全体の萎縮を認める。
 今後の対応として正しいのはどれか。
 a 胃瘻造設　　b 身体拘束
 c 早期離床　　d 認知症治療薬の投与
 e ベンゾジアゼピン系睡眠薬の経口投与

アプローチ
① 86歳──→高齢者特有の疾患を考える
② 食事中にむせやすい──→誤嚥性肺炎の危険性がある
③ 咳や痰を伴う38℃台の発熱と呼吸困難──→感染性の呼吸器疾患を示唆する

④呼吸数 24/分，SpO₂ 94%（酸素投与下）──→肺疾患の存在を示唆する
⑤頸静脈の怒張，両側下腿浮腫──→心不全の合併を示唆するが，下腿浮腫については低アルブミン血症の関与も考慮される
⑥心尖部の汎収縮期雑音とⅢ音聴取──→僧帽弁閉鎖不全がある
⑦右背下部で coarse crackles 聴取──→限局的な肺疾患を示唆する
⑧白血球 10,200，核左方移動，CRP 7.4 mg/dL──→感染症がある
⑨胸部エックス線で右下肺野浸潤影──→肺炎を疑う
⑩右第2弓の二重陰影，左第4弓の突出──→僧帽弁膜症の存在を疑う
⑪心電図上，心拍数 110/分の心房細動──→僧帽弁膜症の存在と合致し，心不全のリスクとなる

鑑別診断 食事中むせやすい高齢者では誤嚥性肺炎が起こりやすい。本例も呼吸器感染症状と右背下部の肺雑音，胸部エックス線上の右下肺野の浸潤像所見により誤嚥性肺炎の疑いが濃厚である。基礎には心房細動を伴った僧帽弁閉鎖不全を有し，頸静脈怒張，Ⅲ音聴取があり，心不全も併発している。呼吸器症状は肺うっ血によるとも考えられるが，肺雑音は両側ではなく，右下背部に限局し，胸部エックス線所見からも肺炎によると考えるべきである。

確定診断 誤嚥性肺炎

[64]
選択肢考察
× a 収縮期駆出性心雑音を胸骨右縁，第2肋間で聴取する。
× b 胸骨左縁，第3,4肋間で拡張期灌水様雑音を呈する。拡張期血圧は低下し，脈圧は増大する。
× c 心尖部で拡張期ランブル雑音を聴取する。
○ d 心尖部で汎収縮期雑音を聴取する。
× e 胸骨左縁，第2肋間で収縮期駆出雑音を聴取する。

解答率 a 0.8%，b 0.8%，c 1.2%，d 97.0%，e 0.2%

[65]
選択肢考察
○ a 適切な抗菌薬の選択を行うために，起炎菌の同定は重要である。
× b 髄膜炎症状はなく，適応はない。
× c 肺炎治療が優先され，肺炎改善後に行ってもよい。
× d 肺炎治療が優先され，当面不要。
× e まずは，経胸壁心エコー検査を行うべきである。

解答率 a 81.2%，b 0.1%，c 4.4%，d 0.4%，e 13.9%

[66]
選択肢考察
× a 経口摂取ができなくなったわけではないので適応なし。
× b 患者の一時的な夜間せん妄の改善には逆効果となる。
○ c 安静解除が患者の一過性の精神障害寛解に有効。
× d 夜間せん妄のような一時的な精神障害の改善に効果はない。
× e 不眠がせん妄の原因となるが，睡眠薬の使用は呼吸に対し抑制的で，誤嚥を誘発させてしまうことがある。

解答率 a 0.4%，b 0.1%，c 91.0%，d 3.4%，e 5.1%

ポイント 高齢者は心，肺，腎などの複数の重要臓器障害を有することが多い。認知症，嚥下反射低下による誤嚥のリスク，摂食不良による低栄養，低アルブミン血症，褥瘡のリスク，四肢運動機能の低下，排便・排尿機能の障害，環境の変化による一過性の精神障害など高齢者特有の病態

生理についての広い知識と，それらに対する適切な対応などの臨床現場での経験が大切である。

▶参考文献　MIX 160　朝 544　YN C94　Rマ U3　みえる循 100

▶正解
- [64] d　LEVEL　　　正答率 96.9%
- [65] a　LEVEL　　　正答率 81.1%
- [66] c　LEVEL　　　正答率 91.0%

解説者コメント　高齢化社会に対応できる医師の育成が叫ばれている現状が国試問題にも反映されている。

受験者つぶやき
- [64]・注意深く所見を拾いましょう。こういうところで落とすと痛いです。
  ・汎収縮期雑音などから僧帽弁閉鎖不全を選びました。
- [65]・抗菌薬を入れる前じゃないと培養できません。
  ・起炎菌を突き止めたい。
- [66]・早期離床が不正解になることなんてあるのでしょうか。
  ・CTは老人性を示しているのでしょうか。よく分かりませんでしたが，cに。

Check ■ ■ ■

次の文を読み，67〜69の問いに答えよ。

62歳の女性。胃病変の精査と内視鏡治療とを希望して来院した。

現病歴：3年前に胸やけがあり，自宅近くの医療機関で上部消化管内視鏡検査を施行され，逆流性食道炎と診断された。その後，近くの診療所でプロトンポンプ阻害薬を投与されていた。1か月前から再度，食後や就寝後に胸やけが生じるようになったため，同じ医療機関で上部消化管内視鏡検査を受けたところ，逆流性食道炎は治っているが胃に異常があると言われた。胃病変が心配になりインターネットで検索した結果，早期の癌は内視鏡で治療できると記載があったため，胃病変の精査と内視鏡治療とを希望して受診した。

既往歴：5年前から高血圧症で治療中。

生活歴：喫煙歴と飲酒歴とはない。

家族歴：父親が糖尿病。

現　症：意識は清明。身長 156 cm，体重 48 kg。体温 36.2℃。脈拍 68/分，整。血圧 114/76 mmHg。呼吸数 14/分。眼瞼結膜と眼球結膜とに異常を認めない。甲状腺腫と頸部リンパ節とを触知しない。心音と呼吸音とに異常を認めない。腹部は平坦で，心窩部に圧痛を認めるが腫瘤は触知しない。

検査所見：尿所見：蛋白（−），糖（−），潜血（−），沈渣に白血球を認めない。血液所見：赤血球 400 万，Hb 12.1 g/dL，Ht 40%，白血球 8,200，血小板 30 万。心電図と胸部エックス線写真とに異常を認めない。上部消化管内視鏡像（別冊 No. 8A，B）を別に示す。

別　冊
No. 8　A，B

109G-67　考えられる診断はどれか。
a　胃 GIST
b　1型胃癌
c　0-Ⅱa型胃癌
d　胃底腺ポリープ
e　胃 MALT リンパ腫

109G-68　別に示す生検組織の H-E 染色標本（別冊 No. 9 ①〜⑤）のうち，この病変と考えられるのはどれか。
a　①　　b　②　　c　③　　d　④　　e　⑤

別　冊
No. 9　①〜⑤

109G-69　胃病変への対応として適切なのはどれか。
a　胃切除術
b　経過観察
c　放射線療法
d　内視鏡的粘膜下層剥離術
e　内視鏡的ポリープ切除術

アプローチ
①3年前に上部内視鏡検査で逆流性食道炎と診断──→それ以前には胃の病変は指摘されていない

②腹部に腫瘤は触知しない──→腹部の大きな腫瘍は否定できる

③血液所見 ──→ 貧血はなく，出血するような病変は除外できる

画像診断

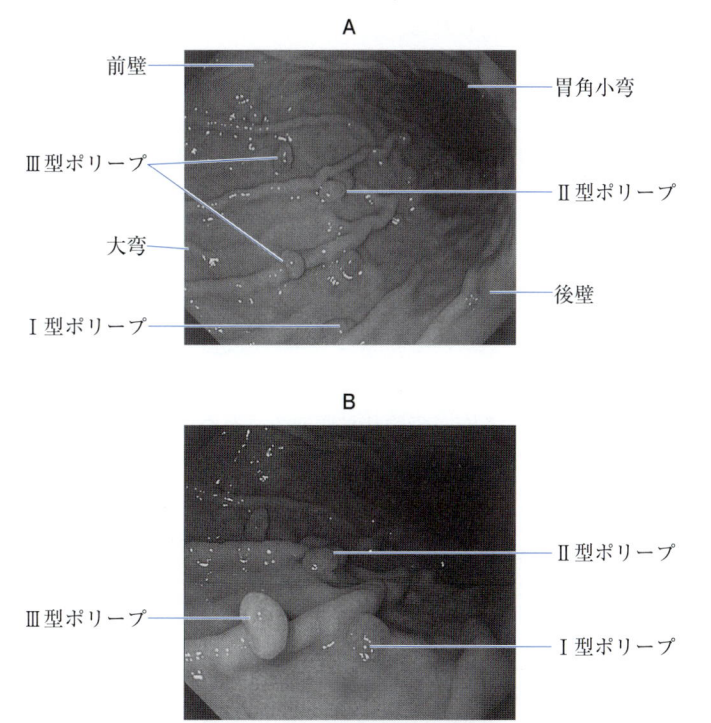

A

前壁／胃角小弯／Ⅲ型ポリープ／Ⅱ型ポリープ／大弯／後壁／Ⅰ型ポリープ

B

Ⅲ型ポリープ／Ⅱ型ポリープ／Ⅰ型ポリープ

胃体上部から下部の見下ろしの写真である．大弯中心に数個の隆起性病変がみられる．表面は平滑で発赤や潰瘍を認めず色調は周囲粘膜と同様である．

鑑別診断　胃の隆起性病変の鑑別となる．[67] の「選択肢考察」参照．

[67]

選択肢考察
- × a　粘膜下腫瘍では周囲からのひだが病変の上に盛り上がる bridging fold が特徴的である．また，腫瘍に delle や潰瘍を伴う場合がある．
- × b　進行胃癌で，腫瘤型で明らかに隆起した形態を示し，周囲粘膜との境界が明瞭な癌である．
- × c　表面平坦型で正常粘膜にみられ，凹凸を超えるほどの隆起・陥凹はみられず，粘膜内癌がほとんどである．
- ○ d　周囲粘膜と色調がほとんど同じで，胃の上部に多発してみられることが多い．
- × e　びらん状の浅い陥凹病変がほとんどである．ピロリ菌が陽性であれば除菌が治療の第一選択である．

解答率　a 0.9％，b 0.1％，c 0.2％，d 96.6％，e 2.2％

確定診断　胃底腺ポリープ

[68]

選択肢考察 ×a 大腸の陰窩上皮が考えられる。

①大腸陰窩上皮

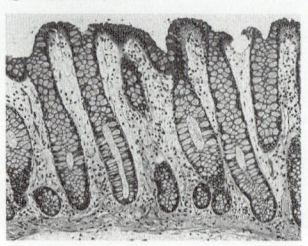

×b 胃底腺は密に分布するが，囊胞状拡張がみられないので正常胃底腺粘膜である。

②胃底腺粘膜
腺窩上皮
胃底腺

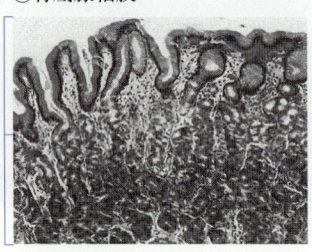

○c 腺窩上皮直下に胃底腺が密に分布し，所々で囊胞状に拡張する。核異型は目立たず，胃底腺ポリープの典型的な像である。

③胃底腺ポリープ
囊胞状に拡張

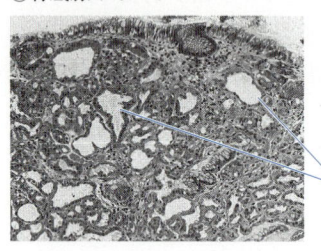

×d 粘膜内に核の腫大，不整，クロマチンの増量を伴う異型細胞が，主に癒合管状に増殖する。腺管の不規則な分岐や癒合が目立ち，腺腔が不規則な部分があり，中分化管状腺癌の像である。

④腺　癌

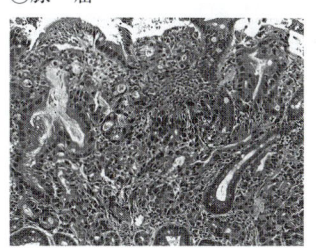

×e 幽門腺粘膜である。

⑤幽門腺粘膜

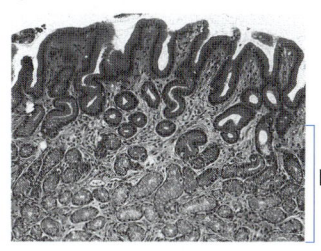

幽門腺

解答率 a 42.5％，b 5.4％，c 3.9％，d 1.2％，e 46.9％

[69]

選択肢考察
- ×a 胃切除は一般的に胃癌の手術である。
- ○b 胃底腺ポリープは癌化しないので経過観察でよい。
- ×c ポリープに放射線治療の適応はない。放射線治療は扁平上皮癌に有効である。
- ×d 癌が粘膜に留まる早期癌の治療である。
- ×e 過形成性ポリープで大きいものや増大傾向のあるもの，出血している症例では適応になる。

解答率 a 1.3％，b 49.2％，c 0.5％，d 0.6％，e 48.3％

ポイント 胃底腺ポリープは胃の上部にみられ，5 mm 以下のものがほとんどであり，多発することが多い。色調は周囲粘膜と同様で，ピロリ菌が関与しないので胃粘膜の萎縮もなく癌化しないので，治療の対象にはならず，経過観察でよい。

▶参考文献　MIX 194, 204　アトラス 50　朝 957　YN A55　みえる 消 76

▶正解
[67]	d	LEVEL	正答率 96.6％
[68]	c	LEVEL	正答率 3.9％
[69]	b	LEVEL	正答率 49.2％

受験者つぶやき [67]・PPI 投与後 3 年くらいで，胃底腺ポリープができてくることがあるみたいです。すごくよく練られた問題設定だと思います。あと，FAP に胃底腺ポリープが多発するのも覚えておいてよいかもしれません。
・直前の予想で MALT リンパ腫が話題になっていたので揺れましたが，自分を信じて d を。

[68]・病理もちゃんと勉強しなさいよというメッセージなのでしょう。ちなみに私は正常胃粘膜を選んでしまいました。
・これはよく分かりませんでしたが，悪性度が低そうなcを選びました。
[69]・自分の診断を信じて経過観察。患者さんは胃病変が癌でないことを伝えれば納得してもらえるのかな。
・経過観察を選ぶのは勇気がいります。

H問題 必修の基本的事項 38問

必修一般 20問
必修臨床 10問
必修長文　8問

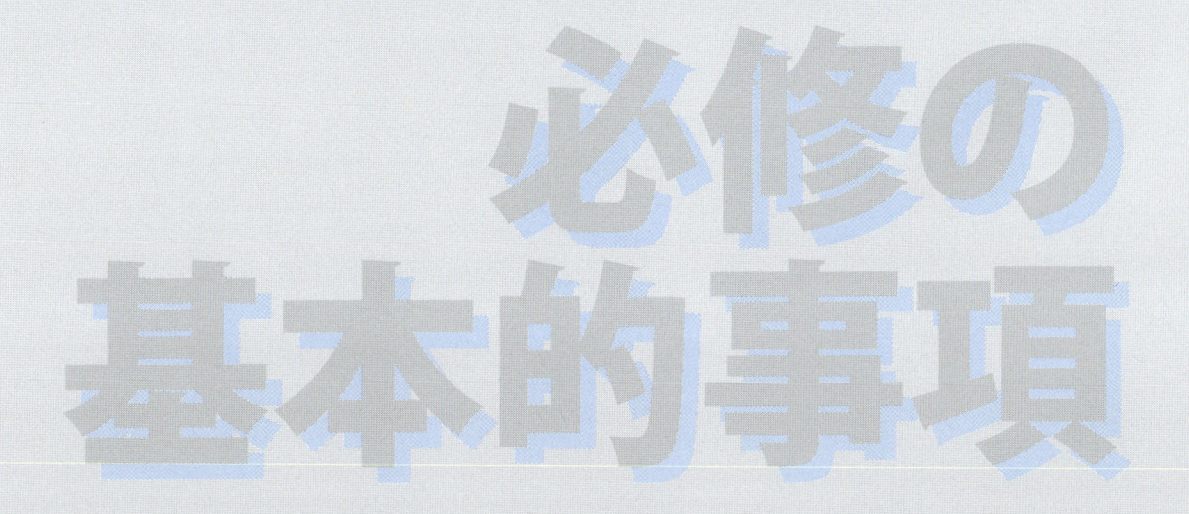

Check ■■■

109H-1 がん患者の権利として妥当なのはどれか。
a 診療録の消去　　b 緩和ケアの選択　　c 入院中の無断外泊
d 未承認の麻薬の使用　　e 常に優先される外来診察

選択肢考察
× a がん患者に限らず，どの患者にも診療録を消去する権利はない。
○ b 治療に関する十分な情報提供を受けた上で，緩和ケアを自身の価値観に基づいて選択する権利がある。
× c がん患者に限らず，入院患者に無断外泊の権利はない。
× d 未承認の麻薬の使用はがん患者の権利としては認められない。
× e がん患者であるという理由で外来診療を他の患者に優先して受ける権利はない。

解答率 a 0.1％，b 99.8％，c 0.0％，d 0.1％，e 0.0％

ポイント
患者の権利はリスボン宣言に謳われているが，弱い立場にある患者の人権を守ることが主旨である。がん患者に限らず重症度・緊急度の高い患者の外来診療は先に受付した他の患者に優先される。がん患者を他の患者と区別して診療録を消去したり，無断外泊を許容したり，未承認麻薬を使用させたりすることもない。担当医が提案する選択肢に緩和ケアが含まれ，患者が理性的にそれを選択する場合，その意思は尊重される。

▶**参考文献** MIX 4　チャート 公 5　アラーム 224
▶**正解** b　LEVEL　　　　　　　　　　　　　　　　　正答率 99.8％

解説者コメント「悪い知らせ」を受け入れがたい患者の心理には，医療者への理不尽な要求や攻撃の形となって現れるものもある。患者の心理的苦悩への配慮が必要である。

受験者つぶやき
・こりゃ正答率が100％行くんじゃないでしょうか。
・最後の必修開始で超緊張。落ち着いていきたい。

Check ■■■

109H-2 日本，アメリカ，ドイツ及びフランスの比較で，日本について正しいのはどれか。
a 高齢化率が最も低い。
b 平均在院日数が最も長い。
c 人口千人当たりの医師数が最も多い。
d 人口千人当たりの病床数が最も少ない。
e 国内総生産〈GDP〉に対する国民医療費の割合が最も高い。

選択肢考察
× a 高齢化率は最も高い。
○ b 平均在院日数は最も長い。
× c 人口千人当たりの医師数は最も少ない。
× d 人口千人当たりの病床数は最も多い。
× e 国内総生産〈GDP〉に対する国民医療費の割合は最も低い。

解答率 a 0.5％，b 97.9％，c 0.3％，d 0.7％，e 0.6％

ポイント
元来，欧米の病院が主に集中治療室と急性期治療で構成されるものである一方，日本の病院は病院と介護施設の複合施設のような存在であった。つまり，日本の医療提供体制の特徴は，

病院の機能分化が不明確で，入院日数が長く，1ベッド当たりの医師・看護師数が少ないというものであった．近年改善されつつあるものの，依然としてその傾向は残っていると考えてよい．

▶参考文献　チャート公101　アラーム203
▶正解　b　LEVEL
解説者コメント　本件は，かなり以前から社会問題として新聞などでも取り上げられており，国家試験でも頻出である．近年，諸機関の尽力によりかなり改善されてきてはいるが，今後もこの傾向はしばらく続くのではないかと思われる．医師の適正数については専門家の間でも見解が分かれるところである．

正答率 97.9%

受験者つぶやき
・すべて正しく直して覚えておくと後々使えそうな感じです．
・医師は少ないけど，病床は多い，日本の医療．

Check ■■■

109H-3 容器に付された標示（**別冊** No.1）を別に示す．
正しいのはどれか．
a　劇薬　　　　　　b　爆発物　　　　　　c　有毒ガス
d　感染性廃棄物　　e　放射性廃棄物

別　冊
No. 1

選択肢考察
×a　薬事法（厚労省）により劇薬は保管する際に表記しなければならない（白地に赤枠，赤字で「劇」の文字を記載する）．また，その保管はほかの薬物と区別して，劇薬だけをまとめて貯蔵しなければならない．
×b　爆発物は，毒物及び劇物取締法（厚労省）に表示，保管および取り扱い方法が定められている．赤地に白色文字で「爆発危険」と表示する．
×c　高圧ガス保安法（経産省）および毒物及び劇物取締法（厚労省）により表示，保管および取り扱いの方法が定められている．有毒ガスの保管容器には「ガス名」を朱書きした票紙を貼るか，それを直接表記する．
○d　感染性廃棄物（バイオハザード）とは元来医療行為等により感染の可能性のある廃棄物となったものを指すが，遺伝子組換え生物等も含む．廃棄物の処理及び清掃に関する法律（厚労省）により，表示，保管および取り扱い方法が定められている．

バイオハザードマーク

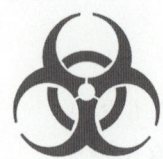

×e　放射性廃棄物の表示，保管および取り扱い方法は放射線障害防止法（環境省）等で規定されている．

放射能標識

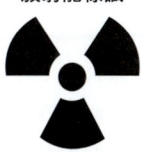

解答率 a 0.7%, b 0.0%, c 0.3%, d 96.6%, e 2.3%

ポイント 医薬用および医薬用外劇薬物，感染性廃棄物は，病院や基礎医学の実習の場でしばしば目にしているはずである．感染性廃棄物に関しては各自で調べておくこと．化学品の表示として国際的な GHS〈globally harmonized system of classification and labelling of chemicals〉対応ラベルが推奨されているが，法的には義務付けられていない．

▶参考文献　チャート公 38　アラーム 163　SN 438
▶正解　d　LEVEL　　　　　　　　　　　　　　　　　　　　　正答率 96.6%

解説者コメント 危険物の表示は教科書や講義で直接学ばないかもしれない．しかし，医療の世界に身を置く以上は必要な知識である．

受験者つぶやき
・TECOM 模試で同じ画像が出てました！
・模試でも出ていた．これは血液とかでしたっけ？

Check ■ ■ ■

109H-4 胎芽・胎児組織の閉鎖不全が原因となる疾患はどれか．
　　a　髄膜瘤　　　　　　b　停留精巣　　　　　c　総胆管拡張症
　　d　腸回転異常症　　　e　Hirschsprung 病

選択肢考察
○a　髄膜瘤は受精後 28 日までの神経管の形成過程における，後神経孔の閉鎖障害により生じる．
×b　精巣が生理的な下降経路の途中で陰嚢底まで達せずに途中で止まる状態である．
×c　膵管と胆管が十二指腸壁外で合流（膵管胆管合流異常）する先天性奇形により長い共通管を伴い，胆道が拡張してしまう状態である．
×d　胎生期において中腸（十二指腸から横行結腸中央部までの腸管）が腹腔内に回転しながら還納される際の発生学的異常である．
×e　肛門側腸管の腸壁内神経細胞の先天的欠如に起因する，排便障害を主体とする機能的腸閉塞疾患である．

解答率 a 93.8%, b 3.8%, c 1.3%, d 0.9%, e 0.1%

ポイント 髄膜瘤は腰仙部に好発し，女児に多い．出生時に背部正中線上に何らかの皮膚異常を認め，生下時あるいは発達とともに下肢運動障害などが出現した場合には二分脊椎を確認する必要がある．

▶参考文献　MIX 325　国小 356　R小 414　みえる脳 403
▶正解　a　LEVEL　　　　　　　　　　　　　　　　　　　　　正答率 93.8%

解説者コメント a とそれ以外の選択肢に差が大きい．髄膜瘤の原因として，染色体異常や環境因子のほかには葉酸欠乏が有名であり，妊婦には葉酸の適量摂取が推奨されている．

受験者つぶやき
・この辺りは落とせない設問が続きます．
・前日，寝る前にちょうど髄膜瘤の治療法を確認してました．てか，髄膜瘤の出題，2 回目．

> **Check** ■ ■ ■
>
> **109H-5** 心臓の聴診所見と疑われる疾患の組合せで正しいのはどれか.
> a 心膜摩擦音 ──────── 収縮性心膜炎
> b opening snap ──────── 僧帽弁閉鎖不全症
> c 汎〈全〉収縮期雑音 ──────── 僧帽弁狭窄症
> d 収縮期駆出性雑音 ──────── 大動脈弁狭窄症
> e 拡張期輪転様雑音 ──────── 大動脈弁閉鎖不全症

選択肢考察

× a 心膜摩擦音は,急性心膜炎や心タンポナーデで貯留液が線維素性の時に聴かれる.胸骨左縁下部において,患者を前かがみにし上半身が水平位となるようにすると,貯留液が少なくてもよく聴こえる.

× b opening snap〈OS:僧帽弁開放音〉は,これが聴取できたら僧帽弁狭窄症〈MS〉で,聴診上 最も重要である.ただし,重症になるとOSは消失することがある.

× c 汎〈全〉収縮期雑音は,「全収縮期逆流性雑音」のことで,これが聴かれたら病的である.MR〈僧帽弁閉鎖不全〉,TR〈三尖弁閉鎖不全〉,VSD〈心室中隔欠損〉のいずれかである.

○ d 収縮期駆出性雑音は,本選択肢の大動脈弁狭窄症〈AS〉,のほかPS〈肺動脈弁狭窄〉,ASD〈心房中隔欠損症〉などで聴かれる.

× e 拡張期の「輪転様雑音」は"心室充満雑音"のことを形容する医学用語で,拡張期ランブルと呼ぶほうがポピュラーだ.房室間の圧較差によって受動的に流れる血流の速度は遅いので,ドロドロと調子の低い雑音で[ドロロー]と聴こえるが これを「輪転様」と思い込まなければならない.心房から心室へ流れる血液が,MS〈僧帽弁狭窄症〉やTS〈三尖弁狭窄〉を通るとき生ずる渦流の雑音である.

これに対し,拡張期の「灌水様雑音」は"逆流性雑音"のことを形容する.亢進したⅡ音とともに始まり,次第に小さくなりながら尾を引いたように長く続く高調な雑音で,AR〈大動脈弁閉鎖不全〉に典型的.理論的にはPR〈肺動脈弁閉鎖不全〉でも聴かれる.

解答率 a 3.1%, b 0.0%, c 0.1%, d 96.4%, e 0.2%

ポイント こうした特徴的な「聴診所見」については,まず医学の専門用語(表現)として覚えることが先決.医学生のうちは,ほとんど聴き取れない.医師となって数年間のトレーニングを経て聴取できるようになる.ともかくは,聴診表現と疾患名とを対で丸暗記するほかはない.心音が6つ,心雑音が6つ,それに過剰心音が2つあり,全部で14個の音を聴き取ることになる.さらに,これらの音に呼吸音が混ざる.

このように,知識をもって聴診器を患者さんに当てるのでなければ,単なる「お医者ごっこ」に過ぎない.

▶参考文献 MIX 164 108 104 朝 375, 601 YN C14, 108 みえる循 24, 190

▶正解 **d** LEVEL ▮▮▯▯▯ 正答率 96.4%

解説者コメント 医学生には,上記のように「内容を理解できないまま,丸暗記すべき事柄が かなり多い」.ところが,今後 医師となれたとしても同様の作業がendlessに続くほど「おびただしい知見」が迫ってくる毎日だ.大学教員を定年退職した筆者も,実は知らないことばかりで「内容を理解できないまま,丸暗記すべき事柄の洪水の中に」毎日 置かれている.ともかく,どんどん覚えよう.

受験者つぶやき
・輪転様雑音ってランブルのことだったのですね! 後から調べて知りました.
・eは違うんだっけ? とか思いつつdを選びました.

Check ☐☐☐

109H-6 疾患と症候の組合せで正しいのはどれか。

- a 急性膀胱炎 ――― 発　熱
- b 腎細胞癌 ――― 無　尿
- c 前立腺肥大症 ――― 腰　痛
- d 慢性腎不全 ――― 貧　血
- e 両側尿管結石 ――― 尿　閉

選択肢考察
- ×a 急性膀胱炎で発熱することはない。発熱があれば腎盂腎炎を疑う。
- ×b たとえ両側性であっても無尿になる可能性は非常に低い。
- ×c 前立腺肥大症と腰痛は無関係である。
- 〇d 慢性腎不全になるとエリスロポエチン分泌低下によって貧血が起こる。
- ×e 両側尿管に結石が嵌頓すると無尿（腎後性無尿）になる。

解答率 a 0.1％, b 0.2％, c 0.1％, d 98.5％, e 1.1％

ポイント 泌尿器科を代表する疾患の症状についての知識を求めている。最低でもこの程度の知識は必要である。無尿と尿閉の違いを確認のこと。

▶参考文献 MIX 227　朝 1517　YN E93, 104　みえる 腎 210

▶正解 d　LEVEL ▮▮▯　正答率 98.5％

解説者コメント 受験生にとっては非常に容易な問題であろう。看護師の国試問題と間違えそうである。

受験者つぶやき
・これは大丈夫でしょう。
・エリスロポエチンが減るんですよね。

Check ☐☐☐

109H-7 急性胆管炎の身体診察所見で緊急度の高い対応が求められるのはどれか。

- a 眼球結膜の黄染　　b 右上腹部の圧痛　　c 腸雑音の亢進
- d 背部の叩打痛　　　e 頻呼吸の出現

選択肢考察
- ×a 黄疸を示す所見だが，緊急性は有さない。血清ビリルビン 2.0 mg/dL 以上で黄疸と認識できる。
- ×b 圧痛のみであれば，腹膜刺激症状ではなく，急性腹症のサインではない。
- ×c 腸雑音は，機械的腸閉塞で亢進し，麻痺性イレウスになると消失する。腸雑音の亢進のみで急性腹症のサインとはいえない。
- ×d 膵臓の炎症を伴えば，背中の中央あたりを叩くことで，背部から腹部にかけて広がるような痛みを感じることもある。緊急性を示すものではない。
- 〇e 緊急性の判断は，苦悶様顔貌，蒼白，冷汗，チアノーゼなどの全身状態，バイタルサインからのショックの有無が大切であり，また急性腹症であるかの判断が大切。頻呼吸自体はショックの判断基準に含まれていないが，バイタルサインの変化は緊急性が高いことを示唆する。重症急性胆管炎は，敗血症性ショックを起こしうる疾患である。敗血症では，発熱，頻脈，および頻呼吸を呈する。頻呼吸は，乳酸血症に伴う代謝性アシドーシスを代償しようとするために生ずる。

解答率	a 2.6%, b 3.0%, c 0.4%, d 0.7%, e 93.2%
ポイント	急性腹症であるかの判断,バイタルサインの変化が重要である。
▶参考文献	MIX 212　朝 1205　YN B78　みえる 消 261
▶正解	e　LEVEL ▮▮▯　　　　　　　　　　　　　　　正答率 93.2%
解説者コメント	ショックの判断基準に含まれていなくとも,バイタルサインの変化に気を付けたい。
受験者つぶやき	・呼吸数は SIRS の診断にも入っています。 ・SIRS の基準にも入っているし,e かなと思いました。

Check ▢▢▢

109H-8 乳癌の診察で適切なのはどれか。
a 月経の直前に行う。
b 視診は座位と仰臥位とで行う。
c 乳房の触診は指先ではなく手掌で行う。
d 乳頭分泌の診察は乳房全体を圧迫する。
e 腋窩の診察は上肢を挙上させて行う。

選択肢考察
× a 月経直前では乳房全体が張ってくるので,触診の時期としては避けたい。
○ b 視診は座位でえくぼ症状を確認し,乳房縁は両腕を挙げた姿勢で観察する。同様に,仰臥位でも視診・触診を行う。
× c 指先でピアノをひく(ピアノタッチ)ように行う。
× d 乳頭をつまみ,分泌物を認めた時は,乳輪周囲を一周するように圧迫する。
× e 上肢を挙上させ,それを下ろさせながらリンパ節の触診を行う。

解答率	a 1.2%, b 52.6%, c 6.1%, d 11.0%, e 29.0%
ポイント	乳房の診察は,座位の視診に始まる。えくぼ症状,乳頭陥没,乳頭分泌,乳頭のびらんなどを観察する。触診は,両手の 2・3・4 の指でピアノタッチする。軽く押すのがこつで,乳房を大きくつかまない。次に腋窩を診察する。触診は仰臥位でも同様に行う。
▶参考文献	MIX 256　チャート 婦 8　108 312　みえる 婦 280
▶正解	b　LEVEL ▮▮▯　　　　　　　　　　　　　　　正答率 52.6%
受験者つぶやき	・割れてました。後ほど乳がん JP のセルフチェックを見たら色々書いてありました。 ・これは分かりませんでした。

Check ▢▢▢

109H-9 非圧痕性浮腫をきたすのはどれか。
a 慢性腎不全　　　　b 慢性心不全　　　　c 特発性浮腫
d 非代償性肝硬変　　e 甲状腺機能低下症

選択肢考察
× a 腎不全での浮腫は,顔面や上眼瞼に出現する。圧痕性である。
× b うっ血性心不全の浮腫は,重力の影響を受けるので,臥床していなければ下肢に生じやすい。圧痕性である。
× c 特発性浮腫は肥満傾向のある中年女性で多く,立位で増強しやすい。圧痕性である。

×d　非代償性肝硬変では腹水を伴う。圧痕性である。
○e　甲状腺機能低下症では，間質に蓄積したムコ多糖類にアルブミンが結合し，これが組織膠質浸透圧を上昇させるために浮腫を生じる。この場合，圧痕を生じない。

解答率　a 0.0％，b 0.1％，c 0.1％，d 0.1％，e 99.7％

ポイント　甲状腺機能低下症，強皮症，リンパ管閉塞，あるいは局所性炎症（蜂窩織炎，虫さされ）が非圧痕性浮腫を呈する。

参考文献　YN D10

正解　e　LEVEL　　　　　正答率 99.6％

解説者コメント　非圧痕性浮腫は，基本的に，組織膠質浸透圧が上昇して生じる浮腫であることを考えると，その他の浮腫を除外できる。

受験者つぶやき
・有名問題。模試でも何度も出題されてます。
・ほかには何があったっけ，と考えながらeを選びました。

Check ■ ■ ■

109H-10　診断の確定に有用なのはどれか。
　　a　感度が高い検査が陽性のとき
　　b　感度が高い検査が陰性のとき
　　c　特異度が高い検査が陽性のとき
　　d　特異度が高い検査が陰性のとき
　　e　（1－感度）/特異度が0.1より低いとき

選択肢考察　特異度が高いということは，偽陽性率（過剰診断）が低くなるということなので，確定診断に有用である。
　　×a，×b，○c，×d，×e

解答率　a 0.6％，b 0.1％，c 94.6％，d 4.0％，e 0.7％

ポイント　感度が高い検査は偽陰性率（＝1－感度）が低いため，疾患を除外するのに有用である。
　　特異度が高い検査は偽陽性率（＝1－特異度）が低いため，疾患を確定するのに有用である。

参考文献　MIX 346　チャート公 47　アラーム 37　SN 147

正解　c　LEVEL　　　　　正答率 94.6％

受験者つぶやき
・逆に，感度が高い検査は疾患の除外に有用です（DVTに対するDダイマーなんてそうですよね）。
・感度はスクリーニング（見落としがない），特異度は確定診断と覚えていました。

Check ■ ■ ■

109H-11　アナフィラキシーショックにおけるアドレナリンの投与経路として適切なのはどれか。
　　a　皮下　　b　皮内　　c　筋肉内　　d　骨髄内　　e　気管内

選択肢考察
×a　皮下注射より早く血中濃度が上がる投与方法がある。
×b　皮内注射より早く血中濃度が上がる投与方法がある。
○c　骨格筋は血流が豊富で，吸収されやすい。
×d　蘇生時には，骨髄内投与や静脈内投与を行う。
×e　蘇生時で，静脈内投与や骨髄内投与が難しい時，気管内に投与する。

解答率　a 8.9％，b 0.2％，c 88.1％，d 1.1％，e 1.5％

ポイント	以前は皮下投与だったが，現在では，皮下よりも筋肉内投与の方が血中濃度の上がるのが早いことが分かっている。
▶参考文献	チャート 救 23, 68　108 314, 315　標救 151
▶正解	c　LEVEL　　　　　　　　　　　　　　　　　　　　　　　正答率 88.1%
解説者コメント	静脈内投与という選択肢があっても，筋肉内投与が第一選択である。静脈内投与は投与量や希釈法が院内で統一されており，かつ，経験のある医師や看護師が使用する場合は構わないが，そうでない場合は事故の原因になる可能性があるので，なるべく避けたい。
受験者つぶやき	・アナフィラキシーにはエピペン® 0.3 mg〜筋注です。外側広筋に打つのでした。 ・林業を営む人は蜂に刺された時用の自己注射のエピペン®を持っているとか。

Check ■■■

109H-12　中毒性表皮壊死症〈toxic epidermal necrolysis〉において重症薬疹を示唆する所見はどれか。

　　a　白斑　　　　　b　膨疹　　　　　c　発赤
　　d　苔癬化　　　　e　粘膜びらん

選択肢考察	×a　メラニン色素の消失による白色の斑。 ×b　真皮の一過性，限局性の浮腫。蕁麻疹でみられる。 ×c　真皮の血管拡張による変化。一般の薬疹でもみられる。 ×d　慢性の経過に伴い，皮膚が肥厚して皮溝および皮丘が明瞭になったもの。 ○e　中毒性表皮壊死症における重要な所見である。
解答率	a 0.4%，b 0.6%，c 0.4%，d 0.4%，e 98.3%
ポイント	薬疹を疑った場合には，重症薬疹（中毒性表皮壊死症，Stevens-Johnson症候群）を見落とさないことが大事である。具体的には，口唇・眼粘膜・外陰部などの皮膚粘膜移行部の水疱・表皮剥離・びらんのほか，躯幹・四肢の広範囲な紅斑とびらんや，高熱の所見も重要である。また，発疹学として各々の皮疹の定義を理解しておく必要もある。
▶参考文献	チャート 皮 182　108 18　コンパクト 116　標皮 228　Rマ V117
▶正解	e　LEVEL　　　　　　　　　　　　　　　　　　　　　　　正答率 98.2%
解説者コメント	中毒性表皮壊死症〈toxic epidermal necrolysis〉，Stevens-Johnson症候群といった重症薬疹は，第105回国試から毎年出題されている重要な疾患である。
受験者つぶやき	・これは大丈夫でしょう。 ・粘膜にくるのが一番ひどそうです。

Check ■ ■ ■

109H-13 腹部エックス線写真（**別冊** No.2）を別に示す。
診察所見として最も予想されるのはどれか。
a 拍動
b 波動
c 叩打痛
d 振水音
e 血管雑音

別冊
No. 2

画像診断

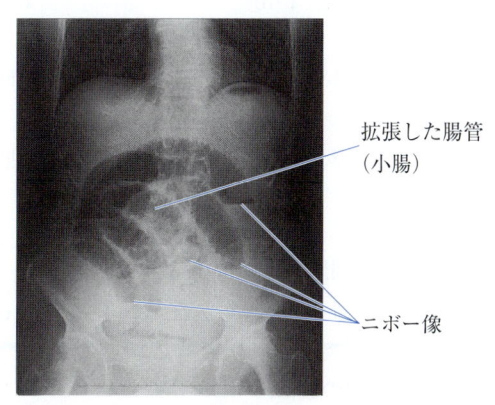

拡張した腸管（小腸）
ニボー像

腹部単純エックス線では，拡張した腸管（Kerckring ヒダを認めており小腸と考えられる）とニボー像を認め，腸閉塞と診断される。

選択肢考察

× a 拍動は腹部大動脈瘤などで認める所見である。
× b 波動は腹水貯留時に認める。
× c 叩打痛は軽く叩いた時に感じる疼痛で，背部叩打痛は尿管結石（発作時）や腎盂腎炎などの腎尿路疾患に特徴的とされる。
○ d 振水音は，腸管内に液体が貯留している状態で振動を与えた際に生じる音で，腸閉塞で認める所見である。
× e 血管雑音は動脈疾患における動脈狭窄の際に聴取される。

解答率 a 1.9％，b 9.3％，c 10.5％，d 75.9％，e 2.5％

ポイント 腸閉塞に関連する所見を選択する問題である。それぞれの身体所見は疾患特異性が高い所見であり，その意味を併せて記憶しておく必要がある。

参考文献 MIX 206　108 205　朝 1019　YN A106　みえる 消 114

正解 d　LEVEL ■■□　正答率 75.9％

解説者コメント 特徴的な身体所見の意味を問う設問である。それぞれ所見の意味を含めた知識が要求される。比較的容易と考える。

受験者つぶやき
・振水音なんて見たことありませんでした。消去法的に。
・消去法的に d を選びました。

Check ☐☐☐

109H-14 ある患者の処方箋の抜粋を図に示す。

1	レボチロキシンナトリウム水和物錠　50μg	1回2錠 (1日2錠)		
	アルファカルシドール錠　0.5μg	1回1錠 (1日1錠)		
	ラベプラゾールナトリウム錠　10mg	1回1錠 (1日1錠)	1日1回 朝食後	14日分
2	チザニジン塩酸塩錠　1mg	1回1錠 (1日2錠)		
	イルソグラジンマレイン酸塩錠　2mg	1回1錠 (1日2錠)	1日2回 朝夕食後	14日分
3	沈降炭酸カルシウム末　0.5g	1回0.5g (1日1.5g)	1日3回 朝昼夕食後	14日分

この患者が朝食後に服用する錠剤の個数はどれか。

a 4　　　b 5　　　c 6　　　d 8　　　e 11

選択肢考察　朝食後に服用する錠剤の数は，
　　レボチロキシンナトリウム水和物錠　2錠
　　アルファカルシドール錠　　　　　　1錠
　　ラベプラゾールナトリウム錠　　　　1錠
　　チザニジン塩酸塩錠　　　　　　　　1錠
　　イルソグラジンマレイン酸塩錠　　　1錠
の6錠である。
×a，×b　服用する錠剤の個数は6である。
○c　上記より，6錠が正解。
×d　1日トータルで服用する錠剤の数。
×e　粉末もすべて含めて1日トータルで服用する薬の数。

解 答 率　a 0.3%，b 0.5%，c 98.0%，d 1.2%，e 0.0%
ポイント　処方箋の読み方の問題。落ち着いて考えれば正解できる。「朝食後」の「錠剤の数」が引っかけの箇所となる。
▶正解　c　LEVEL ▮▮▯▯▯　　　　　　　　　　　　　　　　　　　　　　正答率 98.0%
解説者コメント　臨床に即した問題。国家試験が臨床に重きを置いていることが窺われる。処方の書き方は病院によっても異なるが，1回1錠（1日3回）という場合に，3T3x（Tはtabletを表し，1日の錠剤数を表す。3xは分3とも書き，1日何回服用するかが示される）と表記することがある。
受験者つぶやき　・引っかけの7個が選択肢にないという優しさに感動です。
　　　　　　　　・落ち着いて数えました。

Check ■■■

109H-15 急変患者に対する経口気管挿管について**誤っている**のはどれか。
- a 口腔内吸引する。
- b 喉頭鏡は切歯を支えに用いる。
- c 挿管時に声門を確認する。
- d 挿管後は左右の側胸部で聴診する。
- e 胸部エックス線写真でチューブ位置を確認する。

選択肢考察
- ○a 口腔内に痰，出血，嘔吐物等がある可能性があるので，吸引を行う。
- ×b 切歯を支えに喉頭鏡を用いると，切歯が傷つくので，支えにしてはいけない。
- ○c 声門を確認しないと，挿管できない。
- ○d 挿管後，換気しながら聴診して確認する。
- ○e 挿管チューブが浅すぎたり，深すぎて片肺挿管になっていないか確認する。

解答率 a 0.3%，b 92.3%，c 0.7%，d 2.2%，e 4.4%
ポイント 挿管時には，口唇や歯を傷つけないように気を付ける。
参考文献 チャート 救19　標救 47
正解 b　LEVEL　　　　正答率 92.3%

解説者コメント 基本的な問題である。挿管時の手順や必要物品を確認しておくこと。
受験者つぶやき
・歯を折ったら訴訟ものです。
・実習でやりました。結構簡単に前歯が折れちゃうので注意と言われました。

Check ■■■

109H-16 自転車で走行中に転倒し，受診した男性の右膝の写真（**別冊** No.3）を別に示す。
まず行うべき処置はどれか。
- a 洗　浄
- b 切開排膿
- c 縫合閉鎖
- d 皮膚移植
- e 抗菌薬の経口投与

別　冊
No. 3

画像診断

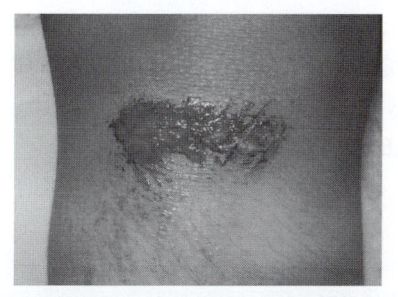

擦過傷（擦り傷）の上に泥や土などの異物が付着している。

選択肢考察
- ○ a　まず始めに創部の洗浄を行う。受傷早期に創部の十分な洗浄・ブラッシングを行い，異物を除去しておく必要がある。
- × b　擦過傷に異物が入り，皮下膿瘍を作ってしまった場合には必要となるが，受診時点では必要ないと考えられる。
- × c　創傷の開口の程度によっては縫合も必要となることがあるが，本問程度の擦過傷であれば縫合は不要と考えられる。
- × d　本問程度の擦過傷に皮膚移植は必要ない。
- × e　重度の免疫不全患者や開放創である場合は抗菌薬の予防投与も考慮されるが，まず行うのは創部の洗浄である。

解答率　a 99.7%，b 0.2%，c 0.0%，d 0.0%，e 0.0%

ポイント
転倒による擦過傷である。水道水などの流水で洗った後，視認できる異物を除去するためにシリンジと注射針などを使って水を勢いよく流しながら洗浄する。大量の土やガラスなどが付着している場合は，局所麻酔薬や鎮痛薬を用いて洗浄することもある。完全に洗浄できたら，非接着性ガーゼ被覆材や市販の創傷被覆材で創部を覆っておく。

▶参考文献　標救 434

▶正解　a　LEVEL　　　　正答率 99.7%

解説者コメント
外傷による創処理の問題。写真を見れば，擦過傷（擦り傷）に泥のようなものが付着していると分かるであろう。受診する前にも，受傷時に水道水で洗浄しておくことは後々の感染予防や早期の創傷治療にも役立つ。

受験者つぶやき
・まずは砂をとりたい。

Check ☐☐☐

109H-17　我が国における安楽死について正しいのはどれか。
- a　家族の許諾に基づいて実施できる。
- b　安楽死の条件を定めた法律はない。
- c　リビングウィルに基づいて実施できる。
- d　未成年者が対象であれば認められている。
- e　実施に関するプロセス・ガイドラインがある。

選択肢考察
- × a　尊厳死は本人の意思が前提となる。安楽死が家族の許諾で行えるということはない。
- ○ b　我が国には存在しない。
- × c　終末期のあり方については，リビングウィルに基づく。
- × d　このようなことはない。むしろ禁忌である。
- × e　終末期医療の決定プロセスに関するガイドラインは厚生労働省から出されている。しかし，安楽死ではない。

解答率　a 0.1%，b 98.8%，c 0.8%，d 0.0%，e 0.3%

ポイント
患者本人の尊厳を守ることは，リスボン宣言でも明記されている。しかし，安楽死ではない。

▶参考文献　MIX 337　標法 258

▶正解　b　LEVEL　　　（禁忌肢 d）　正答率 98.8%

解説者コメント　終末期医療と安楽死を混乱しないよう，正確に理解すべき。

受験者つぶやき
・深い問題です。
・日本では安楽死は NG。

Check ■■■

109H-18 車椅子の写真（**別冊** No. 4）を別に示す。
矢印で示したレバーを用いて行うのはどれか。

a　シートの高さを調節する。
b　移乗するときに体を支える。
c　背もたれの角度を調節する。
d　進行方向をコントロールする。
e　車輪にブレーキをかけて固定する。

別　冊
No. 4

画像診断

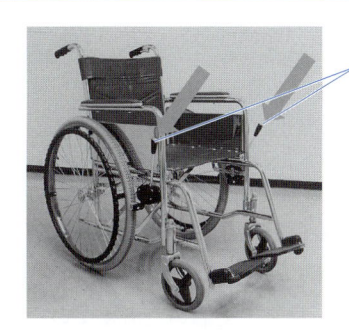

駐車用ブレーキ

選択肢考察　写真の矢印で示されているのはブレーキである。移動中以外は基本的にブレーキをかけておかないと車椅子が勝手に動いてしまい危ない。
　　×a, ×b, ×c, ×d, ○e

解答率　a 0.0%, b 0.0%, c 0.0%, d 0.2%, e 99.7%

ポイント　車椅子に乗っている患者には自分でブレーキをかけることのできない人も多いため、医療者などがブレーキがかかっているか確認する必要がある。

▶**正解**　e　LEVEL　正答率 99.7%

解説者コメント　普段から病院実習で車椅子を押してあげる行為をしていれば簡単な問題である。

受験者つぶやき
・一目瞭然。
・乗ったことがなくても写真から分かります。

109H-19 我が国における喫煙について正しいのはどれか。

a 喫煙率は50%を超える。
b 禁煙の薬物治療に医療保険が適用される。
c 喫煙指数は1日の喫煙本数×年齢である。
d 受動喫煙によって肺癌の発生は変化しない。
e ニコチンはたばこに含有される発癌物質である。

選択肢考察
× a 平成26年の喫煙率は19.7%で初めて20%を割り込んだ。男女別では成人男性30.3%，成人女性9.8%。ちなみに成人男性の喫煙率のピークは昭和41年の83.7%。
○ b 平成18年4月1日より一定の条件を満たす患者に健康保険が適用となった。
× c 喫煙指数〈Brinkman指数〉とは1日の喫煙本数×喫煙年数である。
× d タバコの副流煙には主流煙より多くの発癌物質が含まれるので，受動喫煙によって肺癌の発生率は増加する。
× e ニコチンは依存性物質で発癌性はないといわれているが，代謝産物のコチニンは発癌物質である。

解答率 a 0.0%，b 96.3%，c 0.2%，d 0.1%，e 3.4%

ポイント 喫煙をテーマとした公衆衛生の問題。受動喫煙を論じた平山雄先生の論文（1981年）には批判も多いが，一般的には受動喫煙でも肺癌発生率は高まる，と考えるのが妥当だと思われる。禁煙外来の健康保険適用条件：① TDS〈tobacco dependence screener〉5点以上，② Brinkman指数200以上，③1か月以内に禁煙を始めたいと思っている，④禁煙治療を受けることに文書で同意している，は覚えておいた方がよい。

▶参考文献 MIX 22　チャート公 79　アラーム 231　SN 196
▶正解 b　LEVEL　正答率 96.3%

解説者コメント bの医療保険とは生命保険会社が出している医療費補助の保険？ と考えてeを選択する人がいるかもしれない。

受験者つぶやき
・市販の禁煙補助薬もあります。
・禁煙も保険対象ですね。

109H-20 WHO憲章前文に述べられている健康の定義を示す。

Health is a state of complete physical, mental and (　　　) well-being and not merely the absence of disease or infirmity.
(　　　)内に入るのはどれか。

a economical　　b philosophical　　c political
d social　　　　e spiritual

選択肢考察 出題されているのは英文で書かれたWHO憲章前文の一文であり，健康の定義として個人の肉体的・精神的健全さのみでなく，社会的ファクター＝社会福祉もその中に含めている。
× a，× b，× c，○ d，× e

解 答 率	a 0.8%，b 0.7%，c 0.2%，d 90.5%，e 7.8%
ポイント	問題文の全訳：「健康とは，単に病気がない，あるいは虚弱ではないということのみではなく，肉体・精神的，社会的にも完全に健全であるという状態のことである」。
▶参考文献	MIX 11　チャート公 87　アラーム 223　SN 184
▶正解	d　LEVEL　　　　　　　　　　　　　　　　　　　　　　　正答率 90.5%
解説者コメント	この一文に続く部分では，「人種・宗教・政治的信条・経済的や社会的条件などによって差別されることなく最高水準の健康に恵まれることは，あらゆる人々にとっての基本的人権の一つである」と述べられている。
受験者つぶやき	・過去問そのまんまです。『サクセス 公衆衛生』にも載ってました。間違えた人は勉強不足でしょう。 ・模試でも予想されていました。

Check ■■■

109H-21 34歳の女性。月経が遅れ妊娠の可能性があるため，慢性糸球体腎炎で長く通院中の主治医の外来を受診した。28歳から慢性糸球体腎炎に罹患しており，妊娠・出産により透析になる可能性があるため避妊を指導されていた。妊娠反応は陽性であった。夫とともに面談を繰り返したが，本人の「透析になってもよいから子供を産みたい」という強い希望は変わらない。
　　対応として正しいのはどれか。
　　a　弁護士に連絡する。
　　b　産科医を含めたチームで対応する。
　　c　指示に従わないことを理由に診療しない。
　　d　透析になったら医療保険の適用にならないと説明する。
　　e　夫に人工妊娠中絶のための内服薬の入手方法を紹介する。

アプローチ	①34歳の女性，妊娠反応陽性 ②慢性糸球体腎炎で長く通院中，避妊を指導されていた ③本人の「透析になってもよいから子供を産みたい」という強い希望
鑑別診断	「アプローチ」①，②より妊娠・出産により透析になる可能性があるような中等症〜重症の慢性糸球体腎炎患者が妊娠したことが分かる。妊娠を継続することは慢性糸球体腎炎の悪化因子であるので，この患者にとっては必ずしも良いことではないが，人工妊娠中絶は当該夫婦が十分に話し合って決めるべきものである。医師は妊娠継続した場合に腎機能増悪時は妊娠を中断するリスクがあることや，透析療法が生涯必要になるリスクがあることなどを十分にインフォームド・コンセントした上で，夫婦の自己決定に任せるべきである。
確定診断	慢性糸球体腎炎合併妊娠
選択肢考察	×a　妊娠を継続するかどうかの決定に弁護士は必要ない。 ○b　妊娠・分娩を管理する産科医は医療チームに必須である。 ×c　子供を産むことは女性の権利であり，医師の指示に従わないことを理由に診療拒否はしてはならない。 ×d　医師の指示に従わずに透析が必要な状態になったとしても，透析は医療保険や公的補助の適用になる。 ×e　人工妊娠中絶のための内服薬（ミフェプリストン）は国内未承認である。また，人工妊

娠中絶は母体保護法に基づき指定医の関与下で行われる場合にのみ例外的に認められているものであり，内服薬を個人輸入で入手し妊娠中絶することは刑法の堕胎罪に抵触する行為である。これを医師が教唆してはならない（**禁忌肢**）。

解答率 a 0.0%，b 99.8%，c 0.0%，d 0.1%，e 0.0%

ポイント 腎機能は妊娠を維持するのに極めて重要であって，腎機能障害がある妊婦では流・早・死産や胎児発育不全が発生しやすい。

腎機能障害があっても非妊娠時に血液透析をする必要がない患者の場合，妊娠中に腎機能が悪化することは極力予防しなければならない。この際，最も重要なのは血圧の管理である。高血圧は確実に腎機能を悪化させる。

▶**参考文献** MIX 4

▶**正解** b LEVEL （禁忌肢 e） 正答率 99.8%

解説者コメント 問題文は実地臨床でも遭遇しうる非常に難しい状況であるが，選択肢は b 以外は荒唐無稽であり，正答は容易であろう。

受験者つぶやき
・常識的に考えます。
・e の選択肢は闇深すぎだろうと思いました。

Check ■■■

109H-22 26歳の女性。睡眠導入薬の過量服薬による意識障害で搬送され緊急入院となった。入院2時間後，別の病棟に勤務している看護師から担当医に「入院した患者は自分の親友で心配なので，現在の病状について教えてほしい」と電話があった。担当医は「この電話で患者の容態について教えることはできない」と看護師に伝えた。

理由として適切なのはどれか。

a 診療での患者情報の利用目的から外れるため。
b 情報提供には複数の医師の承認が必要であるため。
c 精神疾患を持つ患者では情報提供が制限されるため。
d 看護師は自分自身で患者情報を閲覧可能であるため。
e 看護師が本当に患者の親友であるか確認する必要があるため。

アプローチ
①睡眠導入薬過量服用 → 薬物中毒
②睡眠導入薬服用 → 不眠症，または他の精神疾患の存在の可能性
③過量服用 → 自殺企図？

鑑別診断 病歴（「アプローチ」①）から睡眠導入薬中毒と診断される。睡眠導入薬の薬品名・服用量・服用からの経過時間，睡眠導入薬服用に至った疾患名（②），過量服用の意図（③）などの患者情報，バイタルサイン，誤嚥の有無などの身体所見・検査所見，フルマゼニル投与によるベンゾジアゼピン中毒の鑑別，などから重症度と病態を推定（鑑別）し，気道確保，補助呼吸，胃洗浄，保温の適応を判定する。状態が安定すれば精神科へコンサルテーションする。

選択肢考察
○ a 親友からの情報提供依頼は「患者の利益」という診療目的に当てはまらない。
× b 情報提供に複数の医師の承認は必要でない。
× c 患者情報の提供は疾患によって制限されることはない。
× d 看護師であっても正当な理由なく患者情報を閲覧してはならない。
× e 親友であっても患者の同意のない情報開示はしてはならない。

解 答 率 a 98.4％，b 0.0％，c 0.1％，d 0.0％，e 1.5％

ポイント 　医療者には守秘義務が課せられるが，診療上の必要性から患者情報は有効に利用されなければならず，この目的であれば守秘義務は解除される。チーム医療での患者情報のチーム内共有，他科医師へのコンサルテーション，セカンド・オピニオン，転医時の紹介状などである。「別病棟の看護師である親友からの情報提供の依頼」はこの診療上の目的に合致しない。

▶参考文献　MIX 4　チャート公 5　アラーム 225　SN 22

▶正解　a　LEVEL　　　　　　　　　　　　　　　　　　　　　　　　　　　　　正答率 98.3％

解説者コメント 　患者の同意（理性的な状態での）があれば情報提供してよい。

受験者つぶやき
・守秘義務を破ると刑法に引っ掛かります。
・医療関係者だからといってなんでも共有してはいけないんですね。

Check ■ ■ ■

109H-23 　51歳の男性。血痰の精査のため入院中である。精査の結果，病期Ⅳの肺腺癌と診断され余命は数か月であると考えられた。病状と今後の治療計画について改めて患者に説明することになった。これまで患者本人以外の家族や関係者と面談したことはない。患者は現職の市長で2か月後の市長選挙への出馬に強い意欲を持っており，後援会長がその準備にあたっている。市長が入院したことは報道機関も含め地元で話題となっている。
　この時点での対応として適切なのはどれか。
　a　早期肺癌であると患者本人に説明する。
　b　市長は肺炎であると記者会見で発表する。
　c　市長選への出馬は困難であると後援会長に伝える。
　d　病期Ⅳの肺癌であると患者の家族から本人に伝えてもらう。
　e　悪い知らせを詳しく聞く意思があるかを患者本人に確認する。

アプローチ
①病期Ⅳの肺腺癌と診断され，余命は数か月と考えられている
②これまで患者本人以外との面談なし
③患者は現職の市長，2か月後の選挙準備中

選択肢考察
×a　誤った情報であり，適切でない。
×b　市長であっても，本人の同意なしに公表してはならない。
×c　出馬の判断は，本人が決定することである。また，本人より先に後援会長に伝えてはならない。
×d　基本的には，最初に本人に伝えるべきである。
○e　まず本人に伝えるべきであるが，本人に結果を聞く意思の確認をとってからにするべきである。

解 答 率 a 0.1％，b 0.0％，c 0.1％，d 0.0％，e 99.7％

ポイント 　市長であっても，本人の同意なしに公表することは個人情報保護の観点から行ってはならない。

▶参考文献　朝 5

▶正解　e　LEVEL　　　　　　　　　　　　　　　　　　　　　　　　　　　　　正答率 99.7％

解説者コメント 　家族に話すのは，本人が望む場合に行うべきである。また，本人に説明した後であっても，本人の同意を確認した上で，家族に話すべきである。

受験者つぶやき
・前時代的な誤答肢が並んでます。

・まずは本人に告知するかどうかですね。

> **Check** ■■■
>
> **109H-24** 56歳の男性。2か月前から乾性咳嗽が持続し軽快しないため来院した。咳嗽は食事や会話の際に悪化する傾向がある。時々，胸やけや嗄声も自覚している。発症時から発熱はない。降圧薬を服用したことはない。これまで気管支拡張薬，副腎皮質ステロイド吸入薬，抗アレルギー薬および抗菌薬による治療を受けたが改善しなかった。聴診所見，呼吸機能検査および胸部エックス線写真に異常を認めない。
> 　咳嗽の原因として最も考えられるのはどれか。
> 　a　咳喘息　　　　　b　感染後咳嗽　　　c　胃食道逆流症
> 　d　慢性閉塞性肺疾患　e　副鼻腔気管支症候群

アプローチ
①2か月前から乾性咳嗽が持続→亜急性の経過
②食事や会話の際に悪化，胸やけや嗄声→呼吸器症状のみでなく消化器症状も伴っている
③発熱なし→炎症性疾患は否定的
④降圧薬の服用歴なし→ACE阻害薬による薬剤性咳嗽の可能性はない
⑤各種投薬が無効，検査・所見で異常なし→呼吸器疾患にはあまり合致しない

鑑別診断　持続する乾性咳嗽で，投薬が無効，身体所見や検査所見に異常はなく，診断に難渋している症例である。呼吸器以外の疾患の可能性を考えつつ診断を進める。ただし，与えられた情報からは確定診断に至るのは難しく，選択肢について除外診断を行っていくことで正答を得る。

選択肢考察
×a　咳喘息は慢性に持続する気管支の炎症により気道が狭窄し，炎症や咳嗽を生じる疾患である。会話で増悪したり胸やけ，嗄声を伴う点は該当するが，気管支拡張薬が無効な点が合致しない（気管支拡張薬の有効性が診断基準に含まれている）。
×b　感染後咳嗽は感染後に遷延する咳嗽であるが，本症例は先行する感染がないことから当てはまらない。
○c　胃食道逆流症は食道外症状として慢性咳嗽や咽頭痛，嗄声などを生じることがある。
×d　慢性閉塞性肺疾患〈COPD〉は慢性進行性肺疾患で，呼吸器の器質的変化が生じ，呼吸機能検査で閉塞性変化（1秒率の低下）を生じる。画像的にも変化を生じることが多い。
×e　副鼻腔気管支症候群とは，下気道の炎症に慢性副鼻腔炎を合併し，呼吸器症状と副鼻腔炎症状（膿性鼻汁など）を呈する症候群で，びまん性汎細気管支炎などが含まれる。本症例では副鼻腔炎症状はなく否定的である。

解答率　a 2.7%，b 0.2%，c 96.1%，d 0.0%，e 0.9%
確定診断　胃食道逆流症の疑い
ポイント　胃食道逆流症は，胸やけ，呑酸といった食道症状のみでなく，咳嗽，咽頭違和感，う歯，副鼻腔炎など食道外症状を生じることがあり，食道症状がなく食道外症状のみ認める症例も存在することが知られている。胃酸分泌抑制薬，特にプロトンポンプ阻害薬が有効である。

▶**参考文献**　MIX 201　108 140　朝 921　YN A31　みえる 消 38
▶**正解**　c　LEVEL ▮▮▯　　　　　　　　　　　　　　　　　　　　　　正答率 96.1%

解説者コメント　選択肢に1つだけ消化器疾患が含まれていることに気付き，丁寧に除外診断を行えば正答は可能と思われる。

受験者つぶやき　・ピロリの除菌がGERDの誘引になることもあります。

・病歴から他の選択肢を消してcにしました。

Check ■■■

109H-25 46歳の女性。頭痛を主訴に来院した。本日午前6時に起床しトイレに行ったところ，突然の激しい頭痛が生じ悪心と嘔吐とがあった。臥床して様子をみたが頭痛が改善しないため午後2時に歩いて受診した。意識は清明。体温37.2℃。脈拍84/分，整。血圧198/102 mmHg。項部硬直を認める。
まず行うべき処置はどれか。
　a 解熱　　b 降圧　　c 制吐　　d 鎮静　　e 鎮痛

アプローチ
①突発した激しい頭痛 ─→ SAH
②悪心，嘔吐
③項部硬直
④血圧上昇
⑤微熱

鑑別診断　突発した激しい頭痛はSAHと考える。余計な鑑別診断を考えるのはむしろ誤診を招く。「アプローチ」②以下はSAHの診断をさらに強める根拠となる。③と⑤は血液のくも膜下腔漏出による化学的髄膜炎で，軽症例では認めないが，あればSAHを強く疑う根拠となる。

確定診断　くも膜下出血〈SAH〉

選択肢考察
×a　本質的な治療介入になっていない。
○b　血圧は動脈圧であり，くも膜下出血は脳動脈瘤の破裂であるから，高血圧は再破裂の誘因となる。速やかに降圧する必要がある。
×c　これも本質的な治療介入ではない。
△d　実務では，精神的ストレスがかからないように軽く鎮静することが多く，b，eと同時進行で行う。
△e　SAHの強い頭痛は血圧上昇の誘因となるので，実務では鎮痛もb，dと同時進行で行う。

解答率　a 0.0%，b 85.3%，c 0.4%，d 2.0%，e 12.2%
ポイント　SAH初診の要諦は降圧，鎮痛・鎮静である。
参考文献　108 271　標救 174, 315　YN J102　みえる 脳 118
正解　b　LEVEL　　　　　　　　　　　　　　　　　正答率 85.3%

解説者コメント　国試でたまにみられる欠陥問題。同時進行で行う複数の処置に優先順位をつけろというのは実務感覚から大きくかけ離れている。出題委員は現場に出なくなって久しい先生が多いであろうが，国試は臨床研修を受けるための資格試験であることを認識して頂きたいものである。

109H-26

23歳の女性。0回経妊0回経産婦。腹痛を主訴に来院した。1週前から悪心を自覚していた。昨日の夜から右下腹部に痛みが出現し，一度嘔吐した。朝まで痛みが持続するため受診した。月経周期は30～60日型，不整。持続は6日間。最終月経は50日前で，5日前から少量の性器出血が持続している。体温37.2℃。脈拍96/分，整。血圧100/68 mmHg。内診で子宮は前傾前屈，やや腫大。右付属器領域に軽度の圧痛を認める。経腟超音波検査で子宮内膜の肥厚を認めるが，子宮内腔に胎嚢を認めない。両側付属器に異常を認めない。
次に行う検査はどれか。

a 妊娠反応
b 腹部MRI
c 腹腔鏡検査
d 血液生化学検査
e 腹部エックス線撮影

アプローチ

①23歳の未妊婦，最終月経は50日前，1週前から悪心を自覚 → 妊娠の可能性
②少量の性器出血と下腹部痛 → 異常妊娠の可能性
③脈拍96/分，血圧100/68 mmHg → プレショックの可能性
④右付属器領域に軽度の圧痛，子宮内腔に胎嚢を認めない → 異所性妊娠の疑い

鑑別診断

妊娠可能年齢の女性が腹痛を訴えている場合，まず，妊娠の有無を診断することが重要である。月経周期が不順であっても，月経が遅れており，悪心もあるのであれば，まずは妊娠反応を行う。妊娠反応が陽性で，下腹部痛や性器出血がある場合，直ちに経腟超音波検査を行う。子宮内に胎嚢を認めない場合は異所性妊娠を念頭に置き，付属器領域を超音波で注意深く検査する。子宮外に胎嚢を認めれば異所性妊娠と診断される。子宮外にも胎嚢を認めない場合は，尿中あるいは血中hCGの定量を行い，経過観察とするかを決定するが，本例では軽度の血圧低下と頻脈を認めており，Douglas窩の液体貯留像から腹腔内出血の量を判定することも重要である。

確定診断

異所性妊娠の疑い

選択肢考察

○a まずは妊娠反応を行い，妊娠の有無を判定する。
×b 詳細な超音波検査でも着床部位が不明な場合に行うことがあるが，まずは妊娠の有無の確認を行う必要がある。
×c 異所性妊娠の確定診断と治療を兼ねて，腹腔鏡下手術が行われるが，異所性妊娠がごく初期の場合にはかえって診断を誤ることがある。
×d 術前検査や他の腹痛をきたす疾患を鑑別するために行われるが，まずは妊娠の有無の確認を行う必要がある。
×e エックス線検査は妊娠の有無を確認してから行うべきである。

解答率

a 98.9%，b 0.4%，c 0.3%，d 0.3%，e 0.1%

ポイント

妊娠の診断を行う上で，正常妊娠と異所性妊娠や流産などの異常妊娠を鑑別することは非常に重要である。特に異所性妊娠はごく初期に診断することにより，生命に危険を及ぼす腹腔内大出血のような緊急事態を回避することができる。近年は，鋭敏かつ短時間で結果が分かるhCG測定系の開発や，小型で小回りの利く経腟超音波装置の導入などにより，異所性妊娠の多くは，患者のバイタルが安定した未破裂の状態で診断されるようになった。このため，メトトレキサートなどを用いた薬物温存療法や腹腔鏡下手術などの新しい治療法が導入され，治療法も種々の選択が可能となっている。

▶参考文献　MIX 251　チャート 産 162　みえる 産 90

|▶正解| a　LEVEL　　　　　　　　　　　　　　　　　　　　　　　　　　　　　　　正答率 98.9%

|解説者コメント|「女性を見たら，妊娠を疑え」である．まずは妊娠反応を確認しよう．
|受験者つぶやき|・若い女性は妊娠を疑え．性交歴を否定していた女性のうち8%が妊娠していたなんて報告もあるらしいです．

Check ■■■

109H-27　1歳4か月の女児．4日前から発熱が続くため母親に連れられて来院した．4日前から毎日，最高で39℃以上の発熱を認める．咳嗽，鼻汁，嘔吐および下痢はない．食欲はやや低下し，普段よりよだれの量が多く，大好きなオレンジジュースも嫌がる様子がある．4種混合ワクチン，BCG，Hibワクチン，小児用肺炎球菌ワクチン及びMRワクチンの接種は終了している．保育所などの集団生活には入っていない．両親との3人暮らしで母親は口唇ヘルペスを繰り返している．意識レベルの低下はなく，全身状態はおおむね良好．体重10.0 kg．体温38.8℃．脈拍124/分，整．SpO₂ 98%（room air）．

診断に有用な所見が得られる診察はどれか．
　a　結膜の視診　　b　口腔内の視診　　c　頸部の触診
　d　胸部の聴診　　e　外陰部の視診

|アプローチ|
①4日前からの発熱──感染症をまず疑う
②咳嗽，鼻汁，嘔吐および下痢はない──消化器疾患や呼吸器疾患の可能性は低い
③普段よりよだれの量が多い，オレンジジュースを嫌がる──口腔内の炎症を疑わせる所見
④4種混合ワクチン，BCG，Hibワクチン，肺炎球菌ワクチンの接種は終了──これらのワクチンにより予防できる感染症は否定的であろう
⑤集団生活には入っていない，両親との3人暮らし──両親からの感染の可能性を疑う
⑥母親が口唇ヘルペスを繰り返している──母親からの単純ヘルペスウイルス感染の可能性を考える
⑦意識レベルの低下はない──脳炎，脳症などの中枢神経感染症は否定的

|鑑別診断|発熱以外に目立った症状はないが，「アプローチ」③より痛みを伴う口内炎があることが疑われる．母親が口唇ヘルペスを繰り返していることから単純ヘルペス1型ウイルスの感染が最も考えられる．歯肉口内炎が確認できればヘルペス感染症と確定できる．単純ヘルペス1型ウイルスが引き起こす疾患としては，ほかに単純ヘルペス脳炎があるが，⑦より，脳炎は発症していないと考える．

|確定診断|ヘルペス性歯肉口内炎
|選択肢考察|
×a　流行性角結膜炎等は考えにくい．
○b　歯肉，口内粘膜の観察のために口腔内の観察を行う．
×c　リンパ節腫脹がみられるが，非特異的であり，診断に有用な所見にはなりえない．
×d　SpO₂に問題ないことから，胸部聴診の所見も，有用な所見とは考えにくい．
×e　性器ヘルペスの診断に必要な項目である．

|解答率|a 8.5%，b 76.9%，c 12.3%，d 1.2%，e 1.1%
|ポイント|発熱以外の症状は記載されていないが，口内炎を思わせる所見があること，母親が口唇ヘルペスを繰り返していることに着目できれば解答できる．

▶参考文献　MIX 61　朝 916　YN H78　みえる免 234

▶正解　b　LEVEL ▮▮▮▯　正答率 76.9%

解説者コメント　特徴的な症状が記載されていないので，母親の口唇ヘルペスの既往から想像するしかないであろう。蛇足であるが，口腔内の視診は診断に必須であるものの，口腔内の激痛があるので，実際の視診は大変である。

受験者つぶやき
・よく分からないけどbを選んでいた人が多かったように思います。
・喉が痛いから口腔内をみるのかなと思いbを選びました。

Check ▯▯▯

109H-28 32 歳の男性。意識障害のため搬入された。1 時間前に化学工場で大音響を伴う爆発炎上事故があり，燃えている建物から逃げ出して座り込んだところで救助され救急搬送された。職場の記録によると既往歴に特記すべきことはない。搬入時，体温 36.0℃。脈拍 104/分，整。血圧 112/76 mmHg。呼吸数 16/分。SpO_2 88%（リザーバー付マスク 10 L/分 酸素投与下）。顔面に煤が付着しているが，体幹や四肢に明らかな出血や損傷はみられず着衣の汚染もない。救急隊により意識レベルは JCS Ⅱ-30 と観察され，バックボードで全脊柱固定されている。搬入時は自発開眼があり，呼びかけに対して「えっ，なに。えっ，なんだって」と叫び返して会話が成立しない。口頭での指示に応じず，時々両手を耳のそばに持っていく。
　この時点で行うべきなのはどれか。

a 頸椎固定を外す。
b 酸素投与をやめる。
c 筋弛緩薬を投与する。
d 頭部 CT を最優先で施行する。
e 筆談による意思疎通を試みる。

アプローチ
①火災現場からの救出
②呼吸数 16/分 ──▶ 頻呼吸はない
③脈拍/104 分，整 ──▶ 頻脈 ──▶ 出血している可能性は念頭に置く
④ SpO_2 88%（酸素投与下） ──▶ 低酸素血症
⑤顔面に煤 ──▶ 気道熱傷の可能性も念頭に置く
⑥ JCS Ⅱ-30 と判断 ──▶ ①を考えると CO 中毒の可能性がある
⑦耳が聞こえていない様子 ──▶ 爆発事故であり，鼓膜損傷の可能性がある

鑑別診断　火災現場からの救出者で意識障害があれば，ほぼ間違いなく一酸化炭素〈CO〉中毒である。しかし，周知のように CO 中毒で SpO_2 は低下しない。「アプローチ」④は合併損傷（もちろん胸部外傷）の存在を示唆する。しかし②のように頻呼吸はない。このあたり，一元的な説明が不可能である。また，⑥は実際には意識障害ではないかもしれない。⑦があれば会話は成立しないからである。以上，なかなか難しい症例であるが，現場では治療と鑑別診断を同時並行で進めるしかない。

確定診断　多発外傷

選択肢考察
×a 頸椎の安定性が確認されるまでは頸椎固定を外してはならない。
×b CO 中毒を疑うので酸素投与は続行する。
×c 呼吸が停止して死亡する。**禁忌肢**である。
×d 頭部外傷の評価は呼吸，循環が安定してからである。
○e 本人はしゃべっているのだから意識は実は清明かもしれない。耳は聞こえていないようだから，筆談で情報収集を図るのは一法である。

解答率　a 1.5%，b 0.1%，c 0.3%，d 9.1%，e 89.0%

|ポイント| クリアカットに説明できない病状であるが，臨床の現場ではクリアカットな事例の方がむしろ珍しい．混沌とした状況の中で妥当な判断をする能力が問われている．

▶参考文献　チャート救 88, 152　標救 362, 449　YN K33, L32
▶正解　e　LEVEL　（禁忌肢 c）　正答率 89.0%

|解説者コメント| なかなかリアルな状況設定であり，実際に遭遇したらいろいろ迷う症例である．もっとも，肢が易しく作ってあり，受験生には容易に解答可能な問題となっている．

Check ■ ■ ■

109H-29 78歳の男性．テレビ番組の録画がうまく出来なくなったことを主訴に来院した．これまで自分の好きなテレビ番組をこまめに録画していたが，最近はほとんど録画しなくなったため心配した妻とともに受診した．妻の話によると録画装置の使い方が分からなくなったようだという．日常生活では特に問題はないが，最近，同じことを何度も聞くようになり，遠方の娘から電話がかかってきたことを忘れていることがあるという．妻と2人暮らし．60歳ころから糖尿病の治療のため外来にはバスを利用して1人で通院している．脈拍84/分，整．血圧126/84 mmHg．四肢に運動麻痺を認めない．腱反射は正常である．
この患者にみられる高次脳機能障害はどれか．

a　幻　覚　　　　b　失　語　　　　c　妄　想
d　せん妄　　　　e　遂行機能障害

|アプローチ|
①録画装置の使い方が分からなくなった→遂行機能障害と考えられる
②日常生活では特に問題ない→失語，幻覚・妄想，情緒面などの問題は明らかでない
③電話がかかってきたことを忘れている→記銘力障害
④1人で通院している→地誌的見当識障害は保たれている

|鑑別診断| 記銘力障害，遂行機能障害もしくは失行が前景に立ち，地誌的見当識からおそらく頭頂葉機能は比較的保たれ，糖尿病はあるが明らかな運動麻痺はない．また，幻視，パーキンソニズム，睡眠障害の記載もない．以上から，Alzheimer型認知症，脳血管性認知症が鑑別の上位に挙がるが，確定はできない．

|選択肢考察|
× a　高次脳機能障害ではない．また，症例文にその記載もない．
× b　高次脳機能障害であるが，記載はない．
× c　高次脳機能障害ではない．また，記載もない．
× d　意識障害の一種であり，高次脳機能障害には含めない．また，記載もない．
○ e　目的をもった一連の活動を有効に行うのに必要とされる能力である．例えば料理を作り始めてから完成するまでの過程全体を指す．

|解答率| a 0.0%，b 0.0%，c 0.2%，d 0.0%，e 99.6%

|ポイント| 高次脳機能障害は，脳の損傷（外傷，脳卒中など）に伴って出現する認知の障害全般を指して使われ始めた用語である．記憶障害，失語，失認，失行，注意障害，遂行機能障害，人格変化（脱抑制，共感性の低下，状況理解の低下，固執性，自発性の低下 etc.）などを含む．しかし現状，医学的に統一された定義は存在せず，福祉，行政などの分野でも，それぞれ少しずつ異なる意味で用いられている．
なお本問の記述のみでは，録画装置を使えないのが，遂行機能（前頭葉）の障害のために録画に関わる一連の操作ができないのか，前頭葉に投射する後頭葉や頭頂葉の障害（失認，失行

等）のためであるのか確定はできない。

▶参考文献　チャート精 190　108 266　コンパクト 200　標精 116　RマU13
▶正解　e　LEVEL ▮▮▯　正答率 99.6%

解説者コメント　立場によって「正解肢なし」に見える，いわゆる悪問であろう。

受験者つぶやき
・まあ大丈夫でしょう。サービス問題。
・考えなくてもできていたことができなくなってきたら怪しいということですね。

Check ▢▢▢

109H-30　78歳の男性。脳梗塞で入院中である。急性期リハビリテーションを終えて片麻痺が残っている。前立腺肥大による排尿障害があり尿道カテーテルを留置中である。同居している息子夫婦は共働きで日中は独居となる。自宅への退院を予定しており多職種での退院カンファレンスを行った。
　退院後の医療と介護の計画で適切なのはどれか。
a　薬剤師が訪問して内服薬を処方する。
b　介護福祉士が尿道カテーテルの交換を行う。
c　医療ソーシャルワーカーがケアプランを作成する。
d　介護支援専門員〈ケアマネジャー〉が昼食を介助する。
e　作業療法士が患者の自宅でリハビリテーションを実施する。

アプローチ
①片麻痺が残っている
②尿道カテーテル留置中──→抜去のめどは立たない
③日中は独居

選択肢考察
×a　内服薬は訪問診療医師が処方する。薬剤師が処方された薬を届け，内服などの管理指導を行う介護保険での制度があり，訪問服薬指導と呼ばれる。
×b　尿道カテーテルの交換は医療行為であり，訪問診療の医師が行うか，医師の指示の下に訪問看護師が行う。
×c　ケアプランの作成は介護認定を受けた後，担当となった介護支援専門員〈ケアマネジャー〉が行う。
×d　昼食の介助は介護士などの介護スタッフが行う。
○e　作業療法士あるいは理学療法士等が患者の自宅に訪問し施術する。介護保険で行われる訪問リハビリテーションである。本例の患者に必要なサービスといえる。

解答率　a 2.2%，b 3.5%，c 15.2%，d 2.2%，e 76.8%

ポイント
　訪問服薬指導は在宅医が調剤薬局薬剤師に指示をして行われる。訪問看護も在宅医が訪問看護指示書を出して指示する。訪問リハビリテーションは在宅医がリハビリの同意書を発行する。
　在宅療養においては介護保険でさまざまなサービスを受けることができる。介護認定を受けると介護度が決まり，それに応じて使える点数が決定する。この点数の範囲でどのサービスを使うか，ケアプランを個々の症例に応じて作成するのが，それぞれの担当ケアマネジャーである。

▶参考文献　MIX 24　チャート公 57　アラーム 110　SN 247
▶正解　e　LEVEL ▮▮▯　正答率 76.8%

| 解説者コメント | 在宅療養では医療面では在宅医，介護面では担当ケアマネジャーが中心となり，色々なサービスから個々の症例に応じて必要なものを選択する。 |

受験者つぶやき
- 職種ごとの役割分担は最近よく出題されています。意外と正答率が高くない雰囲気です。
- 消去法で選びました。

Check ■■■

次の文を読み，31，32の問いに答えよ。

62歳の男性。筋力低下を主訴に来院した。

現病歴：3か月前から階段の昇降に困難を感じていた。2か月前に顔面と頭皮との皮疹に気付いた。1か月前から整髪がしにくくなった。様子をみていたが改善しないため受診した。

既往歴：花粉症。

生活歴：喫煙歴はない。飲酒は機会飲酒。

家族歴：父親が脳梗塞。

現症：意識は清明。身長170cm，体重65kg。体温36.6℃。脈拍88/分，整。血圧128/84mmHg。呼吸数16/分。SpO₂ 97%（room air）。顔面，頭皮，体幹，背部および両手の手指の関節背面に皮疹を認める。眼瞼結膜と眼球結膜とに異常を認めない。口腔内と咽頭とに異常を認めない。頸静脈の怒張を認めない。甲状腺腫と頸部リンパ節とを触知しない。心音と呼吸音とに異常を認めない。腹部は平坦，軟で，肝・脾を触知しない。四肢に浮腫を認めない。徒手筋力テストで上腕二頭筋，上腕三頭筋，腸腰筋および大腿四頭筋は両側とも4と低下している。顔面の写真（**別冊** No. 5）を別に示す。

検査所見：尿所見：蛋白（−），糖（−）。赤沈45mm/1時間。血液所見：赤血球372万，Hb 10.5 g/dL，Ht 34%，白血球8,800，血小板23万。血液生化学所見：総蛋白6.6 g/dL，アルブミン2.7 g/dL，AST 89 IU/L，ALT 35 IU/L，LD 480 IU/L（基準176〜353），ALP 220 IU/L（基準115〜359），γ-GTP 27 IU/L（基準8〜50），CK 1,230 IU/L（基準30〜140），尿素窒素20 mg/dL，クレアチニン0.8 mg/dL。免疫血清学所見：CRP 1.6 mg/dL，抗核抗体320倍（基準20以下）。

```
別　冊
No. 5
```

109H-31 この疾患の精査で有用性が**低い**のはどれか。

　　a　筋生検　　　　　　b　呼吸機能検査　　　　c　心エコー検査
　　d　頸動脈超音波検査　e　上部消化管内視鏡検査

109H-32 第一選択として適切なのはどれか。

　　a　β遮断薬　　　　　b　抗ヒスタミン薬　　　c　葉酸代謝拮抗薬
　　d　副腎皮質ステロイド　e　免疫グロブリン製剤

| アプローチ | ①筋力低下 → ⅰ）ニューロン（上位，下位），ⅱ）神経筋接合部，ⅲ）筋のうち，どの障害かを考える
②顔面，両手の手指の関節背面の皮疹 → ヘリオトロープ疹，Gottron徴候 → 皮膚筋炎〈DM〉が考えられる
③CK 1,230 IU/L → 筋力低下は上記のⅲ）が原因と考えられ，DMに矛盾しない |

④ CRP 1.6 mg/dL ──→ 筋炎の炎症所見と考えられる
⑤ 抗核抗体 320 倍 ──→ DM で説明できる

画像診断

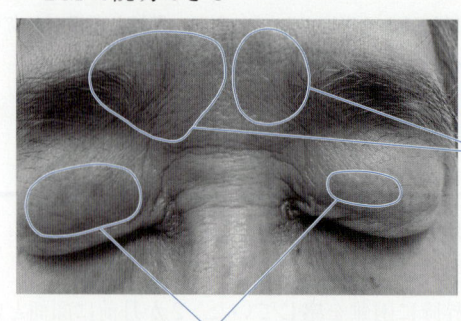

上眼瞼以外にも同様の紅斑を認める

両上眼瞼部の赤紫色の浮腫状紅斑（ヘリオトロープ疹）を認める

鑑別診断　感染による筋炎は鑑別するべきだが，急性ではないことから否定的。薬剤性ミオパチーの鑑別には薬剤内服歴を知りたいが，問題文に記載がない。しかしヘリオトロープ疹，Gottron 徴候がそろっていることから DM の特異性が高い。もちろん，先天性筋疾患は「52 歳の男性」から否定的である。

確定診断　皮膚筋炎〈DM〉

[31]

選択肢考察
- ○ a　DM であれば筋生検で筋線維の変性および細胞浸潤を認めるはずである。
- ○ b　30～60％ に間質性肺炎が認められる。特に Jo-1 抗体陽性で高率に認める。
- ○ c　病変が心筋に及んだ場合は心筋炎を起こすため，エコーでの確認をすることに有用性があるといえる。具体的には，心膜液貯留や炎症部に一致する一過性の壁肥厚や壁運動の低下を認める。
- × d　頸動脈超音波検査の有用性は低い。動脈硬化を知りたい時などに利用する。
- ○ e　DM 患者では健常者の 7 倍も悪性腫瘍の合併率が高い。少なくとも頻度の高い胃癌，大腸癌の合併検索は行うべきである。

解答率　a 0.5％，b 1.3％，c 2.1％，d 93.4％，e 2.7％

[32]

選択肢考察
- × a　頻拍性不整脈などで検討するが，本症例では不適。
- × b　アレルギー症例で使用する。本症例はステロイドが第一選択である。
- × c　葉酸代謝拮抗薬としては具体的にはメトトレキサートであるが，ステロイド治療が無効である場合に免疫抑制薬として検討する場合がある。
- ○ d　第一選択としては副腎皮質ステロイドの経口投与である。
- × e　免疫グロブリン製剤は無ガンマグロブリン血症や重症感染症で用いられるが，本症例では不適である。

解答率　a 0.0％，b 0.1％，c 0.0％，d 99.4％，e 0.2％

ポイント　DM の特異性の高い所見として，筋力低下＋ヘリオトロープ疹＋Gottron 徴候が分かっていれば容易である。

▶参考文献　MIX 315　朝 1287　YN F69　みえる 免 84

▶正解
[31] d　LEVEL　　　　　　　　　　　　　　　　　　　　　　　正答率 93.4％
[32] d　LEVEL　　　　　　　　　　　　　　　　　　　　　　　正答率 99.4％

解説者コメント　DMの合併症として，心筋に炎症が及んだ疑いがある場合には心エコーを行うことは重要である。DMで心筋炎まで至る症例は頻度的にはまれではあるため，迷った受験生もいたかもしれない。

受験者つぶやき
[31]・DMの悪性腫瘍の合併は胃癌が最多，次いで肺癌なのでした。
　　・皮膚筋炎でしょうか。頸動脈をみる意味はないかなと思いました。
[32]・近位筋優位の筋力低下があるので，筋ジスでおなじみのGowers徴候がみられることもあるようです。
　　・膠原病はステロイドが大活躍ですね。

Check ■ ■ ■

次の文を読み，33, 34 の問いに答えよ。
72 歳の男性。腰背部痛を主訴に来院した。
現病歴：3 か月前から荷物の運搬時に腰背部痛を自覚するようになった。その後，安静時にも常に痛みを感じるようになり，日常生活にも支障をきたすようになったため受診した。
既往歴：30 歳時に十二指腸潰瘍で投薬されていた。
生活歴：喫煙は 20 本/日を 52 年間。これまでに禁煙したことはない。妻と長男夫婦との 4 人暮らし。10 年前から自営の販売業を長男に引き継いで店に時々顔を出している。
家族歴：父親が前立腺癌で死亡。
現　症：意識は清明。体温 37.2℃。脈拍 80/分，整。血圧 154/88 mmHg。呼吸数 16/分。背部に発赤はなく腫瘤を認めない。下部胸椎と腰椎との棘突起上に叩打痛を認める。
検査所見：胸部エックス線写真で両肺に多発する腫瘤影を認め，気管支内視鏡による肺生検で扁平上皮癌と診断された。胸腰椎 MRI で腰椎への多発転移を認めた。
　予測される予後と治療方法との選択肢について担当医が患者に説明を行ったところ，患者は「俺も十分生きたし未練はない。息子もあとを任せられるまで育った。ただ痛いことや苦しいことは何とかしてほしいし，最後まで店には出ていたい」と述べた。妻と長男も十分納得し，余命の延長より患者の QOL を支援するケアをできるだけ自宅で目指すことで合意した。

109H-33　この患者に対するケアの具体的な目標設定として**適切でない**のはどれか。
　　a　禁煙が達成されていること
　　b　安静時の呼吸困難がないこと
　　c　仕事を可能な限り続けること
　　d　残りの時間を家族とともに暮らすこと
　　e　痛みが生活に支障のない程度であること

109H-34　患者の全身状態は徐々に悪化し，2 か月後には日中の半分以上を自宅のベッドで臥床するようになった。在宅でかかりつけ医が訪問診療している。食事摂取は特に固形物の咀嚼が難しくなってきている。また，水分でむせたり誤嚥したりすることも多くなっている。経口摂取できるのは 200 kcal/日程度である。肺癌の終末期で 2 週程度の余命と見込まれている。患者は会話が可能で「痩せてしまって情けない。せめてもう少し食べたい」と家族に伝えた。
　　この後の栄養管理で適切なのはどれか。
　　a　食事形態を工夫する。　　　　　　　b　経鼻経管栄養を開始する。
　　c　中心静脈栄養を開始する。　　　　　d　誤嚥予防のために気管切開を行う。
　　e　胃瘻を造設して経腸栄養を開始する。

アプローチ
①腰背部痛，下部胸椎と腰椎との棘突起上に叩打痛──→癌の骨転移の可能性
② Brinkman 指数 20 本×52 年の高度喫煙者──→扁平上皮癌の可能性
③余命の延長より患者の QOL を重視する──→緩和ケア

確定診断　問題文中で，肺の扁平上皮癌で腰椎への多発骨転移と診断されている。
[33]

選択肢考察　×a　患者の QOL を支援するのであるから，呼吸苦でもないかぎり緩和ケアに禁煙は必要ない。

○b　店に出ることが望みであるから，安静時の呼吸困難はない方がよい。
　　○c　店に出ること，すなわち仕事をすることが目標である。
　　○d　できるだけ自宅で過ごすこと，すなわち家族とともに暮らすことが目標である。
　　○e　緩和ケアの目標は痛みが生活に支障のない程度であることである。

解答率　a 93.6%，b 1.3%，c 0.8%，d 0.0%，e 4.0%

[34]

選択肢考察
　　○a　軟菜食，ペースト食，ゼリー食などの誤嚥しにくい食事形態にすることで誤嚥防止に努める。
　　×b　経管栄養では食べたことにならない。
　　×c　中心静脈栄養では食べたことにならない。
　　×d　気管切開すると誤嚥防止にはなるが，会話が不可能になってしまう。
　　×e　胃瘻は食べたことにならない。

解答率　a 96.9%，b 1.8%，c 0.5%，d 0.1%，e 0.6%

ポイント　喫煙の問題というより緩和ケアの問題。既に診断もついているので解答は容易。緩和ケアにおける禁煙にはいろいろな意見があるが，喫煙や晩酌可の緩和ケア病棟もあるようである。

▶**参考文献**　MIX 357　チャート公 64　アラーム 229　SN 38

▶**正解**　[33] a　LEVEL　　　　　　　　　　　　　　　　　　　　　　　　正答率 93.6%
　　　　　[34] a　LEVEL　　　　　　　　　　　　　　　　　　　　　　　　正答率 96.9%

解説者コメント　[34]　間違えるとしたら誤嚥→気管切開ぐらいか。でも「患者は会話が可能で……」とわざわざ問題に書いてあるので間違えようがない。

受験者つぶやき　[33]・良識も併せて問うような，必修らしい問題です。
　　　　　　　　　　　・この場合，禁煙させる意味はないかと思いました。禁煙を積極的に勧めない例外的なケースかなと。
　　　　　　　　[34]・親しい人とお別れしなければならないというのは，大変に悲しいことです。遺族へのケアを問う出題もありましたね。
　　　　　　　　　　　・まずはとろみ付きなどで対応するのでしょう。

Check ■ ■ ■

次の文を読み，35，36 の問いに答えよ。

27 歳の女性。全身倦怠感と嘔吐とを主訴に来院した。

現病歴：夏の暑い日にジョギングをした。走り終わった後の疲労感がいつもより強く，立ちくらみと悪心とがあり嘔吐したため受診した。

既往歴：花粉症。

生活歴：ジョギングが趣味。清涼飲料水を好む。

家族歴：祖父が胃癌で死亡。

現　症：意識レベルは JCS I -1。身長 160 cm，体重 45 kg。体温 37.3℃。脈拍 120/分。血圧 90/60 mmHg。呼吸数 20/分。SpO_2 98％（room air）。心音と呼吸音とに異常を認めない。頸静脈の怒張と下腿の浮腫とを認めない。

検査所見：尿所見：比重 1.030，蛋白（−），糖（−）。血液所見：赤血球 400 万，Hb 13.5 g/dL，Ht 39％，白血球 9,000，血小板 20 万。血液生化学所見：総蛋白 7.0 g/dL，アルブミン 4.0 g/dL，AST 20 IU/L，ALT 20 IU/L，尿素窒素 28 mg/dL，クレアチニン 0.9 mg/dL，血糖 90 mg/dL，総コレステロール 200 mg/dL，Na 128 mEq/L，K 4.0 mEq/L，Cl 92 mEq/L。

109H-35 計算による血漿浸透圧に近い値はどれか。
ただし，計算式における Na の係数は 2 とする。

 a 240 mOsm/kgH_2O　　b 255 mOsm/kgH_2O　　c 270 mOsm/kgH_2O
 d 285 mOsm/kgH_2O　　e 300 mOsm/kgH_2O

109H-36 輸液を開始した。
輸液の組成として適切なのはどれか。

	Na$^+$ (mEq/L)	K$^+$ (mEq/L)	Cl$^-$ (mEq/L)	Lactate$^-$ (mEq/L)	糖質 (％)
a	510	0	510	0	0
b	154	0	154	0	0
c	84	20	66	20	3.2
d	35	20	35	20	4.3
e	0	0	0	0	5

アプローチ
①立ちくらみと悪心
②脈拍 120/分
③尿比重 1.030
④Na 128 mEq/L

鑑別診断　夏の暑い日のジョギング後に立ちくらみや悪心などの症状が出現しており（「アプローチ」①），脱水症状が疑われる。現症では頻脈を認め（②），検査所見から尿比重が増加している（③）ことが分かる。これらは循環血漿量の低下を示唆する所見である。また，低 Na 血症も認めており（④），浸透圧の低下を伴う低張性脱水の状態と考えられる。

確定診断　低張性脱水

[35]

選択肢考察 血漿浸透圧は 2×Na (mEq/L) + 血糖 (mg/dL)/18 + 尿素窒素 (mg/dL)/2.8 で近似することができ，本症例での近似値は 271 mOsm/kg となる。

×a，×b，○c，×d，×e

解答率 a 0.6％，b 1.2％，c 95.2％，d 1.5％，e 1.4％

[36]

選択肢考察
- ×a 非常に浸透圧の高い組成となっており，このような輸液は血管炎の危険性が高いため通常，用いない。
- ○b 低張性脱水は，Na濃度の高い生理食塩水を用いて補正する。
- ×c，×d，×e 血漿よりも浸透圧が低い輸液製剤である。低張性脱水の補正には不向きである。

解答率 a 0.1％，b 94.5％，c 4.9％，d 0.2％，e 0.1％

ポイント ジョギング後の脱水としては，発汗による水分の喪失で高張性脱水となることも多いが，電解質の含まれていない水分ばかり摂取すると低張性脱水となることもある。本症例では低張性の脱水を認め，Na濃度の高い輸液製剤を用いて治療を行う必要がある。

▶参考文献 MIX 224　YN E24, 29

▶正解
[35] c　LEVEL　正答率 95.1％
[36] b　LEVEL　正答率 94.5％

解説者コメント 正確な計算式を覚えていなくても低Na血症があることからおおよそは推測できたであろうか。

受験者つぶやき
[35] ・今年の計算問題は易しいものばかりです。
　　・模試か過去問でありました。
[36] ・輸液の基本的な考え方は足りないものを補います。今回は細胞外液とNaを補充。
　　・塩分をとりなさいと言われるくらいなので，bに。生食でしょうか。

Check ☐ ☐ ☐

次の文を読み，37，38の問いに答えよ。

39歳の男性。眠気と労作時の息切れとを主訴に来院した。

現病歴：半年前から昼間の過度の眠気を自覚していた。2か月前から夜間のいびきがひどくなり呼吸が止まっていることがあると家族から注意されることが多くなった。2週前から労作時の息切れを自覚するため受診した。

既往歴：37歳時に自転車事故による左大腿骨骨折。

生活歴：喫煙歴はない。飲酒は機会飲酒。

家族歴：父親が脳梗塞。

現　症：意識は清明。身長165 cm。体重105 kg。体温36.4℃。脈拍84/分。血圧160/100 mmHg。呼吸数16/分。眼瞼結膜と眼球結膜とに異常を認めない。肝・脾を触知しない。下肢に浮腫を認めない。心音と呼吸音とに異常を認めない。

検査所見：血液所見：赤血球503万，Hb 15.1 g/dL，Ht 44%，白血球9,200，血小板23万。CRP 0.2 mg/dL。動脈血ガス分析（room air）：pH 7.32，$PaCO_2$ 72 Torr，PaO_2 50 Torr，HCO_3^- 36 mEq/L。

109H-37 この患者の肺胞気-動脈血酸素分圧較差〈A-aDO_2〉として正しいのはどれか。

なお，P_AO_2〈肺胞気酸素分圧〉= 150 − $PaCO_2$/0.8 とする。

- a −10 Torr
- b 0 Torr
- c 10 Torr
- d 50 Torr
- e 60 Torr

109H-38 この患者の低酸素血症の原因について正しいのはどれか。

- a 貧血
- b シャント
- c 拡散障害
- d 肺胞低換気
- e 換気血流比不均等

アプローチ
① 昼間の過度の眠気 ⟶ 睡眠障害
② 夜間のいびき，呼吸が止まっている ⟶ 睡眠時無呼吸
③ 身長165 cm，体重105 kg，血圧160/100 mmHg ⟶ 高度肥満，高血圧
④ 身体所見 ⟶ 心疾患，肝疾患，腎疾患は否定的
⑤ pH 7.32，$PaCO_2$ 72 Torr，PaO_2 50 Torr，HCO_3^- 36 mEq/L ⟶ II型呼吸不全，呼吸性アシドーシス

鑑別診断　肥満男性の睡眠時無呼吸である。既往歴に交通事故で骨折の既往があり，肺塞栓症を思わせる記載がある。しかし労作時の息切れが伴い，$PaCO_2$の上昇，すなわち肺胞低換気を伴うII型呼吸不全を生じている。臨床的にPickwick症候群〈肥満低換気症候群〉といえる。

確定診断　Pickwick症候群〈肥満低換気症候群〉

[37]

選択肢考察　A-aDO_2 = P_AO_2 − PaO_2 = (150 − $PaCO_2$/0.8) − PaO_2 = (150 − 90) − 50 = 10
　×a，×b，〇c，×d，×e

解答率　a 0.1%，b 0.1%，c 98.4%，d 0.1%，e 1.1%

[38]

選択肢考察
×a　Hb 15.1 g/dLであり，貧血ではない。
×b　肺血栓，塞栓症の場合に生じる。
×c　肺線維症など間質性肺炎の場合に生じる。
〇d　$PaCO_2$は上昇していることから合致する。

|解答率|ポイント|
×e 換気血流比不均等は肺炎，慢性閉塞性肺疾患〈COPD〉の場合に生じる。

解答率 a 0.1%，b 0.3%，c 1.2%，d 94.7%，e 3.5%

ポイント 眠気，いびき，肥満のキーワードから睡眠時無呼吸の状態が読み取れる。さらに労作時息切れ，$PaCO_2$ の上昇を伴う呼吸不全であり，肺胞低換気であることは容易に分かる。低酸素血症の原因検索に $A-aDO_2$ を用いることは覚えておくこと。

▶参考文献　MIX 189　108 88　朝 848　YN I141　みえる 呼 277

▶正解　[37] c　LEVEL　　　　　正答率 98.4%
　　　　[38] d　LEVEL　　　　　正答率 94.7%

解説者コメント
[37] 計算式が分かれば解答は容易。
[38] 全体像をつかむことで解答できる。$A-aDO_2$ の計算にとらわれないこと。

受験者つぶやき
[37]・計算式まで載せてくれるとはなんという優しさでしょう！　昨年の Baxter の式で懲りたのでしょうか！
　　・なんだか絶妙なヒントが書いてある問題。何回も確かめました。
[38]・有名どころだと白鵬が SAS の治療を受けています。
　　・睡眠時無呼吸でそもそも塞がっているのでしょうね。

I

I問題 医学各論 80問

一般各論 40問
臨床各論 40問

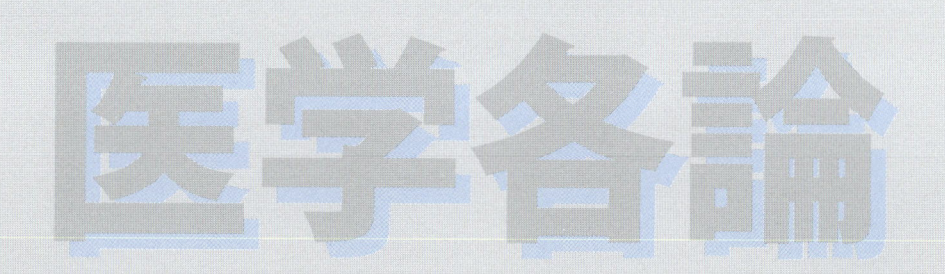

医学各論

Check ■■■

109I-1 新生児呼吸窮迫症候群の初期治療で適切なのはどれか。
a 一酸化窒素吸入　　　　　　　　b 気管支拡張薬吸入
c 肺サーファクタント気管内注入　　d 抗菌薬静注
e プロスタグランディン E₁ 持続静注

選択肢考察
× a 先天性心奇形や胎便吸引症候群などに伴う肺高血圧症では使用を考慮する。
× b 気管支喘息に代表されるような気道の過敏性亢進は伴わない。
○ c 治療の基本は，酸素投与，陽圧換気，（肺）サーファクタント（気管内注入）による補充である。
× d 前期破水に伴う子宮内感染や炎症反応が高値であれば使用を考慮すべきである。
× e 早産に伴い肺以外の臓器も未熟なため，動脈管開存症などの合併も考慮するべきである。

解答率 a 0.1%，b 0.4%，c 99.1%，d 0.1%，e 0.2%
ポイント 新生児呼吸窮迫症候群〈IRDS〉は進行性の疾患であるため，時間が経過すれば診断は容易となる。

参考文献 MIX 329　国小 77　チャート小 145　R小 53
正解 c　LEVEL　正答率 99.1%
解説者コメント 比較的平易な設問である。
受験者つぶやき
・一番初めにこういうのが来ると安心します。
・今年は一般問題で出題されました。復習は大事。

Check ■■■

109I-2 アルコール依存症の離脱症状でないのはどれか。
a 幻視　　b 興奮　　c 作話　　d 振戦　　e 発汗

選択肢考察
○ a 幻視は，アルコール離脱時によくみられる。患者は，小動物あるいは情景的幻視を経験する。天井や壁のシミが小動物や人の顔に見えたりするパレイドリアも多い。
○ b アルコール離脱状態は，せん妄状態であり，内的に活発な精神活動を呈し，変動する意識レベルが特徴である。時には些細な刺激に反応して興奮状態を呈する。
× c Korsakoff 症候群は，記銘力障害，見当識障害，作話を三徴とするアルコール性健忘症候群であるが，離脱症状ではなく慢性アルコール性精神病としての症状である。
○ d 手指や上下肢の粗大な振戦は，アルコール中断後数時間で出現する。アルコール振戦と呼ぶ。
○ e 離脱症状の身体症状として，消化器症状，心・循環器系症状とともに自律神経系症状が出現しうる。発汗はアルコール離脱時の代表的な自律神経系症状である。

解答率 a 0.6%，b 0.4%，c 97.5%，d 0.1%，e 1.3%
ポイント 身体依存が成立しているアルコール依存症者が，急に飲酒を中断すると，離脱症状を呈する。代表的な離脱症状として，アルコール振戦，幻覚，けいれん発作，意識障害がある。飲酒中断後3～5日をピークとして起こる定型的なアルコール離脱症状としての振戦せん妄はよく

知られている。

▶参考文献　チャート精 173　コンパクト 202　標精 482　RM U48
▶正解　c　LEVEL　　　　　　　　　　　　　　　　　　正答率 97.5%

解説者コメント　アルコールから離脱する時のアルコール離脱症状と慢性アルコール摂取によるアルコール精神病，Korsakoff症候群の症状を区別することを求める問題。

受験者つぶやき
・アルコール，薬物の離脱症状は毎回問われます。きちんと整理して覚えましょう。
・Korsakoff症候群は離脱症状ではないんですよね。

Check ■■■

109I-3 ストレスが発症の原因となり，それが消失すると一定期間内に症状が消失するのはどれか。
 a 適応障害　　　　　b 心気障害　　　　　c パニック障害
 d 社交不安障害　　　e 心的外傷後ストレス障害

選択肢考察
○a 「適応障害」とは，生活上のストレスに反応して，適応する過程に起こる気分や情緒の不安定さを呈する障害である。通常，生活環境の変化から1か月以内に起こり，その持続は6か月を超えない。代表的なストレスとして，親しい人との死別，大きな経済的な損失，社会環境の変化などがある。
×b 「心気障害」とは，身体症状に対する執拗なこだわりを訴え，自分が進行性の重大な疾患に罹患しているのではないかとの不安を抱いている状態である。ささいな身体症状へのこだわりが結実因子となり，その不安症状は持続する。
×c 「パニック障害」とは，突然に起こる反復性の重篤な不安発作である。不安感はパニック発作の身体症状により増強され，自分をコントロールできなくなる不安，死ぬかもしれないとの恐怖に襲われる。いったんパニック発作を経験すると，患者はまた起こるかもしれないという予期不安を抱き，些細なことでもパニック発作を起こすようになる。
×d 「社交不安障害」とは，人前で話す，多くの人の中で特別な役割を果たすなどの特定の社会的状況に置かれると強い不安症状に襲われる障害をいう。
×e 「心的外傷後ストレス障害」とは，生命や自己の安全を脅かされるような著しい脅威を経験した後に，その体験から1か月以上経過しても再体験症状，回避/麻痺症状，覚醒亢進症状が長期間持続するものを言う。

解答率　a 67.0%，b 8.4%，c 6.2%，d 14.6%，e 3.7%

ポイント　DSM-ⅣTRには神経症性障害として，不安障害，身体表現性障害，虚偽性障害，解離性障害，適応障害などが挙げられている。このような神経症性障害は，患者の神経症的素因に加えて，その結実因子としてストレスが加わることにより発症するが，いったん発症した神経症症状はストレスがなくなった後もなかなか消失しないことが特徴である。適応障害は，症状の原因となっている環境や条件から離れることにより症状が消失するものをいう。

▶参考文献　チャート精 232　標精 291　RM U32
▶正解　a　LEVEL　　　　　　　　　　　　　　　　　　正答率 67.0%

解説者コメント　「ストレスが発症の原因となる」疾患とは，いわゆる心因性疾患のことであり，精神科領域では以前は神経症〈neurosis〉の概念で理解されてきた。DSM-Ⅲ以降，神経症の用語が廃止され，それまでの神経症は，不安性障害，身体表現性障害，解離性障害などに分けられた。いずれも，素因としての神経症的傾

向を有する者に，結実因子としてのストレスが付加することにより，発症するものと理解されている。

受験者つぶやき
- 原因は分かっている．でも逃れたくても逃れられない．そんなジレンマを感じます．
- またパニック発作だと思ってcにしてしまいました．

Check ■■■

109I-4 食物摂取15分後にショックを起こした患者の原因検索に有用なのはどれか．
a　パッチテスト　　　　b　皮膚感作試験　　　　c　プリックテスト
d　リンパ球刺激試験　　e　特異的IgGの検出

選択肢考察

× a　細胞性免疫検査法の *in vivo* 検査で，接触皮膚炎の遅延型接触アレルギーをみる検査法である．

× b　DNCB〈ジニトロクロルベンゼン〉試験やツベルクリン反応などの細胞性免疫検査である．陰性の場合，細胞性免疫の低下があると解釈される．

○ c　食物アレルギーの原因検索に有用で，原因抗原（アレルゲン）を滴下し26Gの注射針で皮膚を浅く刺し，軽くはね上げるようにして傷をつける．スクラッチテストでもよい．

× d　細胞性免疫検査法の *in vitro* 検査である．リンパ球を分離して特異抗原を添加培養し，感作されたリンパ球の増殖反応をみる．抗原刺激による反応性亢進は抗原により感作されたリンパ球の存在を表す．増殖反応は ^{3}H-thymidine の DNA への取り込みで判定される．

× e　*in vivo* 検査では Arthus 反応が，*in vitro* 検査では沈降反応，凝集反応，補体結合反応などがあり，特異IgGを検出する．Ⅲ型アレルギーなどの検査で用いられる．

解答率 a 2.3％, b 1.8％, c 88.7％, d 3.5％, e 3.5％

ポイント　選択肢はいずれも各種アレルギー反応に対応した検査法である．アナフィラキシーショックはⅠ型アレルギー反応で，皮膚検査ではプリックテスト，スクラッチテスト，皮内反応がある．*in vitro* 検査では特異的IgE抗体検査（CAP-RAST）がある．アナフィラキシーの急性期には侵入した抗原のために特異IgE抗体が中和されて陰性結果を示すことから，2〜4週後に行うことが望ましい．

▶**参考文献** MIX 75　朝 1332　YN F28　みえる 免 33

▶**正解** c　LEVEL ▮▮▯　正答率 88.7％

解説者コメント　食物アレルギーでは皮膚反応，特異IgE抗体が陽性でも確定診断が得られないことがあり，食物除去試験，食物負荷試験が確定診断に必要なことがある．原因食品は鶏卵，乳製品，小麦が多く，ほかにソバ，エビ・カニ，ピーナッツなどがある．成人の小麦アレルギーでは運動負荷で症状が出現することがある（食物依存性運動誘発アナフィラキシー：FDEIA）．

受験者つぶやき
- Ⅰ型アレルギーの検査．
- それぞれどういう時にするのか整理しておくとよいのでしょうね．

Check ☐☐☐

109I-5 黄色ブドウ球菌が産生する表皮剥脱毒素〈exfoliative toxin〉によって生じる疾患はどれか。
　　a　伝染性膿痂疹　　b　壊疽性膿皮症　　c　尋常性痤瘡
　　d　皮膚腺病　　　　e　丹毒

選択肢考察
○ a　黄色ブドウ球菌の表皮剥脱毒素〈exfoliative toxin A〉が，デスモゾームのデスモグレイン1を切断することによって発症。
× b　無菌性の膿皮症。炎症性腸疾患との合併があり，共通した病態が考えられている。
× c　毛包におけるアクネ桿菌の関与した炎症。
× d　真性皮膚結核の一種（結核菌の感染）。
× e　A群β溶血性レンサ球菌による感染。

解答率　a 92.6%，b 3.3%，c 0.1%，d 0.2%，e 3.6%

ポイント
各種の皮膚感染症における起炎菌を理解することが重要。伝染性膿痂疹は，黄色ブドウ球菌と溶血性レンサ球菌による感染が多い。最近では，MRSAによる感染も目立つようになった。水疱が生じるのは，黄色ブドウ球菌の産生する表皮剥脱毒素〈exfoliative toxin A〉が，デスモゾームのデスモグレイン1を切断するため。治療は，抗菌薬の内服。

▶参考文献　チャート皮 255　標皮 405　RTマ V52
▶正解　　a　LEVEL ▮▮▯　　　　　　　　　　　　　　　正答率 92.6%

解説者コメント　黄色ブドウ球菌の感染による疾患が何か分かれば容易。

受験者つぶやき
・aは悪化するとSSSSになることがあります。
・丹毒にしてしまいました。

Check ☐☐☐

109I-6 耳痛を訴える2歳9か月の男児の鼓膜の写真（**別冊** No.1）を別に示す。
投与すべき抗菌薬はどれか。
　　a　ペニシリン系　　b　マクロライド系　　c　ニューキノロン系
　　d　テトラサイクリン系　　e　アミノグリコシド系

```
別　冊
No. 1
```

画像診断

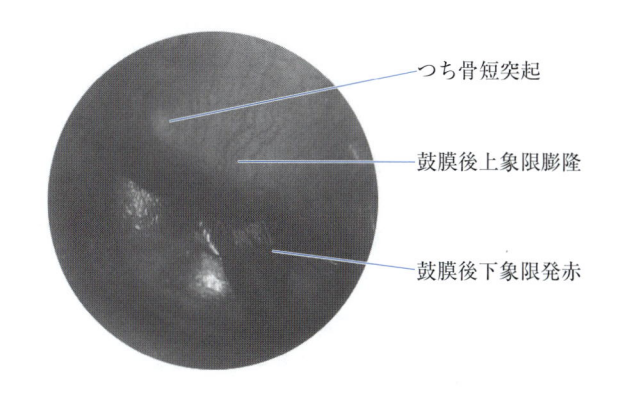

つち骨短突起
鼓膜後上象限膨隆
鼓膜後下象限発赤

選択肢考察　耳痛の訴えであり，年齢から急性中耳炎を疑うが，上気道炎の症状，発熱の有無などの症状の記載がなく，耳の所見で判断する以外に診断をつけることができない。鼓膜所見では，鼓膜の発赤膨隆を認め，急性中耳炎を考える。

『小児急性中耳炎診療ガイドライン2013年版』では，急性中耳炎の重症度分類（軽症，中等症，重症）を行い，重症度に応じた治療を推奨している。重症度分類は，年齢（2歳以下，2歳以上），耳痛，発熱，啼泣・不機嫌，鼓膜の発赤，鼓膜の膨隆，耳漏の7つの項目により行うが，本症例では2歳以上，耳痛，鼓膜所見の情報から重症度を推測するしかない。鼓膜所見では，鼓膜の発赤，膨隆があり中等症以上と考えられる。中等症からは，アンピシリン〈AMPC〉を第1選択薬として選択する。

〇a，×b，×c，×d，×e

解答率　a 92.6%，b 5.5%，c 1.4%，d 0.1%，e 0.3%

参考文献　チャート耳 58　コンパクト 58　RM S46

正解　a　LEVEL　　　　　　　　　　　　　　　　　　　　　　正答率 92.5%

受験者つぶやき
・*S. pneumoniae* にマクロライド耐性株が多いのは有名なお話です。
・迷いながらも a にしました。

Check ■ ■ ■

109I-7　肺炎と抗菌薬の組合せで正しいのはどれか。
　a　市中肺炎 ──────── グリコペプチド系
　b　院内肺炎 ──────── テトラサイクリン系
　c　非定型肺炎 ─────── アミノグリコシド系
　d　特発性器質化肺炎 ──── ニューキノロン系
　e　人工呼吸器関連肺炎 ─── カルバペネム系

選択肢考察
×a　グリコペプチド系の抗菌薬（バンコマイシン等）は，主にメチシリン耐性黄色ブドウ球菌〈MRSA〉等に対して投与される。通常，市中肺炎では使用されない。
×b　院内肺炎では，基礎疾患を有していたり免疫機能が低下していたりする易感染者が多いため，弱毒菌に対する抗菌力を有する抗菌薬が選択される。
×c　非定型肺炎では，マクロライド系，テトラサイクリン系の抗菌薬が選択される。
×d　特発性器質化肺炎は感染性疾患ではないため，抗菌薬は有効ではない。
〇e　人工呼吸器関連肺炎では，緑膿菌に対する有効性が期待できるカルバペネム系がしばし

解答率　a 4.8％, b 7.9％, c 6.1％, d 4.3％, e 76.7％
ポイント　市中肺炎と，他疾患で入院後48時間以降に発症する院内肺炎では，感染する環境や病原微生物が異なる。これらを踏まえ，適切な抗菌薬による治療を施行することが極めて重要である。

▶参考文献　朝 147　YN H20　みえる 免 140
▶正解　e　LEVEL
正答率 76.7％

解説者コメント　抗菌薬への理解を深めることが重要である。

受験者つぶやき
・来年あたり特発性器質化肺炎が出たりするのでしょうか？
・抗菌薬は苦手です。

Check ■■■

109I-8 本態性高血圧患者における家庭血圧の測定について正しいのはどれか。
a　手首での測定を推奨する。
b　早朝高血圧の診断に有用である。
c　150/90 mmHg以上を高血圧の基準とする。
d　患者の服薬アドヒアランスには影響しない。
e　予後の予測には診察室血圧の方が優れている。

選択肢考察
× a　上腕カフを用いた自動血圧計で測定する。
○ b　早朝高血圧などの仮面高血圧や白衣高血圧の診断に有用である。
× c　家庭血圧による高血圧の診断基準は135/85 mmHg以上である。
× d　家庭血圧記録の継続により，服薬継続率も向上する。
× e　診察室血圧より家庭血圧の方がより密接に心血管イベントのリスクと関係する。

解答率　a 0.4％, b 98.8％, c 0.2％, d 0.1％, e 0.4％
ポイント　白衣高血圧や仮面高血圧を診断して降圧薬治療の適応を決める上で，診察室血圧とともに家庭血圧や24時間自由行動下血圧〈ABPM〉などの診察室外血圧の測定が必要とされる。診察室外血圧として，ABPMと比較した場合の家庭血圧の特徴や基準値を理解しておく。

▶参考文献　YN C179　みえる 循 287
▶正解　b　LEVEL
正答率 98.8％

解説者コメント　我が国では既に数千万台の家庭血圧計が売られており，ABPMに比べて簡便性に優れるため，数多い高血圧患者の診療においては家庭血圧のモニターを行うことが高血圧治療の向上に有用である。

受験者つぶやき
・脳卒中，心筋梗塞は午前中に多く起こります。早朝高血圧が関与しているとかいないとか。
・消去法的に選びました。

Check ■■■

109I-9 緊急手術の適応と**ならない**のはどれか。
- a 左心室瘤
- b 乳頭筋断裂
- c 心室中隔穿孔
- d 左室自由壁破裂
- e 左冠動脈主幹部病変による不安定狭心症

選択肢考察

×a 左心室瘤は，急性心筋梗塞発症後に壊死した領域が亜急性期から慢性期にかけて菲薄化して収縮期に膨らむようになったもので，急性に発症するものではなく，緊急手術とはならない。

○b 乳頭筋断裂は，心筋梗塞で乳頭筋が壊死に陥り，左室内圧に耐えられずに断裂して，僧帽弁の支持組織を失い，収縮期に僧帽弁逆流が起こる。急性の僧帽弁閉鎖不全症による心不全となり緊急手術が必要となる。

○c 心室中隔穿孔は，心筋梗塞が心室中隔に及び，筋肉破綻で交通孔ができて，左→右シャントが形成される。短絡量が多いと急性左心不全となり，緊急手術で穿孔部閉鎖が必要となる。

○d 左室自由壁破裂は，心筋梗塞で壊死に陥った心筋組織が破綻し，心嚢内へ出血するものである。いきなり大出血を起こしたり，心タンポナーデを起こすこともあり，救命には緊急手術が必要である。

○e 左冠動脈主幹部を主病変とする不安定狭心症では，動脈硬化性の粥腫が破綻して血栓形成を起こしやすくなっている状態であり，同部位が閉塞すると致死的となるため，緊急手術が必要となる。

解答率 a 71.9%, b 1.9%, c 3.5%, d 0.5%, e 22.2%

ポイント 虚血性心疾患における，緊急手術の適応についての問いである。いわゆる「心筋梗塞後機械的合併症」と呼ばれる乳頭筋断裂，心室中隔穿孔，左室自由壁破裂は，いずれも急速な心不全の進行やいきなりの心タンポナーデ発症など，緊急性が高く，発症直後の緊急手術以外の治療法では十分な効果が得られない。一方，左心室瘤も心筋梗塞後機械的合併症の一つではあるが，徐々に循環動態が悪化するもので，手術適応にはなるが，待機的手術となる。

▶参考文献 朝 544　YN C94　みえる 循 100
▶正解 a　LEVEL ▰▰▱　正答率 71.9%

解説者コメント 心筋梗塞後機械的合併症は，試験問題としては作成しやすいと思われるので，病態生理を含めてまとめておくとよい。

受験者つぶやき
・無症状でも遷延性のST上昇で左室瘤を疑うのでした。
・a, eで悩みました。

Check ■■■

109I-10 Stanford B型急性大動脈解離の合併症として可能性が最も**低い**のはどれか。
- a 血胸
- b 腎不全
- c 下肢虚血
- d 腸管壊死
- e 急性心筋梗塞

選択肢考察

○a 胸部下行大動脈に解離が起こった直後は，大動脈壁は脆弱で，偽腔の内圧を支えている

外膜が破綻すると血液が大動脈外へ漏れ出す。胸腔に出血すれば血胸となる。
- ○ b　解離が腹部分枝に及ぶことは珍しくなく，腎動脈に解離が及ぶと腎血流が低下して腎前性腎不全をきたす。また解離が直接腎動脈に波及しなくても，拡大した偽腔が真腔を圧迫して腎血流を阻害し，腎不全になることもある。
- ○ c　腹部大動脈下端から左右の総腸骨動脈にかけて解離が及ぶと，下肢の虚血になる。
- ○ d　上腸間膜動脈内に解離が及んだり，同動脈基部の解離で偽腔拡大により真腔圧迫で上腸間膜動脈の血流が減少すると，腸管虚血から腸管壊死に陥る。
- × e　Stanford B 型解離は上行大動脈には解離が及ばないものを指し，冠動脈は上行大動脈の基部分枝である。急性大動脈解離による心筋梗塞は冠動脈基部あるいは冠動脈そのものに解離が及んで発生するが，そもそも上行大動脈に解離が及ばない Stanford B 型解離はそのような機序での急性心筋梗塞は起こらない。

解答率　a 2.1%, b 0.1%, c 0.2%, d 0.2%, e 97.3%

ポイント　Stanford B 型急性大動脈解離は，下行大動脈以下の解離であり，症状は破裂・切迫破裂によるものと，分枝虚血によるものとに大別される。前者には血胸，縦隔血腫，後腹膜血腫などがある。後者には，肝動脈の虚血による肝機能障害，上腸間膜動脈虚血による腸管壊死，腎動脈虚血による急性腎不全，腸骨動脈に及べば下肢虚血，さらに肋間動脈・腰動脈だと脊髄梗塞による対麻痺がある。

▶参考文献　MIX 170　朝 648　YN C162　みえる 循 251

▶正解　e　LEVEL　　正答率 97.3%

解説者コメント　急性大動脈解離は，Stanford A 型，同 B 型があり，主要症状，代表的検査所見，治療（内科治療か外科治療か）などを比べられるように，表などにまとめてみるとよいだろう。

受験者つぶやき
・ほかに Adamkiewicz 動脈が閉塞すると対麻痺が起こります。
・上行大動脈には関係ないですね。

Check ■■■

109I-11　上部消化管内視鏡像（**別冊** No. 2）を別に示す。
　　　　　診断はどれか。
　　　　　a　食道平滑筋腫　　b　逆流性食道炎　　c　食道静脈瘤
　　　　　d　進行食道癌　　　e　食道憩室

別　冊
No. 2

画像診断

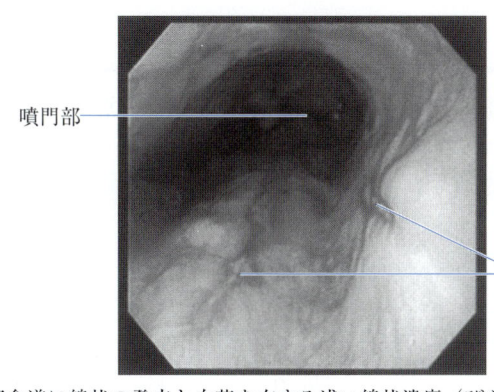

噴門部

線状の発赤，中央に白苔を有する浅い潰瘍（びらん）

下部食道に線状の発赤と白苔を有する浅い線状潰瘍（びらん）がみられる。

選択肢考察

× a 食道平滑筋腫は食道非上皮性腫瘍の中で最も多い。粘膜下腫瘍の形態を示し，表面が平滑な半球状を呈することが多く，びらんや潰瘍を伴わない正常粘膜で覆われているのが特徴的であり，提示画像とは異なる。

○ b 逆流性食道炎では食道胃接合部に接した食道粘膜側に，長軸方向に配列する線状の発赤，びらんや浅い潰瘍が特徴的である。線状発赤と白苔を伴った浅い線状潰瘍（びらん）がみられる提示画像は逆流性食道炎の内視鏡像に合致する。

× c 食道静脈瘤の内視鏡所見は青色調で，直線状，蛇行あるいは連珠状の縦走する静脈が特徴的であり，提示画像とは異なる。

× d 食道進行癌は限局潰瘍型（2型）が多く，隆起型（1型）や潰瘍浸潤型（3型）などがあるが，いずれも提示画像から明らかに除外される。

× e 食道憩室は袋状，テント状に食道壁の一部が外側に突出したもので，内視鏡では食道粘膜の陥凹としてみられる。提示画像とは異なる。

解答率 a 0.4％，b 75.3％，c 22.2％，d 1.7％，e 0.2％

ポイント 内視鏡写真から代表的な食道疾患を鑑別診断させる問題である。食道各疾患の典型的な内視鏡写真を再確認するとともに，その所見を引き起こす病態も理解する必要がある。

▶参考文献　MIX 201　朝 921　YN A31　みえる 消 38

▶正解　b　LEVEL　　　　　　　　　　　　　　　　　　　　　　正答率 75.3％

解説者コメント 典型的な逆流性食道炎の内視鏡像である。消化器疾患と画像診断を常に結びつけて学習することが大切である。

受験者つぶやき
・プール問題。
・よく出る画像です。

Check ☐☐☐

109I-12 人間ドックによる大腸がん検診の下部消化管内視鏡像（**別冊** No. 3）を別に示す。自覚症状はない。
対応として適切なのはどれか。

a 経過観察　　b 抗菌薬投与　　c 生検
d 大腸全摘術　　e 粘膜切除術

別　冊
No. 3

画像診断

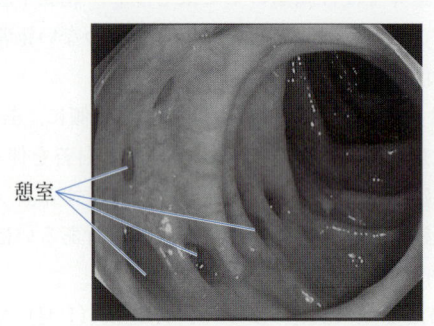

憩室

下部消化管内視鏡像で，粘膜面に円形または楕円形のくぼみ（憩室）が多発しており，このように大腸憩室が多発した状態を大腸憩室症と診断する。くぼみおよび周囲にも出血や炎症所見がないので，憩室炎はないと判断できる。

選択肢考察
○a 大腸憩室症で，炎症所見もなく，人間ドックでの発見であることから自覚症状もないと思われるので，経過観察でよい。
×b 炎症などの所見がないので抗菌薬は必要ない。
×c 大腸憩室症であるので生検の必要はない。
×d 大腸ポリポーシスや内科的治療に抵抗する全大腸炎型潰瘍性大腸炎の場合などに限られる。
×e 粘膜切除の適応は，原則的に粘膜下層まで達しない腫瘍に限られる。

解答率 a 98.6％，b 0.5％，c 0.4％，d 0.4％，e 0.1％

ポイント　大腸憩室は，大腸粘膜の一部が囊状に腸壁外に突出したもので，大腸憩室が多発した状態が大腸憩室症である。憩室壁が腸壁の全層からなるものを真性（先天性）憩室，筋層を欠くものを仮性（後天性）憩室といい，大腸憩室の大部分は仮性憩室であり，比較的高齢者に多くみられる。以前は，欧米では左側の大腸（S状結腸）に好発するのに対し，日本では右側結腸に多かったが，食習慣や生活様式の欧米化に伴い，日本でも左側大腸での発症が増加している。

▶**参考文献**　MIX 209　朝 1039　YN A109　みえる 消 149
▶**正解**　a　LEVEL ▰▰▱▱　正答率 98.6％

解説者コメント　大腸憩室症の合併症としては，憩室出血，憩室炎，憩室穿孔，憩室による瘻孔などがある。原因としては，最近の食生活の欧米化に伴う食物繊維の摂取量減少のための便秘などによる大腸内圧の上昇や，加齢による腸管壁の脆弱化などと，生活環境，体質，遺伝など複合的要因が関連しているといわれている。

受験者つぶやき　・憩室炎，憩室出血は今後も出題されそうですね。無症状なら経過観察です。

Check ■ ■ ■

109I-13 消化管疾患とその合併症の組合せで**誤っている**のはどれか。
a Crohn 病 ――――― 痔 瘻
b 偽膜性腸炎 ――――― 肝膿瘍
c Meckel 憩室 ――――― イレウス
d 潰瘍性大腸炎 ――――― 中毒性巨大結腸症
e 虚血性大腸炎 ――――― 大腸穿孔

選択肢考察
○ a Crohn 病：特に難治性の痔瘻，消化管との内瘻や外瘻，それらより発生する狭窄や穿孔がみられる。内視鏡所見としては，敷石像，縦走潰瘍など。
× b 偽膜性腸炎：*Clostridium difficile* の菌交代現象による腸炎で，内視鏡で黄白色の小隆起が散在したり，融合したりした所見を示す。
○ c Meckel 憩室：回腸遠位部の先天性嚢胞形成で，嚢胞内には異所性の胃または膵組織を有する。全人口の 2% 程度にみられ，約 20% で炎症，イレウス，下血の症状を呈する。
○ d 潰瘍性大腸炎：ハウストラが消失した鉛管状腸管や，腸管拡張が増悪して腸閉塞像を呈した中毒性巨大結腸症，大腸ポリポーシスなどがみられる。
○ e 虚血性大腸炎：大腸の栄養血管への血流の減少により，腸管が虚血となって，粘膜浮腫，出血，潰瘍などが出現する。腸管壊死（腸間膜動脈の閉塞）より穿孔，腹膜炎を呈することもある。好発部位は，下行結腸。

解答率 a 0.1%，b 61.6%，c 18.4%，d 0.3%，e 19.5%

ポイント 消化管疾患，特に炎症性腸疾患に関する問題。炎症性腸疾患とは主として消化管に炎症を起こす慢性疾患の総称で，特に原因不明のものとして潰瘍性大腸炎と Crohn 病の 2 疾患があり，広義には腸結核や Behçet 病などを含む。鑑別疾患として，薬剤性腸炎，感染性腸炎や虚血性大腸炎などがある。

▶参考文献 MIX 207, 209 朝 982, 986, 990, 994, 1026 YN A69, 79, 103, 109
みえる 消 102, 109, 124, 128, 148

▶正解 b LEVEL 正答率 **61.6%**

解説者コメント 潰瘍性大腸炎については上記に記載したが，症状としての粘血便・下痢，疫学的には大腸癌発生の高リスクであること，病理としては直腸からの連続病変で，杯細胞の減少，陰窩膿瘍の形成などがある。また，Crohn 病の消化管以外の症状として，関節症状としては関節痛・関節炎，皮膚症状としては結節性紅斑・壊疽性膿皮症・Sweet 病，眼症状としては虹彩炎，その他，原発性硬化性胆管炎の合併などがある。

受験者つぶやき
・正答肢は有名な症候ばかり。
・b，c で悩んで c にしてしまいました。

Check ■■■

109I-14 肝右葉切除の適応が制限される検査値はどれか．
- a 血小板　12万
- b アルブミン　3.6 g/dL
- c 総ビリルビン　1.2 mg/dL
- d ICG試験（15分値）　38%（基準10以下）
- e プロトロンビン時間　75%（基準80～120）

選択肢考察
- ×a 血小板はChild-Pugh分類や肝障害度に含まれていないが，肝硬変などでは低下を認める．基準値は15.5万以上であるが，12万であれば肝切除は制限されない．
- ×b アルブミンはChild-Pugh分類や肝障害度に含まれているが，3.5 g/dL以上であれば肝切除は制限されない．
- △c 総ビリルビンはChild-Pugh分類や肝障害度に含まれているが，1.5 mg/dL未満であれば肝切除は制限されない（注：幕内基準では総ビリルビン1.2 mg/dLは部分切除もしくは核出術のみの適応となっている）．
- ○d ICG試験（15分値）は肝障害度に含まれており，38%は高度肝機能低下を示す．肝右葉切除はICG試験（15分値）10%以下が望ましい．
- ×e プロトロンビン時間はChild-Pugh分類や肝障害度に含まれており，75%は肝障害度Bに含まれる．しかし，他の肝機能検査の結果と総合的に考える必要があるが，プロトロンビン時間75%だけでは肝右葉切除は制限されない．

解答率 a 11.6%, b 1.5%, c 0.9%, d 82.0%, e 4.1%

ポイント 肝予備能を評価する項目が挙がっている．肝予備能評価の分類としてはChild-Pugh分類や肝障害度があり，上記の項目以外に腹水の有無や，脳症の有無が挙げられる．

参考文献 MIX 197　朝 1086　YN B55　みえる 消 180, 203

正解 d　LEVEL　　　　　　　　　　　　　　　　　　　　　　　　正答率 82.0%

解説者コメント 肝予備能を表す項目として基本的なものが挙げられており，ICG試験の基準値から考えると，解答は比較的容易である．

受験者つぶやき ・肝切除可能なvolumeはアルゴリズムで決められています．たぶんdと思って選びました．

Check ■■■

109I-15 胆管癌のリスクファクターでないのはどれか．
- a 肝内結石症
- b 先天性胆道拡張症
- c 膵・胆管合流異常症
- d 原発性硬化性胆管炎
- e 原発性胆汁性肝硬変

選択肢考察
- ○a 肝内胆管癌の高危険群である．
- ○b 胆管癌発生率が32%といわれている．
- ○c 胆管拡張例の32%，胆管非拡張例の7%に胆管癌を合併する．
- ○d 10%に胆管癌を合併する．
- ×e 胆管癌の高危険群ではない．

解答率 a 45.8%, b 1.2%, c 0.8%, d 5.9%, e 46.3%

ポイント 胆管に炎症や変性が持続的に存在する病態では，胆管癌を合併する危険性が高い。

参考文献 MIX 216　朝 1218　YN B51, 84　みえる 消 228

正解 e　LEVEL ■■□　正答率 46.3%

解説者コメント 原発性胆汁性肝硬変では発癌のリスクは少ない。潰瘍性大腸炎，慢性膵炎などの消化器分野の発癌高リスク疾患をまとめて理解する必要がある。

受験者つぶやき
・b，c，d は有名だけど，a の肝内結石症は知りませんでした。
・PBC は肝細胞癌のリスクかなと思いました。

Check ■■■

109I-16 膵腫瘍と画像所見の組合せで正しいのはどれか。
　　a　腺房細胞癌 ──────── 乏血性腫瘍
　　b　膵仮性嚢胞 ──────── 血管に富む腫瘍
　　c　漿液性嚢胞腫瘍 ──────── 大きな嚢胞腔
　　d　粘液性嚢胞腫瘍 ──────── 小嚢胞の集簇
　　e　膵管内乳頭粘液性腫瘍 ──────── 膵管拡張

選択肢考察
× a　腺房細胞癌は乏血性腫瘍ではなく，血管増生が豊富で，造影CTでは動脈相で染まり徐々に濃染することが多い。
× b　膵仮性嚢胞は，膵炎後にみられる最も頻度の高い合併症の一つで，内腔に膵液，壊死物質，血液などの内容物を含み，嚢胞壁に上皮細胞を認めないことが特徴である。CTでは薄い被膜に覆われた類円形の形態を呈し，造影効果を認めない。
× c　漿液性嚢胞腫瘍は小嚢胞の集簇からなる，薄い被膜に覆われた多房性の嚢胞腫瘍で，造影CTで造影効果を認め，MRCPでは特徴的な小嚢胞の集簇した多房性腫瘍の所見を呈する。
× d　粘液性嚢胞腫瘍は中年女性の膵体尾部に好発し，厚い被膜に覆われ，cyst in cyst または夏みかん様と呼ばれる形態を呈することが特徴である。悪性化のポテンシャルを有するため，原則として手術が推奨されている。小嚢胞の集簇を示すことはない。
○ e　膵管内乳頭粘液性腫瘍には分枝型，主膵管型，混合型の3型があり，いずれにおいても分枝膵管や主膵管の拡張を示す。分枝型はブドウの房状の膵管拡張を呈する。

解答率 a 13.0%，b 0.4%，c 2.9%，d 3.1%，e 80.5%

ポイント 膵腫瘍には多くの種類があり，それぞれの典型的な画像所見を知っておくことが必要である。

参考文献 MIX 218　朝 1054　YN B99　みえる 消 298

正解 e　LEVEL ■■□　正答率 80.5%

解説者コメント 容易な問題である。

受験者つぶやき
・IPMN，MCN，SCN は何度覚えても忘れるので，直前確認用のノートに絵を描いて眺めてました。
・前日に復習しました。

Check ■ ■ ■

109I-17 慢性期の慢性骨髄性白血病に対してまず行うべき治療はどれか。
a 多剤併用化学療法
b 自家造血幹細胞移植
c 同種造血幹細胞移植
d インターフェロン投与
e チロシンキナーゼ阻害薬投与

選択肢考察 慢性期の慢性骨髄性白血病への初期治療はチロシンキナーゼ阻害薬（イマチニブ，ダサチニブなど）投与が第一選択。
×a，×b，×c，×d，○e

解答率 a 3.8％，b 0.2％，c 0.7％，d 1.0％，e 94.2％

ポイント 慢性期の慢性骨髄性白血病への初期治療はチロシンキナーゼ阻害薬投与。厳密には同種造血幹細胞移植もありうるが，患者負担，合併症などを考慮すると選択されることはまれ。

▶参考文献 MIX 99　朝 2001　YN G57　みえる 血 104
▶正解 e　LEVEL　　　　　　　　　　　　　　　　　　　　正答率 94.2％

解説者コメント 慢性骨髄性白血病は，分子標的薬が不治の病を治癒可能にした好例である。

受験者つぶやき
・今年の血液はひたすら治療薬を聞いてきますね。もうこりごりです。
・始めからeでいくんですね。「まず」という言葉に引っかかってしまいました。

Check ■ ■ ■

109I-18 粘膜刺激症状を呈する有毒ガスはどれか。
a サリン
b ブタン
c 亜硫酸ガス
d 一酸化炭素
e シアン化水素

選択肢考察
×a 有機リン化合物で，化学兵器の一種。コリンエステラーゼ阻害薬として作用する。呼吸器系および経皮にて吸収される。空気より重く加水分解されやすい。自覚症状としては，視界が暗くなる（縮瞳による），流涙，くしゃみ，鼻水，呼吸困難などがあり，重症例では全身けいれんを起こして死亡する。毒性は，アセチルコリンエステラーゼ等の活性部位に不可逆的に結合し，アセチルコリンの分解を阻害して神経伝達を麻痺させることによる。

×b 無色無臭の圧縮液化ガスで，引火性，爆発性あり。空気より重く低いところに滞留し，酸欠の原因となる。吸入により嗜眠，意識喪失をきたし，触れると凍傷となる。

○c 化石燃料の燃焼，すなわち自動車排気ガスや，石油コンビナートなどから排出され，大気汚染の原因物質である。二酸化硫黄〈SO_2〉は代表物質で，粘膜刺激症状（鼻咽頭炎，気管支炎，結膜炎，流涙など），咳，胸の灼熱感，呼吸困難，などを起こす。職業的曝露により歯牙酸蝕症の原因となる。

×d 物質の不完全燃焼により発生する。眠気，めまい，昏迷，頭痛，筋肉攣縮，筋肉強直，無呼吸，けいれんと昏睡などを起こし，呼吸障害による死亡をきたす。血中一酸化炭素ヘモグロビン濃度により症状は異なる（致死濃度は約40％）。

×e 冶金やメッキ工場で使用され，吸入や経皮曝露で中毒が起こる。呼吸酵素（チトクロムオキシダーゼ）を阻害し組織の酸素欠乏を起こす。呼吸困難，意識消失，全身けいれん，

瞳孔散大，呼吸停止などの症状が出現する。

解答率 a 43.6%，b 0.6%，c 48.5%，d 0.3%，e 7.0%

ポイント サリンはオウム真理教が製造・使用し，1994年に松本サリン事件，1995年に地下鉄サリン事件を起こし，多数の死傷者を出した。

参考文献 YN K35

正解 c　LEVEL　　　　　　　　　　　　　　　　　　　　　正答率 48.4%

解説者コメント 各物質の特徴を把握しておく必要がある。

受験者つぶやき
・直感で答えました。
・一酸化炭素は粘膜刺激なしと模試に書いてありました。サリンもないんですね。

Check □□□

109I-19 女性生殖器から細胞診の検体を採取するために用いる器具の写真（**別冊** No. 4）を別に示す。
これらの器具を用いて検査する共通の部位はどれか。

a　卵　巣
b　卵　管
c　子宮体部
d　子宮頸部
e　腟

別　冊
No. 4

画像診断

エンドサイト：
先端部をプロペラ様に回転させて細胞を採取する

ソフトサイト：
先端部のループを回転させて細胞を採取する

内膜ブラシ：
先端のブラシを回転または上下に動かして細胞を採取する

増淵式吸引チューブ：
注射筒の内筒を引いて陰圧にすることでチューブから細胞を吸引採取する

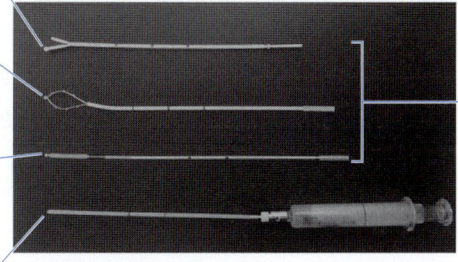

上段の3器具は，外筒を子宮腔内に到達させた後に内筒を押し上げるとプロペラやループやブラシ部分が現れる

上段から順に，エンドサイト，ソフトサイト，内膜ブラシ，増淵式吸引チューブ，が並んでいる。いずれの器具も子宮内膜細胞診に使用される。

選択肢考察
× a　卵巣の細胞診では，卵巣表面や腫瘍検体の表面をスライドガラスに押しつけて細胞を採取する。捺印細胞診（タッチスメア）という。
× b　卵巣と同様の手技を行う。
○ c　子宮体癌のスクリーニングとして行う子宮内膜細胞診では，写真にある器具のいずれかを用いて細胞を採取する。
× d　子宮頸部の細胞診では，綿棒，木製スパーテル，プラスチックのヘラ，サイトブラシ，

サイトピック，サーベックスブラシ，などの器具を用いて細胞を採取する。
× e　腟鏡診で腟粘膜に異常がある場合には，同部を綿棒やヘラで擦過する。

解答率　a 0.1%，b 0.1%，c 77.5%，d 21.9%，e 0.3%

ポイント　子宮内膜細胞診は，擦過法または吸引法で細胞採取を行う。前者には，内膜ブラシ，エンドサイト，ソフトサイトなどを用い，後者には増淵式吸引チューブを用いる。擦過法は，頸管内の細胞が混入しないように器具の先端を外筒に入れた状態で頸管を通過させ，子宮腔内に到達してから挿入した長さを確認した後に器具の先端を子宮腔内に出す。内膜ブラシとエンドサイトは内筒の軸を回転することで細胞を採取し，ソフトブラシは先端のループを回転させて子宮内膜を擦過し細胞を採取する。吸引法は，増淵式吸引器にチューブを取り付け，子宮腔内にチューブを挿入した後に，注射器内筒を引いて注射器内を陰圧にして子宮腔内の細胞をチューブ内に吸引する。

▶参考文献　MIX 237　チャート 婦 13　みえる 婦 162

▶正解　c　LEVEL　正答率 77.5%

解説者コメント　テキストには具体的な器具は記載されていないことが多いが，これらの器具は臨床実習では目にする機会が必ずある。検査する部位の形態を思い起こしながら検査器具を観察すると解答に到達できる。

受験者つぶやき
・TECOM 模試で見た気がします。
・c だと思いましたが，長さが足りないかなと思って d に変えてしまいました。

Check ■■■

109I-20　不育症の原因として**考えにくい**のはどれか。
　　a　子宮奇形　　　　b　月経前症候群　　　c　甲状腺機能低下症
　　d　染色体均衡型転座　e　抗リン脂質抗体症候群

選択肢考察
○ a　中隔子宮などの形態異常が原因で，反復する流産を起こすことがある。
× b　月経前に多彩な精神症状や身体症状が出現し，日常生活に影響を及ぼす疾患であるが，流産とは直接的関連性はない。
○ c　甲状腺機能低下症は糖尿病と同様に流産のリスク因子である。
○ d　不育症カップルの相互転座や Robertson 転座などの染色体異常が，不育症のリスク因子として知られている。
○ e　抗リン脂質抗体症候群と不育症の関連性が明らかになっている。

解答率　a 1.7%，b 89.4%，c 4.9%，d 2.9%，e 1.1%

ポイント　不育症は繰り返す流死産によって生児を得られない状態であり，習慣流産は 3 回以上連続する流産と定義される。1 回目の流産は約 15%，習慣流産は 1〜2%，不育症は 5% 程度の頻度と推定されている。

不育症の原因は，母体側の異常として，抗リン脂質抗体 5〜15%，子宮奇形 3%，内分泌異常（糖尿病 1%，甲状腺機能異常 10%，ほか），凝固系異常，染色体異常などがある。ほかにも多くの病態が不育症の原因と考えられているが，まだ解明はされていない。

月経前症候群〈PMS〉は，月経前 3〜10 日の黄体期の間持続する精神的または身体的症状で，月経発来とともに急速に消失する病態である。日常生活に支障があれば治療を行うが，妊娠や流産との関連性はない。

▶参考文献　MIX 251　チャート 産 169　みえる 産 83　みえる 婦 256

▶正解　b　LEVEL　　　　　　　　　　　　　　　　　　　　　　　　　　正答率 89.4%

解説者コメント　不育症の原因としては，子宮形態異常，内分泌代謝異常，抗リン脂質抗体症候群，血液凝固異常，夫婦染色体異常などが挙げられる。

受験者つぶやき　・消去法でbに。

Check ■■■

109I-21 脳梗塞に対してt-PA〈tissue plasminogen activator〉による血栓溶解療法を行う際に，事前に確認する**必要がない**のはどれか。
- a　血小板数
- b　頭部単純CT
- c　動脈血ガス分析
- d　頭蓋内出血の既往歴
- e　PT-INR〈prothrombin time-international normalized ratio〉

選択肢考察
- ○ a　血液所見において，血糖異常（<50 mg/dL，または>400 mg/dL）および血小板100,000/mm³以下がある場合，t-PA（アルテプラーゼ）血栓溶解療法は適応外となる。
- ○ b　頭部単純CTにて，広範な早期虚血性変化（early ischemic change，中大脳動脈領域の1/3以上）や正中構造偏位を認める場合は適応外になる。また，出血性脳卒中の除外にも頭部単純CTは必要である。
- × c　動脈血ガス分析はt-PA静注療法のチェックリストには記載されておらず，事前確認する必要はない。
- ○ d　t-PAを投与する前に，非外傷性脳出血（時期を問わず），1か月以内の脳梗塞（TIAは含まない），3か月以内の重篤な頭部脊髄の外傷あるいは手術，21日以内の消化管あるいは尿路出血，14日以内の大手術あるいは頭部以外の重篤な外傷を聴取確認する必要がある。
- ○ e　抗凝固療法中ないし凝固異常症において，PT-INR>1.7またはAPTTの延長（前値の1.5倍，目安として40秒を超える）を認める場合は適応外となる。

解答率　a 4.0%，b 0.9%，c 89.9%，d 0.3%，e 4.9%

ポイント　発症から4.5時間以内に治療可能な虚血性脳血管障害患者に対して行うt-PA血栓溶解療法は，3か月後の転帰良好例を有意に増加させる優れた治療法である。一方で合併症として症候性頭蓋内出血は3〜10倍増え，5〜20%にみられる。そのため，適応を厳格に遵守する必要があり，チェックリストの理解が必要となる。適応外基準と慎重投与基準がある。発症から治療開始時刻（最終未発症時刻の確認），既往歴，臨床所見（くも膜下出血，大動脈解離，コントロールできない高血圧など），血液所見，CT/MRI所見の禁忌事項を理解しておく。

▶参考文献　朝2129　みえる脳81
▶正解　c　LEVEL　　　　　　　　　　　　　　　　　　　　　　　　　　正答率 89.9%

解説者コメント　t-PAの禁忌事項，慎重投与事項は細かく規定されており，実際の臨床にてチェックリストを片手に経験しないと本問は難しいかもしれない。臨床実習にてぜひt-PAの投与を経験してほしい。

受験者つぶやき
- ・TECOM模試でもメック模試でも見ました。自信を持って選択。
- ・t-PAの適応は模試でも出ましたが，多すぎて覚えられず。血ガスで異常があるくらいでできなかったらほとんど無理だと思ってcにしました。

Check ☐☐☐

109I-22 軽微な外傷による複数回の四肢の骨折歴があり，難聴を伴う18歳男子の眼の写真（**別冊 No. 5**）を別に示す。
診断として最も考えられるのはどれか。

a 先端巨大症　　b 大理石骨病　　c 軟骨無形成症
d 骨形成不全症　　e 原発性骨粗鬆症

別冊
No. 5

画像診断

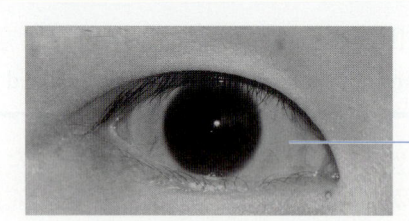

青色強膜

強膜が青色となっている。

選択肢考察
- ×a 先端巨大症は成長ホルモンの過剰分泌が成人後に起こって生じる。骨粗鬆症とはなるが，易骨折性や難聴はない。
- ×b 大理石骨病は破骨細胞の障害で，全身の骨硬化が起こるものである。
- ×c 軟骨無形成症は軟骨性骨化が障害される四肢短縮型小人症である。
- ○d 骨形成不全症は易骨折性，難聴，青色強膜を3徴とする骨膜性骨化障害である。
- ×e 原発性骨粗鬆症は高齢者に多く，18歳男子は好発年齢ではない。

解答率 a 0.1％，b 5.4％，c 7.6％，d 86.4％，e 0.5％

ポイント 易骨折性，難聴，青色強膜の3徴とくれば骨形成不全症である。簡単な問題である。

参考文献 チャート 整77　標整 315　RM T97

正解 d　LEVEL　　　　正答率 86.4％

解説者コメント 眼の青色強膜を見なくとも易骨折性，難聴だけで解答は想定できる。

受験者つぶやき
・有名どころ。ごちになります。
・病歴からdにしました。

> **Check** ■ ■ ■
>
> **109I-23** 3か月児の股関節エックス線写真の正面像（**別冊** No. 6）を別に示す。
> 診断として正しいのはどれか。
>
> a Perthes病　　　b 骨端線離開　　　c 単純性股関節炎
> d 大腿骨頭すべり症　　　e 発育性股関節形成不全
>
> **別　冊**
> No. 6

画像診断

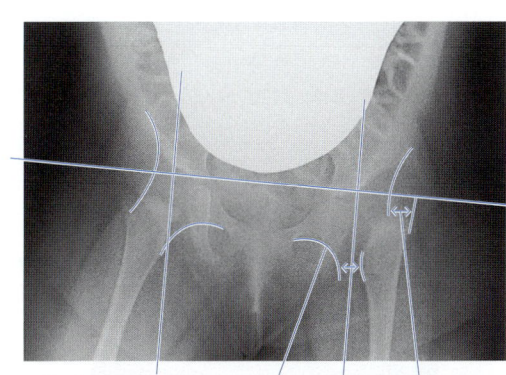

Wollenberg 線

Ombrédanne 線

Shenton 線の乱れ　Calvé 線の乱れ

　　3か月の乳児の股関節正面像で，左大腿骨が外側にある。Wollenberg 線（両側Y軟骨を結んだ線）より骨頭が上方にあり，Ombrédanne 線（臼蓋縁より Wollenberg 線に引いた垂線）より外側にある。左 Shenton 線，Calvé 線の乱れもみられる。

選択肢考察

× a　Perthes 病は大腿骨頭が壊死する疾患であるが，発症年齢はもう少し高く，3〜12歳である。

× b　骨端線離解は大腿骨頭骨端核がまだ出現していない3か月の乳児ではみられない。

× c　単純性股関節炎の発症年齢は3〜10歳であり，通常，単純エックス線像での異常は認められない。

× d　大腿骨頭すべり症は思春期の成長旺盛な時期に大腿骨頭がすべる疾患である。この症例ではみられない。

○ e　発育性股関節形成不全の中の先天性股関節脱臼である。

解答率　a 6.5%，b 4.0%，c 0.5%，d 1.9%，e 86.9%

ポイント　発育性股関節形成不全は最近使用されだした概念で，先天性股関節脱臼，先天性股関節亜脱臼，臼蓋形成不全症などをすべて含む疾患名である。このことより，この症例は先天性股関節脱臼であり，発育性股関節形成不全という解答になる。

▶**参考文献**　チャート整 179　コンパクト 172　標整 616　Rマ T46

▶**正解**　e　LEVEL　　　　　　　　　　　　　　　　　　　　正答率 86.9%

解説者コメント　発育性股関節形成不全の中に以前の先天性股関節脱臼があることを理解していれば簡単な問題である。

受験者つぶやき
・eは初耳でしたが消去法的に選択。
・消去法でeに。

109I-24 頭部外傷患者の受傷後4時間の頭部単純CT（別冊No.7）を別に示す。
出血源として最も考えられるのはどれか。

a 架橋静脈
b 後大脳動脈
c 中大脳動脈
d 中硬膜動脈
e 上矢状静脈洞

別冊 No.7

画像診断

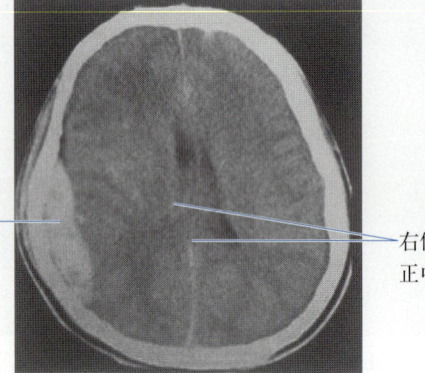

右前頭頭頂円蓋部と頭蓋骨の間に両凸レンズ型の高吸収域を認める。頭蓋骨と硬膜の間に血腫が生じる急性硬膜外血腫の所見である。また，血腫により右側脳室の圧迫と軽度正中偏位を認める。これに対して，硬膜と大脳の間に血腫が生じる急性硬膜下血腫では，三日月状の高吸収域を認めることが多い。

（両凸レンズ型高吸収域／右側脳室圧迫と正中偏位）

選択肢考察

× a 架橋静脈（表在性大脳皮質静脈）は，大脳表面に存在する静脈洞へ流入する静脈である。頭部外傷にて架橋静脈に損傷を生じると急性硬膜下血腫（三日月状の高吸収域）をきたす。

× b 後大脳動脈は脳底動脈から分かれ，後頭葉や視床などを栄養する血管。頭部外傷にて損傷されることはまれ。

× c 中大脳動脈は，内頸動脈から分かれ，前頭葉，側頭葉および頭頂葉の皮質（大脳外側），レンズ核線状体を栄養する血管。同様に頭部外傷にて損傷されることはまれ。国試では脳梗塞にて支配領域を問われることが多い。

○ d 中硬膜動脈は外頸動脈から分かれ，中頭蓋窩の棘孔から頭蓋内へ入り，大脳を覆う硬膜を栄養する。頭部単純エックス線にて側頭骨から頭頂骨に向かい，血管溝として描出される。中硬膜動脈の血管溝を骨折線が横切る時は，骨折によって中硬膜動脈が損傷されて硬膜と頭蓋骨の間に生じる急性硬膜外血腫に注意する必要がある。

× e 上矢状静脈洞は，大脳半球間，ほぼ正中に走行する硬膜静脈洞。架橋静脈，硬膜静脈および板間静脈などからの静脈灌流を受ける。静脈洞損傷にて急性硬膜外血腫を生じることはあるが，画像所見での部位などから否定される。

解答率
a 11.5%，b 0.1%，c 1.7%，d 85.8%，e 0.9%

ポイント
急性硬膜外血腫は，通常，骨折線の直下の血管（中硬膜動脈，中硬膜静脈，静脈洞および板

間静脈など）が損傷され，硬膜と頭蓋骨の間に血腫を生じる病態。意識清明期〈lucid interval〉を有することが多く，受傷直後意識障害がなくても，その後急速にテント切痕ヘルニアに進行することがあり，経時的CTが重要（本問題の「受傷後4時間」も，lucid intervalを含んでいるのかもしれない）。頭部CTでの両側凸レンズが特徴的。

▶参考文献　MIX 125　朝 2281　YN J215　みえる脳 447
▶正解　d　LEVEL　　　　　　　　　　　　　　　　　　　　　　　　　正答率 85.8%

解説者コメント　急性硬膜外血腫は，意識清明の頭部外傷患者が，lucid intervalを経て，瞬く間に瞳孔不同，意識障害などをきたすテント切痕ヘルニアへ至る注意すべき頭部外傷であるため，国家試験頻出。急性硬膜外血腫と急性硬膜下血腫の頭部単純CT，出血源，臨床経過は整理しておくとよい。

受験者つぶやき
・救外に歩いて来てても意識清明期かもしれない！
・自信がありませんでしたが，たぶんdだろうと思いました。

Check ■■■

109I-25 治療薬と疾患の組合せで**誤っている**のはどれか。
a　GnRHアゴニスト ――――――――――――― 子宮筋腫
b　カルシトニン製剤 ――――――――――――― 高カルシウム血症
c　副甲状腺ホルモン〈PTH〉製剤 ――――――― 骨粗鬆症
d　デスモプレシン〈DDAVP〉製剤 ――――――― 高血圧症
e　グルカゴン類似ペプチド1〈GLP-1〉製剤 ――― 糖尿病

選択肢考察
○a　下垂体前葉ホルモンのLH，FSHは，視床下部からのGnRHの律動的な刺激により各々の分泌が調整されている（例：卵胞期にGnRHの90〜120分周期の分泌はFSH分泌を高め，60分周期のGnRH分泌はLH分泌を増加させる）。GnRHの強力な持続性アゴニストは投与後に一過性のLH，FSH分泌増加を生じさせるが，GnRHの律動的刺激パターンは再現できないため，LH，FSH分泌細胞はGnRH受容体のダウンレギュレーションのためGnRHに反応できなくなる。つまりLH，FSHは，GnRHアゴニスト初回投与時の一過性上昇の後，持続的な分泌低下に陥る。そのためGnRHアゴニスト投与後に男性ではテストステロンの低下，女性ではE_2の低下が生ずる。この性ステロイド低下作用を利用して，テストステロンやE_2の存在が病態の促進要因となっている疾患に対する化学的な去勢療法としてGnRHアゴニストが使用されている。具体的には，前立腺癌，閉経期前の乳癌，子宮内膜症，子宮筋腫，中枢性思春期早発症の治療にGnRHアゴニストは使用されている。

○b　カルシトニンは甲状腺C細胞が分泌するホルモンで，骨の破骨細胞に働き骨吸収を抑制する。そのカルシウム低下作用はあまり強くないが速効性があるため，高カルシウムクリーゼの治療である「生理食塩水大量輸液＋ビスホスホネート薬投与」の治療に補助的な治療として併用されている。

○c　副甲状腺ホルモン〈PTH〉は骨芽細胞を刺激し，骨芽細胞が分泌するサイトカインが破骨細胞を活性化させることにより血清カルシウム濃度維持や骨のリモデリング維持に重要な役割を果たしている。原発性副甲状腺機能亢進症や続発性副甲状腺機能亢進症におけるPTHの持続的過剰は，破骨細胞の活性上昇や数の増加が骨芽細胞への作用を上回ることにより，骨のリモデリングは骨量減少に傾き，骨粗鬆症をもたらす。一方，1日1回程

度の一過性の PTH 高値では，破骨細胞活性化作用より骨芽細胞活性化作用が上回り，骨のリモデリングは骨形成に傾き，結果として骨量を増加させることになる。現在行われている骨粗鬆症の治療中，PTH 製剤の自己注射が骨量を増加させる最も強力な治療手段であり，骨折の危険がある骨粗鬆症の治療に用いられている。

× d　DDAVP は抗利尿ホルモンの誘導体で，尿崩症治療における抗利尿ホルモン補充療法と小児の抗利尿ホルモン分泌の未熟性による夜尿症の治療に使用されている。本剤は高血圧症の治療には使用できず，もし投与すれば危険な低ナトリウム血症を誘発することになる。

○ e　GLP-1 は小腸の L 細胞が栄養吸収時に分泌するホルモンで，栄養吸収後に血糖が過剰に上昇しないように各臓器に働きかける。GLP-1 製剤には膵 β 細胞のインスリン分泌促進作用，胃内容排出抑制作用，食欲抑制作用などがあり，その投与により食前，食後血糖の低下作用，体重減少作用が得られるため，2 型糖尿病の治療薬として使用されている。

解答率　a 0.3％，b 2.5％，c 33.7％，d 59.2％，e 4.2％

ポイント　ホルモン製剤はホルモン分泌不全における補充療法として使用されるほか，ホルモンの薬理作用を利用した治療に使用されている。本問は，後者をテーマとした問題である。ホルモンの薬理作用の利用では，糖質ステロイドを免疫抑制に使用するなどが古典的な例である。選択肢に取り上げられた GnRH アゴニストによる化学的去勢や PTH 製剤による骨粗鬆症改善効果は，創薬当初の目的と異なった薬効が薬剤開発の途中で明らかとなり臨床応用されたものである。ホルモンの本来の作用から考えると適応疾患を意外に思うかもしれないが，それぞれの分野で重要な薬剤となって使用されており，確認しておいてほしい。

▶参考文献　MIX 145, 241, 268　チャート 婦 190　朝 1585, 1773, 1856　YN D109, 136, 171, E38
　　　　　みえる 内 50, 146, 202, 237　みえる 婦 129

▶正解　d　LEVEL　　　　　　　　　　　　　　　　　　　　　　　　　　　　正答率 59.2％

解説者コメント　正しい選択肢の内容はやや高度でとまどった方もあろうが，求められている誤りの選択肢 d は難易度の低い常識的な誤り選択肢として提示されており，受験者思いの問題となっている。骨粗鬆症の治療には，モノクローナル抗体製剤である抗 RANKL 抗体も使用されており，確認しておいてほしい。

受験者つぶやき
・なんで骨粗鬆症に PTH 製剤が効くのか不思議に思った覚えがあります。DDAVP は von Willebrand 病や血友病に使ったりもします。
・循環血液量を上げたらマズイだろうと思って d にしました。

Check ■■■

109I-26　糖尿病の患者で毎日のウォーキングを積極的に勧めてよいのはどれか。
　　a　肥満で，膝関節痛を伴う。
　　b　体重減少があり，尿ケトン体が陽性である。
　　c　視力低下を訴え，増殖糖尿病網膜症を認める。
　　d　両下腿に浮腫が著明で，蛋白尿（3.5 g/日）を認める。
　　e　間欠性跛行を主訴とし，右足背動脈の触知が不良である。

選択肢考察
× a　肥満者への運動療法は必須であるが，体重過多からくる膝関節痛があると，歩行により関節の変形，障害が進むことがあるので，整形外科的精査を先行させる。
× b　著しい高血糖の状態が疑われる。運動により代謝異常がさらに悪化する危険がある。

× c 　増殖網膜症では眼底出血とそれによる視力低下が起こりやすく，運動はそれらを助長する。

× d 　進行した腎障害がある例，例えば蛋白尿1g/日以上では，腎臓保護のため運動は制限される。

○ e 　下肢動脈狭窄の症状であるが，運動で側副血行路が発達し症状は改善する。ただし，心臓や脳の大血管障害の合併や足の壊疽の併存も多いので，それらの精査も並行して行う。

解答率 a 24.7%，b 11.5%，c 1.0%，d 13.1%，e 49.2%

ポイント 各種の糖尿病合併症が高度である場合には，原則として運動は制限される。しかし，安静臥床まで要求されることはまれで，日常生活内の活動は許される。

▶参考文献　MIX 268　朝 1771　YN D104　みえる内 42

▶正解　e　LEVEL　　　　　　　　　　　　　　　　　　　　正答率 49.2%

解説者コメント eは正解ではあるものの，下肢動脈狭窄が単独で存在し，他の大血管に異常なしという前提があるので，考えすぎると答えられないかもしれない。あまり良問とはいえない。

受験者つぶやき
・ASOのお爺さんがトレッドミルの上を歩いていたのを思い出しました。
・これも臨床問題からきているんですね。臨床は間違えましたが，今回はeを選びました。

Check ■ ■ ■

109I-27　Down症候群で合併しやすい内分泌疾患はどれか。
　　a　尿崩症　　　　　b　クレチン症　　　　c　Basedow病
　　d　Cushing症候群　　e　原発性アルドステロン症

選択肢考察
× a 　尿崩症がDown症候群に特に合併しやすいとはされていない。

○ b 　Down症候群には甲状腺炎の合併が多く，甲状腺機能低下症を発症することがある。クレチン症とは先天性または小児発症の甲状腺機能低下症のことであるから，本選択肢を選ぶべきであろう。

△ c 　Down症候群の患児にもBasedow病の発症は，比較的多いとされる。しかし本問は1つだけを選ぶ設問である。甲状腺機能低下症の方が多いため，bを選択すべきであろう。

× d 　Cushing症候群は特にDown症候群に合併しやすいとはされていない。

× e 　原発性アルドステロン症が特にDown症候群に合併しやすいとはされていない。

解答率 a 7.7%，b 76.3%，c 5.1%，d 9.4%，e 1.4%

ポイント Down症候群は21染色体のトリソミーにより発症し，精神発達遅滞と多発奇形を伴う疾患であることは周知のことであろう。合併頻度の高いものとしては，先天性心疾患（50%），難聴（75%），滲出性中耳炎（50～70%），消化管閉鎖（12%），眼疾患（60%，特に白内障），閉塞性睡眠時無呼吸症候群（50～70%），甲状腺疾患（15%）とされる。そのためアメリカ小児学会のガイドラインでは，眼科検診，耳鼻科検診とともに甲状腺機能検査を毎年行うことを推奨している。

▶参考文献　MIX 82　国小 102, 126　チャート小 72, 108　R小 68, 194

▶正解　b　LEVEL　　　　　　　　　　　　　　　　　　　　正答率 76.3%

解説者コメント 染色体異常と内分泌疾患として，Turner症候群においても慢性甲状腺炎とそれによる甲状腺機能低下症の合併が多いことを押さえておこう。

受験者つぶやき
・去年・今年ときてDown症の合併症は今後も問われそうです。

・分かりませんでした。何となくbを選びました。

Check ■■■

109I-28 小児期の皮膚筋炎で正しいのはどれか。
- a 男児に多い。
- b 悪性腫瘍の合併が多い。
- c 死因は横紋筋融解症が多い。
- d 診断にはMRIが有用である。
- e 抗Jo-1抗体は半数の患者に陽性を示す。

選択肢考察
- ×a 男女比は1対2である。
- ×b 成人とは異なり悪性腫瘍の合併はほぼ認められない。
- ×c 診断後早期に死亡へと至る予後不良因子としては，心合併症，消化管穿孔，間質性肺炎などがある。
- ○d クレアチンキナーゼなどの逸脱酵素の上昇に加えて，MRIにより筋炎の存在を特定する。
- ×e 小児期では，数％のみに認められる。

解答率 a 14.6％，b 18.8％，c 3.1％，d 39.3％，e 24.0％

ポイント 成人の皮膚筋炎と違い予後は良好であるが，まれに急性期において重篤な合併症を生じた場合は死に至る可能性もある。身体機能に関しては，石灰沈着や筋の萎縮・硬直の程度に大きく影響され，特に石灰化は10〜30％の頻度でみられる。

▶参考文献　MIX 315　国小 148　R小 261　YN F69

▶正解　d　LEVEL　　　正答率 39.3％

解説者コメント 小児皮膚筋炎の診断ガイドラインはなく，非常にまれな疾患でもあるため，難問といえる。

受験者つぶやき
・去年はMRIを選ばされた気がしたのですが…結局よく分からず。確定診断は生検です。
・去年の臨床問題からでしょうか。MRIで分かると思いました。

Check ■■■

109I-29 血管炎に特異性の高い徴候はどれか。
- a 弛張熱
- b 結節性紅斑
- c 爪下線状出血
- d 多発単神経炎
- e 早朝の呼吸困難

選択肢考察
- ×a 体温の日内変動が1℃以上の熱発を指すが，原因は感染症，膠原病，悪性腫瘍など多岐にわたる。
- ×b 皮下の脂肪組織の炎症であるが，半数は原因不明であり，残りも感染症，膠原病，悪性腫瘍，薬剤性など多岐にわたる。
- ×c 細小動脈の血栓塞栓症状であり，感染性心内膜炎，膠原病，悪性腫瘍を背景に出現することが多い。
- ○d 糖尿病が否定されれば血管炎症候群を疑うべきである。時にSLEや悪性関節リウマチに随伴することもある。
- ×e 気道炎症による症状と考えられるが，基礎疾患は慢性閉塞性肺疾患，気管支喘息など広範である。アレルギー性肉芽腫性血管炎では喘息様症状を伴う。

| 解答率 | a 5.5%, b 2.5%, c 13.5%, d 78.2%, e 0.2% |

ポイント 血管炎症候群は全身性の多彩な症状を呈する。

▶参考文献　MIX 316　朝 1294　YN F73　みえる 免 98

▶正解　d　LEVEL　正答率 78.2%

解説者コメント　非常に意見の分かれる問題である。特異性が高い徴候が 1 つあるよりも，特異性が低くても多くの徴候がそろっている方が，特に血管炎診断においては，重要に思われる。出題者と筆者の臨床感覚の違いであろうか？

受験者つぶやき
・各々の症候に対応する疾患が浮かびますか？
・間違えました……。

Check ■■■

109I-30　マイコプラズマ肺炎で正しいのはどれか。
a　重症肺炎が多い。
b　50 歳代に最も多い。
c　比較的徐脈を呈することが多い。
d　Gram 染色で陰性桿菌が観察される。
e　マクロライド系抗菌薬耐性株が 5 年前と比較して増加している。

選択肢考察
× a　比較的軽症が多い。
× b　小児〜若年成人に多い。
× c　比較的徐脈を呈するのはレジオネラ肺炎の特徴である。
× d　*Mycoplasma pneumoniae* は細胞壁を欠き，Gram 染色で同定されない。
○ e　2000 年以降，マクロライド系抗菌薬耐性株が急増している。

| 解答率 | a 1.4%, b 0.1%, c 8.7%, d 0.6%, e 89.2% |

ポイント　マイコプラズマ肺炎は小児〜若年成人に多く発症し，発熱と乾性咳嗽を主症状とする。同じ非定型肺炎であるレジオネラ肺炎と比べると軽症が多い。主に血清学的診断がなされるが偽陽性も多い。マクロライド系抗菌薬が第 1 選択薬であるが，近年，マクロライド系抗菌薬耐性株の増加が問題となっている。

▶参考文献　MIX 180　朝 331　YN I66, 67　みえる 免 208, 214

▶正解　e　LEVEL　正答率 89.2%

解説者コメント　マイコプラズマ肺炎の出題では，細菌性肺炎や同じ非定型肺炎であるレジオネラ肺炎との違いを問われることが多い。

受験者つぶやき
・今やマイコプラズマの半数以上がマクロライド耐性株らしいです。
・耐性が出現していないとはいえないかと思い，e を。

Check ■■■

109I-31　食中毒の原因となるのはどれか。
a　たらの芽　　　b　青いトマト　　　c　芽キャベツ
d　発芽した大豆　e　ジャガイモの新芽

選択肢考察
× a　ウコギ科のタラの木の新芽で，山菜として食用とする。
× b　食材として用いる。
× c　キャベツを品種改良したもので，食用に供する。
× d　大豆を発芽させたもので，栄養価が高いといわれる。
○ e　ソラニンやチャコニンという物質が毒性をもつ。

解答率　a 1.4％, b 0.3％, c 0.4％, d 0.8％, e 97.0％

ポイント　ジャガイモの芽（芽および芽の根元）や，光に当たって緑色になった部分には，天然毒素であるソラニンやチャコニンが含まれている。これらを食べると，吐き気や下痢，嘔吐，腹痛，頭痛，眩暈などの症状が出現する。

▶参考文献　チャート公 192
▶正解　e　LEVEL　　　　正答率 97.0％

解説者コメント　ソラニンやチャコニンは耐熱性（170℃でも完全に分解しない）なので，調理前に毒性部分を取り除くこと。

受験者つぶやき　・ソラニン。

Check ■ ■ ■

109I-32　飲酒について正しいのはどれか。
　a　我が国のアルコール消費量は近年，増加傾向を示している。
　b　適度な飲酒の量は純アルコールで1日平均40gとされている。
　c　飲酒開始年齢とアルコール依存症の発症リスクとは関係がない。
　d　女性は男性と比較してアルコールによる臓器障害を起こしやすい。
　e　1日平均飲酒量が増えるとともに虚血性心疾患の罹患率は直線的に上昇する。

選択肢考察
× a　我が国のアルコール消費量は，平成8年度をピークとして減少してきている。
× b　厚生労働省は健康日本21にて，「節度ある適度な飲酒」を1日平均純アルコールで20g程度としている。
× c　飲酒開始年齢が早いと，アルコール依存症を発症するリスクが高い。
○ d　女性は男性と比較して，少量かつ短期間でアルコールによる臓器障害を起こす傾向がある。
× e　虚血性心疾患については，非飲酒者に比べて少量飲酒者のリスクがむしろ低く，飲酒量が増えるに従いリスクが高くなっていく，Jカーブパターンをとる。同様にJカーブパターンをとる疾患として，脳梗塞，2型糖尿病がある。

解答率　a 2.9％, b 2.3％, c 2.2％, d 91.5％, e 1.0％

ポイント　飲酒量が増えるとともに罹患率が直線的に上昇するのは，高血圧，脳出血，高脂血症である。

▶参考文献　チャート公 80　アラーム 232　SN 195
▶正解　d　LEVEL　　　　正答率 91.5％

解説者コメント　アルコール依存症に関係する問題は毎年出題されており，臨床，疫学をはじめとして国の施策なども理解しておきたい。

受験者つぶやき
・キッチンドランカーが問題となっています。
・男性の方が数は多いけど，女性の方が影響は大きいと聞いていました。

109I-33 播種性血管内凝固〈DIC〉でみられるのはどれか。2つ選べ。

a PT 延長
b APTT 延長
c 血小板増加
d 赤血球増加
e 白血球減少

選択肢考察

○a 播種性血管内凝固〈DIC〉では，基礎疾患の存在下に全身性持続性の著しい凝固活性化をきたし，微小血栓が多発する。微小血栓の多発に伴い血小板や凝固因子といった止血因子が消費されて，いわゆる消費性凝固障害の病態になる。進行例では，ほとんどの凝固因子が低下するために，PTやAPTTが延長する。

○b 同上。ただし，相当に進行したDICを除くと，APTTはあまり延長しないことが多い。早期のDIC症例ではAPTTがむしろ短縮することもある（活性型凝固因子の存在のため）。筆者は不適切な選択肢と思う。

×c 進行したDICでは，血小板数は低下する。

×d DICに伴い出血がみられる場合には，貧血が進行する場合がある。

×e DICと白血球数は直接には関係ない。ただし，造血器悪性腫瘍や敗血症に合併したDICでは，白血球数が低下することもある（ただしDICのためではない）。

解答率 a 98.3%, b 98.8%, c 0.5%, d 0.7%, e 1.1%

ポイント

＜DICの臨床検査所見（旧厚生省DIC診断基準に含まれる項目）＞

1. 基礎疾患の存在
2. 出血症状の存在
3. 臓器症状の存在
4. 血小板数の低下
5. 血中FDP（Dダイマー）の上昇
6. 血中フィブリノゲンの低下
7. プロトロンビン時間〈PT〉の延長（進行例でのみAPTTの延長もみられることもある）

＜その他の重要な検査所見＞

1. アンチトロンビン〈AT〉の低下：消費性凝固障害の一環。活性型凝固因子と1：1結合。
2. プラスミノゲンの低下，$α_2$プラスミンインヒビター〈$α_2$PI〉の低下。消費性凝固障害の一環として，二次線溶に伴い消費される。特に，線溶亢進型DICの典型例では，$α_2$PIは著減する。
3. トロンビン-アンチトロンビン複合体〈TAT〉，可溶性フィブリン〈SF〉の上昇。
4. プラスミン-$α_2$PI複合体〈PIC〉の上昇。特に，線溶亢進型DICの典型例では，PICは著増する。

参考文献 MIX 102　朝 1476　YN G101　みえる血 176

正解 a, b　　正答率 97.8%

解説者コメント 播種性血管内凝固〈DIC〉の検査所見は重要である。今回は極めて簡単な出題であったが，「ポイント」中のマーカーは理解しておきたい。

受験者つぶやき
・PTもAPTTも延長しますね。
・あんま関係ないですが，TAT（トロンビン-アンチトロンビン複合体）は泣き顔に見えます。ちなみにDICでは上昇。

109I-34 糖尿病網膜症の初期からみられる所見はどれか。2つ選べ。

a 軟性白斑　　　b 網膜出血　　　c 硝子体出血
d 毛細血管瘤　　e 網膜新生血管

選択肢考察
× a 軟性白斑は増殖前網膜症でみられる所見である。
○ b 網膜出血は単純網膜症でみられる所見である。
× c 硝子体出血は増殖網膜症でみられる所見である。
○ d 毛細血管瘤は単純網膜症でみられる所見である。
× e 網膜新生血管は増殖網膜症でみられる所見である。

解答率 a 42.7%，b 52.8%，c 0.8%，d 98.1%，e 4.5%

ポイント 糖尿病網膜症の初期からみられる所見とは，単純網膜症の眼底所見と解釈する。

糖尿病網膜症の病態・眼底所見

網膜症病期	病態	眼底所見
網膜症なし		なし
単純網膜症	血管透過性亢進	毛細血管瘤 網膜出血（点状・斑状・線状） 硬性白斑，網膜浮腫
増殖前網膜症	血管閉塞	軟性白斑 静脈異常 網膜内細小血管異常
増殖網膜症	血管新生	新生血管 硝子体出血 線維血管性増殖膜 牽引性網膜剥離

▶参考文献　チャート眼 186　コンパクト 34　標眼 152　Rマ R79
▶正解　b，d　LEVEL　　正答率 51.9%

解説者コメント 単純網膜症は可逆的変化なので，その見極めが重要となる。増殖前網膜症以降は，不可逆的変化である。

受験者つぶやき ・一つずつ落ち着いて考えました。

109I-35 房室弁の先天異常を伴う心疾患はどれか。2つ選べ。

a 総動脈幹症　　　b Ebstein 奇形　　　c 心内膜床欠損症
d 心室中隔欠損症　e 完全大血管転位症

選択肢考察
× a 総動脈幹症は，心臓発生上の総動脈幹が大動脈と肺動脈に分かれなくなった状態の疾患なので，房室弁の異常は伴わない。
○ b Ebstein 奇形は，三尖弁の付着部位が右心室の心尖部近くにずれて付いている疾患なの

で，房室弁の先天異常が本態の疾患である。
- ○ c 心内膜床欠損症は，発生学上の心内膜床に由来する僧帽弁・三尖弁部分の形成異常を含んだ房室中隔欠損症であるので，房室弁の先天異常を伴う。
- × d 心室中隔欠損症は，房室弁の先天異常を伴わない。
- × e 完全大血管転位症は，右室から大動脈が，左室から肺動脈が起始する先天異常なので，房室弁の先天異常は伴わない。

解答率 a 8.3％，b 96.5％，c 91.9％，d 1.1％，e 1.7％

ポイント 病棟実習においても遭遇することの少ないまれな疾患に関して，その本質を尋ねている問題である。頻度の低い疾患に関しても，それがどのような疾患であるかの，ある程度までまとまった知識を正確に持っていることが大切である。臨床現場においては，まれな疾患であっても，それを想起することができるかどうかが，臨床能力として重要である。

▶参考文献 MIX 167　国小 236　チャート小 194　R小 142, 161

▶正解 b，c　LEVEL　　　　　　　　　　　　　　　　　　　正答率 88.7％

解説者コメント それぞれの疾患の定義を知っていれば，容易な問題である。特に迷うことはないであろう。

受験者つぶやき
- さくっと解きました。
- a，bにしてしまいました。

Check ■■■

109I-36 大動脈弁閉鎖不全症の進行を示唆する徴候はどれか。2つ選べ。
- a 脈圧の減少
- b 狭心痛の出現
- c 爪床血管拍動の消失
- d 拡張期心雑音の高調化
- e 心尖拍動の左下方への偏位

選択肢考察
- × a 拡張期に大動脈側から左室内へ流入する血液量が増加すると，大動脈内に留まる血液量が減り，拡張期圧が低下する。収縮期には逆流した血液を駆出しなくてはならないため，収縮期圧は上昇する。結果として脈圧は開大する。
- ○ b 冠動脈血流は主として拡張期に灌流するが，大動脈弁閉鎖不全症の進行では拡張期血圧が低下する（上記 a 参照）ことで，心筋への血流が減少し，狭心痛が出現する。
- × c 爪床血管拍動は脈圧が大きくなると確認しやすくなる。大動脈弁閉鎖不全症が進行すると，拡張期血圧が低下して脈圧が大きくなり，爪床血管拍動が出現してくる。
- × d 大動脈弁閉鎖不全症の逆流音は，逆流量が少なく細いジェット状の時は弁尖の振動とジェットの乱流による比較的高調な音である。逆流量が増えると弁腹までの振動や，太い逆流血流の乱流で音は粗く中音領域となってくる。
- ○ e 大動脈弁閉鎖不全症の進行で，逆流血流により左室の容量負荷が進み，左室が拡大する。その結果，心尖部は左方かつ下方へ移動する。

解答率 a 7.3％，b 76.4％，c 13.2％，d 22.3％，e 80.5％

ポイント 大動脈弁閉鎖不全症は，左室に容量負荷がかかる弁膜症で，代償機転が働いている間は自覚症状は少なく，進行して左室収縮能・拡張能が障害されて初めて症状が現れることが多い。胸骨右縁第3〜4肋間での to and fro murmur や，拡張期血圧低下による脈圧増大がみられる。

▶参考文献 MIX 164　朝 603　YN C109　みえる 循 194

▶正解 b，e　LEVEL　　　　　　　　　　　　　　　　　　　正答率 60.4％

受験者つぶやき
・冠動脈血流は拡張期に流れるので，ARの影響をもろに受けます。
・2問連続心血管これも間違えました。どんより。

Check ■ ■ ■

109I-37 上腸間膜動脈閉塞症の原因となるのはどれか。2つ選べ。
a 肝硬変　　　　　b 心房細動　　　　　c 慢性膵炎
d 動脈硬化症　　　e 習慣性便秘症

選択肢考察
× a 危険因子の門脈圧亢進は起こるが，正解の2原因と比べると少ない。
○ b 原因となる。「ポイント」参照。
× c 危険因子の炎症性疾患ではあるが，2原因と比べると少ない。
○ d 原因となる。「ポイント」参照。
× e 生活習慣が原因で起こる便秘。便意は，排尿感覚と違って，15分ぐらいがまんしていると消えてしまうのが特徴。上腸間膜動脈閉塞症とは関連がない。

解答率 a 0.9%，b 95.2%，c 2.3%，d 96.5%，e 4.8%

ポイント
　上腸間膜動脈閉塞症は，原因から血栓症と塞栓症に分けられる。血栓症は心房細動，心臓弁膜症，心不全，不整脈などの心臓疾患により誘発される。心機能の異常などにより血塊ができやすく，血塊が血流に乗って上腸間膜動脈で詰まり，血栓となることで発症する。塞栓症は動脈硬化が進行し，上腸間膜動脈内壁が荒廃してコレステロールなどが沈着しやすくなり，血管内腔が狭窄したところに動脈壁内側が崩壊して詰まることで塞栓となり，発症する。

▶参考文献　朝 943　YN A68　みえる 消 126
▶正解　b，d　LEVEL　　正答率 92.3%

解説者コメント
　上腸間膜動脈閉塞症の発症リスクは50歳以上に多く，また，心臓疾患や動脈硬化症以外での危険因子としては，動脈塞栓症，静脈血栓症，凝固亢進状態，炎症性疾患，腎不全，門脈圧亢進，外傷などがある。

受験者つぶやき
・去年は造影CTで出題されました。
・詰まるか，狭くなるかが要因だと思いました。

Check ■■■

109I-38 頸部リンパ節生検組織のH-E染色標本（**別冊** No.8A, B）を別に示す。染色体検査ではt(14；18)転座が認められた。

腫瘍細胞に発現している可能性が高いのはどれか。**2つ選べ。**

a CD3　　b CD4　　c CD8　　d CD10　　e CD20

別　冊
No. 8 A, B

アプローチ　①リンパ節生検，t(14；18)転座 ─→ t(14；18)転座のみられる悪性リンパ腫は，濾胞性リンパ腫

画像診断

A　　　　　　　　　　B

腫瘍性濾胞がリンパ節全体に広がっている

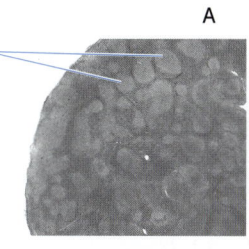

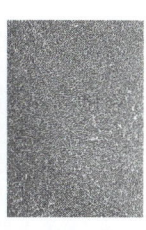

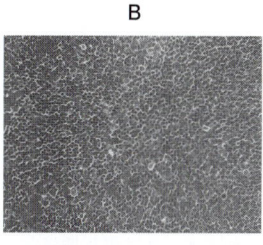

円形の濾胞が多数みられており，濾胞性リンパ腫と診断。濾胞性リンパ腫はBリンパ球の腫瘍である。

鑑別診断　染色体転座と病理での濾胞から診断は容易。

確定診断　濾胞性リンパ腫

選択肢考察
- × a　CD3はTリンパ球に発現している。
- × b　CD4はTリンパ球に発現している。
- × c　CD8はTリンパ球に発現している。
- ○ d　CD10はBリンパ球に発現している。
- ○ e　CD20はBリンパ球に発現している。

解答率　a 20.7％，b 8.1％，c 7.2％，d 69.1％，e 93.5％

ポイント　濾胞性リンパ腫と診断するのは容易だが，それがBリンパ球腫瘍であることと，表面マーカーまで押さえていてやっと正解にたどり着く。

▶**参考文献**　MIX 100　朝 1944　YN G71, 73　みえる 血 126

▶**正解**　d, e　LEVEL　　　　　正答率 66.9％

解説者コメント　Tリンパ球とBリンパ球の発現抗原の違いは繰り返し出題されているので確実に記憶しておく。

受験者つぶやき
・病理で強拡大と弱拡大両方出てたら濾胞性リンパ腫だからね〜と三苫先生が仰ってました。
・分かりませんでした。

109I-39

更年期障害に対するホルモン補充療法の禁忌はどれか。**2つ選べ。**

a 乳癌
b うつ病
c 骨粗鬆症
d 脂質異常症
e 深部静脈血栓症

選択肢考察
○a 乳癌におけるホルモン補充療法は通常，行わない。
×b 更年期うつの治療としてホルモン補充療法が使用される。
×c ホルモン補充療法は骨粗鬆症の治療薬として使用される。
×d エストロゲンは脂質異常を改善する。
○e ホルモン補充療法は静脈血栓症のリスクを高める。

解答率 a 98.0%, b 0.9%, c 1.4%, d 4.4%, e 94.8%

ポイント
ホルモン補充療法は，一般に閉経後の更年期女性に行われる。つまりエストロゲンの欠如により出現する症状を改善する目的で使用する。更年期うつ，骨粗鬆症，脂質異常はいずれもエストロゲンの不足に起因する。一方，乳癌や静脈血栓症ではエストロゲン投与により発症リスクが高くなることが知られている。

参考文献 チャート 婦 152　みえる 婦 105

正解 a，e　LEVEL　　　　　　　　　　　　　　　　　正答率 93.2%

受験者つぶやき
・低用量ピルも似たような禁忌です。
・b，c，dは更年期に起こるので違うかなと思いました。

109I-40

片頭痛で正しいのはどれか。**2つ選べ。**

a 男性に多い。
b 入眠中に多い。
c 拍動性の痛みが多い。
d セロトニンが関与する。
e 発作予防にトリプタンを用いる。

選択肢考察
×a 片頭痛患者は人口の8.4%，緊張型頭痛患者は22%強との報告がある。片頭痛は女性に圧倒的に多く，20歳代から40歳代の働き盛りに多い。その世代の女性の5人に1人は片頭痛患者である。
×b 昼間，あるいは起床時に多い（朝方頭痛：morning headache）。入眠中に起こるのはどちらかというとレム睡眠と関連する群発頭痛である。
○c 多くは拍動性で，片側または全体的に生じ，4〜72時間続く。重要なのは悪心，嘔吐，光・音過敏などの随伴症状を伴う点である。前兆はあるものもないもの（こちらの方が多い）もある。
○d 片頭痛発作に先立つ前駆期に血中セロトニンを測定すると軽度に増加しており，頭痛が現れると20〜40%減少することが知られている。トリプタンはセロトニン受容体を刺激して片頭痛を治療する。
×e トリプタンは発作急性期治療薬である。片頭痛予防の有効性が確立されている薬剤は，我が国のガイドラインではバルプロ酸，アミトリプチリン，プロプラノロール，ロメリジンである。

| 解答率 | a 0.5%, b 0.3%, c 97.5%, d 76.5%, e 24.8% |

ポイント　片頭痛の疫学，症状，病態生理，治療にわたった問題である．緊張型頭痛，群発頭痛との鑑別診断を問うている．

▶参考文献　MIX 116　朝 2293　YN J188　みえる 脳 382

▶正解　c，d　LEVEL　正答率 74.2%

解説者コメント　上記のポイントを知っていれば容易に解答できる問題である．

受験者つぶやき
・予防は Ca 拮抗薬．
・片頭痛は発作時と予防に分けて薬を覚えました．

Check ■ ■ ■

109I-41　31歳の初産婦．妊娠33週2日．切迫早産と診断され妊娠28週から入院中である．「数時間前から少しずつおなかが痛くなってきて，赤ちゃんの動きが少ない」との訴えがあり診察した．腟鏡診で分泌物は褐色少量．内診で子宮口は閉鎖している．胎児心拍数陣痛図で頻回の子宮収縮と遅発一過性徐脈を認め，胎児機能不全と診断し緊急帝王切開を行った．帝王切開時，羊水は血性で胎盤母体面に凝血塊を伴っていた．児娩出後の子宮の写真（**別冊** No.9）を別に示す．

胎児機能不全の原因として最も考えられるのはどれか．

a　臍帯断裂
b　子宮破裂
c　前置胎盤
d　絨毛膜羊膜炎
e　常位胎盤早期剝離

別冊
No.9

アプローチ
①妊娠33週2日──早産時期
②切迫早産で妊娠28週から入院中──安静状態が保たれていた
③おなかが痛くなってきて，胎動が少ない──胎児の異常事態を疑う
④分泌物は褐色少量，内診で子宮口は閉鎖──外出血性ではない
⑤頻回の子宮収縮と遅発性一過性徐脈──何らかの原因で子宮収縮が生じ，胎児機能不全に陥ったことから常位胎盤早期剝離を強く疑う
⑥胎児機能不全として緊急帝王切開──急激に胎児機能不全に至った場合の緊急対策・治療を考える
⑦羊水は血性で胎盤母体面に凝血塊──常位胎盤早期剝離と診断する

画像診断

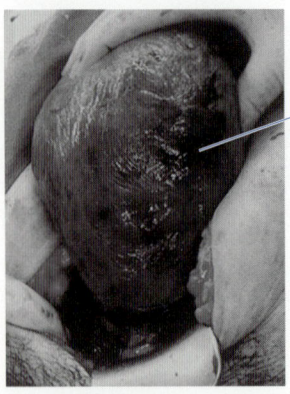

胎盤後血腫による血液浸潤が子宮筋層から漿膜面に生じて子宮が青黒く変色する子宮胎盤溢血を呈している

帝王切開時の子宮表面．子宮の外観が青黒く変色する子宮胎盤溢血（Couvelaire子宮）を呈しており，常位胎盤早期剥離の典型的な所見．

鑑別診断　常位胎盤早期剥離の鑑別診断として，前置胎盤，子宮破裂，辺縁静脈洞破裂，前置血管，早産などが挙がる．前置胎盤は無痛性の外出血が特徴であることに加え，胎児心拍には異常がないことが多い．バイタルサインを不良にするほどの外出血を呈した場合は，母児ともに危険な状態になる．本症例には該当しない．子宮破裂は，激痛とともに腹部の圧痛を認め，胎児部分を直接触知できるが，母体は腹腔内出血が著明で極めて重篤な状態に陥る．胎児心拍も消失する場合が多いのでこれも該当しない．辺縁静脈洞破裂や前置血管では著明な外出血が特徴的だが，本症例には該当しない．早産の場合は少量の外出血と子宮収縮があるが，胎児の健康状態はおおむね良好である．常位胎盤早期剥離は，胎盤後血腫があり重症であれば子宮胎盤溢血を呈する．緊急帝王切開によって胎児を救命できる．

選択肢考察
× a　子宮収縮の原因にならない．胎盤母体面の凝結塊は生じない．
× b　突然の激しい腹痛，ショック症状が出現する．
× c　突発性の無痛性性器出血（警告出血）が特徴．
× d　炎症所見の記載がないし，病態の進行はこれほど急激ではない．
○ e　胎盤後血腫が子宮筋層から漿膜面に及び，子宮の外観が青黒く変色する子宮胎盤溢血（Couvelaire子宮）を呈しているのが，写真から判断できる．

解答率　a 1.0％，b 1.1％，c 0.4％，d 1.2％，e 96.4％
確定診断　常位胎盤早期剥離
ポイント　急激な下腹部痛と少量の外出血，子宮壁は板状硬で著明な圧痛，超音波検査で胎盤の異常な肥厚（胎盤後血腫）所見と胎児心拍数陣痛図〈CTG〉で遅発性一過性徐脈のどれかが出現すれば常位胎盤早期剥離を疑い，自覚所見とCTG所見があれば強く疑う．すべてが該当するなら確信して迅速に治療を始める．
　常位胎盤早期剥離の重症度はPage分類で表される．症状と胎盤剥離面の割合から軽度，中等度，重度に分類される．

参考文献　MIX 254　チャート産 182　みえる産 114
正解　e　LEVEL　正答率 96.3％
解説者コメント　常位胎盤早期剥離の初期症状は切迫早産と酷似している．切迫早産があり，外出血に乏しいにもかかわらず，胎児心拍数陣痛図で胎児機能不全を疑う異常所見を認めたら本症を強く疑う．
受験者つぶやき
・子宮がこんなふうになってしまうんですね．初めて知りました．
・わざわざ凝血塊と書いてあるのでeだと思いました．

Check ■■■

109I-42 29歳の初妊婦。妊娠35週。胎動減少を主訴に来院した。妊娠34週まで特に異常を指摘されていない。数日前から胎動が少ないような気がするため受診した。腹痛の自覚はない。身長162cm，体重64kg（非妊時57kg）。体温36.5℃。脈拍84/分，整。血圧120/78mmHg。子宮底長32cm，腹囲87cm。下腿に浮腫を認めない。ノンストレステスト〈NST〉実施時の胎児心拍数陣痛図（別冊 No.10）を別に示す。

今後の方針として適切なのはどれか。
 a 帰宅させる。
 b 分娩誘発を行う。
 c 帝王切開を行う。
 d 臍帯穿刺により胎児血液検査を行う。
 e BPS〈biophysical profile score〉を評価する。

```
別　冊
No. 10
```

アプローチ
①妊娠35週（妊娠34週までは異常なし）──→基礎疾患や合併症がない
②胎動減少を主訴（数日前から胎動が少ない）──→胎児機能不全を疑う
③腹痛の自覚なし──→子宮収縮による胎児へのストレスはない
④バイタルサインは異常なし──→母体異常による原因は考えにくい
⑤ノンストレステスト〈NST〉所見──→胎児機能不全を疑う

画像診断

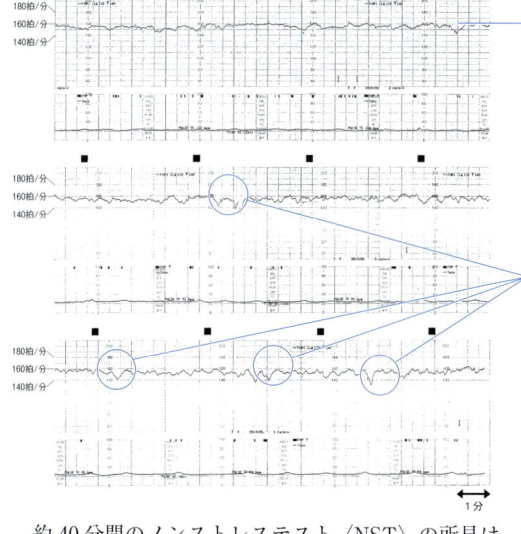

基線は150～160bpmなので正常脈（110～160bpm）といえる。基線細変動は10bpm程度であり，5bpm以下の細変動減少ではない

胎児心拍数一過性変動は，一過性頻脈はなく，一過性徐脈（○）が散発する。これがnon-reactiveの根拠となる

約40分間のノンストレステスト〈NST〉の所見は，以下の通り。
①基線は，150～160bpmと正常範囲内（110～160bpm）にある。
②基線細変動は，10bpm程度と正常範囲内（6～25bpm）にある。
③一過性の変動は，一過性頻脈がなく，一過性徐脈が散見される。

鑑別診断　数日前からの胎動減少である場合は，胎盤機能不全や常位胎盤早期剥離による胎児機能不全

などが考えられるが，母体のバイタルサイン（体温，血圧，脈拍）に異常なく，陣痛様の痛みや子宮収縮がないので，常位胎盤早期剥離は考えにくい．NSTでは胎児機能不全（胎児ジストレス）を疑う所見が出現しているのを見逃さない．また，絨毛膜羊膜炎から胎児機能不全がある場合は炎症反応が著明に出現している．

確定診断 胎児機能不全の疑い

選択肢考察
× a　ノンストレステスト〈NST〉所見がnon-reactiveで，胎児の状態が良好とはいえないため，追加検査で胎児状態が不良かどうかを確認する必要がある．
× b　妊娠35週と胎児は未熟な時期であるので，胎児状態が不良であると診断できるまでは安易に分娩誘発は行わない．
× c　bと同様．
× d　経皮的臍帯穿刺〈PUBS〉は胎児染色体検査，血友病，筋ジストロフィーの診断，Rh不適合妊娠や血小板減少の評価，胎児のウイルス感染の有無などに用いられる．本症例の急な展開では行わない．
○ e　NSTがnon-reactiveの場合に，胎児状態が不良かどうかを確認するために追加して行う検査として，BPS〈biophysical profile score〉や胎児振動音刺激試験〈VAST〉，コントラクション・ストレス・テスト〈CST〉がある．

解答率 a 11.1％，b 0.3％，c 5.0％，d 1.0％，e 82.5％

ポイント 前の週までは異常を指摘されていない妊婦が，35週になって胎動の減少を自覚した場合には，何らかの原因で胎児機能不全の状態に至ったと考えて検査を行わなければならない．有用な検査は第一にNSTであり，第二にBPSとVASTである．それらの検査の判定で，妊娠継続よりも出生させて新生児治療を行った方がより良い効果が期待できる場合に，妊娠を終了させる．分娩様式は，誘発分娩する程度（約半日）の時間的余裕があるか，数時間しかないか（この場合は帝王切開）で決まる．

▶**参考文献**　MIX 245　チャート 産 299　みえる 産 292
▶**正解**　e　LEVEL　正答率 82.5％

解説者コメント　NST所見から胎児機能不全を読み取るのが大切なポイントなる．なお，選択肢のa，b，cは胎児評価に対する対策（治療）であるのに対し，d，eは追加検査である．したがって，NST所見から，早急な治療の開始が必要な強い根拠のある危機的所見（例えば頻発する遅発性徐脈や遷延性徐脈）であるのか，追加検査を行って評価を定めるのが望ましい程度（時間的に余裕が見込める）の所見であるかを，見極める判定力が求められる．

受験者つぶやき
・aとeで迷ってeにしました．
・BPSまで評価して帰宅かなと思いました．

Check ■ ■ ■

109I-43　61歳の女性。無表情，無関心で元気がなくなったことを心配した家族に伴われて来院した。半年前から毎日，同じ時間に寝て起き，必ず同じ経路を散歩し，同じ料理しか作らず，他の家事をしなくなってきた。夫が注意しても平気な態度を示す。夫は「些細なことで急に怒り出すこともあって，人が変わってしまったようだ」と言う。診察室に入った途端に，自分では困ったことはないと挨拶もせず帰ろうとする。問題行動についての質問には返答しない。明らかな記銘力の低下を認めない。神経学的所見を含め身体所見に異常を認めない。
最も考えられるのはどれか。
a　強迫性障害　　　b　脳血管性認知症　　　c　前頭側頭型認知症
d　Lewy小体型認知症　　　e　Alzheimer型認知症

アプローチ
①61歳，半年前から─→老年期発症である
②無表情，無関心，元気がなくなった─→抑うつ状態，陰性症状，前頭葉機能低下などが考えられる
③時刻表的生活（常同行動），社会的人間関係を維持する能力の低下，感情の鈍化の一方で感情制御の低下，人格変化，病識の欠如，病的無関心，考え不精，立ち去り行動などのエピソードが列挙されている
④明らかな記銘力の低下を認めない─→記銘力低下が前景に立つ認知症は否定的
⑤神経学的所見，身体所見に異常を認めない─→感覚障害，運動麻痺，パーキンソニズムなどはなし

鑑別診断　前頭葉は，自発性や外界への興味・関心，感情・欲動の統制，注意・衝動の統制，状況の判断と予測，計画遂行機能などをつかさどる。前頭側頭型認知症では，外界との交流が乏しくなって感情の鈍化，自発性の低下，常同性が出現し，抑制が働かずに感情制御が低下し，注意の転導性や被影響性が亢進する。自身・状況への理解も低下するため，病識はまずない。「アプローチ」②，③は典型的な前頭葉機能低下を示し，①，④からその他の認知症の鑑別順位は下がる。本症例にみられるもののほか，甘い物や味の濃い物を好む食行動の変化や，目にしたものの名前を言い続けるなども典型的症状とされる。

選択肢考察
×a　強迫行為は，強迫観念に伴う不安を打ち消すための儀式であり，不安が低減するまで繰り返される。このためそのつど予定が崩れ，むしろ時刻表的生活はできない。
×b　前頭葉に限局した脳卒中というまれな状態を鑑別の上位に挙げる積極的理由がない。
○c　典型的である。
×d　パーキンソニズムなど，積極的に示唆する症状がない。
×e　上述の通り否定的である。

解答率　a 1.2％，b 1.8％，c 95.4％，d 0.6％，e 1.0％
確定診断　前頭側頭型認知症
ポイント　前頭側頭型認知症は特異的な治療法は存在せず，ケアが重要となる。少なくとも初期は記銘力，視空間能力，運動機能が比較的保たれることから，早期介入できれば，適応的な行動パターンを覚えてもらい，本人が適応しやすい環境へ慣れさせる介入が有効な場合がある。

▶**参考文献**　チャート精 155　標精 394　RM U42
▶**正解**　c　LEVEL　　　　　　　　　　　　　　　　　　　正答率 95.3％
解説者コメント　ぜひ正答しておきたい問題である。

受験者つぶやき
・前頭側頭型認知症は，認知症とつくのに初期のうちは記憶や日常動作が障害されないというのが印象的です。
・認知症の臨床問題が出ていなかったので，前日に確認していました。最終日は逆に疾患を絞れるという面もあるかもしれません。

Check ■■■

109I-44 15歳の男子。夜間の異常行動を主訴に母親とともに来院した。2週前，午前1時ころ患者の部屋で大きな音がしたため母親が確認に行くと，患者がうつろな眼差しで部屋の中を歩いており，目覚まし時計が床に転がっていた。手をつかもうとすると急に暴れ始め抑え切れなかったため父親を呼びに行き，部屋に戻るとベッドの中で寝ていた。翌日に確認すると「夜の10時半ころから朝までぐっすり寝ていた」と述べ，昨夜の出来事を全く覚えていなかった。昨晩も同様の状態がみられたため受診した。身体所見，血液生化学所見および脳波所見に異常を認めない。
最も考えられるのはどれか。
a 夜驚症
b 悪夢障害
c 夢中遊行症
d レム〈REM〉睡眠行動障害
e 睡眠覚醒スケジュール障害

アプローチ
①15歳
②うつろな眼差しで部屋の中を歩く
③手をつかもうとすると急に暴れ始める
④翌日に確認すると，昨夜の出来事を全く覚えていなかった

鑑別診断 15歳の男子にみられた深夜睡眠中の異常行動であり，部屋の中を歩き回るという異常行動の後再び入眠し，その晩の行動異常について全く覚えていないことが記載されている。睡眠覚醒スケジュール障害は，覚醒と睡眠の位相の乱れであり，特段の異常行動は示さないので除外し，いわゆる睡眠時随伴症〈パラソムニア〉の中から選択する。
レム睡眠行動障害〈RBD〉は高齢者にみられるものであり，除外する。悪夢は，不快な夢のために何度も覚醒するものであり，大声，叫び声はあっても，身体的な行動異常は呈さない。
夢中遊行症は，睡眠中に歩き回る行動異常，覚醒させようとしても十分に覚醒しにくいこと，そのことを翌朝に覚えていないことが特徴である。「手をつかもうとすると急に暴れ始めた」との記載は覚醒レベルが十分でないことを表していると理解できる。

選択肢考察
×a 夜驚症は，幼児に多い疾患であり，睡眠中に突然起こる恐怖のエピソードを特徴とする。患児は，深睡眠期に突然に悲鳴を上げて起き上がり，強い不安と恐怖を覚える。覚醒させようとしても覚醒が不十分であり，翌朝にその記憶はない。
×b 不快な情動を伴う夢を見て，睡眠中に何度も目覚める。夜驚症とは異なり，完全に覚醒する。
○c いわゆる「ねぼけ」のことであり，男児に多い。睡眠中に歩き回り，不適切なあるいは危険な行動を呈するものであり，数十分の遊行の後は再び就寝し，そのことを翌朝想起できない。
×d レム睡眠時に筋緊張の脱力が起こらないために，夢に見る精神活動に影響されて実際に

身体運動が行われることをいう。50歳以降の高齢男性に多い。終夜脳波検査〈PSG〉によりレム睡眠の時期に筋活動の消失がみられないことにより診断する。

×e 睡眠と覚醒の位相がずれる病態であり，睡眠相前進型，睡眠相後退型，非同調型などがある。

解答率 a 3.1%，b 0.3%，c 80.4%，d 16.1%，e 0.1%

確定診断 夢中遊行症

ポイント 睡眠時の異常行動は，睡眠時随伴症〈パラソムニア〉としてまとめられるが，大きくレム睡眠期にみられるものとノンレム睡眠期にみられるものとに区分する。夢中遊行症〈sleep-walking, somnambulism〉，夜驚症〈sleep terror〉はノンレム睡眠から覚醒する際の異常行動であり，レム睡眠行動障害〈REM sleep behavior disorder：RBD〉，悪夢〈nightmare〉はレム睡眠に伴う睡眠時随伴症である。

▶参考文献　チャート精246　標精449　R▽U61

▶正解　c　LEVEL　　　　　　　　　　　　　　　　　　　　　　　　　　正答率 80.4%

受験者つぶやき
・年齢に着目。ちなみに夜驚症は悪夢から寝ぼけてキエーと叫びだすイメージ。
・これも前日に確認しました。自覚がないことが大事。

Check ■■■

109I-45 79歳の女性。左内眼角部の腫脹を主訴に来院した。1週前から腫脹と発赤とが徐々に増強し痛みも強くなってきたため受診した。顔面の写真（**別冊** No. 11）を別に示す。
まず行うべき検査はどれか。

a　組織診　　　　b　涙液培養　　　　c　眼窩部 CT
d　超音波検査　　e　フレアセルフォトメトリ

別　冊
No. 11

アプローチ
①左内眼角の腫脹──→眼球内か眼球外かの鑑別が必要となる
②1週前から腫脹と発赤とが徐々に増強し痛みも強くなってきた──→急性炎症性疾患である

画像診断

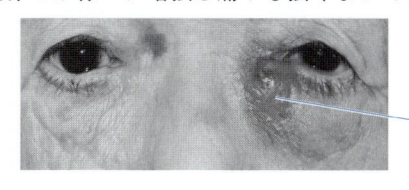

涙嚢部の発赤，腫脹

鑑別診断 霰粒腫との鑑別は，発生部位によってつけることができる。

確定診断 （左）涙嚢炎

選択肢考察
×a　組織を採取することで悪化することもあるため，まず行う検査ではない。
○b　細菌性であることが多く，まず始めに涙液の培養を行う。
×c　涙嚢炎の広がりをみる時に必要だが，まず行う検査ではない。
×d　涙嚢炎の診断には必要ない。
×e　眼内の炎症の程度が検査できるが，本疾患は眼外部の炎症であるため，まず行う検査で

はない。

解答率	a 3.5％，b 87.2％，c 2.4％，d 3.2％，e 3.8％
ポイント	涙嚢部圧迫により涙点から粘液性物質の逆流を認めた場合に涙嚢炎を疑う。
参考文献	チャート眼 94　標眼 197　RV R50
正解	b　LEVEL ▰▰▱　正答率 87.2％
解説者コメント	写真を見るまでは，確定診断は難しい。
受験者つぶやき	・涙嚢炎に対して切開排膿を行うのが模試に出てたと思います。 ・とりあえず培養かなと思いました。

Check ■■■

109I-46　45歳の男性。左眼の視力低下を主訴に来院した。1か月前から左眼で中心が見にくく，物が小さく見えるようになった。矯正視力は右1.2，左0.9。左眼の眼底写真（**別冊** No. 12A），蛍光眼底造影写真（**別冊** No. 12B）及び光干渉断層計〈OCT〉の結果（**別冊** No. 12C）を別に示す。
この疾患について正しいのはどれか。

a　遠視化する。
b　遺伝性である。
c　虹彩炎を伴う。
d　眼圧が高くなる。
e　新生血管を認める。

別　冊
No. 12　A，B，C

アプローチ	①左眼の視力低下を主訴に来院──▶片眼性の視力低下を鑑別する ②左眼で中心が見えにくく，物が小さく見えるようになった──▶小視症を中心視野にきたす疾患 ③矯正視力は右1.2，左0.9──▶左眼軽度視力低下

画像診断

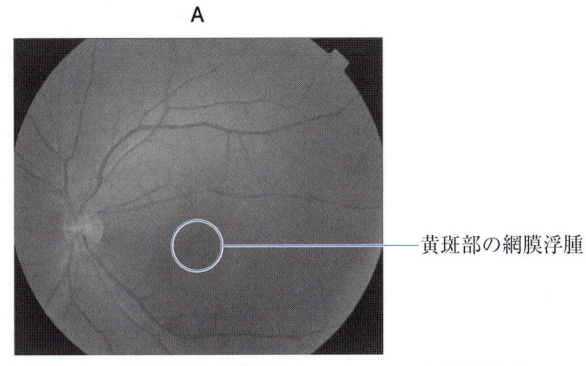

A

黄斑部の網膜浮腫

黄斑部に網膜浮腫を認める．蛍光眼底造影写真やOCTにて原因を精査する．

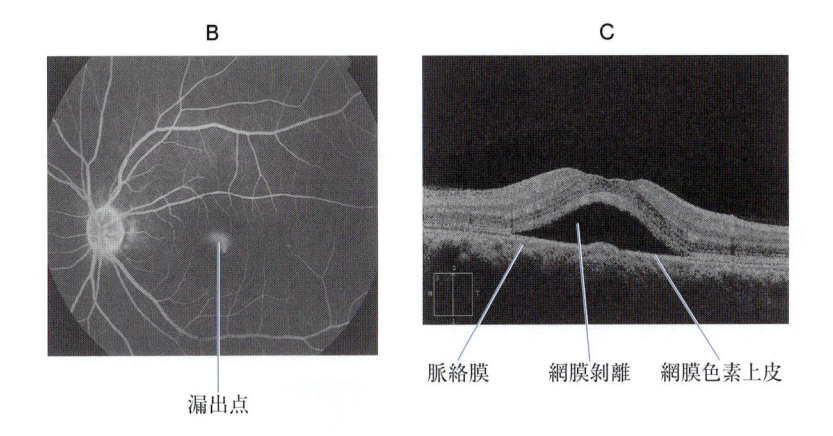

B

漏出点

C

脈絡膜　網膜剝離　網膜色素上皮

鑑別診断

小視症をきたす疾患は，黄斑疾患か心因性疾患である．眼底写真，蛍光眼底造影写真，OCTの結果から，黄斑疾患である．

確定診断
中心性漿液性脈絡網膜症

選択肢考察
- ○ a　網膜が前方に移動することで眼軸が短くなり遠視化する．
- × b　遺伝性疾患ではない．
- × c　炎症性疾患ではない．
- × d　眼圧に変化はない．
- × e　新生血管を認める黄斑疾患は，加齢黄斑変性である．

解答率
a 61.2％，b 3.4％，c 6.1％，d 6.4％，e 22.8％

ポイント

中心性漿液性脈絡網膜症は，中年男性の片眼性に出現する，滲出性網膜剝離である．視力低下の程度は軽度で，診断には蛍光眼底造影検査や光干渉断層計〈OCT〉が有効である．過労やストレスが原因となる．自然治癒することもある．治療は，末梢循環を改善する内服薬や，漏出点へのレーザー光凝固術が有効である．

▶参考文献　チャート眼 128　コンパクト 38　標眼 160　Rマ R84

▶正解　a　LEVEL　正答率 61.2％

解説者コメント　最近の国家試験では，OCTの結果を理解できることが必須である．

受験者つぶやき　・間違えました．マイナーが多かった気がする今年．

Check ■■■

109I-47 60歳の男性。舌の痛みを主訴に来院した。3か月前から舌右縁から口腔底にかけて疼痛が続いており改善しないため受診した。疼痛の部位に粘膜不整を認め，生検で扁平上皮癌の病理診断であった。頸部リンパ節転移や遠隔転移を認めない。口腔内の写真（**別冊 No. 13A, B**），頭頸部造影 MRI の脂肪抑制 T1 強調像（**別冊 No. 13C**）及び頭頸部 PET/CT の冠状断像（**別冊 No. 13D**）を別に示す。
　　最も適切な治療法はどれか。
　　a　放射線治療
　　b　舌全摘出術
　　c　抗癌化学療法
　　d　レーザー蒸散術
　　e　舌・口腔底切除術

別　冊
No. 13　A, B, C, D

アプローチ
①3か月前から舌右縁から口腔底にかけて疼痛
②粘膜不整
③扁平上皮癌の病理診断
④頸部リンパ節転移や遠隔転移を認めない

画像診断

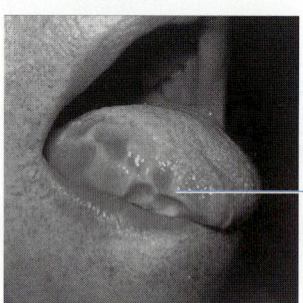

A

舌右縁に不整な潰瘍病変を認める。舌の側面はそれほど大きくないように見える

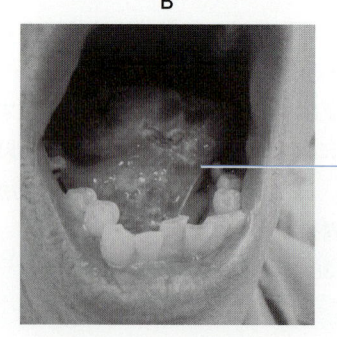

B

しかし，口腔底にかけて広範囲に不整な潰瘍病変を認める

C

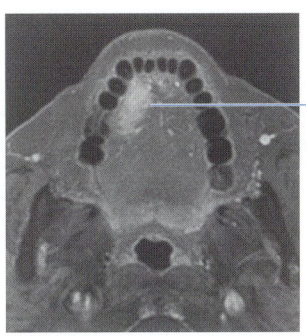

MRIでは舌の右側から口腔底にかけて不整で境界不明な造影される浸潤影を認める

D

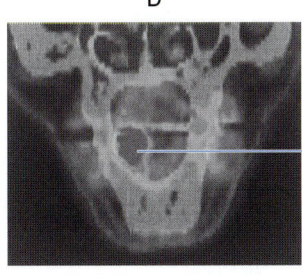

PET/CTでも舌右側から口腔底にかけて集積が認められる

確定診断 口腔癌

選択肢考察
- ×a 口腔癌のほとんどが扁平上皮癌であり，放射線感受性があるため治療効果は期待できるが，第一選択とはならない。
- ×b 舌全摘をすると術後の咀嚼機能や構音機能に重大な影響をきたす。本症例では腫瘍の進展は舌右側から口腔底にかけて広がっている。腫瘍の大きさから舌の一部は温存できると考えられる。
- ×c 効果は期待できるが，根治は難しく第一選択とはならない。
- ×d ごく初期の癌であればレーザーで蒸散，切除は可能であるが，本症例のような広がりをもつ腫瘍では根治はできない。
- ○e 手術治療が第一選択となるが，機能温存も考えなければならない。

解答率 a 60.0%，b 4.3%，c 0.6%，d 0.6%，e 34.5%

ポイント 口腔癌の過半数は舌癌である。本症例では腫瘍が口腔底に広がっており，原発巣が舌か口腔底かははっきりとしない。口腔癌は扁平上皮癌がほとんどであり，手術以外にも放射線治療，化学療法の効果も期待できる。このためこれらの併用も行われる。本症例のように遠隔転移やリンパ節転移が認められなければ手術治療が第一選択と考えられる。初期の限局した癌であればレーザー手術で治癒可能であるが，ある程度進展している場合は切除手術を行う。切除が広範になると摂食・嚥下機能，構音機能にも障害を生じるため適切な切除範囲を決定する必要がある。

▶参考文献 チャート耳 156　コンパクト 80　Rマ S76

▶正解 e　LEVEL　正答率 34.5%

解説者コメント 放射線治療も抗癌化学療法も行われることがあり，また手術の術式も選択肢に入れられては悩まされるかもしれないが，画像などから適切な治療法考えなければならない。

受験者つぶやき
・aとeで割れてました。自分はT2N0M0でオペだと思ったのですが，放射線治療を選んでいる友人が多くてへこみました。

・ここらへんは全くノーマークでした．e を選びました．

Check ■■■

109I-48 80歳の男性．発熱と食欲低下とを主訴に来院した．半年前から食事中にむせることがあった．3か月前に発熱で入院しペニシリン系抗菌薬で治癒した．2日前から発熱が出現し食事摂取ができなくなったため受診した．胸部エックス線写真で右下肺野に浸潤影を認め，前回と同じ抗菌薬で軽快した．1年前に脳梗塞の既往がある．
この患者の繰り返す病態の予防に効果が期待できるのはどれか．
a 口腔ケア　　　　　　　　　　b 食後の臥位安静
c 鎮咳薬の服用　　　　　　　　d 向精神薬の服用
e ヒスタミン H_2 受容体拮抗薬の服用

アプローチ
①脳梗塞の既往のある高齢者 ─→ 誤嚥のリスクが高い
②食事中にむせる ─→ 嚥下障害をうかがわせる
③3か月前にも肺炎をうかがわせるエピソード ─→ 誤嚥を繰り返している可能性あり
④右下肺野の浸潤影 ─→ 誤嚥性肺炎の好発部位

鑑別診断　「アプローチ」①〜④より，誤嚥性肺炎が疑われる．
確定診断　誤嚥性肺炎
選択肢考察
○ a 口腔内の細菌が起因菌となることが多く，口腔ケアは有効である．
× b 胃内容の逆流予防としては食後の座位保持が有効である．
× c 咳反射を抑えることは誤嚥のリスクを高める．
× d 向精神薬は嚥下障害を増強させることがある．
× e 胃酸抑制薬の使用による口腔・胃内細菌叢の変化はリスクを高める．

解答率　a 99.5%，b 0.1%，c 0.0%，d 0.0%，e 0.2%
ポイント　誤嚥性肺炎は高齢者，寝たきり，脳梗塞の既往などを背景とし，嚥下障害に伴い口腔内の細菌を吸引することで発症し，繰り返すことも多い．左に比べ右主気管支の分岐角度が小さいという解剖学的理由により右下葉が好発部位である．起因菌としては嫌気性菌，大腸菌，黄色ブドウ球菌などが多く，治療には β-ラクタマーゼ阻害薬配合ペニシリン系抗菌薬，クリンダマイシン，カルバペネム系抗菌薬などが用いられる．予防としては口腔ケア，食後の座位保持，嚥下訓練，ACE阻害薬による咳反射の改善などが有効である．

▶参考文献　朝 38　YN I60　みえる 呼 129
▶正解　a　LEVEL　　　　　　正答率 99.5%
解説者コメント　人口の高齢化に伴い，誤嚥性肺炎の知識を問う出題が増えている．
受験者つぶやき
・誤嚥の問題がこれだけ出るというのは，それだけ臨床上重要だからなのでしょうね．
・口が汚いのはいけないのだと大学の先生に言われました．

Check ■ ■ ■

109I-49 75歳の男性。乾性咳嗽と発熱とを主訴に来院した。5日前に湿性咳嗽，喀痰および発熱が生じたため自宅近くの診療所を受診し，非ステロイド性抗炎症薬と抗菌薬とを5日分処方された。内服3日目には解熱したが5日目に乾性咳嗽と発熱とが出現したため再び診療所を受診し，胸部エックス線写真で異常を認めたため紹介されて受診した。身長165 cm，体重63 kg。体温37.3℃。脈拍64/分，整。血圧132/64 mmHg。呼吸数20/分。咽頭に発赤を認めない。頸静脈の怒張を認めない。心音に異常を認めない。両側にfine cracklesを聴取する。下腿に浮腫を認めない。血液所見：赤血球376万，Hb 13.7 g/dL，Ht 35%，白血球10,100（桿状核好中球4%，分葉核好中球76%，好酸球3%，好塩基球0%，単球5%，リンパ球12%），血小板35万。血液生化学所見：LD 386 IU/L（基準176〜353），尿素窒素14 mg/dL，クレアチニン0.8 mg/dL，血糖98 mg/dL，HbA1c 6.1%（基準4.6〜6.2），脳性ナトリウム利尿ペプチド〈BNP〉23.9 pg/mL（基準18.4以下），KL-6 632 U/mL（基準500未満）。免疫血清学所見：CRP 5.0 mg/dL，β-D-グルカン4 pg/mL未満（基準10以下），サイトメガロウイルス抗原陰性。動脈血ガス分析（room air）：pH 7.43，$PaCO_2$ 36 Torr，PaO_2 69 Torr，HCO_3^- 23 mEq/L。気管支肺胞洗浄液所見：細胞数$3.5×10^6$/mL（肺胞マクロファージ12%，リンパ球85%，好中球1%，好酸球2%）。胸部エックス線写真（別冊No. 14A）と胸部CT（別冊No. 14B）とを別に示す。

最も考えられる疾患はどれか。

a 薬剤性肺炎　　　　b 急性左心不全　　　　c 日和見感染症
d 特発性肺線維症　　e 急性呼吸促迫症候群

別冊 No. 14 A，B

アプローチ
①5日前に呼吸器感染症を疑わせる湿性咳嗽，喀痰，発熱の症状あり。非ステロイド性抗炎症薬と抗菌薬で一時軽快。その後，乾性咳嗽，発熱が出現
②両側にfine cracklesを聴取──→両側の間質性肺病変を疑わせる
③CRP，LD，KL-6──→上昇を認める
④気管支肺胞洗浄液──→細胞数とリンパ球比率の上昇を認める

画像診断

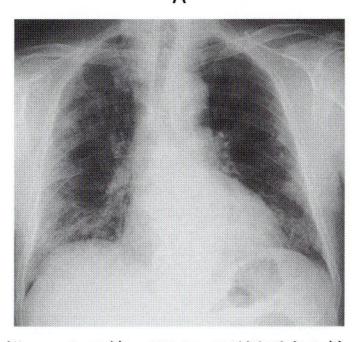

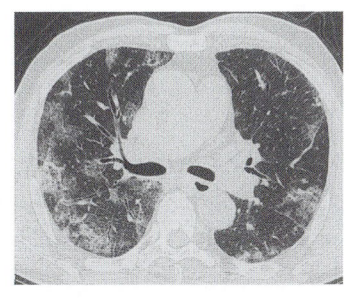

A　　　　B

胸部エックス線，CTにて両側びまん性，末梢優位なすりガラス陰影の散在を認める。

鑑別診断	細菌やウイルスなどの感染性の肺炎，心不全，特発性間質性肺炎，膠原病に伴う肺病変などが挙げられる。
選択肢考察	○a 下記の鑑別疾患が除外され，先行治療として用いられた非ステロイド性抗炎症薬や抗菌薬は薬剤性肺炎の原因となりうる。
	×b 頸動脈の怒張や浮腫，心陰影の拡大や胸水貯留，BNPの著明な上昇などの心不全を疑わせる所見を欠く。
	×c 基礎に免疫力低下をきたすような既往症や投薬の記載はなく，コントロール不良の糖尿病もない。ニューモシスチス肺炎でしばしば上昇するβ-D-グルカン正常，サイトメガロウイルス抗原も陰性である。
	×d 胸部CTにて明らかな線維化像を認めない。
	×e $PaO_2/FiO_2 \leq 200$の基準を満たさない。
解答率	a 79.2%，b 0.2%，c 1.8%，d 17.8%，e 1.0%
確定診断	薬剤性肺炎
ポイント	薬剤性肺炎は既往症や先行する疾患に対する投薬により発症し，乾性咳嗽，発熱などを認め，時に重篤な呼吸不全をきたす。起因薬剤としては抗悪性腫瘍薬（抗癌薬や分子標的薬），抗菌薬，漢方薬，アミオダロンなどが有名である。多くは間質性肺炎像を呈し，血液検査にてCRP，LDH，KL-6，SP-Dの上昇，気管支肺胞洗浄液にて細胞数やリンパ球比率の上昇をしばしば認めるが，いずれも特異的な所見ではない。診断には服薬歴の聴取と感染，心不全，他のびまん性肺疾患を除外することが重要である。原因薬剤の中止のみで軽快することもあるが，重篤な場合は副腎皮質ステロイドの投与を行う。
参考文献	朝810　YN I137　みえる 呼 197
正解	a　LEVEL　　　　　　　　正答率 79.1%
解説者コメント	先行する服薬歴と他の疾患を除外する所見を問題文から読み取ることが重要である。
受験者つぶやき	・LSTの結果を教えてよと思いながら，なんとなくaを選びました。
	・ぎりぎりでdに変えてしまいました。薬剤性ですよね……。

Check ■ ■ ■

109I-50 56歳の男性。胸部圧迫感を主訴に来院した。6か月前に肺内転移を伴う肺腺癌と診断され抗癌化学療法を行った。その後，経過観察していたが，2日前から胸部不快感があり次第に胸部圧迫感を伴うようになったため受診した。身長172 cm，体重63 kg。体温37.3℃。脈拍116/分，整。血圧88/58 mmHg。呼吸数24/分。SpO₂ 94％（room air）。Ⅰ音とⅡ音とが減弱している。呼吸音に異常を認めない。血液所見：赤血球398万，Hb 10.9 g/dL，Ht 33％，白血球4,300，血小板14万。血液生化学所見：総蛋白6.5 g/dL，アルブミン3.2 g/dL，AST 58 IU/L，ALT 63 IU/L，尿素窒素12 mg/dL，クレアチニン0.9 mg/dL，Na 131 mEq/L，K 4.4 mEq/L，Cl 97 mEq/L，CEA 24 ng/mL（基準5以下）。CRP 2.3 mg/dL。胸部エックス線写真（**別冊 No. 15A**）と胸部造影CT（**別冊 No. 15B**）とを別に示す。
　治療として適切なのはどれか。

a 抗凝固薬投与　　　b 心囊ドレナージ　　　c 気管支拡張薬投与
d 気管支動脈塞栓術　　e 副腎皮質ステロイド投与

```
別　冊
No. 15　A，B
```

アプローチ
①胸部圧迫感が主訴──▶肺より心臓に問題ありと考える
②6か月前に肺内転移を伴う肺腺癌と診断──▶Ⅳ期と思われる進行癌と推測，CEA上昇はこれを反映
③血圧88/58 mmHg，Ⅰ・Ⅱ音が減弱──▶心拍出量低下，大動脈圧・肺動脈圧低下──▶呼吸数24/分と増加，SpO₂ 94％と減少はこれに伴うものであろう
④呼吸音に異常を認めない──▶気管支・肺には問題なしか
⑤血液所見──▶Hb 10.9 g/dLとやや貧血気味だが許容範囲
⑥肝機能所見──▶正常値ではないが許容範囲，腎機能も保たれている
⑦CRP 2.3 mg/dL──▶軽度上昇──▶炎症所見あり

画像診断

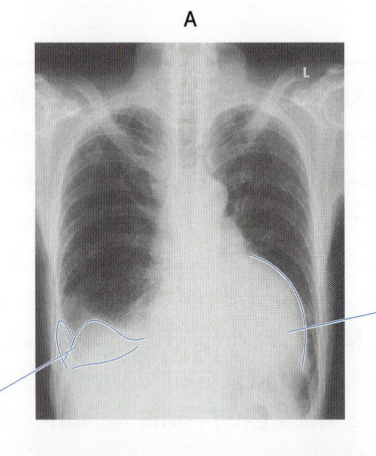

A

右胸水貯留，胸膜肥厚→癌性胸膜炎

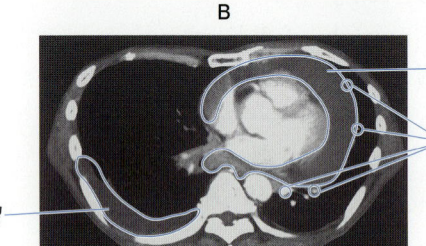

左心肥大，左肺に胸水なし

B

心嚢液の増加→心タンポナーデ

心臓への播種→癌性心膜炎

胸水貯留

鑑別診断 Ⅳ期の進行癌に対する抗癌化学療法が終了し6か月が経過している。当然，再発・再燃の可能性を考えなければならない。胸部エックス線，CTから左心肥大が著明で心嚢液が多量に貯留しているのが読みとれる。CTで心膜上に小さな結節を多数認め，癌性心膜炎が原因であると推測される。胸部圧迫感，血圧低下なども矛盾しない。右肺の胸水，胸膜肥厚は，左に胸水が貯留していないことから，心不全によるものと考えるよりも，右下葉に原発巣があり，癌性胸膜炎を呈していると考えるべきであろう。

血小板が正常で凝固因子も提示されていないことから肺梗塞は否定的。呼吸音正常であることから，気管支喘息，気管支拡張症などの疾患も除外できる。また画像から間質性肺炎，ARDSなどは考えられない。

確定診断 肺腺癌再燃による癌性心膜炎に伴う心タンポナーデ

選択肢考察
- ✕ a 肺梗塞を疑う所見はない。
- ◯ b 心タンポナーデに対し，心エコー下に心嚢液をドレナージすることが急務である。
- ✕ c 気管支喘息を疑う所見はない。
- ✕ d 気管支拡張症を疑う所見はない。
- ✕ e 呼吸器疾患におけるステロイドの適応は，重篤な気管支喘息発作，間質性肺炎・COPDの急性増悪時である。心タンポナーデの際に対症療法として行われることもあるが，本来は適応外である。

解答率 a 0.2％, b 99.2％, c 0.1％, d 0.2％, e 0.3％

ポイント 心タンポナーデの原因は悪性腫瘍の心膜転移が最も頻度が高く，外傷よりも多い。本例の場合，血圧は低下しており放置すれば急変もありうるため，まず心エコーガイド下に心膜穿刺を行う。カテーテルを留置して数日かけて排出する場合もある。ドレナージ後は症状は一時的に回復するが，これ以降は抗癌薬の再投与，胸腔内投与などが検討されるが予後不良である。

I 医学各論　495

▶参考文献　YN I108　みえる 呼 223, 236
▶正解　b　LEVEL ▮▮▯　正答率 99.2%

解説者コメント　肺癌の問題で心臓に異常をきたすのは心膜転移による心嚢液の貯留→心タンポナーデのパターンが最も多い。写真BのCTを見れば，心膜播種は読めなくとも心嚢液貯留は診断できるはずである。

受験者つぶやき
・癌性心膜炎では緩徐に広がるから驚くほど心陰影が拡大します。
・CTからbにしました。

Check ▮▮▮

109I-51　16歳の女子。呼吸困難のため搬入された。母親と口論した後に息苦しさと両手足のしびれ感とを訴え，次第に増悪するため救急搬送された。意識は清明。身長160 cm，体重52 kg。体温36.4℃。心拍数96/分，整。血圧96/48 mmHg。呼吸数22/分。顔貌は不安様である。眼瞼結膜と眼球結膜とに異常を認めない。心音と呼吸音とに異常を認めない。両手指は硬直している。血液所見：赤血球380万，Hb 13.0 g/dL，Ht 38%，白血球6,800，血小板25万。

この患者でみられるのはどれか。
a　右心負荷
b　肺過膨張
c　SpO₂低下
d　血清LD高値
e　アルカローシス

アプローチ
①16歳の女子──→思春期の女子
②母親と口論後の発症──→精神的なストレスにより急性に発症
③息苦しさと両手足のしびれ感，両手指の硬直──→過換気の疑い
④心音，呼吸音正常──→循環器，呼吸器疾患は積極的に示唆されず

鑑別診断　思春期の女子が精神的ストレスを契機に急性発症したもので，呼吸困難感が出現しているが，循環器疾患や呼吸器疾患を示唆する所見はなく，両手足のしびれ感や両手指の硬直など，アルカローシスを疑う症状がみられている。以上より過換気症候群と診断される。

確定診断　過換気症候群

選択肢考察
× a　慢性閉塞性肺疾患や間質性肺炎などの慢性呼吸器疾患ではしばしばみられるが，本症ではみられない。
× b　気管支喘息発作時にはしばしばみられるが，本症ではみられない。
× c　PaO₂は低下がみられず，このためSpO₂は低下しない。
× d　血清LDは直接は関与しない。
○ e　呼吸性のアルカローシスを呈している。

解答率　a 0.1%，b 0.6%，c 0.7%，d 0.1%，e 98.4%

ポイント　過換気症候群とは，身体に器質的疾患がみられず，不安などの精神的なストレスが要因となり，必要以上に換気が行われることで，体内の必要な二酸化炭素量が減少し，呼吸性アルカローシスを呈する症候群である。結果として，呼吸器・循環器・精神神経系などのさまざまな症状を呈する。治療は，精神的に落ち着かせ頻呼吸を行わないように指導することや，（現在ではあまり推奨されていないが）一度吐き出した二酸化炭素を再度吸入するペーパーバッグ法などが行われている。

▶参考文献　MIX 189　朝 847　YN I139　みえる 呼 282
▶正解　e　LEVEL ▮▯▯　正答率 98.4%

解説者コメント	過換気症候群について理解を深めることが必要である。
受験者つぶやき	・簡単すぎるとかえって疑心暗鬼に陥りそうになります。 ・過換気ですね。

Check ■ ■ ■

109I-52 64歳の男性。2年前に脳梗塞を発症し，左上下肢の完全麻痺で在宅にて療養中である。5年前から心房細動と心不全とに対して内服治療中である。食事は全量摂取するが，時々，食事中に咳き込むことがある。日中は家族の介助により車椅子で移動している。
今後，在宅診療を続ける過程で心不全増悪を示唆する所見でないのはどれか。
a 体重増加　　　b 下腿浮腫　　　c 易疲労性
d 起坐呼吸　　　e 吸気性喘鳴（stridor）

アプローチ
①脳梗塞後の左上下肢完全麻痺，車椅子で移動保──→ ADL の低下
②心房細動と心不全──→心房細動〈Af〉そのものによる心不全や，虚血性心不全，僧帽弁膜症による心不全などを考える
③食事中に咳き込む──→脳梗塞後の後遺症による嚥下障害が原因と考えられる

鑑別診断
種々の原疾患により，元々 ADL の低い患者は，労作時の息切れなど典型的な心不全症状を呈さないことが多い。自覚症状に乏しい分だけ，理学所見に注意する必要がある。

選択肢考察
○a，○b　水分貯留は，心不全徴候の中でも重要なサインであり，尿量の減少，下腿や足関節の浮腫，体重増加に注意する。
○c　有効循環血液量の減少による。
○d　肺うっ血が顕著になると起坐呼吸，発作性夜間呼吸困難を生じるようになる（NYHA 分類Ⅳ度）。
×e　吸気性喘鳴は主に中枢側気道の狭窄によって生じるもので，心不全とは無関係。（左）心不全では，まず吸気性の水泡性ラ音から始まり，喘鳴は喘息様の呼気性のものになる（心臓喘息）。

解答率 a 1.1%，b 0.2%，c 0.5%，d 0.2%，e 98.0%

ポイント 寝たきりなどの低 ADL 患者，認知症，高齢の患者では，自覚症状に乏しく，唯一，理学所見のみで心不全の診断を下す必要があることが少なくない。

▶参考文献　MIX 159　朝 407　YN C31　みえる 循 56
▶正解　e　LEVEL ▰▰▱　正答率 98.0%

受験者つぶやき
・まあ易しいでしょう。
・stridor は違うかなと思いました。

Check ■ ■ ■

109I-53 41歳の男性。労作時息切れを主訴に来院した。2, 3か月前から坂道を歩くと息切れを自覚するようになり, 1か月前から夜間就眠時にも呼吸困難を自覚するようになり受診した。18歳時に気胸で入院した。父親が心臓病を指摘されている。兄弟が3人おりいずれも高身長である。身長 188 cm, 体重 62 kg。脈拍 84/分, 整。血圧 110/34 mmHg。胸骨左縁第3肋間を最強点とするⅢ/Ⅵの拡張期雑音を聴取する。胸部エックス線写真（**別冊 No. 16A, B**）を別に示す。血液生化学検査, 呼吸機能検査, 心エコー検査および胸部造影CTを予定した。

認められる可能性が高いのはどれか。

a　CRP高値　　　　b　僧帽弁逆流　　　　c　大動脈基部拡大
d　閉塞性換気障害　　e　肺動脈主幹部拡大

別　冊
No. 16　A, B

アプローチ
①労作時息切れ──→心不全, 呼吸不全を示唆
②2, 3か月前からの坂道での息切れ──→急性の発症ではない
③夜間就眠時の呼吸困難──→起座呼吸を示唆（左心不全）
④18歳時の気胸──→肺の bulla, bleb の存在を示唆
⑤父親が心臓病──→遺伝性疾患, 家族性発症の疾病を考える
⑥兄弟3人が高身長──→遺伝性, 家族性の要因が考えられる
⑦身長 188 cm, 体重 62 kg──→本人も高身長
⑧血圧 110/34 mmHg──→拡張期血圧の低さが特徴的
⑨胸骨左縁第3肋間の拡張期雑音──→大動脈弁閉鎖不全症を示唆する心雑音

画像診断

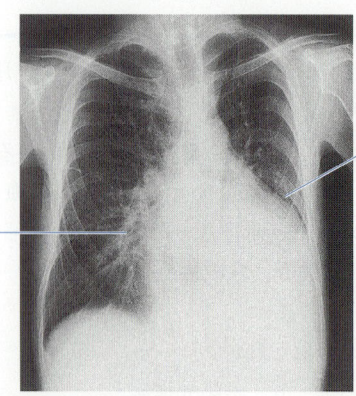

A

右肺動脈の血
管陰影増強

左第4弓の突
出，心胸郭比
60％，心拡大
が著明

右肺野は肺血管陰影の増強が認められ，うっ血像と判断できる。また左第4弓の突出が著明で，心臓左縁は胸郭に接している。心胸郭比は約60％で，心拡大は明らかである。

B

胸骨下端の
後方への偏
位（漏斗胸）

胸骨下端は後方へ偏位し，胸郭の変形が著明である。いわゆる漏斗胸を呈している。

鑑別診断　「アプローチ」①，②から慢性に息切れが出現する心疾患，呼吸器疾患を考えさせるが，⑨のはっきりした心雑音から心疾患，すなわち大動脈弁閉鎖不全症が出現していることが分かる。拡張期雑音は僧帽弁・三尖弁の狭窄でも起こるが，雑音の最強点部位は心尖部である。また大動脈弁・肺動脈の閉鎖不全症で拡張期雑音が聴取されるが，②の左心不全の徴候（起座呼吸）と⑧の拡張期低血圧から，肺動脈弁ではなく大動脈弁の閉鎖不全症である。胸部エックス線写真正面での心拡大所見も同病態に合致している。本症例で特徴的なことは，⑤の心疾患の家族歴と，⑥，⑦の高身長の家族歴があり，胸部エックス線写真で漏斗胸という胸郭変形も伴っていることである。高身長で遺伝性の大動脈弁閉鎖不全症で，既往歴に気胸（④）もあることから，Marfan症候群に伴う大動脈弁閉鎖不全症であることが分かる。

確定診断　Marfan症候群に伴う大動脈弁閉鎖不全症

選択肢考察
× a　炎症・感染を思わせる発熱等の症状はなく，CRP高値は考えにくい。
× b　聴診所見からは僧帽弁逆流を思わせる心尖部での収縮期雑音はない。
○ c　Marfan症候群に伴う大動脈弁閉鎖不全症では，結合組織異常があり，大動脈弁基部が拡大し，大動脈弁輪拡張症〈anulo-aortic ectasia：AAE〉となることが特徴的である。
× d　労作時や坂道歩行での呼吸困難は，閉塞性換気障害でも生じるが，心雑音の存在や，胸

×e 先天性の肺動脈弁狭窄症では，肺動脈主幹部の狭窄後拡張を認めるが，雑音の時相や種類，胸部エックス線写真（左室拡大），拡張期血圧低下などの所見はみられない。

解答率 a 0.1%, b 3.8%, c 92.2%, d 0.5%, e 3.5%

ポイント Marfan 症候群は，弾性線維の形成異常を呈する常染色体優性遺伝性疾患で，本症例のように心血管系異常を呈するほか，眼症状（水晶体亜脱臼，水晶体偏位），骨格異常（高身長，クモ状指趾，漏斗胸，側弯症），その他（自然気胸など）を特徴とする。特に，大動脈弁閉鎖不全症や大動脈弁輪拡張症，大動脈解離，真性大動脈瘤といった，大血管の異常が若年期からみられ，手術治療を繰り返すこともある。病理としては大動脈中膜の囊胞性中膜壊死を呈する。

▶参考文献 MIX 170　朝 652　YN D161　みえる 循 248, 255

▶正解 c　LEVEL　　　　　　　　　　　　　　　　　　　　　　　正答率 92.2%

受験者つぶやき
・漏斗胸ってこういうふうに写るんだ！　と少し感動。
・変なエックス線だと思いましたが，Marfan ですね。c を選びました。

Check ☐☐☐

109I-54　55歳の男性。全身倦怠感，体重減少および腹痛を主訴に来院した。過敏性腸症候群の診断で5年前から症状に応じて外来診療を受けている。3か月前から全身倦怠感が続き，この3か月で体重が5kg減少した。1か月前から内服を継続していたが右下腹部痛が増悪してきた。4，5日前から仕事への意欲が低下し職場での人間関係がうまくいかなくなったため受診した。喫煙歴と飲酒歴とはない。身長155cm，体重49kg。脈拍84/分，整。血圧100/78mmHg。眼瞼結膜は貧血様である。腹部は平坦，軟で，圧痛を認めない。便通は週3回で硬便であるが，明らかな血便はなく，ほぼ1日中腹痛がある。血液所見：赤血球274万，Hb 7.6 g/dL，Ht 22%，白血球5,400，血小板28万。血液生化学所見：総蛋白6.3 g/dL，アルブミン3.6 g/dL，総ビリルビン1.0 mg/dL，AST 21 IU/L，ALT 11 IU/L，LD 179 IU/L（基準176～353），ALP 227 IU/L（基準115～359），γ-GTP 40 IU/L（基準8～50），尿素窒素17 mg/dL，クレアチニン0.9 mg/dL。CRP 0.1 mg/dL。
対応として適切なのはどれか。
a 精神科医へのコンサルテーション　　b 過敏性腸症候群の治療薬変更
c 器質的疾患の検索　　　　　　　　　d 中心静脈栄養
e 経過観察

アプローチ
①過敏性腸症候群の診断で治療中
②3か月で体重が5kg減少
③血液所見──→貧血
④血液生化学所見──→総蛋白・アルブミン低下

鑑別診断　過敏性腸症候群は消化器系心身症の一つであり，慢性に経過する腹部痛と排便の異常を主たる症状とし，基本的には血液生化学的検査や内視鏡による器質的病変を伴わないものをいう。症例に記載された症状について見ると，過敏性腸症候群の特徴と合致しない体重減少，貧血の症状が記載されている。また，過敏性腸症候群では，血液検査異常，生化学的検査異常は認めない。
記載されている症例では，体重減少，貧血に加えて，赤血球数減少，Hb低下，Ht減少，低

蛋白，低アルブミンが示されており，このような検査結果からは消化管出血も考えられる。例えば，潰瘍性大腸炎なども鑑別診断の一つに挙げられるであろう。

選択肢考察

× a 「精神科医へのコンサルテーション」は，「仕事への意欲が低下し職場での人間関係がうまくいかなくなった」という点については有用であるが，身体疾患がある場合には，その身体疾患の治療を優先するのが適切な対応である。

× b 「過敏性腸症候群の治療薬」として考えられるのは，高分子重合体，消化管蠕動調整薬，乳酸菌製剤，抗コリン薬，緩下薬，抗不安薬，抗うつ薬などであるが，積極的に貧血・出血を誘発していると考えられる薬剤はないので，この選択肢はとらない。

○ c このような症例においては「器質的疾患の検索」が必要となる。過敏性腸症候群では基本的に貧血や低蛋白は認めないからである。一方，消化管潰瘍や消化管出血では血液検査により貧血を示唆する異常がしばしば認められる。

× d 「中心静脈栄養」は，極端に栄養状態の悪い症例には適応になるが，経口摂取ができている場合には不要である。

× e 赤血球 274 万，Hb 7.6 g/dL，Ht 22% は明らかな貧血であり，このまま経過観察とするわけにはいかない。

解答率 a 10.8%, b 0.7%, c 88.4%, d 0.0%, e 0.1%

ポイント

　過敏性腸症候群〈irritable bowel syndrome〉は，胃炎，消化性潰瘍などとともに代表的な消化器系心身症の一つで，慢性の便通異常と腹痛を主とする多彩な腹部症状を訴えるが，生化学的異常や器質的疾患が見いだせないものをいう。ストレスによる消化管蠕動運動異常や腸管過剰反応などがあり，腹痛に加えて，下痢・便秘などの排便パターンが変化し一定しないことを患者は苦痛に感じる。さらに症状自体がストレスとなり，ストレスと消化管症状との悪循環により発症すると考えられている。

　対応としては，患者のストレスを軽減することに主眼を置く。病態について十分に説明し，症状に起因する患者のストレスを軽減し，生活習慣を整え規則的な食事，排便の習慣を獲得させることが重要である。薬物療法としては，高分子重合体（ポリカルボフィル Ca）や消化管蠕動調整薬，乳酸菌製剤とともに，下痢に対しては抗コリン薬，便秘に対しては緩下薬を必要に応じて使用する。

▶参考文献 MIX 208　チャート精 240　朝 1016　標精 249　YN A82　Rマ U62　みえる消 122

▶正解 c　LEVEL　　　　　　　　　　　　　　　　　　　　　　正答率 88.4%

受験者つぶやき
・器質的疾患を除外しないで精神科に回すと怒られるらしいです。
・過敏性腸症候群では体重は減少しないと思いました。

Check ■■■

109I-55 7か月の乳児。頻回のけいれん発作を主訴に母親に連れられて来院した。母親の妊娠・分娩経過に異常なく，定頸は5か月であった。6か月ころより首を前に倒すようなけいれん様発作が1日に何度も出現するようになった。身長67.0 cm，体重8.0 kg。体温36.5℃。脈拍116/分，整。血圧80/46 mmHg。呼吸数24/分。SpO_2 98%（room air）。心音と呼吸音とに異常を認めない。腹部は平坦，軟で，肝・脾を触知しない。体幹と殿部とに白斑を5個認める。血液所見：赤血球400万，Hb 10.5 g/dL，Ht 38%，白血球10,000，血小板25万。頭部単純CTで脳室周囲の石灰化像を認める。

最も考えられるのはどれか。

a 結節性紅斑　　　b 結節性硬化症　　　c Sturge-Weber病
d von Hippel-Lindau病　　　e Werdnig-Hoffmann病

アプローチ
① 7か月の乳児──→先天性の疾患が疑われる
② 頻回のけいれん発作──→中枢神経病変が疑われる
③ 6か月ころより首を前に倒すようなけいれん様発作が1日に何度も出現──→点頭てんかん
④ 血圧80/46 mmHg──→低め
⑤ 体幹と殿部に白斑を5つ認める──→白斑をきたす先天疾患
⑥ Hb 10.5 g/dL──→貧血
⑦ 頭部単純CTで脳室周囲の石灰化像──→結節性硬化症の特徴的所見

鑑別診断　点頭てんかんであり，白斑（葉状白斑）を認め，また，頭部単純CTで脳室周囲の石灰化像があることから，結節性硬化症であることは容易に診断が可能。血圧の低下は，心横紋筋腫のため，心筋の収縮が障害されている可能性がある。

選択肢考察
× a 下腿伸側に好発する皮下脂肪織炎をきたす疾患で，病巣感染以外に，サルコイドーシス，Behçet病，潰瘍性大腸炎に合併する。
○ b 所見・症状が本症に合致する。
× c 三叉神経領域の単純性血管腫で，眼・脳の血管腫を特徴とする母斑症である。
× d 中枢神経や網膜での血管芽腫や腎臓での明細胞癌，褐色細胞腫などの腫瘍が多発する，常染色体優性の遺伝性疾患である。
× e 乳児脊髄性筋萎縮症ともいい，小児に起こる遺伝性・神経原性の筋萎縮症であり，運動ニューロン病の一つである。

解答率 a 0.6%，b 95.4%，c 1.6%，d 2.0%，e 0.4%

確定診断 結節性硬化症

ポイント　母斑症は，母斑性病変が，皮膚だけではなく，他の種々の器官に生じ，まとまった一つの病像を呈する疾患群で，国試に頻出。結節性硬化症，神経線維腫症，Sturge-Weber症候群，Klippel-Trenaunay-Weber症候群，Peutz-Jeghers症候群，色素失調症，神経皮膚黒色症などがある。

▶参考文献　チャート皮351　コンパクト122　標皮235　Rマ V73
▶正解　b　LEVEL　　　　　　　　　　　　　　　　　　　　　　正答率 95.4%

受験者つぶやき
・さくっと解きました。
・白斑があるところからもbにしました。

109I-56 68歳の男性。左下肢の紫斑を主訴に来院した。2週前から左下肢に紫斑が出現し徐々に拡大した。1週前から左下肢に疼痛も自覚するようになったため受診した。これまでに出血症状の既往はない。意識は清明。体温 36.4℃。血圧 154/88 mmHg。腹部は平坦，軟で，圧痛や抵抗を認めない。血液所見：赤血球 210万，Hb 6.8 g/dL，Ht 20%，白血球 6,400（桿状核好中球 6%，分葉核好中球 54%，好酸球 2%，単球 6%，リンパ球 32%），血小板 30万，出血時間 3分 20秒（基準 7分以下），PT 90%（基準 80〜120），APTT 64.7秒（基準対照 32.2），血漿フィブリノゲン 256 mg/dL（基準 200〜400），血清 FDP 4 μg/mL（基準 10以下）。凝固因子検査の結果は第Ⅷ因子活性 6%（基準 78〜165），第Ⅸ因子活性 92%（基準 67〜152），von Willebrand因子活性は正常であった。左大腿から膝関節部内側の写真（**別冊 No. 17**）を別に示す。

最も考えられるのはどれか。

a　血友病A
b　血友病B
c　後天性血友病
d　播種性血管内凝固〈DIC〉
e　特発性血小板減少性紫斑病

別　冊
No. 17

アプローチ

① 紫斑，これまでに出血症状の既往はない⟶ 出血性疾患の存在が疑われる。しかし，先天性の疾患は否定的である
② Hb 6.8 g/dL ⟶ 出血のため貧血が存在する
③ 血小板 30万 ⟶ 血小板数が低下することによる出血症状ではない
④ 出血時間 3分 20秒 ⟶ 出血時間が正常であるために，血小板機能は正常である
⑤ PT 90% ⟶ PTは延長していない。PTが延長する出血性疾患としてはビタミンK欠乏症が有名であるが，本症例では否定できる
⑥ APTT 64.7秒 ⟶ APTTは明らかに延長している。重要なヒントになっている
⑦ 血清 FDP 4 μg/mL ⟶ FDPが上昇する疾患としては，播種性血管内凝固〈DIC〉，深部静脈血栓症，肺塞栓が有名。このうち出血性疾患はDICである。DICでは必ずFDPが上昇するが，FDPが正常なためDICは否定してよい
⑧ 第Ⅷ因子活性 6% ⟶ 著減している。APTTが延長している理由は，第Ⅷ因子活性が低下しているためと考えられる
⑨ 第Ⅸ因子活性 92% ⟶ 血友病Bは否定できる
⑩ von Willebrand因子活性は正常 ⟶ von Willebrand病〈VWD〉は否定できる

鑑別診断

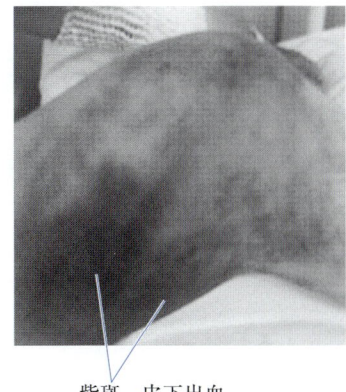

広範な紫斑，皮下出血がみられる。画像からは大腿から膝関節にかけて緊満しているようにも見える。「下肢に疼痛も自覚」と書かれているので，筋肉内出血もあるかもしれない（紫斑，皮下出血のみでは疼痛はみられない）。

紫斑，皮下出血

鑑別診断 出血症状をきたす原因としては，1）血小板数の低下，2）血小板機能の低下，3）凝固異常，4）高度の線溶活性化，5）血管壁の脆弱性の存在，がある。

本症例では，血小板数は正常で，血小板機能も正常（出血時間正常のため），高度の線溶活性化もない（FDP正常のため）。血管壁の脆弱性の存在も根拠がない。APTTの明らかな延長と，第Ⅷ因子活性が低下しており，出血症状（紫斑，皮下出血）の原因になっている。第Ⅷ因子の低下する出血性疾患としては，血友病A，VWD，後天性血友病が知られている。血友病A，VWDは先天性疾患，後天性血友病は後天性疾患である。

臨床症状は，血友病Aは関節内出血や筋肉内出血，VWDは粘膜出血（鼻出血など），後天性血友病は筋肉内出血や皮下出血，紫斑が特徴的である（後天性血友病ではなぜか関節内出血はまずない）。

本症例は，臨床症状，後天性であること，第Ⅷ因子活性の低下など，すべて後天性血友病に一致している。

確定診断 後天性血友病

選択肢考察
- ×a 先天性の第Ⅷ因子欠損症である。関節内出血が有名（筋肉内出血もある）。
- ×b 先天性の第Ⅸ因子欠損症である。臨床症状は，血友病Aと同じである。
- ○c 後天性に第Ⅷ因子に対する自己抗体が出現して，皮下出血，紫斑，筋肉内出血などの重症の出血症状をきたす。
- ×d FDPが正常のため否定できる。また，血小板数やフィブリノゲンの低下所見もない。
- ×e 血小板数が正常のために否定できる。

解答率 a 15.0%, b 0.5%, c 84.2%, d 0.0%, e 0.2%

ポイント 　　　　　　　　血友病Aと後天性血友病の特徴

	血友病A	後天性血友病
遺伝形式	X連鎖劣性遺伝（男性のみ）	後天性（男女ともにあり）
出血部位	関節内出血，筋肉内出血	皮下出血，紫斑，筋肉内出血（関節内出血はまずない）
出血時間，PT，FDP	正常	正常（ただし血腫の吸収に伴いFDPが上昇することあり）
APTT/第Ⅷ因子活性	延長/低下	延長/低下
第Ⅷ因子インヒビター	第Ⅷ因子製剤の使用に伴いインヒビター「同種抗体」が出現することがある	第Ⅷ因子に対する「自己抗体」が出現する
治療	第Ⅷ因子製剤（ただし，インヒビター出現時にはバイパス製剤※を使用）	1) 止血治療：バイパス製剤※ 2) 免疫抑制療法：副腎皮質ステロイド，シクロホスファミドなど
危険因子	—	膠原病，悪性腫瘍，高齢，薬物，女性では妊娠・出産その他

※バイパス製剤：遺伝子組換え活性型第Ⅶ因子製剤（商品名：ノボセブン®），活性型プロトロンビン複合体製剤（商品名：ファイバ®）

▶参考文献　MIX 101, 102　朝 2058　YN G99　みえる 血 172

▶正解　c　LEVEL　　　　　　　　　　　　　　　　　　　　　　　　　　正答率 84.2%

解説者コメント　APTTが延長して，第Ⅷ因子活性が低下していた場合に，臨床症状として幼少時からの関節内出血がなければ，先天性の血友病ではなく後天性血友病を疑う．本問では，後天性血友病という重要疾患を知っているかどうかがポイントである．この疾患を知っていれば解答は極めて容易だが，この疾患を知らないと血友病Aと誤答する可能性がある．

受験者つぶやき
・来年はもう少し掘り下げてクロスミキシング試験を出したりするのかな？
・普通にaにしてしまいました．確かに後天性だ……．

109I-57 58歳の男性。発熱，皮疹および関節痛を主訴に来院した。14日前に急性腰痛症のため自宅近くの診療所で非ステロイド性抗炎症薬を処方され服用していた。2日前から発熱，皮疹および関節痛が出現し増悪してきたため受診した。既往歴に特記すべきことはない。体温37.3℃，脈拍84/分，整。血圧138/86 mmHg。全身に紅斑性丘疹を播種状に認める。両側の肩関節，肘関節および膝関節に疼痛と腫脹とを認める。尿所見：蛋白（±），糖（−），潜血（±），沈渣に赤血球1〜4/1視野，白血球5〜9/1視野。$β_2$-マイクログロブリン54,630 μg/L（基準200以下）。血液所見：赤血球350万，Hb 10.8 g/dL，Ht 32%，白血球9,600（分葉核好中球49%，好酸球24%，好塩基球1%，単球1%，リンパ球25%），血小板34万。血液生化学所見：総蛋白7.0 g/dL，アルブミン3.8 g/dL，IgG 1,410 mg/dL（基準960〜1,960），IgA 200 mg/dL（基準110〜410），IgE 320 IU/mL（基準250未満），尿素窒素24 mg/dL，クレアチニン1.6 mg/dL，HbA1c 5.4%（基準4.6〜6.2）。腎生検のPAS染色標本（**別冊 No. 18**）を別に示す。蛍光抗体法では糸球体に免疫グロブリンの沈着を認めない。

診断はどれか。

　a　悪性腎硬化症　　　b　急性間質性腎炎　　　c　紫斑病性腎炎
　d　糖尿病腎症　　　　e　膜性腎症

別　冊
No. 18

アプローチ
① 2週間前にNSAIDsを内服した患者の発熱，皮疹，関節痛──→薬剤性を考える
② 全身に紅斑性丘疹──→薬疹が疑われる
③ 両側の肩，肘，膝関節の疼痛，腫脹──→薬剤性関節炎を疑う
④ 尿中$β_2$-マイクログロブリン異常高値──→近位尿細管での再吸収が障害されており，尿細管障害を示唆する
⑤ Hb・Ht低値──→尿細管間質細胞障害によるエリスロポエチン産生低下による腎性貧血が疑われる
⑥ クレアチニン1.6 mg/dL──→腎機能障害を認めている
⑦ IgE高値──→尿細管間質性腎炎に矛盾しない

画像診断

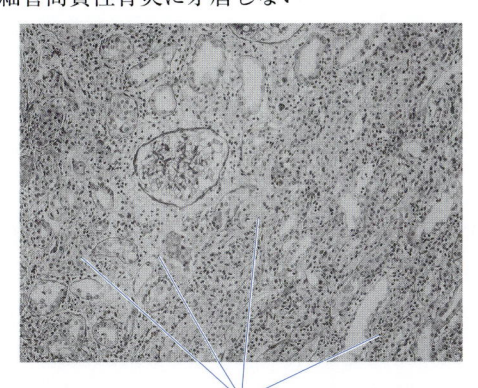

間質の浮腫と炎症細胞の浸潤を著明に認める

| 鑑別診断 | NSAIDs は糸球体濾過量を減少させる作用もあり，基礎疾患で糸球体疾患を有する場合はさらに腎機能障害を加速させることもある．しかし本症例の腎生検所見では糸球体疾患は否定的であり，間質の炎症が主である． |

選択肢考察
×a 血圧は正常高値血圧であり，正常域であること，糸球体障害を認めないことから否定される．
○b 臨床経過と，腎生検で間質の浮腫と細胞浸潤から明らかである．
×c 紫斑病性腎炎であれば糸球体に IgA の沈着を認めるはずだが，本症例では免疫グロブリンの沈着を認めていないことからも否定される．
×d HbA1c は正常であり，症候的にも合わないので否定される．
×e 膜性腎症であれば免疫グロブリンの沈着を認めているはずであるし，腎生検所見が異なることから否定される．

解答率　a 1.2％，b 95.7％，c 2.7％，d 0.0％，e 0.3％

確定診断　急性間質性腎炎

参考文献　MIX 231　朝 1489　YN E69　みえる 腎 167

正解　b　LEVEL　正答率 95.7％

解説者コメント　間質の細胞浸潤は明らかであり，他の選択肢は糸球体疾患であることから考えると容易であったと思われる．

受験者つぶやき
・NSAIDs の有名な副作用の一つです．
・薬剤によるものなのだろうかと思って b にしました．

Check ■■■

109I-58 48歳の女性．2回経妊2回経産婦．月経痛を主訴に来院した．5年前から子宮筋腫を指摘されている．最近，月経時の下腹部痛が強くなったため受診した．月経周期は26日型，整．持続10日間．血液所見：赤血球340万，Hb 6.0 g/dL，Ht 26％，白血球 4,200，血小板 33万．骨盤部 MRI の T2 強調矢状断像（別冊 No. 19）を別に示す．子宮摘出手術を行うこととした．

それまでの管理として**投与すべきでない**のはどれか．

a　鉄剤　　　　b　止血薬　　　　c　鎮痛薬
d　エストロゲン　　e　GnRH アゴニスト

別冊 No. 19

アプローチ
①月経痛を主訴に来院　→　中年では月経痛の原因が筋腫であることが多い
②5年前から子宮筋腫　→　月経痛の原因が筋腫であると十分理解している
③月経時の下腹部痛強くなった　→　筋腫または腺筋症の症状に一致する
④周期26日型，持続10日間　→　月経が8日以上あるので過長月経
⑤Hb 6.0 g/dL，Ht 26％　→　過多月経による鉄欠乏性貧血が考えられる

画像診断

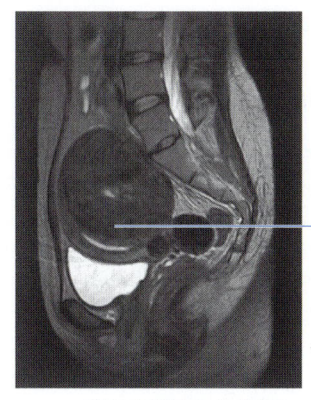

子宮後壁に位置する筋層内筋腫。junctional zone がびまん性に肥厚している

子宮後壁に腫瘤を形成しているので筋層内筋腫をまず考えるが，他の部位の筋層部分と見分けがつきにくく，子宮腺筋症の場合もある。病理診断で鑑別することが多い。

鑑別診断 症状からは，月経痛や貧血をもたらし，5年前から指摘されていたことから子宮筋腫を疑う。骨盤部 MRI の T2 強調矢状断像でも筋腫核を認める。

確定診断 筋層内子宮筋腫または子宮腺筋症

選択肢考察
- ○ a 出血性の著明な鉄欠乏性貧血が考えられるので鉄剤の補充は合理的。
- ○ b 出血の対処療法として止血薬の投与も行われる。
- ○ c 増悪した月経痛対策として用いられる。
- × d 子宮筋腫はエストロゲン依存性である。したがって，エストロゲン投与は病状を増幅させるため行わない。
- ○ e エストロゲン依存性であるため，下垂体機能を抑制して卵巣からのエストロゲン分泌抑制作用のある GnRH アゴニストを投与することで筋腫を縮小させることができる。

解答率 a 0.1%，b 0.9%，c 0.1%，d 97.8%，e 1.0%

ポイント 子宮筋腫または子宮腺筋症が，増悪する月経困難症の原因であることを十分認識し，その上で MRI から病態を読み取ることが大切。MRI では，一般に T2 強調像にて子宮は辺縁平滑で，内部は低信号を呈し，変性があれば高信号となる。

子宮筋腫の治療は，基本的に症状のある場合や肉腫を強く疑う場合に行う。それ以外では定期的な診察を行う。治療は以下のように分けられる。

- 対症療法：月経困難症や貧血などの症状があっても筋腫そのものに対しての治療は行わずに，造血剤・止血剤・鎮痛剤などで症状の緩和を図るのが一般的。
- GnRH アゴニスト療法：エストロゲンの分泌を抑制するメカニズムは GnRH アゴニストが下垂体の GnRH 受容体に結合することで結果的に機能する GnRH 受容体数が減少（ダウン・レギュレーション）することである。子宮筋腫に対する薬物療法として最も頻繁に使用されている。本剤による偽閉経療法によって筋腫は縮小し，症状も軽減する。縮小率は筋腫により異なるが，通常開始して 2〜4 か月のうちに 20〜40% の容積の縮小が期待できる。それ以後は継続投与してもそれ以上の縮小はみられず，投与終了後は卵巣機能が回復すると筋腫の大きさは 4〜6 か月で元の大きさに戻ってしまう。また，骨量を減少させるという副反応があるため，6 か月以上は投与できない。なお月経困難症に対しては，卵胞ホルモン・黄体ホルモンの合剤である経口避妊薬が疼痛緩和目的で使用される場合があるが，筋腫がエストロゲン依存性であるため，筋腫がある場合は経口避妊薬の投与は避ける。
- 手術療法：根治療法としては子宮全摘術があるが，妊孕性を温存する目的なら筋腫のみを摘

出する子宮筋腫核出術がある。そのほか，子宮腔内に突出した粘膜下筋腫に対しては，子宮鏡下筋腫摘出術がある。

▶参考文献　MIX 241　チャート婦 186, 188　みえる婦 131, 137
▶正解　d　LEVEL　正答率 97.8%

解説者コメント　症状と画像から疾患を鑑別し，選択肢にある治療法を見つけ出す問題であるが，根治療法として手術療法を行う予定なので，手術までの期間にどの治療を行うのがよいのかを問う問題設定となっている。まず，症状と画像から子宮筋腫を想定し，子宮全摘術を行うまでの期間に必要な処置としては，貧血の改善，月経痛対策，筋腫縮小が行われる。特に腫瘍を縮小させて疼痛も軽減できる抗エストロゲン療法は有効であり，広く利用されている。

受験者つぶやき
・ひねりのない問題で癒されます。
・エストロゲンはリスク因子だと思いました。

Check ■ ■ ■

109I-59　30歳の男性。挙児希望を主訴に来院した。結婚後2年間，排卵日に性交渉をもったが妻は妊娠しなかった。28歳の妻は産婦人科を受診し異常を指摘されていない。腹部の視診と触診で異常を認めない。外陰部の触診で両側精管に異常を認めない。血液生化学所見：LH 3.2 mIU/mL（基準1.8〜5.0），FSH 23.3 mIU/mL（基準2.0〜8.0），テストステロン 285 ng/dL（基準201〜750）。染色体検査は46,XYであった。精巣容積は両側ともに6 mL（基準10〜14）。精液検査で精液中に精子を認めない。精巣生検において精巣内に運動精子をわずかに認める。

この患者について正しいのはどれか。
a　乏精子症に分類される。
b　Klinefelter症候群である。
c　精管の閉塞の可能性が高い。
d　体外受精・胚移植の適応がある。
e　ゴナドトロピン補充療法が奏功する。

アプローチ
①男性不妊症，外陰部に異常なし⟶除外疾患（精索静脈瘤など）あり
②FSH高値，LH正常⟶精巣に起因する男性不妊症である
③染色体は46,XY⟶Klinefelter症候群などの染色体異常は否定できる
④精液検査で精子なし⟶無精子症（乏精子症でない）
⑤精巣生検で運動精子あり⟶人工授精可能である

鑑別診断　無精子症は閉塞性無精子症と非閉塞性無精子症に分類できる。精管に閉鎖などの異常がなければ後者である。非閉塞性の約半数は原因不明（特発性）であり，特発性造精機能障害とも呼ぶ。鑑別としてFSHが低値であれば下垂体より中枢の障害（下垂体腫瘍など）であり，Klinefelter症候群などの染色体異常は否定する必要がある。

確定診断　非閉塞性無精子症（特発性造精機能障害）

選択肢考察
×a　乏精子症は精子数が精液検査で 20×10^6/mL以下。
×b　Klinefelter症候群は47,XXYなどの染色体異常がある。
×c　精管は閉塞していない。陰嚢部の触診でパイプカットの既往などは診断可能。
◯d　精巣内に精子が存在すれば体外受精は可能である。
×e　FSHが既に高値であり，中枢性は否定されるため適応外。

解答率　a 24.2%，b 0.6%，c 2.0%，d 72.7%，e 0.4%

| ポイント | 無精子症の鑑別診断を問う問題。まず閉塞性か非閉塞性かの鑑別が必要。閉塞性には先天性とパイプカット後など後天性のものがある。非閉塞性の多くは特発性造精機能障害であるが，精索静脈瘤や停留精巣，Klinefelter症候群など染色体異常やムンプス精巣炎後，中枢性疾患（下垂体腫瘍）などでも起こる。治療は進歩しており，現在は精巣内精子を採取して顕微授精すれば妊娠は十分可能である。 |

▶参考文献　チャート泌 170　標泌 280
▶正解　d　LEVEL ■■□　正答率 72.7%

| 解説者コメント | 無精子症をしっかり鑑別できれば容易。 |
| 受験者つぶやき | ・よく分かりませんでしたが，精液には精子はないけれど，精巣に精子があるなら体外受精・胚移植は適応だろうと思いました。 |

Check ■■■

109I-60 30歳の女性。眼瞼下垂を主訴に来院した。20歳ころから両まぶたが下がってきたことと両側の難聴とを自覚していたが，最近，さらに物が見にくくなったため受診した。意識は清明。身長144cm，体重36kg。脈拍80/分，整。血圧112/68mmHg。両側の眼瞼下垂を認める。眼球は正中に固定し，眼球頭反射を認めない。両側の高度感音難聴を認める。徒手筋力テストで四肢の近位筋は4に低下している。CK 190 IU/L（基準30～140）。右大腿四頭筋で施行した筋生検のGomori-trichrome染色標本（別冊 No.20）を別に示す。

最も考えられるのはどれか。

a 皮膚筋炎　　　　　　　　　b 重症筋無力症
c 進行性核上性麻痺　　　　　d ミトコンドリア脳筋症
e 筋強直性ジストロフィー

別冊 No.20

アプローチ	①30歳女性，20歳ころから両まぶたが下がってきた，眼球は正中固定
	②両側感音難聴
	③身長144cm →低身長
	④四肢近位筋の筋力低下
	⑤CK 190 →軽度上昇
	⑥筋生検でGomori-trichrome染色標本が提示されている

画像診断

筋線維の周辺に赤みをもち、ひび割れたような部分をもつ構造物がみられる

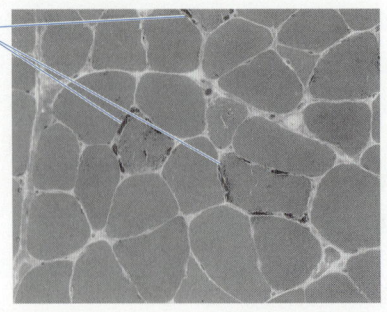

大小不同のある筋線維の周辺にやや赤みを帯びた構造物がみられ、構造物の内部には、ひび割れたような部分がみられる。いわゆる "ragged-red fiber" の所見である。炎症細胞浸潤はみられない。

鑑別診断

緩徐進行性の筋力低下を呈し、特に外眼筋の障害が高度である（「アプローチ」①）。また感音難聴（②）も伴う。低身長（③）を伴うことからは先天性ないし幼少期から疾病が潜在的に存在していた可能性を示唆する。④、⑤からはミオパチーが示唆されるが、なんといってもGomori-trichrome 染色が提示されている（⑥）ことから診断は限定される。

選択肢考察

× a 皮膚筋炎では外眼筋麻痺はあまりきたさない。また、数週〜数か月の経過で進行することが典型的で、10年という経過は皆無ではないが非典型的である。実際の臨床では皮膚症状が乏しい症例もみられるが、国試では皮膚症状の記載や画像が提示されるであろう。

× b 眼瞼下垂や外眼筋麻痺がよくみられる疾患であるが、低身長や難聴は伴わない。筋生検は通常正常である。神経筋接合部付近にリンパ球の集簇（lymphorrhage）がみられることがあるが、本症の診断に筋生検は有用ではない。本症では易疲労性や日内変動が特徴的であり、国試ではそれを示唆する記載（「疲れやすさ」「夕方になると悪化する」など）があるであろう。

× c 進行性核上性麻痺は脳幹（特に中脳）被蓋の萎縮が特徴的な、Parkinson 症候群や認知症を呈する疾患で、垂直方向性の眼球運動障害も有名である。中高齢発症の疾患であり、本問のように幼少期から発症する疾患ではない。

○ d Gomori-trichrome 染色ではミトコンドリアやライソゾームが赤く染まり、それ以外は青く染まる。本症の "ragged-red fiber" のほか、先天性ミオパチーの一つであるネマリンミオパチーでみられるネマリン小体、封入体筋炎などでみられる縁取り空胞などが観察される。ただし、先天性ミオパチーや封入体筋炎は国試ガイドラインにはないので出題されない。"ragged-red fiber" だけ覚えておけばよい。

× e 四肢遠位筋優位の筋力低下や筋萎縮を呈するが、手を強く握った時に筋強直が生じて手が開きにくくなる（ミオトニア）症状が早期からみられるのが特徴である。前頭部禿頭、斧様顔貌〈hachet face〉などの特徴的顔貌がみられる。白内障や耐糖能障害、心伝導障害も高率に合併する。進行すると外眼筋麻痺も生じるが、早期から高度に生じることはない。

解答率 a 1.1%, b 1.7%, c 0.7%, d 91.8%, e 4.6%

確定診断 ミトコンドリア脳筋症

ポイント

本症はミトコンドリア機能障害に起因するエネルギー代謝を病態とするため、多彩な症状を呈する。脳卒中様症状のほか、けいれんや知能低下などの中枢神経症状、ミオパチー、視神経萎縮、網膜色素変性症、腎障害、肝障害、心伝導障害や心筋症、耐糖能障害、難聴、低身長など症状は全身に及ぶ。ミトコンドリア脳筋症の 60〜70% は古典的三病型、即ち① CPEO 〈chronic progressive external ophthalmoplegia〉，② MELAS〈mitochondria encephalomyopathy with lactic acidosis and stroke-like episode〉，③ MERRF〈myoclonus epilepsy with ragged-red fiber〉が占めるが，実際には合併している症例や不全型も多い。

▶参考文献　MIX 82, 267　朝 2339　YN J159　みえる脳 310
▶正解　d　LEVEL　　　　　　　　　　　　　　　　　　　　　　　　　正答率 91.8%
解説者コメント　典型的症状と筋病理所見であり，容易。
受験者つぶやき
・キーワードを拾って診断を選ぶだけでよいタイプの問題は落とせません。
・これが赤色ぼろ繊維なのかなと思ってdにしました。

Check ■■■

109I-61　6歳の男児。2時間前に公園の遊具から転落して右肘を打って受傷したため搬入された。母親の話では受傷直後は指を動かしていたとのことであるが，次第に指の動きが少なくなり救急搬送された。既往歴に特記すべきことはない。脈拍 92/分，整。血圧 112/68 mmHg。右上肢を痛がり動かさない。痛みが強く泣き止まず指を全く動かそうとしない。右肘から前腕近位は腫脹が強く，右橈骨動脈は触知できるが左側に比べると弱い。右手指を他動的に伸展させようとすると疼痛が増強する。感覚に関する検査は施行できなかった。右上肢の写真（別冊 No. 21A）と肘部エックス線写真（別冊 No. 21B, C）を別に示す。
　　次に行うべき検査はどれか。

a　動脈造影　　　　　b　右肘部 CT　　　　c　右肘部 MRI
d　区画内圧測定　　　e　前腕周囲径計測

別　冊
No. 21 A, B, C

アプローチ　①6歳の男児が遊具から転落受傷──→小児の転落外傷である
②右肘痛あるも受傷直後は指を動かす──→小児の肘外傷で多いのが上腕骨顆上骨折である。しかし指を動かしていたため，当初の神経麻痺はないことが分かる
③血圧 112/68 mmHg　脈拍 92/分──→ほぼ正常
④痛みが強く，泣き止まず，右上肢を動かさない──→不穏状態である
⑤右橈骨動脈減弱──→循環障害がある
⑥手指他動的伸展痛──→ Volkmann 拘縮の特徴

画像診断

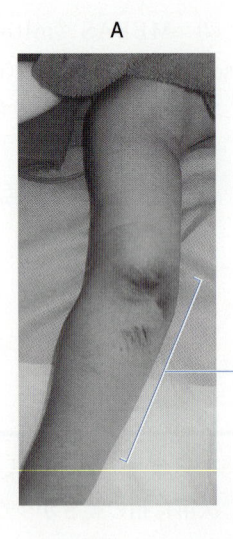

A

右肘部から前腕の腫脹，皮下出血

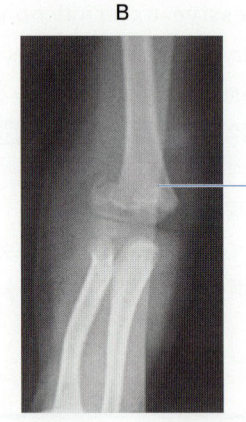

B

上腕骨顆上骨折

肘部エックス線写真正面像：上腕骨顆上部が骨折し，中枢骨片が内側転位している。

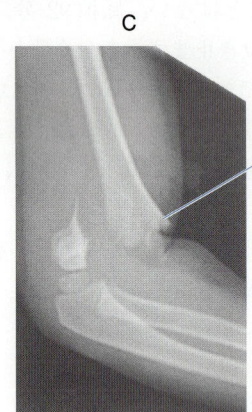

C

上腕骨顆上骨折転位像

肘部エックス線写真側面像：上腕骨顆上骨折で転位がみられる。

鑑別診断 小児が転落して肘外傷があった時にはまず上腕骨顆上骨折を疑う。それ以外に上腕骨内顆骨折，上腕骨外顆骨折などがあるが，一番頻度が高いのが上腕骨顆上骨折である。これに加え，「アプローチ」④，⑤，⑥の症状がみられることによりVolkmann拘縮が発生していることが分かる。

確定診断 上腕骨顆上骨折に起因する前腕部コンパートメント症候群（Volkmann拘縮）

選択肢考察
- ×a 動脈造影では前腕部の腫脹による組織内圧の上昇が分かるわけでないため，行わない。
- ×b 肘部CTを行っても骨折の詳細が分かるだけである。
- ×c 右肘部MRIで軟部組織の腫脹が分かっても確定診断はできない。
- ○d 前腕部コンパートメント症候群の確定診断には，コンパートメントの区画内圧測定を行う。
- ×e 外部から前腕周囲径を計測しても，区画内圧が上昇しているかは分からない。

解答率 a 11.5%，b 2.7%，c 4.7%，d 76.4%，e 4.5%

ポイント 転落による小児の肘外傷の第1位は上腕骨顆上骨折である。これに引き続いて発症するVolkmann拘縮に注意しなくてはならない。チェックポイントは6P，つまり疼痛〈pain〉，知覚異常〈paresthesia〉，運動麻痺〈paralysis〉，腫脹〈puffiness〉，蒼白〈paleness〉，脈拍喪失〈pulselessness〉である。

▶参考文献　チャート整 128　コンパクト 170　標整 496　Rマ T26

▶正解　d　LEVEL　　　　正答率 76.4%

解説者コメント　上腕骨顆上骨折に引き続いて発生する合併症が分かっていれば容易であろう。

受験者つぶやき
・まず減圧。
・これは分かりませんでした。動脈の損傷をみるのかなとaにしてしまいました。

Check ■■■

109I-62　56歳の女性。全身倦怠感を主訴に来院した。2週前から全身倦怠感を自覚し徐々に食欲も低下したため受診した。体温37.3℃。脈拍72/分，整。血圧118/74 mmHg。呼吸数12/分。眼球結膜に軽度の黄染を認める。腹部は平坦，軟で，肝・脾を触知せず，圧痛を認めない。血液所見：赤血球411万，Hb 13.2 g/dL，Ht 39%，白血球12,200（桿状核好中球29%，分葉核好中球42%，好酸球1%，好塩基球1%，単球7%，リンパ球20%），血小板24万，PT 72%（基準80～120）。血液生化学所見：総蛋白7.1 g/dL，アルブミン3.6 g/dL，総ビリルビン5.7 mg/dL，直接ビリルビン4.8 mg/dL，AST 303 IU/L，ALT 211 IU/L，LD 597 IU/L（基準176～353），ALP 683 IU/L（基準115～359），γ-GTP 432 IU/L（基準8～50），アミラーゼ96 IU/L（基準37～160），尿素窒素12 mg/dL，クレアチニン0.6 mg/dL，血糖99 mg/dL，Na 139 mEq/L，K 4.4 mEq/L，Cl 98 mEq/L。CRP 2.0 mg/dL。
次に行うべき検査はどれか。

a　肝生検
b　腹部造影CT
c　腹部造影MRI
d　腹部超音波検査
e　内視鏡的逆行性胆管膵管造影〈ERCP〉

アプローチ
①全身倦怠感，食欲低下──→肝疾患や悪性疾患などさまざまな疾患が考えられる
②眼球結膜に軽度黄染──→黄疸の存在
③体温37.3℃，白血球12,200，CRP 2.0 mg/dL──→軽度炎症の存在を考える
④総ビリルビン・直接ビリルビン・AST・ALT・LDH・ALP・γ-GTPの上昇──→直接ビリルビン優位の黄疸であり，肝酵素・胆道系酵素の上昇もあり，閉塞性黄疸による肝機能障害が考えられる
⑤アミラーゼ正常──→膵炎は認めない

鑑別診断　閉塞性黄疸を認め，肝機能障害もきたしている。軽度発熱，炎症反応上昇も認める。閉塞性黄疸の原因として代表的な疾患は，胆石症もしくは膵癌などの悪性疾患が考えられる。

確定診断　総胆管結石や悪性疾患の疑い

選択肢考察
× a　まずは画像診断から行うべきである。
× b　腹部造影CTも必要性はあると考えるが，まずは最も簡易的な腹部超音波検査を施行すべきである。
× c　胆石症や悪性疾患であれば，単純MRIやMRCPの必要性はあると考えられるが，まずは腹部超音波検査を施行すべきである。
○ d　閉塞性黄疸をきたす疾患においては，まずは腹部超音波検査を施行すべきである。
× e　ERCPは総胆管結石の治療としては有用であるが，診断としてはまずは腹部超音波検査を施行すべきである。

解答率　a 1.8%，b 1.7%，c 0.1%，d 83.3%，e 12.9%

ポイント　閉塞性黄疸の診断アプローチを問う設問である。閉塞性黄疸をきたす最も頻度の高い疾患は

総胆管結石であり，その画像診断の第一歩は腹部超音波検査である。

▶参考文献　MIX 200　朝 53　YN B8　みえる 消 185
▶正解　d　LEVEL ▮▮▯　正答率 83.2%

解説者コメント　選択肢の中でまず施行すべき検査は，最も簡易的で侵襲性の低い腹部超音波検査であり，解答は容易である。

受験者つぶやき
・まずは肝内胆管の拡張をば見てみましょう。
・肝臓や胆道系も怪しいのかなと思いました。まずはエコーかなと。

Check ▮▮▮

109I-63　9歳の男児。遺伝子診断を希望した両親に連れられて来院した。3歳ころに歩容異常と床からの立ち上がり困難とに気付かれ筋ジストロフィーと診断された。歩行障害は次第に進行し，かろうじて支え立ちができる程度となった。両親は新聞報道で筋ジストロフィーの遺伝子治療の臨床試験が始まることを知り，事前に必要な検査を希望している。頭部の筋は正常で舌は大きい。四肢体幹筋は萎縮しており，徒手筋力テストで下肢近位筋が2，遠位筋が4である。腱反射は消失している。白血球からDNAを抽出し，ジストロフィン遺伝子の複数のエクソンを同時にPCR法で増幅してアガロースゲル電気泳動した。結果の一部（**別冊 No. 22**）を別に示す。矢印で所見を示す。
　　診断はどれか。

　a　筋強直性ジストロフィー
　b　肢帯型筋ジストロフィー
　c　Duchenne 型筋ジストロフィー
　d　福山型先天性筋ジストロフィー
　e　顔面肩甲上腕型筋ジストロフィー

別　冊
No. 22

アプローチ
①9歳の男児──→若年男児
②3歳ころ歩容異常と床からの立ち上がり困難──→幼児期発症の下肢筋筋力低下
③歩行障害は次第に進行──→進行性筋力低下
④巨舌，頭部筋正常，四肢体幹筋萎縮，近位筋優位の筋力低下──→近位優位筋力低下

画像診断

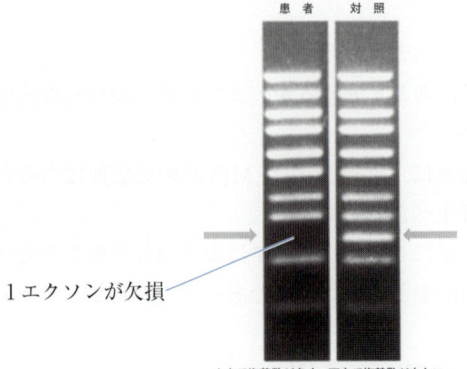

患者　対照

1エクソンが欠損

上方で塩基数が多く，下方で塩基数が少ない。

患者DNAで，対照にはあるジストロフィンの1エクソンが欠損している。

| Ⅰ 医学各論 | 515 |

鑑別診断 若年男児（「アプローチ」①）で下肢筋筋力低下での発症（②）の近位優位筋力低下と筋萎縮が慢性に進行する疾患（③，④）で，ジストロフィンの1エクソンの欠損（「画像診断」）が発見された。Duchenne型筋ジストロフィーに一致する。

選択肢考察
× a ミオトニア，特有の筋萎縮と筋力低下の分布，多臓器障害をきたす常染色体優性遺伝の遺伝性ミオパチーで，ミオトニアの記載がない，頸部筋萎縮が目立たないなどにより，本症は否定的である。「画像診断」で否定できる。

× b 筋力低下と筋萎縮が近位優位に進行するのは同様だが，常染色体優性および劣性遺伝で多くの疾患が含まれていることが分かってきた。「画像診断」で否定できる。

○ c ジストロフィン遺伝子の変異でジストロフィン蛋白が発現しないとDuchenne型筋ジストロフィーとなり，異常なジストロフィンが発現するとBecker型筋ジストロフィーとなる。

× d 福山型先天性筋ジストロフィーは筋の変化に加え，高度の知能障害と中枢神経の形態異常を合併する，常染色体劣性遺伝性疾患である。本例では知能障害の記載はない。「画像診断」で否定できる。

× e 顔面肩甲上腕型筋ジストロフィーは常染色体優性遺伝性疾患で，顔面および上肢帯，上腕の筋萎縮に始まり，進行とともに下肢に及ぶが，歩行などの機能予後と生命予後が比較的良いのが特徴である。「画像診断」で否定できる。

解答率 a 2.8％, b 14.4％, c 75.8％, d 6.5％, e 0.2％

確定診断 Duchenne型筋ジストロフィー

ポイント ジストロフィン遺伝子はX染色体短腕Xp21に遺伝子座をもつ2.4 Mbpの巨大な遺伝子であり，ヒトX染色体の1％，ゲノム全体の約0.1％を占める。この間に79エクソン（蛋白をコードしている部分）が散在し，エクソン領域は14 kbpであり，エクソン/イントロン（蛋白をコードしていない部分）比が極めて小さく（通常の1/100くらい），これが突然変異率の高い原因の一つと考えられている。

参考文献 MIX 127　朝 2323　YN J154　みえる 脳 304

正解 c　LEVEL　正答率 75.8％

解説者コメント Duchennne型筋ジストロフィーがジストロフィン蛋白が発現されないために起こるということを知っていれば，容易な問題。

受験者つぶやき
・ジストロフィン異常でcに飛びついたわけですが，よっぽど電気泳動を見せたかったのでしょうか。
・cと思いましたが，いろいろ考えてbに変えてしまいました。

Check ■■■

109I-64 1歳1か月の男児。体重増加不良，筋力低下および発達の遅れから先天代謝異常が疑われ精査のため母親に連れられて来院した。寝返りはできず，呼吸器感染症を繰り返している。血清セルロプラスミン値は低値である。
　　身体所見で認められるのはどれか。
　　a　肝脾腫　　　　　　b　頭囲拡大　　　　　　c　毛髪の異常
　　d　Kayser-Fleischer輪　　e　桜実紅斑〈cherry-red spot〉

アプローチ ①体重増加不良
②筋力低下──神経や筋疾患の存在を示唆する

③1歳で寝返りができない──→発達の遅れ
　④反復する感染症──→易感染性が示唆される
　⑤血清セルロプラスミン低値──→銅代謝の異常が考えられる

鑑別診断　血清中の銅の大部分はセルロプラスミンとして存在し，組織に銅を運ぶ酵素であるとともに，3価鉄を2価鉄に遊離させる作用がある。本酵素が低下する疾患としては，Wilson病とMenkes病が知られている。前者では一般に3歳以降に肝腫大などの症状がみられるようになるが，脳障害は思春期ころにならないと出現しない。

確定診断　Menkes病

選択肢考察
×a　蓄積疾患であるWilson病では認められる。
×b　乳児期では水頭症，硬膜下水腫，硬膜下血腫，くも膜囊胞，脳腫瘍，Sotos症候群などでみられる。
○c　縮れ毛や赤毛が新生児期からみられることが多い。
×d　Wilson病の眼底所見として認められる。
×e　スフィンゴ脂質の分解が障害されて，リソソームに蓄積するリピドーシスのうち，Niemann-Pick病やTay-Sachs病の眼底に認められる。

解答率　a 3.5%，b 0.4%，c 20.0%，d 74.6%，e 1.2%

ポイント　Menkes病は腸管からの銅吸収障害と組織レベルでの銅輸送障害を認める。生体内で銅は約50%が筋肉と骨に含まれるが，臓器中濃度は肝臓が最も高く，10%を占めている。銅が欠乏すると，貧血，好中球減少，骨変化（骨粗鬆症，くる病様）をきたす。

参考文献　国小 118　チャート小 28　R小 182

正解　c　LEVEL　正答率 20.0%

解説者コメント　セルロプラスミン低値より，銅代謝の異常が推測される。考えられる疾患は少なく，精神運動発達異常があるので，これだけで鑑別は容易である。

受験者つぶやき
・Willson病……には若すぎるというオチ。
・よく分かりませんでした。

Check ■■■

109I-65　32歳の男性。急に身体に力が入らなくなったため救急搬送された。過去にも2，3度似たようなエピソードがあったが自然軽快したためそのままにしていた。意識は清明。脈拍84/分，整。血圧200/110 mmHg。呼吸数16/分。近位筋に強い全身筋力低下があり起きあがれない。体型はやや女性的で，幼いころは女児とよく間違われたという。血液生化学所見：Na 146 mEq/L，K 1.8 mEq/L，Cl 104 mEq/L。動脈血ガス分析（room air）：pH 7.53，$PaCO_2$ 43 Torr，PaO_2 87 Torr，HCO_3^- 35 mEq/L。カリウム含有の補液治療を受け，動けるようになった。

最も考えられるのはどれか。
a　Basedow病
b　Klinefelter症候群
c　アンドロゲン不応症
d　原発性アルドステロン症
e　先天性副腎皮質過形成（17α-hydroxylase欠損症）

アプローチ	①自然軽快する脱力発作，近位筋有意の筋力低下──→周期性四肢麻痺を示唆 ②意識清明──→脳血管障害は考えにくい ③血圧 200/110 mmHg──→32歳であり若年性高血圧──→二次性高血圧を考慮 ④幼いころから──→先天性疾患を示唆 ⑤体型女性的──→性分化異常，性腺機能低下症を考慮 ⑥K 1.8 mEq/L＋代謝性アルカローシス──→ミネラルコルチコイド過剰の可能性
鑑別診断	主症状は低K血症性周期性四肢麻痺である。低K血症をきたす疾患すべてが鑑別に挙がる。頻度としては，Basedow病に伴うものが多い。しかし，本症例では，若年性の高血圧があり，さらに代謝性アルカローシスを伴う低K血症があることから，原発性アルドステロン症などのミネラルコルチコイド過剰の存在が強く疑われる。ミネラルコルチコイド過剰症のなかで，先天的な性腺機能低下を伴う疾患は 17α-hydroxylase 欠損症である。
選択肢考察	×a　Basedow病では，性腺に問題はない。 ×b　Klinefelter症候群で低K血症や代謝性アルカローシスはきたさない。 ×c　アンドロゲン不応症で低K血症や代謝性アルカローシスはきたさない。 ×d　原発性アルドステロン症で性腺に問題はない。 ○e　17α-hydroxylase 欠損症では，ミネラルコルチコイド過剰と同時に性ホルモンの合成低下が生ずる。
解答率	a 7.1％，b 8.9％，c 34.9％，d 12.8％，e 36.2％
確定診断	17α-hydroxylase 欠損症
ポイント	低K血症±高血圧の鑑別診断は，昔から試験によく出る病態である。少なくとも 17α-hydroxylase 欠損症，原発性アルドステロン症，偽性アルドステロン症，Bartter症候群，Gitelman症候群について，血清K値，レニン値，アルドステロン値，高血圧の有無，その他の検査所見の特徴を表にして暗記する必要がある。
▶参考文献	MIX 264　朝 1663　YN D78　みえる 内 275
▶正解	e　LEVEL ■■■□□　正答率 36.2％
解説者コメント	受験生は，低K血症＋高血圧＋女性化（性腺機能低下）で 17α-hydroxylase 欠損症が即座に頭に浮かぶ必要がある。
受験者つぶやき	・もう少し正確な知識をつけておけばと反省です。21-OHD じゃないのはずるいよ。 ・アンドロゲン不応症で血圧が上がるのか分からず，d にしてしまいました。

Check ■ ■ ■

109I-66 52歳の男性。胸やけを主訴に来院した。半年前から食後に約30分続く胸やけがあり1か月前から増悪してきたため受診した。数年前から寒冷時に指が白くなることに気付いていた。1年前から両手指，手背および前腕の皮膚がつまめなくなり，両手の指腹に小潰瘍を認めていた。手の写真（**別冊 No. 23**）を別に示す。
　最も考えられる疾患はどれか。

a　ペラグラ
b　結節性多発動脈炎
c　クリオグロブリン血症
d　全身性硬化症〈強皮症〉
e　全身性エリテマトーデス〈SLE〉

別　冊
No. 23

アプローチ
①半年前からの胸焼け症状 ─→ 食道蠕動の低下の可能性
②寒冷時の指の蒼白化 ─→ 典型的な三相性変化ではないが Raynaud 現象の疑い
③指から前腕の皮膚をつまめない ─→ 皮膚の硬化性変化が疑われる
④指腹の小潰瘍 ─→ 血行障害

画像診断

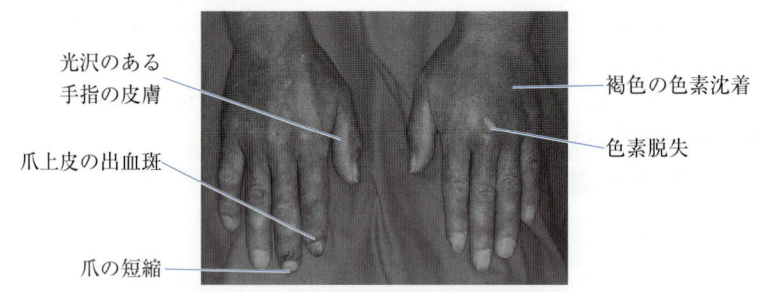

光沢のある手指の皮膚
爪上皮の出血斑
爪の短縮
褐色の色素沈着
色素脱失

指を超えて手背に及ぶ多彩な皮膚変化を認める。
この画像だけで全身性硬化症を強く疑わせる。

鑑別診断　「アプローチ」③の皮膚硬化が際立っている。圧痕を残さない浮腫をきたす甲状腺機能低下症，糖尿病性浮腫性硬化症，ガドリニウム造影の副作用である腎原性全身性線維症，骨髄移植後の慢性 GVHD など多くの鑑別が挙がる。しかしながら①，②，④に合致するもので特記すべき既往歴・薬剤歴の記載のないことから全身性硬化症〈強皮症：SSc〉が最も考えられる。

選択肢考察
×a　ナイアシン欠乏により色素沈着をきたす皮膚炎を起こす。しかし紅斑や水疱形成を起こし，認知症など精神神経症状や下痢症状を伴う。
×b　皮膚症状をきたすが結節性紅斑や網状紫斑，皮膚潰瘍を呈することが多い。また明らかに SSc と臨床像が異なる。
×c　Raynaud 症状や皮膚潰瘍をきたすことがあり SSc と類似する。しかし下肢に触知可能な網状紫斑が好発し，SSc とは皮膚所見が異なる。
○d　「鑑別診断」に述べたように最も考えられる。ちなみに SSc とは別に限局性強皮症があり，morphea と呼ばれる別の疾患である。
×e　Raynaud 症状や皮膚潰瘍をきたすことがあるが，SLE と診断するには不十分である。

解答率	a 0.1％，b 0.2％，c 1.1％，d 98.4％，e 0.0％
確定診断	全身性硬化症〈強皮症：SSc〉
ポイント	SScは皮膚硬化が膝・肘より末梢にとどまり，内臓病変が軽微で予後の良い限局型（CREST症候群と呼ばれる）と，内臓病変が進行し予後の悪いびまん型とがある．前者ではU1-RNP抗体が，後者ではScl-70抗体が出現する．
▶参考文献	MIX 315　朝 1283　YN F66　みえる免 80
▶正解	d　LEVEL　　　　　　　　　　　　　　　　　　　　　　　　　　　　正答率 98.4％
解説者コメント	圧倒的に女性に多いSScを選択するのに勇気がいるが，冷静に病態を解析すればSScを選ぶことになる．
受験者つぶやき	・この辺りは難易度の差が激しい気がします． ・画像からdに．

Check ■■■

109I-67　7か月の乳児．発熱のため母親に連れられて来院した．2日前の昼過ぎから発熱があり就寝前の体温は39.0℃であった．昨日も38.9℃の発熱があったが他に目立った症状はなかった．食欲は良好で，普段より軟らかい便が2回あった．元気に泣いている．体重6.5 kg．体温39.1℃．脈拍148/分，整．SpO₂ 99％（room air）．眼球結膜に充血を認めない．口蓋垂近くの軟口蓋に紅斑を認める．口蓋扁桃に腫脹や白苔を認めない．頸部リンパ節を触知しない．心音と呼吸音とに異常を認めない．腹部は平坦，軟で，肝・脾を触知しない．皮疹を認めない．尿所見に異常を認めない．血液所見：赤血球466万，Hb 12.9 g/dL，Ht 42％，白血球3,500，血小板18万．CRP 0.5 mg/dL．特に加療することなく経過観察としたところ，受診翌日の体温は36.6℃で腹部に皮疹が出現した．

この患児で注意すべき合併症はどれか．

a　難聴　　　　　　　　b　急性脳症　　　　　　c　急性小脳失調症
d　亜急性硬化性全脳炎　e　特発性血小板減少性紫斑病

アプローチ	①乳児で，発熱以外に目立った症状はなく，食欲は良好→重症感に乏しい ②眼球結膜に充血なく，軟口蓋に紅斑があり，頸部リンパ節を触知せず，皮疹を認めない→麻疹や川崎病の症状ではない ③尿所見に異常なく，血液所見も正常であり，特に加療することなく経過観察→いったんは帰宅させた様子である ④受診翌日の体温は36.6℃で腹部に皮疹→解熱後に皮疹が出現している
鑑別診断	小児の発熱では多種多様な鑑別診断が挙げられる．まず麻疹では，二峰性の発熱や咳，鼻汁，眼脂などカタル症状が強く，有熱期に不定形紅斑を呈する．次に川崎病では，1）5日以上続く発熱，2）眼球結膜の充血，3）口唇・口腔の発赤，4）不定形発疹，5）四肢末端の変化，6）非化膿性頸部リンパ節腫脹，のうち5つ以上を診断基準としている．さらに風疹は発熱とほぼ同時に発疹が出現し，後頸部リンパ節腫脹も認めることが多い．つまり麻疹，川崎病や風疹は考えにくい．ほかにEBウイルスやサイトメガロウイルスによる伝染性単核球症，エンテロウイルスによる手足口病などのウイルス感染症が鑑別の対象になる．ここでは年齢，解熱後腹部に皮疹が出現，全身状態良好であり血液所見，尿所見でも異常を認めないことから，ヒトヘルペスウイルス〈human herpesvirus-6：HHV-6〉による突発性発疹と診断する．

確定診断	突発性発疹
選択肢考察	×a 風疹ウイルスによる先天性風疹症候群やムンプスウイルスによる流行性耳下腺炎では難聴を合併することがある。
○b HHV-6感染症はけいれん重積から急性脳症の経過を示すことがあり，年間80例ほど発症している。
×c 小児では麻疹や水痘感染の後に急性小脳失調症を合併することがある。
×d ワクチン未接種で乳児が麻疹に罹患すると，中枢神経に潜伏した麻疹ウイルスが突然変異することで約10年後，脳に硬化性病変を発症することがある。
×e 風疹ウイルスやピロリ菌など先行感染による自己免疫異常症と認識されている。しかしHHV-6によるものは極めてまれである。
解答率	a 8.3％，b 37.4％，c 19.4％，d 26.2％，e 8.6％
ポイント	突発性発疹は主にHHV-6が原因となる。病初期に口蓋垂根部両側に認められる米粒大の紅斑を永山斑と呼んでいる。HHV-6は中枢神経に親和性があり，けいれんや脳炎，脳症を合併することがある。
▶参考文献	MIX 62　国小 182　チャート小 373　R小 313
▶正解	b　LEVEL ■■□　　　　　　　　　　　　　　正答率 37.4％
解説者コメント	日常診療において，突発性発疹に合併した熱性けいれんにはよく遭遇する。しかし，HHV-6感染症から急性脳症にまで至るケースはまれであり，かなりの難問となった。
受験者つぶやき	・aムンプス，c水痘，d麻疹，e風疹を意識した選択肢でしょうか。突発性発疹に脳症が起きるなんて後から知りました。
・分かりませんでした。

Check ■■■

109I-68 57歳の女性。全身性エリテマトーデス〈SLE〉の治療のため入院中である。6週前に副腎皮質ステロイドとシクロホスファミドとの点滴を受け，現在はプレドニゾロン40mg/日とプロトンポンプ阻害薬とを内服している。3日前から腹痛と下痢とが続いている。意識は清明。体温37.6℃。脈拍96/分，整。血圧140/80mmHg。呼吸数18/分。口腔内に異常を認めない。心音と呼吸音とに異常を認めない。腹部は膨満し，臍部を中心に強い圧痛がある。筋性防御はない。肝・脾を触知しない。原因検索のため行った下部消化管内視鏡像（別冊No.24A，B）と粘膜生検のH-E染色標本（別冊No.24C）とを別に示す。
　腹痛と下痢の原因として最も考えられるのはどれか。

a　サイトメガロウイルス　　b　黄色ブドウ球菌　　c　アスペルギルス
d　ノカルジア　　　　　　　e　カンジダ

別　冊
No. 24　A，B，C

| アプローチ | ①副腎皮質ステロイド使用
②腹痛と下痢，発熱 |

画像診断

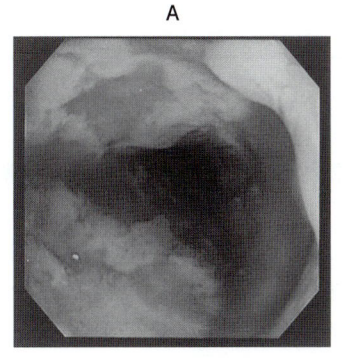

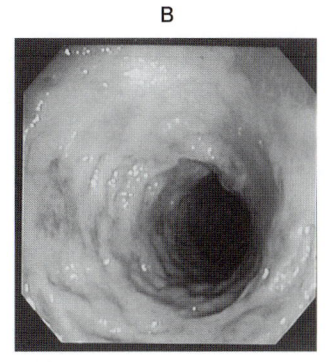

A **B**

粘膜びらん，多発潰瘍，偽膜形成を認める。

C

フクロウの目

核内封入体（フクロウの目）を認める。

鑑別診断 　治療として副腎皮質ステロイドが多量に長期間使用されて，高度の免疫抑制状態となっている SLE の患者が，微熱，腹痛，下痢の症状を呈していることから，日和見病原体による消化管感染症が考えられる。可能性として考えられるのはサイトメガロウイルス〈CMV〉の再活性化による腸炎である。CMV 腸炎の症状としては，発熱，腹痛，下痢のほかに下血などがある。診断は下部消化管内視鏡による所見と粘膜生検の組織所見による。内視鏡では粘膜びらん，多発潰瘍，偽膜形成など，病理組織では「フクロウの目」といわれる核内封入体が認められる。また，抗 CMV 抗体免疫染色により CMV 感染細胞が染色される。

確定診断 サイトメガロウイルス腸炎
選択肢考察 　上記より，○a，×b，×c，×d，×e
解答率 a 92.6％，b 0.7％，c 0.1％，d 2.10％，e 4.4％
参考文献 MIX 62　アトラス 23, 115　朝 264　YN H83　みえる免 240
正解 a　LEVEL　　　　　　　　　　　　　　　　　　　　　　　　正答率 92.5％

受験者つぶやき
・106A-9 の焼き直しですね。
・分かりませんでした。

Check ■ ■ ■

109I-69 75歳の女性。意識混濁のため搬入された。4か月前から易怒性，興奮および不眠が出現し，健忘が急速に進行した。1か月前から床上生活となり，幻視も出現して意思疎通が困難となった。昨日から意識が混濁し回復しないため救急搬送された。海外渡航歴，輸血歴および手術歴はない。意識レベルはJCS I-3。開瞼しているが眼球は浮動しており，追視せず意思疎通は困難である。身長155 cm，体重58 kg。体温36.2℃。脈拍60/分，整。血圧112/68 mmHg。呼吸数20/分。四肢に筋強剛を認め，両上肢と左下肢とにピクつくような素早い不随意運動を周期性に認める。腱反射は全般に亢進しているが，Babinski徴候は陰性である。尿所見，血液所見および血液生化学所見に異常を認めない。頭部MRIの拡散強調像（**別冊No. 25**）を別に示す。

この患者における感染防御で最も注意すべきなのはどれか。

a 脳波検査　　　b 喀痰培養　　　c 脳脊髄液検査
d 動脈血ガス分析　　　e 上部消化管内視鏡検査

別冊 No. 25

アプローチ
① 進行性の認知機能低下
② 四肢に筋強剛
③ 周期性の不随意運動

画像診断

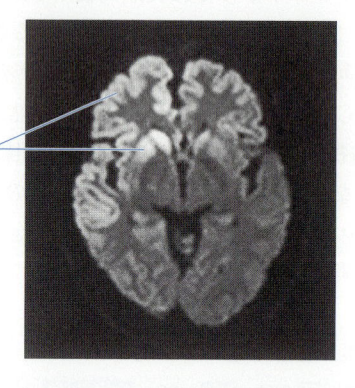

高信号領域を認める

鑑別診断　進行性の認知機能低下，筋強剛，不随意運動などの臨床経過，MRI拡散強調像所見から異常プリオン病であるCreutzfeldt-Jakob病〈CJD〉の症例と考えられる。本症ではMRIの拡散強調像にて大脳皮質や大脳基底核に高信号領域を認める。脳脊髄液中に異常プリオンが存在する可能性が高く，脳脊髄液検査では，髄液および使用後器具による感染を防ぐ対策を講じる必要がある。

確定診断　Creutzfeldt-Jakob病〈CJD〉
選択肢考察　「鑑別診断」より，×a，×b，○c，×d，×e
解答率　a 1.9%，b 1.2%，c 83.3%，d 9.2%，e 4.2%
参考文献　MIX 123　朝 2193　YN J148　みえる脳 370
正解　c　LEVEL　　　　　　　　　　　　　　　　正答率 83.3%

受験者つぶやき
・CJD。使用した機器はSDSで消毒でした。
・プリオン？ ウイルス？ と思いましたが選択肢からcだろうなと思いました。

Check ■■■

109I-70 30歳の男性。大企業の営業職。気分が晴れず職場に行くことができないことを主訴に妻に付き添われて来院した。3か月前に商品納入のトラブルで取引先の会社の担当者に罵倒され，その後，自責の念が強くなり，抑うつ気分，早朝覚醒および倦怠感が続き，3日前から会社に行けないと休むようになった。2週前の会社の健康診断では異常を指摘されていない。身体所見，臨床検査および画像検査で異常を認めない。
抑うつへの治療とともにとるべき対応として適切なのはどれか。
a 労働災害の認定をする。　　　　b 労働基準監督署に連絡する。
c 直ちに転職することを勧める。　 d 産業医にも相談することを勧める。
e 取引先の産業医に状況を確認する。

アプローチ
①大企業の営業職──➤常時50人以上の従業員を雇っている職場では産業医を置くことが義務付けられている
②気分が晴れず職場に行けない──➤意欲低下，抑うつ気分の可能性がある
③妻が付き添っている──➤そこまで症状が重いのか，あるいは病識が不足しているのか
④3か月前に仕事でトラブル，自責の念──➤職場に迷惑をかけたと本人が感じるならば，うつ病のきっかけとなる可能性がある
⑤自責感，抑うつ気分，早朝覚醒，倦怠感，会社に行けない──➤診断基準としては2週間以上これらの症状が続き，さらに興味の減退，希死念慮，食欲低下，体重減少，焦燥感，集中力低下などが加われば，うつ病と診断できる
⑥健康診断では異常なし，身体所見，臨床検査などで異常認めず──➤身体疾患の除外

鑑別診断 うつ病，または適応障害が考えられる。問診でさらに食欲低下や興味減退，希死念慮などを確認できればうつ病といってよいが，症例文からはそこまでの評価はできない。

確定診断 うつ病または適応障害

選択肢考察
× a 労働災害の認定を行うのは労働基準局であって医療機関ではない。
× b 労働環境が問題であると一律に判断することはできない。
× c 抑うつ状態をはじめ，患者が正常の判断ができない精神状態にあるときには，大きな決断は下さないことが原則である。
○ d 勤務時間内に患者の抑うつ状態のきっかけとなりうる出来事が生じており，産業医にも話を通しておくことで今後の休養などの手続きがスムーズになると考えられる。
× e 取引先の産業医といっても患者にとっては第三者であり，状況を確認することが患者の不利益になる可能性も考慮しなければならない。

解答率 a 1.6％，b 2.7％，c 0.1％，d 94.1％，e 1.3％

ポイント 実践的な問題。実際に患者が受診した際にどういう流れで治療を行っていくのか，患者の立場に立ってシミュレーションしてみることが重要。

▶**参考文献** チャート 精 214　コンパクト 206　標精 344　RM U33

▶**正解** d LEVEL ▮▮▯　　正答率 94.1％

解説者コメント 労災や産業医といった診療に即した実践的な内容となっているが，臨床経験のない医学生にはやや難し

受験者つぶやき　・職場のことは産業医に。

Check ■■■

109I-71　78歳の男性。気分不良のため搬入された。3年前から慢性腎不全のため血液透析を受けている。昨日午後の透析後，発熱と気分不良とを認め，安静にしていたが改善しないため今朝8時に救急搬送された。身長158cm，体重55kg。体温37.5℃。脈拍140/分，整。血圧86/56mmHg。右殿部から大腿にかけて発赤と腫脹とを認め，会陰部右側と陰嚢とに潰瘍があり，悪臭のある膿が出ている。血液所見：赤血球378万，Hb 11.8g/dL，Ht 36%，白血球16,900（桿状核好中球36%，分葉核好中球60%），血小板14万。血液生化学所見：総蛋白6.1g/dL，アルブミン3.0g/dL，AST 14IU/L，ALT 8IU/L，LD 245IU/L（基準176～353），尿素窒素45mg/dL，クレアチニン7.8mg/dL，Na 137mEq/L，K 3.9mEq/L，Cl 100mEq/L，プロカルシトニン23.4ng/mL（基準0.05以下）。CRP 21mg/dL。外陰部の写真（**別冊** No.**26A**）と腹部・骨盤部単純CT（**別冊** No.**26B**）とを別に示す。
　輸液による循環管理と抗菌薬全身投与とともに，早期に行うべき治療はどれか。

a　抗真菌薬投与
b　創の縫合閉鎖
c　切開排膿ドレナージ
d　免疫グロブリン製剤投与
e　副腎皮質ステロイド投与

別　冊
No. 26　A，B

アプローチ
①78歳──→高齢
②慢性腎不全のため血液透析──→易感染性
③脈拍140/分，血圧86/56mmHg──→血圧低下・頻脈（ショックバイタル）
④右殿部から大腿にかけて発赤と腫脹，会陰部右側と陰嚢に潰瘍，悪臭のある膿──→軟部組織感染症
⑤白血球16,900（桿状核好中球36%，分葉核好中球60%）──→白血球上昇，左方移動
⑥プロカルシトニンの上昇──→重症細菌感染症（敗血症）
⑦CRP 21mg/dL──→重症感染症

I 医学各論　525

画像診断

A

潰瘍？
腫脹あり
発赤・腫脹　潰瘍

右殿部から大腿にかけて広範囲に発赤と腫脹がみられ，会陰部右側に潰瘍。

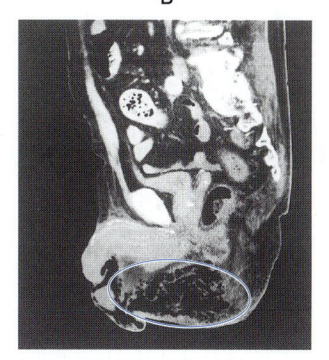

B

陰嚢から会陰にかけて（丸で示した部分），低吸収域の中に炎症と思われる高吸収域の部分が混じっている。ガス産生を伴った膿瘍形成の可能性が高い。

鑑別診断　検査所見，バイタル，皮膚所見，CT 所見から，Fournier 壊疽（壊死性筋膜炎）が考えられる。

確定診断　Fournier 壊疽（壊死性筋膜炎）

選択肢考察　膿瘍から排膿することが，直ちに必要である。また，切開と同時に抗菌薬の投与が必要となる。

×a，×b，○c，×d，×e

解答率　a 0.2%，b 0.1%，c 98.9%，d 0.2%，e 0.5%

ポイント　壊死性筋膜炎のうち，外傷，尿路感染などから，陰部や肛門周囲に急速に炎症が進行して，急激な経過をたどり，会陰部や陰嚢に生じるものを特に，Fournier 壊疽という。細菌が皮下組織に進展し，肛門周囲，陰嚢・睾丸，会陰・大腿部の筋膜や筋肉内で膿汁の貯留が起こり，腐敗ガス・毒素を産生して組織が腐ることが原因。高熱，ショック症状があり，局所所見では肛門や陰嚢周囲に発赤，腫脹，圧痛，著しい浮腫を認める。CT にて会陰，大腿，鼠径部の皮下ガス像が認められることが診断に有用である。細菌性ショックに対する全身療法を行い，局所は，切開・開放して，排膿と洗浄を行う。

▶参考文献　チャート皮 259　標皮 416　Rマ V55

▶正解　c　LEVEL　正答率 98.8%

受験者つぶやき
・プロカルシトニンがおそらく初出です。敗血症の診断に大変有用なマーカー。
・結構膿が溜まってそうだったので，c にしました。

Check ☐☐☐

109I-72 75歳の女性。顔面紅潮を主訴に来院した。半年前から家族に顔が赤くなったと言われるようになった。めまいや頭重感を時々自覚するようになったため受診した。喫煙歴はない。身長 145 cm，体重 50 kg。体温 36.5℃。脈拍 68/分，整。血圧 158/90 mmHg。顔面は紅潮している。腹部は平坦，軟で，肝・脾を触知しない。血液所見：赤血球 773 万，Hb 19.3 g/dL，Ht 61%，白血球 15,320（桿状核好中球 20%，分葉核好中球 55%，好酸球 2%，単球 6%，リンパ球 17%），血小板 59 万，好中球アルカリフォスファターゼスコア 440（基準 120〜320）。血液生化学所見：総蛋白 6.6 g/dL，総ビリルビン 0.5 mg/dL，AST 20 IU/L，ALT 25 IU/L，LD 471 IU/L（基準 176〜353），尿素窒素 18 mg/dL，クレアチニン 0.6 mg/dL，尿酸 8.0 mg/dL，Fe 29 μg/dL，ビタミン B_{12} 1,200 pg/mL（基準 250〜950），エリスロポエチン 2 mIU/mL（基準 8〜36）。CRP 0.1 mg/dL。腹部超音波像で軽度の脾腫を認める。骨髄穿刺検査では有核細胞数 72.5 万で，赤芽球，顆粒球および巨核球の 3 血球系統が増加している。

今後の治療として適切なのはどれか。**2 つ選べ**。

a 瀉血
b 鉄剤投与
c 造血幹細胞移植
d 低用量アスピリン投与
e 多剤併用抗癌化学療法

アプローチ
① 75 歳の女性で顔面紅潮を主訴に来院。半年前から家族に顔が赤くなったと言われるようなった
② 身体所見 → 血圧が高く，顔面が紅潮している
③ 末梢血 → 赤血球数，白血球数，血小板数のいずれも増加している。白血球分画では好中球は 75% に増加，リンパ球は 17% に減少し，また，好中球アルカリフォスファターゼスコアは上昇している
④ 生化学検査 → LD の上昇，尿酸値の上昇，Fe の低下，ビタミン B_{12} の上昇，エリスロポエチンの低下が認められる

鑑別診断 赤血球が減少するのが貧血であり，赤血球が増加してしまうのが赤血球増加症〈多血症〉ということになる。さらに赤血球増加症は真性赤血球増加症と二次性赤血球増加症に分類することが多い。真性赤血球増加症は骨髄増殖性疾患の一つで，赤血球を中心として，白血球や血小板も増加する。一方，二次性赤血球増加症は他の疾患に合併して赤血球増加症に至るものである。この両者の鑑別点を「ポイント」の表に示す。

確定診断 真性赤血球増加症〈PV〉

選択肢考察
○a 「ポイント」参照。
×b 鉄剤の適応ではない。
×c 保存的治療の成績等から，造血幹細胞移植の適応ではない。
○d 「ポイント」参照。
×e 多剤併用抗癌化学療法の適応ではない。

解答率 a 94.0%，b 7.2%，c 7.6%，d 62.0%，e 28.2%

ポイント 現在の真性赤血球増加症の治療では，病気をコントロールするような治療が主となる。すなわち，瀉血（献血の時と同じような方法で血液を抜き取る）や抗血小板薬の投与（血栓形成による合併症のリスクを減らす），ヒドロキシウレアの投与などが行われる。

赤血球増加症の鑑別

	真性赤血球増加症	二次性赤血球増加症
赤血球数	増　加	正　常
白血球数	増　加	正　常
血小板数	増　加	正　常
NAPスコア	上　昇	正　常
血中エリスロポエチン	低　下	上　昇
血中ビタミンB_{12}	増　加	正　常
脾　腫	あ　り	な　し

▶参考文献　MIX 99　朝 1982　YN G61　みえる 血 110
▶正解　a，d　LEVEL　　　　　正答率 58.6%

受験者つぶやき
・PVの予後を左右するのは血栓症です。
・アスピリンを入れるとは知りませんでした。

Check ■■■

109I-73　70歳の女性。下腿浮腫を主訴に来院した。7年前から健康診断で蛋白尿を指摘されていたが医療機関を受診しなかった。5年前から両下肢に浮腫が出現し，増悪と軽快とを繰り返していた。2週前から浮腫が高度となり歩行障害をきたしたため受診した。身長158cm，体重60kg。体温37.6℃。脈拍64/分，整。血圧152/90mmHg。呼吸数16/分。顔面は浮腫状である。心音と呼吸音とに異常を認めない。腹部は平坦，軟で，肝・脾を触知しない。脛骨前面に圧痕を残す浮腫を認める。尿所見：蛋白3＋，糖（－），潜血（±）。血液所見：赤血球486万，Hb 12.8g/dL，Ht 38%，白血球6,200，血小板34万。血液生化学所見：総蛋白4.8g/dL，アルブミン2.8g/dL，尿素窒素20mg/dL，クレアチニン0.7mg/dL，Na 135mEq/L，K 4.2mEq/L，Cl 98mEq/L。腎生検のPAM染色標本（別冊No.27A），蛍光抗体IgG染色標本（別冊No.27B）及び電子顕微鏡写真（別冊No.27C）を別に示す。

この患者で検索すべきなのはどれか。2つ選べ。

a　悪性腫瘍　　　　b　感音難聴　　　　c　巨　舌
d　脳動脈瘤　　　　e　B型肝炎ウイルス感染

別　冊
No. 27　A，B，C

アプローチ
①7年前から健康診断で蛋白尿──→潜在性に発症した蛋白尿で，慢性に経過して次第に増悪したことを示している
②尿蛋白3＋，血清アルブミン2.8g/dL──→ネフローゼ症候群である
③血清クレアチニン0.7mg/dL──→腎機能は維持されている

画像診断

A

スパイクの形成がびまん性に認められる

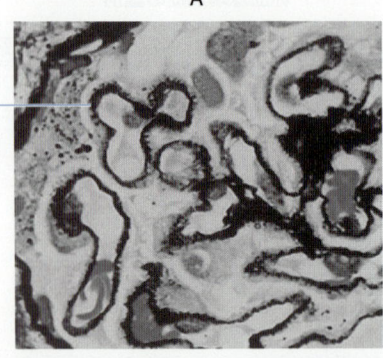

PAM染色の糸球体強拡大像である。糸球体基底膜から外側に向かって棘状の突起が多数観察される。これをスパイクという。突起と突起の間には免疫複合体が沈着している。膜性腎症に特徴的な光顕組織所見である。

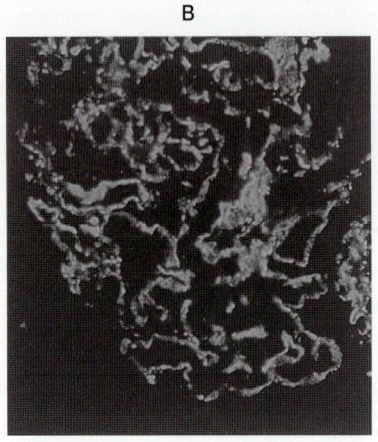

B

蛍光抗体法では糸球体基底膜に一致して免疫グロブリン（IgG）や補体の顆粒状沈着が認められる。

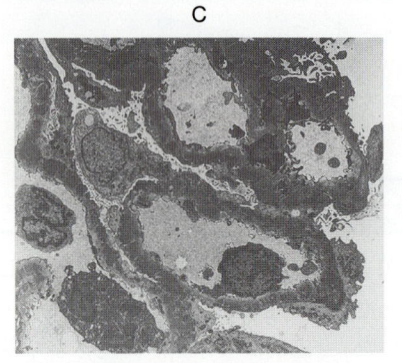

C

電子顕微鏡では糸球体基底膜に沿って免疫複合体の沈着（高電子密度沈着物）がびまん性に観察される。

確定診断 膜性腎症によるネフローゼ症候群

選択肢考察
- ○a 悪性腫瘍では腫瘍組織が抗原となって膜性腎症をきたすことがある。
- ×b 本症と感音難聴は関連がない。Alport症候群は顕微鏡的血尿と感音難聴を主徴とする遺伝性疾患である。
- ×c 巨舌は全身性アミロイドーシスでみられることがある。
- ×d 多発性嚢胞腎では脳動脈瘤の発生頻度が高いことが知られている。
- ○e 肝炎ウイルスと抗体による免疫複合体が糸球体基底膜に沈着して膜性腎症をきたすことがある。

解答率 a 99.4％, b 0.3％, c 0.1％, d 0.4％, e 99.0％

| ポイント | 膜性腎症をきたすことがある種々の原因 |

外来性抗原	感染症	B型肝炎，C型肝炎，マラリア，フィラリア，住血吸虫症，梅毒，など
	薬剤	ブシラミン，D-ペニシラミン，金製剤，カプトプリル，炭酸リチウム，プロベネシド，トリメチジオン，など
内因性抗原	膠原病	全身性エリテマトーデス，混合性結合組織病，橋本病，Basedow病，など
	悪性腫瘍	種々の癌腫，リンパ腫

▶参考文献　MIX 229　朝 1447　YN E49　みえる 腎 158

▶正解　a，e　LEVEL　　　正答率 98.7%

受験者つぶやき
・こんな簡単な問題でも，疲れているとやたら難しく見えたりします。
・膜性腎症？　と思ってa，eにしました。

Check ■■■

109I-74 37歳の男性。左下腹部痛を主訴に来院した。深夜，就寝中に突然の左下腹部痛で目が覚めた。痛みは急激に増強し悪心と嘔吐とが出現したため受診した。意識は清明。体温36.3℃。血圧158/94 mmHg。腹部に反跳痛を認めない。左側の肋骨脊柱角に叩打痛を認める。尿所見：蛋白1＋，糖（－），潜血3＋，沈渣に赤血球15〜30／1視野，白血球1〜5／1視野。腹部超音波検査では左腎盂に軽度の拡張を認める以外には異常を認めない。腹部エックス線写真正面像で第3腰椎の左横突起の外側に3×2mmの石灰化を認める。非ステロイド性抗炎症薬の坐剤を挿入して症状は軽快した。
　今後の対応についての患者への説明として適切なのはどれか。**2つ選べ**。
a 「尿酸が主成分なので薬を処方しましょう」
b 「水分を十分摂取して尿量を増やしてください」
c 「また痛みが出てくるようなら手術をしましょう」
d 「痛みがなくても排石されるまで自動車の運転は危険です」
e 「左の尿管が閉塞しているのでその尿管に細いチューブを留置します」

アプローチ
①若年男性の突然の左下腹部痛──→尿管結石，憩室炎などを疑う
②肋骨脊柱角に叩打痛──→尿管結石による水腎症，腎盂炎などを疑う
③尿所見──→白血球はほとんどないので腎盂炎は否定できる
④腹部超音波像──→軽度の水腎症あり。他の腎結石は存在しない
⑤腹部エックス線で結石陰影あり（3×2mm）──→5mm以下は自然排石可能

鑑別診断　若年男性の左下腹部痛は尿管結石か結腸憩室炎が最も多い。腹部で反跳痛がなく，左（同側の）肋骨脊柱角に叩打痛があればまず尿管結石による典型的な痛みであり，女性に多い腎盂腎炎は尿所見で否定できる。診断は容易であろう。

確定診断　左尿管結石症

選択肢考察
×a　結石の主成分はシュウ酸カルシウムが最も多い。
○b　自然排出には飲水を促して尿量を増やすのがよい。
×c　間欠痛だけは手術の適応にはならない。

○ d 排石がなくても痛みはいったん治まる（間欠痛）が，再度出現するので運転は危険である（飛行機などのパイロットは操縦不可）。
× e 自然に排出する可能性が高いのでステント留置は見送る。

解答率 a 2.4%，b 96.2%，c 18.0%，d 47.6%，e 35.1%

ポイント 尿管結石の治療に関する問題。治療の選択に関しては結石の位置や大きさにより保存療法（鎮痛薬を用い，飲水を促して自然排出を待つ）にするか体外衝撃波やレーザーによる結石治療を選択するかを決める。5 mm 以下の結石は自然に排出することが多い（90% 以上）ので，保存療法をまず勧める。飲水を勧めて，尿量を増加させるが，疼痛が我慢できないケースや妊婦の結石などではステント（結石の横を通り，腎盂と膀胱を通じる細いチューブ）を挿入する場合もある。

参考文献 チャート泌 147　コンパクト 232　標泌 196, 206　Rマ W53

正解 b, d　LEVEL　正答率 45.0%

解説者コメント 疼痛を伴う尿管結石で自然排石可能な場合の方針は？　dかeかは迷うかもしれない。

受験者つぶやき
・割れてました。前年に尿管閉塞＋腎盂腎炎に対してチューブ留置が正答となっていたため，eを選んだ人も少なくないのでは。
・dまで言うかなと悩みました。

Check ■■■

109I-75 31 歳の男性。右陰嚢腫大を主訴に来院した。1 年前から右陰嚢腫大に気付いていたが，疼痛を自覚しないため様子をみていた。1 か月前から陰嚢腫大が増悪してきたため受診した。身長 172 cm，体重 60 kg。腹部は平坦，軟で，肝・脾を触知しない。外陰部では右精巣が小児頭大に腫大しているが圧痛を認めない。血液生化学所見：LD 658 IU/L（基準 176〜353），hCG 12 mIU/mL，α-フェトプロテイン〈AFP〉64 ng/mL（基準 20 以下）。胸部 CT と頭部 MRI とに異常を認めない。腹部造影 CT（**別冊 No. 28**）を別に示す。
　この患者について正しいのはどれか。**2 つ選べ**。
　a　右陰嚢に透光性を認める。
　b　所属リンパ節転移を認める。
　c　5 年生存率は 50% と予想される。
　d　精巣の針生検で組織診断を決定する。
　e　予測される組織型は非セミノーマである。

別　冊
No. 28

アプローチ
①31 歳の男性──→精巣腫瘍の好発年齢である
②1 年前から右陰嚢腫大に気付いていたが，疼痛を自覚しない──→無痛性の腫大であり炎症性疾患は否定的である（精巣腫瘍でも痛みがあることもある）
③LD 658 IU/L ──→基準値の約 2 倍に上昇している
④hCG 12 mIU/mL ──→わずかに上昇している
⑤α-フェトプロテイン〈AFP〉64 ng/mL ──→少し上昇している

⑥胸部 CT と頭部 MRI とに異常を認めない ──→ 肺転移，脳転移はない

画像診断

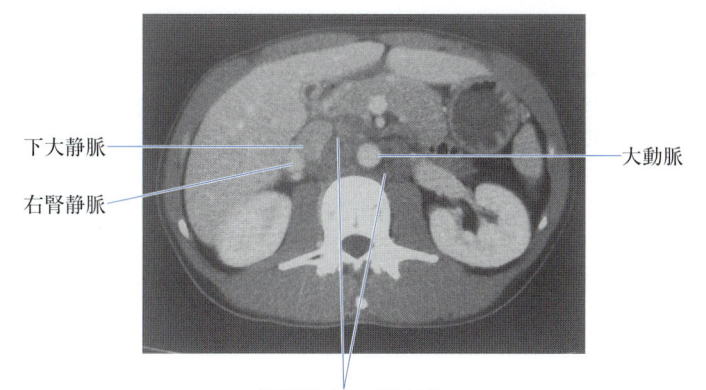

下大静脈
右腎静脈
大動脈
後腹膜リンパ節転移

腎門部レベルの大動脈周囲の後腹膜リンパ節が腫大しており転移である。下大静脈は右側に圧排されており，その右側に腎静脈がある。

鑑別診断 　陰嚢内容物の腫大の原因は，その頻度としては良性疾患が圧倒的に多いものの，常に精巣腫瘍を念頭に置く必要がある。良性疾患には液体が貯留する陰嚢水瘤・精液瘤，炎症性疾患である精巣上体炎・精巣炎・結核などがあり，時に精巣捻転症もある。精巣腫瘍の場合には一般的に"無痛性腫大"を強調しすぎるきらいがあるが，急激な増殖や腫瘍内の出血などで疼痛をきたす場合もある。超音波検査が簡便であり，液体貯留は容易に判断できる。急性の精巣上体炎の場合に，圧痛や熱感などが典型的であれば，その診断はさほど難しいことはない。年齢も重要なファクターで，精巣腫瘍の発症年齢の中央値は 30 歳代であり，高齢になればその頻度は極端に下がる。高齢者の精巣が腫瘍性腫大する原因で最も多いのは悪性リンパ腫である。

確定診断 　精巣性非セミノーマ（病期Ⅱ）

選択肢考察
× a 　透光性は診察室を暗くし，陰嚢の背側からペンライトなどを当てると陰嚢内が"あんどん"のように光ることでわかる。
○ b 　精巣の所属リンパ節は大動脈周囲（後腹膜）であり，鼠径部ではない。CT 画像から大動脈周囲リンパ節転移は明らかであり，所属リンパ節転移である。
× c 　後腹膜リンパ節転移の大きさ，腫瘍マーカーの上昇程度から進行期ではあるが，シスプラチンを中心とした化学療法と手術療法を組み合わせることで十分に根治を期待できる。5 年生存率は 80％ 以上である。
× d 　組織型の確認は，精索を内鼠径輪レベル（高位）で結紮・離断してから精巣の剥離を行う高位精巣摘除術で行う。針生検は原則**禁忌**である。
○ e 　精巣腫瘍の組織型には，セミノーマと非セミノーマがあり，病理組織学的に確認されるが，病理組織学的にセミノーマ成分しか確認できなくても AFP が高い場合には非セミノーマと診断される（hCG はセミノーマでも上昇することはあるが，AFP が上昇するセミノーマはない）。

解答率 　a 0.8％，b 94.6％，c 30.2％，d 1.5％，e 72.3％

ポイント 　精巣が腫大する精巣腫瘍の診断はそれほど難しいものではないが，LD，hCG，AFP の 3 つの腫瘍マーカーを必ず測定する。時に精巣の腫大が軽度（小さい，あるいはほとんど消えている）場合であって，大動脈周囲のリンパ節腫大を認める場合もある。このような場合に若年者であれば必ず精巣腫瘍を鑑別診断に挙げ，前述の腫瘍マーカーを必ず測定しておかなければならない。精巣の所属リンパ節は性腺の発生を考えれば理解できる（卵巣も同じ）。AFP が上昇

している場合には非セミノーマと判定するというきまりは学生レベルでは少し難しいか……。

▶参考文献　チャート泌139　コンパクト256　標泌252　RM W50
▶正解　b, e　LEVEL■■□（禁忌肢 d）　正答率 67.2%

解説者コメント　精巣腫瘍の頻度は高くないが，決して見逃してはならない重要な疾患である．AFP 上昇の場合の組織型は泌尿器科医としては常識であるが，学生にはやや難しいと思われる．ただ「2 つ選ぶ」中でのa，d は容易に除外できるので，「精巣腫瘍は転移していても治癒できる」ということを知っていればcを除外でき，eを選択することになる．精巣と卵巣は発生初期は同じであることから，所属リンパ節はともに大動脈周囲（腎血管レベル）となり，決して鼠径部でないことを確認しておく．

受験者つぶやき
・精巣腫瘍に針生検は禁忌です．セミノーマに特異的マーカーがないのは知っておきましょう．
・精巣が小児頭大って凄いなと思いながら解きました．

Check ■■■

109I-76　60 歳の女性．呼吸困難を主訴に来院した．3 週前から乾性咳嗽が，2 週前から血痰が出現した．昨日から 38℃ 台の発熱と呼吸困難とを生じたため受診した．意識は清明．身長 150 cm，体重 48 kg．体温 37.4℃．脈拍 92/分，整．血圧 124/86 mmHg．呼吸数 24/分．SpO_2 90%（room air）．眼瞼結膜は貧血様である．心尖部にⅡ/Ⅵの汎〈全〉収縮期雑音を聴取する．右胸部と右背部とに fine crackles を聴取する．尿所見：比重 1.011，蛋白 1＋，潜血 2＋．血液所見：赤血球 280 万，Hb 8.2 g/dL，Ht 28%，白血球 13,600（桿状核好中球 10%，分葉核好中球 81%，好酸球 1%，単球 3%，リンパ球 5%），血小板 36 万．血液生化学所見：アルブミン 3.3 g/dL，AST 50 IU/L，ALT 30 IU/L，LD 710 IU/L（基準 176〜353），尿素窒素 16 mg/dL，クレアチニン 0.6 mg/dL．免疫血清学所見：CRP 16 mg/dL，抗核抗体 160 倍（基準 20 以下），MPO-ANCA 300 EU/mL（基準 20 未満）．胸部 CT（**別冊 No. 29**）を別に示す．

治療として適切なのはどれか．**2 つ選べ**．
a　フロセミド
b　ニトログリセリン
c　シクロホスファミド
d　副腎皮質ステロイド
e　サラゾスルファピリジン

別　冊
No. 29

アプローチ
①発熱，CRP 上昇──炎症性疾患，貧血の存在から慢性炎症の存在
②乾性咳嗽，fine crackles，SpO_2 低下──肺の間質性病変の存在
③顕微鏡的血尿，蛋白尿──腎障害，特に糸球体障害
④抗核抗体陽性──何らかの自己免疫疾患の存在を示唆するが，これ単独では意味づけ困難である．中高年の女性では非特異的陽性例も多い
⑤ MPO-ANCA 陽性──いわゆる p-ANCA であり，血管炎症候群の中でも顕微鏡的多発血管炎〈MPA〉や好酸球性多発血管炎性肉芽腫症〈EGPA：最近までアレルギー性肉芽腫性血管炎や Churg-Strauss 症候群と呼ばれた〉

画像診断

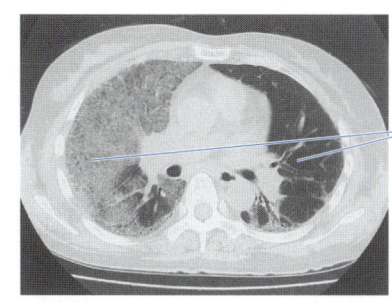

右優位のびまん性間質性陰影

右肺に強い間質性陰影を認める．左肺もすりガラス様変化を認め，間質性陰影の存在を示唆する．身体所見と SpO₂ 低下，LDH 上昇と併せ，間質性肺炎と考えられる．

鑑別診断　肺と腎が冒される肺腎症候群の病像を呈している．一連の血管炎症候群と Goodpasture 症候群を鑑別せねばならない．結節性多発動脈炎では肺病変はまれであり，ANCA 陰性である．多発血管炎性肉芽腫症〈GPA：最近まで Wegener 肉芽腫症と呼ばれた〉の臨床像としても矛盾はないが，GPA では PR3-ANCA（c-ANCA）陽性であり MPO-ANCA 陽性例はまれである．EGPA として臨床像は説明可能であり，MPO-ANCA も陽性であるが，EGPA では喘息症状や著しい好酸球増多をきたすため本症例には合致しない．Goodpasture 症候群では抗基底膜抗体が出現するが MPO-ANCA は陰性である．臨床像も MPO-ANCA 陽性も充足するのはMPA である．

確定診断　顕微鏡的多発血管炎〈MPA〉

選択肢考察
× a　肺高血圧から心不全に進展すればフロセミドを使用するが，現時点での適応はない．
× b　右心不全をきたせば使用することもあるが，現時点では適応はない．
○ c　血管炎治療の基本であり，ステロイド治療と併用される．
○ d　血管炎治療であり，パルス療法の形で投与することも多い．
× e　関節リウマチの DMARD であるが血管炎症候群では無効である．

解答率　a 2.0%，b 0.7%，c 90.4%，d 98.7%，e 7.1%

ポイント　MPO-ANCA は p-ANCA であり，MPA や EGPA で高率に出現する．PR3-ANCA は c-ANCA であり，GPA に特異性が高い．取り違えないようにしたいが，治療はステロイド±シクロホスファミドと同じものにたどり着く．

▶参考文献　MIX 317　朝 1298　YN F75　みえる 免 102

▶正解　c，d　LEVEL　正答率 89.7%

解説者コメント　先に述べたように本症例の抗核抗体陽性の意味づけは不明である．近年，抗核抗体陽性疾患である SLE や混合性結合組織病〈MCTD〉に MPO-ANCA 陽性血管炎症候群合併例の報告が散見される．本症例も背景に SLE や MCTD があるのかもしれない．

受験者つぶやき
・ANCA 陽性血管炎のうち，アレルギー性肉芽腫性血管炎は腎障害の頻度が少ないのでしたね．
・免疫抑制薬と，ステロイドでしょうか……．

109I-77

20歳の女性。浮腫を主訴に来院した。2週前から咽頭痛と発熱とがあり自宅近くの診療所を受診し、扁桃の腫大と滲出とが認められたため扁桃炎として治療された。数日前から顔と下肢の浮腫が出現し増悪してきたため診療所を受診し、精査のため紹介されて受診した。これまでに健康診断で異常を指摘されたことはない。脈拍88/分、整。血圧158/74 mmHg。
尿所見：蛋白2+、潜血3+。
この患者で認められる可能性が高いのはどれか。**2つ選べ**。

a C3低下
b IgE高値
c ASO陽性
d 抗CCP抗体陽性
e 抗リン脂質抗体陽性

アプローチ
①2週前から咽頭痛と発熱、扁桃の腫大と滲出 ⟶ 2週間前の上気道感染の先行
②浮腫、血圧158/74 mmHg ⟶ 20歳の女性としてはかなり高血圧
③尿所見：蛋白2+、潜血3+ ⟶ 糸球体性腎炎を示唆する所見

鑑別診断
上気道感染と関連した糸球体腎炎として鑑別が必要なのは、(溶連菌)感染後急性糸球体腎炎（以後、急性糸球体腎炎）とIgA腎症である。急性糸球体腎炎は感染から2週間程度遅れて発症するのがポイント。IgA腎症では扁桃炎と同時に肉眼的血尿をきたす。またIgA腎症は急性に浮腫や高血圧を発症することはほとんどなく、健診などの検尿異常で指摘されることが多い。

確定診断
急性糸球体腎炎

選択肢考察
○ a 急性糸球体腎炎は、感染で惹起された免疫反応により形成された免疫複合体が糸球体に沈着すること（Ⅲ型アレルギー）で発症する。免疫複合体形成に補体が消費されるために補体C3が低下することが多い。
× b IgEは即時型（Ⅰ型）アレルギーの際に上昇する。
○ c ASO〈アンチストレプトリジンO〉陽性は溶連菌感染を示唆する。診断に重要な所見である。
× d 抗CCP抗体は関節リウマチの早期診断に有用なマーカーである。
× e 抗リン脂質抗体陽性は、抗リン脂質抗体症候群や全身性エリテマトーデスに検出される自己抗体である。

解答率
a 99.0%、b 0.4%、c 99.0%、d 0.5%、e 0.5%

ポイント
上気道感染に関連する糸球体腎炎であり、(溶連菌)感染後急性糸球体腎炎に典型的な経過である。急性糸球体腎炎の基本的事項（先行する上気道感染後の高血圧、浮腫、血尿・蛋白尿と低補体、ASO・ASK上昇）を覚えていれば容易な問題である。

参考文献
MIX 227　朝 1433　YN E50　みえる 腎 134

正解
a、c　LEVEL　正答率 98.2%

解説者コメント
典型的な急性糸球体腎炎の特徴を問う問題。IgA腎症が鑑別に挙がるものの、他の選択肢からも容易に除外できる。

受験者つぶやき
・ラッキーセブンには優しさがありました。
・溶連菌感染後のやつだ！　とa、cを選びました。

> **Check** ☐☐☐

109I-78 42歳の男性。人間ドックの腹部CTで異常を指摘されたため来院した。既往歴に特記すべきことはない。喫煙歴と飲酒歴とはない。身長172cm，体重75kg。脈拍76/分，整。血圧142/82mmHg。身体所見に異常を認めない。血液所見：赤血球420万，Hb 14.4g/dL，Ht 41%，白血球8,000（桿状核好中球10%，分葉核好中球70%，単球4%，リンパ球16%）。血液生化学所見：空腹時血糖102mg/dL，HbA1c 5.9%（基準4.6〜6.2），Na 141mEq/L，K 4.3mEq/L，Cl 106mEq/L，ACTH 7pg/mL未満（基準60以下），コルチゾール11.8μg/dL（基準5.2〜12.6），アルドステロン106pg/mL（基準45〜106），血漿レニン活性2.4pg/mL/時間（基準1.2〜2.5）。尿中メタネフリン0.11mg/日（基準0.05〜0.23），尿中ノルメタネフリン0.14mg/日（基準0.07〜0.26）。人間ドックの腹部単純CT（**別冊No.30**）を別に示す。

診断に有用な検査はどれか。**2つ選べ。**

a　腹部超音波検査
b　選択的副腎静脈採血
c　カプトプリル負荷試験
d　デキサメタゾン抑制試験
e　¹³¹I-アドステロールシンチグラフィ

> 別　冊
> No.30

アプローチ
① 172cm，75kg → 過体重あり
② 血圧 142/82mmHg → 高血圧
③ ACTH 測定感度以下，コルチゾール基準範囲内 → 副腎での自律的コルチゾール産生過剰の疑いあり
④ 血漿レニン活性基準範囲内高値 → 原発性アルドステロン症は否定

画像診断

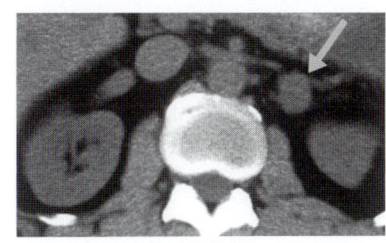

矢印は病変部を示す。
矢印は左副腎と思われる位置の腫瘤影を示す。

鑑別診断　CTで左副腎と思われる腫瘤影が存在し，ホルモンではACTHが測定感度以下。野牛肩，赤色皮膚線条のような明らかなCushing徴候の記載はないが，副腎でのコルチゾール自律産生過剰が疑われる。肥満，高血圧，耐糖能異常，脂質異常などは伴うことがあるが，典型的なCushing徴候を欠いた副腎コルチゾール産生過剰をsubclinical（もしくはpreclinical）Cushing症候群と呼ぶ。

確定診断　subclinical Cushing症候群の疑い

選択肢考察
×a　既にCTが行われており，副腎病変に関して超音波の優越性はない。
×b　静脈サンプリングはホルモン過剰産生が確定された後，手術を考慮する場合のみ実施する。侵襲的検査であるため現時点では行わない。

×c 原発性アンドロゲン症のスクリーニング検査である。
○d Cushing 症候群を疑う際，まず行うべきスクリーニング検査である。副腎性を疑う場合，まず，1 mg デキサメタゾン抑制試験〈DST〉を行う。
○〜△e 通常は，ホルモン過剰産生が確定された後に腫大副腎がホルモンを産生しているか否かを確かめるために実施する。非侵襲的ではあるが感度が低いため，近年は，シンチグラフィは行わず，副腎静脈サンプリングに進むことも多い。

解答率 a 8.6％，b 46.8％，c 40.6％，d 47.5％，e 55.7％

ポイント 副腎に腫瘍があり，ACTH が測定感度以下（異常低値）であるにもかかわらず，コルチゾールが正常範囲である。副腎皮質ホルモン治療を受けていないとすれば，ACTH 非依存性にコルチゾールが産生されている可能性が疑われる。1 mg DST でコルチゾールが抑制されなければ，高用量（通常 8 mg）DST を行う。また，(subclinical) Cushing 症候群では CRH 負荷試験に対して ACTH が無〜低反応を示す。CT，MRI などで副腎腫大もしくは腫瘤が認められても，腫大副腎がコルチゾールを産生しているかどうかは分からない。患側の副腎が自律的にコルチゾールを産生し，ACTH 分泌が抑制されていれば，対側の副腎のコルチゾール産生は低下している。これを確認するための検査が，アドステロールシンチグラフィや副腎静脈サンプリングである。

▶参考文献 MIX 264　朝 1656　YN D70　みえる 内 261

▶正解　d，e　LEVEL　　　　　　　　　　　　　　　　　　　　　　　正答率 27.8％

解説者コメント コルチゾールが基準範囲内でも ACTH が低値なら自律的コルチゾール産生が考えられる。これは，軽症 Basedow 病で，FT_4 は基準範囲内だが TSH が低値になるのと同じ機序である。

受験者つぶやき
・アルドステロン症と勘違いしました。終了後 subclinical Cushing と言っている内分泌に強い友人の解説を聞いて得心。
・完全に勘違いしてしまいました。

> Check ■ ■ ■

109I-79　58歳の男性。胸痛を主訴に来院した。1週前，プールで水泳中に締め付けられるような胸痛を初めて自覚した。痛みは数分で消失した。昨日の夕食後に同様の強い症状が出現し，約1時間で改善したためそのまま入眠した。今朝になって心配した家族に連れられて受診した。喫煙は20本/日を38年間。糖尿病にて食事指導と運動指導とを受けている。意識は清明。身長160 cm，体重59 kg。体温36.3℃。脈拍96/分，整。血圧150/84 mmHg。呼吸数16/分。SpO_2 98%（room air）。眼瞼結膜に異常を認めない。頸静脈の怒張を認めない。心音と呼吸音とに異常を認めない。血液所見：赤血球430万，Hb 14.0 g/dL，Ht 36%，白血球6,200，血小板22万。血液生化学所見：心筋トロポニンT陽性，CK 239 IU/L（基準30〜140），CK-MB 23 IU/L（基準20以下）。胸部エックス線写真で異常を認めない。心電図（**別冊** No. 31A）と冠動脈造影像（**別冊** No. 31B，C）とを別に示す。

　治療として適切なのはどれか。**3つ選べ。**

a　硝酸薬投与
b　冠動脈バイパス術
c　ヘパリンの持続静注
d　経皮的心肺補助〈PCPS〉の実施
e　t-PA〈tissue plasminogen activator〉の静脈内投与

別　冊
No. 31　A，B，C

アプローチ

①胸痛を主訴 ⟶ 虚血性心疾患や，気胸，肺動脈血栓塞栓，大動脈解離など

②水泳中に締め付けられるような胸痛 ⟶ 痛みの性状としては，虚血性心疾患発作

③痛みは数分で消失 ⟶ 持続は短く，自然と軽快することから，狭心症が疑われる

④同様の症状が夕食後に出現し，約1時間持続 ⟶ 症状の悪化（持続時間の延長）が推測される

⑤喫煙歴20本/日，38年間 ⟶ 動脈硬化性病変のリスクファクターの一つ・喫煙

⑥糖尿病（食事療法，運動療法）⟶ 動脈硬化性病変のリスクファクターの一つ・糖尿病

⑦血圧150/84 mmHg ⟶ 動脈硬化性病変のリスクファクターの一つ・高血圧症。循環動態は維持されている

⑧呼吸数16/分，SpO_2 98%（room air）⟶ 呼吸状態も安定している

⑨頸静脈の怒張を認めない ⟶ 心不全は呈していない

⑩心筋トロポニンT陽性 ⟶ 心筋細胞の障害，急性冠症候群〈ACS：acute coronary syndrome〉

⑪CK 239 IU/L，CK-MB 23 IU/L ⟶ 心筋細胞の障害，急性冠症候群〈ACS〉

画像診断

A

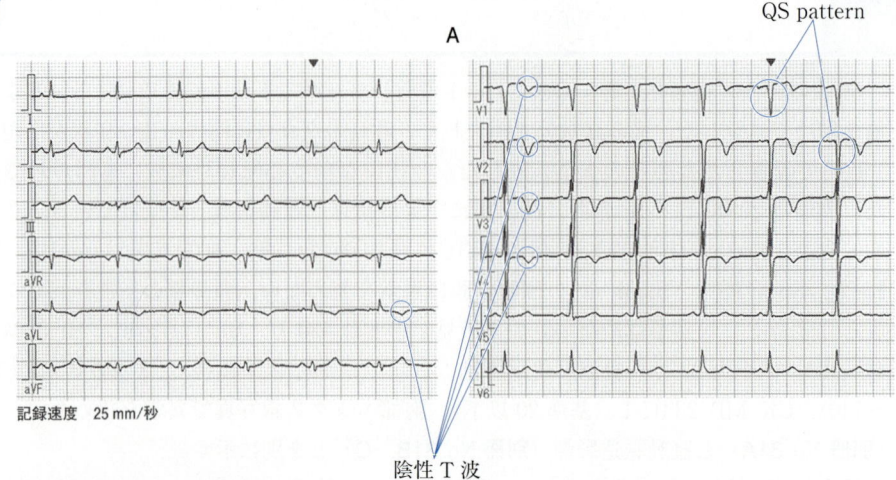

QS pattern

陰性T波

正常洞調律。胸部誘導 V_1〜V_2 で QS pattern を呈し，V_1〜V_4 および aVL で陰性 T 波を呈しており，前壁心筋梗塞の存在を示す。

B　右冠状脈造影

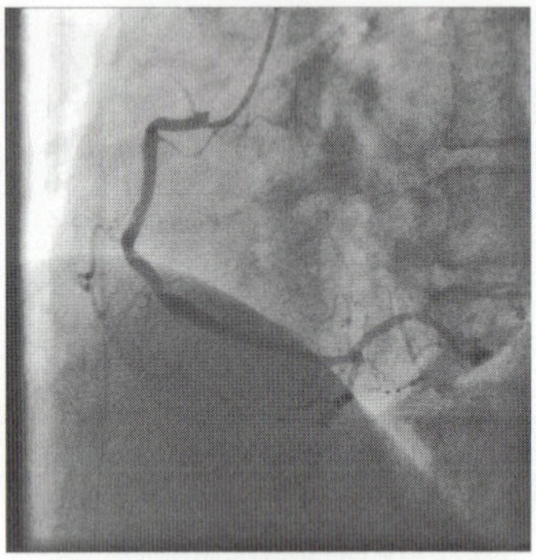

右冠状動脈は，やや壁の不整はあるものの，有意狭窄病変はみられない。

C　左冠状脈造影

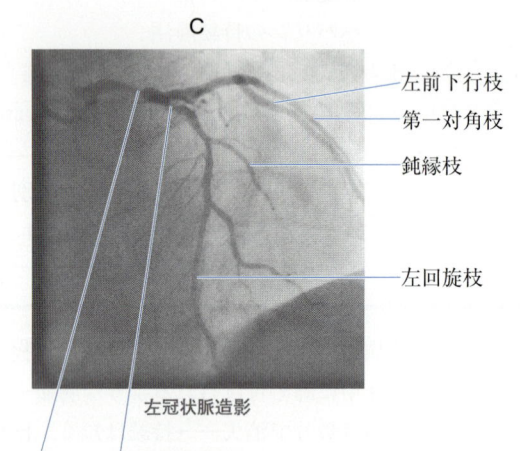

左前下行枝
第一対角枝
鈍縁枝
左回旋枝

左冠動脈主幹部の 90％ 狭窄病変

左回旋枝基部の 50〜75％ 狭窄病変

左冠動脈主幹部は 90％ の有意狭窄病変があり，今回の胸痛の責任病変と推測される。左回旋枝基部にも 50〜75％ の狭窄病変を認める。その他の左前下行枝，左回旋枝には狭窄病変は認めない。

鑑別診断　1週前に出現した労作時の胸痛（「アプローチ」①，②）は，短時間で自然に軽快（③）していた。ところが，胸痛の持続時間が長くなったり，水泳という強い運動の後だけではなく，夕食後という軽労作でも起こるようになっている（④）。動脈硬化性疾患のリスクファクターを複数有しており（⑤，⑥，⑦），症状からは不安定狭心症が最も考えられる。貧血による酸素運搬能低下はなく，呼吸数正常，SpO_2 正常（⑧），心音・呼吸音も正常ということから，気胸や肺動脈血栓塞栓症といった呼吸器系疾患は否定的である。血液生化学で心筋トロポニンT，CK，CK-MB がいずれも陽性・高値で，心筋細胞の障害が近接期に発生していたことを示しているが，循環動態は安定している（⑦，⑨）。冠動脈造影では左冠動脈主幹部に 90％ の有意狭窄病変を認めるものの，比較的太い分枝（左前下行枝や対角枝，あるいは左回旋枝，鈍縁枝など）の完全閉塞は認めず，心電図でも前壁心筋梗塞巣の存在はあるが広範囲貫壁性梗塞

ではない．以上より，左冠動脈主幹部病変による不安定狭心症と判断できる．

確定診断 左冠動脈主幹部病変による不安定狭心症

選択肢考察
○a 硝酸薬投与は，末梢静脈拡張による静脈還流量減少で前負荷を軽減し，心筋酸素消費量を抑制するとともに，一酸化窒素放出による冠動脈拡張で冠動脈血流増加をもたらし，虚血心筋の酸素需給バランスを改善して不安定狭心症の症状を軽減する．
○b 左冠動脈主幹部狭窄が責任病変であり，同部位での血栓閉塞は致命的であり，速やかに冠動脈バイパス術を施行すべきである．
○c 症状の悪化がみられる不安定狭心症では，不安定プラーク破綻により冠動脈の血栓閉塞をきたしやすく，ヘパリンの持続静注により血栓形成抑制を図る．
×d 「アプローチ」⑦，⑧，⑨から，呼吸・循環動態は安定しており，現時点では経皮的心肺補助〈PCPS〉の適応はない．
×e 冠動脈造影像から左冠動脈主幹部を含めた主要冠動脈分枝での血栓閉塞病変は認められないので，血栓溶解療法であるt-PA〈tissue plasminogen activator〉の静脈内投与は適応外である．

解答率 a 95.9％，b 98.3％，c 81.7％，d 16.5％，e 5.7％

ポイント 左冠動脈主幹部病変による不安定狭心症では，PCPSは循環動態安定時には不要だが，IABPは閉塞予防目的に使用することがある．

▶参考文献 MIX 160 朝 544 YN C78 みえる 循 92
▶正解 a，b，c LEVEL 正答率 77.0％

受験者つぶやき
・AMIに対してヘパリンを選ばせる問題は前日も出てました．国試はMONAだけじゃ通用しない時代になったのですね．
・選択肢にPCIとかあったらめちゃくちゃ迷っただろうなと思いましたが，ここはa，b，cかなと．

109I-80 66歳の女性。上腹部痛を主訴に来院した。昨日の夕食後から上腹部痛が出現し，本日の昼から増悪してきたため夕方に受診した。高血圧症と脂質異常症とで内服治療中である。身長155 cm，体重58 kg。体温38.2℃。右季肋部に強い圧痛を認めるが，反跳痛はない。血液所見：赤血球448万，Hb 13.8 g/dL，Ht 37%，白血球15,800，血小板28万。血液生化学所見：総ビリルビン0.9 mg/dL，AST 28 IU/L，ALT 18 IU/L。CRP 9.8 mg/dL。腹部造影CT（別冊No.32）を別に示す。
治療として適切なのはどれか。**3つ選べ。**
　a　抗菌薬投与
　b　経動脈的塞栓術
　c　腹腔鏡下胆嚢摘出術
　d　経皮経肝胆嚢ドレナージ
　e　体外衝撃波結石破砕術〈ESWL〉

別　冊
No. 32

アプローチ
①66歳の女性⟶高齢女性
②上腹部痛⟶胃十二指腸潰瘍，胆石症，急性膵炎などが考えられる
③脂質異常症⟶高コレステロール血症
④右季肋部痛⟶胆嚢炎の可能性
⑤白血球増多，CRP上昇⟶炎症反応の亢進

画像診断

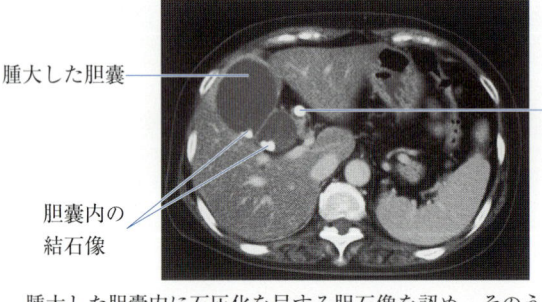

腫大した胆嚢内に石灰化を呈する胆石像を認め，そのうち1つは胆嚢管に嵌頓している。腹水はなく肝内胆管の拡張もない。

鑑別診断　一応，急性膵炎，胆管炎などが鑑別診断に挙がるが，画像から胆嚢結石嵌頓による急性胆嚢炎は明らかである。

確定診断　胆嚢結石による急性胆嚢炎

選択肢考察　胆嚢炎を併発した胆嚢結石で，有症状胆嚢結石症であり胆嚢摘出術が適応となる。急性期にこのまま緊急に腹腔鏡下胆嚢摘出術を行ってもよいが，抗菌薬投与で保存的治療を行い，それでも症状が治まらないときは経皮経肝胆嚢ドレナージを行っていったん炎症が鎮静化させてもよい。そして，その場合には，時期を置いて待機的に腹腔鏡下胆嚢摘出術を行うことになる。
○a　ひとまず抗菌薬投与で炎症を鎮静化してから，待機的に胆嚢摘出術を行ってもよい。
×b　動脈塞栓の適応はない。
○c　症状のある胆嚢結石であり，胆嚢摘出術が適応となる。急性期に緊急手術を行ってもよ

　　　　い。
○ d　抗菌薬投与のみでは症状が軽快しない時などには経皮経肝胆嚢ドレナージでいったん炎症を鎮静化した後に待機的に胆嚢摘出術を行ってもよい。
× e　体外衝撃波結石破砕術の適応は純コレステロール結石である。本例では石灰化を伴うので適応外である。

解答率　a 99.4%，b 0.4%，c 98.8%，d 98.1%，e 2.0%

ポイント　画像から胆嚢結石による急性胆嚢炎であることは容易に診断できる。石灰化を伴うことから，混成石または混合石であり，体外衝撃波結石破砕術や胆石溶解療法の適応はない。いずれにせよ，有症状胆石の治療の原則は，胆嚢摘出術である。

▶参考文献　MIX 212　朝 1204　YN B80　みえる 消 259

▶正解　a，c，d　LEVEL　　　　　　　　　　　　　　　　　　正答率 96.9%

解説者コメント　原則として，有症状胆石症例は胆嚢摘出の適応があることを理解すべきである。手術の難易度から，急性期に緊急で施行するか，炎症の鎮静化後，十分に時期を置いて待機手術で施行するかのいずれかであり，どちらにするかは個々の症例で判断すべきである。

受験者つぶやき
・お疲れ様でした‼　ラストを飾る設問はふつうの胆嚢炎。胆嚢炎にはラパタン。外科の先生がいなかったら PTCD。
・最後が心に優しい問題でよかったです。とりあえずここで一息ついて見直しに。

索　引

太字で示した問題番号は一般問題では主要テーマ，臨床問題では確定診断名を意味する。

和　文　索　引

◼ あ ◼

悪性関節リウマチ　E15
悪性黒色腫　**A3**
悪性腫瘍　I73
アシデミア〈酸血症〉　A19
アナフィラキシーショック　I4
　──におけるアドレナリンの投与経路　H11
アミノ酸　E33
アムホテリシンB　B52
亜硫酸ガス　I18
アルカローシス　I51
歩きにくさ → 歩行困難
アルコール依存症の離脱症状　I2
アレルギー性気管支肺アスペルギルス症　**A4**
アンジオテンシン受容体拮抗薬　D46
アンジオテンシン変換酵素〈ACE〉阻害薬　A16, G63
安楽死　H17

◼ い ◼

息切れ，息苦しさ → 呼吸困難
易骨折性　I22
意識混濁　I69
意識障害　A57, C25, D47, F30, H22, H28
医師に関わる利益相反　F1
医師のパターナリズム　C1
萎縮性腟炎　B36
胃食道逆流症　H24
異所性移植　B26
異所性妊娠　H26
胃全摘　E53, G32
胃蠕動の亢進　A9
イチゴジャム様血便　C23

胃底腺ポリープ　G67
遺伝カウンセリング　G51
遺伝子診断　I63
遺伝的影響　G17
易転倒性　G60
易疲労感　D36, E53, G44
医薬品の安全性　B4
医療計画　**B18**
医療保険　H19
医療面接における非言語的コミュニケーション　C5
飲酒　I32
インスリン　D12
インスリン分泌能　B12
咽頭痛　A60, F11, F18
陰嚢腫大　E49, I75
陰嚢水腫　**E49**
陰部の痒み　D24
インフルエンザ後細菌性肺炎　**A53**

◼ う ◼

ウイルス性疾患　A13
植込み型除細動器〈ICD〉　D33
ウォーキング　I26
右心不全　D32
うつ病　G13, G45, I70

◼ え ◼

永久歯萌出　C4
衛生委員会　E10
壊死性筋膜炎　I71
エストロゲン　I58
円形脱毛症　E11
嚥下機能評価　G36
嚥下困難　D28, F20
遠視　A15, I46
塩素系薬剤　A58

◼ お ◼

横隔膜　E12
黄色調帯下　B36
黄色ブドウ球菌　B55, D1, I5
黄体ホルモン療法　D60
黄疸　E35, E45, I62
嘔吐　D35, F20, H35
悪心　C28, F4, F26
落ち着きのなさ　A54
音響外傷　G52

◼ か ◼

海外航行前感染症対策　G42
開瞼困難　G21
介護支援専門員〈ケアマネジャー〉　G3
介護老人福祉施設における感染症拡大抑止策　A58
介護老人保健施設　B3
解釈モデル　F26
咳嗽　A59, B41, B46, C20, D29, D51, D52, H24, I49
外ヘルニア　A37
下咽頭癌　D28
化学放射線療法　D37
過換気症候群　I51
顎下腺生検　D48
顎下部腫脹　D48
喀痰　A59, B46, C20
喀痰塗抹検査　C20
喀痰培養　G65
角膜上皮剝離　E46
下肢筋力低下　E50
下肢脱力　D42
下肢痛　D43
過重労働対策　E10
下垂体腫瘍　A56, G54

家族内喫煙　E39
下腿浮腫　I73
肩こり　G50
学校医　B31
学校保健安全法による出席停止期間の基準　G7
学校保健計画　B31
家庭血圧の測定　I8
カテーテル関連血流感染症　E34
カテーテル先端培養　E34
化膿性脊椎炎　B53
下腹部痛　C21, D56, D57, G55, I74
下部消化管出血　C22
顆粒球数　C31
顆粒膜細胞腫　A44
カルバペネム系抗菌薬　I7
肝右葉切除　I14
感覚過敏　D3
冠拡張薬　E68
肝癌　G35, G43
がん患者の権利　H1
肝機能障害　A36, B39
間欠性跛行　I26
眼瞼下垂　I60
環軸関節亜脱臼　D43
間質性肺炎　A29
患者情報の問い合わせ　C25, H22
患者の行動変容　E41
患者の生体試料の収集　B42
感情の表出　F24
顔色不良　D55
癌性心膜炎　I50
癌性疼痛緩和における医療用麻薬の投与　G29
関節炎　C12
関節痛　I57
間接ビリルビン優位の黄疸　E35
関節リウマチ　A51
感染症対策　B7
感染症の届出　G30
感染症の発生状況の要因　E9
感染症法　E2
感染性心内膜炎　G24
感染性廃棄物　H3
完全房室ブロック　A32
浣腸による整復　C23
眼痛　E46
冠動脈血流　E67
冠動脈バイパス術　D17, G56, I79

肝膿瘍　I13
がんの緩和医療（緩和ケア）　B37, G29, H1
顔面紅潮　I72

■　き　■

気管支内視鏡による痰吸引　G56
気管切開術　A60
気管挿管　A60, C24, F11, H15
奇形腫　D30
器質性精神障害　B11
器質的疾患　I54
規則的子宮収縮　E16
喫煙　E39, H19
気分の上がり下がり　D23
気分不良　I71
偽膜性腸炎　I13
記銘力の評価　F7
逆流性食道炎　I11
急性間質性腎炎　I57
急性冠症候群　E66
急性喉頭蓋炎　A60
急性細気管支炎　F23
急性糸球体腎炎　I77
急性上気道炎　F18
急性大動脈解離　I10
急性胆管炎　H7
急性胆囊炎　E28, I80
急性中耳炎　I6
急性虫垂炎　A35
急性脳症　I67
急性白血病　D15
急性副鼻腔炎　D27
急変患者に対する経口気管挿管　H15
仰臥位低血圧症候群　A21
狭心痛　I36
行政解剖　E21
胸痛　D31, I79
　――の特徴　F5
強皮症〈全身性硬化症〉　I66
胸部圧迫感　I50
胸部中部進行食道癌根治切除術　D18
挙児希望　B47, B49, G57, I59
近位尿細管　E33
禁煙　B41
　――の薬物治療　H19
緊急手術　I9

緊張型頭痛　C18
緊張性気胸　B38
筋肉内投与　H11
筋力低下　H31, I64, I65

■　く　■

偶然誤差　G5
空腸瘻造設術　E56
区画内圧測定　I61
くも膜下出血　B27, H25
クモ指　A26
クラミジア感染症　D50
クリッピング　G28
グリーフケア　B37
グルコン酸カルシウム　G62
クループ症候群　E52
車椅子　H18
クレチン症　I27
クロスマッチ〈交差適合試験〉　F3

■　け　■

ケアマネジャー〈介護支援専門員〉　G3
経過観察　A43, G69, I12
経管栄養　B25
頸肩腕症候群　G50
経口摂取不可能な高齢者の栄養管理　B25
経食道心エコー検査　G24
頸髄損傷　C10
経蝶形骨洞手術　B57
頸椎後縦靱帯骨化症　G60
頸動脈超音波検査　H31
経動脈の塞栓術　D8
経鼻胃管挿入　F14
経皮経肝胆囊ドレナージ　E28, I80
経皮的胃瘻造設術　D10
経腹的羊水除去　E43
頸部腫瘤　B49
けいれん　A38
けいれん発作　I55
外科手術　D31
血液型　F3
血液検査　C17, F3
血液透析　A19
血液培養　E34
結核　B7, E2, G30
血管炎　I29
血気胸　D31

血球貪食性リンパ組織球症〈血球貪食症候群〉　A38
月経異常　F9
月経痛　D60, I58
結紮術　A18
血腫　D20
血漿交換　E26
血漿浸透圧　H35
血漿レニン活性〈PRA〉　G39
血清Ca　A20, D19
血清K　E20
血清Na　A20
血清P　D19
血清クレアチニン　B13, D55, D59
結節性硬化症　I55
血痰　H23
結腸癌　F15
血糖測定　C27
血尿　D58, G38
血便　A45
ケトン性低血糖症　D47
下痢　A45, D55, E47, I68
減塩　G46
元気がない　E48, I43
嫌気性菌　A10
健康診査　B30
健康増進法　B30
健康相談　B31
健康日本21　C15
検査後確率　F29
倦怠感 → 全身倦怠感
原発閉塞隅角緑内障　C19
顕微鏡的多発血管炎　D38, I76

■　こ　■

抗SS-A抗体　B22
抗TSH受容体抗体　C30
抗アクアポリン4抗体　D13
降圧　H25
降圧薬　A40
抗アレルギー薬　D25
抗インスリン抗体　A57
高エネルギー外傷　C24
膠芽腫　D41
高カリウム血症　A19, D12, G61
硬化療法　A18
交感神経幹　B10
抗凝固薬　A31
抗凝固療法　B61

抗菌薬　A59, D27, D56, F31, I80
口腔癌　I47
口腔カンジダ症　B52
口腔ケア　D18, I48
口腔内の視診　H27
後頸部痛　G50
高血圧（症）　B39, C14
抗血小板薬　E68
抗原特異的IgE検査　A50
抗コリン薬　D57
交差適合試験〈クロスマッチ〉　F3
高次脳機能障害　H29
甲状腺機能　D45
甲状腺機能低下症　H9
甲状腺全摘出術　D20
口唇チアノーゼ　F19, F23
後陣痛　G55
好中球の異常　B16
交通外傷　H16
交通事故　B5, C24, E63
公的医療保険　G2
後天性血友病　I56
後天性免疫不全症候群〈AIDS〉　B50
喉頭鏡　H15
高熱　A53
更年期障害　I39
抗ヒスタミン薬　D57
抗平滑筋抗体　A36
高齢者総合機能評価〈CGA〉　E31
高齢者の熱中症　D16
誤嚥性肺炎　G64, I48
呼吸運動　E12
呼吸器疾患の治療薬　A4
呼吸困難　A40, A59, B46, B48, C22, D29, D31, F11, F23, G51, G64, I51, I76
国民健康・栄養調査　B30
こころの健康　C15
鼓室形成術　A27
骨形成不全症　I22
骨髄　B33
骨髄異形成症候群　D36
骨端線の閉鎖　B14
骨盤部動脈損傷　E65
小走り　G31
コルヒチン　A49
コレステロール　G34
コレラ　G30

根治的右腎摘除術　A41
コンパートメント症候群　I61

■　さ　■

細菌性角膜潰瘍　D5
細菌性腟症　B36
再生可能なエネルギー　E38
臍帯真結節　D21
臍帯の脱落時期　G15
臍帯ヘルニア　B21
在宅ケア　B2
在宅での看取り　B40
最長発声持続時間　E24
サイトメガロウイルス腸炎　I68
作業療法士　H30
嗄声　D28, E24
殺虫剤　G58
産業医　E6, I70
酸血症〈アシデミア〉　A19
産褥期に好発する疾患　G13
三尖弁　B32

■　し　■

敷石像　E47
色覚異常　G10
子宮奇形　B47
子宮筋腫　G53, I58
子宮頸癌　D37
子宮収縮　G55
子宮整復　E44
子宮腺筋症　I58
子宮体部　I19
子宮内反症　E44
子宮内膜症　D60
子宮の用手的移動　A21
シクロホスファミド　I76
事後確率　F10
自己免疫性肝炎　A36
自殺企図　D53, G45, G58
自殺死亡率の推移　G1
自殺の動向　A14
脂質異常症　B56
思春期　B14
視神経炎　D5
視神経脊髄炎　D13
ジストニア　G21
自宅の環境整備　G60
耳痛　I6
膝関節の徒手検査　E29

索引　545

疾患の原因　D9
失語　B59
質問紙法　G37
児頭骨盤不均衡　E23
児童相談所　B6
指動脈損傷　F21
紫斑　I56
耳閉感　A28
自閉症　D3
自閉的生活　E51, G49
死亡診断書　C3, G18
耳鳴　G52
社会状況　B29
社会保障制度　E2
ジャガイモの新芽　I31
瀉血　I72
縦隔腫瘍　B58
縦隔リンパ節郭清を伴う左上葉切除術　A30
習慣的な運動　F15
収縮期駆出性雑音　H5
収縮期血圧　D59
重症骨盤骨折　E63
重症熱性血小板減少症候群〈SFTS〉　A13
重症薬疹　H12
絨毛間腔　B34
手関節腫脹　A51
手関節痛　A51, G59
手根管症候群　A46
手指のしびれ感　A46
手指の切創　F21
出血傾向　G20
出血性ショック　E63
出血性膀胱炎　D57
術後せん妄 → せん妄
術後鎮痛　G26
出生前診断　G51
春季カタル　D25
常位胎盤早期剥離　I41
上咽頭癌　A28
消化管疾患の合併症　I13
上眼窩裂　B9
硝酸薬　I79
上肢麻痺　E58
掌蹠膿疱症　A25
小腸　E17
上腸間膜動脈閉塞症　I37
小児期の造血部位　B33

小児期の皮膚筋炎　I28
小児の弱視　A15
上腹部痛　F26, I80
上腹部の脈管　E13
上部消化管内視鏡検査　D34
静脈血採血　E4
症例数　G5
上腕骨顆上骨折　I61
食塩液のNa濃度　B62
食事形態の工夫　H34
食事指導 → 生活指導
褥瘡　F16
　──の治療とケア　G19
食中毒　I31
食道アカラシア　F20
食道静脈瘤　A18
職場環境の確認　G50
褥婦にみられる感染症　D1
褥婦の所見　G55
食物アレルギー　I4
食欲不振（食欲低下）　A37, B40, I48
女性生殖器の細胞診　I19
除染シャワー　G58
ショック　I4, C10
初妊婦の所見　F4
処方箋解読　H14
徐脈　C10
自律神経障害による突然死　B19
視力低下　A26, D26, I46
心因性勃起障害　A2
心エコー（検査）　A52, B54, G9
腎機能低下　D38, D59
心筋梗塞　A33, D17
心筋症　A5
心筋トロポニンT　A33
真菌の染色法　E37
腎結石　G38
心原性脳塞栓症　D7
人工呼吸器関連肺炎　I7
人工呼吸療法　B2
進行性核上性麻痺　A11
進行肺腺癌の治療方針　D6
人工弁置換術　A17, G57
深在性真菌感染症　D15
腎細胞癌　A41
心サルコイドーシス　D33
心室頻拍　D33
真珠腫性中耳炎　A27

腎腫瘍　A41
尋常性乾癬　B45
振水音　H13
新生児一過性多呼吸　D22
新生児期に死亡率が高い先天性疾患　B21
新生児呼吸窮迫症候群　I1
新生児の血液所見　B13
新生児の所見　B43
新生児の心拍数異常　B22
真性赤血球増加症　I72
心尖拍動の左下方への偏位　I36
心臓　B32
　──の聴診所見　H5
心臓移植　A5
迅速超音波検査〈FAST〉　E63
診断の確定　H10
心タンポナーデ　B38, I50
身長　B20
陣痛発来　E16, E44, G47
心内修復術　D54
心内膜床欠損症　I35
心嚢ドレナージ　I50
腎・泌尿器疾患の症候　H6
深部静脈血栓症　I39
心不全　I52
腎不全　A40
心房細動　A31, D7, I37
心房中隔欠損症　D54
心理・精神機能検査　E51
診療補助行為　E4

■　す　■

膵管拡張　I16
膵管内乳頭粘液性腫瘍　I16
遂行機能障害　H29
髄質部集合管　E33
膵腫瘍の画像所見　I16
膵臓　B26
水頭症　A48
水道法　B8
髄膜瘤　H4
睡眠導入薬　H22
頭重感　C18
頭痛　D49, F22, G54, H25
ストレス　I3
スルバクタム・アンピシリン合剤　A53

■ せ ■

生活環境からの隔離　D29
生活指導　B41, C14, G46
生活習慣　F2
正規雇用　B29
性器出血　A44, C21, D37
精子形成　G33
正常な腎機能　E33
正常分娩　G47
精神疾患の症候　E22
精神障害者医療の実態　G6
精神的苦痛　B37
精巣性非セミノーマ　I75
生体弁　A17
正中神経　A46
生命をおびやかす外傷の診療　G16
生理食塩液の急速輸液　F30
世界保健機関〈WHO〉　B4
赤芽球癆　G20
脊髄液検査　I69
脊髄髄膜瘤（二分脊椎）　A48
赤沈亢進　G59
赤痢アメーバ症　A45
切開排膿ドレナージ　I71
舌・口腔底切除術　I47
舌の疼痛　I47
切迫早産　I41
切迫流産　C21
セフェム系抗菌薬　G40
セボフルラン　E54
セロトニン　I40
遷延性咳嗽　B41
前期破水　B24
前胸部圧迫感　E66
前胸部痛　D30
穿刺ドレナージ　D56
前十字靱帯　E29
全身倦怠感　A32, A33, A40, B40, D32, D40, F24, F28, H35, G53, G61, I54, I62
全身性エリテマトーデス〈SLE〉　G59, I68
全身性硬化症〈強皮症〉　I66
全身性浮腫　C7
全身麻酔　E54, G56
先端巨大症　B56
先天性胆道拡張症　D9
先天性副腎皮質過形成　I65

前頭側頭型認知症　I43
喘鳴　A59, E52, F11
せん妄　B44, G66
前立腺癌　A42
前立腺肥大症　D57, E57
前腕不全切断　A47

■ そ ■

造影剤腎症　B17
双極性障害　D23
早期離床　G66
造血部位　B33
早朝高血圧　I8
早発卵巣機能不全　A24
創部の洗浄　H16
僧帽弁　B32
僧帽弁狭窄症　G57
僧帽弁閉鎖不全症　B48, G64
続発性肺クリプトコックス症　D50

■ た ■

第一中足趾節関節痛　A49
体位変換　E18
退院後の医療・介護計画　H30
体液平衡　E20
体外受精・胚移植　I59
体外衝撃波結石破砕術〈ESWL〉　G38
胎芽期の造血部位　B33
胎芽・胎児組織の閉鎖不全　H4
大規模地震発生後の対応　G4
胎児機能不全　I41, I42
胎児・新生児期循環　G22
胎児性水俣病　B42
胎児臓器　E17
胎児中大脳動脈血流速度計測　G14
胎児超音波検査　E25
胎児の貧血　G14
代謝性アシドーシス　E20
体重減少　C30, I54
体重増加不良　I64
代診医派遣　E5
大腿骨骨折　B44
大腿四頭筋訓練　G60
大腸癌　G35
大腸菌　B8
大腸憩室炎の後腹膜穿通　D56
大腸憩室出血　G28
大腸憩室症　I12

胎動減少　I42
耐糖能障害　B56
大動脈解離　F5
大動脈基部拡大　I53
大動脈弓　B10
大動脈弁狭窄症　A17, H5
大動脈弁閉鎖不全症　I36, I53
大脳鎌髄膜腫　F6
大脳脚　E14
胎盤　B34
多飲・多尿　A20
唾液腺由来の血清アミラーゼ高値　D49
多系統萎縮症　B19
脱水（症）　G39, G41
多発外傷　H28
多発性肝囊胞　E60
多発性骨髄腫　D41
多発性囊胞腎　E60
多発単神経炎　I29
タール便　C6
胆管癌　I15
淡血性帯下　B36
弾性墜落性跛行〈Trendelenburg跛行〉　B28
胆道癌　D9
胆囊炎　E48
胆囊結石　I80
胆囊捻転症　D35

■ ち ■

地域医療支援病院　G41
地熱　E38
注意欠如・多動症〈ADHD〉　A54
中硬膜動脈出血　I24
中心静脈栄養法　G11
中心性漿液性脈絡網膜症　I46
虫垂切除術　A35
中殿筋不全患者の歩行　B28
中毒性表皮壊死症　H12
超音波検査　E40
蝶形骨　B9
腸重積　C23
超皮質性感覚失語　B59
腸閉塞　A37, H13
直腸　C22
チロシンキナーゼ阻害薬　I17

■ つ ■
対麻痺　F6
対麻痺患者の参加制約　B1
通年性鼻アレルギー　A50
痛風　A49

■ て ■
低血糖　A57, C26, D47
低酸素血症　H38
低出生体重児　E39
低身長　G48
低張性脱水症　H35
低用量アスピリン　I72
低用量ピル　D60
適応障害　G49, I3, I70
デキサメタゾン抑制試験　I78
手首の切創　G45
テストステロン　G33
テタニー　D20
手の疼痛　D44
デブリドマン　A47
転移性骨腫瘍　D42
電解質輸液のエネルギー　E69
伝染性単核球症　A38
伝染性膿痂疹　I5
転落受傷　I61

■ と ■
頭位眼振検査　C29
動悸　A31, C26, C30, D33, D54
統合失調症　A23, E51
同種造血幹細胞移植　D15
糖代謝の臨床的評価　B12
頭頂葉　B60
疼痛管理　B44
糖尿病　G35, I26
糖尿病腎症　A40, D46
糖尿病網膜症　I34
頭部外傷　C8, I24
頭部単純CT　F22
動脈硬化症　I37
動脈瘤塞栓術　B27
特異度　H10
特定保健指導　F2
特発性肺動脈性肺高血圧症　D32
特発性副甲状腺機能低下症　D19
突発性発疹　F13, I67
トランスコバラミン　G32

トルエン中毒　A55

■ な ■
内眼角部の腫脹　I45
内視鏡検査　G36
内視鏡治療　G28
内分泌・代謝疾患の治療薬　I25
内ヘルニア　A8
夏型過敏性肺炎　D29
難聴　A27, I22

■ に ■
日内変動　G34
二分脊椎（脊髄髄膜瘤）　A48
乳癌　E40, I39
　──の診察　H8
乳癌死亡率の推移　E7
乳児内斜視　A15
乳汁漏出　A56
乳腺炎　D1
乳房外Paget病　D24
乳幼児突然死症候群　E39
ニューキノロン系抗菌薬　A12
ニューモシスチス肺炎　B51
尿管結石　I74
尿細胞診　D58
尿酸　I74
尿酸合成阻害薬　A49
尿失禁　E60
尿浸透圧　G39
尿潜血　A39, D59
尿素窒素　C6
尿素窒素〈BUN〉/血清クレアチニン　G39
尿蛋白　A39, D59, G59
尿中Cペプチド排泄量　B12
尿中馬尿酸高値　A55
尿沈渣の検鏡　G23
尿濃縮　E33
尿比重　A20
尿路結石　F25
尿路損傷　E63
妊産婦死亡率の推移　E8
妊娠　G44, G51
妊娠悪阻　C11
妊娠中の深部静脈血栓症　C11
妊娠反応　H26
妊婦に使用する抗菌薬　G40

■ ね ■
熱中症　D16
ネフローゼ症候群　A40
眠気　H37
粘膜刺激症状　I18
粘膜びらん　H12

■ の ■
脳血管障害の治療　B27
脳梗塞　B39, B59, F17, H30, I21, I52

■ は ■
肺炎　F30, G41
　──の治療薬　I7
肺炎後敗血症　F31
バイオマス　E38
肺癌の放射線治療　E27
肺結核　C20
肺高血圧症　A52
肺サーファクタント気管内注入　I1
肺腺癌　A30, I50
肺塞栓症　B38
排尿困難　A42
肺胞気-動脈血酸素分圧較差〈A-aDO$_2$〉　A29, H37
肺胞低換気　E30, H38
パーキンソン症状　A11
拍動性の頭痛　I40
白内障　D26
爆発炎上事故　H28
播種性血管内凝固〈DIC〉　I33
発育性股関節形成不全　I23
発汗異常　E58
白血球　B13
発達の遅れ　B42, I64
発熱　B50, B53, D29, D49, F28, G41, G59, G64, H27, I48, I49, I57, I67
ハードコンタクトレンズ　E46
パニック発作　F12
歯磨き指導　E36
パラシュート反射　E32
バランス訓練　G60
バリウム造影検査　G36
針刺し事故　C17
バルプロ酸　D23
バルーン型胃瘻カテーテル　D10

バルーンカテーテルによる血栓除去　A34
反回神経麻痺　D20

■ ひ ■

非圧痕性浮腫　H9
鼻咽頭ぬぐい液迅速検査　F28
皮下出血　G38
被虐待児の一時保護　B6
肥厚性幽門狭窄症　A9
鼻汁　F18
鼻出血　B39, G20
皮疹　A25, B45, I57
非ステロイド性抗炎症薬〈NSAIDs〉　G63
非正規雇用　B29
非セミノーマ　I75
ビタミンB_1　C16
ビタミンB_1欠乏症　C16
ビタミンB_{12}　E53
　――の代謝　G32
筆談　H28
ヒトT細胞白血病ウイルス〈HTLV-I〉　B35
脾動脈　E13
ヒトへの発がん性評価　E19
ヒトヘルペスウイルス　F13
ヒト免疫不全ウイルス〈HIV〉　B35
微熱　C20
ビフィズス菌　E45
皮膚筋炎　H31, I28
皮膚描記法　B23
肥満　B56, C14
びまん性大細胞型B細胞リンパ腫　A7, B49
肥満低換気症候群〈Pickwick症候群〉　H37
百日咳　D51
標準化死亡比　G43
病状の説明　B49
鼻漏　A50, D27
貧血　H6
頻呼吸　H7
頻尿　D39, E57
頻脈　C22

■ ふ ■

不安定狭心症　I79

不育症　I20
風力　E38
フェリチン低下　G53
腹腔鏡下胆嚢摘出術　I80
腹腔動脈　E13
腹腔ドレーン　E56
複合性局所疼痛症候群　D44
複視　G54
副腎皮質ステロイド　A4, A38, A59, D38, E11, H32, I76
副腎皮質ホルモン　G34
腹水貯留　A22
腹痛　A35, D55, E43, E47, H26, I54, I68
腹部超音波検査　I62
腹部膨隆　E60
腹膜播種　A6
服薬アドヒアランス　C13
浮腫　D32, E60, I77
婦人科疾患における帯下の特徴　B36
不正性器出血　A44, D37
浮動　E23
ブドウ糖液　D12
不妊　D50
ふらつき　C16
プリックテスト　I4
不慮の事故死　B5
フルオレセイン染色検査　E46
フルコナゾール　D52
フロセミド負荷試験　B56
プロテアソーム阻害薬　D40

■ へ ■

平均在院日数　H2
閉経　F9
閉塞性黄疸　I62
閉塞性ショック　B38
閉塞性動脈硬化症　A34
へき地医療　E5
へき地医療拠点病院　E5
ペニシリン系抗菌薬　G40, I6
ヘパリン　E68
　――の持続静注　I79
ヘルペス性歯肉口内炎　H27
片頭痛　I40
変動一過性徐脈　D21
片麻痺　D41, H30
ペンライト　E49

■ ほ ■

膀胱癌　D57
膀胱上皮内癌　D39
膀胱内視鏡検査　D58
房室弁の先天異常　I35
放射線治療　E27
　――の通常分割照射　G27
放射線の確率的影響　G17
放射線の防護・管理　G25
保健指導における産業医の役割　E6
歩行困難　G60
歩行時下肢痛　A34
歩行不安定　E55, E59
母子健康手帳　E3
母子保健制度　E3
母性健康管理指導事項連絡カード　G44
保続　B11
補体価低下　E15, I77
発作性夜間ヘモグロビン尿症　D11
母乳性黄疸　E45
母乳を介した母子感染　B35
ホルモン補充療法　I39
ホルモン療法　A42
本態性高血圧　I8

■ ま ■

マイコプラズマ肺炎　I30
膜性腎症　I73
マクロライド系抗菌薬　G40
マクロライド系抗菌薬耐性株　I30
麻疹　G7
マダニ　A13
末期癌患者の家族への対応　F24
末期癌患者への対応　B40, H23, H33
慢性炎症性脱髄性多発根神経炎　E50
慢性骨髄性白血病　I17
慢性糸球体腎炎患者の妊娠　H21
慢性腎炎症候群　A39
慢性心不全　A16
慢性腎不全　A40, D19, H6
慢性肉芽腫症　B16
慢性閉塞性肺疾患〈COPD〉　A59, B46

索引　549

み

右季肋部痛　D35
右上肢内側感覚低下　E58
ミトコンドリア脳筋症　I60

む

無関心　I43
無気肺　G56
無月経　A24, A56
霧視　C19
無精子症　I59
夢中遊行症　I44
無痛性虚血性心疾患　D17
無痛性甲状腺炎　D45
胸やけ　G67, I66
無表情　I43
ムンプス〈流行性耳下腺炎〉　D49

め

メタ分析〈メタアナリシス〉　C9
メタボリック症候群　E41
メトロニダゾール　A45
眼の痒み　D25
めまい　A27, A32, C28, D33

も

毛細血管腫　I34
網嚢孔ヘルニア　A8
毛髪の異常　I64
網膜外層　G10
網膜出血　I34
網膜電図〈ERG〉　D26
物忘れ　H29
モルヒネ　G26

や

夜間多尿　E57
夜間の異常行動　I44
夜間頻尿　E57
薬剤性腎障害　G61
薬剤性肺炎　I49
薬物依存症　A5
薬物による児の形態異常　G12
痩せ　F24

ゆ

有機溶剤中毒　A55
有機リン中毒　G58
遊走胆嚢　D35
輸液の組成　H36

よ

要介護高齢者の褥瘡予防策　E18
溶血性尿毒症症候群　D55
溶血性貧血　E35
羊水過多症　E43
腰痛　D37
腰背部痛　F25, H33
抑うつ（症状）　G45, I70
予防接種　E42, G42
　──の実施確認　E36

ら

落葉状天疱瘡　D4
卵黄嚢　B33
卵巣　A24
卵巣嚢腫　A43
卵胞刺激ホルモン〈FSH〉　G33

り

リウマチ熱　D14
リスクファクターとなる条件　E1
リストカット → 自殺企図
リスペリドン　A23
リハビリテーション　B3, H30
　──の到達目標　E59
硫化水素中毒　D53
流行性耳下腺炎〈ムンプス〉　D49
流涙　E46
良性発作性頭位めまい症　C28
緑内障　F27
淋菌感染症　A12
臨床検査技師　E4
輪状甲状靱帯穿刺　A60
臨床試験　C2
隣接遺伝子症候群　B15
リンパ球　B50
リンパ球数減少　G59
リンパ節転移　I75

る

涙液培養　I45
涙嚢炎　I45

れ

レーザー虹彩切開術　C19
レナリドミド　D36
連合弛緩　E22

ろ

労作時呼吸困難　A29, A52, D54, G57, H37, I53
労働者災害補償保険法　G8
肋骨脊柱角叩打痛　F25
　──の診察方法　F8
濾胞性リンパ腫　I38

わ

鷲手　E58
悪い知らせ　H23

欧文索引

A

A-aDO$_2$〈肺胞気-動脈血酸素分圧較差〉 A29, H37
ACE〈アンジオテンシン変換酵素〉阻害薬 A16, G63
ADHD〈注意欠如・多動症〉 A54
AIDS〈後天性免疫不全症候群〉 B50
Alzheimer 型認知症 D2
APTT 延長 I33
ASO I77

B

β遮断薬 A16
B 型肝炎ウイルス感染 I73
Basedow 病 C30
BCG の膀胱内注入 D39
Beck のうつ病自己評価尺度 G37
biophysical profile score〈BPS〉 I42
Borrmann 4 型胃癌 A6
BTB 用紙 B24
BUN〈尿素窒素〉/血清クレアチニン G39

C

C ペプチド A57
C3 低下 I77
C$_{50}$ 低下 E15
CD10 I38
CD20 I38
CGA〈高齢者総合機能評価〉 E31
Clostridium difficile A10
CO$_2$ ナルコーシス E30
COPD〈慢性閉塞性肺疾患〉 A59, B46
Creutzfeldt-Jakob 病 I69
Crohn 病 E47

D

DIC〈播種性血管内凝固〉 I33
Down 症候群 D43, I27
Duchenne 型筋ジストロフィー I63

E

Ebstein 奇形 I35
EGFR D6
ERG〈網膜電図〉 D26
ESWL〈体外衝撃波結石破砕術〉 G38

F

Fallot 四徴症 F19
FAST〈迅速超音波検査〉 E63
Fitz-Hugh-Curtis 症候群 D50
Fournier 壊疽 I71
Frenzel 眼鏡 C29
FSH〈卵胞刺激ホルモン〉 G33

G

Gilbert 症候群 E35
Glasgow coma scale C8
GnRH アゴニスト D60
Gram 陰性菌 E62
Grocott 染色 E37

H

hCG B34
Helicobacter pylori 感染 D34
Hib 感染症 E42
HIV〈ヒト免疫不全ウイルス〉 B35
HTLV-I〈ヒト T 細胞白血病ウイルス〉 B35
HTLV-I 抗体 A1

I

^{131}I-アドステロールシンチグラフィ I78
ICD〈植込み型除細動器〉 D33
ICG 試験 I14
IgA 腎症 A39, D59
IgG B22, D4
IgG4 関連疾患 D48

K

Köbner 現象 B45

L

LD 高値 D55

M

Marfan 症候群 A26, I53
Menkes 病 I64
Minnesota 多面人格検査〈MMPI〉 G37
MRI I28

N

NSAIDs〈非ステロイド性抗炎症薬〉 G63

P

Pancoast 型肺癌 E58
Parkinson 病 E55
PAS 染色 E37
Pickwick 症候群〈肥満低換気症候群〉 H37
PRA〈血漿レニン活性〉 G39
Prader-Willi 症候群 B15
preclinical〈subclinical〉Cushing 症候群 I78
PSA D42
PT 延長 I33

索引 551

S

SFTS〈重症熱性血小板減少症候群〉 A13
SLE〈全身性エリテマトーデス〉 G59, I68
subclinical〈preclinical〉Cushing症候群 I78

T

t-PAによる血栓溶解療法 I21
Trendelenburg跛行〈弾性墜落性跛行〉 B28

V

Volkmann拘縮 I61

W

WHO〈世界保健機関〉 B4
WHO憲章における健康の定義 H20

数字・時計数字

1か月児の所見 E45
1歳6か月児の所見 E32
2語文 G31
2歳0か月児の所見 G31
3歳児健康診査で実施される一次予防 E36
5q− D36
6歳児の所見 C4
12誘導心電図 G61
17α-hydroxylase欠損症 I65
Ⅰ度高血圧 G46

国試 109 ― 第109回医師国家試験問題解説書	
2015年 4月 16日	第1版第1刷発行

編　集	医師国家試験問題解説書編集委員会
発行所	株式会社 医学評論社
	〒169-0073 東京都新宿区百人町 1-22-23
	新宿ノモスビル 2F
	TEL 03(5330)2441（代表）
	FAX 03(5389)6452
	URL http://www.igakuhyoronsha.co.jp/
印刷所	大日本法令印刷株式会社

ISBN 978-4-86399-275-7　C3047

国試で「臨床実習」!

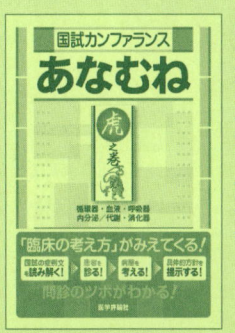

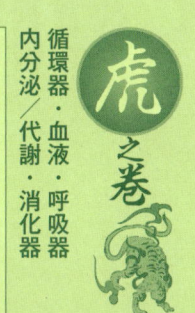

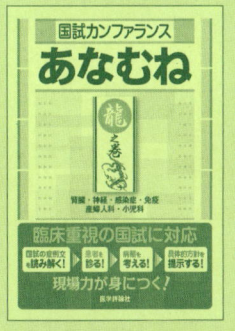

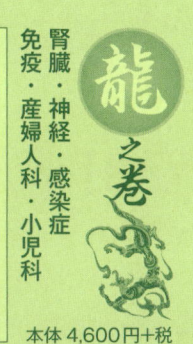

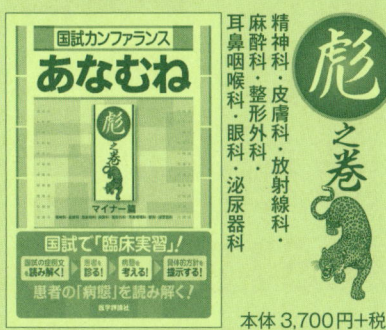

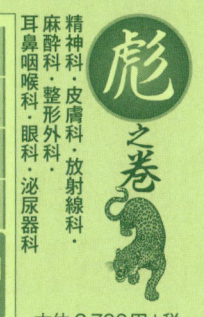

国試カンファランス あなむね

虎之巻 循環器・血液・呼吸器・内分泌/代謝・消化器
本体 4,600円+税

龍之巻 腎臓・神経・感染症・免疫・産婦人科・小児科
本体 4,600円+税

彪之巻 精神科・皮膚科・麻酔科・整形外科・耳鼻咽喉科・眼科・放射線科・泌尿器科
本体 3,700円+税

☞ 「あなむね」のコンセプト

1. 国試臨床問題から「選択肢」を除外,症例文のみを読み解きます。
2. 年齢・性別,主訴,身体所見などを材料に,目の前の患者を診ます。
3. 検査所見,視覚素材を材料に,現状の病態を考えます。
4. 患者への対応を判断し,主訴を解決する治療方針を提示します。

あなむね ネット講義 公開中!
くわしくはWEBで
http://www.igakuhyoronsha.co.jp/

(株)医学評論社
〒169-0073 東京都新宿区百人町1-22-23
電話:03(5330)2441/FAX:03(5389)6452
E-mail:sales@igakuhyoronsha.co.jp

診断のフローチャートで考える

最新刊

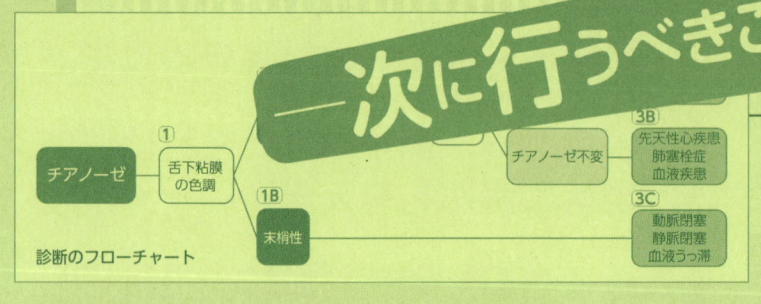

国試

臨床推論がわかる
—次に行うべきことは何か

安田幸雄 編集
金沢医科大学名誉教授

- ✓ 主要症候70項目にアプローチ
- ✓ 症例問題も収載
- ✓ B5判・512頁
- ✓ 本体4,600円＋税

(株)医学評論社
〒169-0073　東京都新宿区百人町1-22-23
電話：03 (5330) 2441／FAX：03 (5389) 6452
E-mail：sales@igakuhyoronsha.co.jp

チャート
脳神経外科 【第4版】

東京医科大学教授　三木　保　編集

B5判　362頁　本体4,200円＋税　ISBN 978-4-86399-107-1 C3047

診断から治療まで
国試・研修対策はこれ1冊で！

- 3D-CTなどの**最新の画像・知見**を盛り込み，大幅リニューアル！
- 「**国試既出問題からみた画像診断のポイント**」掲載！

[内容]
総論 診察・診断／主要症候／画像検査／治療
各論 脳腫瘍／脳血管障害／頭部外傷／先天奇形／水頭症／炎症性疾患／機能神経外科／脊椎・脊髄疾患／末梢神経の外科

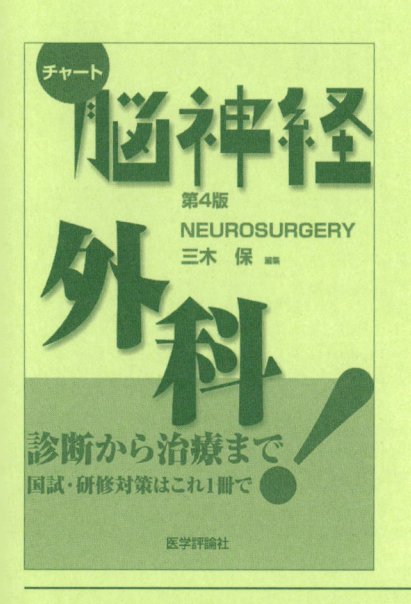

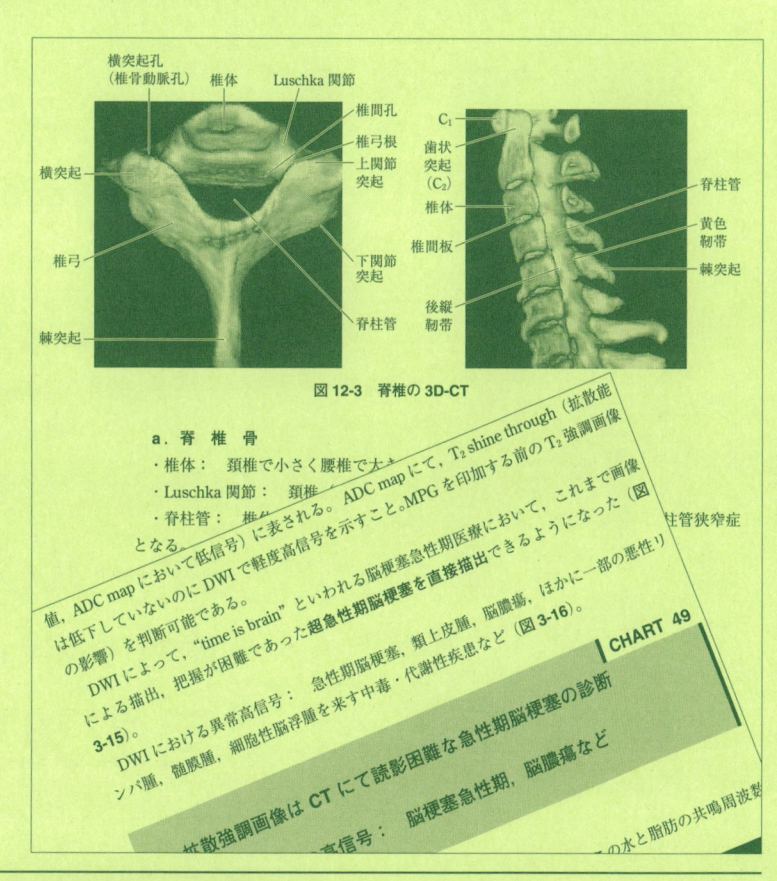

株式会社 **医学評論社**

〒169-0073　東京都新宿区百人町1-22-23 新宿ノモスビル2F　TEL 03-5330-2441（代）FAX 03-5389-6452
URL http://www.igakuhyoronsha.co.jp/

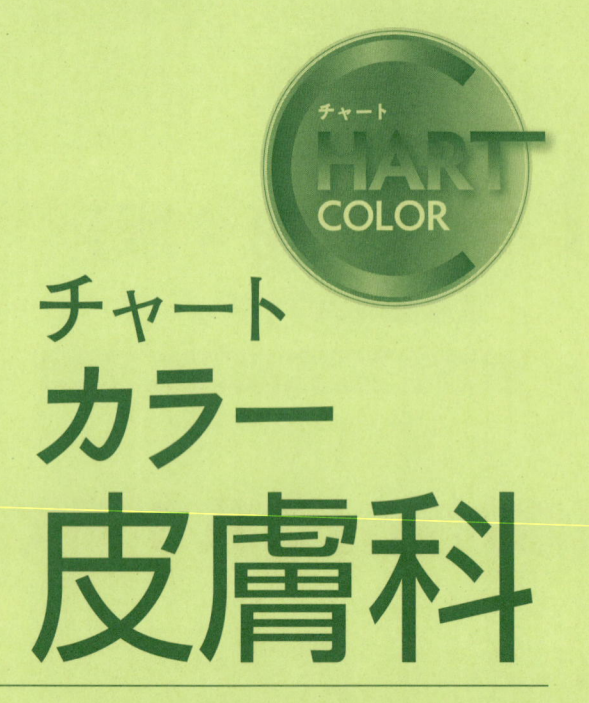

チャート
カラー 皮膚科
COLOR Dermatology

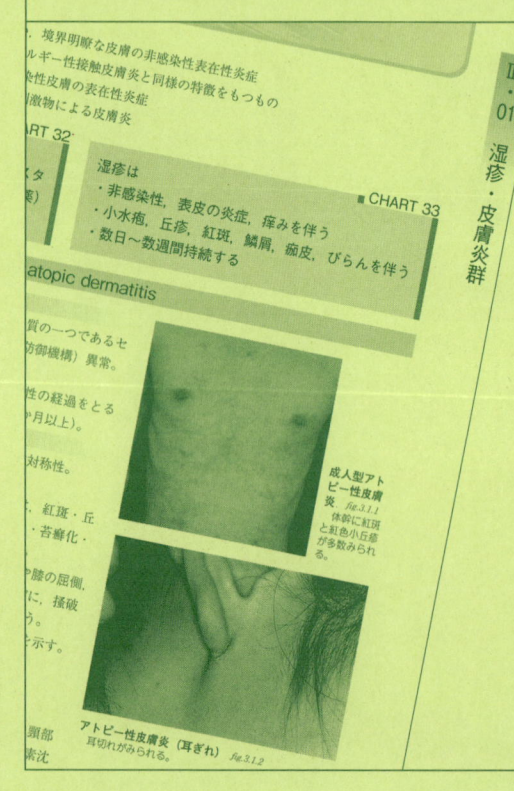

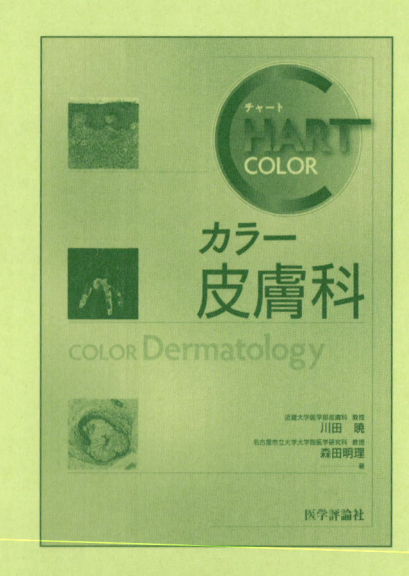

大好評発売中

近畿大学医学部教授 　川田　暁
名古屋市立大学大学院教授 　森田明理
　　　　　　　　　　　　　……………著

■ B5判　■ 404ページ　■ 本体 4,600円＋税

ISBN：978-4-87211-988-6 C3047

オールカラーに全面改訂！
国試で問われるすべての疾患を
目で見て理解する！

株式会社 医学評論社

〒169-0073　東京都新宿区百人町1-22-23　新宿ノモスビル2F　TEL 03(5330)2441(代)　FAX 03(5389)6452
URL http://www.igakuhyoronsha.co.jp/

チャート 公衆衛生

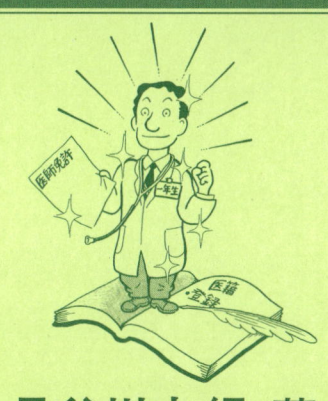

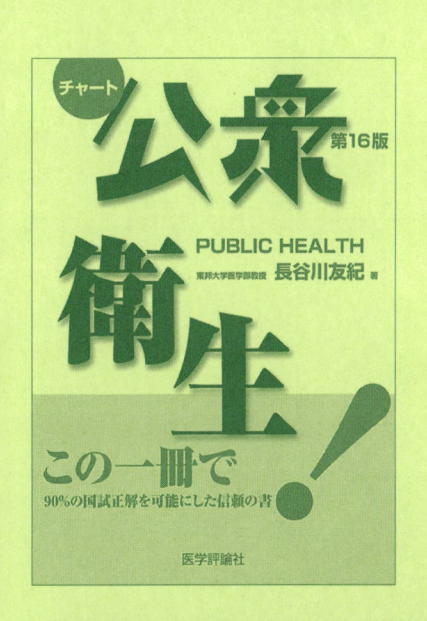

この一冊で9割正解 国試合格本がリニューアル！

東邦大学教授　長谷川友紀 著
B5判／256頁／本体3,800円＋税

基礎からグングン力つく！

4つの 大幅 で理解度UP↑

◆ 再　編　成：「必修の基本的事項」を冒頭に
◆ 加　　　筆：「今，何が争点か？」を明確に
◆ 図　表　増：「どこが重要点か？」を第一に
◆ テスト増：「学習到達度の把握」を確実に

類書を圧倒！最新の既出重要事項をカバー
これで始めよう，国試対策！

株式会社 医学評論社

〒169-0073　東京都新宿区百人町1-22-23　新宿ノモスビル2F　TEL 03(5330)2441(代)　FAX 03(5389)6452
URL http://www.igakuhyoronsha.co.jp/　sales@igakuhyoronsha.co.jp

国試小児科学

National Examination : Pediatrics

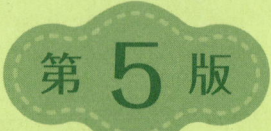

第5版

B5判・412頁・本体4,600円+税

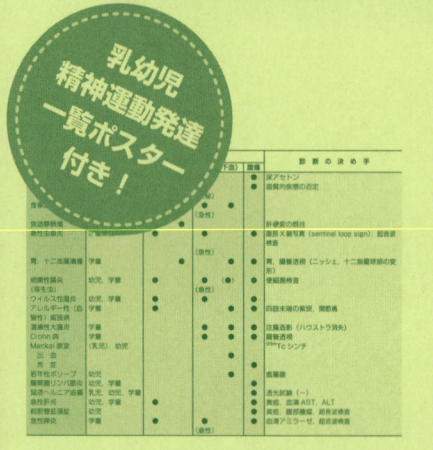

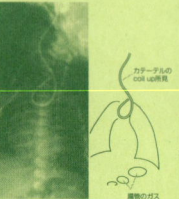

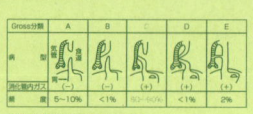

乳幼児精神運動発達一覧ポスター付き！

[本書の特徴]

- 充実の総論で小児の生理／病態生理を**基礎**から学べる！
- 頻出疾患のPointを網羅した各論で**国試対策は万全**！
- CBT〜臨床実習〜国試〜初期研修まで**ずっと役立つ**！

国試対策なら, コレ!!

理解を助ける図・表・イラストを多数掲載。

医学評論社

〒169-0073　東京都新宿区百人町1-22-23　新宿ノモスビル2F
TEL:03-5330-2441／FAX:03-5389-6452
http://www.igakuhyoronsha.co.jp/　sales@igakuhyoronsha.co.jp

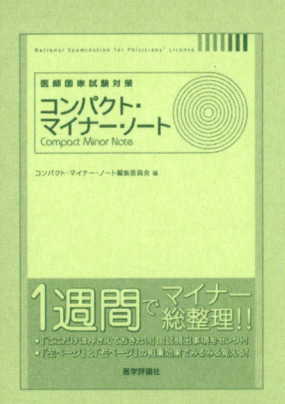

医師国家試験対策
コンパクト・マイナー・ノート
Compact Minor Note

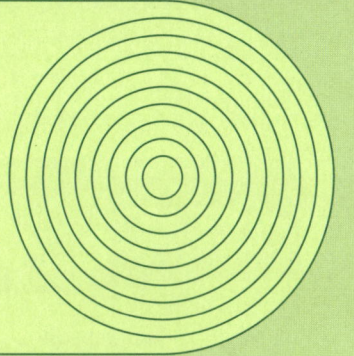

眼科　　耳鼻咽喉科　　皮膚科　　整形外科

１週間でマイナー総整理！

精神科　　泌尿器科　　放射線科

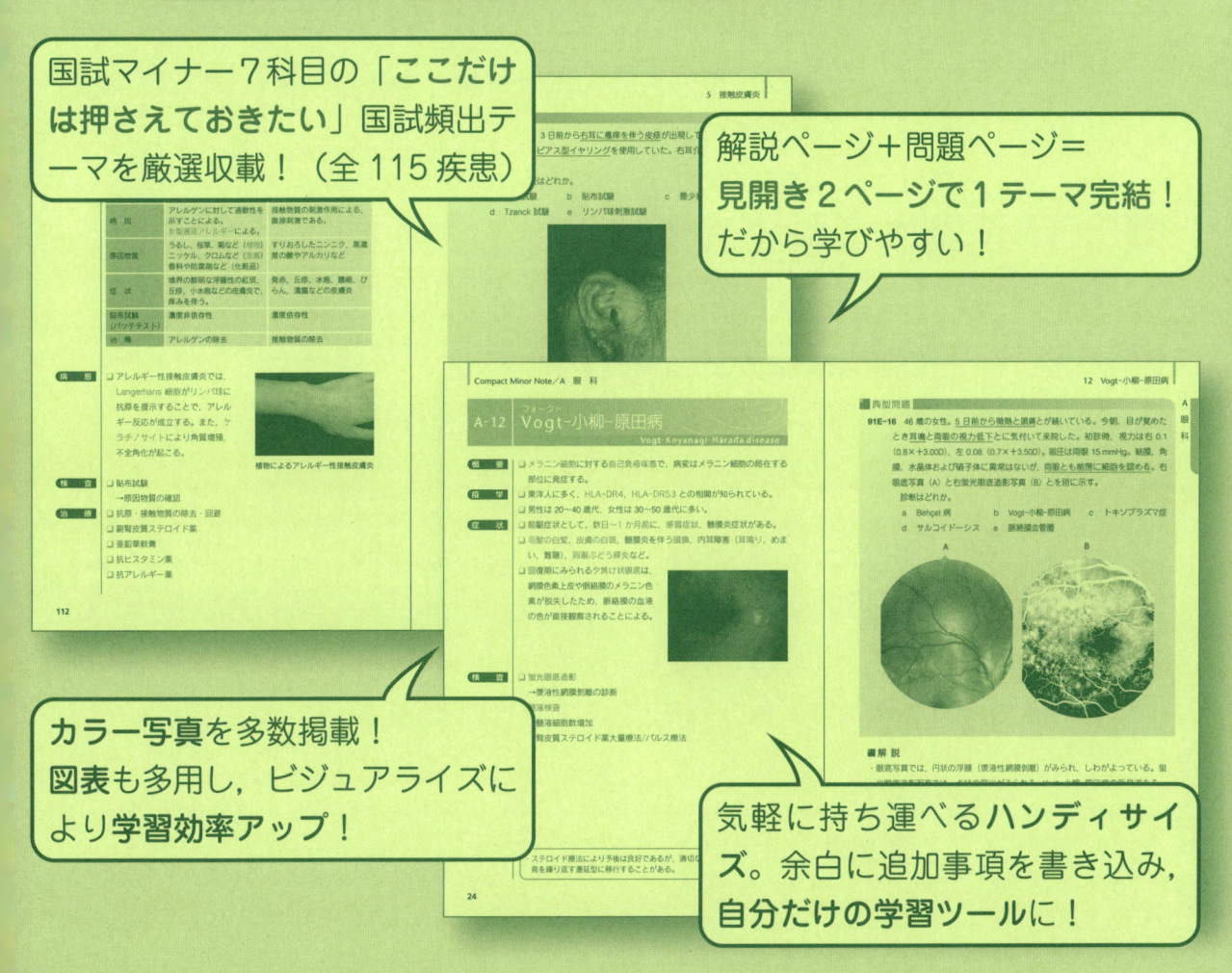

国試マイナー７科目の「ここだけは押さえておきたい」国試頻出テーマを厳選収載！（全115疾患）

解説ページ＋問題ページ＝見開き２ページで１テーマ完結！だから学びやすい！

カラー写真を多数掲載！図表も多用し，ビジュアライズにより学習効率アップ！

気軽に持ち運べるハンディサイズ。余白に追加事項を書き込み，自分だけの学習ツールに！

B6判・292頁・本体3,200円＋税

医学評論社

〒169-0073　東京都新宿区百人町1-22-23　新宿ノモスビル2F
TEL:03-5330-2441／FAX:03-5389-6452
http://www.igakuhyoronsha.co.jp/　sales@igakuhyoronsha.co.jp

CBTと国試をブリッジ！

シリーズ こあかり＋Plus

主要症候・医療面接がわかる
―― CBTから国試まで 鑑別診断のテクニック

金沢医科大学医学教育学教授 **安田幸雄** 編集
B5判・334頁・本体4,200円＋税

- ●CBT連問はこれで完璧！36主要症候を完全分析！
- ○国試で使える診断学のテクを専門医が丁寧に解説！
- ●診察→診断のプロセスが見えるフローチャート！
- ○ケース・スタディを多数収載！画像問題も豊富に！

［内容］
定義／病態生理（メカニズム）／症候の見方，考え方／鑑別診断の対象疾患［フローチャート］／確定診断までのプロセス／医療面接のポイント／身体診察のポイント／検査のポイント／初期対応のポイント

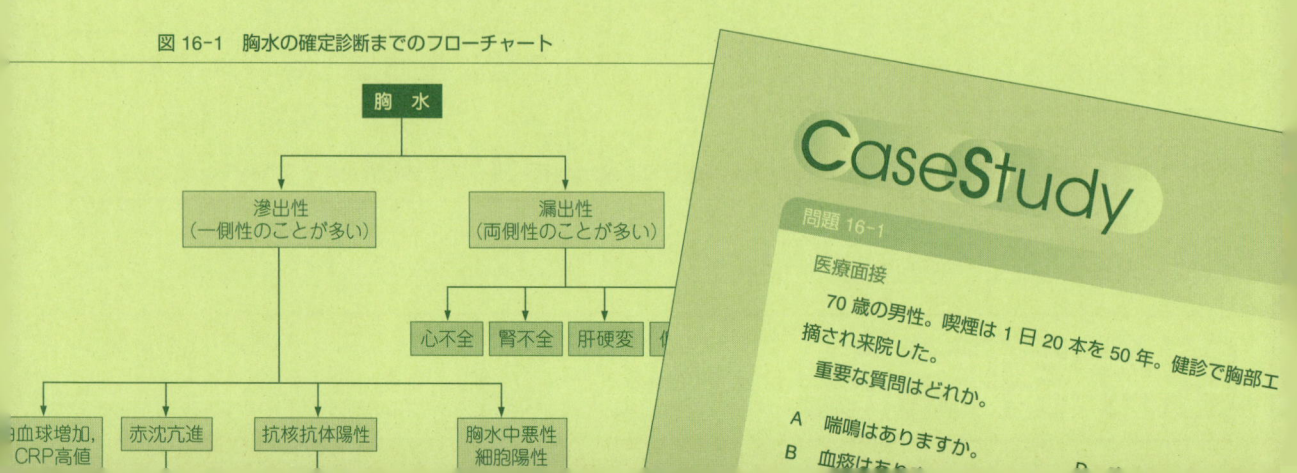

図16-1 胸水の確定診断までのフローチャート

CaseStudy

問題16-1

医療面接
70歳の男性。喫煙は1日20本を50年。健診で胸部エ
摘され来院した。
重要な質問はどれか。

A 喘鳴はありますか。
B 血痰はあ

基礎医学を含め，専門課程で学ぶ必要のある知識の《すべて》の領域をこの一冊で網羅。

メディカル インデックス
Medical IndeX

~CBT・国試・卒試・プライマリケア対応/コアカリ準拠~

自治医科大学 医学部 医学教育センター/病理学講座
金井 信行 著

好評発売中！

A5判・ビニール装・2色刷り・464ページ・本体4,700円＋税

医学のすべてを持ち歩く。

　この本を読むことで，常に**全体を俯瞰**しながら，「現在学んでいる知識がどの位置にあるか」「何が原則で何が例外か」「同じような病変が他の臓器ではどのように理解されているか」を，**病態生理**を考えながら，**短時間**で，**論理的**に，**効率よく学べ**，**反復**することで，定着しやすい知識を得ることができると考えている。
　広い視野からみることは，総合医としての能力を持つために重要で，鑑別診断を考えるときに**力を発揮できる**。　　　　（本書「まえがき」より）

株式会社 医学評論社

〒169-0073　東京都新宿区百人町1-22-23　新宿ノモスビル2F
TEL. 03-5330-2441　FAX. 03-5389-6452
URL http://www.igakuhyoronsha.co.jp/　sales@igakuhyoronsha.co.jp

CBTからみえる
国試必修疾患 108
──国が定めた病気リスト

TECOM講師 李 権二 編著

B5判・360頁　本体 2,600円+税　ISBN 978-4-86399-167-5 C3047

必修対策のラストスパート！

- 2連問10症例が出題される，国試出題基準の
  「主要疾患・症候群」108項目を網羅
- **必修+CBT**で，何が出るか，何を学ぶべきかがみえる
- ポイントが一目でわかる ***Dr.李's COMMENT***
- **CBT対策**にもオススメ

☑ 必修だけはなんとかしたい！
☑ 基本的知識を最終確認したい！
☑ 病棟実習にアクセントをつけたい！
そんなあなたのお役に立ちます

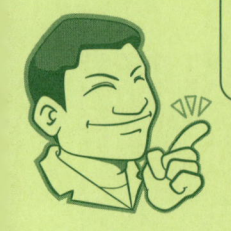

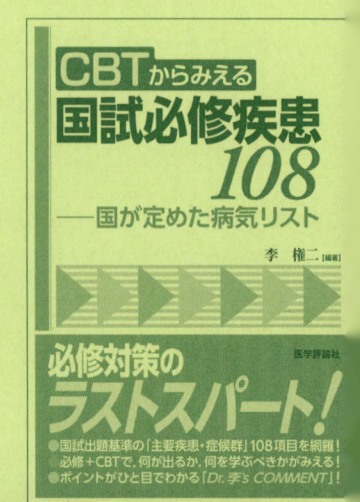

株式会社 医学評論社

Dr.酒井の 国試公衆衛生
アラーム100

【第7版】 酒井 徹 著

A5判・256頁・本体2,800円＋税

公衆衛生のカリスマ・Dr.酒井が贈る必勝対策本!!

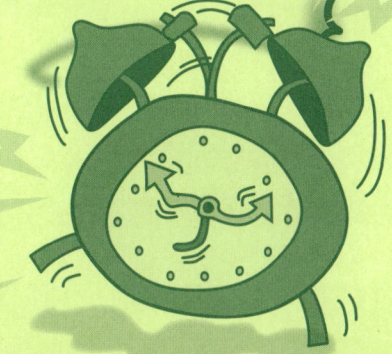

オフサイドを知らないサポーターを嘲（あざわら）った君も
「国試オフサイドトラップ」
対策は万全か？

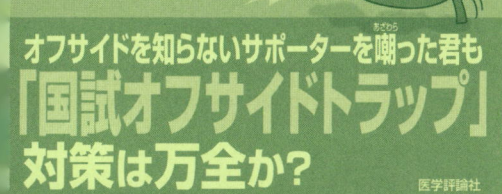

- いつでもどこでもスイスイ読める，**見やすいレイアウト**
- 豊富な内容，歯切れよい記述。**スピーディーに学べる！**
- ラストスパートはこれで万全！
  Alarm（まとめ集）**＆ オリジナル問題**（歯ごたえのある演習）

医学評論社

〒169-0073　東京都新宿区百人町1-22-23　新宿ノモスビル2F
TEL：03-5330-2441　FAX：03-5389-6452
http://www.igakuhyoronsha.co.jp/　sales@igakuhyoronsha.co.jp

医師国試練習帳

好評発売中

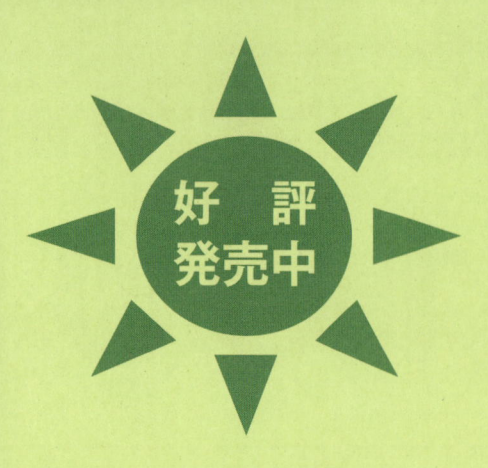

第103～106回医師国家試験過去問題集

『平成25年版 医師国家試験出題基準』対照表つき

- 最初と最後の**力試し**に。
- 節目節目の**ペースメーカー**に。
- 全2,000問をガンガン解こう。
- 「気づき」を書き込み，白地図を，あなただけの「合格案内人」に！
- 103～106回は国試史上の分岐点。「**臨床推論**」を磨くための，**良問の宝庫**！
- 4年間のデータを完全収録！【正解】【正答率】【選択肢別解答率】

(78) 平成25年版ガイドライン対照表

Ⅵ 症候［約13％］

大項目	中項目	小項目	問題番号
1 全身症候 約16％	A	発熱	103G47 103G48 106E49 106G62
	B	全身倦怠感	104G64
	C	体重減少・増加	103G30 104G10 105G37 106E69 106G47
	D	ショック	103B7

- 新ガイドラインと**つながろう**！
  ☞対照表で，「新ガイドラインの**どこに該当？**」がわかる！重要ポイントをつかもう！

B5判・640頁
別冊口絵 116頁
本体 4,200円＋税

（株）医学評論社

〒169-0073 東京都新宿区百人町1-22-23
電話：03（5330）2441／FAX：03（5389）6452
E-mail：sales@igakuhyoronsha.co.jp

医薬品産業の過去・現在・未来
── 故きを温ねて新しきを知る

東京理科大学客員教授・福島県立医科大学特任教授　藤田芳司（ふじた・よしじ）著
A5判　196頁　本体2,700円＋税　ISBN 978-4-86399-220-7

新薬開発競争の背景にあるメガファーマの実像，
　　　　さまざまなビジネスチャンスを創りだす世界戦略を紹介！
国内外の製薬企業における長年の経験に根差した知識・知恵を，
　　　　　　　初心者にもわかりやすく披瀝！

- ☑ 寡占化と変化の一途を辿る，世界の医薬品市場の現状は？
- ☑ 世界戦略構想の中で起きたM&Aの功罪とは？
- ☑ 1990年代に一斉開花したバイオベンチャーは今？
- ☑ 医療機関・製薬企業・関連産業に研究職・営業職として就職を考える方々には指針や課題などを，すでに働いている方々には世界で今起きていることや進むべき道を示唆！

【対象】　大学医学部・薬学部・理工学部（化学・生命科学系）の
　　　　教員・大学院生・学生
　　　　医療機関・製薬企業・関連産業（医療機器メーカー，
　　　　受託臨床試験機関他）の研究者・技術者，営業企画担当者，
　　　　開発に携わる方々

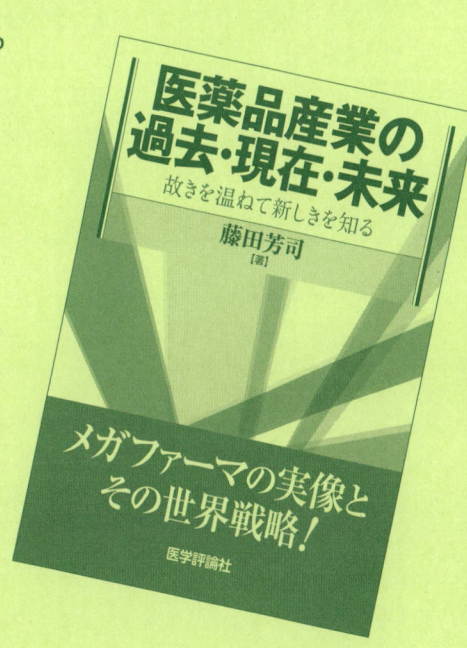

💊 内 容 💊

製薬企業を取り巻く要因／メガファーマの生き残りをかけた戦い／世界規模の環境変化に製薬企業はどう対応／ビジネスチャンスは創りだすもの／ライセンス活動から見たメガファーマが求めるもの／一世を風靡したバイオベンチャーの栄枯盛衰／メガファーマ誕生の歴史

株式会社　医学評論社

〒169-0073 東京都新宿区百人町 1-22-23 新宿ノモスビル 2F
TEL 03（5330）2441（代）　FAX 03（5389）6452
URL http://www.igakuhyoronsha.co.jp/　E-mail sales@igakuhyoronsha.co.jp

がん哲学外来コーディネーター

順天堂大学医学部教授・一般社団法人 がん哲学外来理事長
樋野興夫（ひの・おきお）編集

A5判・172頁　本体2,000円+税
ISBN 978-4-86399-214-6

日本人の2人に1人が"がん"になる時代。
医療現場や社会で"今"、求められていることとは？

◆医療の「隙間」を埋める試みとして開設され、大きな反響を呼んでいる「がん哲学外来」。その活動展開を担う「がん哲学外来コーディネーター」にスポットを当てる。
◆【実践編】コーディネーター設置のいきさつやその意義、具体的な活動事例を紹介しつつ、現代の医療や社会に内在する問題や、患者・家族をはじめ当事者が真に求めていることとは何かを考察。
◆【理論編】日本のがんの現状（統計、国としての対策、主要ながんの概要）をわかりやすく解説。
☑対象　医療従事者・学生、患者・患者家族をはじめ、がん問題に関心をもつすべての方々。がん問題の入門書、実際にコーディネーターとして活動するに当たってのヒント集に。

CONTENTS

Ⅰ　実践編
1　今、求められていること
　「がん哲学外来」とは／「がん哲学外来コーディネーター」とは／各地で展開するがん哲学外来
2　当事者の思い
　医療従事者の立場から／患者・家族、市民の立場から／さまざまなサポートの形
3　がんと共存する社会
　1人1人ががんを考え、がんを生きる社会へ／認知症か、がんか／他
Ⅱ　理論編─がん学入門─
　日本のがん統計／国としての対策／主要ながんの概要
【特別寄稿】「物語を生きる人間」という視点から
　　　　（ノンフィクション作家・柳田邦男）

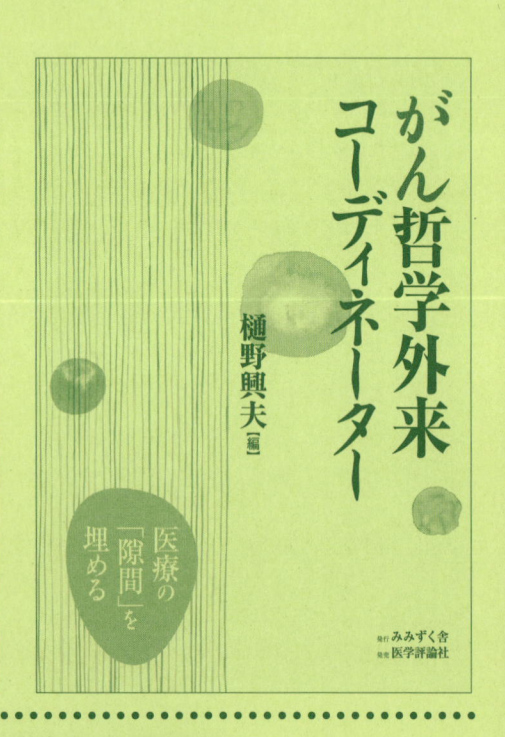

発行 **みみずく舎** / 発売 **医学評論社**
〒169-0073 東京都新宿区百人町1-22-23 新宿ノモスビル2F
TEL 03 (5330) 2441 (代)　FAX 03 (5389) 6452
URL http://www.igakuhyoronsha.co.jp/　E-mail sales@igakuhyoronsha.co.jp

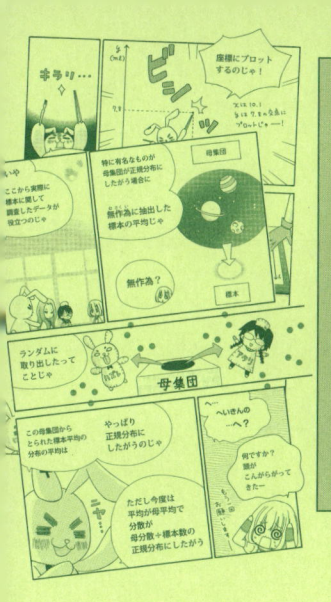

マンガで学ぶ医療統計

高橋麻奈 著 / 春瀬サク 画
Mana TAKAHASHI & Saku HARUSE

B5判・192頁　本体 2,000円+税
ISBN 978-4-86399-208-5

カリスマテクニカルライター・高橋麻奈と
「なかよし」の人気漫画家・春瀬サクがコラボ！
医療系で用いられる統計の考え方・使い方の基本を
マンガで楽しくわかりやすく解説！
舞台は宇宙歴20XX年，イプシロン星系第5惑星の
メディカルハイスクール。
宇宙の大長老（ブサカワ系？）・ウサ吉院長と
イケメン講師・稲城先生が優しくレクチャー！

【対象】　医療・看護・福祉系の学生，
　　　　　医師・コメディカルスタッフ

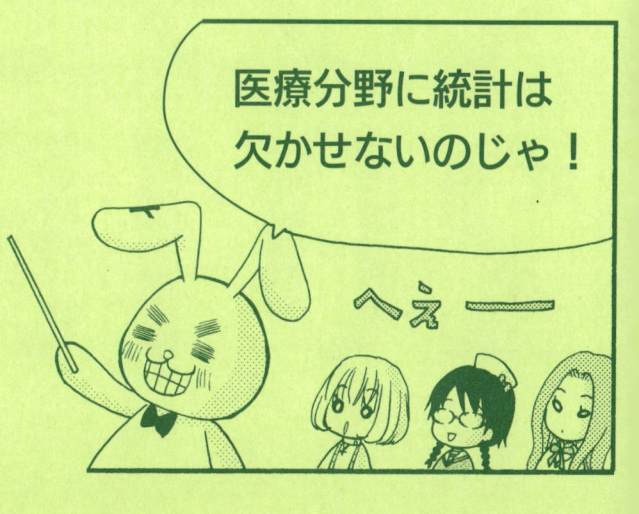

医療分野に統計は
欠かせないのじゃ！

医・歯・薬・
看護・保健…
幅広く
応用できますよ

★☆ CONTENTS ★☆

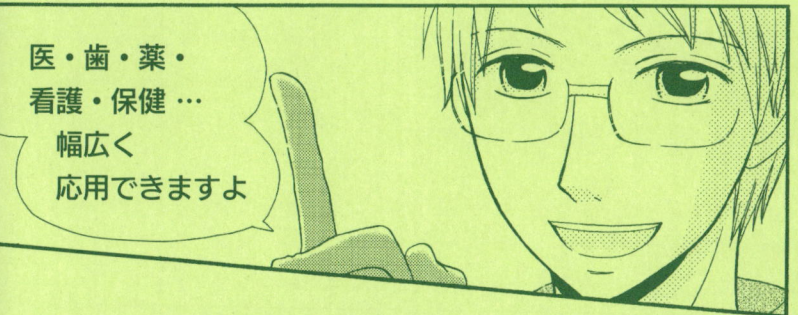

Chap.0　医療統計の世界へようこそ
Chap.1　データの整理
Chap.2　相関・回帰
Chap.3　推定・検定
Chap.4　分割表
Chap.5　分散分析
Chap.6　医療分野への応用

♥章末には，知識の確認に役立つ「まとめ」「Q&A」と練習問題も！

発行 みみずく舎 / 発売 医学評論社

〒169-0073 東京都新宿区百人町 1-22-23 新宿ノモスビル 2F
TEL 03 (5330) 2441 (代)　FAX 03 (5389) 6452
URL http://www.igakuhyoronsha.co.jp/　E-mail sales@igakuhyoronsha.co.jp

HELLO MATCHING 2015

小論文・面接・筆記
試験対策のABC

最新刊！

ハローマッチング2015

医師・作家
石黒 達昌
Ishiguro Tatsuaki

A5判・466頁
本体 2,500円+税

医師臨床研修マッチング対策に必携！
大学院入試対策にも最適！

- ☑ 文章表現のコツ，面接での基本的マナーや話術を，作家Dr.石黒が指南！
- ☑ 実際に出題された論文・面接テーマを事例とした解説，受験者アンケート&各種データがさらに充実！

人気病院情報満載

(株)医学評論社

〒169-0073 東京都新宿区百人町1-22-23
電話：03(5330)2441/FAX：03(5389)6452
E-mail：sales@igakuhyoronsha.co.jp

国試 109 問題集

第109回
医師国家
試験問題
解説書

問題集

109th National Examination For
Medical Practitioners

109	A

◎ 指示があるまで開かないこと。

（平成27年2月7日　9時30分～11時30分）

注意事項

1. 試験問題の数は60問で解答時間は正味2時間である。
2. 解答方法は次のとおりである。
 (1) （例1），（例2）の問題ではaからeまでの5つの選択肢があるので、そのうち質問に適した選択肢を（例1）では1つ，（例2）では2つ選び答案用紙に記入すること。なお，（例1）の質問には2つ以上解答した場合は誤りとする。（例2）の質問には1つ又は3つ以上解答した場合は誤りとする。

（例1）101　応招義務を規定しているのはどれか。
 a　刑　法
 b　医療法
 c　医師法
 d　健康保険法
 e　地域保健法

（例2）102　医師法で医師の義務とされているのはどれか。**2つ選べ**。
 a　守秘義務
 b　応招義務
 c　診療情報の提供
 d　医業従事地の届出
 e　医療提供時の適切な説明

（例1）の正解は「c」であるから答案用紙の ⓒ をマークすればよい。

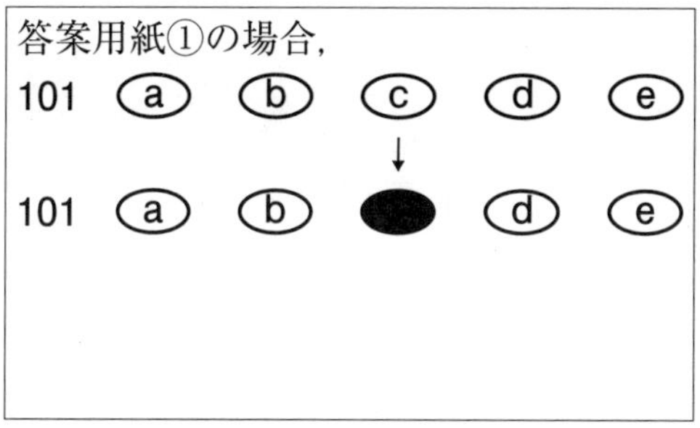

答案用紙①の場合，
101　ⓐ　ⓑ　ⓒ　ⓓ　ⓔ
　　　　　↓
101　ⓐ　ⓑ　●　ⓓ　ⓔ

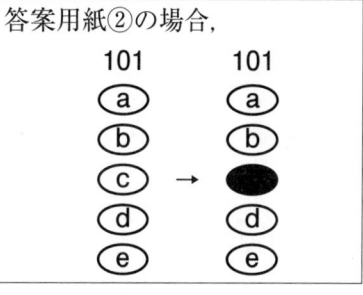

答案用紙②の場合，
101　101
ⓐ　ⓐ
ⓑ　ⓑ
ⓒ　→　●
ⓓ　ⓓ
ⓔ　ⓔ

（例2）の正解は「b」と「d」であるから答案用紙の ⓑ と ⓓ をマークすればよい。

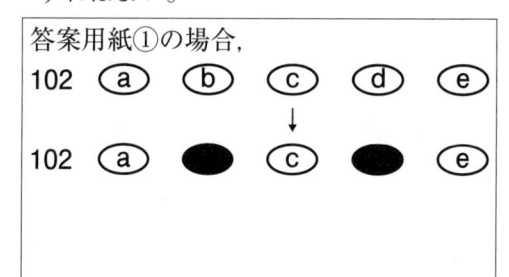

答案用紙①の場合，
102　ⓐ　ⓑ　ⓒ　ⓓ　ⓔ
　　　　　↓
102　ⓐ　●　ⓒ　●　ⓔ

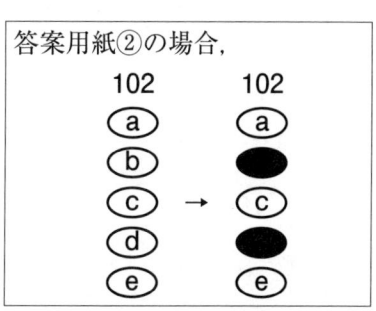

答案用紙②の場合，
102　102
ⓐ　ⓐ
ⓑ　●
ⓒ　→　ⓒ
ⓓ　●
ⓔ　ⓔ

(2) (例3)では質問に適した選択肢を3つ選び答案用紙に記入すること。なお、(例3)の質問には2つ以下又は4つ以上解答した場合は誤りとする。

(例3) 103 医師法に規定されているのはどれか。**3つ選べ**。

  a 医師の行政処分
  b 広告可能な診療科
  c 不正受験者の措置
  d へき地で勤務する義務
  e 臨床研修を受ける義務

(例3)の正解は「a」と「c」と「e」であるから答案用紙の ⓐ と ⓒ と ⓔ をマークすればよい。

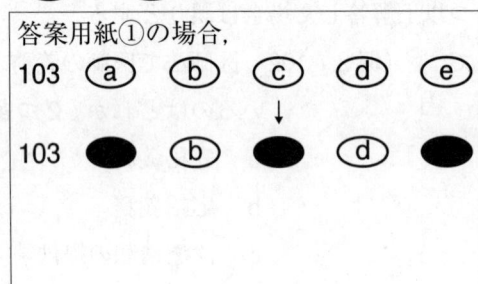

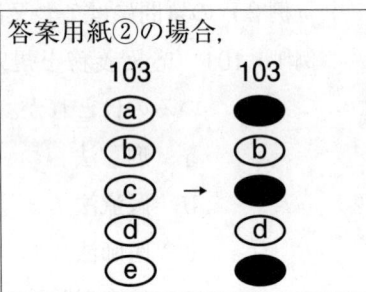

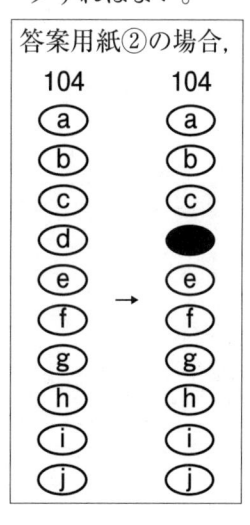

(3) 選択肢が6つ以上ある問題については質問に適した選択肢を1つ選び答案用紙に記入すること。なお，(例4)の質問には2つ以上解答した場合は誤りとする。

(例4) 104　平成24年医師・歯科医師・薬剤師調査で人口10万人当たりの医師数が最も少ないのはどれか。

　　　　a　北海道
　　　　b　青森県
　　　　c　茨城県
　　　　d　埼玉県
　　　　e　京都府
　　　　f　和歌山県
　　　　g　鳥取県
　　　　h　徳島県
　　　　i　佐賀県
　　　　j　沖縄県

(例4)の正解は「d」であるから答案用紙の ⓓ をマークすればよい。

(4) 計算問題については，☐に囲まれた丸数字に入る適切な数値をそれぞれ1つ選び答案用紙に記入すること。なお，(例5)の質問には丸数字1つにつき2つ以上解答した場合は誤りとする。

(例5) 105　68歳の女性。健康診断の結果を示す。

身長 150 cm，体重 76.5 kg（1か月前は 75 kg），腹囲 85 cm。体脂肪率 35％。

この患者の BMI〈Body Mass Index〉を求めよ。

解答：☐① ☐②

(例5)の正解は「34」であるから①は答案用紙の ③ を②は ④ をマークすればよい。

答案用紙①の場合，
105　① ⓪ ① ② ● ④ ⑤ ⑥ ⑦ ⑧ ⑨
　　 ② ⓪ ① ② ③ ● ⑤ ⑥ ⑦ ⑧ ⑨

答案用紙②の場合，
105
① ②
⓪ ⓪
① ①
② ②
● ③
④ ●
⑤ ⑤
⑥ ⑥
⑦ ⑦
⑧ ⑧
⑨ ⑨

A　医学各論　　60問／2時間

□□□　109A
1　HTLV-Ⅰ抗体スクリーニング検査で陽性と判定された初妊婦に対する正しい説明はどれか。
　　a　「ワクチンを接種しましょう」
　　b　「診断には精密検査が必要です」
　　c　「出産後，母乳を与えてはいけません」
　　d　「スクリーニング検査を再度行いましょう」
　　e　「お産のやり方は帝王切開がいいでしょう」

□□□　109A
2　性機能障害のうち心因性勃起障害の可能性が最も高い訴えはどれか。
　　a　「自慰でも勃起しません」
　　b　「射精しても快感がありません」
　　c　「妻に対してだけ勃起しません」
　　d　「性欲がなくなってしまいました」
　　e　「性的な興奮を感じたことがありません」

□□□　109A
3　悪性黒色腫について正しいのはどれか。
　　a　放射線感受性が高い。
　　b　日本人では結節型が多い。
　　c　部分生検によって診断する。
　　d　TNM病期分類のpTは原発巣の大きさで判定する。
　　e　センチネルリンパ節生検はリンパ節郭清の適応決定に有用である。

□□□　109A
4　疾患と治療薬の組合せで適切なのはどれか。
　　a　気管支喘息　──────────────　β遮断薬
　　b　肺高血圧症　──────────────　抗コリン薬
　　c　マイコプラズマ肺炎　──────────　ペニシリン系抗菌薬
　　d　ニューモシスチス肺炎　─────────　抗真菌薬
　　e　アレルギー性気管支肺アスペルギルス症　───　副腎皮質ステロイド

□□□ 109A
5 我が国で心臓移植の適応と**ならない**のはどれか。
　　a　拡張型心筋症　　　　　　　b　拘束型心筋症
　　c　虚血性心筋症　　　　　　　d　拡張相の肥大型心筋症
　　e　薬物依存症（中毒）に伴う心筋症

□□□ 109A
6 上部消化管造影像（**別冊** No. 1）を別に示す。
　 正しいのはどれか。
　　a　扁平上皮癌である。　　　　b　潰瘍限局型である。
　　c　放射線照射が奏功する。　　d　腹膜播種をきたしやすい。
　　e　*Helicobacter pylori* 感染がない。

```
別　冊
No. 1
```


□□□ 109A
7 びまん性大細胞型 B 細胞リンパ腫の予後因子**でない**のはどれか。
　　a　年　齢　　　　　　　　　　b　病　期
　　c　血清 CRP　　　　　　　　　d　節外病変数
　　e　パフォーマンスステイタス〈PS〉

□□□ 109A
8 内ヘルニアはどれか。
　　a　大腿ヘルニア　　b　内鼠径ヘルニア　　c　閉鎖孔ヘルニア
　　d　網嚢孔ヘルニア　e　腹壁瘢痕ヘルニア

□□□ 109A
9 肥厚性幽門狭窄症で正しいのはどれか。
　　a　女児に多い　　　b　胆汁性嘔吐　　　　c　哺乳力の不良
　　d　胃蠕動の亢進　　e　生後 7 日以内の発症

□□□ 109A
10 嫌気性菌はどれか。
    a　*Campylobacter jejuni*
    b　*Clostridium difficile*
    c　*Helicobacter pylori*
    d　*Mycobacterium tuberculosis*
    e　*Pseudomonas aeruginosa*

□□□ 109A
11 パーキンソン症状を示す患者の頭部単純MRIのT1強調矢状断像（**別冊** No. 2）を別に示す。最も考えられるのはどれか。
    a　Parkinson病
    b　正常圧水頭症
    c　多系統萎縮症
    d　進行性核上性麻痺
    e　大脳皮質基底核変性症

別　冊
No. 2

□□□ 109A
12 淋菌感染症について正しいのはどれか。
    a　潜伏期間は10～14日である。
    b　淋菌はGram陽性双球菌である。
    c　膀胱炎として発症することが多い。
    d　クラミジアとの混合感染が90％にみられる。
    e　ニューキノロン系抗菌薬に対する耐性株が増加している。

□□□ 109A
13 動物の写真（**別冊** No. 3）を別に示す。
   正しいのはどれか。
    a　性行為で感染する。
    b　毛包内に寄生する。
    c　施設内で集団発生する。
    d　ウイルス性疾患を媒介する。
    e　咬まれていたら叩いてつぶす。

別　冊
No. 3

□□□ 109A
14 過去5年（平成20〜24年）の自殺の動向で正しいのはどれか。
　　a 総数は増加し続けている。
　　b 40歳代女性の死因の第1位である。
　　c 男性の自殺数は女性の5倍を超える。
　　d 自殺率は40歳以降，年齢とともに単調に増加する。
　　e 判明した自殺者の動機で最も多いのは健康問題である。

□□□ 109A
15 小児の弱視の原因になるのはどれか。2つ選べ。
　　a 遠視　　　　　　b 近視　　　　　　c 偽内斜視
　　d 乳児内斜視　　　e 間欠性外斜視

□□□ 109A
16 無症候，正常洞調律で，左室収縮不全を認める慢性心不全患者に投与すべき薬物はどれか。2つ選べ。
　　a α遮断薬　　　　　　　　　　　b β遮断薬
　　c ジギタリス　　　　　　　　　　d 心房性ナトリウム利尿ペプチド
　　e アンジオテンシン変換酵素〈ACE〉阻害薬

□□□ 109A
17 大動脈弁狭窄症の治療について正しいのはどれか。2つ選べ。
　　a 約6割に自己弁温存手術が行われる。
　　b 70歳以上の高齢者には生体弁をまず考慮する。
　　c 人工心肺を用いないオフポンプ手術が主流である。
　　d 心不全症状を呈する患者は人工弁置換術の適応である。
　　e 失神発作を呈する患者はペースメーカ植込みが必要である。

□□□ 109A
18 上部消化管内視鏡像（別冊 No.4）を別に示す。
　　内視鏡治療として適切なのはどれか。2つ選べ。
　　a 拡張術　　　　　b 結紮術　　　　　c 硬化療法
　　d 高周波凝固　　　e 粘膜切除術

別　冊
No. 4

□□□ 109A
19 血液透析で速やかに改善されるのはどれか。**2つ選べ。**
　　a　アシデミア〈酸血症〉　　　　b　高カリウム血症
　　c　透析アミロイドーシス　　　　d　二次性副甲状腺機能亢進症
　　e　貧　血

□□□ 109A
20 多飲・多尿の患者を診る際，検査項目でまず注目すべきなのはどれか。**3つ選べ。**
　　a　尿比重　　　　b　γ-GTP　　　　c　血清 Ca
　　d　血清 Na　　　e　白血球分画

□□□ 109A
21 31歳の初産婦。骨盤位で選択的帝王切開を受けるため妊娠38週に入院した。手術室で静脈路確保後に側臥位で脊髄くも膜下麻酔を施行された。皮膚切開予定部位の消毒のため仰臥位となったところ，3分後に悪心を訴えた。意識は清明。呼吸数18/分。脈拍96/分，整。血圧86/56 mmHg。SpO₂ 98%（room air）。胎児心拍数120/分。
　　輸液速度を速めるのと同時に行うのはどれか。
　　a　気管挿管　　　　　　　　　　b　笑気の吸入
　　c　半坐位への体位変換　　　　　d　アドレナリンの静注
　　e　患者左側方向への子宮の用手的移動

□□□ 109A
22 28歳の女性。妊娠18週の妊婦健康診査のため受診した。胎児超音波像（**別冊** No. 5）を別に示す。
　　胎児に認められる所見はどれか。
　　a　水頭症　　　　b　肺低形成　　　　c　腹水貯留
　　d　消化管拡張　　e　臍帯ヘルニア

別　冊
No. 5

□□□ 109A
23 22歳の女性。不眠と，まとまらない言動とを心配した家族に伴われて来院した。3年前に母親を亡くした後に，まとまらない言動を示し，約1か月の入院加療で完全寛解に至り仕事に復帰した。その後，通院加療を受けていたが，1年前から通院を中断していた。10日前から友人と海外旅行に行ったが，不眠が続き何かにおびえているような態度を示すようになった。昨日，帰国後もおびえた様子で眠らず，とりとめのないことを呟き，急に攻撃的になったため受診した。診察時，質問に返答することはなく視線を合わせず黙り込んだかと思うと「今，真理をつかむために神と話し合っている。邪魔するな」と興奮状態となった。神経学的所見，血液所見，血液生化学所見，脳波所見および頭部単純CTに異常を認めない。
治療薬として最も適切なのはどれか。
a ジアゼパム b バルプロ酸 c パロキセチン
d 炭酸リチウム e リスペリドン

□□□ 109A
24 36歳の女性。未経妊。無月経を主訴に来院した。1年前から月経周期が35〜60日に延長するようになった。約7か月前から無月経となり受診した。内診で子宮は正常大で付属器は触知しない。初経12歳。身長156cm，体重53kg。血液生化学所見：LH 30 mIU/mL（基準1.8〜7.6），FSH 42 mIU/mL（基準5.2〜14.4），プロラクチン10 ng/mL（基準15以下），エストラジオール10 pg/mL（基準25〜75）。
無月経の原因部位はどれか。
a 嗅球 b 視床下部 c 下垂体
d 卵巣 e 子宮

□□□ 109A
25 42歳の女性。両手掌と足底の皮疹の悪化を主訴に来院した。1年前から両手掌と足底とに皮疹が繰り返し出現している。半年前から両側胸鎖関節部に痛みがある。手足の写真（別冊 No. 6A，B）を別に示す。
最も考えられる疾患はどれか。
a 扁平苔癬 b 菌状息肉症 c 掌蹠膿疱症
d 尋常性狼瘡 e 種痘様水疱症

別 冊
No. 6 A，B

26 44歳の女性。左眼の視力低下を主訴に来院した。3日前に左眼が見えにくくなったことに気付いた。外傷の既往はない。身長179 cm，体重60 kg。矯正視力は右1.5，左0.5。左眼の細隙灯顕微鏡写真（散瞳下，徹照による観察）（別冊 No. 7）を別に示す。眼底に異常を認めない。
　この疾患で見られる可能性が高いのはどれか。
　a クモ指　　　　b 関節炎　　　　c 胸腺腫瘍
　d 陰部潰瘍　　　e 知的障害

別冊 No. 7

27 62歳の女性。左難聴とめまいとを主訴に来院した。10年前から左難聴を自覚していた。3か月前から耳漏とめまいとが出現したため自宅近くの診療所で保存的治療を受けていたが，改善しないため紹介されて受診した。耳内に触れたり吸引処置をしたりするとめまいが出現する。左鼓膜の写真（別冊 No. 8A）と側頭骨単純CTの冠状断像（別冊 No. 8B）とを別に示す。
　治療として適切なのはどれか。
　a 鼓室形成術　　　　b 浮遊耳石置換法　　　　c 側頭骨全摘出術
　d 鼓膜チューブ留置術　e 副腎皮質ステロイド投与

別冊 No. 8 A, B

28 60歳の女性。左耳閉感を主訴に来院した。3か月前から左耳閉感と左難聴とを自覚していたが改善しないため受診した。頭部造影CT（別冊 No. 9）を別に示す。
　最も考えられる疾患はどれか。
　a 外耳癌　　　　b 上顎癌　　　　c 口腔癌
　d 上咽頭癌　　　e 聴神経腫瘍

別冊 No. 9

□□□ 109A
29 78歳の男性。労作時呼吸困難を主訴に来院した。6年前から坂道や階段を昇る際に息切れを自覚していた。1か月前に感冒様症状があり，その後，呼吸困難が増強するため受診した。既往歴と家族歴とに特記すべきことはない。喫煙は60歳まで50本/日を35年間。意識は清明。身長162 cm，体重63 kg。体温36.2℃。脈拍92/分，整。血圧132/66 mmHg。呼吸数28/分。SpO₂ 91％（room air）。呼吸音は背部にfine cracklesを聴取する。ばち指を認める。血液所見：赤血球499万，Hb 16.2 g/dL，Ht 47％，白血球8,900（桿状核好中球4％，分葉核好中球78％，好酸球1％，好塩基球0％，単球2％，リンパ球15％），血小板17万。血液生化学所見：LD 380 IU/L（基準176〜353），尿素窒素22 mg/dL，クレアチニン0.9 mg/dL，脳性ナトリウム利尿ペプチド〈BNP〉37 pg/mL（基準18.4以下），KL-6 1,460 U/mL（基準500未満）。CRP 1.2 mg/dL。胸部エックス線写真（別冊No. 10A）と胸部CT（別冊No. 10B）とを別に示す。

検査結果として最も予想されるのはどれか。
a 肺胞気-動脈血酸素分圧較差〈A-aDO₂〉の開大
b 気管支肺胞洗浄液中の好酸球の増多
c 肺機能検査における残気率の増加
d 血清抗GM-CSF抗体陽性
e HLA-B54陽性

別 冊
No. 10 A，B

□□□ 109A
30 75歳の女性。肺がん検診で胸部異常陰影を指摘され来院した。既往歴に特記すべきことはない。喫煙歴はない。意識は清明。身長155 cm，体重48 kg。体温36.8℃。脈拍92/分，整。血圧128/72 mmHg。呼吸数16/分。SpO₂ 98％（room air）。心音と呼吸音とに異常を認めない。血液所見：赤血球406万，Hb 12.3 g/dL，Ht 37％，白血球6,300，血小板30万。血液生化学所見：総蛋白7.1 g/dL，アルブミン3.9 g/dL，総ビリルビン0.4 mg/dL，AST 12 IU/L，ALT 10 IU/L，LD 182 IU/L（基準176〜353），クレアチニン0.6 mg/dL，Na 140 mEq/L，K 4.2 mEq/L，Cl 105 mEq/L，CEA 2.5 ng/mL（基準5以下），CA19-9 2.7 U/mL（基準37以下），SCC 1.1 ng/mL（基準1.5以下）。CRP 0.1 mg/dL。呼吸機能検査所見：FVC 2.00 L，％VC 101％，FEV₁ 1.66 L，FEV₁％ 83％。心電図に異常を認めない。胸部エックス線写真（別冊No. 11A）と胸部CT（別冊No. 11B）とを別に示す。気管支内視鏡検査を行い腺癌の診断を得た。全身検索で肺門・縦隔リンパ節転移と遠隔転移とは認めなかった。

第一選択とする治療法はどれか。
a 縦隔リンパ節郭清を伴う左上葉切除術   b 縦隔リンパ節郭清を伴う左肺全摘術
c 放射線治療と抗癌化学療法との併用   d 左上葉腫瘍核出術
e 抗癌化学療法

別 冊
No. 11 A，B

31 78歳の男性。動悸を主訴に来院した。3日前に家の片付けを行っていたところ動悸を初めて自覚した。動悸は突然始まり、脈がバラバラに乱れている感じで持続していたが、日常生活には影響しなかったので経過をみていた。本日になっても続くため心配になって受診した。特に易疲労感、呼吸困難感およびめまいなどは自覚していない。10年前から高血圧症で加療中。家族歴に特記すべきことはない。意識は清明。身長168cm、体重62kg。体温36.2℃。脈拍76/分、不整。血圧152/90mmHg。呼吸数16/分。SpO₂ 98%（room air）。I音の強さが変化する。呼吸音に異常を認めない。血液所見：赤血球464万、Hb 14.0 g/dL、Ht 42%、白血球6,800、血小板21万。血液生化学所見：総蛋白7.0 g/dL、アルブミン3.6 g/dL、総ビリルビン0.9 mg/dL、AST 26 IU/L、ALT 18 IU/L、LD 178 IU/L（基準176〜353）、ALP 352 IU/L（基準115〜359）、γ-GTP 42 IU/L（基準8〜50）。尿素窒素12 mg/dL、クレアチニン0.6 mg/dL、Na 138 mEq/L、K 4.4 mEq/L、Cl 97 mEq/L、TSH 0.8 μU/mL（基準0.4〜4.0）、FT₄ 1.4 ng/dL（基準0.8〜1.8）。胸部エックス線写真で心胸郭比48%、肺野に異常を認めない。心電図（別冊 No.12）を別に示す。

まず行うべき対応はどれか。
a 経過観察
b 抗凝固薬投与
c 抗不整脈薬の静脈内投与
d カテーテルアブレーション
e 電気ショック（カルディオバージョン）

別冊 No.12

32 78歳の男性。全身倦怠感とめまいとを主訴に来院した。65歳時から高血圧症と糖尿病で、5年前から発作性心房細動で内服治療中である。2か月前から時々目の前が暗くなることがあった。1週前から全身倦怠感とめまいとが出現したため受診した。身長164cm、体重58kg。脈拍32/分、整。血圧138/80mmHg。呼吸数20/分。心尖拍動を鎖骨中線から2cm外側に触知する。I音の強さは一定しない。下腿に著明な浮腫を認める。4か月前と本日の心電図（別冊 No.13A, B）を別に示す。

全身倦怠感とめまいの原因として正しいのはどれか。
a 洞不全症候群
b 心室期外収縮
c 発作性心房細動
d 完全右脚ブロック
e 完全房室ブロック

別冊 No.13 A, B

109A

33 60歳の男性。全身倦怠感を主訴に来院した。5日前に同窓会で大量に飲酒，飲食をした。同日の深夜に心窩部と前胸部とに強い痛みと冷汗とが出現し嘔吐した。痛みは頸部から左肩へ放散し，1時間以上持続していたが，飲み過ぎと思ってそのまま入眠した。翌日には胸痛がなかったが，徐々に全身倦怠感と食欲不振とが出現してきたため家族に付き添われて受診した。既往歴に特記すべきことはなく，人間ドックで異常を指摘されたこともない。意識は清明。身長166 cm，体重68 kg。体温36.8℃。脈拍76/分，整。血圧120/76 mmHg。呼吸数14/分。SpO₂ 98％（room air）。Ⅲ音とⅣ音とを聴取する。呼吸音に異常を認めない。腹部は平坦，軟で，肝・脾を触知しない。胸部エックス線写真で心胸郭比54％，肺野に異常を認めない。心電図（**別冊** No.**14**）を別に示す。

現時点で確定診断のために有用な血液検査項目はどれか。

a　CK
b　AST
c　白血球数
d　総ビリルビン
e　心筋トロポニンT

別　冊
No. 14

109A

34 75歳の男性。歩行時の下肢痛を主訴に来院した。半年前から200 m程度の歩行で右下腿が痛み出して立ち止まらなければならなくなった。改善しないため受診した。痛みは2，3分で消失し，再び歩行が可能になる。右大腿動脈の触知は左大腿動脈に比べて弱い。腹部・骨盤部CT血管造影写真（**別冊** No.**15**）を別に示す。

治療法として**適切でない**のはどれか。

a　運動療法
b　血管拡張薬
c　バイパス術
d　経皮血管形成術〈PTA〉
e　バルーンカテーテルによる血栓除去

別　冊
No. 15

□□□ 109A
35 45歳の女性。腹痛を主訴に来院した。昨日の昼食後から心窩部痛が出現し，上腹部不快感と悪心とを伴っていた。今朝には痛みが下腹部にも広がり徐々に増強し，歩くと腹壁に響くようになったため受診した。妊娠の可能性はないという。体温 37.8℃。脈拍 92/分，整。血圧 112/70 mmHg。呼吸数 18/分。腹部は平坦で，右下腹部に圧痛と反跳痛とを認める。腸雑音は低下している。肝・脾を触知しない。尿所見：蛋白（−），糖（−），潜血（−）。血液所見：赤血球 471万，Hb 14.5 g/dL，Ht 42%，白血球 14,800，血小板 32万。血液生化学所見：総ビリルビン 1.3 mg/dL，AST 15 IU/L，ALT 15 IU/L，ALP 154 IU/L（基準 115〜359），γ-GTP 10 IU/L（基準 8〜50），アミラーゼ 35 IU/L（基準 37〜160），尿素窒素 22 mg/dL，クレアチニン 0.6 mg/dL，血糖 112 mg/dL。CRP 3.4 mg/dL。腹部超音波検査は腸管ガスにて所見は不明瞭であった。腹部単純CT（**別冊** No. **16A，B，C**）を別に示す。

治療として最も適切なのはどれか。

a　胆嚢摘出術
b　虫垂切除術
c　右付属器摘出術
d　体外衝撃波結石破砕術
e　経皮経肝胆嚢ドレナージ

別　冊
No. 16 A，B，C

□□□ 109A
36 48歳の女性。昨年と今年の健康診断にて肝機能障害を指摘されて来院した。発熱と腹痛とはない。飲酒歴はない。常用している薬剤や栄養機能食品はない。身長 159 cm，体重 49 kg。体温 36.4℃。脈拍 60/分。血圧 110/62 mmHg。眼球結膜に黄染を認めない。腹部は平坦，軟で，肝・脾を触知しない。血液所見：赤血球 432万，Hb 14.0 g/dL，Ht 40%，白血球 3,500，血小板 18万。血液生化学所見：総蛋白 7.4 g/dL，アルブミン 4.0 g/dL，総ビリルビン 0.6 mg/dL，AST 101 IU/L，ALT 89 IU/L，γ-GTP 51 IU/L（基準 8〜50），ALP 298 IU/L（基準 115〜359），IgG 2,710 mg/dL（基準 960〜1,960），IgM 99 mg/dL（基準 65〜350）。免疫血清学所見：HBs抗原（−），HBs抗体（−），HBc抗体（−），HCV抗体（−）。

診断に最も有用なのはどれか。

a　抗DNA抗体
b　抗平滑筋抗体
c　抗カルジオリピン抗体
d　抗ミトコンドリア抗体
e　抗甲状腺ペルオキシダーゼ〈TPO〉抗体

□□□ 109A
37 81歳の女性。食欲不振を主訴に来院した。昨日から食欲不振を訴え食事をとらないため、家族に連れられて受診した。60歳時に胆嚢結石で開腹手術を受けている。Parkinson病で74歳からレボドパ〈L-dopa〉を服用している。体温36.8℃。脈拍72/分、整。血圧120/74 mmHg。呼吸数14/分。腹部は軟で、軽度膨満している。下腹部に腫瘤を触れ、軽度の圧痛を認める。筋性防御はない。腹部単純エックス線写真（**別冊** No. **17A**）と腹部造影CT（**別冊** No. **17B**）とを別に示す。
この疾患の原因として最も考えられるのはどれか。
a 癒着
b 内服薬
c 小腸腫瘍
d 小腸軸捻転
e 外ヘルニア

別　冊
No. 17　A, B

□□□ 109A
38 6歳の男児。けいれんのため搬入された。5日前に発熱と咽頭痛とを認め、伝染性単核球症と診断されていた。本日、早朝に全身のけいれんを認めたため救急搬送された。来院時、けいれんはなく意識は清明。体温38.5℃。脈拍120/分、整。呼吸数24/分。心音と呼吸音とに異常を認めない。肝を右季肋下に4 cm、脾を左季肋下に5 cm触知する。尿中β_2-マイクログロブリン23,000 μg/L（基準230以下）。血液所見：Hb 12.1 g/dL、白血球2,200（桿状核好中球34%、分葉核好中球38%、単球3%、リンパ球15%、異型リンパ球10%）、血小板6.0万、APTT 45.2秒（基準対照32.2）、血清FDP 80 μg/mL（基準10以下）、Dダイマー30 μg/mL（基準1.0以下）。血液生化学所見：AST 386 IU/L、ALT 341 IU/L、LD 2,594 IU/L（基準176〜353）、フェリチン5,000 ng/mL（基準28〜280）。
治療薬はどれか。
a アシクロビル
b ビンクリスチン
c テトラサイクリン
d 副腎皮質ステロイド
e トシリズマブ〈ヒト化抗IL-6受容体モノクローナル抗体〉

109A

39 48歳の男性。健康診断の尿検査で異常を指摘されて来院した。3年前から尿潜血を指摘されていた。2年前から尿蛋白も陽性になったがそのままにしていた。今回は3年連続して尿検査で異常を指摘されたため心配になり受診した。脈拍76/分、整。血圧150/90 mmHg。尿所見：蛋白2+、蛋白定量1.2 g/日、糖（−）、潜血3+、沈渣に赤血球10〜29/1視野、顆粒円柱1/数視野、赤血球円柱1/全視野。血液生化学所見：総蛋白7.7 g/dL、アルブミン4.2 g/dL、IgG 1,510 mg/dL（基準960〜1,960）、IgA 390 mg/dL（基準110〜410）、尿素窒素19 mg/dL、クレアチニン1.0 mg/dL、尿酸6.0 mg/dL、血糖87 mg/dL、HbA1c 5.6%（基準4.6〜6.2）、総コレステロール235 mg/dL、CH₅₀ 35 U/mL（基準30〜40）。腎生検のPAS染色標本（**別冊No. 18A**）と蛍光抗体IgA染色標本（**別冊No. 18B**）とを別に示す。

この疾患について正しいのはどれか。

a Ⅳ型コラーゲンの遺伝子変異による。
b 我が国の慢性腎炎症候群の中で最も多い。
c 肉眼的血尿で発症したものは予後が悪い。
d ネフローゼ症候群をきたすことが多い。
e 我が国の透析導入の原因として最も多い。

別　冊
No. 18 A, B

109A

40 58歳の男性。全身倦怠感と息切れとを主訴に来院した。1か月前から休息しても改善されない全身倦怠感と息切れとが出現し、次第に増強していた。10年前から糖尿病と高血圧症とを指摘され治療を受けていたが、仕事が多忙なため半年間受診しておらず、薬を服用していなかった。身長170 cm、体重75 kg（2か月前は71 kg）。脈拍88/分、整。血圧168/102 mmHg。顔面と下腿とに浮腫を認める。尿所見：蛋白3+、糖2+、潜血（±）。血液所見：赤血球320万、Hb 8.2 g/dL、Ht 25%、白血球8,200、血小板12万。血液生化学所見：総蛋白5.8 g/dL、アルブミン2.8 g/dL、尿素窒素32 mg/dL、クレアチニン2.8 mg/dL、尿酸7.8 mg/dL、血糖220 mg/dL、HbA1c 7.8%（基準4.6〜6.2）、Na 132 mEq/L、K 4.8 mEq/L、Cl 98 mEq/L、Ca 7.2 mg/dL、P 5.8 mg/dL。CRP 0.3 mg/dL。胸部エックス線写真で肺うっ血と心拡大とを認める。ループ利尿薬を静脈内投与し浮腫の改善を認めた。

腎不全の進行防止のため次に行う治療として最も適切なのはどれか。

a 血液吸着
b 赤血球輸血
c 降圧薬の投与
d 生理食塩液の点滴
e アルブミン製剤の投与

□□□ 109A
41 45歳の男性。人間ドックで右腎の腫瘤を指摘されて来院した。1か月前の人間ドックの超音波検査で右腎に直径3cmの腫瘤を指摘された。自覚症状はない。体温36.3℃。血圧138/82 mmHg。腹部は平坦，軟で，肝・脾を触知しない。尿所見：蛋白（−），糖（−），沈渣に赤血球1〜4/1視野，白血球1〜4/1視野。血液所見：赤血球440万，Hb 14.8 g/dL，Ht 41%，白血球4,600，血小板18万。血液生化学所見：総蛋白7.3 g/dL，アルブミン3.9 g/dL，総ビリルビン1.0 mg/dL，AST 38 IU/L，ALT 32 IU/L，LD 216 IU/L（基準176〜353），γ-GTP 38 IU/L（基準8〜50），尿素窒素14 mg/dL，クレアチニン0.9 mg/dL，尿酸6.3 mg/dL，血糖82 mg/dL，Na 139 mEq/L，K 4.6 mEq/L，Cl 106 mEq/L。CRP 0.2 mg/dL。腹部造影CT（**別冊** No. **19**）を別に示す。

治療として適切なのはどれか。
a 免疫療法
b 放射線治療
c 抗癌化学療法
d 分子標的薬投与
e 根治的右腎摘除術

別冊
No. 19

□□□ 109A
42 73歳の男性。排尿困難を主訴に来院した。2年前から尿線が細いことに気付いていたが年齢のためと考えていた。3か月前から排尿困難を伴うようになったため受診した。直腸指診で鶏卵大，石様硬の前立腺を触知する。PSA 45 ng/mL（基準4.0以下）。前立腺針生検で中分化腺癌（Gleason score 4+3）と病理診断された。骨シンチグラフィで多発骨転移を認める。

まず行う治療として適切なのはどれか。
a 放射線治療
b ホルモン療法
c 抗癌化学療法
d 前立腺全摘除術
e 分子標的薬投与

□□□ 109A
43 23歳の女性。卵巣嚢腫の精査を目的に来院した。月経は28日型，整。2週前の職場の健康診断で腹部超音波検査を受け右卵巣嚢腫を指摘された。自覚症状はない。内診で径5cmの軟らかい右付属器腫瘤を触知し，可動性は良好で圧痛を認めない。右卵巣の経腟超音波像（**別冊** No. **20**）を別に示す。

この腫瘤への対応として最も適切なのはどれか。
a 骨盤部CT
b 右付属器摘出
c 嚢胞穿刺吸引
d GnRHアゴニスト療法
e 経過観察（3か月後の再診）

別冊
No. 20

□□□ 109A
44 53歳の女性。2回経妊2回経産婦。不正性器出血を主訴に来院した。50歳で閉経。3か月前から少量の性器出血が出現したため受診した。内診で子宮は鶏卵大で，右付属器が手拳大に腫大していた。血液生化学所見：LH 4.8 mIU/mL，FSH 0.1 mIU/mL 未満（基準 閉経後30以上），プロラクチン 4.8 ng/mL（基準15以下），エストラジオール 270 pg/mL（基準 閉経後20以下），プロゲステロン 0.3 ng/mL，CEA 0.9 ng/mL（基準5以下），CA19-9 40 U/mL（基準37以下），CA125 11 U/mL（基準35以下）。経腟超音波検査で子宮内膜の肥厚を認め，子宮内膜生検で子宮内膜増殖症を認める。摘出した右卵巣腫瘍のH-E染色標本（**別冊 No.21**）を別に示す。

診断はどれか。

a 未熟奇形腫　　b 粘液性腺癌　　c 顆粒膜細胞腫
d Krukenberg 腫瘍　　e ディスジャーミノーマ

別　冊
No. 21

□□□ 109A
45 30歳の女性。下痢と血便とを主訴に来院した。1か月前に東南アジアを旅行した。5日前から繰り返す下痢と粘血便とが認められるようになったため受診した。体温 37.0℃。血圧 118/62 mmHg。腹部は平坦で，左下腹部に圧痛を認める。糞便検査とともに行った下部消化管内視鏡検査で結腸に発赤とびらんとを認めた。結腸粘膜生検のH-E染色標本（**別冊 No.22A**）とPAS染色標本（**別冊 No.22B**）を別に示す。

第一選択として適切なのはどれか。

a エリスロマイシン　　b フルコナゾール　　c プレドニゾロン
d ミノサイクリン　　e メトロニダゾール

別　冊
No. 22 A, B

□□□ 109A
46 75歳の女性。主婦。右手指のしびれ感を主訴に来院した。3年前から特に誘因なくしびれ感が出現した。1か月前から朝方に手のしびれ感が強くなり目が覚めるようになった。さらにシャツのボタンがかけにくくなったため受診した。右母指から環指橈側にかけて軽度の感覚鈍麻を認め、二点識別覚は10 mm以上である。掌側手関節部を叩打すると示指に走るようなしびれ感を訴える。手関節掌屈位を保持させると手指のしびれ感が増強する。両側の母指と示指で正円を作るように指示（perfect "O" テスト）したときの写真（**別冊** No. 23）を別に示す。血液所見：赤血球463万、白血球8,400。血液生化学所見：空腹時血糖105 mg/dL、HbA1c 6.2％（基準4.6〜6.2）。

障害されているのはどれか。

a 尺骨神経　　　　b 正中神経　　　　c C5神経根
d 後骨間神経　　　e 橈骨神経浅枝

別　冊
No. 23

□□□ 109A
47 51歳の男性。左前腕不全切断のため救急車で搬送された。左前腕をベルトコンベアに巻き込まれて2時間後に救出された。来院時、意識は清明。体温36.2℃。脈拍92/分、整。血圧146/70 mmHg。左橈骨動脈の拍動は微弱であるが、尺骨動脈は触知する。開放創と手は油で汚染されているが、爪床はピンク色でcapillary-refilling time〈毛細血管再充満時間〉は正常範囲内である。手指の感覚は脱失しているが、小指はわずかに動かすことができる。患者は手を残すことを希望している。既往歴に特記すべきことはない。血液所見：赤血球420万、Hb 12.0 g/dL、Ht 35％、白血球9,400、血小板20万。左前腕の写真（**別冊** No. 24A）、エックス線写真（**別冊** No. 24B）及び動脈造影像（**別冊** No. 24C）を別に示す。

最初に行うべき処置として適切なのはどれか。

a 切　断　　　　b 骨接合　　　　c 動脈吻合
d 皮膚縫合　　　e デブリドマン

別　冊
No. 24 A, B, C

□□□ 109A
48 出生直後の新生児。在胎37週、2,720 gで出生した。Apgarスコアは8点（1分）、10点（5分）。出生前の胎児超音波検査で水頭症を指摘された。腰仙部の写真（**別冊** No. 25）を別に示す。

この病変の手術時期として適切なのはどれか。

a 生後0〜2日　　　b 生後1〜2週　　　c 生後3〜6か月
d 1〜2歳　　　　　e 5〜6歳

別　冊
No. 25

49 52歳の男性。足の激痛を主訴に来院した。昨晩，突然に右第一中足趾節関節に発赤と激痛を伴った腫脹とが出現し，自宅近くの夜間診療所で非ステロイド性抗炎症薬を投与されたが改善しないため受診した。身長174 cm，体重80 kg。尿所見：蛋白（±），糖（－），潜血（±）。血液所見：赤血球471万，Hb 15.4 g/dL，Ht 44％，白血球11,000，血小板15万。血液生化学所見：尿素窒素30 mg/dL，クレアチニン1.5 mg/dL，尿酸9.2 mg/dL。CRP 5.4 mg/dL。尿酸排泄率〈FEUA〉18％（基準7〜14）。
　この時点で行うべき治療と，今後，長期的に行うべき治療の組合せで正しいのはどれか。

　　　　この時点で行うべき治療　　長期的に行うべき治療
a　コルヒチン ――――― 尿酸合成阻害薬
b　コルヒチン ――――― 尿酸排泄促進薬
c　尿酸合成阻害薬 ――――― 尿酸合成阻害薬
d　尿酸合成阻害薬 ――――― 尿酸排泄促進薬
e　尿酸排泄促進薬 ――――― 尿酸合成阻害薬

50 19歳の女性。鼻漏を主訴に来院した。数年前から鼻漏と鼻閉とが出現し，2週前から増悪したため受診した。通年性に症状があり起床時に激しい。右鼻腔の内視鏡像（別冊 No. 26）を別に示す。
　行うべき検査はどれか。

a　細菌検査　　b　病理組織検査　　c　好中球機能検査
d　抗原特異的 IgE 検査　　e　末梢血白血球分画検査

別　冊
No. 26

51 69歳の女性。手関節の痛みと腫れを主訴に来院した。半年前から手関節の痛みと腫れが持続し，約1週前から痛みが強くなり手指の伸展が自力では行えなくなったため受診した。体温36.0℃。脈拍80/分，整。血圧110/70 mmHg。腱断裂の診断で腱移行術が施行された。手術時に採取した手関節滑膜組織と関節周囲組織のH-E染色標本（別冊 No. 27A, B）を別に示す。
　最も考えられる診断はどれか。

a　滑膜肉腫　　b　関節リウマチ　　c　変形性関節症
d　サルコイドーシス　　e　色素性絨毛結節性滑膜炎

別　冊
No. 27 A, B

□□□ 109A
52 38歳の女性。労作時呼吸困難を主訴に来院した。29歳時に関節炎を発症し，同時にリンパ球減少，血小板減少およびネフローゼ症候群を指摘され，全身性エリテマトーデス〈SLE〉の診断で治療を受けている。3か月前から労作時の呼吸困難を感じていた。1か月前から階段を昇るときにも息切れを自覚するようになったため受診した。身長163 cm，体重50 kg。胸骨左縁第2肋間でⅡ音の病的分裂と肺動脈弁成分の亢進とを認める。呼吸音に異常を認めない。尿所見：比重1.009，蛋白1+，潜血2+。血液所見：赤血球460万，Hb 12.1 g/dL，Ht 36%，白血球8,600，血小板21万。血液生化学所見：アルブミン3.5 g/dL，AST 67 IU/L，ALT 95 IU/L，LD 370 IU/L（基準176〜353），尿素窒素15 mg/dL，クレアチニン0.7 mg/dL。免疫血清学所見：CRP 0.1 mg/dL，抗核抗体640倍（基準20以下）。心電図（別冊 No. 28A）と胸部エックス線写真（別冊 No. 28B）とを別に示す。

労作時呼吸困難の原因を診断するために最も有用な検査はどれか。
a 冠動脈造影　　　　　b 心エコー検査　　　　c 気管支内視鏡検査
d ポリソムノグラフィ　e ガリウムシンチグラフィ

別　冊
No. 28　A，B

□□□ 109A
53 69歳の男性。高熱を主訴に来院した。インフルエンザの診断でオセルタミビルを5日分処方され一旦解熱した。内服を終了した翌日から高熱，咳嗽および膿性痰が出現したため受診した。意識は清明。体温39.1℃。脈拍112/分，整。血圧108/82 mmHg。呼吸数24/分。右胸部でcoarse cracklesを聴取する。血液所見：赤血球378万，Hb 10.8 g/dL，Ht 36%，白血球17,200（桿状核好中球4%，分葉核好中球84%，単球2%，リンパ球10%），血小板18万。CRP 23 mg/dL。胸部エックス線写真（別冊 No. 29）を別に示す。

治療薬として適切なのはどれか。
a ザナミビル　　　　　b アシクロビル
c ミノサイクリン　　　d オセルタミビル
e スルバクタム・アンピシリン合剤

別　冊
No. 29

□□□ 109A
54 8歳の男児。落ち着きのなさを主訴に母親に連れられて来院した。幼児期から落ち着きのなさが認められ，遊びでも順番やルールを守ることができなかった。授業中に席を離れることがあり，家では宿題を嫌がってなかなかやらない。成績は中程度であり，身体所見に異常を認めない。

まず行うべき対応として適切なのはどれか。
a 薬物療法を導入する。
b 問題行動には厳しく叱責する。
c 教室全体が見えるように一番後ろに座らせる。
d 集中可能な持続時間を考慮して課題に取り組ませる。
e 母親に対して大人になれば改善することを説明する。

55 48歳の男性。工場で吹きつけ作業を担当している。特殊健康診断で尿中馬尿酸が2.8 g/L（分布1は1 g/L以下，分布2は1 g/L超2.5 g/L以下，分布3は2.5 g/L超）であった。自覚症状は特にない。喫煙は10本/日を25年間。飲酒はビール1,000 mL/日を25年間。
産業医がまずとるべき措置はどれか。
a 作業状況の確認　　b 自宅療養の指示　　c 職場内禁煙の確認
d 貧血の有無の確認　e ストレスの有無の確認

56 33歳の女性。未経妊。無月経を主訴に来院した。初経13歳。月経周期は不規則であり，29歳以降無月経となっていたがそのままにしていた。身長161 cm，体重58 kg。脈拍76/分，整。血圧114/74 mmHg。胸腹部と四肢とに異常を認めない。恥毛は正常女性型。血液生化学所見：血糖86 mg/dL，TSH 1.3 μU/mL（基準0.4～4.0），LH 2.0 mIU/mL（基準1.8～7.6），FSH 6.4 mIU/mL（基準5.2～14.4），プロラクチン79 ng/mL（基準15以下），FT₄ 0.8 ng/dL（基準0.8～1.8），コルチゾール10 μg/dL（基準5.2～12.6），エストラジオール15 pg/mL（基準25～75），IGF-I 155 ng/mL（基準93～236）。頭部造影MRIのT1強調冠状断像（別冊No. 30）を別に示す。
この患者にみられる可能性が高いのはどれか。
a 慢性甲状腺炎　　b 染色体異常　　c 視野障害
d 低血糖症　　　　e 乳汁漏出

別冊
No. 30

57 32歳の女性。病院の薬剤師。夕方に職場で急に倒れて外来の処置室に搬入された。2年前からBasedow病で内服治療中であり1週前のFT₄値は基準範囲内，体重もBasedow病の発症前より増えていた。本日も昼過ぎまでは元気に働いていた。身長158 cm，体重62 kg。体温36.2℃。脈拍104/分，整。血圧138/64 mmHg。呼吸数14/分。呼びかけに反応しない。甲状腺腫を触知しない。全身に発汗が著明である。胸腹部に異常を認めない。血糖簡易測定で測定感度以下だったため，インスリン測定用の血液を採取してからブドウ糖を静注したところ覚醒した。
鑑別診断を進める上で，採取した検体で追加して測定すべき項目はどれか。**2つ選べ**。
a FT₃　　　　　　　b ACTH　　　　　c Cペプチド
d 抗インスリン抗体　e 抗TSH受容体抗体

□□□ 109A
58 介護老人福祉施設において多数の入所者が嘔吐と下痢とを発症した。複数の患者の糞便試料からPCR法によって原因ウイルスが同定された。
　感染の拡大を抑えるために適切なのはどれか。2つ選べ。
　a 入所者への予防接種　　　　　b エタノールによる消毒
　c 塩素系薬剤による消毒　　　　d マニュアルに沿った吐物の処理
　e 入所者への抗ウイルス薬の予防投与

□□□ 109A
59 76歳の男性。咳嗽、喀痰、喘鳴および呼吸困難を主訴に来院した。3年前から階段を昇るときに呼吸困難を自覚していた。2週前に感冒様症状を自覚し、その後、湿性咳嗽、喘鳴および呼吸困難が持続するため受診した。喫煙は40本/日を50年間。意識は清明。身長169cm、体重61kg。体温37.0℃。脈拍112/分、整。血圧134/62mmHg。呼吸数28/分。眼瞼結膜と眼球結膜とに異常を認めない。頸静脈の怒張を認める。心音に異常を認めない。呼吸音は両側にwheezesとcoarse cracklesとを聴取する。血液所見：赤血球506万、Hb 15.4g/dL、Ht 45%、白血球12,000（桿状核好中球5%、分葉核好中球74%、好酸球1%、好塩基球3%、単球8%、リンパ球9%）、血小板25万。血液生化学所見：尿素窒素12mg/dL、クレアチニン0.7mg/dL、脳性ナトリウム利尿ペプチド〈BNP〉89pg/mL（基準18.4以下）。CRP 6.5mg/dL。動脈血ガス分析（鼻カニューラ2L/分 酸素投与下）：pH 7.43、$PaCO_2$ 39 Torr、PaO_2 64 Torr、HCO_3^- 25 mEq/L。胸部エックス線写真（別冊No.31A）と胸部CT（別冊No.31B、C）とを別に示す。
　まず行うべき治療はどれか。3つ選べ。
　a 抗菌薬の投与　　　　　　　　b 副腎皮質ステロイドの吸入
　c 抗ロイコトリエン薬の投与　　d 副腎皮質ステロイドの内服
　e 短時間作用型 β_2 刺激薬の吸入

別冊
No. 31 A, B, C

□□□ 109A
60 50歳の男性。咽頭痛を主訴に来院した。3日前から咽頭痛が出現し、昨日から嚥下痛を認めるようになったため受診した。流涎と含み声とを認める。軽度の呼吸困難はあるが喘鳴はない。SpO_2 95%（room air）。喉頭内視鏡像（別冊No.32）を別に示す。
　急変時に備えて用意しておく対応はどれか。3つ選べ。
　a 気管挿管　　　b 気管切開術　　　c 膿瘍切開術
　d 経鼻エアウェイ　　e 輪状甲状靱帯穿刺

別冊
No. 32

| 109 | B |

◎ 指示があるまで開かないこと。

（平成27年2月7日　13時15分～15時00分）

注 意 事 項

1. 試験問題の数は62問で解答時間は正味1時間45分である。
2. 解答方法は次のとおりである。
 (1) （例1），（例2）の問題ではaからeまでの5つの選択肢があるので，そのうち質問に適した選択肢を（例1）では1つ，（例2）では2つ選び答案用紙に記入すること。なお，（例1）の質問には2つ以上解答した場合は誤りとする。（例2）の質問には1つ又は3つ以上解答した場合は誤りとする。

（例1）101　応招義務を規定しているのはどれか。

a　刑　法
b　医療法
c　医師法
d　健康保険法
e　地域保健法

（例2）102　医師法で医師の義務とされているのはどれか。2つ選べ。

a　守秘義務
b　応招義務
c　診療情報の提供
d　医業従事地の届出
e　医療提供時の適切な説明

（例1）の正解は「c」であるから答案用紙の ⓒ をマークすればよい。

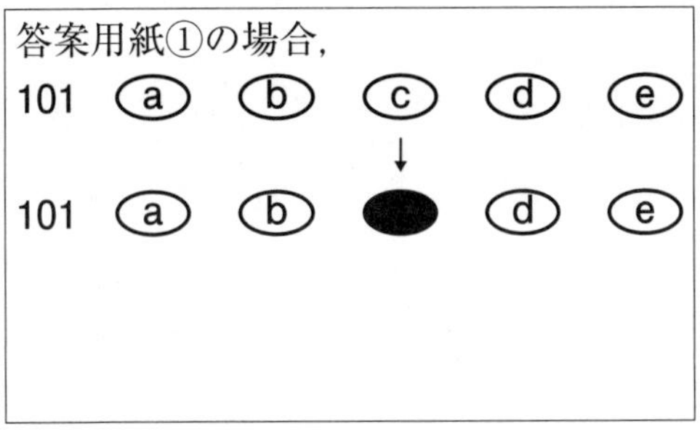

答案用紙①の場合，
101　ⓐ　ⓑ　ⓒ　ⓓ　ⓔ
　　　　　　↓
101　ⓐ　ⓑ　●　ⓓ　ⓔ

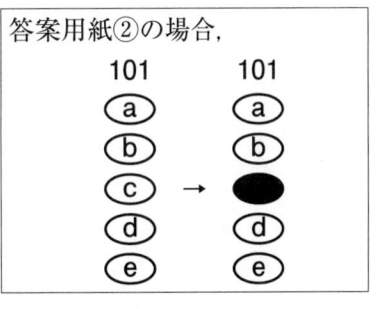

答案用紙②の場合，
101　　　101
ⓐ　　　　ⓐ
ⓑ　　　　ⓑ
ⓒ　→　　●
ⓓ　　　　ⓓ
ⓔ　　　　ⓔ

（例2）の正解は「b」と「d」であるから答案用紙の ⓑ と ⓓ をマークすればよい。

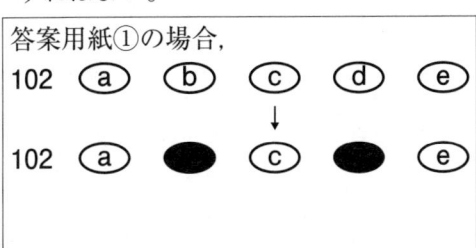

答案用紙①の場合，
102　ⓐ　ⓑ　ⓒ　ⓓ　ⓔ
　　　　　　↓
102　ⓐ　●　ⓒ　●　ⓔ

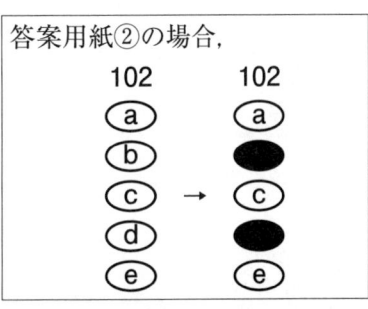

答案用紙②の場合，
102　　　102
ⓐ　　　　ⓐ
ⓑ　→　　●
ⓒ　　　　ⓒ
ⓓ　　　　●
ⓔ　　　　ⓔ

(2)（例3）では質問に適した選択肢を3つ選び答案用紙に記入すること。なお，（例3）の質問には2つ以下又は4つ以上解答した場合は誤りとする。

（例3）103　医師法に規定されているのはどれか。**3つ選べ**。

   a　医師の行政処分
   b　広告可能な診療科
   c　不正受験者の措置
   d　へき地で勤務する義務
   e　臨床研修を受ける義務

（例3）の正解は「a」と「c」と「e」であるから答案用紙の ⓐ と ⓒ と ⓔ をマークすればよい。

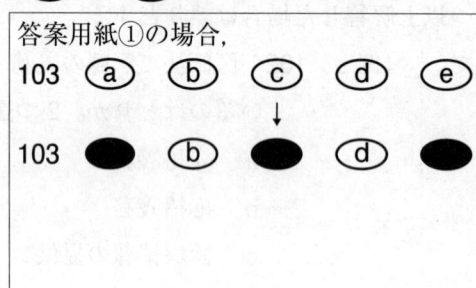

(3) 計算問題については，□に囲まれた丸数字に入る適切な数値をそれぞれ1つ選び答案用紙に記入すること。なお，（例4）の質問には丸数字1つにつき2つ以上解答した場合は誤りとする。

（例4）104　68歳の女性。健康診断の結果を示す。

身長150 cm，体重76.5 kg（1か月前は75 kg），腹囲85 cm。体脂肪率35％。

この患者のBMI〈Body Mass Index〉を求めよ。

解答：①②

（例4）の正解は「34」であるから①は答案用紙の ③ を②は ④ をマークすればよい。

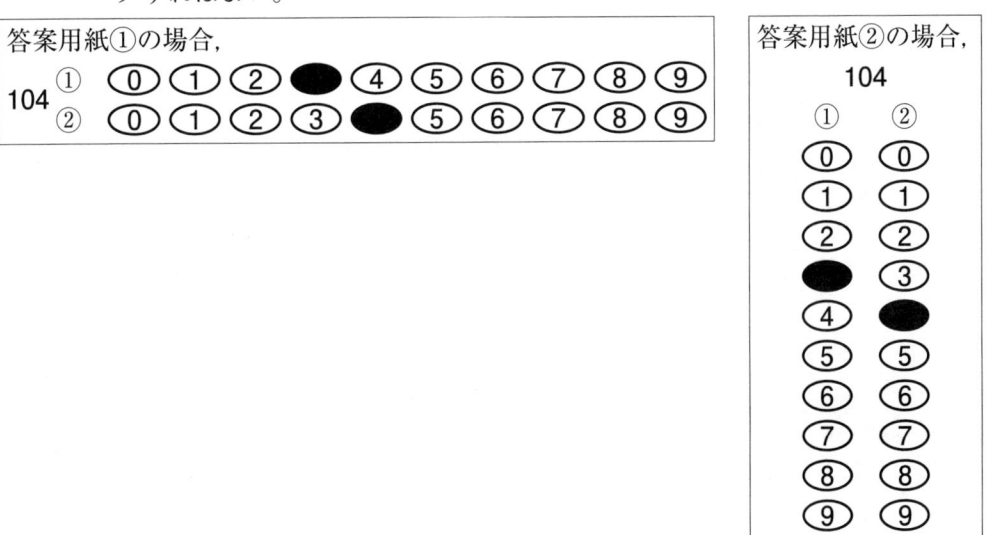

B 医学総論／長文問題　62問／1時間45分

□□□ 109B
1　対麻痺患者の参加制約にあたるのはどれか。
　　a　抑うつ気分になる。
　　b　仙骨部に褥瘡がある。
　　c　1日4回自己導尿している。
　　d　移動には電動車椅子が必要である。
　　e　3段の段差のあるカフェで会食できない。

□□□ 109B
2　在宅ケアについて正しいのはどれか。
　　a　人工呼吸療法は在宅で可能である。
　　b　ケアプランは介護福祉士が作成する。
　　c　訪問介護には医師の指示書が必要である。
　　d　往診は計画的・定期的に行う在宅医療である。
　　e　通所リハビリテーションには医療保険が適用される。

□□□ 109B
3　リハビリテーションに重点が置かれているのはどれか。
　　a　グループホーム　　　　　　b　有料老人ホーム
　　c　介護老人保健施設　　　　　d　介護老人福祉施設
　　e　軽費老人ホーム〈ケアハウス〉

□□□ 109B
4　世界保健機関〈WHO〉について正しいのはどれか。
　　a　識字率を向上させる。　　　b　難民の帰還支援を行う。
　　c　食糧を安定的に供給する。　d　医薬品の安全性を向上させる。
　　e　労働者の作業環境を改善させる。

109B

5 不慮の事故のうち,「交通事故」,「転倒・転落」,「溺死及び溺水」,「窒息」,「中毒」の5種類における死亡数の年次推移を図に示す。

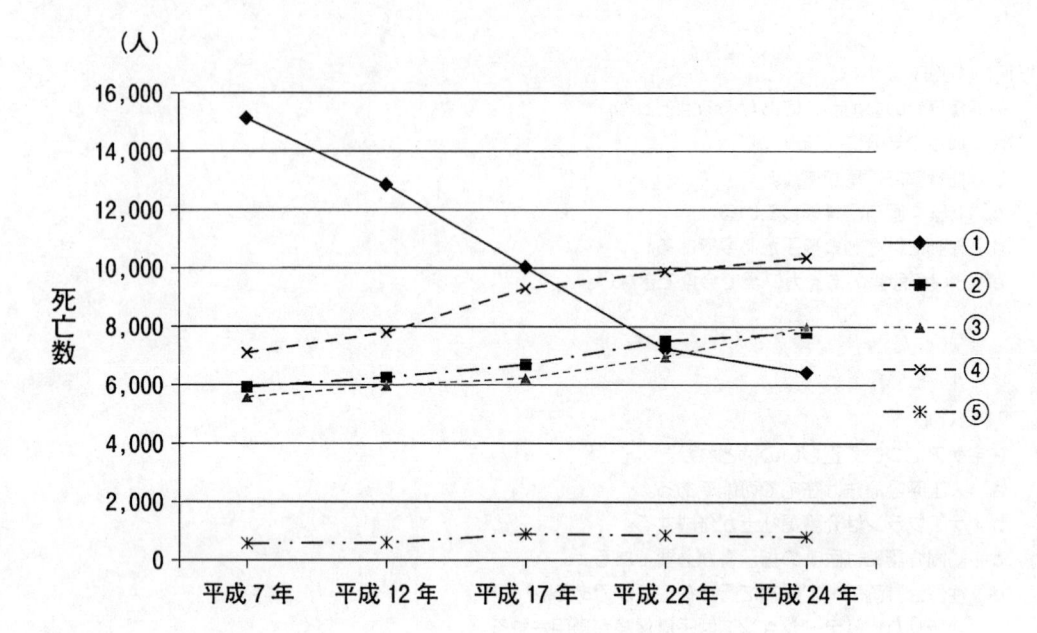

(図：平成7年～平成24年の死亡数推移グラフ、①～⑤の凡例付き)

①の予防になるのはどれか。
a 高温での長湯を避ける。
b 容器のラベルをよく読む。
c 階段では手すりにつかまる。
d シートベルト装着を遵守する。
e 食べ物は小さく切ってよくかんで食べる。

109B

6 児童相談所の業務はどれか。
a 乳児健康診査の実施
b 就学時健康診断の通知
c 保護者に定期予防接種を通知
d 被虐待児に対し家庭からの一時保護
e 小児慢性特定疾患に関する医療費助成

109B

7 我が国の感染症対策において発生数の全数把握を行っているのはどれか。
a 結核
b 手足口病
c 突発性発疹
d インフルエンザ
e ヘルパンギーナ

□□□ 109B
8 水道法に基づく水質基準で検出されないことと規定されているのはどれか。
 a 塩素酸 b 大腸菌 c カルシウム
 d マグネシウム e 総トリハロメタン

□□□ 109B
9 蝶形骨にあるのはどれか。
 a 篩板 b 内耳道 c 頸静脈孔
 d 上眼窩裂 e 舌下神経管

□□□ 109B
10 大動脈弓の高さにおける解剖学的位置関係で**誤っている**のはどれか。
 a 胸腺は食道より前方に位置する。
 b 気管は食道より前方に位置する。
 c 横隔神経は椎体より前方に位置する。
 d 上大静脈は気管より前方に位置する。
 e 交感神経幹は大動脈弓より前方に位置する。

□□□ 109B
11 器質性精神障害に特徴的なのはどれか。
 a 保続 b 観念奔逸 c 思考制止
 d 自生思考 e 情動麻痺

□□□ 109B
12 糖代謝の臨床的評価で正しいのはどれか。
 a ケトン体は蛋白分解の亢進で増加する。
 b 血糖値は静脈血の方が毛細血管より高い。
 c 尿糖は血糖 150 mg/dL を超えると陽性を示す。
 d インスリン分泌能は尿中 C ペプチド排泄量で評価する。
 e インスリン抵抗性は BMI〈Body Mass Index〉で評価する。

□□□ 109B
13 日齢 10 の新生児で日齢 0 の新生児より低値を示すのはどれか。
 a AST b 白血球 c 血小板
 d 総ビリルビン e 血中クレアチニン

□□□ 109B
14 思春期前後の男子において**誤っている**のはどれか。
　　a　女子より思春期到来が早い。
　　b　声変りの前に恥毛が発生する。
　　c　女子より骨端線の閉鎖が早い。
　　d　二次性徴は Tanner 分類で評価する。
　　e　二次性徴の開始時には精巣容積が増大する。

□□□ 109B
15 隣接遺伝子症候群はどれか。
　　a　Sotos 症候群　　　　b　Down 症候群　　　　c　Turner 症候群
　　d　Klinefelter 症候群　　e　Prader-Willi 症候群

□□□ 109B
16 好中球の異常によるのはどれか。
　　a　慢性肉芽腫症　　　　　　　　b　DiGeorge 症候群
　　c　毛細血管拡張性失調症　　　　d　Wiskott-Aldrich 症候群
　　e　X連鎖無ガンマグロブリン血症

□□□ 109B
17 造影剤腎症の発生に**関係がない**のはどれか。
　　a　年　齢　　　　b　腎機能　　　　c　検査前の飲水量
　　d　造影剤の投与量　　e　気管支喘息の既往

□□□ 109B
18 医療計画に**含まれない**のはどれか。
　　a　監察医の確保　　　b　救急医療の確保　　　c　基準病床数の設定
　　d　二次医療圏の設定　　e　地域医療支援病院の整備

□□□ 109B
19 自律神経障害による突然死に最も注意すべきなのはどれか。
　　a　多系統萎縮症　　　b　多発性硬化症　　　c　周期性四肢麻痺
　　d　Alzheimer 型認知症　　e　筋萎縮性側索硬化症

□□□ 109B
20 身長について**誤っている**のはどれか。
   a 出生時の平均は 50 cm である。
   b 出生時は 4 頭身である。
   c 11 歳の女児は男児より高い。
   d 12 歳で出生時の 3 倍になる。
   e 思春期に 1 年間の伸び率が最大になる。

□□□ 109B
21 新生児期に死亡率が最も高い先天性疾患はどれか。
   a 口蓋裂
   b 頸部リンパ管腫
   c 臍帯ヘルニア
   d 尿道下裂
   e 鎖肛

□□□ 109B
22 母体の抗 SS-A 抗体のクラスで新生児の心拍数に異常をきたすのはどれか。
   a IgA
   b IgD
   c IgE
   d IgG
   e IgM

□□□ 109B
23 皮膚検査の陽性所見の写真（**別冊** No. 1）を別に示す。
   この検査はどれか。
   a 針反応
   b 硝子圧法
   c 皮膚描記法
   d 皮内テスト
   e 光線テスト

別　冊
No. 1

□□□ 109B
24 検査用の試験紙（**別冊** No. 2）を別に示す。
   この試験紙を用いて診断するのはどれか。
   a 妊娠悪阻
   b 前期破水
   c 妊娠糖尿病
   d 羊水過多症
   e 妊娠高血圧症候群

別　冊
No. 2

□□□ 109B
25 経口摂取ができない高齢者の栄養管理について正しいのはどれか。
　　a　経鼻胃管からは水分投与を行わない。
　　b　経管栄養開始時は徐々に投与量を増やす。
　　c　静脈栄養療法時には口腔ケアは不要である。
　　d　静脈栄養療法時には脂肪製剤を使用しない。
　　e　経管栄養開始後は嚥下機能評価を行わない。

□□□ 109B
26 一般的に異所性移植が行われるのはどれか。
　　a　肺　　　b　心臓　　　c　肝臓　　　d　膵臓　　　e　小腸

□□□ 109B
27 脳血管障害とその治療の組合せで適切なのはどれか。
　　a　もやもや病　──────　動脈塞栓術
　　b　ラクナ梗塞　──────　経皮血管形成術〈PTA〉
　　c　くも膜下出血　─────　動脈瘤塞栓術
　　d　心原性脳塞栓　─────　頸動脈内膜剥離術
　　e　高血圧性脳出血　────　血栓溶解療法

□□□ 109B
28 右中殿筋不全患者の歩行時にみられるのはどれか。
　　a　体幹を前に傾ける。　　　　　b　右下肢を分回しする。
　　c　右大腿部遠位に手を当てる。　d　左右の下肢を側方に広げる。
　　e　右立脚時に骨盤を左側に傾ける。

□□□ 109B
29 平成20〜24年の社会状況で正しいのはどれか。**2つ選べ。**
　　a　完全失業率は2％以下である。
　　b　非正規雇用の割合は増加している。
　　c　完全失業率は40〜50歳が最も高い。
　　d　父母がいる児童の世帯の約80％で父母とも仕事をしている。
　　e　児童のいる世帯の母の仕事は正規雇用より非正規の割合が高い。

□□□ 109B
30 健康増進法に規定されているのはどれか。**2つ選べ。**
    a 健康診査の実施　　　　　　　b 母子健康手帳の交付
    c 市町村保健センターの設置　　d 国民健康・栄養調査の実施
    e 認知症の予防に関する調査研究

□□□ 109B
31 学校医の職務はどれか。**2つ選べ。**
    a 健康相談　　　　b 児童養護　　　　c 処方箋交付
    d 学級閉鎖指示　　e 学校保健計画の立案に参加

□□□ 109B
32 心臓について正しいのはどれか。**2つ選べ。**
    a 僧帽弁は半月弁である。
    b 三尖弁には腱索が付着する。
    c 僧帽弁前尖は左室流出路を形成する。
    d 僧帽弁のすべての腱索は1本の乳頭筋に付着している。
    e 肺動脈弁と大動脈弁とは線維性組織を隔てて隣接している。

□□□ 109B
33 造血部位の組合せで正しいのはどれか。**2つ選べ。**
    a 胎　芽 ──── 卵黄嚢
    b 乳　児 ──── 肝　臓
    c 小　児 ──── 骨　髄
    d 成　人 ──── 脾　臓
    e 高齢者 ──── 胸　腺

□□□ 109B
34 胎盤について正しいのはどれか。**2つ選べ。**
    a 脱落膜は胎児由来の組織である。
    b 受精後8週ころ形態的に完成する。
    c 絨毛間腔は母体血液で満たされている。
    d hCGは合胞体栄養膜細胞から分泌される。
    e 妊娠末期の厚さは中央部で6cmを超える。

□□□ 109B
35 児への直接の授乳を避けることで母乳を介した母子感染予防効果がある病原体はどれか。**2つ選べ。**
　　a　E型肝炎ウイルス
　　b　インフルエンザウイルス
　　c　ヒト免疫不全ウイルス〈HIV〉
　　d　ヒトパピローマウイルス〈HPV〉
　　e　ヒトT細胞白血病ウイルス〈HTLV-Ⅰ〉

□□□ 109B
36 婦人科疾患と帯下の特徴の組合せで正しいのはどれか。**2つ選べ。**
　　a　細菌性腟症　　――――――　黄色調
　　b　萎縮性腟炎　　――――――　淡血性
　　c　腟カンジダ症　――――――　泡沫状
　　d　クラミジア頸管炎　―――　膿　性
　　e　トリコモナス腟炎　―――　酒粕状

□□□ 109B
37 がんの緩和医療について正しいのはどれか。**2つ選べ。**
　　a　遺族へのグリーフケアを含む。
　　b　医療用麻薬は在宅医療では用いない。
　　c　精神的苦痛は全人的苦痛の一つである。
　　d　緩和ケアはがん終末期に限定された医療である。
　　e　WHO方式では睡眠時の鎮痛を最終目標としている。

□□□ 109B
38 閉塞性ショックをきたすのはどれか。**3つ選べ。**
　　a　肺塞栓症　　　b　消化管出血　　　c　緊張性気胸
　　d　心タンポナーデ　e　アナフィラキシー

□□□ 109B
39 Kiesselbach部位から出血している高齢者に聴取すべき既往はどれか。**3つ選べ。**
　　a　脳梗塞　　　　b　白内障　　　　　c　高血圧症
　　d　肝機能障害　　e　慢性閉塞性肺疾患

□□□ 109B
40 84歳の女性。全身倦怠感と食欲不振とを主訴に来院した。6か月前に肺転移を伴う高度進行胃癌の診断を受けた。抗癌化学療法などの積極的治療を拒否し自宅で療養していたが，2週間前から倦怠感が出現し，徐々に食欲の減退を自覚するようになったため受診した。現在は薬剤の内服と1日600kcal程度の軟らかい食事の摂取は可能である。がんによる悪液質が進行しており余命は1か月程度と考えられる。長男夫婦と3人暮らしで患者本人と家族はともに延命治療を望まず，このまま自然に任せることを希望している。
今後の方針として適切なのはどれか。
a 在宅での看取り
b 外来での末梢静脈栄養
c 在宅での経鼻経管栄養
d 在宅での中心静脈栄養
e 入院での経皮的内視鏡下胃瘻造設

□□□ 109B
41 60歳の男性。1か月前から続く咳嗽を主訴に来院した。身長165cm，体重70kg。血圧120/82mmHg。喫煙は20本/日を40年間。飲酒は日本酒1合/日を30年間。運動は通勤時に1日平均5,000歩。胸部エックス線写真と喀痰細胞診とに異常を認めない。
咳嗽の治療とともに指導すべきなのはどれか。
a 「塩分制限が必要です」
b 「お酒はビールに変えましょう」
c 「体重を15kg減らしましょう」
d 「2万歩を目指して頑張りましょう」
e 「60歳からでも禁煙は遅くありません」

□□□ 109B
42 6歳の女児。発達の遅れを心配した母親に連れられて来院した。乳幼児期から言葉や歩行の発達が遅れ，知的障害を伴っていた。遺伝性の疾患が心配で受診が遅れたが，地域に同じような症状を訴える人がいることがわかり心配になって受診した。妹も同じ症状がある。感染症を示唆する所見はない。医師が相談した保健所のその後の調査により，言語障害，歩行障害および知的障害のいずれかを認める多数の患者の存在が次第に明らかになった。患者が居住する人口約10万人の湾岸地域における環境汚染物質による曝露が疑われるが，原因は特定できていない。
このような状況で，患者集団に対する初期の対応として適切なのはどれか。
a 地域住民の集団移転
b 裁判による患者認定
c 患者の生体試料の収集
d 患者と家族の遺伝子検査
e 行政による被害認定のための審査

□□□ 109B
43 生後3日の新生児。体動は活発で泣き声は強く哺乳も良好である。外表に奇形を認めない。
この児に**合致しない**のはどれか。
a 胸式呼吸
b Moro反射陽性
c 安静時心拍数120/分
d 大泉門は対角3×3cm開大
e 肝を右鎖骨中線上肋骨弓下に1cm触知

□□□ 109B
44 89歳の女性。大腿骨骨折で入院中である。10年前にAlzheimer型認知症と診断され内服治療中である。2日前に室内で転倒し動けなくなり救急車で搬送された。左大腿骨転子部骨折を認め、昨日、骨接合術を受けた。手術当日の経過は順調で夜間も良眠した。術後1日目の夕方から落ち着かなくなり、夜になって立ち上がろうとして一晩中大声で看護師を呼び続けていた。
　対応として適切なのはどれか。
　　a　強く叱責する。　　　　　　b　疼痛管理を見直す。
　　c　体幹抑制を終日行う。　　　　d　ナースコールを取り外す。
　　e　同様に叫ぶ患者と同室にする。

□□□ 109B
45 34歳の男性。全身の皮疹を主訴に来院した。数年前から白色の鱗屑を伴う紅斑が体幹と四肢とに多数みられ痒みを伴っていた。1か月前から皮疹が増加したため受診した。背部の写真（**別冊 No. 3**）を別に示す。
　この患者でみられるのはどれか。
　　a　Darier 徴候　　　b　Köbner 現象　　　c　Leser-Trélat 徴候
　　d　Nikolsky 現象　　e　Tinel 徴候

別　冊
No. 3

□□□ 109B
46 70歳の女性。咳嗽、喀痰および息切れを主訴に来院した。6年前から咳嗽と喀痰とを自覚していた。1年前から坂道や階段を昇るときに呼吸困難を感じるようになり、風邪をひくと喘鳴が出現することがあった。1か月前から100 m歩くと息切れを自覚し休むようになったため受診した。喫煙は20本/日を45年間。身長153 cm、体重42 kg。脈拍 88/分、整。血圧 134/84 mmHg。呼吸数 24/分。頸部の胸鎖乳突筋が肥大し、吸気時に肋間や鎖骨上窩の陥入がみられる。呼気は延長し、聴診では呼吸音の減弱がみられるが副雑音は聴取しない。
　最も考えられる疾患はどれか。
　　a　過敏性肺炎　　　b　気管支拡張症　　　c　肺血栓塞栓症
　　d　特発性肺線維症　e　慢性閉塞性肺疾患

□□□ 109B
47 35歳の女性。未経妊。挙児を希望して来院した。月経周期は28日型，整。基礎体温は二相性。既往歴に特記すべきことはない。経腟超音波検査で子宮に異常を認める。子宮卵管造影像（**別冊** No. 4）を別に示す。
　最も考えられる疾患はどれか。
　　a　子宮奇形　　　　b　子宮筋腫　　　　c　子宮腺筋症
　　d　子宮内膜炎　　　e　子宮内膜ポリープ

別　冊
No. 4

□□□ 109B
48 79歳の男性。呼吸困難のため搬入された。10年前から高血圧症，脂質異常症および2型糖尿病で加療中である。1年6か月前に急性心筋梗塞を発症し，左前下行枝の完全閉塞に対しカテーテル治療を施行された。その後，抗血小板薬，利尿薬およびβ遮断薬を投与され，日常生活で心不全の症状を認めなかった。数日前から労作時の息切れを自覚し，数時間前から安静時にも強い呼吸困難を生じたため救急搬送された。意識は清明。脈拍104/分，整。血圧154/102 mmHg。呼吸数24/分。SpO₂ 100％（リザーバー付マスク10 L/分 酸素投与下）。心尖部を最強点とするIV/VIの収縮期雑音を聴取する。両側の胸部にcoarse cracklesとwheezesとを聴取する。血液生化学所見：AST 22 IU/L，ALT 19 IU/L，LD 218 IU/L（基準176〜353），CK 52 IU/L（基準30〜140），脳性ナトリウム利尿ペプチド〈BNP〉952 pg/mL（基準18.4以下）。胸部エックス線写真（**別冊** No. 5A）と心エコー図（**別冊** No. 5B）とを別に示す。
　呼吸困難の原因として考えられるのはどれか。
　　a　心室中隔穿孔　　　b　心タンポナーデ　　　c　三尖弁閉鎖不全症
　　d　僧帽弁閉鎖不全症　e　大動脈弁閉鎖不全症

別　冊
No. 5 A，B

□□□ 109B
49 28歳の男性。右頸部腫瘤を主訴に来院した。2か月前から右頸部腫瘤が増大し，1週前から発熱が出現したため受診した。体温38.2℃。右頸部と左鎖骨上窩とに径3 cmの圧痛のないリンパ節を2個触知する。頸部リンパ節生検で，びまん性大細胞性B細胞型リンパ腫と診断された。PET/CTでは右頸部，左鎖骨上窩および縦隔に取り込みを認めた。
　治療開始に際して適切なのはどれか。**2つ選べ**。
　　a　治療は無菌室が空くのを待ち行う。
　　b　挙児希望であったので精子保存をする。
　　c　病状の説明に主治医の他に看護師も同席する。
　　d　後方視的臨床研究の結果をもとに治療計画を立てる。
　　e　セカンドオピニオンを希望したので自分の父親が経営する病院を紹介する。

109B

次の文を読み，50〜52 の問いに答えよ。

43歳の男性。発熱を主訴に来院した。

現病歴：半年前から全身倦怠感を自覚していた。1か月前から37℃前半の微熱と乾性咳嗽とが出現した。2週前に自宅近くの診療所を受診し総合感冒薬を処方されたが改善しなかった。そのころから体温は38℃を超えるようになり，1週前から階段昇降時に呼吸困難を自覚するようになった。精査のため診療所から紹介されて受診した。

既往歴：22歳時にB型急性肝炎。35歳時に帯状疱疹。

生活歴：会社員。独身。一人暮らし。喫煙歴はない。飲酒は機会飲酒。

家族歴：父親がうつ病で通院治療中。

現　症：意識は清明。身長173cm，体重58kg（半年前は68kg）。体温38.6℃。脈拍96/分，整。血圧104/58mmHg。呼吸数20/分。SpO₂ 94%（room air）。前額と鼻唇溝とに黄白色の鱗屑を伴う紅斑を認める。眼瞼結膜と眼球結膜とに異常を認めない。口腔内に多発する白苔を認める。頸静脈の怒張を認めない。径1〜2cmのリンパ節を右頸部に7個，左頸部に5個触知する。心音に異常を認めない。両側の胸部に fine crackles を聴取する。腹部は平坦，軟で，肝・脾を触知しない。腸雑音は正常である。下腿に浮腫を認めない。

検査所見：血液所見：赤血球454万，Hb 15.1 g/dL，Ht 42%，白血球3,100，血小板12万。血液生化学所見：総ビリルビン0.9 mg/dL，クレアチニン1.0 mg/dL。免疫血清学所見：CRP 0.6 mg/dL，β-D-グルカン 486 pg/mL（基準10以下）。動脈血ガス分析（room air）：pH 7.47，PaCO₂ 34 Torr，PaO₂ 76 Torr，HCO₃⁻ 24 mEq/L。胸部エックス線写真（別冊 No. 6A）と胸部CT（別冊 No. 6B）とを別に示す。

別　冊
No. 6 A, B

50　この患者の白血球分画で割合が減少しているのはどれか。
　　a　単球　　　　　　b　好酸球　　　　　c　好中球
　　d　好塩基球　　　　e　リンパ球

51　肺病変の原因として最も考えられるのはどれか。
　　a　結核菌　　　　　b　カンジダ　　　　c　トキソプラズマ
　　d　ニューモシスチス　e　サイトメガロウイルス

52　口腔内の白苔に対する治療薬はどれか。
　　a　ST合剤　　　　　b　アシクロビル　　c　イソニアジド
　　d　アムホテリシンB　e　ペニシリン系抗菌薬

109B

次の文を読み，53〜55 の問いに答えよ。

81 歳の男性。発熱を主訴に来院した。
現病歴：5 日前から 37℃ 台の発熱が出現し，3 日前から腰痛が出現した。腰痛は鈍痛で，運動時と安静時ともに自覚していた。自宅で様子をみていたが改善しないため受診した。
既往歴：61 歳から糖尿病のため内服加療中。
家族歴：父親が胃癌。母親が大腸癌。
生活歴：妻との 2 人暮らし。海外渡航歴はない。
現　症：意識は清明。身長 165 cm，体重 57 kg。体温 38.2℃。脈拍 96/分，整。血圧 138/80 mmHg。呼吸数 22/分。SpO₂ 98%（room air）。眼瞼結膜と眼球結膜とに異常を認めない。頸部リンパ節を触知しない。心音と呼吸音とに異常を認めない。腰部正中に叩打痛を認める。足背動脈の触知は良好で左右差を認めない。下腿に浮腫を認めない。神経学的所見に異常を認めない。
検査所見：尿所見：蛋白（−），糖（−），ケトン体 1＋，潜血（−），沈渣に白血球を認めない。血液所見：赤血球 476 万，Hb 12.9 g/dL，Ht 40%，白血球 13,300（桿状核好中球 32%，分葉核好中球 54%，好酸球 1%，好塩基球 1%，単球 2%，リンパ球 10%），血小板 43 万。血液生化学所見：総蛋白 7.5 g/dL，アルブミン 3.8 g/dL，総ビリルビン 0.9 mg/dL，直接ビリルビン 0.3 mg/dL，AST 30 IU/L，ALT 28 IU/L，LD 170 IU/L（基準 176〜353），ALP 402 IU/L（基準 115〜359），γ-GTP 49 IU/L（基準 8〜50），アミラーゼ 121 IU/L（基準 37〜160），CK 58 IU/L（基準 30〜140），尿素窒素 19 mg/dL，クレアチニン 1.0 mg/dL，尿酸 7.1 mg/dL，血糖 148 mg/dL，HbA1c 8.5%（基準 4.6〜6.2），総コレステロール 199 mg/dL，トリグリセリド 180 mg/dL，Na 130 mEq/L，K 4.4 mEq/L，Cl 98 mEq/L。CRP 3.2 mg/dL。動脈血ガス分析（room air）：pH 7.37，PaCO₂ 36 Torr，PaO₂ 98 Torr，HCO₃⁻ 20 mEq/L。12 誘導心電図で異常を認めない。胸部エックス線写真に異常を認めない。腹部 CT に異常を認めない。腰部 MRI（**別冊** No. **7A，B**）を別に示す。

別　冊
No. 7 A，B

53　この患者の状態はどれか。
　a　髄膜炎　　　　　　　b　脊髄炎　　　　　　　c　腎盂腎炎
　d　腸腰筋膿瘍　　　　　e　化膿性脊椎炎

54　4 時間後，検査室から血液検体で Gram 陽性球菌が検出されたとの報告があった。
　この時点で追加すべき検査はどれか。
　a　血管造影　　　　　　b　膀胱鏡検査　　　　　c　頭部造影 CT
　d　心エコー検査　　　　e　脳脊髄液検査

55　原因菌として最も考えられるのはどれか。
　a　腸球菌　　　　　　　b　溶連菌　　　　　　　c　髄膜炎菌
　d　肺炎球菌　　　　　　e　黄色ブドウ球菌

□□□ 109B

次の文を読み，56〜58 の問いに答えよ．
67 歳の男性．人間ドックで異常を指摘され来院した．
現病歴：5 年前に退職してから健康診断を受けていなかった．妻に勧められて初めて受診した人間ドックで肥満，耐糖能障害および脂質異常症を指摘され，妻とともに来院した．
既往歴：特記すべきことはない．
生活歴：喫煙歴はない．飲酒は機会飲酒．
家族歴：父親が胃癌．
現　症：意識は清明．身長 170 cm，体重 80 kg．体温 36.5℃．脈拍 68/分，整．血圧 130/94 mmHg．呼吸数 18/分．眉弓部の膨隆，下顎の突出，鼻と口唇の肥大および巨大舌を認める．眼瞼結膜と眼球結膜とに異常を認めない．咽頭に発赤を認めない．頸静脈の怒張を認めない．甲状腺腫と頸部リンパ節とを触知しない．心音と呼吸音とに異常を認めない．手足の体積の増大を認める．腹部は平坦，軟で，肝・脾を触知しない．腱反射に異常を認めない．
検査所見：尿所見：蛋白（−），糖（−），ケトン体（−），潜血（±），沈渣に白血球を認めない．血液所見：赤血球 487 万，Hb 14.6 g/dL，Ht 43%，白血球 4,000，血小板 23 万，PT 115%（基準 80〜120）．血液生化学所見：総蛋白 7.2 g/dL，アルブミン 4.2 g/dL，総ビリルビン 0.6 mg/dL，AST 21 IU/L，ALT 28 IU/L，LD 185 IU/L（基準 176〜353），ALP 277 IU/L（基準 115〜359），γ-GTP 34 IU/L（基準 8〜50），アミラーゼ 76 IU/L（基準 37〜160），CK 135 IU/L（基準 30〜140），尿素窒素 14 mg/dL，クレアチニン 0.7 mg/dL，尿酸 5.9 mg/dL，血糖 127 mg/dL，HbA1c 7.0%（基準 4.6〜6.2），トリグリセリド 162 mg/dL，HDL コレステロール 75 mg/dL，LDL コレステロール 146 mg/dL，Na 142 mEq/L，K 4.6 mEq/L，Cl 102 mEq/L，Ca 9.3 mg/dL，P 4.0 mg/dL，TSH 0.6 μU/mL（基準 0.4〜4.0），FT_4 1.1 ng/dL（基準 0.8〜1.8）．心電図に異常を認めない．胸部エックス線写真で心胸郭比 54%．頭部エックス線写真（**別冊 No. 8**）を別に示す．頭部 MRI で下垂体に限局した腫瘤を認める．

```
別　冊
No. 8
```

56 この患者に行うべき検査として**有用でない**のはどれか．
　　a　GH の測定　　　　　　　　　b　プロラクチンの測定
　　c　フロセミド負荷試験　　　　　d　75 g 経口グルコース負荷試験
　　e　インスリン様成長因子-I〈IGF-I〉の測定

57 現時点で行うべき治療はどれか．
　　a　抗癌化学療法　　b　経蝶形骨洞手術　　c　定位的放射線治療
　　d　ドパミン作動薬投与　　e　GH 受容体拮抗薬投与

58 今後の経過中に起こりうる合併症として**考えにくい**のはどれか．
　　a　大腸癌　　　　　b　高血圧症　　　　　c　縦隔腫瘍
　　d　虚血性心疾患　　e　睡眠時無呼吸症候群

109B

次の文を読み，59〜61の問いに答えよ。

78歳の女性。右利き。会話が困難になったため搬入された。

現病歴：今朝，食事中に会話のつじつまが合わないことに家族が気付き，改善がみられないため救急車を要請した。昨夜の就寝までは異常はなかったという。

既往歴：50歳時の健康診断で耐糖能異常を指摘されたがそのままにしていた。

生活歴：息子夫婦と3人暮らし。喫煙歴はない。飲酒は機会飲酒。

家族歴：両親ともに高血圧。父親が脳出血で死亡。

現　症：意識は清明。身長148 cm，体重43 kg。体温36.1℃。脈拍104/分，不整。血圧152/74 mmHg。呼吸数16/分。過剰心音と心雑音とを認めない。呼吸音に異常を認めない。発語は流暢であるが，錯語がみられ，言語理解が悪く，物品呼称も障害されている。復唱は可能である。読字は困難で，書字は可能であるが文意がとれない。構音障害を含め脳神経に異常を認めない。四肢の運動系と感覚系に異常を認めない。腱反射は正常で，Babinski徴候は陰性。

検査所見：尿所見に異常を認めない。血液所見：赤血球412万，Hb 12.1 g/dL，Ht 40％，白血球6,300，血小板20万，PT-INR〈prothrombin time-international normalized ratio〉1.09（基準0.9〜1.1），APTT 24.3秒（基準対照32.2），血漿フィブリノゲン306 mg/dL（基準200〜400），Dダイマー2.2 μg/mL（基準1.0以下）。血液生化学所見：総蛋白6.1 g/dL，アルブミン3.5 g/dL，AST 26 IU/L，ALT 18 IU/L，LD 232 IU/L（基準176〜353），血糖138 mg/dL，HbA1c 6.6％（基準4.6〜6.2），トリグリセリド154 mg/dL，HDLコレステロール38 mg/dL，LDLコレステロール143 mg/dL。12誘導心電図で心房細動を認める。胸部エックス線写真で心胸郭比52％。心エコー検査で左室壁運動は良好で，弁膜症を認めない。頸動脈エコー検査で左右とも有意な狭窄を認めない。頭部MRIの拡散強調像（別冊No. 9A，B）を別に示す。同時に行った頭部MRAに異常を認めない。

別冊 No. 9 A, B

59 この患者の失語はどれか。
 a 全失語　　b 伝導失語　　c Broca失語
 d Wernicke失語　　e 超皮質性感覚失語

60 病変部位はどれか。
 a 島　　b 前頭葉　　c 頭頂葉　　d 後頭葉　　e 淡蒼球

61 治療として適切なのはどれか。
 a 抗凝固療法　　b 血栓溶解療法　　c 抗血小板療法
 d 抗脳浮腫療法　　e ステント留置術

109B

62 Na 濃度 50 mEq/L の液 500 mL に 10% NaCl 液 20 mL を追加したときの Na 濃度を求めよ。
ただし，NaCl 1 g は Na 17 mEq に相当するものとし，追加後の体積は 520 mL とする。
また，小数点以下の数値が得られた場合には，小数点以下第 1 位を四捨五入すること。

解答：① ② ③ mEq/L
① 0 1 2 3 4 5 6 7 8 9
② 0 1 2 3 4 5 6 7 8 9
③ 0 1 2 3 4 5 6 7 8 9

| 109 | C |

◎ 指示があるまで開かないこと。

（平成 27 年 2 月 7 日　16 時 00 分〜17 時 00 分）

注 意 事 項

1. 試験問題の数は 31 問で解答時間は正味 1 時間である。
2. 解答方法は次のとおりである。

　　各問題には a から e までの 5 つの選択肢があるので，そのうち質問に適した選択肢を 1 つ選び答案用紙に記入すること。

　　（例）101　応招義務を規定しているのはどれか。

　　　　　　a　刑　法
　　　　　　b　医療法
　　　　　　c　医師法
　　　　　　d　健康保険法
　　　　　　e　地域保健法

　　正解は「c」であるから答案用紙の ⓒ をマークすればよい。

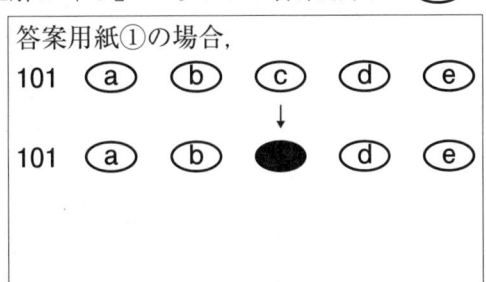

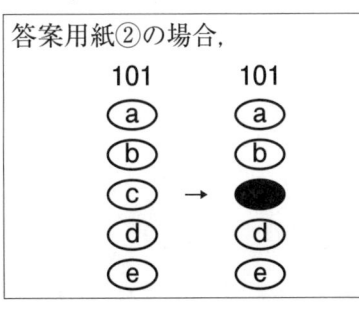

C 必修の基本的事項　　31問／1時間

□□□ 109C
1　治療方針の検討段階における医師のパターナリズムに該当するのはどれか。
　a　患者の治療に対する価値観や感情を尊重する。
　b　患者の家庭・社会生活に関する背景を尊重する。
　c　患者の状態に対する医学的な適切性を優先する。
　d　治療が患者に与える影響を患者とともに検討する。
　e　治療に対する患者の希望や解釈モデルを尊重する。

□□□ 109C
2　新たな治療法の臨床試験への参加を打診する場合の医師の発言として**適切でない**のはどれか。
　a　「ご家族と相談されても結構です」
　b　「参加されるかされないかは自由意思です」
　c　「参加後は途中でやめることはできません」
　d　「十分理解し，納得されてから参加してください」
　e　「参加されなくても不利益が生じることはありません」

□□□ 109C
3　正しいのはどれか。
　a　死産証書には父の氏名を記載する。
　b　死亡診断書は死因統計の資料となる。
　c　出生証明書は双生児の場合一枚に記載する。
　d　死体検案書は診療継続中の患者に対して交付する。
　e　診断書は自ら診察しないで交付することができる。

□□□ 109C
4　6歳児の所見として正常なのはどれか。
　a　身長 90 cm　　　b　大泉門開存　　　c　永久歯萌出
　d　胸椎骨棘形成　　e　大腿骨骨端線閉鎖

□□□ 109C
5 医療面接における非言語的コミュニケーションはどれか。
　a　語尾まで明瞭に発音する。
　b　患者が発した言葉を繰り返す。
　c　聞き取りやすい声の大きさで話す。
　d　患者の訴えに応じてうなずきながら聞く。
　e　専門用語を用いずに治療方針を説明する。

□□□ 109C
6 タール便の患者で高値を示す血液検査項目はどれか。
　a　LD　　　　　　　b　ALP　　　　　　c　尿素窒素
　d　アルブミン　　　 e　クレアチニン

□□□ 109C
7 全身の浮腫を最も**きたしにくい**のはどれか。
　a　肝硬変　　　　　b　心不全　　　　　c　深部静脈血栓症
　d　蛋白漏出性胃腸症 e　ネフローゼ症候群

□□□ 109C
8 頭部外傷で救急搬送された患者が，痛み刺激で開眼せず，意味不明の発声があり，疼痛刺激部分からの逃避運動をするとき，Glasgow coma scale による評価で正しいのはどれか。
　a　E2　　　　　　　b　V3　　　　　　　c　M4
　d　合計点 9　　　　 e　合計点 11

□□□ 109C
9 研究を行う本人が患者や対象者の集団に働きかけて直接データを**収集しない**のはどれか。
　a　コホート研究　　　　　　b　症例対照研究
　c　ランダム化比較試験　　　d　ケースシリーズ研究
　e　メタ分析〈メタアナリシス〉

□□□ 109C
10 ショックを呈した際に初期から徐脈となるのはどれか。
　a　熱傷　　　　　　b　敗血症　　　　　c　頸髄損傷
　d　消化管出血　　　e　緊張性気胸

□□□ 109C
11 妊娠中の深部静脈血栓症の発症に最も注意すべきなのはどれか。
   a 妊娠悪阻   b 過期妊娠   c 妊娠糖尿病
   d 羊水過少症   e 血液型不適合妊娠

□□□ 109C
12 関節炎を**示唆しない**症候はどれか。
   a 紫斑   b 腫脹   c 疼痛   d 熱感   e 発赤

□□□ 109C
13 服薬アドヒアランスに及ぼす影響が最も小さいのはどれか。
   a 薬剤の費用   b 薬剤の形状   c 薬剤の色調
   d 薬剤に関する医師の説明   e 薬剤に対する患者の認識

□□□ 109C
14 身長 180 cm，体重 90 kg で，高血圧のある事務職の男性に勧めるべき摂取エネルギーと食塩量の組合せで適切なのはどれか。

	摂取エネルギー (kcal/日)	食塩 (g/日)
a	1,400	6
b	1,400	10
c	1,800	6
d	1,800	10
e	2,200	10

□□□ 109C
15 こころの健康について正しいのはどれか。
   a 睡眠時間は長いほど良い。
   b ストレス対策として飲酒を勧める。
   c 自殺は 50〜60 歳代の死因の 1 位を占める。
   d 健康日本 21 にその対策が位置付けられている。
   e 職場のメンタルヘルス不調の気付きは産業医に任せる。

□□□ 109C
16 40歳の男性。ふらつきを主訴に来院した。半年前に人間関係のストレスのため退職し引きこもるようになった。食事は即席麺やおにぎり，スナック菓子をスポーツドリンクやビールとともに摂取するのみであった。2か月前から歩行時にふらつくようになり，四肢末端のしびれ感が徐々に増強するため受診した。意識は清明。脈拍 68/分，整。血圧 148/86 mmHg。Mini-Mental State Examination〈MMSE〉30点（30点満点）。四肢の腱反射は左右差なく減弱し，手袋靴下型の表在覚と振動覚の低下を認める。
この患者で欠乏しているのはどれか。
a ビタミン A
b ビタミン B_1
c ビタミン B_{12}
d ビタミン C
e ビタミン D

□□□ 109C
17 25歳の男性。臨床研修医。患者の採血を行った後，採血管に分注しようとして誤って自分の指に針を刺した。患者は鼠径ヘルニアの手術目的で入院した59歳の男性で，7日前に施行した術前検査ではB型肝炎ウイルス，C型肝炎ウイルス及びHIVの感染は指摘されていない。直ちに汚染部位を絞り出し，流水で洗浄を行った。
この研修医に対して洗浄の後に行う対応として適切なのはどれか。
a 検査や処置を行わず経過を観察する。
b HBs抗原，HBs抗体，HCV抗体および抗HIV抗体の血液検査を行う。
c 抗HIV薬を投与する。
d HBワクチンを接種する。
e HBs抗体含有免疫グロブリン製剤を投与する。

□□□ 109C
18 35歳の女性，3か月以上続く頭重感を主訴に総合内科を受診した。症状は午後から夜に増悪するが日常生活に支障はない。これまで複数の病院を受診して頭部CTと頭部MRIとを施行されており異常はないと言われていたが，頭部MRIをもう一度行ってほしいと患者は強く希望している。
この患者にまず医師がかける言葉として適切なのはどれか。
a 「私に任せなさい」
b 「医療費の無駄遣いです」
c 「頭部MRIの予約をします」
d 「脳神経外科を受診しなさい」
e 「頭の重いのが続くのが心配なのですね」

□□□ 109C
19 75歳の女性。左眼の霧視を主訴に来院した。昨日から左眼のかすみを自覚し，次第に見えにくくなってきた。今朝からは左眼の痛み，頭痛および悪心も生じたため受診した。矯正視力は右1.5，左0.4。左眼の前眼部写真（**別冊** No. 1）を別に示す。
治療として適切なのはどれか。
a　アトロピンの点眼　　　　b　副腎皮質ステロイドの点滴
c　レーザー虹彩切開術　　　d　汎網膜光凝固
e　硝子体手術

別　冊
No. 1

□□□ 109C
20 40歳の男性。喀痰，咳嗽および微熱を主訴に来院した。2か月前から喀痰と咳嗽とを自覚していたが徐々に増加し，微熱が出現し寝汗をかくようになったため受診した。5年前に糖尿病を指摘されたがそのままにしていた。身長174 cm，体重90 kg。体温37.1℃。脈拍72/分。血圧138/88 mmHg。呼吸数18/分。SpO₂ 98%（room air）。血液所見：赤血球532万，Hb 16.0 g/dL，Ht 46%，白血球7,300，血小板24万。血液生化学所見：血糖320 mg/dL，HbA1c 13.0%（基準4.6〜6.2）。CRP 2.1 mg/dL。胸部エックス線写真（**別冊** No. 2）を別に示す。
次に行うべき検査はどれか。
a　胸部MRI　　　　b　FDG-PET　　　　c　呼吸機能検査
d　喀痰塗抹検査　　e　気管支内視鏡検査

別　冊
No. 2

□□□ 109C
21 24歳の女性。下腹部痛と性器出血とを主訴に来院した。2週前に妊娠6週0日と診断された。その後，軽度の下腹部痛が続き，昨日初めて性器出血を認めたため受診した。腟鏡診で暗赤色の血液を少量認めるが，子宮口からの血液流出はない。内診で子宮は鵞卵大で軟，子宮口は閉鎖している。経腟超音波検査で子宮内に胎嚢が認められ，その中の胎児は頭殿長〈CRL〉1.5 cmで心拍動が同定され，胎嚢の外側に3×3×2 cmの低エコー領域を認めた。
診断として正しいのはどれか。
a　完全流産　　　b　稽留流産　　　c　進行流産
d　切迫流産　　　e　不全流産

□□□ 109C
22 64歳の女性。頻脈と息切れとを主訴に来院した。高血圧症で治療中である。約2週前から家庭血圧の測定で脈拍が90/分を超えるようになり，1週前からは2階までの階段の昇降で息切れを自覚するようになったため受診した。食生活に偏りはなく，過去1年の体重はほとんど変化なく，便通はやや頻回で暗赤色便であったという。体温 36.2℃。脈拍 96/分，整。血圧 132/72 mmHg。呼吸数 24/分。眼瞼結膜は貧血様である。眼球結膜に黄染を認めない。甲状腺腫を触知しない。心基部にⅠ/Ⅵの収縮期雑音を聴取する。呼吸音に異常を認めない。腹部は平坦，軟で，肝・脾を触知しない。
次に診察する部位で最も適切なのはどれか。
　a 眼底　　b 上肢　　c 乳房　　d 直腸　　e 下肢

□□□ 109C
23 1歳の女児。夕方にイチゴジャム様の便を認めたため母親に連れられて来院した。今朝から嘔吐を数回認め，間欠的に機嫌が悪かった。身長 75 cm，体重 8.8 kg。体温 37.0℃。脈拍 108/分，整。SpO₂ 96%（room air）。心音と呼吸音とに異常を認めない。腹部は平坦，軟であるが，臍部右横に 5 cm 大の軟らかい腫瘤を触知する。腹部超音波像（**別冊** No. 3）を別に示す。
患児の家族への説明として正しいのはどれか。
　a 「抗菌薬を処方します」
　b 「鎮痛薬をお尻に入れます」
　c 「制吐薬をお尻に入れます」
　d 「すぐに開腹手術が必要です」
　e 「圧をかけた浣腸による整復が必要です」

別　冊
No. 3

□□□ 109C
24 20歳の男性。オートバイ事故にて受傷し救急搬送された。来院時，発語はなく呼びかけに対して開眼は認められない。頭部と顔面とに打撲痕が認められ，鼻腔と口腔から呼気時に血液があふれ出てきている。脈拍 60/分，整。血圧 140/88 mmHg。呼吸数 32/分。SpO₂ 88%（リザーバー付マスク 10 L/分 酸素投与下）。
最も優先すべきなのはどれか。
　a 輸　血　　　　　b 頭部 CT　　　　c 気管挿管
　d 鼻出血の止血　　e 救急隊からの病歴聴取

25 52歳の男性。意識障害のため搬入された。勤務していた工場で作業中に倒れ，同僚が119番と110番に通報し救急搬送された。搬入時，意識レベルはJCSⅢ-300。体温41.0℃。脈拍120/分，整。血圧80/50 mmHg。呼吸数28/分。搬入時には家族に連絡がとれず既往歴や生活歴が分からなかった。同僚から患者は不眠症で複数の医療機関から薬を処方されていたようだとの話があった。熱中症を疑い，状況を確認するため連絡した問い合わせ先と，その返答とを表に示す。

	問い合わせ先	返　答
①	救急隊員	現場の状況を医師に伝えるのは救急隊員の役割ではありません。
②	警察官	発症現場でなく，病院を所轄する警察署が取り扱うべき事件です。
③	産業医	事業所の労働環境の管理は産業医の職務でも責任でもありません。
④	かかりつけ医	一般に睡眠導入薬は熱中症に影響せず，私には無関係です。
⑤	かかりつけ薬局の薬剤師	個人情報ですが非常事態なので調剤の内容を伝えます。

正しいのはどれか。
a ①　　b ②　　c ③　　d ④　　e ⑤

109C

次の文を読み，26，27の問いに答えよ。
65歳の女性。動悸を訴え，外来の処置室で臥床している。
現病歴：本日，眼底検査のため来院し眼科外来の待合室の長椅子に座って待っていた。看護師が声かけしたところ，応答が鈍く，冷汗がみられた。体調について尋ねたところ，患者は動悸を訴えた。処置室へ移動するために，立ち上がろうとしたときにふらつきがみられた。処置室で臥床後も動悸は続いている。
既往歴：5年前から高血圧症と糖尿病とで内科で治療中である。カルシウム拮抗薬，利尿薬，スルホニル尿素薬およびビグアナイド薬を内服し血圧は150/92 mmHg程度，この1年間のHbA1cは8.5％程度。
生活歴：喫煙は10本/日を40年間。
家族歴：姉が脳梗塞で右片麻痺。弟が急性心筋梗塞のため60歳で死亡。

26 現時点でのこの患者への質問として最も適切なのはどれか。
a 「最近，食欲や体重に変わりはありませんか」
b 「最近，排尿や排便の調子はどうでしょうか」
c 「昨日の夕食の内容で心当たりはありますか」
d 「昨夜の睡眠時間は何時間だったでしょうか」
e 「今朝の食事とお薬は，いつも通りでしたか」

27 現　症：意識レベルはJCS Ⅰ-1。体温36.4℃。脈拍108/分，整。血圧166/96 mmHg。呼吸数22/分。SpO₂ 98％（room air）。
直ちに行うべき検査はどれか。
a 血糖測定　　b 頭部MRI　　c 心エコー検査
d 甲状腺機能検査　　e 胸部エックス線撮影

□□□ 109C
次の文を読み，28，29の問いに答えよ。
60歳の女性。めまいを主訴に来院した。
現病歴：昨日の午後，昼寝から起き上がろうとしたところ天井がぐるぐる回るようなめまいが出現した。横になったところ，めまいは約30秒で軽快した。その後，めまいは安静にしていると生じないが，起き上がったり寝返りを打ったりすると出現していた。今朝も同様のめまいが起こったため受診した。頭痛や難聴はない。これまでに同様の症状を経験したことはない。
既往歴：28歳時に腎盂腎炎。
家族歴：父親が脳梗塞。母親が糖尿病。
現　症：意識は清明。身長155cm，体重52kg。体温36.6℃。脈拍84/分，整。血圧132/78mmHg。呼吸数16/分。SpO₂ 98%（room air）。皮膚に異常を認めない。心音と呼吸音とに異常を認めない。腹部は平坦，軟で，肝・脾を触知しない。脳神経に異常を認めず，腱反射に異常を認めない。運動麻痺，感覚異常および運動失調を認めない。
検査所見：血糖98mg/dL。

28 この患者に認められる可能性が高い症候はどれか。
　　a 耳痛　　　　　　b 複視　　　　　　c 悪心
　　d 視野狭窄　　　　e 閃輝暗点

29 診断のために行う頭位眼振検査で正しいのはどれか。
　　a 患者を閉眼させて行う。　　　b 頸部を前屈させて行う。
　　c Frenzel眼鏡を用いて行う。　　d 検者の指先を注視させて行う。
　　e 片方の外耳道に冷水を注入する。

109C

次の文を読み，30，31の問いに答えよ。

45歳の女性。動悸と体重減少とを主訴に来院した。

現病歴：1か月前から動悸，発汗および手指振戦が出現し改善しないため受診した。食欲は普通だが1か月間で体重が5kg減少した。口渇，多飲および多尿は自覚していない。

既往歴：9歳で虫垂炎。

生活歴：喫煙歴と飲酒歴とはない。

家族歴：姉が脂質異常症で治療中。

現　症：意識は清明。身長163cm，体重58kg。体温37.1℃。脈拍102/分，不整。血圧116/64mmHg。眼瞼結膜は貧血様でない。眼瞼短縮を伴う眼球突出を認める。甲状腺はびまん性に腫大している。心音と呼吸音とに異常を認めない。腹部は平坦，軟で，肝・脾を触知しない。皮膚は湿潤。下腿に浮腫を認めない。

検査所見：血液所見：赤血球470万，Hb 12.9 g/dL，Ht 40%，白血球4,800，血小板21万。血液生化学所見：ALP 478 IU/L（基準115〜359），空腹時血糖92 mg/dL，総コレステロール122 mg/dL，TSH 0.02 μU/mL未満（基準0.4〜4.0），FT$_4$ 8.5 ng/dL（基準0.8〜1.8）。

30 診断のために追加すべき検査項目はどれか。
 a 抗GAD抗体
 b 血中カテコラミン
 c 抗TSH受容体抗体
 d 脳性ナトリウム利尿ペプチド〈BNP〉
 e 抗甲状腺ペルオキシダーゼ〈TPO〉抗体

31 内服治療の開始早期に，変動に最も注意すべき検査項目はどれか。
 a ALP　　　　b 顆粒球数　　　　c 網赤血球数
 d クレアチニン　　e HDLコレステロール

| 109 | D |

◎ 指示があるまで開かないこと。

（平成27年2月8日　9時30分〜11時30分）

注 意 事 項

1. 試験問題の数は60問で解答時間は正味2時間である。
2. 解答方法は次のとおりである。

(1)（例1），（例2）の問題ではaからeまでの5つの選択肢があるので，そのうち質問に適した選択肢を（例1）では1つ，（例2）では2つ選び答案用紙に記入すること。なお，（例1）の質問には2つ以上解答した場合は誤りとする。（例2）の質問には1つ又は3つ以上解答した場合は誤りとする。

（例1）101　応招義務を規定しているのはどれか。

  a　刑　法
  b　医療法
  c　医師法
  d　健康保険法
  e　地域保健法

（例2）102　医師法で医師の義務とされているのはどれか。**2つ選べ**。

  a　守秘義務
  b　応招義務
  c　診療情報の提供
  d　医業従事地の届出
  e　医療提供時の適切な説明

（例1）の正解は「c」であるから答案用紙の ⓒ をマークすればよい。

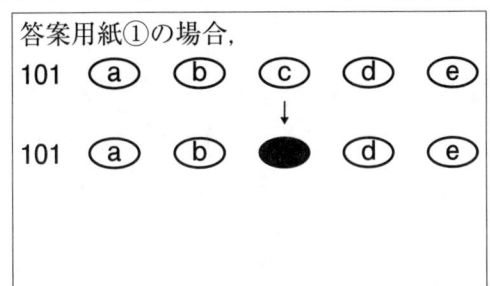

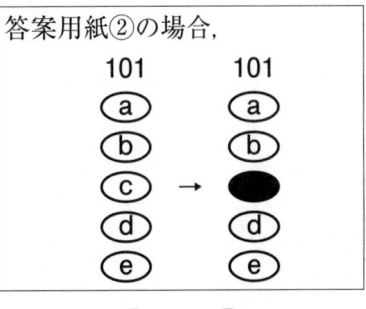

（例2）の正解は「b」と「d」であるから答案用紙の ⓑ と ⓓ をマークすればよい。

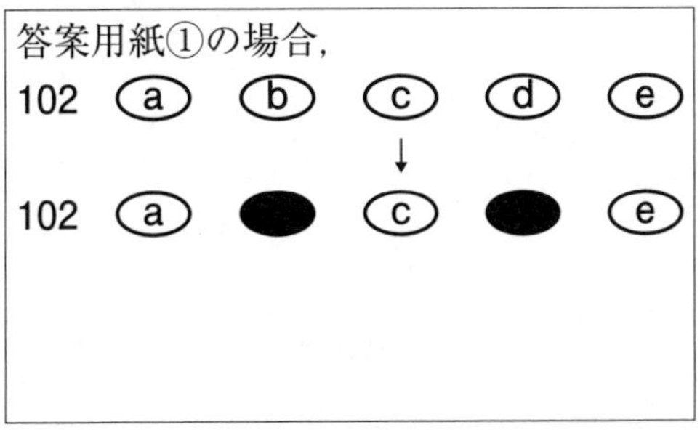

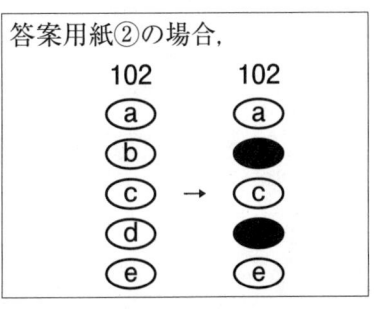

(2)（例3）では質問に適した選択肢を3つ選び答案用紙に記入すること。なお，（例3）の質問には2つ以下又は4つ以上解答した場合は誤りとする。

（例3）103　医師法に規定されているのはどれか。**3つ選べ**。

　　　　　a　医師の行政処分
　　　　　b　広告可能な診療科
　　　　　c　不正受験者の措置
　　　　　d　へき地で勤務する義務
　　　　　e　臨床研修を受ける義務

（例3）の正解は「a」と「c」と「e」であるから答案用紙の ⓐ と ⓒ と ⓔ をマークすればよい。

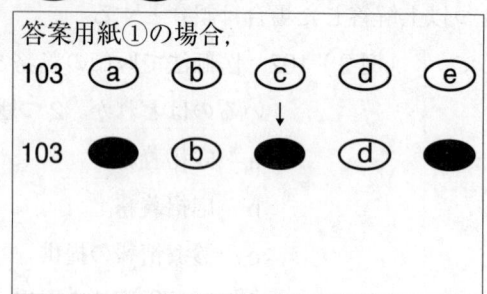

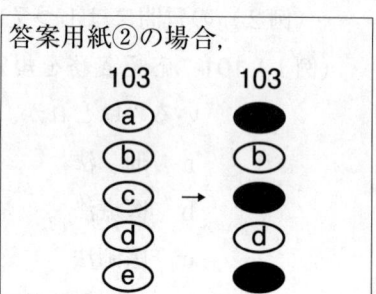

D 医学各論　　60問／2時間

□□□ 109D
1　褥婦にみられる感染症で，原因菌として黄色ブドウ球菌の頻度が高いのはどれか。
　　a　腟炎　　　　　　b　乳腺炎　　　　　c　卵管炎
　　d　腎盂腎炎　　　　e　子宮内膜炎

□□□ 109D
2　脳血流SPECT（別冊No. 1A，B）を別に示す。
　最も当てはまるのはどれか。
　　a　脳血管性認知症　　　　　b　前頭側頭型認知症
　　c　Lewy小体型認知症　　　　d　Alzheimer型認知症
　　e　Creutzfeldt-Jakob病

別　冊
No. 1 A, B

□□□ 109D
3　自閉症について正しいのはどれか。
　　a　感覚過敏を伴うことが特徴である。
　　b　適切な育児によって愛着は形成される。
　　c　1歳前後で人見知りや後追いが激しい。
　　d　知的発達の遅れを伴うものは約30％である。
　　e　言葉が現れればコミュニケーションが成立するようになる。

□□□ 109D
4　蛍光抗体法で病変皮膚の表皮細胞間にIgGの沈着を認める疾患はどれか。
　　a　全身性エリテマトーデス〈SLE〉　　b　後天性表皮水疱症
　　c　水疱性類天疱瘡　　　　　　　　　d　落葉状天疱瘡
　　e　疱疹状皮膚炎

□□□ 109D
5　細菌性角膜潰瘍の誘因でないのはどれか。
　　a　角膜異物　　　　b　視神経炎　　　　c　顔面神経麻痺
　　d　涙液分泌障害　　e　コンタクトレンズ装用

□□□ 109D
6 進行肺腺癌の治療方針を決定する上で，異常の有無を検索することが必要な遺伝子はどれか．
　　a　BCR-ABL　　　b　EGFR　　　c　HER2
　　d　KRAS　　　　　e　VHL

□□□ 109D
7 心房細動の患者において心原性脳塞栓症のリスクファクターでないのはどれか．
　　a　糖尿病　　　　　b　心不全　　　c　高血圧症
　　d　75歳以上　　　　e　脂質異常症

□□□ 109D
8 経動脈的塞栓術の適応でないのはどれか．
　　a　出血性腸炎
　　b　出血性胃潰瘍
　　c　肝細胞癌の破裂
　　d　出血性大腸血管異形成
　　e　小腸動静脈奇形からの出血

□□□ 109D
9 疾患とその原因の組合せで正しいのはどれか．
　　a　膵管癌　――――――　原発性硬化性胆管炎
　　b　胆道癌　――――――　先天性胆道拡張症
　　c　Rotor症候群　―――　胆嚢炎
　　d　Mirizzi症候群　―――　十二指腸傍乳頭部憩室
　　e　Lemmel症候群　―――　胆嚢結石

□□□ 109D
10 バルーン型胃瘻カテーテルを用いた経皮的胃瘻造設術後について正しいのはどれか．
　　a　1年に1回カテーテルを交換する．
　　b　カテーテルを強く引いて腹壁に固定する．
　　c　濃度30％の酢酸液をカテーテルに毎回注入する．
　　d　バルーンには生理食塩液を注入する．
　　e　留置中の不快感が経鼻胃管よりも少ない．

□□□ 109D
11 発作性夜間ヘモグロビン尿症でみられないのはどれか．
　　a　血清LD高値
　　b　直接Coombs試験陽性
　　c　GPIアンカー蛋白の欠損
　　d　血清間接ビリルビン高値
　　e　血清ハプトグロビン低値

□□□ 109D
12 高カリウム血症の治療に用いられるのはどれか。
　a　カルシウム拮抗薬　　　　　b　グルカゴン
　c　抗アルドステロン薬　　　　d　硝酸薬
　e　ブドウ糖液とインスリン

□□□ 109D
13 視神経脊髄炎で高率にみられるのはどれか。
　a　血清 IgE 高値　　　　　　　b　髄液単核球増加
　c　血清抗アクアポリン 4 抗体陽性　　d　髄液ミエリン塩基性蛋白抗原高値
　e　血清抗ガングリオシド GQ1b 抗体陽性

□□□ 109D
14 リウマチ熱の診断に**有用でない**所見はどれか。
　a　皮下結節　　　　b　舞踏運動　　　　c　輪状紅斑
　d　口腔内アフタ　　e　多発性関節炎

□□□ 109D
15 急性白血病の治療において深在性真菌感染症を最も合併しやすいのはどれか。
　a　地固め療法　　　b　維持強化療法　　c　寛解導入療法
　d　自家造血幹細胞移植　　e　同種造血幹細胞移植

□□□ 109D
16 高齢者の熱中症について**誤っている**のはどれか。
　a　水分補給には糖質の多いものを勧める。
　b　気温が急激に高くなると発症しやすい。
　c　口渇感がなくとも水分摂取を勧める。
　d　腎機能障害をきたすことが多い。
　e　室内温度の調節に注意を促す。

□□□ 109D
17 無痛性虚血性心疾患で正しいのはどれか。**2 つ選べ**。
　a　若年者に多い。
　b　糖尿病の合併は少ない。
　c　心筋梗塞後にも発生する。
　d　有痛性より予後が良好である。
　e　冠動脈バイパス術の適応基準は有痛性と同様である。

□□□ 109D
18 胸部中部進行食道癌根治切除術の周術期について正しいのはどれか。**2つ選べ**。
　a　術前には栄養不良が多い。
　b　術前には液状より固形の食物が摂取しやすい。
　c　口腔ケアは術後肺炎の予防に有用である。
　d　術後早期の経管栄養は禁忌である。
　e　術後は長期の中心静脈栄養を行う。

□□□ 109D
19 血清 Ca 値と血清 P 値とが反対方向に変化（一方が上昇し他方が低下）する疾患はどれか。**2つ選べ**。
　a　慢性腎不全　　　　　　　　b　甲状腺髄様癌
　c　ビタミン D 欠乏症　　　　　d　特発性副甲状腺機能低下症
　e　腫瘍性低リン血症性骨軟化症

□□□ 109D
20 甲状腺全摘出術を行う場合，術前に説明すべき合併症はどれか。**3つ選べ**。
　a　血腫　　　　　　b　動悸　　　　　　c　異常発汗
　d　テタニー　　　　e　反回神経麻痺

□□□ 109D
21 30 歳の初産婦。妊娠 38 週に陣痛発来し入院した。胎児心拍数陣痛図で異常を認め，帝王切開が行われた。娩出後の胎児付属物の写真（**別冊 No. 2**）を別に示す。
　胎児心拍数陣痛図の所見として最も考えられるのはどれか。
　a　基線細変動消失　　　b　早発一過性徐脈　　　c　遅発一過性徐脈
　d　変動一過性徐脈　　　e　サイナソイダルパターン

別　冊
No. 2

□□□ 109D
22 生後1時間の新生児。在胎32週に骨盤位で陣痛発来のため帝王切開にて出生。羊水混濁はなかった。出生体重1,496 g。Apgarスコアは6点（1分），8点（5分）。出生後，第1呼吸を認めたが，蘇生台にて処置中に浅い呼吸を認めるようになり，NICUに入院し哺育器に収容した。体温36.5℃。脈拍148/分，整。呼吸数90/分，整。SpO$_2$ 97％（哺育器内の酸素濃度30％）。心音に異常を認めない。呼吸音は左右差なく肺胞呼吸音を聴取する。胸骨上窩と季肋下とに陥没呼吸を認める。胃液に白血球を認めず，マイクロバブルテストの結果は強陽性である。胸部エックス線写真（**別冊** No. 3）を別に示す。

考えられる疾患はどれか。
a 肺低形成　　　　b 先天性肺炎　　　　c 一過性多呼吸
d 胎便吸引症候群　e 呼吸窮迫症候群

別　冊
No. 3

□□□ 109D
23 40歳の女性。「気分の上がり下がり」を主訴に夫とともに来院した。1年前の転居を機に気分が落ち込み，家事が全く手につかず寝込むようになった。家事を夫に任せて生活していたところ2か月前から回復し，この2週間は逆に気分が高揚して多弁で眠らない状態が続いているため受診した。話があちこちに飛び，まとまらない。「以前の調子の悪さが嘘のようで絶好調だ」という。身体所見に異常を認めない。

治療薬として適切なのはどれか。
a スルピリド　　　b ジアゼパム　　　　c バルプロ酸
d リスペリドン　　e メチルフェニデート

□□□ 109D
24 67歳の男性。陰部の痒みを主訴に来院した。3年前から右陰囊に痒みを伴う皮疹が出現し，市販の外用薬で治療していたが，次第に拡大してきたため受診した。陰囊と陰茎の写真（**別冊** No. 4A）と生検組織のH-E染色標本（**別冊** No. 4B）とを別に示す。

診断はどれか。
a 血管肉腫　　　　b Bowen病　　　　c 基底細胞癌
d 悪性黒色腫　　　e 乳房外Paget病

別　冊
No. 4 A, B

□□□ 109D
25 6歳の男児。両眼の痒みを主訴に母親に連れられて来院した。2週前から両眼の痒みと眼球結膜の充血とが生じ，改善しないため受診した。矯正視力は右1.2，左1.2。左眼の上眼瞼を翻転した写真（別冊No.5）を別に示す。
　点眼薬として有効なのはどれか。
　a 抗菌薬　　　　　　b 抗真菌薬　　　　　　c 人工涙液
　d 抗アレルギー薬　　e プロスタグランディン関連薬

別冊 No. 5

□□□ 109D
26 76歳の女性。右眼の視力低下を訴えて来院した。1か月前から右眼が見えなくなり回復しないため受診した。右眼の視力は手動弁。右眼の散瞳薬点眼後の前眼部写真（別冊No.6）を別に示す。眼底は観察が不能であった。
　行うべき検査はどれか。
　a 調節検査　　　　　b 屈折検査　　　　　　c 角膜知覚検査
　d 網膜電図〈ERG〉　e 光干渉断層計〈OCT〉

別冊 No. 6

□□□ 109D
27 29歳の女性。保育士。左鼻漏を主訴に来院した。10日前に39℃の発熱が2日間あった。7日前から鼻漏が出現し，徐々に増悪するため受診した。左頬部痛と前額部痛とを認める。左鼻腔の内視鏡像（別冊No.7）を別に示す。
　治療薬として最も適切なのはどれか。
　a 鎮咳薬　　　　　　b 抗菌薬　　　　　　　c 抗真菌薬
　d 抗ウイルス薬　　　e 抗ヒスタミン薬

別冊 No. 7

□□□ 109D
28 65歳の男性。嗄声と嚥下困難とを主訴に来院した。3か月前から嗄声が出現し，1か月前から固形物を飲み込みにくくなった。病変部の生検にて癌の病理診断を得たため，化学放射線療法を行った後に手術療法を行った。背側から展開した摘出標本の写真（**別冊** No. 8）を別に示す。

考えられる疾患はどれか。
a 上咽頭癌
b 中咽頭癌
c 下咽頭癌
d 顎下腺癌
e 甲状腺癌

別　冊
No. 8

□□□ 109D
29 27歳の男性。強い咳嗽，発熱および呼吸困難を主訴に来院した。2か月前の初夏から咳嗽が出現し次第に増強した。1週前から発熱とともに呼吸困難が出現し，外来にて低酸素血症を認めたため入院となった。入院2日後には症状と低酸素血症とが改善し3日後に退院したが，退院翌日に再び咳嗽，発熱および呼吸困難のために救急外来を受診し，再入院となった。既往歴に特記すべきことはない。再入院時，身長167 cm，体重70 kg。体温38.0℃。脈拍112/分。血圧110/68 mmHg。呼吸数24/分。SpO₂ 88％（room air）。吸気時にfine cracklesを聴取する。血液所見：赤血球510万，Hb 14.9 g/dL，Ht 43％，白血球11,100（桿状核好中球6％，分葉核好中球75％，好酸球3％，好塩基球1％，単球3％，リンパ球12％），血小板35万。CRP 2.2 mg/dL。再入院時の胸部エックス線写真で両側肺野に淡いスリガラス陰影を認める。再入院時の胸部CT（**別冊** No. 9A）と再入院翌日に行った経気管支肺生検組織のH-E染色標本（**別冊** No. 9B）とを別に示す。気管支肺胞洗浄液所見：細胞数 4.2×10^6/mL（肺胞マクロファージ4％，リンパ球88％，好中球6％，好酸球2％）。

治療法として適切なのはどれか。
a 自宅安静
b 抗結核薬の投与
c ペニシリン系抗菌薬の投与
d 副腎皮質ステロイドのパルス療法
e 入院継続による生活環境からの隔離

別　冊
No. 9 A, B

□□□ 109D
30 42歳の男性。前胸部痛を主訴に来院した。3か月前から軽度の持続する前胸部痛があった。自宅近くの診療所で胸部エックス線写真に異常を指摘され紹介されて受診した。身長 150 cm，体重 42 kg。体温 36.3℃。脈拍 72/分，整。血圧 96/68 mmHg。呼吸数 16/分。SpO₂ 98%（room air）。心音と呼吸音とに異常を認めない。胸部エックス線写真（**別冊** No. **10A**）と胸部造影 CT（**別冊** No. **10B**）とを別に示す。

最も考えられるのはどれか。

a 奇形腫　　　　　b 心膜嚢腫　　　　　c 甲状腺腫
d 胸腺嚢胞　　　　e 胸膜中皮腫

別冊
No. 10 A, B

□□□ 109D
31 18歳の女性。胸痛と息苦しさとを主訴に搬入された。1時間前，咳をした後に右胸痛と呼吸困難とが出現し次第に増悪したため救急搬送された。身長 162 cm，体重 48 kg。体温 36.5℃。心拍数 108/分，整。血圧 84/48 mmHg。呼吸数 18/分。SpO₂ 95%（リザーバー付マスク 10 L/分 酸素投与下）。眼瞼結膜は貧血様である。心音に異常を認めない。呼吸音は右で減弱している。血液所見：赤血球 290 万，Hb 9.5 g/dL，Ht 29%，白血球 10,690，血小板 19 万。ポータブル胸部エックス線写真（**別冊** No. **11**）を別に示す。補液を開始し胸腔ドレナージを施行したところ，血性排液 1,200 mL があり持続的に空気漏がみられた。ドレナージ2時間後，胸腔ドレナージ排液は血性で1時間 200 mL の排液と空気漏とは持続しており，SpO₂ 99%（マスク 8 L/分 酸素投与下）であった。この時点で末梢血液所見は赤血球 245 万，Hb 7.5 g/dL，Ht 24%，白血球 12,600，血小板 18 万であった。心拍数 120/分，整。血圧 70/40 mmHg で赤血球輸血を開始した。

この時点で行うべき対応はどれか。

a 経過観察する。　　　　　　　b 昇圧薬を投与する。
c 直ちに外科手術を行う。　　　d 副腎皮質ステロイドを投与する。
e 胸腔ドレーンを1本追加で挿入する。

別冊
No. 11

☐☐☐ 109D
32 48歳の女性。全身倦怠感と浮腫とを主訴に来院した。38歳時に特発性肺動脈性肺高血圧症と診断され、エポプロステノール（プロスタグランディンI₂製剤）在宅持続静注療法を受けている。1週前から、だるさで家事がおっくうになり、下腿に浮腫が出現したため受診した。下腿に軽度の浮腫を認める。胸部エックス線写真（別冊 No. 12A, B）を別に示す。
　この患者に**認められない**検査所見はどれか。
　a　心電図で肺性P波
　b　心エコー図で左心室拡大
　c　6分間歩行試験で歩行距離の減少
　d　心臓カテーテル検査で肺血管抵抗上昇
　e　胸部CTで中枢側肺動脈の拡張と末梢側肺動脈の急激な狭小化

別　冊
No. 12 A, B

☐☐☐ 109D
33 62歳の女性。動悸とめまいとを主訴に来院した。2年前に皮膚サルコイドーシスの診断を受け、薬物治療は行わず経過観察されている。3週前から労作時の息切れを自覚している。今朝から動悸と気が遠くなるようなめまいとが出現したため受診した。意識は清明。身長159 cm、体重62 kg。脈拍78/分、不整。血圧116/74 mmHg。心雑音を認めない。下腿に浮腫を認めない。心エコー検査で左心室の一部が菲薄化し瘤状に変形し、収縮の低下を認める。Holter心電図（別冊 No. 13）を別に示す。
　対応として適切なのはどれか。
　a　アトロピンの投与　　　　　b　ジギタリスの投与
　c　アドレナリンの投与　　　　d　ジソピラミドの投与
　e　植込み型除細動器〈ICD〉植込み術

別　冊
No. 13

☐☐☐ 109D
34 46歳の男性。精査を希望して来院した。2週前に人間ドックの血液検査で*Helicobacter pylori*感染を指摘された。明確な自覚症状はない。2年前の胃がん検診での上部消化管造影で異常を指摘されていない。
　次に行うのはどれか。
　a　除菌治療　　　　　　　　　b　尿素呼気試験
　c　血中ペプシノゲン測定　　　d　上部消化管内視鏡検査
　e　便中*Helicobacter pylori*抗原測定

□□□ 109D
35 81歳の女性。右季肋部痛と嘔吐とを主訴に来院した。昨日 18 時ころ，食事中に急に右季肋部から心窩部にかけての痛みが出現し，その後，痛みが増強し嘔吐を伴うようになったため午前 1 時に受診した。高血圧症で降圧薬を内服している。意識は清明。身長 147 cm，体重 40 kg。体温 36.8℃。脈拍 80/分，整。血圧 178/90 mmHg。呼吸数 14/分。SpO₂ 98％（room air）。腹部は膨満し，腸雑音は消失。右季肋部に圧痛を認め，呼吸性に移動する小児手拳大の腫瘤を触知する。筋性防御と反跳痛とを認めない。血液所見：赤血球 318 万，Hb 9.8 g/dL，Ht 32％，白血球 11,800（桿状核好中球 52％，分葉核好中球 30％，好酸球 2％，好塩基球 1％，単球 4％，リンパ球 11％）。血液生化学所見：総蛋白 6.6 g/dL，アルブミン 2.5 g/dL，総ビリルビン 3.1 mg/dL，直接ビリルビン 2.3 mg/dL，AST 56 IU/L，ALT 48 IU/L，LD 480 IU/L（基準 176〜353），ALP 454 IU/L（基準 115〜359），γ-GTP 132 IU/L（基準 8〜50），アミラーゼ 115 IU/L（基準 37〜160），尿素窒素 20 mg/dL，クレアチニン 1.3 mg/dL。CRP 4.3 mg/dL。腹部超音波検査と腹部単純 CT とで胆嚢の腫大と胆嚢壁肥厚とを認める。腹部造影 CT の動脈相と後期相で胆嚢壁の濃染を認めない。緊急に腹腔鏡下胆嚢摘出術が行われた。術中の写真（**別冊** No. 14A）と摘出胆嚢の粘膜面の写真（**別冊** No. 14B）とを別に示す。
最も考えられる疾患はどれか。
a 胆嚢癌
b 胆嚢穿孔
c 胆嚢捻転症
d 胆嚢ポリープ
e 胆嚢腺筋腫症

別　冊
No. 14 A，B

□□□ 109D
36 72歳の男性。易疲労感を主訴に来院した。3 か月前から動悸，息切れ及び易疲労感が出現し次第に増悪したため受診した。意識は清明。体温 36.6℃。脈拍 96/分，整。血圧 128/72 mmHg。眼瞼結膜は貧血様である。腹部は平坦，軟で，肝・脾を触知しない。血液所見：赤血球 202 万，Hb 6.2 g/dL，Ht 24％，白血球 2,500（桿状核好中球 10％，分葉核好中球 48％，好酸球 2％，単球 8％，リンパ球 32％），血小板 9.8 万。血液生化学所見：総蛋白 6.8 g/dL，アルブミン 4.8 g/dL，AST 28 IU/L，ALT 35 IU/L，LD 482 IU/L（基準 176〜353），クレアチニン 0.9 mg/dL，Fe 120 μg/dL。CRP 0.3 mg/dL。骨髄血塗抹 May-Giemsa 染色標本（**別冊** No. 15）を別に示す。骨髄染色体検査では 5 番染色体長腕欠失を認めた。
現時点での治療として最も適切なのはどれか。
a 血小板輸血
b 経口鉄剤投与
c レナリドミド投与
d 同種造血幹細胞移植
e 多剤併用抗癌化学療法

別　冊
No. 15

37 43歳の女性。3回経妊2回経産婦。不正性器出血と腰痛とを主訴に来院した。月経周期は28日型。2か月前から不正性器出血と腰痛とが出現したため受診した。腟鏡診で子宮腟部にカリフラワー状で易出血性の腫瘤を認める。内診で子宮頸部から右側骨盤壁に連続する硬結を触知する。血液所見：赤血球350万，Hb 11.0 g/dL，Ht 30％，白血球9,000，血小板42万。血液生化学所見：総蛋白7.0 g/dL，クレアチニン0.9 mg/dL，AST 32 IU/L，ALT 30 IU/L，Na 140 mEq/L，K 3.8 mEq/L，Cl 104 mEq/L。子宮腟部生検の組織診では扁平上皮癌である。全身検索で遠隔転移を認めない。造影剤静注の10分後の静脈性尿路造影像（別冊 No. 16）を別に示す。

最も適切な治療法はどれか。
a 手術
b 免疫療法
c 放射線治療
d 抗癌化学療法
e 化学放射線療法

別冊
No. 16

38 70歳の男性。腎機能悪化を指摘されたため来院した。2か月前から発熱，咳嗽および全身倦怠感が出現し次第に体重が減少してきた。心配になり自宅近くの診療所を受診し，血清クレアチニンの上昇が認められたため紹介されて受診した。喫煙は20本/日を50年間。飲酒は日本酒1合/日を50年間。意識は清明。身長153 cm，体重48 kg。体温37.2℃。脈拍76/分，整。血圧150/76 mmHg。呼吸数22/分。SpO₂ 98％（room air）。眼瞼結膜は貧血様である。心音に異常を認めない。両側の背下部で fine crackles を聴取する。顔面と下腿とに浮腫を認める。尿所見：蛋白1+，蛋白定量0.87 g/日，糖（−），潜血3+，沈渣に赤血球多数/1視野，白血球1〜5/1視野。血液所見：赤血球352万，Hb 10.2 g/dL，Ht 32％，白血球10,700（桿状核好中球2％，分葉核好中球87％，好酸球1％，単球1％，リンパ球9％），血小板36万。血液生化学所見：総蛋白6.3 g/dL，アルブミン3.1 g/dL，尿素窒素34 mg/dL，クレアチニン2.5 mg/dL，尿酸7.6 mg/dL，Na 138 mEq/L，K 4.5 mEq/L，Cl 106 mEq/L。免疫血清学所見：CRP 4.5 mg/dL，HBs抗原陰性，HCV抗体陰性，MPO-ANCA 160 EU/mL（基準20未満），抗核抗体陰性。腎生検のPAS染色標本（別冊 No. 17）を別に示す。蛍光抗体法で糸球体に免疫グロブリンの沈着を認めない。

直ちに行うべき治療はどれか。
a 血液透析
b 赤血球輸血
c 副腎皮質ステロイドのパルス療法
d 非ステロイド性抗炎症薬〈NSAIDs〉投与
e アンジオテンシン変換酵素〈ACE〉阻害薬投与

別冊
No. 17

□□□ 109D
39 64歳の男性。頻尿を主訴に来院した。2か月前から頻尿と排尿時痛とを自覚していた。3日前に血尿を認め心配になったため受診した。身長 168 cm，体重 72 kg。腹部に異常を認めない。直腸指診で前立腺は弾性硬で小鶏卵大に腫大している。尿所見：蛋白（−），糖（−），潜血 1＋，沈渣に赤血球 10〜20/1 視野，白血球 0〜5/1 視野。PSA 4.6 ng/mL（基準 4.0 以下）。超音波検査で腎と膀胱とに異常を認めない。膀胱内視鏡検査で隆起性病変は認めないが発赤した膀胱粘膜を複数認める。尿細胞診はクラスⅤ。10 日後，経尿道的に膀胱の発赤粘膜を生検したところ，上皮細胞に異型を認めるが間質への浸潤は認めない。
　治療として適切なのはどれか。
　a　放射線治療　　　　b　前立腺全摘術　　　c　膀胱部分切除術
　d　抗コリン薬の内服　e　BCG の膀胱内注入

□□□ 109D
40 50歳の男性。倦怠感を主訴に来院した。3か月前から倦怠感と息切れとが出現し徐々に増悪したため受診した。体温 36.4℃。脈拍 80/分，整。血圧 132/78 mmHg。腹部は平坦，軟で，肝・脾を触知しない。血液所見：赤血球 285 万，Hb 8.6 g/dL，Ht 26％，白血球 8,400（桿状核好中球 10％，分葉核好中球 45％，好酸球 2％，単球 6％，リンパ球 37％），血小板 24 万。血液生化学所見：総蛋白 15.5 g/dL，アルブミン 3.2 g/dL，IgG 9,133 mg/dL（基準 960〜1,960），IgA 22 mg/dL（基準 110〜410），IgM 28 mg/dL（基準 65〜350），総ビリルビン 0.6 mg/dL，AST 22 IU/L，ALT 25 IU/L，LD 251 IU/L（基準 176〜353），尿素窒素 15 mg/dL，クレアチニン 0.9 mg/dL，Ca 11.8 mg/dL。骨髄血塗抹 May-Giemsa 染色標本（別冊 No. 18A）と頭蓋骨エックス線写真（別冊 No. 18B）とを別に示す。
　最も適切な対応はどれか。
　a　経過観察　　　　　　　b　抗 CD20 抗体投与
　c　抗ウイルス薬投与　　　d　免疫グロブリン製剤投与
　e　プロテアソーム阻害薬投与

別　冊
No. 18　A，B

□□□ 109D
41 64歳の男性。右片麻痺を主訴に来院した。6か月前から右足を引きずるようになった。2週前から右手で箸を持ちにくいことに気付き受診した。意識レベルは JCS I-2。脈拍 68/分，整。血圧 164/88 mmHg。右同名半盲と右片麻痺とを認める。腱反射は右側優位に両側で亢進し，Babinski 徴候は両側で陽性である。頭部造影MRI（別冊 No. 19A）と病変部の H-E 染色標本（別冊 No. 19B）とを別に示す。
　診断はどれか。
　a　膠芽腫　　　　　b　髄膜腫　　　　c　脳膿瘍
　d　悪性リンパ腫　　e　転移性脳腫瘍

別　冊
No. 19　A，B

□□□ 109D
42 75歳の男性。急に立ち上がれなくなったため搬入された。数日前から下肢にしびれ感を感じていた。今朝起きた際に下肢に力が入らず立ち上がれなくなったため救急搬送された。意識は清明。対麻痺を認める。筋力は徒手筋力テストで下肢は1から2であるが、上肢には筋力低下はない。鼠径部以下に感覚障害を認める。上肢に感覚障害を認めない。下肢の深部腱反射は消失している。脊椎エックス線写真で第11胸椎に骨硬化を認める。病変部の胸椎CT（別冊 No. 20）を別に示す。

診断のために有用なのはどれか。

a FT₄
b PSA
c PTH
d CEA
e CA19-9

別　冊
No. 20

□□□ 109D
43 9歳の女児。歩行時の下肢痛を主訴に母親に連れられて来院した。1か月前から歩行時に両大腿から股関節部に疼痛があるため受診した。Down症候群がある。股関節の変形障害に対し手術予定となった。術前検査として撮影した頸椎エックス線写真（別冊 No. 21A, B, C）を別に示す。

所見として正しいのはどれか。

a 頸椎椎間板ヘルニア
b 環軸関節亜脱臼
c 後縦靱帯骨化症
d 黄色靱帯骨化症
e 頸椎症

別　冊
No. 21 A, B, C

□□□ 109D
44 72歳の女性。右手の疼痛を主訴に来院した。3か月前に右橈骨遠位端骨折を受傷し、8週間のギプス固定を受けた。ギプス除去後にリハビリテーションを受けている。手を触られると刺すような痛みがあり、手掌の発汗亢進を自覚していたが、その後、増強するようになったため受診した。来院時、右手指は腫脹しており、つまみ動作は可能である。手関節とすべての手指の関節とに可動域制限を認める。両手エックス線写真（別冊 No. 22）を別に示す。

診断として考えられるのはどれか。

a 偽関節
b 手根管症候群
c 離断性骨軟骨炎
d 複合性局所疼痛症候群
e コンパートメント症候群

別　冊
No. 22

109D

45 32歳の女性。甲状腺の検査を希望して来院した。5か月前に第2子を出産した。妊娠前に受けた検査で抗甲状腺ペルオキシダーゼ〈TPO〉抗体強陽性であったため，妊娠期間中にも定期的に甲状腺ホルモン検査を受けていたが，これまでに異常を指摘されたことはなく自覚症状もない。体温 36.7℃。脈拍 84/分，整。血圧 126/86 mmHg。眼瞼結膜と眼球結膜とに異常を認めない。びまん性のやや硬い甲状腺腫を触れるが圧痛はない。胸腹部に異常を認めない。尿所見：蛋白（−），糖（±），ケトン体（−）。血液所見：赤血球 420万，Hb 12.3 g/dL，Ht 40％，白血球 6,700，血小板 21万。血液生化学所見：アルブミン 4.0 g/dL，AST 13 IU/L，ALT 15 IU/L，クレアチニン 0.4 mg/dL，血糖 146 mg/dL，HbA1c 5.4％（基準 4.6〜6.2），総コレステロール 170 mg/dL，トリグリセリド 90 mg/dL，Na 137 mEq/L，K 4.3 mEq/L，Cl 102 mEq/L，TSH 0.02 μU/mL 未満（基準 0.4〜4.0），FT₄ 2.0 ng/dL（基準 0.8〜1.8）。CRP 0.3 mg/dL 未満。

この時点での方針として正しいのはどれか。

a 抗甲状腺薬を投与する。
b 甲状腺亜全摘術を行う。
c 放射性ヨウ素内用療法を行う。
d 副腎皮質ステロイドを投与する。
e 2〜4週後に甲状腺機能を再検する。

109D

46 34歳の男性。糖尿病の精査目的に来院した。18歳時の健康診断で尿糖陽性を指摘されたがそのままにしていた。視力低下のため昨日，眼科を受診し増殖前糖尿病網膜症と診断され，紹介されて受診した。父親が糖尿病である。身長 167 cm，体重 86 kg。脈拍 88/分，整。血圧 182/96 mmHg。心音と呼吸音とに異常を認めない。腹部は平坦，軟で，血管雑音を聴取しない。下腿に軽度の浮腫を認める。尿所見：蛋白 1+，糖 2+，潜血（−），アルブミン排泄量 350 mg/gCr（基準 30 未満）。血液生化学所見：アルブミン 3.9 g/dL，クレアチニン 1.2 mg/dL，空腹時血糖 165 mg/dL，HbA1c 8.9％（基準 4.6〜6.2），HDL コレステロール 35 mg/dL，LDL コレステロール 145 mg/dL，トリグリセリド 230 mg/dL，Na 145 mEq/L，K 4.3 mEq/L，Cl 109 mEq/L。

食事療法とともに開始すべき内科的治療として適切なのはどれか。

a インスリン
b チアゾリジン薬
c スルホニル尿素薬
d サイアザイド系利尿薬
e アンジオテンシン受容体拮抗薬

109D

47 4歳の女児。「朝起きたときから，ぼーっとしている」と心配した母親に連れられて来院した。前日は遠足で疲れて夕食を食べずに寝てしまった。今朝母親が何度起こしても，うとうとして起きなかったため受診した。これまでも似たようなエピソードはあったが，食後に元気になったのでそのままにしていた。意識レベルは JCS I-3。身長 100 cm，体重 14 kg。体温 36.1℃。脈拍 124/分，整。血圧 90/56 mmHg。呼吸数 36/分。SpO₂ 98％（room air）。心音と呼吸音とに異常を認めない。腹部は平坦，軟で，肝・脾を触知しない。尿所見：蛋白（−），糖（−），ケトン体 3+，潜血（−）。血液所見：赤血球 420万，Hb 12.5 g/dL，Ht 41％，白血球 11,000，血小板 35万。血液生化学所見：総蛋白 7.5 g/dL，AST 26 IU/L，ALT 14 IU/L，尿素窒素 15 mg/dL，クレアチニン 0.3 mg/dL，血糖 30 mg/dL，Na 140 mEq/L，K 5.1 mEq/L，Cl 96 mEq/L。

考えられる疾患はどれか。

a てんかん
b 1型糖尿病
c von Gierke 病
d 起立性調節障害
e ケトン性低血糖症

48 57歳の女性。両側顎下部の腫脹を主訴に来院した。1年前から右顎下部の硬い腫脹に気付いていた。1か月前から左顎下部にも同様の硬い腫脹が出現したため，精査を希望し受診した。既往歴に特記すべきことはない。身長 160 cm，体重 52 kg。体温 36.2℃。脈拍 68/分，整。血圧 96/68 mmHg。呼吸数 14/分。SpO$_2$ 98%（room air）。血液所見：赤血球 368万，Hb 11.1 g/dL，Ht 33%，白血球 5,700，血小板 21万。血液生化学所見：アルブミン 3.9 g/dL，IgG 2,160 mg/dL（基準 960〜1,960），IgG4 756 mg/dL（基準 4.8〜105），AST 20 IU/L，ALT 11 IU/L，尿素窒素 15 mg/dL，クレアチニン 0.5 mg/dL，血糖 98 mg/dL。免疫血清学所見：CRP 1.2 mg/dL，抗核抗体陰性，抗 SS-A 抗体陰性。ガリウムシンチグラフィで両側顎下腺，甲状腺および膵臓に取り込みを認める。頸部の写真（別冊 No. 23）を別に示す。

確定診断に必要な検査はどれか。
a TRH 試験
b 顎下腺生検
c Schirmer 試験
d グルカゴン負荷試験
e ポリソムノグラフィ

別　冊
No. 23

49 4歳の女児。発熱と頭痛とを主訴に母親に連れられて来院した。数日前から右耳下部の腫脹と疼痛があり，本日の夕方から発熱，頭痛および嘔吐がみられた。夜間に発熱と頭痛とが増強したため救急外来を受診した。意識は清明。体温 39.1℃。脈拍 132/分，整。呼吸数 24/分。SpO$_2$ 98%（room air）。咽頭は軽度発赤し，右耳下腺に自発痛を伴う腫脹を認める。項部硬直を認める。心音と呼吸音とに異常を認めない。腹部は平坦，軟で，圧痛を認めない。腸雑音は正常である。

この疾患について正しいのはどれか。
a 血清リパーゼが高値である。
b 感染経路は接触感染である。
c 合併症には伝音難聴がある。
d 唾液腺由来の血清アミラーゼが高値である。
e 髄液検査で多形核球優位の細胞数増多がみられる。

50 34歳の女性。4年間の不妊を主訴に来院した。月経周期は29日型，整。19歳時に骨盤腹膜炎の診断で抗菌薬投与を受けた既往がある。子宮卵管造影で両側の卵管水腫と診断し，腹腔鏡下手術を施行した。手術時の肝周囲の写真（別冊 No. 24）を別に示す。

この所見の原因として考えられる病原体はどれか。
a アニサキス
b クラミジア
c リステリア
d トリコモナス
e バクテロイデス

別　冊
No. 24

□□□ 109D
51 3か月の乳児。激しい咳嗽を主訴に母親に連れられて来院した。約1週前から鼻漏と咳嗽とを認めていたが元気であった。昨晩から発作性に，顔を真っ赤にして途切れなく続く咳嗽と，それに引き続く息を吸い込む際の笛を吹くような音を繰り返したため受診した。体温37.2℃。診察時には呼吸音に異常を認めない。血液所見：赤血球402万，Hb 11.9 g/dL，Ht 39％，白血球26,100（桿状核好中球1％，分葉核好中球14％，単球2％，リンパ球83％），血小板23万。CRP 0.2 mg/dL。
この疾患について正しいのはどれか。
a 空気感染が主体である。
b 成人期には発症しない。
c ワクチン接種は無効である。
d 潜伏期間は10日前後である。
e 罹患によって終生免疫は得られない。

□□□ 109D
52 80歳の女性。咳嗽を主訴に来院した。2か月前から咳嗽が出現し，増強してきたため受診した。10年前から糖尿病で経口血糖降下薬を服用中である。意識は清明。体温36.8℃。脈拍72/分，整。血圧146/82 mmHg。呼吸数18/分。心音と呼吸音とに異常を認めない。胸部エックス線写真で左中肺野に結節影を認める。胸部CT（別冊 No. 25A）と経気管支肺生検組織のPAS染色標本（別冊 No. 25B）とを別に示す。
治療薬として適切なのはどれか。
a ST合剤
b リファンピシン
c フルコナゾール
d ガンシクロビル
e プラジカンテル

別　冊
No. 25 A, B

□□□ 109D
53 当直中に病院職員から電話があった。「帰宅したら，自宅の浴室に目張りがされており，浴室から卵が腐ったような臭いが漏れ出している。浴室では弟が倒れているようである。119番には通報している」という。
適切な指示はどれか。
a すぐ現場を離れる。
b 浴室の換気扇を回す。
c 弟の心肺蘇生を始める。
d 弟を浴室から連れ出す。
e 臭いの発生源を確認する。

54 63歳の男性。動悸と労作時息切れとを主訴に来院した。3年前の健康診断で心拡大を指摘されたが無症状であるため医療機関を受診しなかった。1週前から動悸を自覚するようになり，坂道を歩くと息切れを感じるため受診した。脈拍 104/分，不整。血圧 122/78 mmHg。SpO_2 97％（room air）。胸骨左縁第2肋間を最強点とする収縮期雑音とⅡ音の固定性分裂とを聴取する。肝を3cm触知する。下腿に軽度の浮腫を認める。12誘導心電図（別冊 No. 26A），胸部エックス線写真（別冊 No. 26B）及び心エコー図（別冊 No. 26C, D）を別に示す。

今後の方針として適切なのはどれか。

a 心内修復術
b 在宅酸素療法
c 血栓溶解療法
d ペースメーカ植込み
e カテーテルアブレーション

別冊 No. 26 A, B, C, D

55 7歳の男児。腹痛，下痢および顔色不良を主訴に母親に連れられて来院した。4日前から下痢が始まり，昨晩から腹痛を伴う血便が認められた。今朝から排尿がないのに気付かれ受診した。7日前に家族で焼肉を食べに行った。母親，父親および兄も軽い下痢を呈している。意識は清明。身長 115 cm，体重 22 kg（1週前は 20.5 kg）。体温 37.1℃。脈拍 124/分，整。血圧 130/76 mmHg。呼吸数 24/分。SpO_2 98％（room air）。心音と呼吸音とに異常を認めない。腹部は平坦で，自発痛と圧痛とを認めるが，筋性防御は認めない。肝・脾を触知しない。尿所見：蛋白2＋，ケトン体1＋，潜血3＋。

この患児の血液検査所見で予測されるのはどれか。2つ選べ。

a LD 高値
b 血小板数増加
c クレアチニン高値
d 直接ビリルビン高値
e 血清補体価（CH_{50}）低値

□□□ 109D
56 72歳の男性。左下腹部痛と発熱とを主訴に来院した。生来便秘がちであった。一昨日，少量の排便後に左下腹部痛が生じた。昨夜から腹痛が増悪し，38.6℃の発熱が出現したため受診した。体温 37.6℃。脈拍 84/分，整。血圧 142/86 mmHg。呼吸数 24/分。腹部は平坦で，左側腹部に圧痛を認めるが，筋性防御と反跳痛とは認めない。血液所見：赤血球 382万，Hb 12.8 g/dL，Ht 35％，白血球 18,300（桿状核好中球 45％，分葉核好中球 32％，好酸球 2％，好塩基球 1％，単球 6％，リンパ球 14％），血小板 21万。血液生化学所見：総蛋白 7.3 g/dL，アルブミン 3.7 g/dL，総ビリルビン 0.8 mg/dL，AST 30 IU/L，ALT 42 IU/L，LD 238 IU/L（基準 176〜353），ALP 350 IU/L（基準 115〜359），γ-GTP 60 IU/L（基準 8〜50），アミラーゼ 62 IU/L（基準 37〜160），CK 50 IU/L（基準 30〜140），尿素窒素 10 mg/dL，クレアチニン 0.8 mg/dL，尿酸 6.0 mg/dL，血糖 110 mg/dL，総コレステロール 210 mg/dL，トリグリセリド 130 mg/dL，Na 140 mEq/L，K 4.2 mEq/L，Cl 97 mEq/L。CRP 6.5 mg/dL。腹部超音波検査で多数の大腸憩室と左側腹部の液体貯留を認める。腹部造影 CT（別冊 No. 27）を別に示す。
治療として適切なのはどれか。2つ選べ。
a 高圧浣腸　　　　b 降圧薬投与　　　c 抗菌薬投与
d 右半結腸切除術　e 穿刺ドレナージ

別　冊
No. 27

□□□ 109D
57 74歳の男性。下腹部痛を主訴に来院した。半年前から尿線が細くなり，頻尿と残尿感とを自覚したため自宅近くの医療機関で内服治療を受けていた。明け方から尿意はあるが排尿できず下腹部痛も伴ってきたため受診した。高血圧症と脂質異常症とで内服治療中である。2日前から感冒様症状を自覚し市販の総合感冒薬を服用している。身長 164 cm，体重 58 kg。体温 36.8℃。脈拍 88/分，整。血圧 144/88 mmHg。呼吸数 16/分。下腹部に弾性軟の腫瘤を触知する。直腸指診で小鶏卵大で弾性硬の前立腺を触知し，圧痛を認めない。導尿によって症状は改善した。
この患者の排尿状態の悪化に関連したと考えられるのはどれか。2つ選べ。
a α_1 遮断薬
b 抗コリン薬
c 抗ヒスタミン薬
d HMG-CoA 還元酵素阻害薬
e アンジオテンシン変換酵素〈ACE〉阻害薬

□□□ 109D
58 50歳の女性。職場の健康診断で血尿を指摘され来院した。9年前に顕微鏡的多発血管炎と診断され，プレドニゾロンとシクロホスファミドとを2年間内服した。顕微鏡的多発血管炎は寛解し，この7年間はプレドニゾロンとシクロホスファミドとを服用していない。頻尿，排尿時痛および残尿感はない。尿所見：蛋白（±），潜血 3＋，沈渣に赤血球 30〜50/1視野，赤血球円柱と白血球とを認めない。
まず施行すべき検査はどれか。2つ選べ。
a 尿培養　　　　　　　　　　b 尿細胞診
c 血清 IgA 測定　　　　　　　d 膀胱内視鏡検査
e 尿中 β_2-マイクログロブリン測定

□□□ 109D
59 38歳の男性。健康診断で尿蛋白と尿潜血とを指摘されて来院した。身長174 cm, 体重72 kg。体温36.4℃。脈拍72/分, 整。血圧146/88 mmHg。尿所見：蛋白2＋, 潜血3＋。血液生化学所見：総蛋白6.4 g/dL, アルブミン3.8 g/dL, IgA 330 mg/dL（基準110～410）, 尿素窒素22 mg/dL, クレアチニン1.2 mg/dL, 尿酸7.6 mg/dL。免疫血清学所見：CRP 0.1 mg/dL, ASO 180単位（基準250以下）, MPO-ANCA 20 EU/mL未満（基準20未満）, 抗核抗体陰性, CH₅₀ 25 U/mL（基準30～40）。同意が得られず腎生検は施行していない。

腎機能低下のリスクファクターとなるのはどれか。**3つ選べ。**
 a 血清IgA b 血清クレアチニン c 収縮期血圧
 d 尿潜血 e 尿蛋白

□□□ 109D
60 32歳の女性。未経妊。月経痛を主訴に来院した。月経周期は29日型, 整。5年前から毎月, 月経痛に対し鎮痛薬を服用していた。6か月前から下腹部痛が強くなり仕事や家事に差し支えるようになった。2か月前から持続的な腰痛も出現するようになったため受診した。将来の挙児を希望している。内診で子宮は正常で, 有痛性で腫大した両側付属器を触れる。Douglas窩に有痛性の硬結を触知する。経腟超音波検査で両側卵巣にチョコレート嚢胞（右は径3 cm, 左は径2 cm）を認める。

治療として適切なのはどれか。**3つ選べ。**
 a 低用量ピル b GnRHアゴニスト c 黄体ホルモン療法
 d 副腎皮質ステロイド e エストロゲン補充療法

| 109 | E |

◎ 指示があるまで開かないこと。

（平成27年2月8日　13時00分〜15時00分）

注意事項

1. 試験問題の数は69問で解答時間は正味2時間である。
2. 解答方法は次のとおりである。
(1) （例1），（例2）の問題ではaからeまでの5つの選択肢があるので，そのうち質問に適した選択肢を（例1）では1つ，（例2）では2つ選び答案用紙に記入すること。なお，（例1）の質問には2つ以上解答した場合は誤りとする。（例2）の質問には1つ又は3つ以上解答した場合は誤りとする。

（例1）101　応招義務を規定しているのはどれか。
　　a　刑法
　　b　医療法
　　c　医師法
　　d　健康保険法
　　e　地域保健法

（例2）102　医師法で医師の義務とされているのはどれか。**2つ選べ**。
　　a　守秘義務
　　b　応招義務
　　c　診療情報の提供
　　d　医業従事地の届出
　　e　医療提供時の適切な説明

（例1）の正解は「c」であるから答案用紙の ⓒ をマークすればよい。

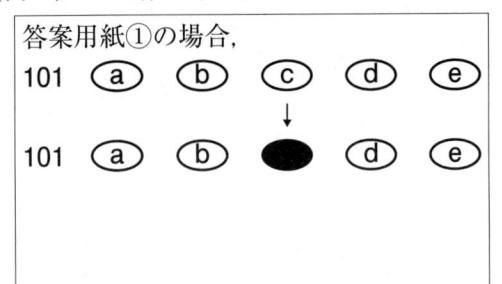

答案用紙①の場合，
101　ⓐ　ⓑ　ⓒ　ⓓ　ⓔ
　　　　↓
101　ⓐ　ⓑ　●　ⓓ　ⓔ

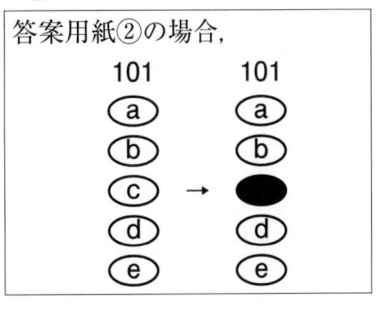

答案用紙②の場合，
101　101
ⓐ　　ⓐ
ⓑ　　ⓑ
ⓒ　→　●
ⓓ　　ⓓ
ⓔ　　ⓔ

（例2）の正解は「b」と「d」であるから答案用紙の ⓑ と ⓓ をマークすればよい。

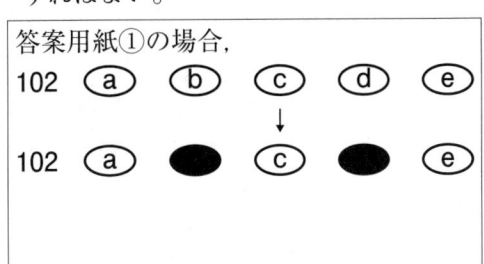

答案用紙①の場合，
102　ⓐ　ⓑ　ⓒ　ⓓ　ⓔ
　　　　↓
102　ⓐ　●　ⓒ　●　ⓔ

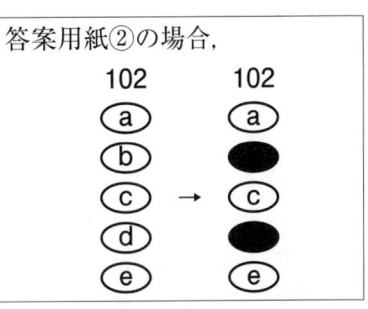

答案用紙②の場合，
102　102
ⓐ　　ⓐ
ⓑ　　●
ⓒ　→　ⓒ
ⓓ　　●
ⓔ　　ⓔ

(2)（例3）では質問に適した選択肢を3つ選び答案用紙に記入すること。なお，（例3）の質問には2つ以下又は4つ以上解答した場合は誤りとする。

（例3）103　医師法に規定されているのはどれか。**3つ選べ**。

　　　　　a　医師の行政処分
　　　　　b　広告可能な診療科
　　　　　c　不正受験者の措置
　　　　　d　へき地で勤務する義務
　　　　　e　臨床研修を受ける義務

（例3）の正解は「a」と「c」と「e」であるから答案用紙の ⓐ と ⓒ と ⓔ をマークすればよい。

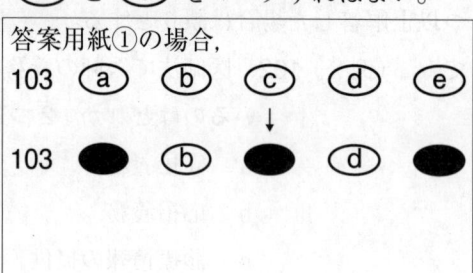

答案用紙①の場合，
103　ⓐ　ⓑ　ⓒ　ⓓ　ⓔ
　　　　　　↓
103　●　ⓑ　●　ⓓ　●

答案用紙②の場合，
103　　　103
ⓐ　　　　●
ⓑ　　　　ⓑ
ⓒ　→　　●
ⓓ　　　　ⓓ
ⓔ　　　　●

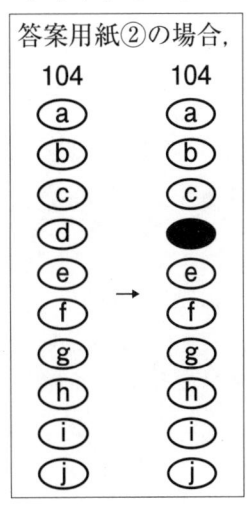

(3) 選択肢が6つ以上ある問題については質問に適した選択肢を1つ選び答案用紙に記入すること。なお，（例4）の質問には2つ以上解答した場合は誤りとする。

（例4）104　平成24年医師・歯科医師・薬剤師調査で人口10万人当たりの医師数が最も少ないのはどれか。

a　北海道
b　青森県
c　茨城県
d　埼玉県
e　京都府
f　和歌山県
g　鳥取県
h　徳島県
i　佐賀県
j　沖縄県

（例4）の正解は「d」であるから答案用紙の ⓓ をマークすればよい。

(4) 計算問題については，□に囲まれた丸数字に入る適切な数値をそれぞれ1つ選び答案用紙に記入すること。なお，(例5)の質問には丸数字1つにつき2つ以上解答した場合は誤りとする。

(例5) 105 68歳の女性。健康診断の結果を示す。

身長 150 cm，体重 76.5 kg（1か月前は 75 kg），腹囲 85 cm。体脂肪率 35%。

この患者のBMI〈Body Mass Index〉を求めよ。

解答：① ②

(例5)の正解は「34」であるから①は答案用紙の ③ を②は ④ をマークすればよい。

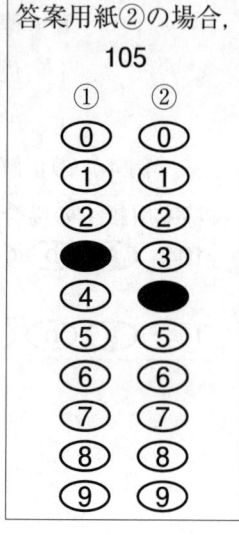

E 医学総論／長文問題　69問／2時間

□□□ 109E
1 要因 A が疾患 B のリスクファクターとなる条件として不可欠なのはどれか。
　a 要因 A が疾患 B の発症に先行する。
　b 要因 A を疾患 B の多くが有している。
　c 要因 A が存在しないと疾患 B は発症しない。
　d 要因 A が疾患 B に対して量−反応関係がある。
　e 要因 A によって疾患 B が発症することを動物実験で再現できる。

□□□ 109E
2 社会保障制度について正しいのはどれか。
　a 国民医療費はこの 10 年間で 3 倍に増加した。
　b 診療録の保存義務期間は終診時から 2 年間である。
　c 国民健康保険組合の被保険者数は 6 千万人より多い。
　d 介護保険第 1 号被保険者数は第 2 号被保険者数より多い。
　e 結核患者の医療費の公費負担は感染症法に規定されている。

□□□ 109E
3 我が国の母子保健制度について正しいのはどれか。
　a 母子健康手帳は妊娠の届出の際に交付される。
　b 乳幼児の健康診査の根拠法は健康増進法である。
　c 母子保健法で定める事業の主体は都道府県である。
　d 妊産婦の健康診査の実施時期は法律で定められている。
　e 社会保険事務所は未熟児に対する養育医療の給付を行う。

□□□ 109E
4 医師の指示の下に行う診療補助行為として適切なのはどれか。
　a 救急救命士による動脈血採血
　b 臨床工学技士による気管挿管
　c 臨床検査技師による静脈血採血
　d 看護師による胸部エックス線撮影
　e 診療放射線技師による造影剤投与のための静脈路確保

□□□ 109E
5 へき地医療について正しいのはどれか。
　a　へき地診療所は一次医療圏ごとに設置されている。
　b　へき地保健医療計画は地域医療支援病院が策定する。
　c　へき地医療拠点病院は代診医派遣の役割を担っている。
　d　へき地巡回診療車は地域の救命救急センターから派遣される。
　e　へき地医療支援機構はへき地を有する市町村に設置されている。

□□□ 109E
6 職場の一般健康診断後の保健指導における産業医の役割で**ない**のはどれか。
　a　生活習慣の改善指導
　b　保健指導の対象者の選出
　c　指導を実施する保健師への助言
　d　生活習慣と検査結果の関連の評価
　e　業績評価のための人事部への情報提供

□□□ 109E
7 我が国におけるある疾患の人口10万人当たりの死亡率の推移を年齢階級別に示す。

死亡率（人口10万対）

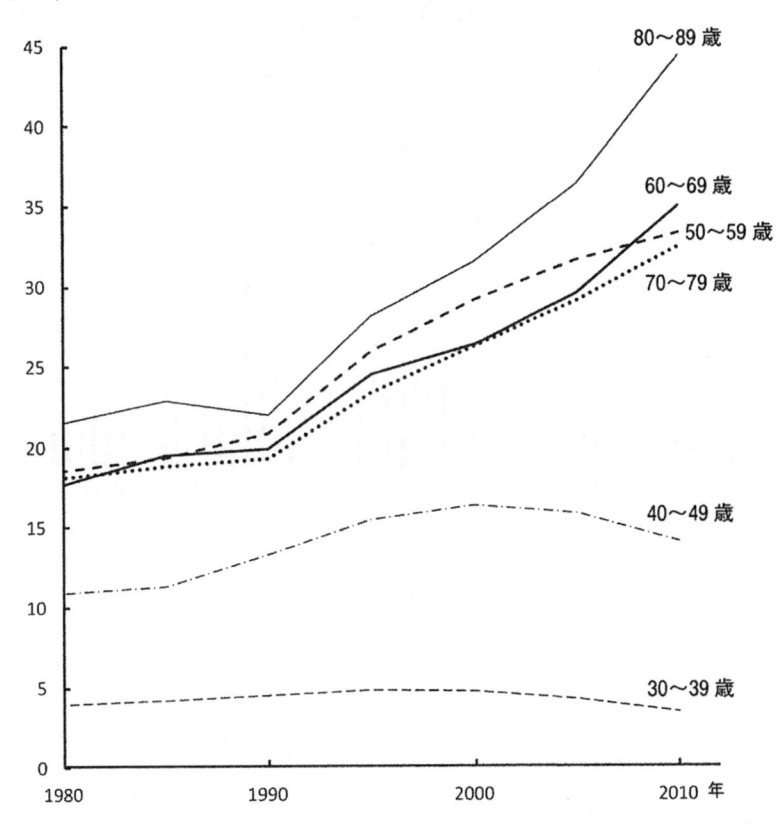

この疾患はどれか。
a 女性の胃癌　　b 男性の肝癌　　c 女性の乳癌
d 女性の食道癌　　e 男性の前立腺癌

□□□ 109E
8 我が国の合計特殊出生率，妊産婦死亡率，新生児死亡率，乳児死亡率，死産率の推移（**別冊** No.1）を別に示す。それぞれ2010年における数値を1としたときの1950年からの変化である。
妊産婦死亡率はどれか。
a ①　　b ②　　c ③　　d ④　　e ⑤

別　冊
No.1

□□□ 109E
9 ある感染症を発症した患者数をその発症日ごとに図に示す。

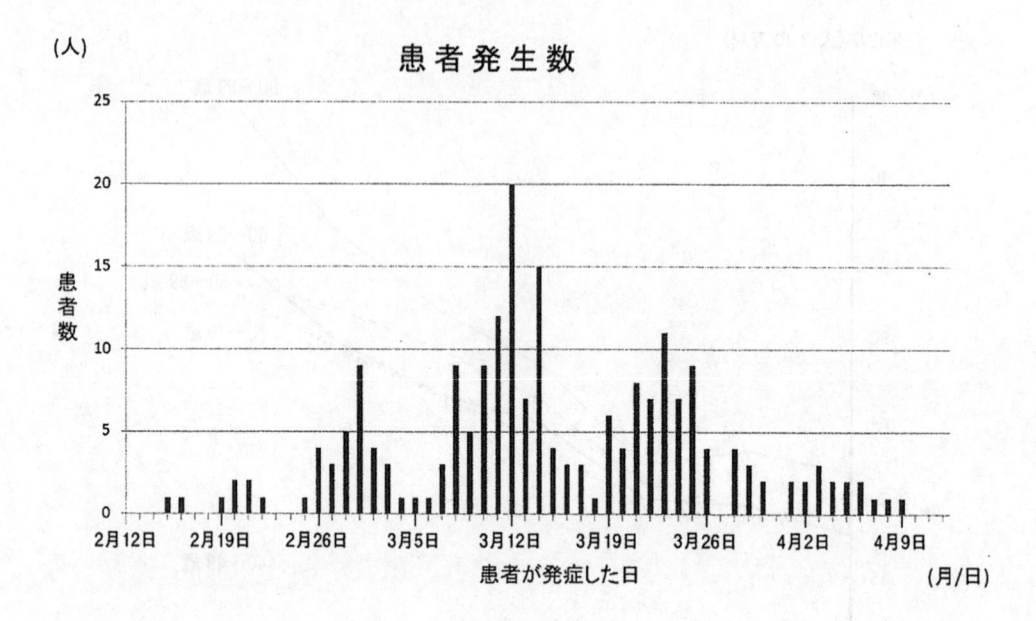

患者発生数

この感染症の発生状況の要因として最も考えられるのはどれか。
a 潜伏期　　　　b 風土病　　　　c 栄養状態
d 患者年齢　　　e 集団免疫

□□□ 109E
10 過重労働対策で正しいのはどれか。
a 被ばく管理　　　　　　b がん検診の活用
c 作業環境の測定　　　　d 衛生委員会での審議
e 在宅での時間外勤務の奨励

□□□ 109E
11 副腎皮質ステロイドの外用が適応となる脱毛症はどれか。
a 抜毛症　　　　b 円形脱毛症　　　c Celsus禿瘡
d 男性型脱毛症　e 梅毒性脱毛症

□□□ 109E
12 呼吸運動に最も関与するのはどれか。
a 横隔膜　　　　b 広背筋　　　　c 前鋸筋
d 肋間筋　　　　e 胸鎖乳突筋

□□□ 109E
13 上腹部の脈管の解剖で正しいのはどれか。
　　a　Glisson 鞘には肝動脈, 肝静脈および胆管が存在する。
　　b　総肝動脈と総胆管とは伴走する。
　　c　脾動脈は腹腔動脈から分岐する。
　　d　上腸間膜静脈と下腸間膜静脈とが合流して門脈を形成する。
　　e　上腸間膜動脈は十二指腸水平部から上行部の背側を走行する。

□□□ 109E
14 頭部単純 MRI の T1 強調像（別冊 No. 2）を別に示す。
　　みられるのはどれか。
　　a　中心前回　　　　b　内包後脚　　　　c　大脳脚
　　d　橋底部　　　　　e　延髄錐体

別　冊
No. 2

□□□ 109E
15 血清補体価（CH_{50}）が低下する疾患はどれか。
　　a　偽痛風　　　　　b　強皮症　　　　　c　多発性筋炎
　　d　悪性関節リウマチ　e　サルコイドーシス

□□□ 109E
16 陣痛発来とする所見はどれか。
　　a　胎動減少　　　　b　胎児下降　　　　c　血性帯下増加
　　d　子宮頸管短縮　　e　規則的子宮収縮

□□□ 109E
17 妊娠 10 週の時点で臍帯内に存在する胎児臓器はどれか。
　　a　肝臓　　b　小腸　　c　心臓　　d　腎臓　　e　脾臓

□□□ 109E
18 要介護高齢者の褥瘡予防に最も有効なのはどれか。
　　a　消毒　　　　　　b　体位変換　　　　c　抗菌薬投与
　　d　血糖コントロール　e　ビタミン D 製剤投与

□□□ 109E
19 ある化学物質について，ヒトの発がん性を調べた疫学研究では発がん性の十分な証拠が得られたが，動物実験では発がん性が認められなかった。
ヒトへの発がん性評価について正しいのはどれか。
a 発がん性の判定は保留する。
b 新たに細胞実験を行って判定する。
c 動物の種を変えて動物実験を行う。
d ヒトの疫学研究に基づいて判定する。
e 化学物質の生体内代謝に基づいて判定する。

□□□ 109E
20 体液平衡について正しいのはどれか。
a ADH不適合分泌症候群〈SIADH〉では体液量は減少している。
b 炭酸脱水酵素阻害薬は代謝性アルカローシスをきたす。
c ループ利尿薬は代謝性アシドーシスをきたす。
d 代謝性アシドーシスは血清Kを上昇させる。
e 塩分負荷は血清Kを上昇させる。

□□□ 109E
21 監察医が行う行政解剖の目的として適切なのはどれか。
a 治療の適否
b 病巣部位の確認
c 生前の診断の正否
d 犯罪捜査上の鑑定
e 犯罪に関係なく，死因が明確でない場合の死因等の究明

□□□ 109E
22 症候とその説明の組合せで正しいのはどれか。
a 強迫観念 ─── 自分のものでない考えが勝手に浮かんでくる。
b 思考途絶 ─── 思考が不活発で考えが前に進まない。
c 支配観念 ─── 思考が外部から支配される。
d 反響言語 ─── 主題はそれないが細部にこだわる。
e 連合弛緩 ─── 関連のない観念が浮かんでまとまらない。

□□□ 109E
23 妊娠41週で児頭骨盤不均衡を示唆する児頭の所見はどれか。
a 応形　　b 嵌入　　c 固定　　d 浮動　　e 骨重積

□□□ 109E
24 嗄声を主訴に来院した成人にまず行う発声機能検査はどれか。
    a 音響分析   b 呼気流率   c 筋電図検査
    d 喉頭内視鏡検査 e 最長発声持続時間

□□□ 109E
25 胎児超音波検査で診断が最も困難な疾患はどれか。
    a 鎖肛   b 水腎症   c 卵巣嚢腫
    d 横隔膜ヘルニア e 十二指腸閉鎖症

□□□ 109E
26 治療法の模式図を示す。

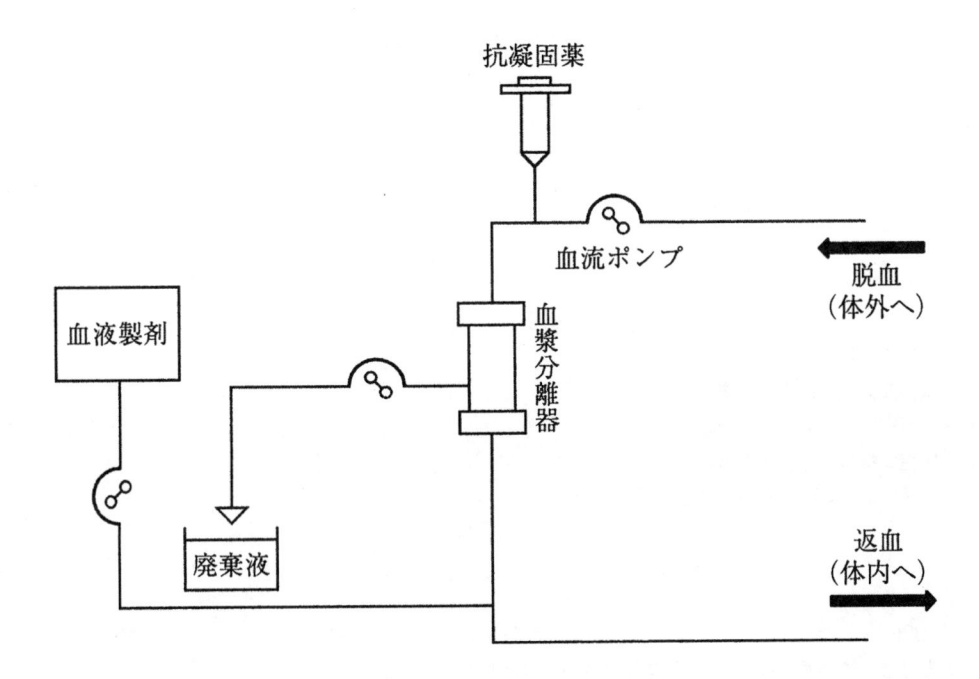

この治療法はどれか。
    a 血液透析   b 腹膜透析   c 血漿交換
    d 血液濾過   e 血液吸着

□□□ 109E
27 肺癌患者において放射線治療の**適応でない**のはどれか。
    a 限局型小細胞癌 b 上大静脈症候群 c 癌性胸膜炎
    d 骨転移   e 脳転移

□□□ 109E
28 急性胆嚢炎の診断で超音波ガイド下に経皮経肝胆嚢ドレナージを行うこととなった。腹部超音波像（**別冊 No. 3**）を別に示す。
穿刺経路として最も適切なのはどれか。
a ①　　　b ②　　　c ③　　　d ④　　　e ⑤

別　冊
No. 3

□□□ 109E
29 膝関節の徒手検査手技（**別冊 No. 4**）を別に示す。
診断する病変部位はどれか。
a 内側側副靱帯　　b 外側側副靱帯　　c 前十字靱帯
d 半月板　　　　　e 膝蓋腱

別　冊
No. 4

□□□ 109E
30 CO_2 ナルコーシスについて正しいのはどれか。
a 低酸素血症は伴わない。
b 病初期には徐脈を呈する。
c 進行期には散瞳を呈する。
d 肺胞低換気は原因となる。
e 急速に $PaCO_2$ を低下させる必要がある。

□□□ 109E
31 高齢者総合機能評価〈CGA〉に**含まれない**内容はどれか。
a 意欲　　　　　　　　　　　b 認知機能
c 手段的日常生活動作〈IADL〉　d バイタルサイン
e 日常生活動作〈ADL〉　　　　f 情緒と気分

□□□ 109E
32 標準的な1歳6か月児の成長・発達の所見で正しいのはどれか。**2つ選べ**。
a 生歯が12本　　　　　　b 頭囲が胸囲より大
c 体重が出生時の6倍　　　d 身長が出生時の2倍
e パラシュート反射の存在

□□□ 109E
33 正常な腎の機能について正しいのはどれか。**2つ選べ。**
　a　心拍出量の約5％の血液量が腎臓に供給される。
　b　1日に約14Lの原尿が生成される。
　c　アミノ酸は近位尿細管で再吸収される。
　d　ブドウ糖はHenle係蹄で再吸収される。
　e　尿濃縮は主に髄質部集合管で行われる。

□□□ 109E
34 カテーテル関連血流感染症の診断に必要な検査はどれか。**2つ選べ。**
　a　鼻腔培養　　　　b　咽頭培養　　　　c　血液培養
　d　穿刺部皮膚培養　e　カテーテル先端培養

□□□ 109E
35 間接ビリルビン優位の黄疸を呈するのはどれか。**2つ選べ。**
　a　総胆管結石　　　b　溶血性貧血　　　c　Rotor症候群
　d　Gilbert症候群　 e　Dubin-Johnson症候群

□□□ 109E
36 3歳児健康診査で実施される項目で一次予防はどれか。**2つ選べ。**
　a　尿検査　　　　　b　視力検査　　　　c　歯磨き指導
　d　身長体重測定　　e　予防接種の実施確認

□□□ 109E
37 真菌の染色法として適切なのはどれか。**2つ選べ。**
　a　Grocott染色　　 b　Masson染色　　　c　PAM染色
　d　PAS染色　　　　 e　SudanⅢ染色

□□□ 109E
38 再生可能なエネルギー源はどれか。**3つ選べ。**
　a　風　力　　　　　b　火　力　　　　　c　地　熱
　d　原子力　　　　　e　バイオマス

□□□ 109E
39 乳幼児突然死症候群のリスクファクターはどれか。**3つ選べ**。
　　a　騒音　　　　　　b　母乳栄養　　　　　c　うつぶせ寝
　　d　家族内喫煙　　　e　低出生体重児

□□□ 109E
40 50歳の女性。乳がん検診のマンモグラフィで乳癌を疑われ精査のため来院した。腫瘤は触知しない。検診のマンモグラム（**別冊** No. 5）を別に示す。
　　次に行うのはどれか。
　　a　CT　　　　　　　b　PET/CT　　　　　c　超音波検査
　　d　経皮的針生検　　e　マンモグラフィ再検

別　冊
No. 5

□□□ 109E
41 36歳の男性。プログラマー。職場の健康診断で異常を指摘されて来院した。仕事は不規則で、納期が近づくと会社に泊まり込んで仕事をしなくては間に合わない。独身で一人暮らし。喫煙は20本/日を16年間。既往歴に特記すべきことはない。身長168 cm、体重82 kg、腹囲101 cm。血圧138/88 mmHg。血液生化学所見：空腹時血糖98 mg/dL、HbA1c 6.2%（基準 4.6〜6.2）、トリグリセリド178 mg/dL、HDLコレステロール42 mg/dL、LDLコレステロール178 mg/dL。
　　現時点で、患者の行動変容のための対応として適切なのはどれか。
　　a　配置転換を勧める。
　　b　知人との同居を勧める。
　　c　服薬を開始する必要はないと説明する。
　　d　今の生活習慣に関する本人の考えを尋ねる。
　　e　糖尿病による壊疽で足を切断した患者の写真を見せる。

□□□ 109E
42 生後2か月の乳児。ワクチン接種の相談のため母親に連れられて来院した。成長と発達とに異常を認めない。母親の話では、近隣の市から引っ越してきたばかりで、これまで予防接種を受けたことがない。
　　まず受けるように勧める予防接種の対象疾患はどれか。
　　a　水痘　　　　　　b　日本脳炎　　　　　c　Hib感染症
　　d　麻疹と風疹　　　e　流行性耳下腺炎

□□□ 109E
43 36歳の初妊婦。妊娠28週。昨夜からの反復する腹痛を主訴に来院した。これまでの妊婦健康診査では特に異常を指摘されていなかった。1週前から腹部緊満感を自覚していた。子宮底長36 cm，腹囲95 cm。下腿に軽度の浮腫を認める。腟鏡診で分泌物は白色少量。内診で子宮口は閉鎖している。経腟超音波検査で頸管長10 mm，内子宮口の楔状の開大を認める。腹部超音波検査で胎児に明らかな形態異常はなく，胎児推定体重は1,100 g，羊水指数〈AFI〉38 cm（基準5～25）。胎児心拍数陣痛図で10分周期の子宮収縮を認め，胎児心拍数波形に異常を認めない。
治療として適切なのはどれか。
a 塩分摂取制限
b 経腹的羊水除去
c ループ利尿薬投与
d プロスタグランディン$F_{2\alpha}$投与
e 非ステロイド性抗炎症薬〈NSAIDs〉投与

□□□ 109E
44 34歳の女性。1回経妊1回経産婦。妊娠39週に陣痛発来し入院した。妊娠中の異常は指摘されていない。陣痛開始7時間後に児を娩出するまでの経過に異常はなかった。児娩出30分後に胎盤が娩出したが，直後から強い下腹部痛と大量の性器出血とがみられた。呼吸困難はない。意識は清明。脈拍104/分，整。血圧104/62 mmHg。呼吸数18/分。腹部の触診で子宮底を触れない。内診で腟内に手拳大の充実性腫瘤を触れる。腹部超音波検査で腹腔内に液体貯留を認めない。この時点までの外出血量は1,400 mLで，性器出血は次第に減少してきているが下腹部痛は持続している。輸液を開始するとともに，輸血の準備を開始した。
次に行う対応として適切なのはどれか。
a 子宮整復   b 腟血腫除去術   c 子宮動脈塞栓術
d 単純子宮全摘術 e 子宮底輪状マッサージ

□□□ 109E
45 1か月の乳児。健康診査のため母親に連れられて来院した。母親の妊娠・分娩経過に異常はなく，母乳栄養で体重は27 g/日増加している。便は黄色である。皮膚はやや黄染している。胸腹部に異常を認めない。
この児で正しいのはどれか。
a 便はアルカリ性を示す。
b 体重増加は不良である。
c 人工栄養児より便は硬い。
d 黄疸のため母乳を中止する。
e 腸内細菌叢としてビフィズス菌が多い。

□□□ 109E
46 21歳の女性。両眼痛と流涙とを主訴に来院した。昨晩，ハードコンタクトレンズを装用したまま就寝し，午前4時ころコンタクトレンズを外した。その直後から強い眼痛が生じたため家族に付き添われて受診した。
まず行うべき検査はどれか。
a 角膜知覚検査   b 涙液分泌検査   c 角膜曲率測定
d 角膜擦過培養検査 e フルオレセイン染色検査

□□□ 109E
47 12歳の女児。間欠的腹痛と下痢とを主訴に来院した。生来健康であったが，3か月前から間欠性の腹痛と1日数回の下痢とが出現した。2か月前から体重が2kg減少し，腹痛と下痢とが改善しないため受診した。痔瘻を認める。粘血便を認めない。血液所見：赤血球400万，Hb 9.8 g/dL，Ht 33%，白血球6,000，血小板35万。血液生化学所見：総蛋白6.3 g/dL，アルブミン3.0 g/dL，総ビリルビン0.9 mg/dL，AST 30 IU/L，ALT 35 IU/L。CRP 2.5 mg/dL。

下部消化管内視鏡検査で予想されるのはどれか。
a 偽膜
b 憩室
c 敷石像
d ポリープ
e 輪状潰瘍

□□□ 109E
48 86歳の男性。なんとなく元気がないと家族から往診の依頼があった。数日前から食欲が低下し，いつもより元気がないと同居の妻から説明を受けた。本人は何ともないと言う。ほぼベッド上の生活で食事摂取は自立しているが，それ以外のADLには介助を必要としている。5年前から脳梗塞後遺症（左片麻痺），混合型認知症，高血圧症，前立腺肥大症および胆石症で訪問診療を受けている。意識レベルはJCS I-2。体温36.5℃。脈拍112/分，整。血圧110/80 mmHg。呼吸数16/分。SpO₂ 96%（room air）。眼瞼結膜は貧血様でない。眼球結膜に黄染を認めない。心音と呼吸音とに異常を認めない。腹部では腸雑音がやや亢進し，右季肋部の触診を行うと右手で払いのけようとする。下腿に浮腫を認めない。

正しい判断はどれか。
a 浮腫を認めないので心不全ではない。
b 腹痛の訴えがないので胆嚢炎ではない。
c SpO₂が96%なので呼吸不全ではない。
d 体温が36.5℃なので腎盂腎炎ではない。
e 眼瞼結膜が貧血様でないので消化管出血ではない。

□□□ 109E
49 3か月の男児。陰嚢の大きさに左右差があることに気付いた母親に連れられて来院した。母親の妊娠中には異常はなかった。在胎38週2日，2,600 gで出生。1か月健康診査では異常を指摘されていない。母乳栄養で嘔吐はない。1週前にオムツの交換の際に右陰嚢が大きいことに気付かれた。意識は清明。体重5,300 g。体温36.5℃。脈拍124/分，整。SpO₂ 97%（room air）。心音と呼吸音とに異常を認めない。腹部は平坦，軟で，肝・脾を触知しない。陰茎は包皮に覆われているが尿道口は確認できる。陰嚢は皮膚色に左右差はないが，右側は左側の約2倍の大きさで軟である。肛門に異常を認めない。

診断に有用な診察器具はどれか。
a ルーペ
b 聴診器
c 打腱器
d 舌圧子
e ペンライト

□□□ 109E
50 68歳の女性。下肢の筋力低下を主訴に来院した。3か月前から下肢の筋力低下を自覚し，和式トイレから立ち上がれなくなり，階段昇降もできないようになった。同じころから足先にジンジンする感じを自覚するようになった。下肢の筋力低下は少し改善したが症状が長引くので受診した。意識は清明。脈拍68/分，整。血圧134/82 mmHg。心音と呼吸音とに異常を認めない。脳神経に異常を認めない。徒手筋力テストで左右差なく，大腿四頭筋は4，前脛骨筋は4で筋萎縮はみられない。表在感覚は正常で下肢振動覚は軽度低下し，四肢腱反射は消失している。自律神経障害はない。血糖98 mg/dL，HbA1c 5.8％（基準4.6〜6.2）。心電図と心エコー図とに異常を認めない。運動神経伝導検査の結果（**別冊** No. **6**）を別に示す。

最も考えられるのはどれか。
a Guillain-Barré 症候群
b 糖尿病性末梢神経障害
c Charcot-Marie-Tooth 病
d アミロイドニューロパチー
e 慢性炎症性脱髄性多発根神経炎

別　冊
No. 6

□□□ 109E
51 30歳の女性。自閉的な生活を心配した両親に伴われて来院した。17歳ころ，周りの人が自分を避けるのは変な臭いがしているからだと言い始め，自室に閉じこもるようになったため精神科で治療を受けた。治療によって外出できるようになり作業所に通所していた。28歳ころから幻聴が出現し「噂話をされている。何かやろうとするといちいち文句を言われる」と言うようになり，再び外出することはなくなり，哲学書を繰り返し読むだけの生活になっていた。3か月前からは通院せず，服薬もしなくなったため，両親が転医を希望し新たな医療機関を受診した。診察時は感情表出に乏しく受動的で，断片的に幻覚や妄想を思わせる訴えが認められる。身体所見に異常を認めない。

この患者に対する心理・精神機能検査として**有用でない**のはどれか。
a バウムテスト
b Minnesota 多面人格検査〈MMPI〉
c Mini-Mental State Examination〈MMSE〉
d ウィスコンシンカードソーティングテスト〈WCST〉
e 簡易精神症状評価尺度［Brief Psychiatric Rating Scale〈BPRS〉］

52 2歳の男児。息が荒く喘鳴があることに気付いた母親に連れられて来院した。2日前から発熱と咳とがあり近くの診療所で上気道炎として治療されていたが喘鳴が出現したため救急外来を受診した。体温37.5℃。咽頭に軽度の発赤を認める。胸部聴診で吸気時に喘鳴を認める。頸部エックス線写真の正面像（別冊 No. 7A）と側面像（別冊 No. 7B）を別に示す。
考えられる疾患はどれか。
a アデノイド
b 喉頭軟化症
c 急性喉頭蓋炎
d 気管喉頭異物
e クループ症候群

別　冊
No. 7 A, B

53 82歳の男性。易疲労感を主訴に来院した。3か月前から顔面が蒼白であることを指摘され、息切れと易疲労感とを自覚するようになった。2か月前から味覚異常と手足のしびれとを感じていた。3週前から易疲労感が増悪するため受診した。20年前に胃癌に対し胃全摘術を受けたが、10年前から自らの判断で通院をやめていた。身長172 cm、体重56 kg。体温36.2℃。脈拍92/分、整。血圧102/66 mmHg。呼吸数18/分。眼瞼結膜は貧血様である。眼球結膜に黄染を認めない。下腿に軽度の浮腫を認める。下腿から遠位に感覚障害を認める。血液所見：赤血球172万、Hb 6.8 g/dL、Ht 21%、白血球3,300、血小板11万。血液生化学所見：総蛋白5.8 g/dL、アルブミン2.8 g/dL、総ビリルビン1.2 mg/dL、AST 24 IU/L、ALT 32 IU/L、LD 648 IU/L（基準176〜353）、尿素窒素11 mg/dL、クレアチニン0.9 mg/dL、血糖106 mg/dL。
まず投与すべきなのはどれか。
a 鉄剤
b 亜鉛製剤
c ニコチン酸製剤
d カルシウム製剤
e ビタミンB_{12}製剤

54 70歳の男性。開腹手術のため全身麻酔中である。プロポフォールで導入後、セボフルラン、レミフェンタニル及びロクロニウムで維持している。酢酸リンゲル液を輸液中である。手術開始前、皮膚の消毒中に血圧と心拍数とが低下してきた。膀胱温36.0℃。SpO_2 99%。呼気終末二酸化炭素濃度〈$ETCO_2$〉37 mmHg（基準35〜45）。気道内圧10 cmH₂O。皮膚に発赤を認めない。心音と呼吸音とに異常を認めない。
皮膚切開までの対応として適切なのはどれか。
a アドレナリン投与
b ニトログリセリン投与
c オピオイドの拮抗薬投与
d ロクロニウムの拮抗薬投与
e セボフルランの吸入濃度減量

□□□ 109E
55 76歳の女性。歩行が不安定になったことを主訴に来院した。3年前にParkinson病と診断され内服治療を受けている。最近，小刻み歩行が悪化し転倒が2回あった。通所リハビリテーションを始め，歩行補助具の使用を勧められて相談のため受診した。小刻み歩行とバランス障害とを認める。徒手筋力テストで下肢は4に低下している。50歳時に関節リウマチと診断され，現在は寛解状態であるが，手指の変形は強く握力は5kg程度である。6年前に夫と死別し一人暮らしになったため軽費老人ホーム〈ケアハウス〉に入居している。歩行補助具の写真（**別冊** No. 8 ①〜⑤）を別に示す。
　この患者に適切な歩行補助具はどれか。
a ①　　　b ②　　　c ③　　　d ④　　　e ⑤

```
別　冊
No. 8  ①〜⑤
```

□□□ 109E
56 82歳の男性。胃体上部の進行胃癌に対し，胃全摘術，リンパ節郭清術および空腸瘻造設術を行った。手術翌日の腹部エックス線写真（**別冊** No. 9）を別に示す。
　腹腔ドレーンの留置部位はどれか。**2つ選べ**。
a 右横隔膜下　　　b 左横隔膜下　　　c Winslow孔
d 左傍結腸溝　　　e 直腸膀胱窩

```
別　冊
No. 9
```

□□□ 109E
57 72歳の男性。頻尿を主訴に来院した。3年前から夜間に尿意で目が覚めてトイレに行くようになり，3か月前からはその頻度が増してきた。自宅近くの医療機関を受診しα_1遮断薬の内服を1か月続けたが軽快しないため紹介されて受診した。起床時に下着はぬれていない。腹部は平坦，軟。直腸指診で小鶏卵大で弾性硬の前立腺を触知する。尿所見に異常を認めない。PSA 2.3 ng/mL（基準4.0以下）。腹部超音波検査で前立腺体積は34 mLで残尿量は30 mL。国際前立腺症状スコア12点（軽症0〜7点，中等症8〜19点，重症20〜35点）。頻度・尿量記録（**別冊** No. 10）を別に示す。
　この患者にみられるのはどれか。**2つ選べ**。
a 心因性多尿　　　b 昼間頻尿　　　c 夜間頻尿
d 夜間多尿　　　　e 夜間遺尿

```
別　冊
No. 10
```

58 58歳の男性。右上肢麻痺を主訴に来院した。3か月前から右上肢の疼痛としびれがあり，複数の医療機関を受診したが診断に至らなかった。1か月前から右上肢麻痺が現れ次第に悪化したため自宅近くの診療所を受診し，胸部エックス線写真で異常陰影を指摘されたため紹介されて受診した。既往歴に特記すべきことはない。喫煙は30本/日を37年間。意識は清明。身長165 cm，体重62 kg。体温36.6℃。脈拍72/分，整。血圧130/102 mmHg。呼吸数14/分。SpO₂ 98%（room air）。持参した胸部エックス線写真（別冊 No. 11A）と胸部造影CT（別冊 No. 11B，C）とを別に示す。

この患者の身体所見として考えられるのはどれか。3つ選べ。
a 右上肢内側感覚低下　b 顔面浮腫　c 嚥下障害
d 発汗異常　e 鷲手

別冊
No. 11 A，B，C

59 86歳の女性。歩行が不安定であることを主訴に娘に連れられて来院した。10年前から高血圧症，変形性膝関節症および変形性脊椎症で通院していたが，徐々に足の力が弱くなり歩行が不安定になったため受診した。自分で立ち上がり，どうにか屋内の伝い歩きをすることはできるが，月1回の通院以外はほとんど外出することはない。食事と排泄とはかろうじて自立しているが，入浴には一部介助が必要である。夫は5年前に肺癌で死亡し，現在は一人暮らしで隣に住む娘が介護している。半年前から1週間に2回の訪問介護を利用している。本人と家族に相談の上，訪問リハビリテーションを開始することになった。

リハビリテーションの到達目標設定のために必要な情報はどれか。3つ選べ。
a 高血圧症である。　b 屋内は伝い歩きである。
c 入浴に部分介助が必要である。　d 夫の死因は肺癌である。
e 娘が介護している。

109E

次の文を読み，60〜62の問いに答えよ。

63歳の女性。腹部膨隆と尿失禁とを主訴に来院した。
現病歴：2年前から腹部膨満感を認めるようになった。次第に腹部膨隆が目立つようになり，食欲はあるが食事をとるのがつらく，時々尿失禁を認めるようになったため受診した。
既往歴：30歳時に子宮内膜症。
生活歴：幼少期に両親が離婚して母親と2人で暮らしていたが，母親が死亡したため3年前からは一人暮らし。
家族歴：父親は詳細不明。母親が肺炎のため85歳で死亡。
現　症：意識は清明。身長157 cm，体重55 kg。体温36.5℃。脈拍84/分，整。血圧166/90 mmHg。呼吸数18/分。SpO₂ 98%（room air）。眼瞼結膜と眼球結膜とに異常を認めない。頸静脈の怒張を認めない。甲状腺腫と頸部リンパ節とを触知しない。心音と呼吸音とに異常を認めない。腹部は著明に膨隆し，腫大した肝と腫瘤とを腹部全体に触知する。腸雑音に異常を認めない。四肢に異常を認めない。
検査所見：尿所見：蛋白（−），糖（−），ケトン体1+，潜血1+，沈渣に白血球を認めない。血液所見：赤血球406万，Hb 12.3 g/dL，Ht 41%，白血球6,130，血小板22万。血液生化学所見：総蛋白7.8 g/dL，アルブミン4.5 g/dL，総ビリルビン0.4 mg/dL，AST 18 IU/L，ALT 9 IU/L，LD 157 IU/L（基準176〜353），ALP 288 IU/L（基準115〜359），γ-GTP 44 IU/L（基準8〜50），アミラーゼ95 IU/L（基準37〜160），尿素窒素24 mg/dL，クレアチニン1.2 mg/dL，尿酸6.3 mg/dL，血糖98 mg/dL，総コレステロール195 mg/dL，トリグリセリド152 mg/dL，Na 140 mEq/L，K 3.9 mEq/L，Cl 103 mEq/L。腹部単純CTの冠状断像（別冊No. 12）を別に示す。

```
別　冊
No. 12
```

60　今後経過中に出現すると考えられる症候として可能性が最も高いのはどれか。
　　a　浮　腫
　　b　めまい
　　c　けいれん
　　d　顔貌の異常
　　e　皮膚の色素異常

61　この時点での対応として**適切でない**のはどれか。
　　a　減　塩
　　b　降圧薬投与
　　c　利尿薬投与
　　d　肝囊胞穿刺
　　e　肝動脈塞栓術

62　3か月後に発熱と腰背部痛とに加えて尿量が減少したため再度来院した。左腰背部に叩打痛を認め腎囊胞の感染を疑った。
　　正しいのはどれか。
　　a　尿培養検査が高率に陽性となる。
　　b　Gram陰性菌が原因である可能性が高い。
　　c　MRIは囊胞感染の診断に特異度が高い。
　　d　感染囊胞ドレナージは有用性が低い。
　　e　腎摘出術は禁忌である。

109E

次の文を読み，63～65の問いに答えよ。

67歳の男性。交通事故で受傷したため搬入された。

現病歴：道路を歩いて横断中，自動車に衝突され跳ね飛ばされ転倒した。直ちに救急車が要請された。救急隊到着時，意識は清明で右殿部を痛がり，歩行不能であった。四肢に明らかな麻痺はなかった。救急車で救命救急センターに搬送された。

既往歴：高血圧症で内服治療中。

生活歴：妻と2人暮らし。定年退職後は無職。日常生活は自立し毎朝の散歩を日課にしていた。

家族歴：父親が高血圧性脳内出血で死亡。母親が認知症。

現　症：病院到着時は不穏。体温36.0℃。心拍数136/分，整。血圧70/38 mmHg。呼吸数32/分。SpO$_2$ 95%（リザーバー付マスク10 L/分 100%酸素投与下）。右腰部に皮下出血がみられ，仙骨部に圧痛を認める。腹部は平坦で，軽度の反跳痛を認める。外尿道口から出血を認める。

63 この患者にポータブルエックス線撮影を指示した。
　　次に優先すべき検査はどれか。
　　a　腰椎MRI　　　　b　頭部単純CT　　　　c　腹部血管造影
　　d　骨盤部造影CT　　e　迅速超音波検査〈FAST〉

64 検査所見：血液所見：赤血球243万，Hb 5.4 g/dL，Ht 22%，白血球8,400，血小板12万。血液生化学所見：AST 56 IU/L，ALT 42 IU/L，尿素窒素24 mg/dL，クレアチニン1.4 mg/dL。CRP 5.2 mg/dL。
　　この患者に，まず赤血球濃厚液4単位を輸血した場合のHb（g/dL）として最も考えられるのはどれか。
　　なお，患者の体重は60 kg，輸血に使用した血液のHbは1単位28 g，循環血液量は体重の7%とし，さらなる失血と輸液の影響は考慮しないものとする。
　　a　7　　　b　8　　　c　9　　　d　10　　　e　11

65 実際には輸血後のHbは6.0 g/dLであった。
　　この患者に想定される合併損傷のうち最優先で対処する必要があるのはどれか。
　　a　脳挫傷　　　　　　b　尿道損傷　　　　　c　直腸損傷
　　d　骨盤部動脈損傷　　e　腰椎横突起骨折

109E

次の文を読み，66〜68の問いに答えよ。

58歳の男性。前胸部圧迫感を主訴に来院した。

現病歴：午前11時ころ，庭仕事中に頸部に放散する前胸部圧迫感を初めて自覚した。2分以上続き冷汗も出現するため，看護師をしている妻に助けを求めた。居間にいた妻が駆けつけたときに橈骨動脈の拍動は微弱であり，冷汗を伴う前胸部圧迫感も続くため救急車を要請した。午前11時15分に救急車が現場に到着した際，胸部症状はかなり改善していた。直ちに搬送が開始され，午前11時30分に病院に到着したときには症状は完全に消失していた。

既往歴：36歳時に十二指腸潰瘍。

家族歴：父親が胃癌のため76歳で死亡。

生活歴：喫煙は20本/日を38年間。

現　症：意識は清明。身長168cm，体重72kg。体温36.2℃。脈拍76/分，整。血圧122/78mmHg。呼吸数16/分。SpO₂ 100%（マスク4L/分 酸素投与下）。心音と呼吸音とに異常を認めない。腹部は平坦，軟で，肝・脾を触知しない。神経学的所見に異常を認めない。

検査所見：採血時間：午前11時32分　血液所見：赤血球455万，Hb 12.8 g/dL，Ht 38%，白血球7,800，血小板21万，Dダイマー0.8μg/mL（基準1.0以下）。血液生化学所見：総蛋白7.2 g/dL，アルブミン3.8 g/dL，心筋トロポニンT陰性，総ビリルビン0.9 mg/dL，AST 32 IU/L，ALT 28 IU/L，LD 222 IU/L（基準176〜353），ALP 352 IU/L（基準115〜359），γ-GTP 42 IU/L（基準8〜50），アミラーゼ88 IU/L（基準37〜160），CK 42 IU/L（基準30〜140），尿素窒素12 mg/dL，クレアチニン0.6 mg/dL，血糖98 mg/dL，HbA1c 6.2%（基準4.6〜6.2），Na 138 mEq/L，K 4.4 mEq/L，Cl 101 mEq/L。胸部エックス線写真で心胸郭比48%，肺野に異常を認めない。心電図（別冊 No. 13）を別に示す。続いて行った心エコー検査で左室の前側壁から心尖部にかけて収縮の低下を認めた。

別　冊
No. 13

66　妻が初めに駆けつけたときの収縮期血圧として予想されるのはどれか。
　　a　160 mmHg　　　b　140 mmHg　　　c　120 mmHg
　　d　80 mmHg　　　 e　40 mmHg

67　予想される病態として正しいのはどれか。
　　a　左室肥大を認める。
　　b　急性心筋梗塞は否定できる。
　　c　房室伝導が障害されている。
　　d　冠動脈血流は再開している。
　　e　肺動脈主幹部が血栓により閉塞している。

68　まず考慮すべき初期治療として適切なのはどれか。**3つ選べ**。
　　a　ヘパリン　　　　b　冠拡張薬　　　c　ジギタリス
　　d　抗血小板薬　　　e　アドレナリン

□□□ 109E

69 中心静脈から電解質輸液（20％ ブドウ糖と 3％ アミノ酸とを含有）1,500 mL を，末梢静脈から 20％ 脂肪乳剤 250 mL（450 kcal）を投与した場合の総エネルギーを求めよ．

ただし，ブドウ糖は 4 kcal/g，アミノ酸は 4 kcal/g とする．

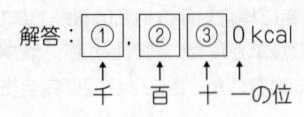

解答： ① , ② ③ 0 kcal
　　　　↑　　↑　　↑
　　　　千　百　十　一の位

① 0 1 2 3 4 5 6 7 8 9
② 0 1 2 3 4 5 6 7 8 9
③ 0 1 2 3 4 5 6 7 8 9

109	F	◎ 指示があるまで開かないこと。
		（平成 27 年 2 月 8 日　16 時 00 分～17 時 00 分）

注 意 事 項

1. 試験問題の数は 31 問で解答時間は正味 1 時間である。
2. 解答方法は次のとおりである。

　　各問題には a から e までの 5 つの選択肢があるので，そのうち質問に適した選択肢を 1 つ選び答案用紙に記入すること。

　　（例）101　応招義務を規定しているのはどれか。

　　　　　a　刑　法
　　　　　b　医療法
　　　　　c　医師法
　　　　　d　健康保険法
　　　　　e　地域保健法

　　正解は「c」であるから答案用紙の ⓒ をマークすればよい。

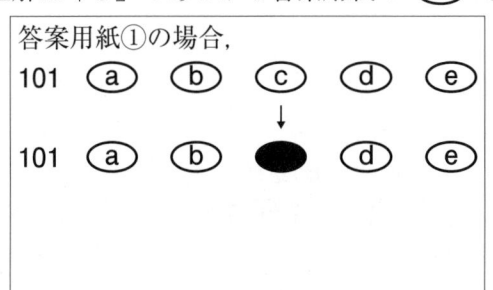

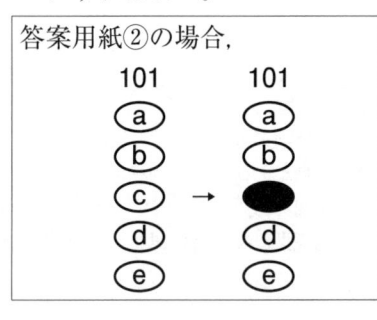

F 必修の基本的事項　　31問／1時間

□□□　109F
1　医師に関わる利益相反について正しいのはどれか。
　　a　少額の寄付金では発生しない。
　　b　罰則規定が医師法に記載されている。
　　c　関連する情報は原則として公開しない。
　　d　患者と家族の対立した利益を調整することである。
　　e　医師の私的利益と社会的役割が衝突することである。

□□□　109F
2　特定保健指導について正しいのはどれか。
　　a　実施主体は国である。
　　b　健康増進法に規定されている。
　　c　20歳から64歳までの被保険者が対象である。
　　d　ポピュレーションストラテジーが根底にある。
　　e　リスクの高い生活習慣を有する者が対象である。

□□□　109F
3　血液検査項目の組合せで，2回に分けて採血すべきなのはどれか。
　　a　血糖とHbA1c　　　　　　　　b　ALTとHBs抗原
　　c　白血球分画とCRP　　　　　　d　アルブミンと蛋白分画
　　e　血液型と交差適合試験〈クロスマッチ〉

□□□　109F
4　妊娠10週の初妊婦で最も認められるのはどれか。
　　a　悪心　　　　　b　痔核　　　　　c　多尿
　　d　妊娠線　　　　e　下肢浮腫

□□□ 109F
5 胸痛の特徴と疑われる疾患の組合せで**適切でない**のはどれか。
 a 頸部へ放散する痛み ──────── 狭心症
 b 針で刺したような痛み ──────── 肋間神経痛
 c 呼吸性に変動する痛み ──────── 胸膜炎
 d 徐々に増強する胸背部の痛み ──── 大動脈解離
 e 食後の仰臥位で増強する痛み ──── 逆流性食道炎

□□□ 109F
6 頭部造影 MRI（**別冊** No. 1 ①〜⑤）を別に示す。
 対麻痺をきたすのはどれか。
 a ①　　b ②　　c ③　　d ④　　e ⑤

別　冊
No. 1 ①〜⑤

□□□ 109F
7 記銘力の評価に有用な質問はどれか。
 a 「ここはどこですか」　　b 「今の季節はいつですか」
 c 「どこで生まれましたか」　　d 「日本の首相は誰ですか」
 e 「朝食は何を食べましたか」

□□□ 109F
8 肋骨脊柱角の叩打痛の診察方法で正しいのはどれか。
 a 手掌で叩く。
 b 打腱器で叩く。
 c 中指で手首のスナップを利かせて叩く。
 d 両方の母指で強く押して素早く手を離す。
 e 片方の手掌を当てその上から他方の拳で叩く。

□□□ 109F
9 月経の異常はどれか。
 a 持続期間5日　　b 周期28日　　c 周期の変動2日
 d 初経12歳　　e 閉経38歳

□□□ 109F
10 事前確率が20％のときに尤度比4の所見があれば事後確率はどれか。
a 5%　　　b 16%　　　c 24%　　　d 50%　　　e 80%

□□□ 109F
11 咽頭痛，喘鳴および呼吸困難を訴える成人が救急外来を受診した際に，バイタルサインを確認しながらまず準備するのはどれか。
a 気管挿管
b 抗菌薬投与
c 動脈血採血
d 鎮痛薬投与
e 胸部エックス線撮影

□□□ 109F
12 パニック障害におけるパニック発作の特徴はどれか。
a 予期しない状況で起こる。
b 特定の社会的状況で起こる。
c 客観的に危険な状況で起こる。
d ストレス刺激に反応して起こる。
e 身近な家族から離れていると起こる。

□□□ 109F
13 ヒトヘルペスウイルスによる疾患はどれか。
a 手足口病
b 伝染性紅斑
c 突発性発疹
d 伝染性軟属腫
e 尖圭コンジローマ

□□□ 109F
14 経鼻胃管を挿入する際に正しいのはどれか。
a 挿入時に患者の頭部を後屈する。
b 噴門を通過するときに抵抗を感じる。
c 成人男性では鼻孔から30 cmの深さまで挿入する。
d チューブ先端の位置を腹部エックス線写真で確認する。
e シリンジで送気し上腹部で水泡音が聴取されれば適正な位置である。

□□□ 109F
15 習慣的な運動によって発症リスクが低下するのはどれか。
a 胃癌　　　b 肺癌　　　c 食道癌　　　d 結腸癌　　　e 膀胱癌

□□□ 109F
16 56歳の男性。褥瘡の治療のため入院中である。38歳時に交通事故で脊髄を損傷し完全対麻痺となり，車椅子の生活である。自分で車を運転し営業職に就いている。3か月前から褥瘡に対し外来治療を継続していたが，悪化したため手術目的で入院した。術前に，手術の概要と術後1週はベッド上安静が必要であることを説明したところ，ベッド上安静になると筋力が低下し車に乗れなくなるので困るといって術後の安静を拒否した。
患者の心理的状態に配慮した対応はどれか。
a 強制退院とする。
b 車の運転は可能であると保証する。
c 車の運転をあきらめるよう説得する。
d 現在の生活状況について詳しく話を聞く。
e 褥瘡感染から敗血症になった事例を説明する。

□□□ 109F
17 74歳の男性。脳梗塞で入院中である。1か月前，四肢麻痺にて緊急入院し，脳幹梗塞と診断された。入院中に肺炎を発症し，抗菌薬にて治療後に回復期リハビリテーション病棟に転棟した。転棟時，意識は清明。不全四肢麻痺のため車椅子への移乗と食事とに介助を要する。体温36.4℃。血液所見：赤血球421万，Hb 13.4 g/dL，Ht 42%，白血球6,400，血小板21万。胸部エックス線写真に異常を認めない。転棟前に実施した喀痰培養でメチシリン耐性黄色ブドウ球菌〈MRSA〉陽性が判明した。リハビリテーションは訓練室で実施している。
この患者への対応で**誤っている**のはどれか。
a 院内で情報を共有する。
b リハビリテーションは継続する。
c バンコマイシン点滴静注を開始する。
d 食事介助の際にマスクとガウンを着用する。
e 使用したティッシュペーパーは感染性廃棄物とする。

□□□ 109F
18 19歳の男性。鼻汁と咽頭痛とを主訴に来院した。2日前から透明な鼻汁が多く，咽頭痛とともに少し咳が出るため受診した。痰は少量で透明な色調である。軽度の頭重感があるが食事は普通に摂取できている。同居している家族も同様の症状を呈している。既往歴に特記すべきことはない。体温37.3℃。咽頭に軽度発赤を認める。頸部リンパ節を触知しない。呼吸音に異常を認めない。
最も考えられるのはどれか。
a 肺炎 b 気管支喘息 c 急性上気道炎
d 伝染性単核球症 e 連鎖球菌性咽頭炎

□□□ 109F
19 生後25日の新生児。数日前から啼泣時に口唇が紫色になることを心配した母親に連れられて来院した。出生後から異常は指摘されていない。SpO₂ 89%（room air）。胸骨左縁第2肋間を最強点とするⅢ/Ⅵの収縮期駆出性雑音を聴取する。
考えられるのはどれか。
a Fallot四徴症 b 三尖弁閉鎖症 c 肺動脈閉鎖症
d 完全大血管転位症 e 総肺静脈還流異常症

□□□ 109F
20 40歳の女性。嚥下困難と嘔吐とを主訴に来院した。35歳を過ぎたころから前胸部に食物のつかえを感じるようになった。1年前から食物がつかえたときにお茶で流し込むことが月に2回程度あった。最近，食後に嘔吐するようになったため受診した。吐物はほとんど飲み込んだ食物であり体重減少はない。上部消化管造影像（**別冊 No. 2**）を別に示す。
考えられるのはどれか。
a 食道癌　　　　　　b 食道憩室　　　　　　c 逆流性食道炎
d 食道アカラシア　　e 食道裂孔ヘルニア

```
別　冊
No. 2
```

□□□ 109F
21 50歳の女性。料理中に包丁で指を切ったため来院した。左中指に巻いているハンカチから血液がしたたり落ちている。意識は清明。体温 36.2℃。脈拍 80/分，整。血圧 106/78 mmHg。呼吸数 12/分。左中指に 1.5 cm の切創を認める。
まず確認すべきなのはどれか。
a 異　物　　　　　　b 腱損傷　　　　　　c 神経損傷
d 指動脈損傷　　　　e 皮膚欠損範囲

□□□ 109F
22 48歳の女性。頭痛を主訴に来院した。2日前に突然の頭痛が生じたが軽快したためそのままにしていた。本日，夕食中に再び後頭部痛が生じ，直後に嘔吐したため夫に付き添われて受診した。既往歴に特記すべきことはない。意識は清明。体温 35.8℃。脈拍 80/分，整。血圧 152/88 mmHg。呼吸数 16/分。SpO₂ 95%（room air）。神経学的所見に異常を認めない。血糖 132 mg/dL。
まず行うべき検査はどれか。
a 脳　波　　　　　　b 腰椎穿刺　　　　　　c 頭部 MRI
d 脳血管造影　　　　e 頭部単純 CT

□□□ 109F
23 3か月の乳児。呼吸困難と口唇チアノーゼとを主訴に母親に連れられて来院した。数日前から鼻汁と咳嗽とを認め，今朝から多呼吸と呼気性喘鳴とが出現し，息苦しそうであったため受診した。口唇チアノーゼを認め，診察中に無呼吸がみられた。白血球増多を認めず，CRP は陰性であった。胸部エックス線写真で肺野全体に微細な無気肺と肺の過膨張とを認める。
最も考えられるのはどれか。
a 百日咳　　　　　　b 咽後膿瘍　　　　　　c 喉頭軟化症
d 急性細気管支炎　　e クループ症候群

□□□ 109F
24 70歳の男性。痩せと全身倦怠感とを主訴に家族に付き添われて来院した。5年前に大腸癌の手術をした。3年前に肝臓と肺の多発転移が判明し，1年前から自宅近くの診療所で緩和ケアを受けていた。徐々に食欲不振と痩せとが進行し，1か月前からほとんど食事をとらず寝たきりとなっていた。本人と妻は宗教心があつく毎日のお祈りを欠かさない。妻と長男夫婦が付き添っているが，身近に迫る患者の死を前にして強い不安がうかがわれる。
家族に対する対応として適切なのはどれか。
a 奇跡を祈るよう促す。　　　b 感情の表出を支援する。
c 毎日のお祈りをやめさせる。　d 取り乱さないよう指導する。
e 不安を感じてはいけないと諭す。

□□□ 109F
25 44歳の男性。航空会社の職員に付き添われて空港内の診療所を受診した。持参した英文紹介状の一部を示す。

> This patient is a 44-year-old man with a complaint of right flank pain*. The pain suddenly occurred while he was on the airplane. It was colicky and radiated to the right inguinal region. Neither nausea nor diarrhea was associated. He had appendectomy when he was 8 years old.
> Urinalysis results：Protein（−），Sugar（−），Occult blood（2+）

*flank pain：lateral abdominal pain

出張のため近隣国へ向かう飛行機内で上記の症状を認めたため，到着直後に現地の空港内の診療所を受診し鎮痛薬を投与された。疼痛は我慢できる程度になり，予定を変更して次の便で日本に帰国した。現在，紹介状に書かれた症状は我慢できる程度に続いており，新たに生じた症状はない。意識は清明。身長 165 cm，体重 68 kg。体温 37.1℃。脈拍 76/分，整。血圧 136/76 mmHg。
この患者にみられる可能性の高い身体診察所見はどれか。
a 腸雑音亢進　　　b 陰嚢の透光性　　　c 腹部血管雑音
d Blumberg徴候　　e 肋骨脊柱角の叩打痛

□□□ 109F
次の文を読み，26，27 の問いに答えよ。
51 歳の男性。上腹部痛を主訴に来院した。
現病歴：3 日前から上腹部の強い痛みと悪心とを自覚していた。これまでも時々，空腹時に上腹部膨満感が出現することがあり市販の薬を内服していた。便通は毎日あり，もともと軟らかい方である。今朝から倦怠感を少し感じたため受診した。発熱や息切れはない。
既往歴：特記すべきことはない。
生活歴：喫煙歴はない。飲酒はウイスキー 60 mL/日を 30 年間。
家族歴：母親が 60 歳時にくも膜下出血で死亡。父親が Alzheimer 型認知症を発症し 72 歳時に胃癌で死亡。
医療面接は以下のように続いた。
患　者「…ということで当時は親戚中がもめており，父が亡くなったときは正直言ってホッとしたことを思い出します」
医　師「そうでしたか。つらい思い出をお話しくださってありがとうございました」
患　者「いえいえ。もうずいぶん前のことですから大丈夫ですよ」
医　師「それで，今回のおなかの痛みについて何か思い当たることはありますか」
患　者「実は，父が自分と同じように長い間胃が悪くて，検査の結果ピロリ菌陽性だったそうで，ひょっとしたら自分もそうではないかと」
医　師「そういうご事情があったのですね」

26　下線部に該当する病歴情報はどれか。
　　a　社会歴　　　　b　受療行動　　　　c　対処行動
　　d　生活習慣　　　e　解釈モデル

27　現　症：意識は清明。身長 174 cm，体重 67 kg。体温 36.5℃。脈拍 96/分，整。血圧 100/62 mmHg。呼吸数 20/分。SpO_2 97%（room air）。皮疹を認めない。眼瞼結膜は貧血様である。眼球結膜に黄染を認めない。心音と呼吸音とに異常を認めない。肝・脾を触知しない。心窩部から右季肋部にかけて圧痛を認める。反跳痛を認めない。直腸指診で異常を認めない。
　　検査所見：血液所見：赤血球 340 万，Hb 10.0 g/dL，Ht 35%，白血球 7,200，血小板 16 万。CRP 1.5 mg/dL。腹部超音波検査で異常を認めない。
　　次に行う検査の前に再度確認しておくべきなのはどれか。
　　a　輸血歴　　　　b　緑内障　　　　c　気管支喘息
　　d　卵アレルギー　e　アトピー性皮膚炎

109F

次の文を読み，28，29 の問いに答えよ。

68 歳の男性。発熱と全身倦怠感とを主訴に来院した。
現病歴：昨日から 38℃ 台の発熱，頭痛，全身倦怠感および筋肉痛を認め，食欲も低下したため朝になって受診した。
既往歴：30 年前から高血圧症の治療を受けている。
生活歴：妻，長男夫婦，小学生の孫 1 人と同居している。喫煙歴はない。飲酒は日本酒 1 合/日を 30 年間。
家族歴：10 日前に孫が，5 日前に長男がそれぞれ高熱を出して学校や仕事を休んでいた。
現　症：意識は清明。体温 38.4℃。脈拍 96/分，整。血圧 138/76 mmHg。呼吸数 20/分。SpO₂ 97%（room air）。咽頭に軽度発赤を認める。甲状腺腫と頸部リンパ節とを触知しない。項部硬直を認めない。心音と呼吸音とに異常を認めない。腹部は平坦，軟で，圧痛を認めない。肋骨脊柱角に叩打痛を認めない。四肢に浮腫を認めない。

28　この患者の診断のため鼻咽頭ぬぐい液を綿棒で採取し，外来で迅速検査を行うことにした。
　　この検査について正しいのはどれか。
　　a　挿入前に鼻腔に局所麻酔薬を塗布し 5 分待つ。
　　b　耳孔の高さを目標に鼻孔から下鼻道に沿って挿入する。
　　c　鼻腔から挿入した綿棒の先端が軟口蓋の後方にあることを口腔から確認する。
　　d　舌圧子を用いて綿棒で舌根をぬぐう。
　　e　鼻腔に挿入したらそのまま静かに 3 分間留置する．

29　検査の結果は陰性であった。
　　患者がこの疾患に罹患している検査前確率を 75% としたときの検査後確率に最も近いのはどれか。
　　ただし，この検査の感度は 60%，特異度は 96% とする。
　　a　4%　　　　b　18%　　　　c　40%　　　　d　44%　　　　e　56%

□□□ 109F

次の文を読み，30, 31 の問いに答えよ。
72 歳の男性。意識障害のため搬入された。
現病歴：1 週前から咳と痰とがみられた。次第に元気がなくなり，今朝から家族が呼びかけても反応が悪くなったため救急搬送された。
既往歴：10 歳で虫垂炎。25 年前から高血圧症で治療中。
生活歴：喫煙歴はない。飲酒は機会飲酒。
家族歴：父親が心筋梗塞のため 83 歳で死亡。
現　症：意識レベルは JCS I-3。身長 173 cm，体重 58 kg。体温 38.2℃。脈拍 112/分（微弱），整。血圧 86/64 mmHg。呼吸数 30/分。SpO₂ 94％（マスク 4 L/分 酸素投与下）。眼瞼結膜と眼球結膜とに異常を認めない。甲状腺腫と頸部リンパ節とを触知しない。心音に異常を認めない。右の背下部に coarse crackles を聴取する。腹部は平坦，軟で，肝・脾を触知しない。顔面と四肢とに麻痺を認めない。腱反射に異常を認めない。四肢に浮腫を認めない。排尿がないため尿検査は実施していない。

30 まず行うべき治療はどれか。
　　a　アトロピンの急速静注
　　b　アドレナリンの急速静注
　　c　ジゴキシンの急速静注
　　d　生理食塩液の急速輸液
　　e　副腎皮質ステロイドの急速静注

31 酸素投与，モニター装着および静脈路確保を行い治療を開始した。
　検査所見：血液所見：赤血球 456 万，Hb 13.9 g/dL，Ht 44％，白血球 15,200（桿状核好中球 15％，分葉核好中球 65％，単球 3％，リンパ球 17％），血小板 20 万。血液生化学所見：総蛋白 6.6 g/dL，アルブミン 3.2 g/dL，AST 19 IU/L，ALT 17 IU/L，LD 292 IU/L（基準 176〜353），ALP 256 IU/L（基準 115〜359），γ-GTP 41 IU/L（基準 8〜50），CK 108 IU/L（基準 30〜140），尿素窒素 25 mg/dL，クレアチニン 1.1 mg/dL，血糖 110 mg/dL，Na 133 mEq/L，K 4.0 mEq/L，Cl 96 mEq/L。CRP 12.5 mg/dL。12 誘導心電図は洞調律で心拍数 112/分。ポータブル胸部エックス線写真で右下肺野に肺炎像を認めるが，肺うっ血を認めない。喀痰の Gram 染色と培養検査を指示した。
　今後の対応として**適切でない**のはどれか。
　　a　心電図モニターで心拍数を監視する。
　　b　留置した尿道カテーテルで時間尿量を監視する。
　　c　抗菌薬は喀痰培養で感受性が判明してから開始する。
　　d　経皮的酸素飽和度〈SpO₂〉を参考に酸素投与量を調節する。
　　e　異なる部位から採取した複数セットの血液培養を提出する。

109　G

◎ 指示があるまで開かないこと。
（平成27年2月9日　9時30分〜11時30分）

注意事項

1. 試験問題の数は69問で解答時間は正味2時間である。
2. 解答方法は次のとおりである。
(1) （例1），（例2）の問題ではaからeまでの5つの選択肢があるので，そのうち質問に適した選択肢を（例1）では1つ，（例2）では2つ選び答案用紙に記入すること。なお，（例1）の質問には2つ以上解答した場合は誤りとする。（例2）の質問には1つ又は3つ以上解答した場合は誤りとする。

（例1）101　応招義務を規定しているのはどれか。

a　刑法
b　医療法
c　医師法
d　健康保険法
e　地域保健法

（例2）102　医師法で医師の義務とされているのはどれか。2つ選べ。

a　守秘義務
b　応招義務
c　診療情報の提供
d　医業従事地の届出
e　医療提供時の適切な説明

（例1）の正解は「c」であるから答案用紙の ⓒ をマークすればよい。

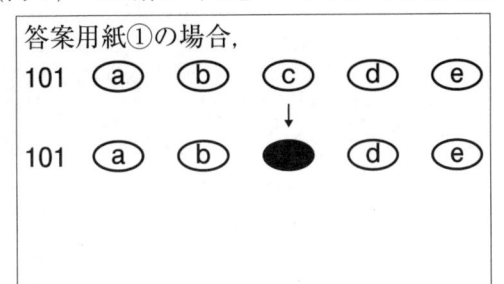

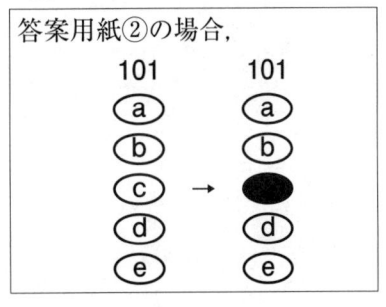

答案用紙①の場合，
101　ⓐ　ⓑ　ⓒ　ⓓ　ⓔ
　　　　　↓
101　ⓐ　ⓑ　●　ⓓ　ⓔ

答案用紙②の場合，
101　　101
ⓐ　　　ⓐ
ⓑ　　　ⓑ
ⓒ　→　●
ⓓ　　　ⓓ
ⓔ　　　ⓔ

（例2）の正解は「b」と「d」であるから答案用紙の ⓑ と ⓓ をマークすればよい。

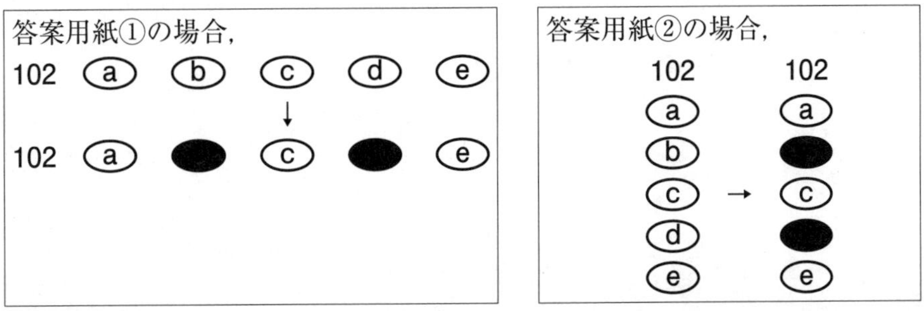

答案用紙①の場合，
102　ⓐ　ⓑ　ⓒ　ⓓ　ⓔ
　　　　　↓
102　ⓐ　●　ⓒ　●　ⓔ

答案用紙②の場合，
102　　102
ⓐ　　　ⓐ
ⓑ　　　●
ⓒ　→　ⓒ
ⓓ　　　●
ⓔ　　　ⓔ

(2)（例3）では質問に適した選択肢を3つ選び答案用紙に記入すること。なお，（例3）の質問には2つ以下又は4つ以上解答した場合は誤りとする。

（例3）**103** 医師法に規定されているのはどれか。**3つ選べ**。

   a 医師の行政処分
   b 広告可能な診療科
   c 不正受験者の措置
   d へき地で勤務する義務
   e 臨床研修を受ける義務

（例3）の正解は「a」と「c」と「e」であるから答案用紙の ⓐ と ⓒ と ⓔ をマークすればよい。

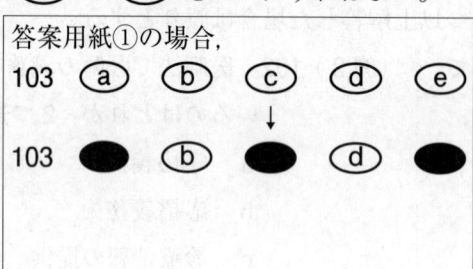

G 医学総論／長文問題　　69問／2時間

□□□ 109G
1　我が国の高齢化率（％），婚姻率（人口千対），自殺死亡率（人口10万対），出生率（人口千対），新生児死亡率（出生千対）の推移（**別冊** No.1 ①～⑤）を別に示す。
　　自殺死亡率はどれか。
　　a　①　　　　b　②　　　　c　③　　　　d　④　　　　e　⑤

```
別　冊
No.1　①～⑤
```

□□□ 109G
2　公的医療保険の給付対象となるのはどれか。
　　a　正常分娩　　　　　　　b　入院中の食事
　　c　職場の健康診断　　　　d　地域住民への健康教育
　　e　インフルエンザの予防接種

□□□ 109G
3　介護支援専門員〈ケアマネジャー〉について正しいのはどれか。
　　a　資格試験はない。
　　b　入浴介助を行う。
　　c　関係機関との連絡調整を行う。
　　d　医師の指示でケアプランを作成する。
　　e　週1回，利用者を訪問する必要がある。

□□□ 109G
4　大規模地震発生後48時間以内の対応として優先度が高いのはどれか。
　　a　予防接種　　　　　　　b　メンタルケア
　　c　不明者の捜索と救助　　d　仮設住宅建設地の確保
　　e　避難所の一般廃棄物調査

□□□ 109G
5　臨床試験において偶然誤差に関連するのはどれか。
　　a　症例数　　　　　b　プラセボ　　　　　　　　c　二重盲検法
　　d　無作為割付　　　e　intention to treat〈ITT〉

□□□ 109G
6 最近5年間における精神障害者の医療の実態について正しいのはどれか。
　a 精神病床の平均在院日数は約90日である。
　b 精神病床数は人口千人当たり約1床である。
　c 精神病床入院患者は65歳以上が約半数を占める。
　d 精神病床入院患者は統合失調症より認知症が多い。
　e 精神科外来患者は気分障害より統合失調症が多い。

□□□ 109G
7 疾患と学校保健安全法による出席停止期間の基準の組合せで正しいのはどれか。
　a 水　痘 ──────────── 解熱した後2日を経過するまで
　b 風　疹 ──────────── 解熱するまで
　c 麻　疹 ──────────── 解熱した後3日を経過するまで
　d 百日咳 ──────────── 出席停止の必要なし
　e 鳥インフルエンザ（H5N1）──── 特有の咳が消失するまで

□□□ 109G
8 労働者災害補償保険法による保険給付の対象と**ならない**のはどれか。
　a 通常の業務としての夜警中に転倒し負傷した。
　b 勤務時間内の事業場の火事で避難中に階段を踏み外し負傷した。
　c 職場に届け出た経路で出勤する途中に交通事故にあって負傷した。
　d 昼の休憩中に，公園で同僚が投げた野球のボールによって打撲した。
　e 休日に上司から呼び出されて出勤し，勤務中に事故にあって負傷した。

□□□ 109G
9 健常成人の心エコー図（**別冊** No.2 ①〜⑤）を別に示す。
　探触子〈プローブ〉の位置が心尖部に最も近いのはどれか。
　a ①　　　b ②　　　c ③　　　d ④　　　e ⑤

別　冊
No. 2　①〜⑤

□□□ 109G
10 網膜外層の走査型電子顕微鏡写真（**別冊** No. 3）を別に示す。
矢印の構造に関係が深いのはどれか。
　a　夜　盲　　　　　b　霧　視　　　　　c　色覚異常
　d　視野狭窄　　　　e　両眼視機能障害

別　冊
No. 3

□□□ 109G
11 中心静脈栄養法を行うための穿刺部位として**適切でない**血管はどれか。
　a　内頸静脈　　　　b　大腿静脈　　　　c　大伏在静脈
　d　鎖骨下静脈　　　e　肘正中皮静脈

□□□ 109G
12 薬物による児の形態異常が最も起こりやすい時期はどれか。
　a　着床から妊娠3週末まで　　　　b　妊娠4週から妊娠11週末まで
　c　妊娠12週から妊娠15週末まで　　d　妊娠16週から妊娠19週末まで
　e　妊娠20週から妊娠23週末まで

□□□ 109G
13 女性において産褥期が好発時期である疾患はどれか。
　a　うつ病　　　　　b　悪性腫瘍　　　　c　尿路結石
　d　気管支喘息　　　e　急性虫垂炎

□□□ 109G
14 胎児の貧血を診断できるのはどれか。
　a　絨毛検査
　b　羊水マイクロバブルテスト
　c　無侵襲的出生前遺伝学的検査
　d　胎児中大脳動脈血流速度計測
　e　母体血清α-フェトプロテイン〈AFP〉値測定

□□□ 109G
15 臍帯が脱落する時期はどれか。
 a 生後48時間以内 b 生後2〜5日 c 生後6〜15日
 d 生後16〜29日 e 生後30〜60日

□□□ 109G
16 生命をおびやかす外傷の診療の原則で**誤っている**のはどれか。
 a 迅速性を重視する。
 b 緊急度の高い病態から対処する。
 c 手技による侵襲は最小限にとどめる。
 d 生理学的徴候より損傷部位の評価を優先する。
 e 確定診断は生命の危機を回避してからでよい。

□□□ 109G
17 放射線の確率的影響で正しいのはどれか。
 a 放射線宿酔が含まれる。
 b 線量に閾〈しきい〉値がある。
 c 線量と重症度に相関がある。
 d 防護目標は発生の防止である。
 e ヒトでは遺伝的影響は確認されていない。

□□□ 109G
18 死亡診断書について正しいのはどれか。
 a 病院が届け出る。 b 剖検所見は記載しない。
 c 署名と押印とが必要である。 d 主治医以外は記載できない。
 e 死因として老衰と記載できる。

□□□ 109G
19 褥瘡の治療とケアについて正しいのはどれか。
 a 創面は洗浄しない。 b 体位は変換しない。
 c 黒色壊死は温存する。 d 創面の湿潤環境を保つ。
 e 亜鉛製剤の投与は控える。

□□□ 109G
20 出血傾向と疾患の組合せで**誤っている**のはどれか。
　　a　下肢の点状出血 ──────── 特発性血小板減少性紫斑病
　　b　関節内出血 ────────── 血友病A
　　c　口腔内粘膜の紫斑 ──────── 再生不良性貧血
　　d　歯肉出血 ─────────── 急性前骨髄球性白血病
　　e　鼻出血 ──────────── 赤芽球癆

□□□ 109G
21 眼が開かないと訴える患者の顔の写真（**別冊** No. 4）を別に示す。
　　病態として最も考えられるのはどれか。
　　a　筋無力症　　　　b　ジストニア　　　　c　てんかん発作
　　d　両側動眼神経麻痺　e　両側眼輪筋筋力低下

```
別　冊
No. 4
```

□□□ 109G
22 胎児・新生児期の循環で**誤っている**のはどれか。
　　a　胎児の心臓は右室優位である。
　　b　胎児の静脈管は生理的な短絡路である。
　　c　左房圧の上昇によって卵円孔は閉鎖する。
　　d　動脈血酸素分圧は上半身より下半身で高い。
　　e　酸素濃度の上昇は動脈管閉鎖の要因である。

□□□ 109G
23 尿沈渣の検鏡時，血球成分の個数を計測する際の拡大倍率はどれか。
　　a　20倍　　b　40倍　　c　100倍　　d　400倍　　e　1,000倍

□□□ 109G
24 感染性心内膜炎の疣贅を検出する感度が最も高いのはどれか。
　　a　PET/CT　　　　　b　胸部単純CT　　　c　心筋シンチグラフィ
　　d　経胸壁心エコー検査　e　経食道心エコー検査

□□□ 109G
25 放射線の防護・管理について正しいのはどれか。
a 臨床検査技師は医師の指示により人体に放射線を照射することができる。
b 妊娠している診療放射線技師は放射線業務に就くことができない。
c 放射線診療で患者が受ける被ばくにも線量限度が定められている。
d 放射線診療における行為の正当化は診療放射線技師が判断する。
e 公衆被ばくの線量限度は職業被ばくの線量限度より低い。

□□□ 109G
26 術後鎮痛のため硬膜外腔に投与できるのはどれか。
a ケタミン   b モルヒネ
c アセトアミノフェン   d 副腎皮質ステロイド
e 非ステロイド性抗炎症薬〈NSAIDs〉

□□□ 109G
27 放射線治療の通常分割照射で正しいのはどれか。
a 週に5日照射する。   b 1日に2回以上照射する。
c 全治療期間は12週である。   d 組織内照射において用いる。
e 1回の線量は5Gy以上である。

□□□ 109G
28 疾患と内視鏡治療の組合せで正しいのはどれか。
a 小腸血管形成異常 ──── 硬化療法
b 胃潰瘍露出血管 ───── 粘膜切除術
c 大腸憩室出血 ────── クリッピング
d 大腸憩室炎 ─────── 局注療法
e 胃静脈瘤 ──────── アルゴンプラズマ凝固

□□□ 109G
29 癌性疼痛緩和における医療用麻薬の投与について正しいのはどれか。
a 静注薬から開始する。
b 時刻を決めて投与する。
c 強オピオイドから開始する。
d 原発巣を確定する前には開始しない。
e オピオイドと他の鎮痛薬との併用は避ける。

☐☐☐ 109G
30 診断したら直ちに保健所長を経由して都道府県知事に届け出なければならないのはどれか。**2つ選べ**。
　　a　結　核　　　　b　麻　疹　　　　c　コレラ
　　d　アメーバ赤痢　　e　クリプトスポリジウム症

☐☐☐ 109G
31 2歳0か月児の発達で正しいのはどれか。**2つ選べ**。
　　a　2語文を言う。　　　　　　　b　小走りができる。
　　c　自分の年齢を言う。　　　　　d　自分の名前を言う。
　　e　1人で階段を降りることができる。

☐☐☐ 109G
32 ビタミン B_{12} の代謝について正しいのはどれか。**2つ選べ**。
　　a　主に空腸上部で吸収される。
　　b　成人の1日必要量は約2mgである。
　　c　血中ではトランスコバラミンと結合する。
　　d　胃壁細胞から分泌される外因子と結合する。
　　e　胃全摘後に補充しなければ約5年で欠乏する。

☐☐☐ 109G
33 精子形成のためにSertoli細胞に直接作用するホルモンはどれか。**2つ選べ**。
　　a　ACTH〈副腎皮質刺激ホルモン〉　　b　FSH〈卵胞刺激ホルモン〉
　　c　GnRH　　　　　　　　　　　　　d　LH〈黄体化ホルモン〉
　　e　テストステロン

☐☐☐ 109G
34 副腎皮質ホルモンについて正しいのはどれか。**2つ選べ**。
　　a　日内変動がある。　　　　　　b　血糖値には影響しない。
　　c　ストレス時に変動しない。　　d　コレステロールから生合成される。
　　e　CRHによる直接的な調節を受ける。

☐☐☐ 109G
35 日本人において糖尿病で発症リスクが高まるとされる癌はどれか。**2つ選べ**。
　　a　肝癌　　b　肺癌　　c　胃癌　　d　大腸癌　　e　前立腺癌

□□□ 109G
36 嚥下機能評価において標準的に用いられるのはどれか。**2つ選べ。**
　　a　CT　　　　　　　b　MRI　　　　　　c　超音波検査
　　d　内視鏡検査　　　e　バリウム造影検査

□□□ 109G
37 質問紙法による検査はどれか。**2つ選べ。**
　　a　Minnesota 多面人格検査〈MMPI〉
　　b　ベック〈Beck〉のうつ病自己評価尺度
　　c　前頭葉機能検査［Frontal Assessment Battery〈FAB〉］
　　d　簡易精神症状評価尺度［Brief Psychiatric Rating Scale〈BPRS〉］
　　e　Hamilton うつ病評価尺度〈Hamilton Rating Scale for Depression〉

□□□ 109G
38 腎結石に対する体外衝撃波結石破砕術〈ESWL〉直後に起こり得る合併症はどれか。**2つ選べ。**
　　a　血尿　　　　　　b　骨折　　　　　　c　腸管損傷
　　d　皮下出血　　　　e　腎機能低下

□□□ 109G
39 脱水において上昇するのはどれか。**3つ選べ。**
　　a　血漿レニン活性〈PRA〉
　　b　心房性ナトリウム利尿ペプチド〈H. ANP〉
　　c　尿浸透圧
　　d　尿素窒素〈BUN〉/血清クレアチニン
　　e　尿中 Na 濃度

□□□ 109G
40 胎児への影響の観点から，妊婦に使用する抗菌薬として適切なのはどれか。**3つ選べ。**
　　a　セフェム系　　　b　ペニシリン系　　c　マクロライド系
　　d　アミノグリコシド系　e　テトラサイクリン系

□□□ 109G
41 84歳の女性。息苦しさと発熱とを主訴に家族に伴われて無床診療所に来院した。昨夜から元気がなかった。今朝から息苦しさと発熱とが出現したため受診した。5年前と2年前とに脳梗塞を発症し，要介護2と認定され訪問診療と訪問介護とを受けている。1日のほとんどを自宅内で過ごしており，排泄，入浴および着替えには一部介助が必要である。最近は食事のときにむせることが多くなった。体温38.6℃。脈拍104/分，整。血圧88/54 mmHg。呼吸数22/分。SpO₂ 89％（room air）。口腔内と皮膚とは乾燥し，右前胸部にcoarse cracklesを聴取する。
まず行うべき対応として正しいのはどれか。
a 胃瘻を造設する。　　　　　　　b 在宅で点滴治療を開始する。
c 適切な食事形態を指導する。　　d 地域医療支援病院へ紹介する。
e 地域包括支援センターに連絡する。

□□□ 109G
42 30歳の男性。独身。半年後にA国への転勤が決まったため，渡航についての助言を求めて来院した。既往歴と家族歴とに特記すべきことはない。A国は，平均寿命は男性58歳，女性60歳。乳児死亡率（出生千対）52。主な死因はHIV感染症，肺炎，下痢性疾患およびマラリアである。公衆衛生上の脅威となるような感染症の流行情報はない。
助言の内容として適切なのはどれか。
a 渡航を中止する。　　　　　　　b HIV抗体検査を受ける。
c 予防接種の計画を立てる。　　　d 渡航について保健所に届ける。
e 抗マラリア薬の服用を開始する。

□□□ 109G
43 ある工場の作業者において，過去5年間に16名の肝癌による死亡が確認された。死亡数が全国と比較して多いかどうかを知るために標準化死亡比を求めることとなった。
算出に必要な情報の組合せはどれか。

	全国のデータ	この工場の作業者のデータ
a	年齢階級別人口	年齢階級別肝がん死亡率
b	年齢階級別肝がん死亡率	年齢階級別観察人年数
c	年齢階級別肝がん死亡率	年齢階級別肝がん死亡率
d	年齢階級別肝がん死亡数	年齢階級別観察人年数
e	年齢階級別肝がん死亡数	年齢階級別肝がん死亡率

□□□ 109G
44 21歳の女性。美容師。妊娠の疑いと易疲労感とを訴えて来院した。妊娠には気付いていたが，これまで医療機関を受診しなかった。立ち仕事が多く疲れやすくなったため受診した。月経周期は不整。最終月経は記憶していない。体温 37.1℃。脈拍 64/分，整。血圧 100/76 mmHg。子宮底は臍下 2 cm で軟らかく触知する。内診で子宮口は閉鎖しており硬である。帯下に異常を認めない。経腹超音波検査で子宮内に胎児とその心拍動とを認め，児の推定体重は妊娠 22 週相当である。経腟超音波検査で子宮頸管長は 35 mm である。切迫流早産はないと判断し，勤務を軽減する措置を講じるよう雇用者に伝えることにした。
　医師が作成する書類はどれか。
　　a　妊娠届出書
　　b　母子健康手帳
　　c　在宅療養計画書
　　d　診療情報提供書
　　e　母性健康管理指導事項連絡カード

□□□ 109G
45 66歳の男性。町工場経営。左手首の切創の治療を希望し，かかりつけの診療所に 1 人で受診した。受傷の状況を尋ねると「気付いたら自分でナイフで切っていた」と言葉少なに答える。表情は陰うつである。傷は浅く出血は止まっている。
　切創の処置を終えたあと，まず行うべきなのはどれか。
　　a　家族を呼ぶ。
　　b　精神科受診を勧める。
　　c　工場の経営状態を尋ねる。
　　d　向精神薬の服用を勧める。
　　e　抑うつ症状について尋ねる。

□□□ 109G
46 62歳の女性。事務職。特定健康診査で異常を指摘され来院した。自覚症状はない。既往歴に特記すべきことはない。飲酒はビール 350 mL，2 日に 1 回を 30 年間。身長 155 cm，体重 52 kg，腹囲 63 cm。血圧 144/92 mmHg。尿所見：蛋白（−），糖（−）。24 時間蓄尿から 1 日の塩分摂取量は 11 g と推定された。血液生化学所見：AST 11 IU/L，ALT 12 IU/L，γ-GTP 14 IU/L（基準 8〜50），トリグリセリド 45 mg/dL，LDL コレステロール 110 mg/dL，HDL コレステロール 89 mg/dL，血糖 91 mg/dL。
　現時点での指示として適切なのはどれか。
　　a　禁酒
　　b　減塩
　　c　緑茶の摂取
　　d　脂質摂取量の制限
　　e　糖質摂取量の制限

□□□ 109G
47 25歳の初産婦。妊娠 39 週 6 日。陣痛発来のため入院した。陣痛は周期 2 分 30 秒，発作持続時間 70 秒。外診では第 1 頭位。内診で子宮口は 7 cm 開大，展退度 80％，児頭下降度は SP+3 cm，子宮頸部は軟，子宮口の位置は前方である。胎胞は認めない。卵膜を介して矢状縫合を 1 時から 7 時方向に触知し，子宮口の中央部に小泉門を触れるが大泉門は触れない。
　正しいのはどれか。
　　a　破水している。
　　b　反屈位である。
　　c　過強陣痛である。
　　d　分娩第 2 期である。
　　e　児頭は嵌入している。

□□□ 109G
48 5歳1か月の女児。低身長を主訴に母親に連れられて来院した。幼稚園の身体測定で低身長を指摘された。出生時は身長48 cm，体重2,750 g。出生後に特記すべき異常は認めない。発達は正常であった。身長95.9 cm（−2.5 SD），体重12.5 kg（−2.0 SD）。体温36.8℃。脈拍96/分，整。血圧102/60 mmHg。顔貌に異常を認めない。心音と呼吸音とに異常を認めない。腹部は平坦，軟で，肝・脾を触知しない。
この疾患を鑑別するのに**有用でない**のはどれか。
a 指の長さ　　　　b 成長曲線　　　　c 甲状腺機能
d 両親の身長　　　e 手単純エックス線写真

□□□ 109G
49 20歳の男性。大学へ行かないことを主訴に家族とともに来院した。2年前に大学に進学したものの半年後から行かなくなり，昼夜逆転の生活が続いている。趣味の集まりには月1回程度参加し，時に買い物に出かけたりするものの，その他は自室にこもり終日インターネットでゲームなどをして過ごしている。不規則ではあるが食事や入浴はしている。「仕方なく来院した」というが礼節は保たれ，質問に対して的確に回答し，表情の動きは自然である。身体所見に異常を認めない。
まず行うべき対応として適切なのはどれか。
a 大学へ行くことを促す。
b インターネットを禁止する。
c 睡眠日誌をつけるよう指示する。
d 趣味での外出を増やすよう助言する。
e 今の生活について悩みがないか話し合う。

□□□ 109G
50 50歳の男性。3か月続く後頸部痛と肩こりとを主訴に来院した。症状は夕方に強いが，増悪はしておらず仕事に支障があるほどではない。市販の消炎鎮痛薬を貼付している。半年前に職場を変わり，仕事でほぼ1日中パソコンに向かってデスクワークを行っている。職場での人間関係は問題ない。後頸部から両肩にかけて筋緊張を認める。頸椎エックス線写真と頸部MRIとに異常を認めない。
まず行うのはどれか。
a 頸椎の牽引を行う。
b 星状神経節ブロックを行う。
c トリプタンの皮下注射を行う。
d 配置転換の希望を会社に出すように伝える。
e 作業時間，パソコンの位置および姿勢を確認する。

□□□ 109G
51 45歳の女性。1回経妊1回経産婦。昨日，市販のキットで妊娠検査を行ったところ陽性であったため来院した。1週前から空腹時に悪心を感じている。3年前に出産した第1子はDown症候群であった。第2子の妊娠について夫から出生前診断を受けてはどうかと提案されたという。
　今後の対応として適切なのはどれか。
　a　本人と夫との染色体検査を勧める。
　b　夫同伴での遺伝カウンセリングを勧める。
　c　出生前診断を実施せず，出産を勧める。
　d　出生前診断を実施せず，人工妊娠中絶を勧める。
　e　出生前診断で先天異常が疑われれば，人工妊娠中絶を勧める。

□□□ 109G
52 21歳の男性。右耳鳴を主訴に来院した。昨夜，ロックコンサートに行き，最前列で大音量の音楽を聴いた。コンサート終了直後から右耳鳴があり，今朝から右難聴も自覚したため受診した。
　別に示すオージオグラム（**別冊** No. 5 ①〜⑤）のうち，この患者に最も考えられるのはどれか。
　a　①　　b　②　　c　③　　d　④　　e　⑤

```
別　冊
No. 5  ①〜⑤
```

□□□ 109G
53 36歳の女性。全身倦怠感を主訴に来院した。半年前から全身倦怠感が出現し，改善しないため受診した。20歳代後半から過多月経がある。血液所見：赤血球337万，Hb 5.9 g/dL，Ht 18%，白血球6,400，血小板43万。血液生化学所見：総蛋白6.8 g/dL，アルブミン4.3 g/dL，総ビリルビン0.5 mg/dL，AST 10 IU/L，ALT 6 IU/L，LD 144 IU/L（基準176〜353），尿素窒素11 mg/dL，クレアチニン0.4 mg/dL，Fe 9 μg/dL。
　この患者にみられるのはどれか。
　a　網赤血球増加　　　b　フェリチン低下　　　c　ビタミンB_{12}増加
　d　不飽和鉄結合能低下　e　エリスロポエチン低下

□□□ 109G
54 63歳の男性。頭痛と複視とを主訴に来院した。半年前に下腿浮腫，筋力低下，倦怠感および皮膚乾燥があり自宅近くの診療所を受診した。TSH 3.7 μU/mL（基準 0.4〜4.0），FT₄ 0.3 ng/dL（基準 0.8〜1.8）の検査結果から甲状腺ホルモン補充療法（レボチロキシン 50 μg/日）が開始された。2か月前から食欲が低下し体重も減少してきていた。今朝，突然に右前額部痛，嘔吐および複視が出現したため救急外来を受診した。意識は清明。身長 169 cm，体重 69 kg（2か月前は 75 kg）。体温 36.8℃。脈拍 80/分，整。血圧 154/92 mmHg。右眼瞼下垂と右眼球外転偏位とを認める。四肢麻痺はない。頭部単純 MRI の T1 強調像の矢状断像（別冊 No. 6A）と冠状断像（別冊 No. 6B）を別に示す。
　基礎疾患として最も考えられるのはどれか。
　a　髄膜腫　　　　b　動静脈奇形　　　c　下垂体腫瘍
　d　内頸動脈瘤　　e　原発性甲状腺機能低下症

別　冊
No. 6 A，B

□□□ 109G
55 33歳の初産婦。妊娠 41 週 0 日。陣痛発来のため入院した。入院後，陣痛は次第に増強し，陣痛発来後 16 時間で 2,630 g の女児を正常経腟分娩した。児娩出後 15 分で胎盤を自然娩出した。第 2 度会陰裂傷に対し縫合を行った。産褥 1 日，周期的に下腹部痛があり排尿時に裂傷部に違和感があるという。また分娩後から排便がなく心配だという。意識は清明。体温 37.2℃。脈拍 80/分，整。血圧 100/76 mmHg。子宮底は臍下 1 cm で硬である。両下肢に浮腫を認めるが，発赤や圧痛はない。乳房緊満感を認めない。内診で子宮に圧痛はなく，悪露は赤色である。会陰裂傷の創部はやや浮腫状だが，圧痛はない。
　説明として正しいのはどれか。
　a　「排尿の異常があるので調べましょう」
　b　「足の静脈の血栓症の疑いがあるので調べましょう」
　c　「排便が遅れているので便を軟らかくする薬を処方します」
　d　「おっぱいが張っていないのでホルモン検査をしましょう」
　e　「下腹部の痛みは子宮収縮による後陣痛なので心配ありません」

□□□ 109G
56 78歳の男性。冠動脈バイパス術直後で手術室に入室中である。未覚醒で人工呼吸中である。脈拍 88/分，整。血圧 120/80 mmHg。動脈血ガス分析（吸入酸素濃度 100%）：pH 7.30，PaCO₂ 50 Torr，PaO₂ 200 Torr，HCO₃⁻ 24 mEq/L。術前と全身麻酔下手術の終了直後の胸部エックス線写真（別冊 No. 7A，B）を別に示す。
　処置として適切なのはどれか。
　a　血腫除去術　　b　血栓溶解療法　　c　心囊ドレナージ
　d　胸腔ドレナージ　　e　気管支内視鏡による吸引

別　冊
No. 7 A，B

□□□ 109G
57 38歳の女性。労作時息切れを主訴に来院した。幼少時に先天性僧帽弁狭窄症と診断され，経過観察されていた。1年前から買い物で長時間歩くと息切れを自覚していた。最近は家事でも息切れを生じるようになってきた。今回，精査の結果で人工弁置換術を施行する予定となった。
人工弁の種類（生体弁または機械弁）の選択において考慮すべきなのはどれか。
a 挙児希望
b う歯の有無
c 左室収縮能
d 僧帽弁の石灰化の程度
e 三尖弁閉鎖不全症の合併

□□□ 109G
58 32歳の女性。殺虫剤を飲んだということで搬入された。殺虫剤を飲んで嘔吐し，家族が救急車を要請した。搬入時，意識レベル JCS Ⅲ-200。体温 36.0℃。脈拍 80/分，整。血圧 110/72 mmHg。呼吸数 10/分。SpO₂ 98%（マスク6L/分 酸素投与下）。瞳孔径は両側1mm。流涙があり，鼻腔や口腔に分泌亢進を認める。便失禁があり，救急外来に到着したところで再び嘔吐して着衣が汚れている。
初期対応で除染シャワーを使う目的として正しいのはどれか。2つ選べ。
a 医療従事者などの二次汚染を防ぐ。
b 殺虫剤が経皮吸収されるのを防ぐ。
c 酸性の胃液による皮膚損傷を防ぐ。
d 低体温にして消化管吸収を減らす。
e 着衣をぬらして脱衣しやすくする。

□□□ 109G
59 24歳の女性。両側手関節の痛みと発熱とを主訴に来院した。1か月前から両側手関節に疼痛と腫脹とを認めていた。2週前に潮干狩りに行き，3日後に発熱とともに日焼けした部分に水疱が生じた。その後改善しないため受診した。口腔に違和感を感じ鏡で見たところ，硬口蓋に地図状の発赤とびらんとを認めた。最近になって尿の異常な泡立ちがみられていた。
予想される検査所見はどれか。3つ選べ。
a 赤沈亢進
b 尿蛋白陽性
c 血小板数増加
d リンパ球数減少
e 血清補体価（CH₅₀）高値

□□□ 109G
60 72歳の男性。歩きにくさと転倒しやすいこととを主訴に車椅子で来院した。5年前に頸椎後縦靱帯骨化症に対して椎弓形成術を受け，その後T字杖歩行が可能となり在宅生活は自立したが四肢のしびれ感は続いていた。1週前に居室で転倒し，転倒直後には右足関節の痛みを自覚したが腫脹はなかった。右足関節の痛みは改善したが，歩行困難があり転倒しやすいため受診した。妻と娘との3人暮らし。要支援2の認定を受けている。意識は清明。体温 36.4℃。脈拍 72/分，整。血圧 116/74 mmHg。呼吸数 24/分。徒手筋力テストで上肢は5，下肢は4である。つま先立ちと片足立ちとは不安定で転倒しやすい状態である。アキレス腱反射は軽度亢進している。右足関節エックス線写真に異常を認めない。
この患者への対応として適切なのはどれか。3つ選べ。
a 大腿四頭筋訓練
b 自宅の環境整備
c 電動車椅子処方
d 短下肢装具処方
e バランス訓練

109G

次の文を読み，61〜63 の問いに答えよ。

72 歳の男性。全身倦怠感を主訴に来院した。
現病歴：7 日前に自宅を出たところでつまずいて転倒し，腰痛が生じたため自宅近くの診療所にて鎮痛薬を処方されて頻回に服用していた。3 日前から全身倦怠感と食欲低下とを自覚していたが，今朝になり食事がとれなくなったため家族に付き添われて受診した。
既往歴：中学生時に虫垂炎。高血圧症，糖尿病および脂質異常症で内服治療中。
生活歴：喫煙は 60 歳まで 20 本/日を 40 年間。12 年前から禁煙している。飲酒は機会飲酒。
家族歴：父親が肺癌で死亡。母親が脳卒中で死亡。
現　症：意識レベルは JCS I-1。身長 160 cm，体重 66 kg。体温 36.4℃。脈拍 52/分，整。血圧 120/60 mmHg。呼吸数 18/分。SpO₂ 98%（room air）。眼瞼結膜と眼球結膜とに異常を認めない。頸静脈の怒張を認めない。心音と呼吸音とに異常を認めない。腹部は平坦，軟で，肝・脾を触知しない。浮腫を認めない。
検査所見：血液所見：赤血球 383 万，Hb 11.0 g/dL，Ht 34%，白血球 8,400，血小板 22 万。血液生化学所見：総蛋白 7.0 g/dL，アルブミン 3.5 g/dL，総ビリルビン 0.9 mg/dL，AST 34 IU/L，ALT 42 IU/L，LD 341 IU/L（基準 176〜353），ALP 281 IU/L（基準 115〜359），γ-GTP 48 IU/L（基準 8〜50），アミラーゼ 74 IU/L（基準 37〜160），CK 162 IU/L（基準 30〜140），尿素窒素 32 mg/dL，クレアチニン 1.6 mg/dL，尿酸 8.4 mg/dL，血糖 124 mg/dL，HbA1c 6.8%（基準 4.6〜6.2），Na 138 mEq/L，K 7.8 mEq/L，Cl 108 mEq/L。CRP 0.3 mg/dL。

61　直ちに行うべき検査はどれか。
　　a　頭部 CT
　　b　心エコー検査
　　c　尿中薬物検査
　　d　12 誘導心電図
　　e　胸部エックス線撮影

62　投与すべき薬剤はどれか。
　　a　ドパミン
　　b　アトロピン
　　c　アドレナリン
　　d　アミオダロン
　　e　グルコン酸カルシウム

63　今回対応した病態に関連する内服薬として推測されるのはどれか。2 つ選べ。
　　a　スルホニル尿素薬
　　b　HMG-CoA 還元酵素阻害薬
　　c　非ステロイド性抗炎症薬〈NSAIDs〉
　　d　ジヒドロピリジン系カルシウム拮抗薬
　　e　アンジオテンシン変換酵素〈ACE〉阻害薬

□□□ 109G
次の文を読み，64〜66 の問いに答えよ。
86 歳の女性。発熱と呼吸困難とを主訴に来院した。
現病歴：ADL は自立していたが半年前から時々食事中にむせることがあった。2 日前から咳や痰を伴う 38℃ 台の発熱が出現した。しばらく自宅で様子をみていたが，今朝になり呼吸困難も生じたため同居中の長女に付き添われて受診した。
既往歴：60 歳ころから高血圧症，80 歳ころから心房細動で投薬治療中。
生活歴：喫煙歴と飲酒歴とはない。
家族歴：父親が心筋梗塞で死亡。母親が胃癌で死亡。
現　症：意識レベルは JCS I-3。身長 150 cm，体重 54 kg。体温 38.4℃。脈拍 112/分，不整。血圧 152/72 mmHg。呼吸数 24/分。SpO₂ 94%（鼻カニューラ 2 L/分 酸素投与下）。頸静脈の怒張を認める。III音を聴取する。IV音を聴取しない。心尖部を最強点とするIII/VIの汎〈全〉収縮期雑音を聴取する。右背下部で coarse crackles を聴取する。腹部は平坦，軟で，肝・脾を触知しない。両側下腿に浮腫を認める。
検査所見：尿所見：蛋白（-），糖（-），潜血 1+，沈渣に白血球を認めない。血液所見：赤血球 347 万，Hb 9.9 g/dL，Ht 30%，白血球 10,200（桿状核好中球 30%，分葉核好中球 45%，好酸球 1%，好塩基球 1%，単球 6%，リンパ球 17%），血小板 28 万。血液生化学所見：総蛋白 5.4 g/dL，アルブミン 2.7 g/dL，総ビリルビン 0.9 mg/dL，AST 28 IU/L，ALT 26 IU/L，LD 280 IU/L（基準 176〜353），ALP 174 IU/L（基準 115〜359），γ-GTP 24 IU/L（基準 8〜50），アミラーゼ 72 IU/L（基準 37〜160），CK 135 IU/L（基準 30〜140），尿素窒素 27 mg/dL，クレアチニン 1.1 mg/dL，尿酸 6.9 mg/dL，血糖 112 mg/dL，HbA1c 6.0%（基準 4.6〜6.2），Na 133 mEq/L，K 4.0 mEq/L，Cl 97 mEq/L。CRP 7.4 mg/dL。胸部エックス線写真で右下肺野浸潤影，肺血管陰影の増強，右肋横隔膜角鈍化，右第 2 弓の二重陰影および左第 4 弓の突出を認める。12 誘導心電図で心拍数 110/分の心房細動を認める。

64 経胸壁心エコー検査で予想されるのはどれか。
　　a 大動脈弁狭窄症　　b 大動脈弁閉鎖不全症　　c 僧帽弁狭窄症
　　d 僧帽弁閉鎖不全症　　e 肺動脈弁狭窄症

65 次に行うべきなのはどれか。
　　a 喀痰培養　　b 腰椎穿刺　　c 嚥下機能検査
　　d 呼吸機能検査　　e 経食道心エコー検査

66 入院し，ベッド上安静とした上で治療を開始した。入院 3 日目には発熱と呼吸不全とは改善した。同日の夕方から落ち着きがなくなり，夜には大声をあげるようになった。翌日に撮影した頭部 CT で脳全体の萎縮を認める。
　今後の対応として正しいのはどれか。
　　a 胃瘻造設　　　　　　　b 身体拘束
　　c 早期離床　　　　　　　d 認知症治療薬の投与
　　e ベンゾジアゼピン系睡眠薬の経口投与

□□□ 109G
次の文を読み，67〜69の問いに答えよ．
62歳の女性．胃病変の精査と内視鏡治療とを希望して来院した．
現病歴：3年前に胸やけがあり，自宅近くの医療機関で上部消化管内視鏡検査を施行され，逆流性食道炎と診断された．その後，近くの診療所でプロトンポンプ阻害薬を投与されていた．1か月前から再度，食後や就寝後に胸やけが生じるようになったため，同じ医療機関で上部消化管内視鏡検査を受けたところ，逆流性食道炎は治っているが胃に異常があると言われた．胃病変が心配になりインターネットで検索した結果，早期の癌は内視鏡で治療できると記載があったため，胃病変の精査と内視鏡治療とを希望して受診した．
既往歴：5年前から高血圧症で治療中．
生活歴：喫煙歴と飲酒歴とはない．
家族歴：父親が糖尿病．
現　症：意識は清明．身長 156 cm．体重 48 kg．体温 36.2℃．脈拍 68/分，整．血圧 114/76 mmHg．呼吸数 14/分．眼瞼結膜と眼球結膜とに異常を認めない．甲状腺腫と頸部リンパ節とを触知しない．心音と呼吸音とに異常を認めない．腹部は平坦で，心窩部に圧痛を認めるが腫瘤は触知しない．
検査所見：尿所見：蛋白（−），糖（−），潜血（−），沈渣に白血球を認めない．血液所見：赤血球 400 万，Hb 12.1 g/dL，Ht 40％，白血球 8,200，血小板 30 万．心電図と胸部エックス線写真とに異常を認めない．上部消化管内視鏡像（**別冊** No. 8A，B）を別に示す．

```
         別　冊
       No. 8 A，B
```

67 考えられる診断はどれか．
　a　胃 GIST　　　　　b　1型胃癌　　　　　c　0-Ⅱa型胃癌
　d　胃底腺ポリープ　　e　胃 MALT リンパ腫

68 別に示す生検組織のH-E染色標本（**別冊** No. 9 ①〜⑤）のうち，この病変と考えられるのはどれか．
　a　①　　b　②　　c　③　　d　④　　e　⑤

```
         別　冊
       No. 9 ①〜⑤
```

69 胃病変への対応として適切なのはどれか．
　a　胃切除術　　　　　　　b　経過観察
　c　放射線療法　　　　　　d　内視鏡的粘膜下層剥離術
　e　内視鏡的ポリープ切除術

| 109 | H |

◎ 指示があるまで開かないこと。

（平成 27 年 2 月 9 日　12 時 45 分〜14 時 00 分）

注 意 事 項

1. 試験問題の数は 38 問で解答時間は正味 1 時間 15 分である。
2. 解答方法は次のとおりである。

　　各問題には a から e までの 5 つの選択肢があるので，そのうち質問に適した選択肢を 1 つ選び答案用紙に記入すること。

　　（例）101　応招義務を規定しているのはどれか。

　　　　　　a　刑　法
　　　　　　b　医療法
　　　　　　c　医師法
　　　　　　d　健康保険法
　　　　　　e　地域保健法

　　正解は「c」であるから答案用紙の ⓒ をマークすればよい。

答案用紙①の場合，
101　ⓐ　ⓑ　ⓒ　ⓓ　ⓔ
　　　　　↓
101　ⓐ　ⓑ　●　ⓓ　ⓔ

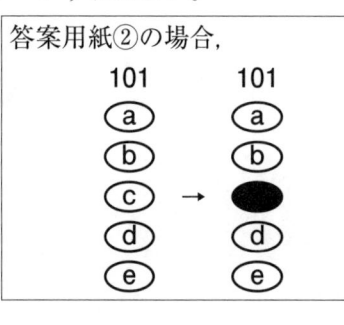

答案用紙②の場合，
101　　101
ⓐ　　　ⓐ
ⓑ　　　ⓑ
ⓒ　→　●
ⓓ　　　ⓓ
ⓔ　　　ⓔ

H 必修の基本的事項　　38問／1時間15分

□□□　109H
1　がん患者の権利として妥当なのはどれか。
　　a　診療録の消去　　　　b　緩和ケアの選択　　　　c　入院中の無断外泊
　　d　未承認の麻薬の使用　e　常に優先される外来診察

□□□　109H
2　日本，アメリカ，ドイツ及びフランスの比較で，日本について正しいのはどれか。
　　a　高齢化率が最も低い。
　　b　平均在院日数が最も長い。
　　c　人口千人当たりの医師数が最も多い。
　　d　人口千人当たりの病床数が最も少ない。
　　e　国内総生産〈GDP〉に対する国民医療費の割合が最も高い。

□□□　109H
3　容器に付された標示（**別冊** No. 1）を別に示す。
　　正しいのはどれか。
　　a　劇　薬　　　　　　b　爆発物　　　　　　c　有毒ガス
　　d　感染性廃棄物　　　e　放射性廃棄物

```
別　冊
No. 1
```

□□□　109H
4　胎芽・胎児組織の閉鎖不全が原因となる疾患はどれか。
　　a　髄膜瘤　　　　　　b　停留精巣　　　　　c　総胆管拡張症
　　d　腸回転異常症　　　e　Hirschsprung 病

☐☐☐ 109H
5 心臓の聴診所見と疑われる疾患の組合せで正しいのはどれか。
　　a　心膜摩擦音 ──────── 収縮性心膜炎
　　b　opening snap ──────── 僧帽弁閉鎖不全症
　　c　汎〈全〉収縮期雑音 ──── 僧帽弁狭窄症
　　d　収縮期駆出性雑音 ──── 大動脈弁狭窄症
　　e　拡張期輪転様雑音 ──── 大動脈弁閉鎖不全症

☐☐☐ 109H
6 疾患と症候の組合せで正しいのはどれか。
　　a　急性膀胱炎 ──── 発　熱
　　b　腎細胞癌 ───── 無　尿
　　c　前立腺肥大症 ── 腰　痛
　　d　慢性腎不全 ──── 貧　血
　　e　両側尿管結石 ── 尿　閉

☐☐☐ 109H
7 急性胆管炎の身体診察所見で緊急度の高い対応が求められるのはどれか。
　　a　眼球結膜の黄染　　b　右上腹部の圧痛　　c　腸雑音の亢進
　　d　背部の叩打痛　　　e　頻呼吸の出現

☐☐☐ 109H
8 乳癌の診察で適切なのはどれか。
　　a　月経の直前に行う。
　　b　視診は座位と仰臥位とで行う。
　　c　乳房の触診は指先ではなく手掌で行う。
　　d　乳頭分泌の診察は乳房全体を圧迫する。
　　e　腋窩の診察は上肢を挙上させて行う。

☐☐☐ 109H
9 非圧痕性浮腫をきたすのはどれか。
　　a　慢性腎不全　　　　b　慢性心不全　　　　c　特発性浮腫
　　d　非代償性肝硬変　　e　甲状腺機能低下症

☐☐☐ 109H
10 診断の確定に有用なのはどれか。
　　a　感度が高い検査が陽性のとき　　　b　感度が高い検査が陰性のとき
　　c　特異度が高い検査が陽性のとき　　d　特異度が高い検査が陰性のとき
　　e　(1－感度)/特異度が 0.1 より低いとき

☐☐☐ 109H
11 アナフィラキシーショックにおけるアドレナリンの投与経路として適切なのはどれか。
　　a　皮下　　　b　皮内　　　c　筋肉内　　　d　骨髄内　　　e　気管内

☐☐☐ 109H
12 中毒性表皮壊死症〈toxic epidermal necrolysis〉において重症薬疹を示唆する所見はどれか。
　　a　白斑　　　　　b　膨疹　　　　　c　発赤
　　d　苔癬化　　　　e　粘膜びらん

☐☐☐ 109H
13 腹部エックス線写真（**別冊** No. 2）を別に示す。
　　診察所見として最も予想されるのはどれか。
　　a　拍動　　　　　b　波動　　　　　c　叩打痛
　　d　振水音　　　　e　血管雑音

別冊
No. 2

109H
14 ある患者の処方箋の抜粋を図に示す。

1	レボチロキシンナトリウム水和物錠 50 μg	1回2錠 （1日2錠）		
	アルファカルシドール錠 0.5 μg	1回1錠 （1日1錠）		
	ラベプラゾールナトリウム錠 10 mg	1回1錠 （1日1錠）	1日1回 朝食後	14日分
2	チザニジン塩酸塩錠 1 mg	1回1錠 （1日2錠）		
	イルソグラジンマレイン酸塩錠 2 mg	1回1錠 （1日2錠）	1日2回 朝夕食後	14日分
3	沈降炭酸カルシウム末 0.5 g	1回0.5 g （1日1.5 g）	1日3回 朝昼夕食後	14日分

この患者が朝食後に服用する錠剤の個数はどれか。
a 4　　　b 5　　　c 6　　　d 8　　　e 11

109H
15 急変患者に対する経口気管挿管について**誤っている**のはどれか。
　a　口腔内吸引する。
　b　喉頭鏡は切歯を支えに用いる。
　c　挿管時に声門を確認する。
　d　挿管後は左右の側胸部で聴診する。
　e　胸部エックス線写真でチューブ位置を確認する。

109H
16 自転車で走行中に転倒し，受診した男性の右膝の写真（**別冊** No. 3）を別に示す。
　まず行うべき処置はどれか。
　a　洗　浄　　　b　切開排膿　　　c　縫合閉鎖
　d　皮膚移植　　e　抗菌薬の経口投与

別　冊
No. 3

☐☐☐ 109H
17 我が国における安楽死について正しいのはどれか。
　　a　家族の許諾に基づいて実施できる。
　　b　安楽死の条件を定めた法律はない。
　　c　リビングウィルに基づいて実施できる。
　　d　未成年者が対象であれば認められている。
　　e　実施に関するプロセス・ガイドラインがある。

☐☐☐ 109H
18 車椅子の写真（**別冊** No. 4）を別に示す。
　　矢印で示したレバーを用いて行うのはどれか。
　　a　シートの高さを調節する。　　　b　移乗するときに体を支える。
　　c　背もたれの角度を調節する。　　d　進行方向をコントロールする。
　　e　車輪にブレーキをかけて固定する。

別　冊
No. 4

☐☐☐ 109H
19 我が国における喫煙について正しいのはどれか。
　　a　喫煙率は50％を超える。
　　b　禁煙の薬物治療に医療保険が適用される。
　　c　喫煙指数は1日の喫煙本数×年齢である。
　　d　受動喫煙によって肺癌の発生は変化しない。
　　e　ニコチンはたばこに含有される発癌物質である。

☐☐☐ 109H
20 WHO憲章前文に述べられている健康の定義を示す。
Health is a state of complete physical, mental and (　　　　　) well-being and not merely the absence of disease or infirmity.
　　（　　　　　）内に入るのはどれか。
　　a　economical　　　b　philosophical　　　c　political
　　d　social　　　　　e　spiritual

□□□ 109H
21 34歳の女性。月経が遅れ妊娠の可能性があるため，慢性糸球体腎炎で長く通院中の主治医の外来を受診した。28歳から慢性糸球体腎炎に罹患しており，妊娠・出産により透析になる可能性があるため避妊を指導されていた。妊娠反応は陽性であった。夫とともに面談を繰り返したが，本人の「透析になってもよいから子供を産みたい」という強い希望は変わらない。
対応として正しいのはどれか。
a 弁護士に連絡する。
b 産科医を含めたチームで対応する。
c 指示に従わないことを理由に診療しない。
d 透析になったら医療保険の適用にならないと説明する。
e 夫に人工妊娠中絶のための内服薬の入手方法を紹介する。

□□□ 109H
22 26歳の女性。睡眠導入薬の過量服薬による意識障害で搬送され緊急入院となった。入院2時間後，別の病棟に勤務している看護師から担当医に「入院した患者は自分の親友で心配なので，現在の病状について教えてほしい」と電話があった。担当医は「この電話で患者の容態について教えることはできない」と看護師に伝えた。
理由として適切なのはどれか。
a 診療での患者情報の利用目的から外れるため。
b 情報提供には複数の医師の承認が必要であるため。
c 精神疾患を持つ患者では情報提供が制限されるため。
d 看護師は自分自身で患者情報を閲覧可能であるため。
e 看護師が本当に患者の親友であるか確認する必要があるため。

□□□ 109H
23 51歳の男性。血痰の精査のため入院中である。精査の結果，病期Ⅳの肺腺癌と診断され余命は数か月であると考えられた。病状と今後の治療計画について改めて患者に説明することになった。これまで患者本人以外の家族や関係者と面談したことはない。患者は現職の市長で2か月後の市長選挙への出馬に強い意欲を持っており，後援会長がその準備にあたっている。市長が入院したことは報道機関も含め地元で話題となっている。
この時点での対応として適切なのはどれか。
a 早期肺癌であると患者本人に説明する。
b 市長は肺炎であると記者会見で発表する。
c 市長選への出馬は困難であると後援会長に伝える。
d 病期Ⅳの肺癌であると患者の家族から本人に伝えてもらう。
e 悪い知らせを詳しく聞く意思があるかを患者本人に確認する。

109H

24 56歳の男性。2か月前から乾性咳嗽が持続し軽快しないため来院した。咳嗽は食事や会話の際に悪化する傾向がある。時々，胸やけや嗄声も自覚している。発症時から発熱はない。降圧薬を服用したことはない。これまで気管支拡張薬，副腎皮質ステロイド吸入薬，抗アレルギー薬および抗菌薬による治療を受けたが改善しなかった。聴診所見，呼吸機能検査および胸部エックス線写真に異常を認めない。

咳嗽の原因として最も考えられるのはどれか。
a 咳喘息　　　　　b 感染後咳嗽　　　　c 胃食道逆流症
d 慢性閉塞性肺疾患　e 副鼻腔気管支症候群

109H

25 46歳の女性。頭痛を主訴に来院した。本日午前6時に起床しトイレに行ったところ，突然の激しい頭痛が生じ悪心と嘔吐とがあった。臥床して様子をみたが頭痛が改善しないため午後2時に歩いて受診した。意識は清明。体温37.2℃。脈拍84/分，整。血圧198/102 mmHg。項部硬直を認める。

まず行うべき処置はどれか。
a 解熱　　b 降圧　　c 制吐　　d 鎮静　　e 鎮痛

109H

26 23歳の女性。0回経妊0回経産婦。腹痛を主訴に来院した。1週前から悪心を自覚していた。昨日の夜から右下腹部に痛みが出現し，一度嘔吐した。朝まで痛みが持続するため受診した。月経周期は30～60日型，不整。持続は6日間。最終月経は50日前で，5日前から少量の性器出血が持続している。体温37.2℃。脈拍96/分，整。血圧100/68 mmHg。内診で子宮は前傾前屈，やや腫大。右付属器領域に軽度の圧痛を認める。経腟超音波検査で子宮内膜の肥厚を認めるが，子宮内腔に胎嚢を認めない。両側付属器に異常を認めない。

次に行う検査はどれか。
a 妊娠反応　　　　　b 腹部MRI　　　　　c 腹腔鏡検査
d 血液生化学検査　　e 腹部エックス線撮影

109H

27 1歳4か月の女児。4日前から発熱が続くため母親に連れられて来院した。4日前から毎日，最高で39℃以上の発熱を認める。咳嗽，鼻汁，嘔吐および下痢はない。食欲はやや低下し，普段よりよだれの量が多く，大好きなオレンジジュースも嫌がる様子がある。4種混合ワクチン，BCG，Hibワクチン，小児用肺炎球菌ワクチン及びMRワクチンの接種は終了している。保育所などの集団生活には入っていない。両親との3人暮らしで母親は口唇ヘルペスを繰り返している。意識レベルの低下はなく，全身状態はおおむね良好。体重10.0 kg。体温38.8℃。脈拍124/分，整。SpO₂ 98%（room air）。

診断に有用な所見が得られる診察はどれか。
a 結膜の視診　　　b 口腔内の視診　　　c 頸部の触診
d 胸部の聴診　　　e 外陰部の視診

□□□ 109H
28 32歳の男性。意識障害のため搬入された。1時間前に化学工場で大音響を伴う爆発炎上事故があり，燃えている建物から逃げ出して座り込んだところで救助され救急搬送された。職場の記録によると既往歴に特記すべきことはない。搬入時，体温36.0℃。脈拍104/分，整。血圧112/76 mmHg。呼吸数16/分。SpO₂ 88%（リザーバー付マスク10 L/分 酸素投与下）。顔面に煤が付着しているが，体幹や四肢に明らかな出血や損傷はみられず着衣の汚染もない。救急隊により意識レベルはJCS II-30と観察され，バックボードで全脊柱固定されている。搬入時は自発開眼があり，呼びかけに対して「えっ，なに。えっ，なんだって」と叫び返して会話が成立しない。口頭での指示に応じず，時々両手を耳のそばに持っていく。
　この時点で行うべきなのはどれか。
　a 頸椎固定を外す。
　b 酸素投与をやめる。
　c 筋弛緩薬を投与する。
　d 頭部CTを最優先で施行する。
　e 筆談による意思疎通を試みる。

□□□ 109H
29 78歳の男性。テレビ番組の録画がうまく出来なくなったことを主訴に来院した。これまで自分の好きなテレビ番組をこまめに録画していたが，最近はほとんど録画しなくなったため心配した妻とともに受診した。妻の話によると録画装置の使い方が分からなくなったようだという。日常生活では特に問題はないが，最近，同じことを何度も聞くようになり，遠方の娘から電話がかかってきたことを忘れていることがあるという。妻と2人暮らし。60歳ころから糖尿病の治療のため外来にはバスを利用して1人で通院している。脈拍84/分，整。血圧126/84 mmHg。四肢に運動麻痺を認めない。腱反射は正常である。
　この患者にみられる高次脳機能障害はどれか。
　a 幻　覚　　　b 失　語　　　c 妄　想
　d せん妄　　　e 遂行機能障害

□□□ 109H
30 78歳の男性。脳梗塞で入院中である。急性期リハビリテーションを終えて片麻痺が残っている。前立腺肥大による排尿障害があり尿道カテーテルを留置中である。同居している息子夫婦は共働きで日中は独居となる。自宅への退院を予定しており多職種での退院カンファレンスを行った。
　退院後の医療と介護の計画で適切なのはどれか。
　a 薬剤師が訪問して内服薬を処方する。
　b 介護福祉士が尿道カテーテルの交換を行う。
　c 医療ソーシャルワーカーがケアプランを作成する。
　d 介護支援専門員〈ケアマネジャー〉が昼食を介助する。
　e 作業療法士が患者の自宅でリハビリテーションを実施する。

109H

次の文を読み，31，32の問いに答えよ。

62歳の男性。筋力低下を主訴に来院した。
現病歴：3か月前から階段の昇降に困難を感じていた。2か月前に顔面と頭皮との皮疹に気付いた。1か月前から整髪がしにくくなった。様子をみていたが改善しないため受診した。
既往歴：花粉症。
生活歴：喫煙歴はない。飲酒は機会飲酒。
家族歴：父親が脳梗塞。
現　症：意識は清明。身長170cm，体重65kg。体温36.6℃。脈拍88/分，整。血圧128/84mmHg。呼吸数16/分。SpO_2 97％（room air）。顔面，頭皮，体幹，背部および両手の手指の関節背面に皮疹を認める。眼瞼結膜と眼球結膜とに異常を認めない。口腔内と咽頭とに異常を認めない。頸静脈の怒張を認めない。甲状腺腫と頸部リンパ節とを触知しない。心音と呼吸音とに異常を認めない。腹部は平坦，軟で，肝・脾を触知しない。四肢に浮腫を認めない。徒手筋力テストで上腕二頭筋，上腕三頭筋，腸腰筋および大腿四頭筋は両側とも4と低下している。顔面の写真（別冊 No.5）を別に示す。
検査所見：尿所見：蛋白（−），糖（−）。赤沈45mm/1時間。血液所見：赤血球372万，Hb 10.5g/dL，Ht 34％，白血球8,800，血小板23万。血液生化学所見：総蛋白6.6g/dL，アルブミン2.7g/dL，AST 89IU/L，ALT 35IU/L，LD 480IU/L（基準176〜353），ALP 220IU/L（基準115〜359），γ-GTP 27IU/L（基準8〜50），CK 1,230IU/L（基準30〜140），尿素窒素20mg/dL，クレアチニン0.8mg/dL。免疫血清学所見：CRP 1.6mg/dL，抗核抗体320倍（基準20以下）。

別　冊
No.5

31　この疾患の精査で有用性が**低い**のはどれか。
　　a　筋生検　　　　　　b　呼吸機能検査　　　　c　心エコー検査
　　d　頸動脈超音波検査　e　上部消化管内視鏡検査

32　第一選択として適切なのはどれか。
　　a　β遮断薬　　　　　b　抗ヒスタミン薬　　　c　葉酸代謝拮抗薬
　　d　副腎皮質ステロイド　e　免疫グロブリン製剤

□□□ 109H
次の文を読み，33，34の問いに答えよ。
72歳の男性。腰背部痛を主訴に来院した。
現病歴：3か月前から荷物の運搬時に腰背部痛を自覚するようになった。その後，安静時にも常に痛みを感じるようになり，日常生活にも支障をきたすようになったため受診した。
既往歴：30歳時に十二指腸潰瘍で投薬されていた。
生活歴：喫煙は20本/日を52年間。これまでに禁煙したことはない。妻と長男夫婦との4人暮らし。10年前から自営の販売業を長男に引き継いで店に時々顔を出している。
家族歴：父親が前立腺癌で死亡。
現　症：意識は清明。体温37.2℃。脈拍80/分，整。血圧154/88 mmHg。呼吸数16/分。背部に発赤はなく腫瘤を認めない。下部胸椎と腰椎との棘突起上に叩打痛を認める。
検査所見：胸部エックス線写真で両肺に多発する腫瘤影を認め，気管支内視鏡による肺生検で扁平上皮癌と診断された。胸腰椎MRIで腰椎への多発転移を認めた。
　予測される予後と治療方法との選択肢について担当医が患者に説明を行ったところ，患者は「俺も十分生きたし未練はない。息子もあとを任せられるまで育った。ただ痛いことや苦しいことは何とかしてほしいし，最後まで店には出ていたい」と述べた。妻と長男も十分納得し，余命の延長より患者のQOLを支援するケアをできるだけ自宅で目指すことで合意した。

33　この患者に対するケアの具体的な目標設定として**適切でない**のはどれか。
　　a　禁煙が達成されていること
　　b　安静時の呼吸困難がないこと
　　c　仕事を可能な限り続けること
　　d　残りの時間を家族とともに暮らすこと
　　e　痛みが生活に支障のない程度であること

34　患者の全身状態は徐々に悪化し，2か月後には日中の半分以上を自宅のベッドで臥床するようになった。在宅でかかりつけ医が訪問診療している。食事摂取は特に固形物の咀嚼が難しくなってきている。また，水分でむせたり誤嚥したりすることも多くなっている。経口摂取できるのは200 kcal/日程度である。肺癌の終末期で2週程度の余命と見込まれている。患者は会話が可能で「痩せてしまって情けない。せめてもう少し食べたい」と家族に伝えた。
　この後の栄養管理で適切なのはどれか。
　　a　食事形態を工夫する。　　　　　b　経鼻経管栄養を開始する。
　　c　中心静脈栄養を開始する。　　　d　誤嚥予防のために気管切開を行う。
　　e　胃瘻を造設して経腸栄養を開始する。

109H

次の文を読み，35，36 の問いに答えよ。

27歳の女性。全身倦怠感と嘔吐とを主訴に来院した。

現病歴：夏の暑い日にジョギングをした。走り終わった後の疲労感がいつもより強く，立ちくらみと悪心とがあり嘔吐したため受診した。

既往歴：花粉症。

生活歴：ジョギングが趣味。清涼飲料水を好む。

家族歴：祖父が胃癌で死亡。

現　症：意識レベルは JCS I-1。身長 160 cm，体重 45 kg。体温 37.3℃。脈拍 120/分。血圧 90/60 mmHg。呼吸数 20/分。SpO₂ 98％（room air）。心音と呼吸音とに異常を認めない。頸静脈の怒張と下腿の浮腫とを認めない。

検査所見：尿所見：比重 1.030，蛋白（−），糖（−）。血液所見：赤血球 400 万，Hb 13.5 g/dL，Ht 39％，白血球 9,000，血小板 20 万。血液生化学所見：総蛋白 7.0 g/dL，アルブミン 4.0 g/dL，AST 20 IU/L，ALT 20 IU/L，尿素窒素 28 mg/dL，クレアチニン 0.9 mg/dL，血糖 90 mg/dL，総コレステロール 200 mg/dL，Na 128 mEq/L，K 4.0 mEq/L，Cl 92 mEq/L。

35 計算による血漿浸透圧に近い値はどれか。
ただし，計算式における Na の係数は 2 とする。
a　240 mOsm/kgH₂O　　b　255 mOsm/kgH₂O　　c　270 mOsm/kgH₂O
d　285 mOsm/kgH₂O　　e　300 mOsm/kgH₂O

36 輸液を開始した。
輸液の組成として適切なのはどれか。

	Na⁺ (mEq/L)	K⁺ (mEq/L)	Cl⁻ (mEq/L)	Lactate⁻ (mEq/L)	糖質 (%)
a	510	0	510	0	0
b	154	0	154	0	0
c	84	20	66	20	3.2
d	35	20	35	20	4.3
e	0	0	0	0	5

□□□ 109H

次の文を読み，37，38の問いに答えよ。

39歳の男性。眠気と労作時の息切れとを主訴に来院した。

現病歴：半年前から昼間の過度の眠気を自覚していた。2か月前から夜間のいびきがひどくなり呼吸が止まっていることがあると家族から注意されることが多くなった。2週前から労作時の息切れを自覚するため受診した。

既往歴：37歳時に自転車事故による左大腿骨骨折。

生活歴：喫煙歴はない。飲酒は機会飲酒。

家族歴：父親が脳梗塞。

現　症：意識は清明。身長165 cm，体重105 kg。体温36.4℃。脈拍84/分。血圧160/100 mmHg。呼吸数16/分。眼瞼結膜と眼球結膜とに異常を認めない。肝・脾を触知しない。下肢に浮腫を認めない。心音と呼吸音とに異常を認めない。

検査所見：血液所見：赤血球503万，Hb 15.1 g/dL，Ht 44%，白血球9,200，血小板23万。CRP 0.2 mg/dL。動脈血ガス分析（room air）：pH 7.32，$PaCO_2$ 72 Torr，PaO_2 50 Torr，HCO_3^- 36 mEq/L。

37 この患者の肺胞気-動脈血酸素分圧較差〈A-aDO₂〉として正しいのはどれか。
なお，P_AO_2〈肺胞気酸素分圧〉＝150－$PaCO_2$/0.8とする。
 a －10 Torr　　b 0 Torr　　c 10 Torr
 d 50 Torr　　e 60 Torr

38 この患者の低酸素血症の原因について正しいのはどれか。
 a 貧血　　　　b シャント　　　c 拡散障害
 d 肺胞低換気　e 換気血流比不均等

109	I	◎ 指示があるまで開かないこと。
		（平成 27 年 2 月 9 日　14 時 40 分〜17 時 00 分）

注 意 事 項

1. 試験問題の数は 80 問で解答時間は正味 2 時間 20 分である。
2. 解答方法は次のとおりである。
 (1) （例1），（例2）の問題では a から e までの 5 つの選択肢があるので，そのうち質問に適した選択肢を（例1）では 1 つ，（例2）では 2 つ選び答案用紙に記入すること。なお，（例1）の質問には 2 つ以上解答した場合は誤りとする。（例2）の質問には 1 つ又は 3 つ以上解答した場合は誤りとする。

（例1）101　応招義務を規定しているのはどれか。
 a　刑　法
 b　医療法
 c　医師法
 d　健康保険法
 e　地域保健法

（例2）102　医師法で医師の義務とされているのはどれか。2つ選べ。
 a　守秘義務
 b　応招義務
 c　診療情報の提供
 d　医業従事地の届出
 e　医療提供時の適切な説明

（例1）の正解は「c」であるから答案用紙の ⓒ をマークすればよい。

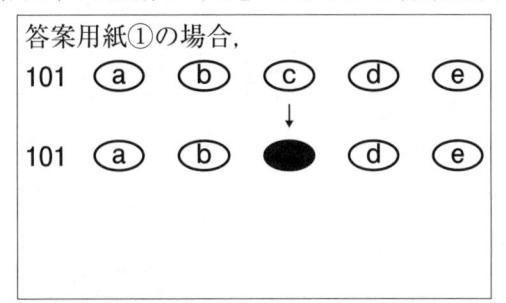

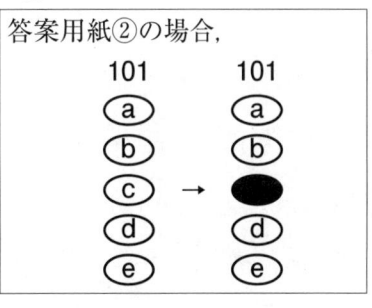

答案用紙①の場合，
101　ⓐ　ⓑ　ⓒ　ⓓ　ⓔ
　　　　　　↓
101　ⓐ　ⓑ　●　ⓓ　ⓔ

答案用紙②の場合，
101　101
ⓐ　　ⓐ
ⓑ　　ⓑ
ⓒ　→　●
ⓓ　　ⓓ
ⓔ　　ⓔ

（例2）の正解は「b」と「d」であるから答案用紙の ⓑ と ⓓ をマークすればよい。

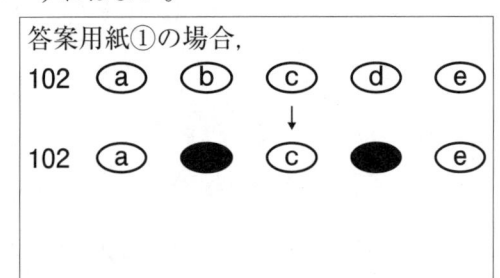

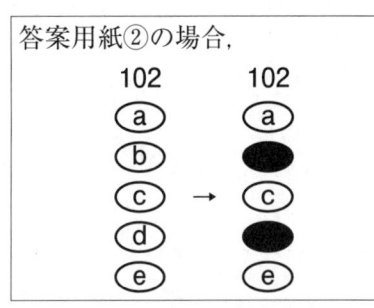

答案用紙①の場合，
102　ⓐ　ⓑ　ⓒ　ⓓ　ⓔ
　　　　　　↓
102　ⓐ　●　ⓒ　●　ⓔ

答案用紙②の場合，
102　102
ⓐ　　ⓐ
ⓑ　　●
ⓒ　→　ⓒ
ⓓ　　●
ⓔ　　ⓔ

(2) （例3）では質問に適した選択肢を3つ選び答案用紙に記入すること。なお，（例3）の質問には2つ以下又は4つ以上解答した場合は誤りとする。

（例3）103 医師法に規定されているのはどれか。**3つ選べ**。

   a 医師の行政処分
   b 広告可能な診療科
   c 不正受験者の措置
   d へき地で勤務する義務
   e 臨床研修を受ける義務

（例3）の正解は「a」と「c」と「e」であるから答案用紙の ⓐ と ⓒ と ⓔ をマークすればよい。

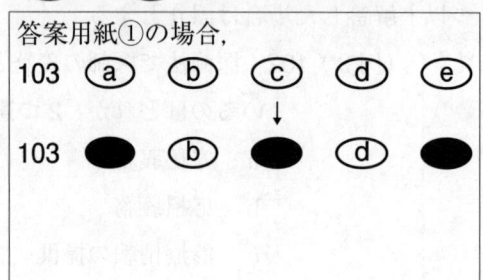

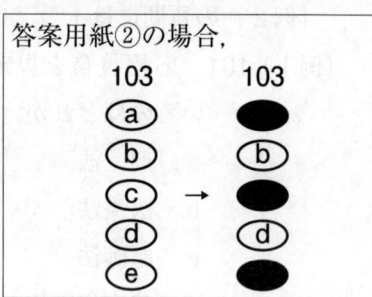

I 医学各論　　80問／2時間20分

□□□ 109I
1 新生児呼吸窮迫症候群の初期治療で適切なのはどれか。
　　a 一酸化窒素吸入　　　　　　b 気管支拡張薬吸入
　　c 肺サーファクタント気管内注入　　d 抗菌薬静注
　　e プロスタグランディンE_1持続静注

□□□ 109I
2 アルコール依存症の離脱症状でないのはどれか。
　　a 幻視　　b 興奮　　c 作話　　d 振戦　　e 発汗

□□□ 109I
3 ストレスが発症の原因となり，それが消失すると一定期間内に症状が消失するのはどれか。
　　a 適応障害　　　　　b 心気障害　　　　　c パニック障害
　　d 社交不安障害　　　e 心的外傷後ストレス障害

□□□ 109I
4 食物摂取15分後にショックを起こした患者の原因検索に有用なのはどれか。
　　a パッチテスト　　　b 皮膚感作試験　　　c プリックテスト
　　d リンパ球刺激試験　e 特異的IgGの検出

□□□ 109I
5 黄色ブドウ球菌が産生する表皮剝脱毒素〈exfoliative toxin〉によって生じる疾患はどれか。
　　a 伝染性膿痂疹　　　b 壊疽性膿皮症　　　c 尋常性痤瘡
　　d 皮膚腺病　　　　　e 丹毒

□□□ 109I
6 耳痛を訴える2歳9か月の男児の鼓膜の写真（**別冊** No. 1）を別に示す。
投与すべき抗菌薬はどれか。
a ペニシリン系　　b マクロライド系　　c ニューキノロン系
d テトラサイクリン系　　e アミノグリコシド系

別　冊
No. 1

□□□ 109I
7 肺炎と抗菌薬の組合せで正しいのはどれか。
a 市中肺炎 ─────── グリコペプチド系
b 院内肺炎 ─────── テトラサイクリン系
c 非定型肺炎 ─────── アミノグリコシド系
d 特発性器質化肺炎 ─────── ニューキノロン系
e 人工呼吸器関連肺炎 ─────── カルバペネム系

□□□ 109I
8 本態性高血圧患者における家庭血圧の測定について正しいのはどれか。
a 手首での測定を推奨する。
b 早朝高血圧の診断に有用である。
c 150/90 mmHg 以上を高血圧の基準とする。
d 患者の服薬アドヒアランスには影響しない。
e 予後の予測には診察室血圧の方が優れている。

□□□ 109I
9 緊急手術の適応と**ならない**のはどれか。
a 左心室瘤　　　　　　　　b 乳頭筋断裂
c 心室中隔穿孔　　　　　　d 左室自由壁破裂
e 左冠動脈主幹部病変による不安定狭心症

□□□ 109I
10 Stanford B 型急性大動脈解離の合併症として可能性が最も**低い**のはどれか。
a 血胸　　　b 腎不全　　　c 下肢虚血
d 腸管壊死　　　e 急性心筋梗塞

□□□ 109I
11 上部消化管内視鏡像（**別冊** No. 2）を別に示す。
　　診断はどれか。
　　　a　食道平滑筋腫　　　b　逆流性食道炎　　　c　食道静脈瘤
　　　d　進行食道癌　　　　e　食道憩室

別　冊
No. 2

□□□ 109I
12 人間ドックによる大腸がん検診の下部消化管内視鏡像（**別冊** No. 3）を別に示す。自覚症状はない。
　　対応として適切なのはどれか。
　　　a　経過観察　　　　　b　抗菌薬投与　　　　c　生　検
　　　d　大腸全摘術　　　　e　粘膜切除術

別　冊
No. 3

□□□ 109I
13 消化管疾患とその合併症の組合せで**誤っている**のはどれか。
　　　a　Crohn病 ──────── 痔　瘻
　　　b　偽膜性腸炎 ──────── 肝膿瘍
　　　c　Meckel憩室 ──────── イレウス
　　　d　潰瘍性大腸炎 ──────── 中毒性巨大結腸症
　　　e　虚血性大腸炎 ──────── 大腸穿孔

□□□ 109I
14 肝右葉切除の適応が制限される検査値はどれか。
　　　a　血小板　12万
　　　b　アルブミン　3.6 g/dL
　　　c　総ビリルビン　1.2 mg/dL
　　　d　ICG試験（15分値）　38%（基準10以下）
　　　e　プロトロンビン時間　75%（基準80〜120）

□□□ 109I
15 胆管癌のリスクファクターでないのはどれか。
　　a　肝内結石症　　　　b　先天性胆道拡張症　　c　膵・胆管合流異常症
　　d　原発性硬化性胆管炎　e　原発性胆汁性肝硬変

□□□ 109I
16 膵腫瘍と画像所見の組合せで正しいのはどれか。
　　a　腺房細胞癌　　　　　　　── 乏血性腫瘍
　　b　膵仮性嚢胞　　　　　　　── 血管に富む腫瘍
　　c　漿液性嚢胞腫瘍　　　　　── 大きな嚢胞腔
　　d　粘液性嚢胞腫瘍　　　　　── 小嚢胞の集簇
　　e　膵管内乳頭粘液性腫瘍　　── 膵管拡張

□□□ 109I
17 慢性期の慢性骨髄性白血病に対してまず行うべき治療はどれか。
　　a　多剤併用化学療法　　　　b　自家造血幹細胞移植
　　c　同種造血幹細胞移植　　　d　インターフェロン投与
　　e　チロシンキナーゼ阻害薬投与

□□□ 109I
18 粘膜刺激症状を呈する有毒ガスはどれか。
　　a　サリン　　　　　b　ブタン　　　　　c　亜硫酸ガス
　　d　一酸化炭素　　　e　シアン化水素

□□□ 109I
19 女性生殖器から細胞診の検体を採取するために用いる器具の写真（**別冊** No. 4）を別に示す。
　これらの器具を用いて検査する共通の部位はどれか。
　　a　卵巣　　　　b　卵管　　　　c　子宮体部
　　d　子宮頸部　　e　腟

別　冊
No. 4

□□□ 109I
20 不育症の原因として**考えにくい**のはどれか。
　a 子宮奇形　　　　b 月経前症候群　　　c 甲状腺機能低下症
　d 染色体均衡型転座　e 抗リン脂質抗体症候群

□□□ 109I
21 脳梗塞に対して t-PA〈tissue plasminogen activator〉による血栓溶解療法を行う際に，事前に確認する**必要がない**のはどれか。
　a 血小板数
　b 頭部単純 CT
　c 動脈血ガス分析
　d 頭蓋内出血の既往歴
　e PT-INR〈prothrombin time-international normalized ratio〉

□□□ 109I
22 軽微な外傷による複数回の四肢の骨折歴があり，難聴を伴う 18 歳男子の眼の写真（**別冊** No. 5）を別に示す。診断として最も考えられるのはどれか。
　a 先端巨大症　　　b 大理石骨病　　　c 軟骨無形成症
　d 骨形成不全症　　e 原発性骨粗鬆症

別　冊
No. 5

□□□ 109I
23 3 か月児の股関節エックス線写真の正面像（**別冊** No. 6）を別に示す。
　診断として正しいのはどれか。
　a Perthes 病　　　　b 骨端線離開　　　c 単純性股関節炎
　d 大腿骨頭すべり症　e 発育性股関節形成不全

別　冊
No. 6

□□□ 109I
24 頭部外傷患者の受傷後4時間の頭部単純CT（**別冊** No. 7）を別に示す。
出血源として最も考えられるのはどれか。
 a 架橋静脈   b 後大脳動脈   c 中大脳動脈
 d 中硬膜動脈 e 上矢状静脈洞

別冊
No. 7

□□□ 109I
25 治療薬と疾患の組合せで**誤っている**のはどれか。
 a GnRH アゴニスト ──────────── 子宮筋腫
 b カルシトニン製剤 ──────────── 高カルシウム血症
 c 副甲状腺ホルモン〈PTH〉製剤 ─────── 骨粗鬆症
 d デスモプレシン〈DDAVP〉製剤 ─────── 高血圧症
 e グルカゴン類似ペプチド1〈GLP-1〉製剤 ── 糖尿病

□□□ 109I
26 糖尿病の患者で毎日のウォーキングを積極的に勧めてよいのはどれか。
 a 肥満で，膝関節痛を伴う。
 b 体重減少があり，尿ケトン体が陽性である。
 c 視力低下を訴え，増殖糖尿病網膜症を認める。
 d 両下腿に浮腫が著明で，蛋白尿（3.5 g/日）を認める。
 e 間欠性跛行を主訴とし，右足背動脈の触知が不良である。

□□□ 109I
27 Down症候群で合併しやすい内分泌疾患はどれか。
 a 尿崩症   b クレチン症   c Basedow病
 d Cushing症候群 e 原発性アルドステロン症

□□□ 109I
28 小児期の皮膚筋炎で正しいのはどれか。
 a 男児に多い。   b 悪性腫瘍の合併が多い。
 c 死因は横紋筋融解症が多い。   d 診断にはMRIが有用である。
 e 抗Jo-1抗体は半数の患者に陽性を示す。

□□□ 109I
29 血管炎に特異性の高い徴候はどれか。
 a 弛張熱
 b 結節性紅斑
 c 爪下線状出血
 d 多発単神経炎
 e 早朝の呼吸困難

□□□ 109I
30 マイコプラズマ肺炎で正しいのはどれか。
 a 重症肺炎が多い。
 b 50歳代に最も多い。
 c 比較的徐脈を呈することが多い。
 d Gram染色で陰性桿菌が観察される。
 e マクロライド系抗菌薬耐性株が5年前と比較して増加している。

□□□ 109I
31 食中毒の原因となるのはどれか。
 a たらの芽
 b 青いトマト
 c 芽キャベツ
 d 発芽した大豆
 e ジャガイモの新芽

□□□ 109I
32 飲酒について正しいのはどれか。
 a 我が国のアルコール消費量は近年，増加傾向を示している。
 b 適度な飲酒の量は純アルコールで1日平均40gとされている。
 c 飲酒開始年齢とアルコール依存症の発症リスクとは関係がない。
 d 女性は男性と比較してアルコールによる臓器障害を起こしやすい。
 e 1日平均飲酒量が増えるとともに虚血性心疾患の罹患率は直線的に上昇する。

□□□ 109I
33 播種性血管内凝固〈DIC〉でみられるのはどれか。2つ選べ。
 a PT延長
 b APTT延長
 c 血小板増加
 d 赤血球増加
 e 白血球減少

□□□ 109I
34 糖尿病網膜症の初期からみられる所見はどれか。2つ選べ。
 a 軟性白斑
 b 網膜出血
 c 硝子体出血
 d 毛細血管瘤
 e 網膜新生血管

□□□ 109I
35 房室弁の先天異常を伴う心疾患はどれか。2つ選べ。
　a 総動脈幹症　　　b Ebstein 奇形　　　c 心内膜床欠損症
　d 心室中隔欠損症　e 完全大血管転位症

□□□ 109I
36 大動脈弁閉鎖不全症の進行を示唆する徴候はどれか。2つ選べ。
　a 脈圧の減少　　　　　　　b 狭心痛の出現
　c 爪床血管拍動の消失　　　d 拡張期心雑音の高調化
　e 心尖拍動の左下方への偏位

□□□ 109I
37 上腸間膜動脈閉塞症の原因となるのはどれか。2つ選べ。
　a 肝硬変　　　　b 心房細動　　　c 慢性膵炎
　d 動脈硬化症　　e 習慣性便秘症

□□□ 109I
38 頸部リンパ節生検組織の H-E 染色標本（別冊 No. 8A, B）を別に示す。染色体検査では t(14 ; 18) 転座が認められた。
　腫瘍細胞に発現している可能性が高いのはどれか。2つ選べ。
　a CD3　　b CD4　　c CD8　　d CD10　　e CD20

別　冊
No. 8 A, B

□□□ 109I
39 更年期障害に対するホルモン補充療法の禁忌はどれか。2つ選べ。
　a 乳癌　　　　b うつ病　　　c 骨粗鬆症
　d 脂質異常症　e 深部静脈血栓症

□□□ 109I
40 片頭痛で正しいのはどれか。2つ選べ。
　a 男性に多い。　　　　　　b 入眠中に多い。
　c 拍動性の痛みが多い。　　d セロトニンが関与する。
　e 発作予防にトリプタンを用いる。

41 31歳の初産婦。妊娠33週2日。切迫早産と診断され妊娠28週から入院中である。「数時間前から少しずつおなかが痛くなってきて、赤ちゃんの動きが少ない」との訴えがあり診察した。腟鏡診で分泌物は褐色少量。内診で子宮口は閉鎖している。胎児心拍数陣痛図で頻回の子宮収縮と遅発一過性徐脈を認め，胎児機能不全と診断し緊急帝王切開を行った。帝王切開時，羊水は血性で胎盤母体面に凝血塊を伴っていた。児娩出後の子宮の写真（別冊 No. 9）を別に示す。

胎児機能不全の原因として最も考えられるのはどれか。
a 臍帯断裂
b 子宮破裂
c 前置胎盤
d 絨毛膜羊膜炎
e 常位胎盤早期剝離

別　冊
No. 9

42 29歳の初妊婦。妊娠35週。胎動減少を主訴に来院した。妊娠34週まで特に異常を指摘されていない。数日前から胎動が少ないような気がするため受診した。腹痛の自覚はない。身長162 cm，体重64 kg（非妊時57 kg）。体温36.5℃。脈拍84/分，整。血圧120/78 mmHg。子宮底長32 cm，腹囲87 cm。下腿に浮腫を認めない。ノンストレステスト〈NST〉実施時の胎児心拍数陣痛図（別冊 No. 10）を別に示す。

今後の方針として適切なのはどれか。
a 帰宅させる。
b 分娩誘発を行う。
c 帝王切開を行う。
d 臍帯穿刺により胎児血液検査を行う。
e BPS〈biophysical profile score〉を評価する。

別　冊
No. 10

43 61歳の女性。無表情，無関心で元気がなくなったことを心配した家族に伴われて来院した。半年前から毎日，同じ時間に寝て起き，必ず同じ経路を散歩し，同じ料理しか作らず，他の家事をしなくなってきた。夫が注意しても平気な態度を示す。夫は「些細なことで急に怒り出すこともあって，人が変わってしまったようだ」と言う。診察室に入った途端に，自分では困ったことはないと挨拶もせず帰ろうとする。問題行動についての質問には返答しない。明らかな記銘力の低下を認めない。神経学的所見を含め身体所見に異常を認めない。

最も考えられるのはどれか。
a 強迫性障害
b 脳血管性認知症
c 前頭側頭型認知症
d Lewy小体型認知症
e Alzheimer型認知症

□□□ 109I
44 15歳の男子。夜間の異常行動を主訴に母親とともに来院した。2週前，午前1時ころ患者の部屋で大きな音がしたため母親が確認に行くと，患者がうつろな眼差しで部屋の中を歩いており，目覚まし時計が床に転がっていた。手をつかもうとすると急に暴れ始め抑え切れなかったため父親を呼びに行き，部屋に戻るとベッドの中で寝ていた。翌日に確認すると「夜の10時半ころから朝までぐっすり寝ていた」と述べ，昨夜の出来事を全く覚えていなかった。昨晩も同様の状態がみられたため受診した。身体所見，血液生化学所見および脳波所見に異常を認めない。
最も考えられるのはどれか。
a 夜驚症　　　　　　　　b 悪夢障害
c 夢中遊行症　　　　　　d レム〈REM〉睡眠行動障害
e 睡眠覚醒スケジュール障害

□□□ 109I
45 79歳の女性。左内眼角部の腫脹を主訴に来院した。1週前から腫脹と発赤とが徐々に増強し痛みも強くなってきたため受診した。顔面の写真（**別冊** No. 11）を別に示す。
まず行うべき検査はどれか。
a 組織診　　　　b 涙液培養　　　　c 眼窩部CT
d 超音波検査　　e フレアセルフォトメトリ

別　冊
No. 11

□□□ 109I
46 45歳の男性。左眼の視力低下を主訴に来院した。1か月前から左眼で中心が見にくく，物が小さく見えるようになった。矯正視力は右1.2，左0.9。左眼の眼底写真（**別冊** No. 12A），蛍光眼底造影写真（**別冊** No. 12B）及び光干渉断層計〈OCT〉の結果（**別冊** No. 12C）を別に示す。
この疾患について正しいのはどれか。
a 遠視化する。　　b 遺伝性である。　　c 虹彩炎を伴う。
d 眼圧が高くなる。　e 新生血管を認める。

別　冊
No. 12 A, B, C

109I
47 60歳の男性。舌の痛みを主訴に来院した。3か月前から舌右縁から口腔底にかけて疼痛が続いており改善しないため受診した。疼痛の部位に粘膜不整を認め，生検で扁平上皮癌の病理診断であった。頸部リンパ節転移や遠隔転移を認めない。口腔内の写真（**別冊** No. **13A，B**），頭頸部造影 MRI の脂肪抑制 T1 強調像（**別冊** No. **13C**）及び頭頸部 PET/CT の冠状断像（**別冊** No. **13D**）を別に示す。
　最も適切な治療法はどれか。
　a　放射線治療　　　b　舌全摘出術　　　c　抗癌化学療法
　d　レーザー蒸散術　　e　舌・口腔底切除術

別　冊
No. 13　A，B，C，D

109I
48 80歳の男性。発熱と食欲低下とを主訴に来院した。半年前から食事中にむせることがあった。3か月前に発熱で入院しペニシリン系抗菌薬で治癒した。2日前から発熱が出現し食事摂取ができなくなったため受診した。胸部エックス線写真で右下肺野に浸潤影を認め，前回と同じ抗菌薬で軽快した。1年前に脳梗塞の既往がある。
　この患者の繰り返す病態の予防に効果が期待できるのはどれか。
　a　口腔ケア　　　　　　　　b　食後の臥位安静
　c　鎮咳薬の服用　　　　　　d　向精神薬の服用
　e　ヒスタミン H_2 受容体拮抗薬の服用

□□□ 109I
49 75歳の男性。乾性咳嗽と発熱とを主訴に来院した。5日前に湿性咳嗽，喀痰および発熱が生じたため自宅近くの診療所を受診し，非ステロイド性抗炎症薬と抗菌薬とを5日分処方された。内服3日目には解熱したが5日目に乾性咳嗽と発熱とが出現したため再び診療所を受診し，胸部エックス線写真で異常を認めたため紹介されて受診した。身長 165 cm，体重 63 kg。体温 37.3℃。脈拍 64/分，整。血圧 132/64 mmHg。呼吸数 20/分。咽頭に発赤を認めない。頸静脈の怒張を認めない。心音に異常を認めない。両側に fine crackles を聴取する。下腿に浮腫を認めない。血液所見：赤血球 376万，Hb 13.7 g/dL，Ht 35％，白血球 10,100（桿状核好中球 4％，分葉核好中球 76％，好酸球 3％，好塩基球 0％，単球 5％，リンパ球 12％），血小板 35万。血液生化学所見：LD 386 IU/L（基準 176〜353），尿素窒素 14 mg/dL，クレアチニン 0.8 mg/dL，血糖 98 mg/dL，HbA1c 6.1％（基準 4.6〜6.2），脳性ナトリウム利尿ペプチド〈BNP〉23.9 pg/mL（基準 18.4以下），KL-6 632 U/mL（基準 500未満）。免疫血清学所見：CRP 5.0 mg/dL，β-D-グルカン 4 pg/mL 未満（基準 10以下），サイトメガロウイルス抗原陰性。動脈血ガス分析（room air）：pH 7.43，$PaCO_2$ 36 Torr，PaO_2 69 Torr，HCO_3^- 23 mEq/L。気管支肺胞洗浄液所見：細胞数 $3.5×10^6$/mL（肺胞マクロファージ 12％，リンパ球 85％，好中球 1％，好酸球 2％）。胸部エックス線写真（**別冊** No.**14A**）と胸部CT（**別冊** No.**14B**）とを別に示す。

最も考えられる疾患はどれか。
a 薬剤性肺炎　　　b 急性左心不全　　　c 日和見感染症
d 特発性肺線維症　e 急性呼吸促迫症候群

別冊
No. 14 A, B

□□□ 109I
50 56歳の男性。胸部圧迫感を主訴に来院した。6か月前に肺内転移を伴う肺腺癌と診断され抗癌化学療法を行った。その後，経過観察していたが，2日前から胸部不快感があり次第に胸部圧迫感を伴うようになったため受診した。身長 172 cm，体重 63 kg。体温 37.3℃。脈拍 116/分，整。血圧 88/58 mmHg。呼吸数 24/分。SpO_2 94％（room air）。Ⅰ音とⅡ音とが減弱している。呼吸音に異常を認めない。血液所見：赤血球 398万，Hb 10.9 g/dL，Ht 33％，白血球 4,300，血小板 14万。血液生化学所見：総蛋白 6.5 g/dL，アルブミン 3.2 g/dL，AST 58 IU/L，ALT 63 IU/L，尿素窒素 12 mg/dL，クレアチニン 0.9 mg/dL，Na 131 mEq/L，K 4.4 mEq/L，Cl 97 mEq/L，CEA 24 ng/mL（基準 5以下）。CRP 2.3 mg/dL。胸部エックス線写真（**別冊** No.**15A**）と胸部造影CT（**別冊** No.**15B**）とを別に示す。

治療として適切なのはどれか。
a 抗凝固薬投与　　　b 心囊ドレナージ　　c 気管支拡張薬投与
d 気管支動脈塞栓術　e 副腎皮質ステロイド投与

別冊
No. 15 A, B

□□□ 109I
51 16歳の女子。呼吸困難のため搬入された。母親と口論した後に息苦しさと両手足のしびれ感とを訴え，次第に増悪するため救急搬送された。意識は清明。身長160 cm，体重52 kg。体温36.4℃。心拍数96/分，整。血圧96/48 mmHg。呼吸数22/分。顔貌は不安様である。眼瞼結膜と眼球結膜とに異常を認めない。心音と呼吸音とに異常を認めない。両手指は硬直している。血液所見：赤血球380万，Hb 13.0 g/dL，Ht 38%，白血球6,800，血小板25万。
この患者でみられるのはどれか。
a 右心負荷　　　　b 肺過膨張　　　　c SpO_2低下
d 血清LD高値　　 e アルカローシス

□□□ 109I
52 64歳の男性。2年前に脳梗塞を発症し，左上下肢の完全麻痺で在宅にて療養中である。5年前から心房細動と心不全とに対して内服治療中である。食事は全量摂取するが，時々，食事中に咳き込むことがある。日中は家族の介助により車椅子で移動している。
今後，在宅診療を続ける過程で心不全増悪を示唆する所見でないのはどれか。
a 体重増加　　　　b 下腿浮腫　　　　c 易疲労性
d 起坐呼吸　　　　e 吸気性喘鳴（stridor）

□□□ 109I
53 41歳の男性。労作時息切れを主訴に来院した。2，3か月前から坂道を歩くと息切れを自覚するようになり，1か月前から夜間就眠時にも呼吸困難を自覚するようになり受診した。18歳時に気胸で入院した。父親が心臓病を指摘されている。兄弟が3人おりいずれも高身長である。身長188 cm，体重62 kg。脈拍84/分，整。血圧110/34 mmHg。胸骨左縁第3肋間を最強点とするⅢ/Ⅵの拡張期雑音を聴取する。胸部エックス線写真（別冊No. 16A，B）を別に示す。血液生化学検査，呼吸機能検査，心エコー検査および胸部造影CTを予定した。
認められる可能性が高いのはどれか。
a CRP高値　　　　b 僧帽弁逆流　　　c 大動脈基部拡大
d 閉塞性換気障害　 e 肺動脈主幹部拡大

別冊
No. 16 A，B

□□□ 109I
54 55歳の男性。全身倦怠感，体重減少および腹痛を主訴に来院した。過敏性腸症候群の診断で5年前から症状に応じて外来診療を受けている。3か月前から全身倦怠感が続き，この3か月で体重が5kg減少した。1か月前から内服を継続していたが右下腹部痛が増悪してきた。4，5日前から仕事への意欲が低下し職場での人間関係がうまくいかなくなったため受診した。喫煙歴と飲酒歴とはない。身長155cm，体重49kg。脈拍84/分，整。血圧100/78mmHg。眼瞼結膜は貧血様である。腹部は平坦，軟で，圧痛を認めない。便通は週3回で硬便であるが，明らかな血便はなく，ほぼ1日中腹痛がある。血液所見：赤血球274万，Hb 7.6g/dL，Ht 22%，白血球5,400，血小板28万。血液生化学所見：総蛋白6.3g/dL，アルブミン3.6g/dL，総ビリルビン1.0mg/dL，AST 21IU/L，ALT 11IU/L，LD 179IU/L（基準176〜353），ALP 227IU/L（基準115〜359），γ-GTP 40IU/L（基準8〜50），尿素窒素17mg/dL，クレアチニン0.9mg/dL。CRP 0.1mg/dL。
　対応として適切なのはどれか。
a　精神科医へのコンサルテーション　　b　過敏性腸症候群の治療薬変更
c　器質的疾患の検索　　　　　　　　　d　中心静脈栄養
e　経過観察

□□□ 109I
55 7か月の乳児。頻回のけいれん発作を主訴に母親に連れられて来院した。母親の妊娠・分娩経過に異常なく，定頸は5か月であった。6か月ころより首を前に倒すようなけいれん様発作が1日に何度も出現するようになった。身長67.0cm，体重8.0kg。体温36.5℃。脈拍116/分，整。血圧80/46mmHg。呼吸数24/分。SpO₂ 98%（room air）。心音と呼吸音とに異常を認めない。腹部は平坦，軟で，肝・脾を触知しない。体幹と殿部とに白斑を5個認める。血液所見：赤血球400万，Hb 10.5g/dL，Ht 38%，白血球10,000，血小板25万。頭部単純CTで脳室周囲の石灰化像を認める。
　最も考えられるのはどれか。
a　結節性紅斑　　　　　　b　結節性硬化症　　　　　c　Sturge-Weber病
d　von Hippel-Lindau病　　e　Werdnig-Hoffmann病

□□□ 109I
56 68歳の男性。左下肢の紫斑を主訴に来院した。2週前から左下肢に紫斑が出現し徐々に拡大した。1週前から左下肢に疼痛も自覚するようになったため受診した。これまでに出血症状の既往はない。意識は清明。体温36.4℃。血圧154/88mmHg。腹部は平坦，軟で，圧痛や抵抗を認めない。血液所見：赤血球210万，Hb 6.8g/dL，Ht 20%，白血球6,400（桿状核好中球6%，分葉核好中球54%，好酸球2%，単球6%，リンパ球32%），血小板30万，出血時間3分20秒（基準7分以下），PT 90%（基準80〜120），APTT 64.7秒（基準対照32.2），血漿フィブリノゲン256mg/dL（基準200〜400），血清FDP 4μg/mL（基準10以下）。凝固因子検査の結果は第Ⅷ因子活性6%（基準78〜165），第Ⅸ因子活性92%（基準67〜152），von Willebrand因子活性は正常であった。左大腿から膝関節部内側の写真（**別冊** No.17）を別に示す。
　最も考えられるのはどれか。
a　血友病A　　　　　　　　b　血友病B
c　後天性血友病　　　　　　d　播種性血管内凝固〈DIC〉
e　特発性血小板減少性紫斑病

別　冊
No. 17

57 58歳の男性。発熱，皮疹および関節痛を主訴に来院した。14日前に急性腰痛症のため自宅近くの診療所で非ステロイド性抗炎症薬を処方され服用していた。2日前から発熱，皮疹および関節痛が出現し増悪してきたため受診した。既往歴に特記すべきことはない。体温37.3℃。脈拍84/分，整。血圧138/86 mmHg。全身に紅斑性丘疹を播種状に認める。両側の肩関節，肘関節および膝関節に疼痛と腫脹とを認める。尿所見：蛋白（±），糖（-），潜血（±），沈渣に赤血球1〜4/1視野，白血球5〜9/1視野。β_2-マイクログロブリン54,630 μg/L（基準200以下）。血液所見：赤血球350万，Hb 10.8 g/dL，Ht 32%，白血球9,600（分葉核好中球49%，好酸球24%，好塩基球1%，単球1%，リンパ球25%），血小板34万。血液生化学所見：総蛋白7.0 g/dL，アルブミン3.8 g/dL，IgG 1,410 mg/dL（基準960〜1,960），IgA 200 mg/dL（基準110〜410），IgE 320 IU/mL（基準250未満），尿素窒素24 mg/dL，クレアチニン1.6 mg/dL，HbA1c 5.4%（基準4.6〜6.2）。腎生検のPAS染色標本（**別冊** No. **18**）を別に示す。蛍光抗体法では糸球体に免疫グロブリンの沈着を認めない。

診断はどれか。
 a 悪性腎硬化症　　b 急性間質性腎炎　　c 紫斑病性腎炎
 d 糖尿病腎症　　　e 膜性腎症

```
別　冊
No. 18
```

58 48歳の女性。2回経妊2回経産婦。月経痛を主訴に来院した。5年前から子宮筋腫を指摘されている。最近，月経時の下腹部痛が強くなったため受診した。月経周期は26日型，整。持続10日間。血液所見：赤血球340万，Hb 6.0 g/dL，Ht 26%，白血球4,200，血小板33万。骨盤部MRIのT2強調矢状断像（**別冊** No. **19**）を別に示す。子宮摘出手術を行うこととした。

それまでの管理として**投与すべきでない**のはどれか。
 a 鉄剤　　　　　　b 止血薬　　　　　c 鎮痛薬
 d エストロゲン　　e GnRHアゴニスト

```
別　冊
No. 19
```

109I

59 30歳の男性。挙児希望を主訴に来院した。結婚後2年間，排卵日に性交渉をもったが妻は妊娠しなかった。28歳の妻は産婦人科を受診し異常を指摘されていない。腹部の視診と触診で異常を認めない。外陰部の触診で両側精管に異常を認めない。血液生化学所見：LH 3.2 mIU/mL（基準 1.8〜5.0），FSH 23.3 mIU/mL（基準 2.0〜8.0），テストステロン 285 ng/dL（基準 201〜750）。染色体検査は46，XYであった。精巣容積は両側ともに6 mL（基準 10〜14）。精液検査で精液中に精子を認めない。精巣生検において精巣内に運動精子をわずかに認める。
この患者について正しいのはどれか。
a 乏精子症に分類される。
b Klinefelter症候群である。
c 精管の閉塞の可能性が高い。
d 体外受精・胚移植の適応がある。
e ゴナドトロピン補充療法が奏功する。

109I

60 30歳の女性。眼瞼下垂を主訴に来院した。20歳ころから両まぶたが下がってきたことと両側の難聴とを自覚していたが，最近，さらに物が見にくくなったため受診した。意識は清明。身長 144 cm，体重 36 kg。脈拍 80/分，整。血圧 112/68 mmHg。両側の眼瞼下垂を認める。眼球は正中に固定し，眼球頭反射を認めない。両側の高度感音難聴を認める。徒手筋力テストで四肢の近位筋は4に低下している。CK 190 IU/L（基準 30〜140）。右大腿四頭筋で施行した筋生検の Gomori-trichrome 染色標本（別冊 No. 20）を別に示す。
最も考えられるのはどれか。
a 皮膚筋炎
b 重症筋無力症
c 進行性核上性麻痺
d ミトコンドリア脳筋症
e 筋強直性ジストロフィー

別冊
No. 20

109I

61 6歳の男児。2時間前に公園の遊具から転落して右肘を打って受傷したため搬入された。母親の話では受傷直後は指を動かしていたとのことであるが，次第に指の動きが少なくなり救急搬送された。既往歴に特記すべきことはない。脈拍 92/分，整。血圧 112/68 mmHg。右上肢を痛がり動かさない。痛みが強く泣き止まず指を全く動かそうとしない。右肘から前腕近位は腫脹が強く，右橈骨動脈は触知できるが左側に比べると弱い。右手指を他動的に伸展させようとすると疼痛が増強する。感覚に関する検査は施行できなかった。右上肢の写真（別冊 No. 21A）と肘部エックス線写真（別冊 No. 21B, C）を別に示す。
次に行うべき検査はどれか。
a 動脈造影
b 右肘部CT
c 右肘部MRI
d 区画内圧測定
e 前腕周囲径計測

別冊
No. 21 A, B, C

□□□ 109I
62 56歳の女性。全身倦怠感を主訴に来院した。2週前から全身倦怠感を自覚し徐々に食欲も低下したため受診した。体温 37.3℃。脈拍 72/分，整。血圧 118/74 mmHg。呼吸数 12/分。眼球結膜に軽度の黄染を認める。腹部は平坦，軟で，肝・脾を触知せず，圧痛を認めない。血液所見：赤血球 411万，Hb 13.2 g/dL，Ht 39%，白血球 12,200（桿状核好中球 29%，分葉核好中球 42%，好酸球 1%，好塩基球 1%，単球 7%，リンパ球 20%），血小板 24万，PT 72%（基準 80〜120）。血液生化学所見：総蛋白 7.1 g/dL，アルブミン 3.6 g/dL，総ビリルビン 5.7 mg/dL，直接ビリルビン 4.8 mg/dL，AST 303 IU/L，ALT 211 IU/L，LD 597 IU/L（基準 176〜353），ALP 683 IU/L（基準 115〜359），γ-GTP 432 IU/L（基準 8〜50），アミラーゼ 96 IU/L（基準 37〜160），尿素窒素 12 mg/dL，クレアチニン 0.6 mg/dL，血糖 99 mg/dL，Na 139 mEq/L，K 4.4 mEq/L，Cl 98 mEq/L。CRP 2.0 mg/dL。

次に行うべき検査はどれか。
a 肝生検
b 腹部造影 CT
c 腹部造影 MRI
d 腹部超音波検査
e 内視鏡的逆行性胆管膵管造影〈ERCP〉

□□□ 109I
63 9歳の男児。遺伝子診断を希望した両親に連れられて来院した。3歳ころに歩容異常と床からの立ち上り困難とに気付かれ筋ジストロフィーと診断された。歩行障害は次第に進行し，かろうじて支え立ちができる程度となった。両親は新聞報道で筋ジストロフィーの遺伝子治療の臨床試験が始まることを知り，事前に必要な検査を希望している。頭部の筋は正常で舌は大きい。四肢体幹筋は萎縮しており，徒手筋力テストで下肢近位筋が 2，遠位筋が 4 である。腱反射は消失している。白血球から DNA を抽出し，ジストロフィン遺伝子の複数のエクソンを同時に PCR 法で増幅してアガロースゲル電気泳動した。結果の一部（**別冊** No. 22）を別に示す。矢印で所見を示す。

診断はどれか。
a 筋強直性ジストロフィー
b 肢帯型筋ジストロフィー
c Duchenne 型筋ジストロフィー
d 福山型先天性筋ジストロフィー
e 顔面肩甲上腕型筋ジストロフィー

別　冊
No. 22

□□□ 109I
64 1歳1か月の男児。体重増加不良，筋力低下および発達の遅れから先天代謝異常が疑われ精査のため母親に連れられて来院した。寝返りはできず，呼吸器感染症を繰り返している。血清セルロプラスミン値は低値である。身体所見で認められるのはどれか。
a 肝脾腫
b 頭囲拡大
c 毛髪の異常
d Kayser-Fleischer 輪
e 桜実紅斑〈cherry-red spot〉

□□□ 109I
65 32歳の男性。急に身体に力が入らなくなったため救急搬送された。過去にも2，3度似たようなエピソードがあったが自然軽快したためそのままにしていた。意識は清明。脈拍84/分，整。血圧200/110 mmHg。呼吸数16/分。近位筋に強い全身筋力低下があり起きあがれない。体型はやや女性的で，幼いころは女児とよく間違われたという。血液生化学所見：Na 146 mEq/L，K 1.8 mEq/L，Cl 104 mEq/L。動脈血ガス分析（room air）：pH 7.53，PaCO₂ 43 Torr，PaO₂ 87 Torr，HCO₃⁻ 35 mEq/L。カリウム含有の補液治療を受け，動けるようになった。
　最も考えられるのはどれか。
　a　Basedow病
　b　Klinefelter症候群
　c　アンドロゲン不応症
　d　原発性アルドステロン症
　e　先天性副腎皮質過形成（17α-hydroxylase欠損症）

□□□ 109I
66 52歳の男性。胸やけを主訴に来院した。半年前から食後に約30分続く胸やけがあり1か月前から増悪してきたため受診した。数年前から寒冷時に指が白くなることに気付いていた。1年前から両手指，手背および前腕の皮膚がつまめなくなり，両手の指腹に小潰瘍を認めていた。手の写真（別冊 No. 23）を別に示す。
　最も考えられる疾患はどれか。
　a　ペラグラ　　　　　　　　　b　結節性多発動脈炎
　c　クリオグロブリン血症　　　d　全身性硬化症〈強皮症〉
　e　全身性エリテマトーデス〈SLE〉

別　冊
No. 23

□□□ 109I
67 7か月の乳児。発熱のため母親に連れられて来院した。2日前の昼過ぎから発熱があり就寝前の体温は39.0℃であった。昨日も38.9℃の発熱があったが他に目立った症状はなかった。食欲は良好で，普段より軟らかい便が2回あった。元気に泣いている。体重6.5 kg。体温39.1℃。脈拍148/分，整。SpO₂ 99%（room air）。眼球結膜に充血を認めない。口蓋垂近くの軟口蓋に紅斑を認める。口蓋扁桃に腫脹や白苔を認めない。頸部リンパ節を触知しない。心音と呼吸音とに異常を認めない。腹部は平坦，軟で，肝・脾を触知しない。皮疹を認めない。尿所見に異常を認めない。血液所見：赤血球466万，Hb 12.9 g/dL，Ht 42%，白血球3,500，血小板18万。CRP 0.5 mg/dL。特に加療することなく経過観察としたところ，受診翌日の体温は36.6℃で腹部に皮疹が出現した。
　この患児で注意すべき合併症はどれか。
　a　難聴　　　　b　急性脳症　　　　c　急性小脳失調症
　d　亜急性硬化性全脳炎　　e　特発性血小板減少性紫斑病

109I
68 57歳の女性。全身性エリテマトーデス〈SLE〉の治療のため入院中である。6週前に副腎皮質ステロイドとシクロホスファミドとの点滴を受け，現在はプレドニゾロン 40 mg/日とプロトンポンプ阻害薬とを内服している。3日前から腹痛と下痢とが続いている。意識は清明。体温 37.6℃。脈拍 96/分，整。血圧 140/80 mmHg。呼吸数 18/分。口腔内に異常を認めない。心音と呼吸音とに異常を認めない。腹部は膨満し，臍部を中心に強い圧痛がある。筋性防御はない。肝・脾を触知しない。原因検索のため行った下部消化管内視鏡像（別冊 No. 24A，B）と粘膜生検のH-E染色標本（別冊 No. 24C）とを別に示す。
　腹痛と下痢の原因として最も考えられるのはどれか。
　a　サイトメガロウイルス　　b　黄色ブドウ球菌　　c　アスペルギルス
　d　ノカルジア　　　　　　　e　カンジダ

別　冊
No. 24 A，B，C

109I
69 75歳の女性。意識混濁のため搬入された。4か月前から易怒性，興奮および不眠が出現し，健忘が急速に進行した。1か月前から床上生活となり，幻視も出現して意思疎通が困難となった。昨日から意識が混濁し回復しないため救急搬送された。海外渡航歴，輸血歴および手術歴はない。意識レベルはJCS I-3。開瞼しているが眼球は浮動しており，追視せず意思疎通は困難である。身長 155 cm，体重 58 kg。体温 36.2℃。脈拍 60/分，整。血圧 112/68 mmHg。呼吸数 20/分。四肢に筋強剛を認め，両上肢と左下肢とにピクつくような素早い不随意運動を周期性に認める。腱反射は全般に亢進しているが，Babinski 徴候は陰性である。尿所見，血液所見および血液生化学所見に異常を認めない。頭部 MRI の拡散強調像（別冊 No. 25）を別に示す。
　この患者における感染防御で最も注意すべきなのはどれか。
　a　脳波検査　　　　　　b　喀痰培養　　　　　c　脳脊髄液検査
　d　動脈血ガス分析　　　e　上部消化管内視鏡検査

別　冊
No. 25

109I
70 30歳の男性。大企業の営業職。気分が晴れず職場に行くことができないことを主訴に妻に付き添われて来院した。3か月前に商品納入のトラブルで取引先の会社の担当者に罵倒され，その後，自責の念が強くなり，抑うつ気分，早朝覚醒および倦怠感が続き，3日前から会社に行けないと休むようになった。2週前の会社の健康診断では異常を指摘されていない。身体所見，臨床検査および画像検査で異常を認めない。
　抑うつへの治療とともにとるべき対応として適切なのはどれか。
　a　労働災害の認定をする。　　　　b　労働基準監督署に連絡する。
　c　直ちに転職することを勧める。　d　産業医にも相談することを勧める。
　e　取引先の産業医に状況を確認する。

109I
71 78歳の男性。気分不良のため搬入された。3年前から慢性腎不全のため血液透析を受けている。昨日午後の透析後、発熱と気分不良とを認め、安静にしていたが改善しないため今朝8時に救急搬送された。身長158 cm、体重55 kg。体温37.5℃。脈拍140/分、整。血圧86/56 mmHg。右殿部から大腿にかけて発赤と腫脹とを認め、会陰部右側と陰嚢とに潰瘍があり、悪臭のある膿が出ている。血液所見：赤血球378万、Hb 11.8 g/dL、Ht 36％、白血球16,900（桿状核好中球36％、分葉核好中球60％）、血小板14万。血液生化学所見：総蛋白6.1 g/dL、アルブミン3.0 g/dL、AST 14 IU/L、ALT 8 IU/L、LD 245 IU/L（基準176〜353）、尿素窒素45 mg/dL、クレアチニン7.8 mg/dL、Na 137 mEq/L、K 3.9 mEq/L、Cl 100 mEq/L、プロカルシトニン23.4 ng/mL（基準0.05以下）。CRP 21 mg/dL。外陰部の写真（別冊 No. 26A）と腹部・骨盤部単純CT（別冊 No. 26B）とを別に示す。

輸液による循環管理と抗菌薬全身投与とともに、早期に行うべき治療はどれか。
a 抗真菌薬投与
b 創の縫合閉鎖
c 切開排膿ドレナージ
d 免疫グロブリン製剤投与
e 副腎皮質ステロイド投与

別 冊
No. 26 A, B

109I
72 75歳の女性。顔面紅潮を主訴に来院した。半年前から家族に顔が赤くなったと言われるようになった。めまいや頭重感を時々自覚するようになったため受診した。喫煙歴はない。身長145 cm、体重50 kg。体温36.5℃。脈拍68/分、整。血圧158/90 mmHg。顔面は紅潮している。腹部は平坦、軟で、肝・脾を触知しない。血液所見：赤血球773万、Hb 19.3 g/dL、Ht 61％、白血球15,320（桿状核好中球20％、分葉核好中球55％、好酸球2％、単球6％、リンパ球17％）、血小板59万、好中球アルカリフォスファターゼスコア440（基準120〜320）。血液生化学所見：総蛋白6.6 g/dL、総ビリルビン0.5 mg/dL、AST 20 IU/L、ALT 25 IU/L、LD 471 IU/L（基準176〜353）、尿素窒素18 mg/dL、クレアチニン0.6 mg/dL、尿酸8.0 mg/dL、Fe 29 μg/dL、ビタミンB$_{12}$ 1,200 pg/mL（基準250〜950）、エリスロポエチン2 mIU/mL（基準8〜36）。CRP 0.1 mg/dL。腹部超音波像で軽度の脾腫を認める。骨髄穿刺検査では有核細胞数72.5万で、赤芽球、顆粒球および巨核球の3血球系統が増加している。

今後の治療として適切なのはどれか。2つ選べ。
a 瀉血
b 鉄剤投与
c 造血幹細胞移植
d 低用量アスピリン投与
e 多剤併用抗癌化学療法

☐☐☐ 109I
73 70歳の女性。下腿浮腫を主訴に来院した。7年前から健康診断で蛋白尿を指摘されていたが医療機関を受診しなかった。5年前から両下肢に浮腫が出現し，増悪と軽快とを繰り返していた。2週前から浮腫が高度となり歩行障害をきたしたため受診した。身長158cm，体重60kg。体温37.6℃。脈拍64/分，整。血圧152/90mmHg。呼吸数16/分。顔面は浮腫状である。心音と呼吸音とに異常を認めない。腹部は平坦，軟で，肝・脾を触知しない。脛骨前面に圧痕を残す浮腫を認める。尿所見：蛋白3+，糖（−），潜血（±）。血液所見：赤血球486万，Hb 12.8 g/dL，Ht 38%，白血球6,200，血小板34万。血液生化学所見：総蛋白4.8 g/dL，アルブミン2.8 g/dL，尿素窒素20 mg/dL，クレアチニン0.7 mg/dL，Na 135 mEq/L，K 4.2 mEq/L，Cl 98 mEq/L。腎生検のPAM染色標本（**別冊** No. 27A），蛍光抗体IgG染色標本（**別冊** No. 27B）及び電子顕微鏡写真（**別冊** No. 27C）を別に示す。

この患者で検索すべきなのはどれか。**2つ選べ**。
a 悪性腫瘍
b 感音難聴
c 巨舌
d 脳動脈瘤
e B型肝炎ウイルス感染

別　冊
No. 27　A，B，C

☐☐☐ 109I
74 37歳の男性。左下腹部痛を主訴に来院した。深夜，就寝中に突然の左下腹部痛で目が覚めた。痛みは急激に増強し悪心と嘔吐とが出現したため受診した。意識は清明。体温36.3℃。血圧158/94 mmHg。腹部に反跳痛を認めない。左側の肋骨脊柱角に叩打痛を認める。尿所見：蛋白1+，糖（−），潜血3+，沈渣に赤血球15〜30/1視野，白血球1〜5/1視野。腹部超音波検査では左腎盂に軽度の拡張を認める以外には異常を認めない。腹部エックス線写真正面像で第3腰椎の左横突起の外側に3×2 mmの石灰化を認める。非ステロイド性抗炎症薬の坐剤を挿入して症状は軽快した。

今後の対応についての患者への説明として適切なのはどれか。**2つ選べ**。
a 「尿酸が主成分なので薬を処方しましょう」
b 「水分を十分摂取して尿量を増やしてください」
c 「また痛みが出てくるようなら手術をしましょう」
d 「痛みがなくても排石されるまで自動車の運転は危険です」
e 「左の尿管が閉塞しているのでその尿管に細いチューブを留置します」

75 31歳の男性。右陰嚢腫大を主訴に来院した。1年前から右陰嚢腫大に気付いていたが，疼痛を自覚しないため様子をみていた。1か月前から陰嚢腫大が増悪してきたため受診した。身長172cm，体重60kg。腹部は平坦，軟で，肝・脾を触知しない。外陰部では右精巣が小児頭大に腫大しているが圧痛を認めない。血液生化学所見：LD 658 IU/L（基準176〜353），hCG 12 mIU/mL，α-フェトプロテイン〈AFP〉64 ng/mL（基準20以下）。胸部CTと頭部MRIとに異常を認めない。腹部造影CT（別冊No.28）を別に示す。
この患者について正しいのはどれか。2つ選べ。
a 右陰嚢に透光性を認める。
b 所属リンパ節転移を認める。
c 5年生存率は50％と予想される。
d 精巣の針生検で組織診断を決定する。
e 予測される組織型は非セミノーマである。

別冊
No. 28

76 60歳の女性。呼吸困難を主訴に来院した。3週前から乾性咳嗽が，2週前から血痰が出現した。昨日から38℃台の発熱と呼吸困難とを生じたため受診した。意識は清明。身長150cm，体重48kg。体温37.4℃。脈拍92/分，整。血圧124/86mmHg。呼吸数24/分。SpO₂ 90％（room air）。眼瞼結膜は貧血様である。心尖部にII/VIの汎〈全〉収縮期雑音を聴取する。右胸部と右背部とにfine cracklesを聴取する。尿所見：比重1.011，蛋白1+，潜血2+。血液所見：赤血球280万，Hb 8.2 g/dL，Ht 28％，白血球13,600（桿状核好中球10％，分葉核好中球81％，好酸球1％，単球3％，リンパ球5％），血小板36万。血液生化学所見：アルブミン3.3 g/dL，AST 50 IU/L，ALT 30 IU/L，LD 710 IU/L（基準176〜353），尿素窒素16 mg/dL，クレアチニン0.6 mg/dL。免疫血清学所見：CRP 16 mg/dL，抗核抗体160倍（基準20以下），MPO-ANCA 300 EU/mL（基準20未満）。胸部CT（別冊No.29）を別に示す。
治療として適切なのはどれか。2つ選べ。
a フロセミド b ニトログリセリン c シクロホスファミド
d 副腎皮質ステロイド e サラゾスルファピリジン

別冊
No. 29

77 20歳の女性。浮腫を主訴に来院した。2週前から咽頭痛と発熱とがあり自宅近くの診療所を受診し，扁桃の腫大と滲出とが認められたため扁桃炎として治療された。数日前から顔と下肢の浮腫が出現し増悪してきたため診療所を受診し，精査のため紹介されて受診した。これまでに健康診断で異常を指摘されたことはない。脈拍88/分，整。血圧158/74 mmHg。尿所見：蛋白2+，潜血3+。
この患者で認められる可能性が高いのはどれか。2つ選べ。
a C3低下 b IgE高値 c ASO陽性
d 抗CCP抗体陽性 e 抗リン脂質抗体陽性

78 42歳の男性。人間ドックの腹部CTで異常を指摘されたため来院した。既往歴に特記すべきことはない。喫煙歴と飲酒歴とはない。身長172cm、体重75kg。脈拍76/分、整。血圧142/82mmHg。身体所見に異常を認めない。血液所見：赤血球420万、Hb 14.4 g/dL、Ht 41%、白血球8,000（桿状核好中球10%、分葉核好中球70%、単球4%、リンパ球16%）。血液生化学所見：空腹時血糖102 mg/dL、HbA1c 5.9%（基準4.6〜6.2）、Na 141 mEq/L、K 4.3 mEq/L、Cl 106 mEq/L、ACTH 7 pg/mL未満（基準60以下）、コルチゾール11.8 μg/dL（基準5.2〜12.6）、アルドステロン106 pg/mL（基準45〜106）、血漿レニン活性2.4 pg/mL/時間（基準1.2〜2.5）。尿中メタネフリン0.11 mg/日（基準0.05〜0.23）、尿中ノルメタネフリン0.14 mg/日（基準0.07〜0.26）。人間ドックの腹部単純CT（**別冊** No. **30**）を別に示す。

診断に有用な検査はどれか。**2つ選べ**。
 a　腹部超音波検査
 b　選択的副腎静脈採血
 c　カプトプリル負荷試験
 d　デキサメタゾン抑制試験
 e　^{131}I-アドステロールシンチグラフィ

別　冊
No. 30

79 58歳の男性。胸痛を主訴に来院した。1週前、プールで水泳中に締め付けられるような胸痛を初めて自覚した。痛みは数分で消失した。昨日の夕食後に同様の強い症状が出現し、約1時間で改善したためそのまま入眠した。今朝になって心配した家族に連れられて受診した。喫煙は20本/日を38年間。糖尿病にて食事指導と運動指導とを受けている。意識は清明。身長160cm、体重59kg。体温36.3℃。脈拍96/分、整。血圧150/84 mmHg。呼吸数16/分。SpO₂ 98%（room air）。眼瞼結膜に異常を認めない。頸静脈の怒張を認めない。心音と呼吸音とに異常を認めない。血液所見：赤血球430万、Hb 14.0 g/dL、Ht 36%、白血球6,200、血小板22万。血液生化学所見：心筋トロポニンT陽性、CK 239 IU/L（基準30〜140）、CK-MB 23 IU/L（基準20以下）。胸部エックス線写真で異常を認めない。心電図（**別冊** No. **31A**）と冠動脈造影像（**別冊** No. **31B、C**）とを別に示す。

治療として適切なのはどれか。**3つ選べ**。
 a　硝酸薬投与
 b　冠動脈バイパス術
 c　ヘパリンの持続静注
 d　経皮的心肺補助〈PCPS〉の実施
 e　t-PA〈tissue plasminogen activator〉の静脈内投与

別　冊
No. 31　A、B、C

80 66歳の女性。上腹部痛を主訴に来院した。昨日の夕食後から上腹部痛が出現し，本日の昼から増悪してきたため夕方に受診した。高血圧症と脂質異常症とで内服治療中である。身長 155 cm，体重 58 kg。体温 38.2℃。右季肋部に強い圧痛を認めるが，反跳痛はない。血液所見：赤血球 448万，Hb 13.8 g/dL，Ht 37%，白血球 15,800，血小板 28万。血液生化学所見：総ビリルビン 0.9 mg/dL，AST 28 IU/L，ALT 18 IU/L。CRP 9.8 mg/dL。腹部造影 CT（別冊 No. 32）を別に示す。
治療として適切なのはどれか。**3つ選べ**。

a 抗菌薬投与
b 経動脈的塞栓術
c 腹腔鏡下胆嚢摘出術
d 経皮経肝胆嚢ドレナージ
e 体外衝撃波結石破砕術〈ESWL〉

別　冊
No. 32

第109回 医師国家試験　A問題　答案用紙

※コピーしてご利用下さい。

ふりがな	
氏　名	
大学名	

解答時間	2時間（60問）
： 〜 ：	

総　得　点　【1〜60】
／140点

問題	a b c d e
1	ⓐ ⓑ ⓒ ⓓ ⓔ
2	ⓐ ⓑ ⓒ ⓓ ⓔ
3	ⓐ ⓑ ⓒ ⓓ ⓔ
4	ⓐ ⓑ ⓒ ⓓ ⓔ
5	ⓐ ⓑ ⓒ ⓓ ⓔ
6	ⓐ ⓑ ⓒ ⓓ ⓔ
7	ⓐ ⓑ ⓒ ⓓ ⓔ
8	ⓐ ⓑ ⓒ ⓓ ⓔ
9	ⓐ ⓑ ⓒ ⓓ ⓔ
10	ⓐ ⓑ ⓒ ⓓ ⓔ
11	ⓐ ⓑ ⓒ ⓓ ⓔ
12	ⓐ ⓑ ⓒ ⓓ ⓔ
13	ⓐ ⓑ ⓒ ⓓ ⓔ
14	ⓐ ⓑ ⓒ ⓓ ⓔ
15	ⓐ ⓑ ⓒ ⓓ ⓔ
16	ⓐ ⓑ ⓒ ⓓ ⓔ
17	ⓐ ⓑ ⓒ ⓓ ⓔ
18	ⓐ ⓑ ⓒ ⓓ ⓔ
19	ⓐ ⓑ ⓒ ⓓ ⓔ
20	ⓐ ⓑ ⓒ ⓓ ⓔ
21	ⓐ ⓑ ⓒ ⓓ ⓔ
22	ⓐ ⓑ ⓒ ⓓ ⓔ
23	ⓐ ⓑ ⓒ ⓓ ⓔ
24	ⓐ ⓑ ⓒ ⓓ ⓔ
25	ⓐ ⓑ ⓒ ⓓ ⓔ
26	ⓐ ⓑ ⓒ ⓓ ⓔ
27	ⓐ ⓑ ⓒ ⓓ ⓔ
28	ⓐ ⓑ ⓒ ⓓ ⓔ
29	ⓐ ⓑ ⓒ ⓓ ⓔ
30	ⓐ ⓑ ⓒ ⓓ ⓔ
31	ⓐ ⓑ ⓒ ⓓ ⓔ
32	ⓐ ⓑ ⓒ ⓓ ⓔ
33	ⓐ ⓑ ⓒ ⓓ ⓔ
34	ⓐ ⓑ ⓒ ⓓ ⓔ
35	ⓐ ⓑ ⓒ ⓓ ⓔ
36	ⓐ ⓑ ⓒ ⓓ ⓔ
37	ⓐ ⓑ ⓒ ⓓ ⓔ
38	ⓐ ⓑ ⓒ ⓓ ⓔ
39	ⓐ ⓑ ⓒ ⓓ ⓔ
40	ⓐ ⓑ ⓒ ⓓ ⓔ
41	ⓐ ⓑ ⓒ ⓓ ⓔ
42	ⓐ ⓑ ⓒ ⓓ ⓔ
43	ⓐ ⓑ ⓒ ⓓ ⓔ
44	ⓐ ⓑ ⓒ ⓓ ⓔ
45	ⓐ ⓑ ⓒ ⓓ ⓔ
46	ⓐ ⓑ ⓒ ⓓ ⓔ
47	ⓐ ⓑ ⓒ ⓓ ⓔ
48	ⓐ ⓑ ⓒ ⓓ ⓔ
49	ⓐ ⓑ ⓒ ⓓ ⓔ
50	ⓐ ⓑ ⓒ ⓓ ⓔ
51	ⓐ ⓑ ⓒ ⓓ ⓔ
52	ⓐ ⓑ ⓒ ⓓ ⓔ
53	ⓐ ⓑ ⓒ ⓓ ⓔ
54	ⓐ ⓑ ⓒ ⓓ ⓔ
55	ⓐ ⓑ ⓒ ⓓ ⓔ
56	ⓐ ⓑ ⓒ ⓓ ⓔ
57	ⓐ ⓑ ⓒ ⓓ ⓔ
58	ⓐ ⓑ ⓒ ⓓ ⓔ
59	ⓐ ⓑ ⓒ ⓓ ⓔ
60	ⓐ ⓑ ⓒ ⓓ ⓔ

【1〜20】得点　（1問1点）
／20点

【21〜60】得点　（1問3点）
／120点

★このマークシートは，実際に使用されたデザインとは異なっています。

※コピーしてご利用下さい。

第109回 医師国家試験 B問題 答案用紙

ふりがな	
氏　名	
大学名	

解答時間	1時間45分（62問）
： 〜 ：	
総得点　【1〜62】	／106点

【1〜39, 62】得点　（1問1点）　／40点

【40〜61】得点　（1問3点）　／66点

★このマークシートは，実際に使用されたデザインとは異なっています。

第109回 医師国家試験 C問題 答案用紙

※コピーしてご利用下さい。

ふりがな	
氏 名	
大学名	

解答時間	1時間（31問）
: ～ :	

総得点 【1～31】 ／63点

問題			問題	
1	ⓐ ⓑ ⓒ ⓓ ⓔ		21	ⓐ ⓑ ⓒ ⓓ ⓔ
2	ⓐ ⓑ ⓒ ⓓ ⓔ		22	ⓐ ⓑ ⓒ ⓓ ⓔ
3	ⓐ ⓑ ⓒ ⓓ ⓔ		23	ⓐ ⓑ ⓒ ⓓ ⓔ
4	ⓐ ⓑ ⓒ ⓓ ⓔ		24	ⓐ ⓑ ⓒ ⓓ ⓔ
5	ⓐ ⓑ ⓒ ⓓ ⓔ		25	ⓐ ⓑ ⓒ ⓓ ⓔ
6	ⓐ ⓑ ⓒ ⓓ ⓔ		26	ⓐ ⓑ ⓒ ⓓ ⓔ
7	ⓐ ⓑ ⓒ ⓓ ⓔ		27	ⓐ ⓑ ⓒ ⓓ ⓔ
8	ⓐ ⓑ ⓒ ⓓ ⓔ		28	ⓐ ⓑ ⓒ ⓓ ⓔ
9	ⓐ ⓑ ⓒ ⓓ ⓔ		29	ⓐ ⓑ ⓒ ⓓ ⓔ
10	ⓐ ⓑ ⓒ ⓓ ⓔ		30	ⓐ ⓑ ⓒ ⓓ ⓔ
11	ⓐ ⓑ ⓒ ⓓ ⓔ		31	ⓐ ⓑ ⓒ ⓓ ⓔ
12	ⓐ ⓑ ⓒ ⓓ ⓔ			
13	ⓐ ⓑ ⓒ ⓓ ⓔ			
14	ⓐ ⓑ ⓒ ⓓ ⓔ			
15	ⓐ ⓑ ⓒ ⓓ ⓔ			
16	ⓐ ⓑ ⓒ ⓓ ⓔ			
17	ⓐ ⓑ ⓒ ⓓ ⓔ			
18	ⓐ ⓑ ⓒ ⓓ ⓔ			
19	ⓐ ⓑ ⓒ ⓓ ⓔ			
20	ⓐ ⓑ ⓒ ⓓ ⓔ			

【1～15】得点　（1問1点）　／15点

【16～31】得点　（1問3点）　／48点

★このマークシートは，実際に使用されたデザインとは異なっています。

第109回 医師国家試験 D問題 答案用紙

※コピーしてご利用下さい。

ふりがな	
氏 名	
大学名	

解答時間	2時間（60問）
: ～ :	
総得点【1〜60】	／140点

問題		問題		問題	
1	ⓐⓑⓒⓓⓔ	21	ⓐⓑⓒⓓⓔ	41	ⓐⓑⓒⓓⓔ
2	ⓐⓑⓒⓓⓔ	22	ⓐⓑⓒⓓⓔ	42	ⓐⓑⓒⓓⓔ
3	ⓐⓑⓒⓓⓔ	23	ⓐⓑⓒⓓⓔ	43	ⓐⓑⓒⓓⓔ
4	ⓐⓑⓒⓓⓔ	24	ⓐⓑⓒⓓⓔ	44	ⓐⓑⓒⓓⓔ
5	ⓐⓑⓒⓓⓔ	25	ⓐⓑⓒⓓⓔ	45	ⓐⓑⓒⓓⓔ
6	ⓐⓑⓒⓓⓔ	26	ⓐⓑⓒⓓⓔ	46	ⓐⓑⓒⓓⓔ
7	ⓐⓑⓒⓓⓔ	27	ⓐⓑⓒⓓⓔ	47	ⓐⓑⓒⓓⓔ
8	ⓐⓑⓒⓓⓔ	28	ⓐⓑⓒⓓⓔ	48	ⓐⓑⓒⓓⓔ
9	ⓐⓑⓒⓓⓔ	29	ⓐⓑⓒⓓⓔ	49	ⓐⓑⓒⓓⓔ
10	ⓐⓑⓒⓓⓔ	30	ⓐⓑⓒⓓⓔ	50	ⓐⓑⓒⓓⓔ
11	ⓐⓑⓒⓓⓔ	31	ⓐⓑⓒⓓⓔ	51	ⓐⓑⓒⓓⓔ
12	ⓐⓑⓒⓓⓔ	32	ⓐⓑⓒⓓⓔ	52	ⓐⓑⓒⓓⓔ
13	ⓐⓑⓒⓓⓔ	33	ⓐⓑⓒⓓⓔ	53	ⓐⓑⓒⓓⓔ
14	ⓐⓑⓒⓓⓔ	34	ⓐⓑⓒⓓⓔ	54	ⓐⓑⓒⓓⓔ
15	ⓐⓑⓒⓓⓔ	35	ⓐⓑⓒⓓⓔ	55	ⓐⓑⓒⓓⓔ
16	ⓐⓑⓒⓓⓔ	36	ⓐⓑⓒⓓⓔ	56	ⓐⓑⓒⓓⓔ
17	ⓐⓑⓒⓓⓔ	37	ⓐⓑⓒⓓⓔ	57	ⓐⓑⓒⓓⓔ
18	ⓐⓑⓒⓓⓔ	38	ⓐⓑⓒⓓⓔ	58	ⓐⓑⓒⓓⓔ
19	ⓐⓑⓒⓓⓔ	39	ⓐⓑⓒⓓⓔ	59	ⓐⓑⓒⓓⓔ
20	ⓐⓑⓒⓓⓔ	40	ⓐⓑⓒⓓⓔ	60	ⓐⓑⓒⓓⓔ

【1〜20】得点　　　（1問1点）　　／20点

【21〜60】得点　　（1問3点）　　／120点

★このマークシートは，実際に使用されたデザインとは異なっています。

第109回 医師国家試験 E問題 答案用紙

※コピーしてご利用下さい。

ふりがな	
氏　名	
大学名	

解答時間	2時間（69問）
： 〜 ：	

総得点 【1〜69】　／127点

【1〜39, 69】得点　（1問1点）　／40点

【40〜68】得点　（1問3点）　／87点

★このマークシートは，実際に使用されたデザインとは異なっています。

第109回 医師国家試験 F問題 答案用紙

※コピーしてご利用下さい。

ふりがな	
氏 名	
大学名	

解答時間	1時間（31問）
： ～ ：	

総得点 【1～31】
／ 63点

【1～15】得点	（1問1点）
／ 15点	

【16～31】得点	（1問3点）
／ 48点	

★このマークシートは，実際に使用されたデザインとは異なっています。

第109回 医師国家試験　G問題　答案用紙

※コピーしてご利用下さい。

ふりがな	
氏　名	
大学名	

解答時間	2時間（69問）
： 〜 ：	
総得点　【1〜69】	／127点

【1〜40】得点　（1問1点）　／40点

【41〜69】得点　（1問3点）　／87点

★このマークシートは，実際に使用されたデザインとは異なっています。

※コピーしてご利用下さい。

第109回 医師国家試験　　H問題　答案用紙

ふりがな	
氏　名	
大学名	

解答時間	1時間15分（38問）
：　～　：	

総　得　点　【1～38】
／　74点

【1～20】得点　（1問1点）	【21～38】得点　（1問3点）
／　20点	／　54点

★このマークシートは，実際に使用されたデザインとは異なっています。

第109回 医師国家試験 Ⅰ問題 答案用紙

※コピーしてご利用下さい。

ふりがな	
氏　名	
大学名	

解答時間	2時間20分（80問）
: 〜 :	
総得点 【1〜80】	／160点

【1〜40】得点　　（1問1点）　／40点

【41〜80】得点　　（1問3点）　／120点

★このマークシートは，実際に使用されたデザインとは異なっています。

国試 109 写真集

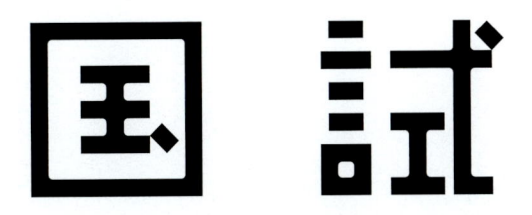

第109回
医師国家
試験問題
解説書

109th National Examination For
Medical Practitioners

109

A

別　　　冊

No. 1　　　　　　　　　　（A　問題6）

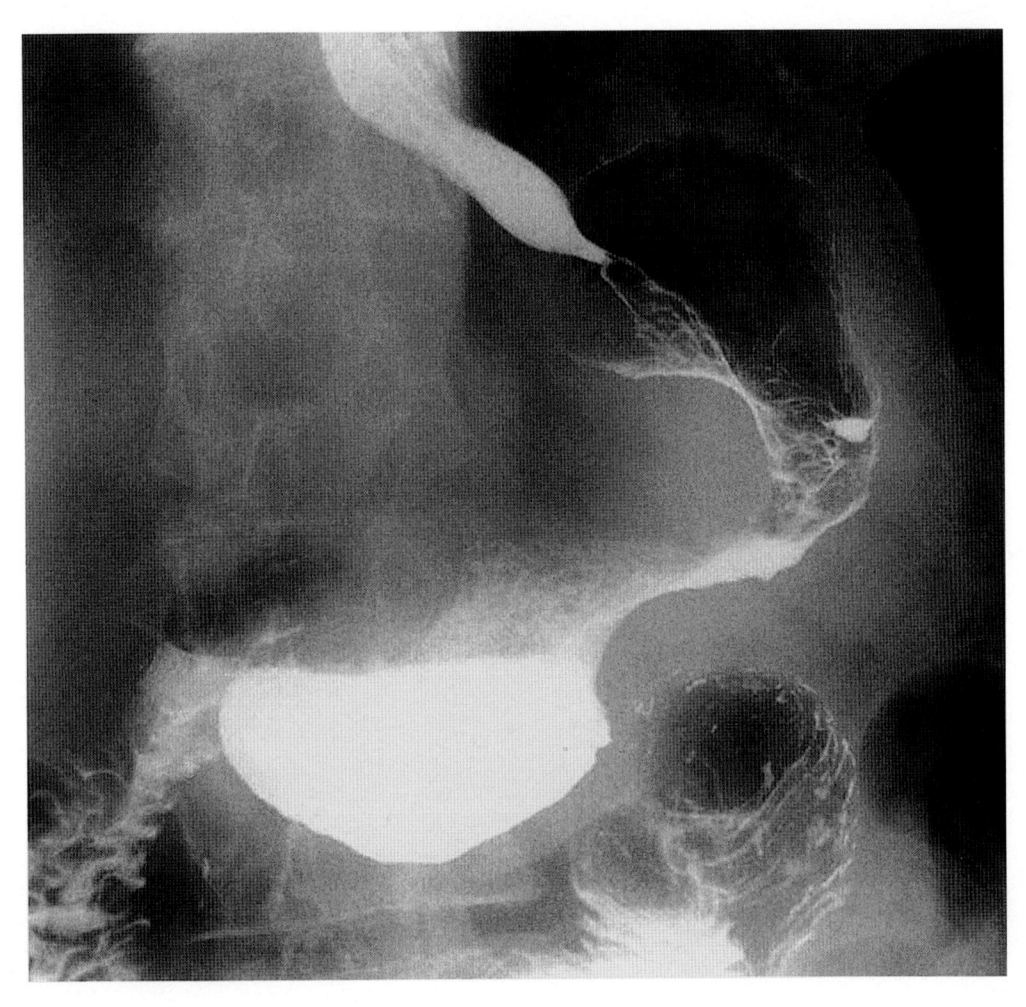

No. 2　　　　　　　（A　問題11）

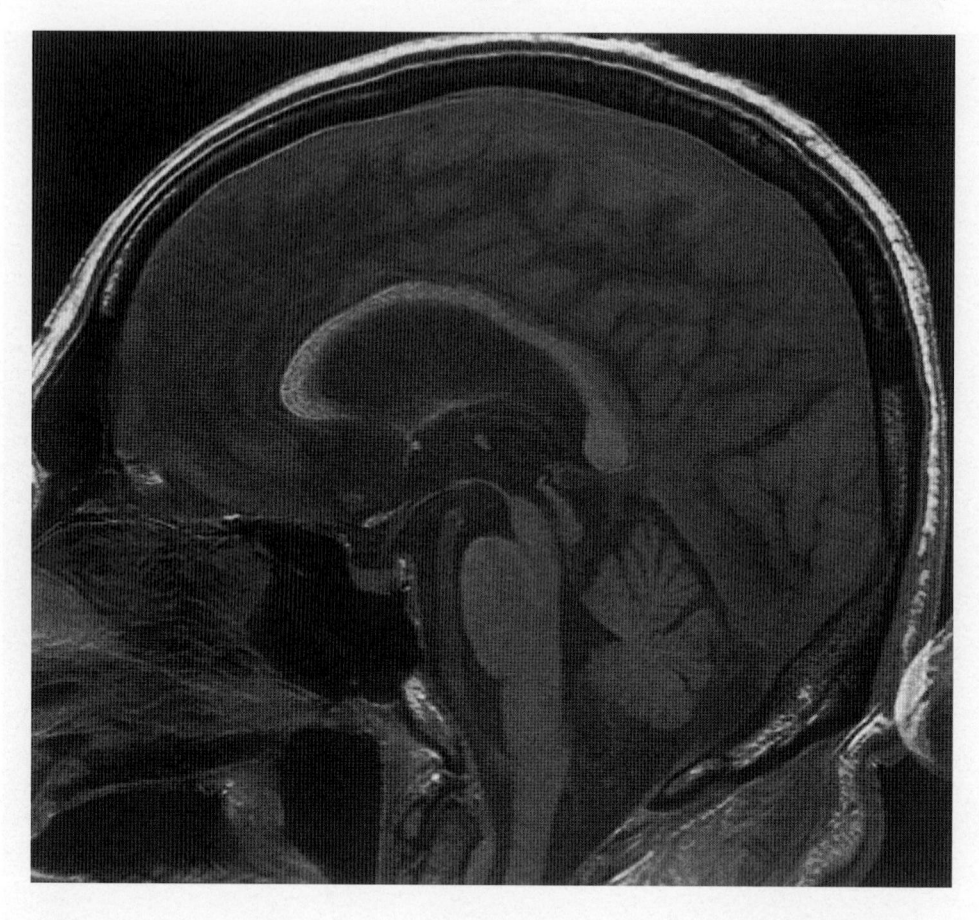

No. 3　　　　　　　　　　（A　問題13）

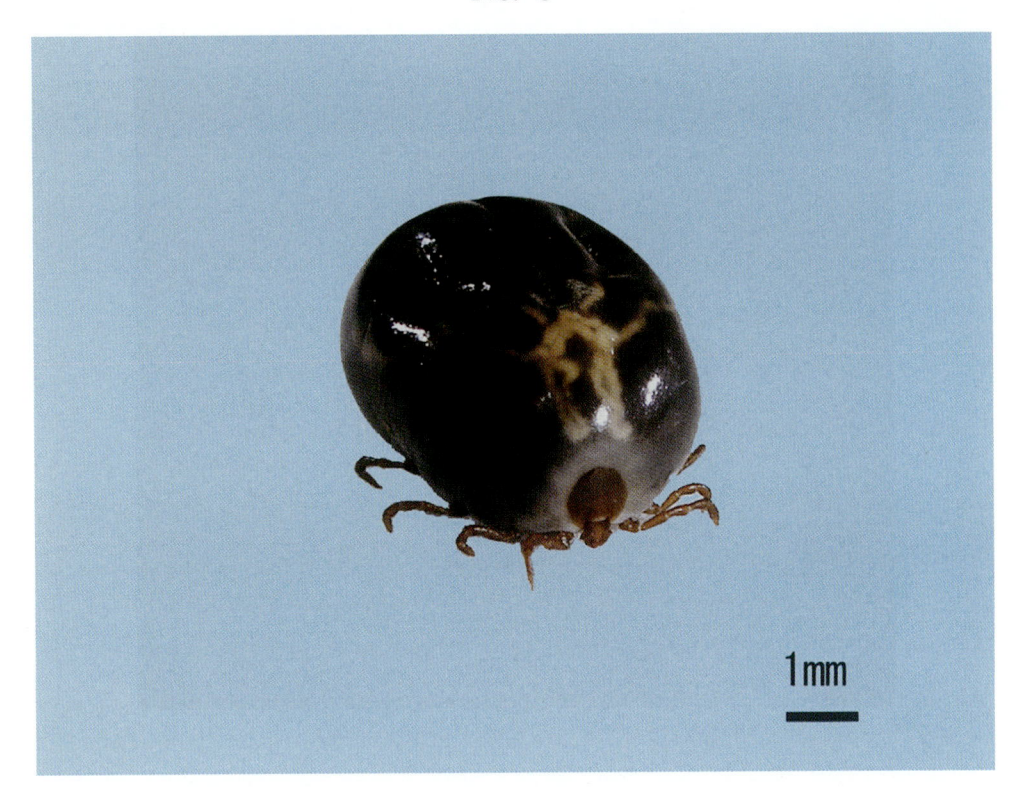

No. 4　　　　　（A　問題18）

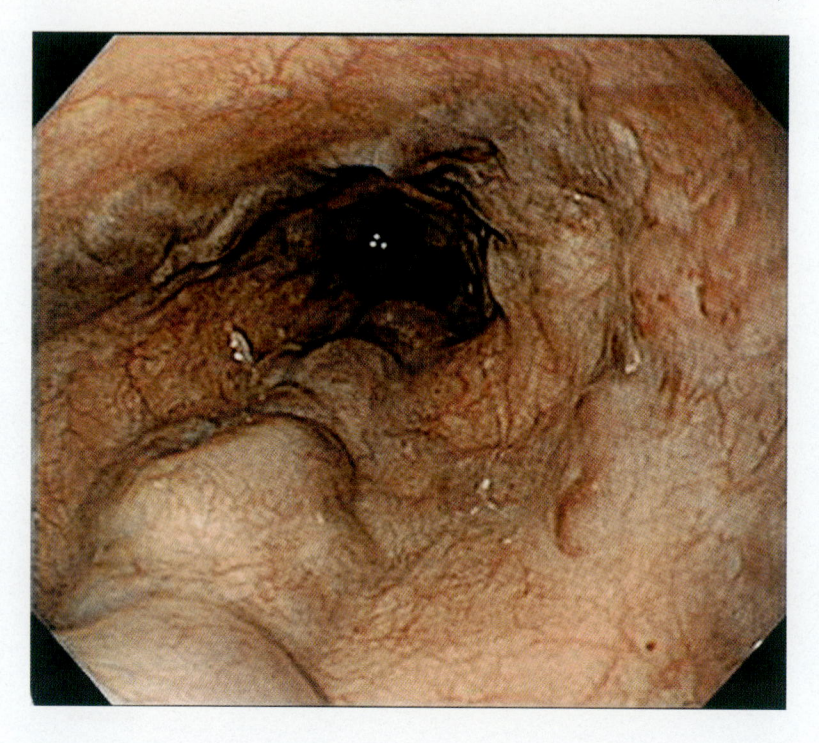

No. 5　　　　　　　　　（A　問題22）

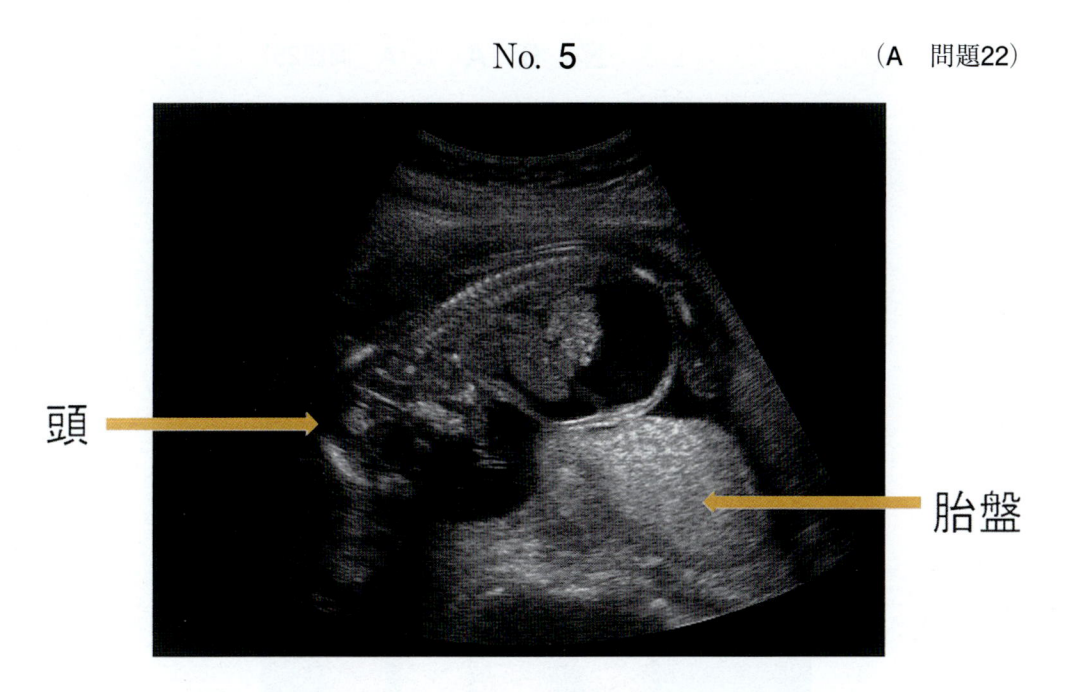

頭

胎盤

No. 6　A　　　　　　　　（A　問題25）

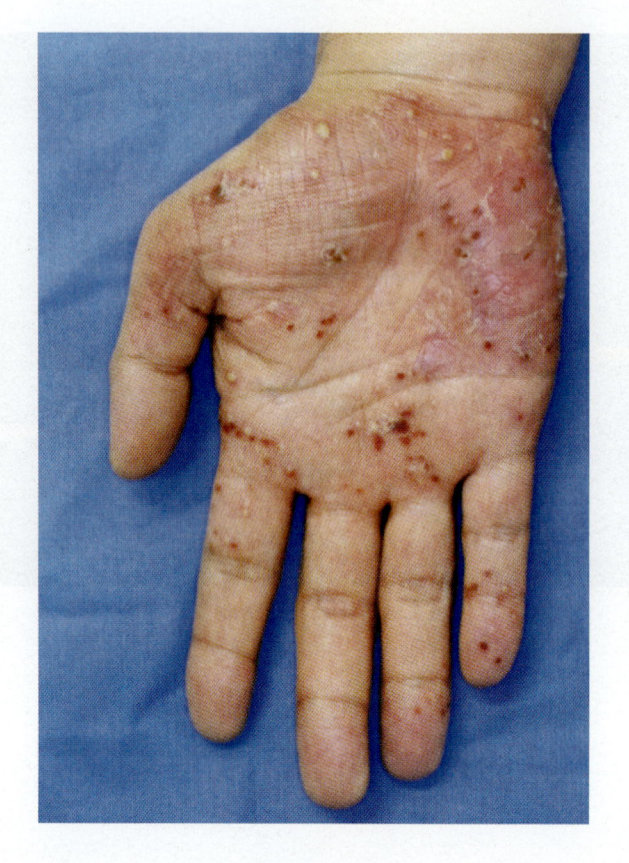

No. 6　B　　　　　　　　（A　問題25）

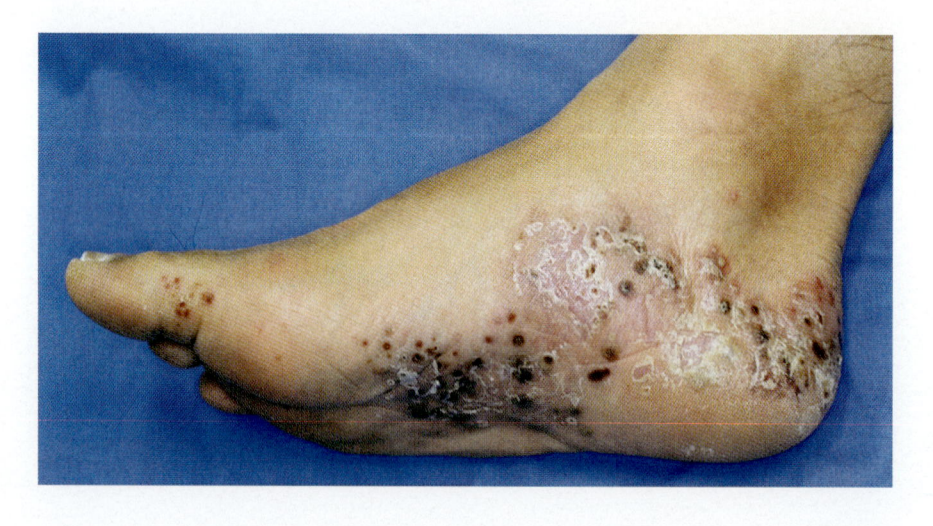

No. 7　　　　　　　　　　（A　問題26）

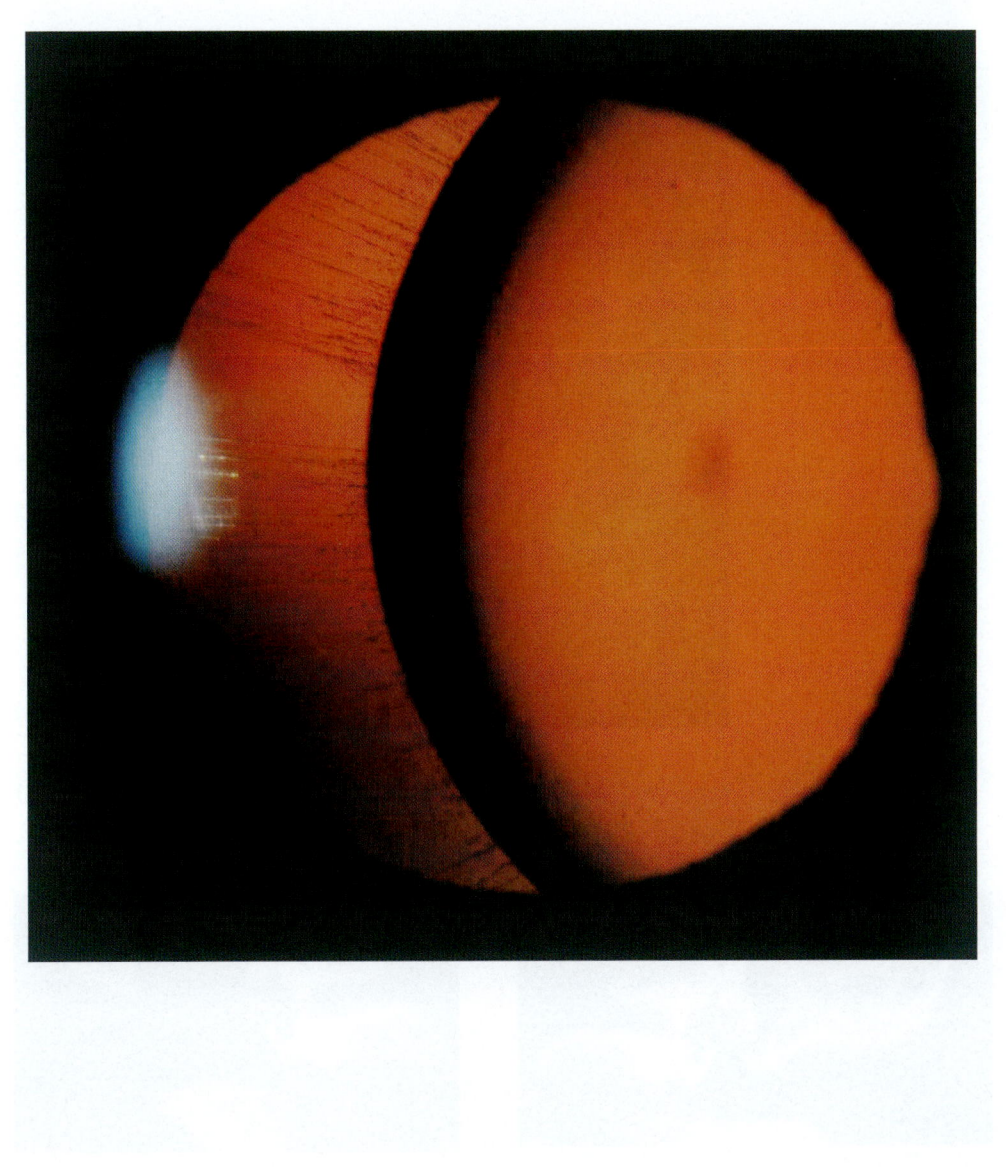

No. 8　A（A　問題27）

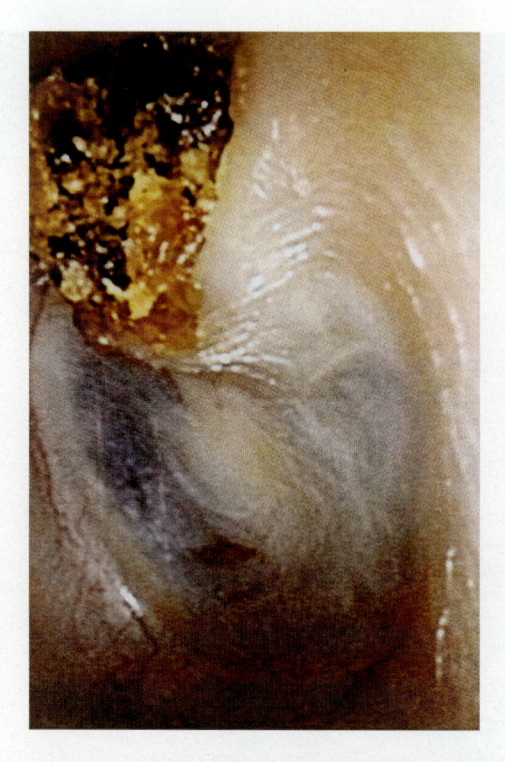

No. 8　B　　　　　　　　　　　　　　（A　問題27）

右　　　　　　　　　　　　　左

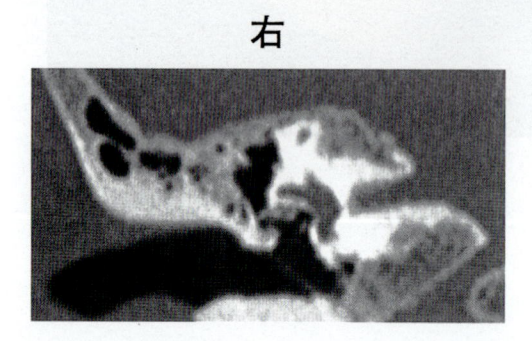

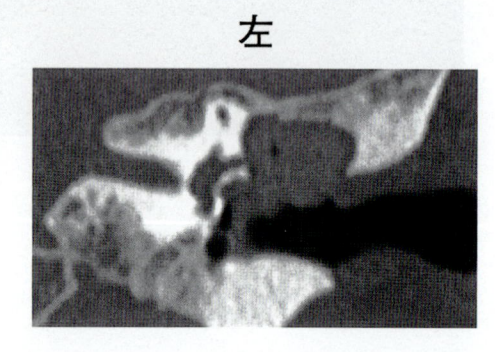

No. 9　　　　　　　（A　問題28）

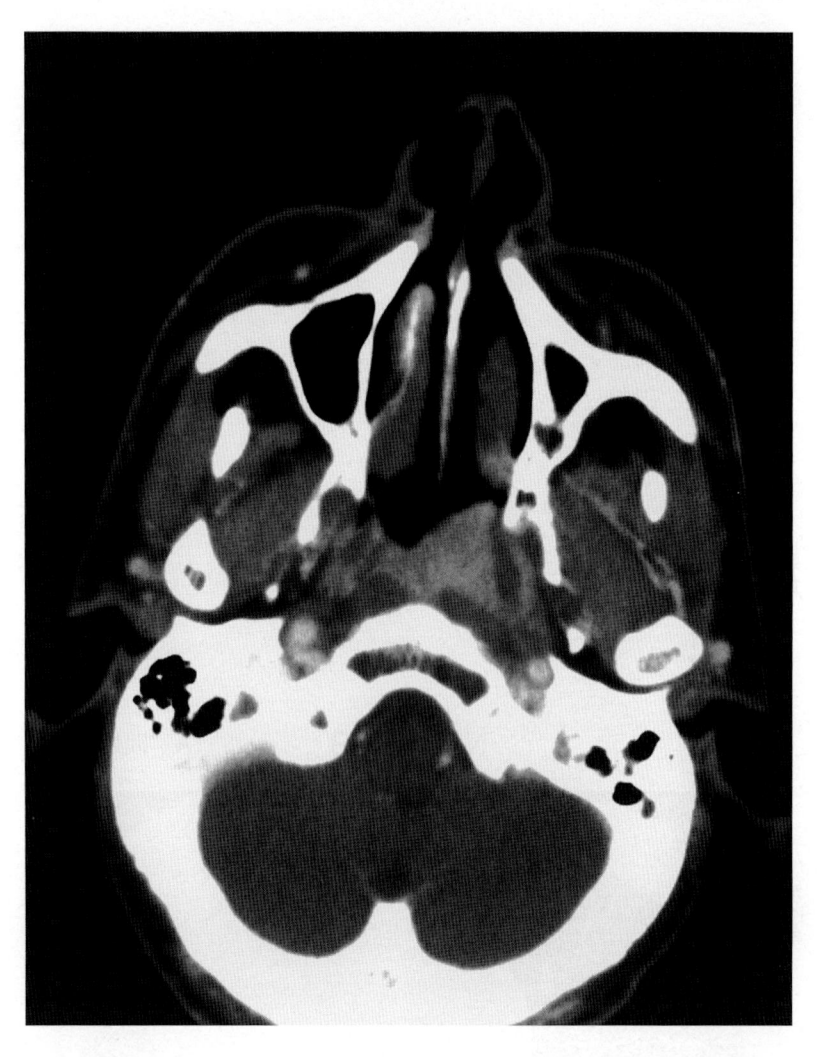

No. 10　A　　　　　（A　問題29）

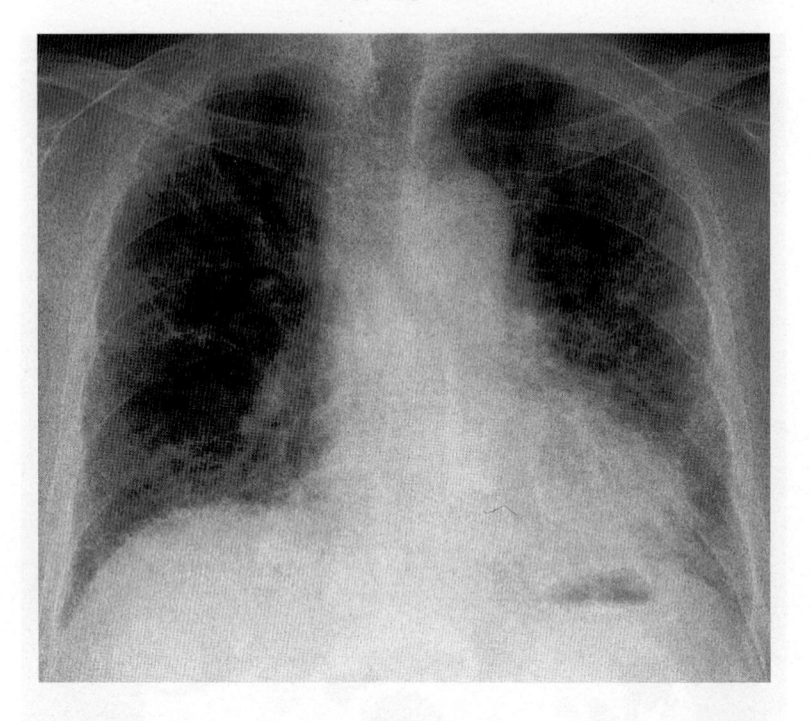

No. 10　B　　　　　（A　問題29）

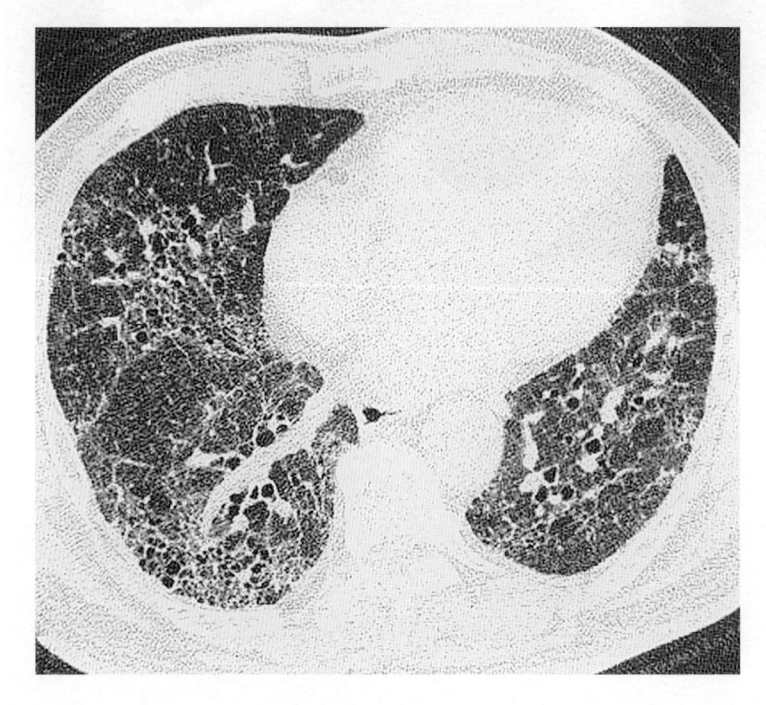

No. 11　A　　　　（A　問題30）

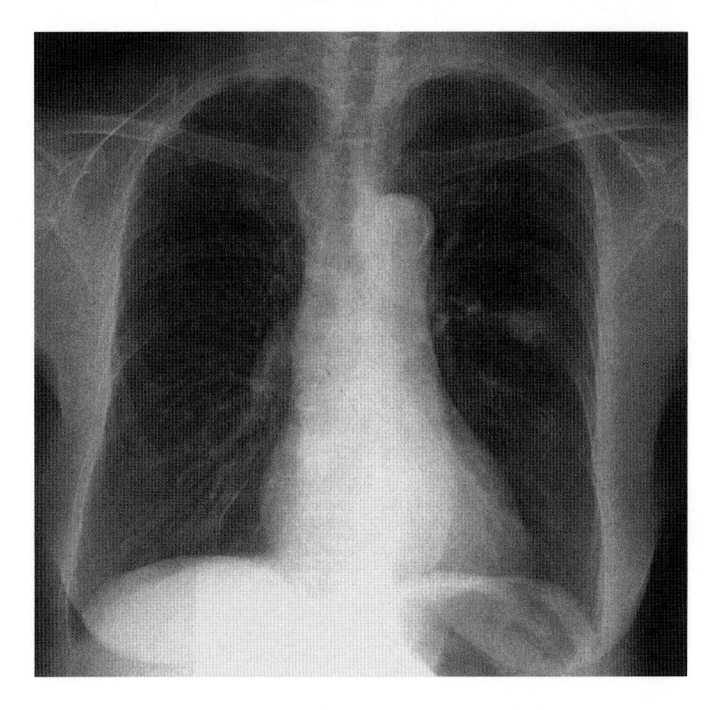

No. 11　B　　　　（A　問題30）

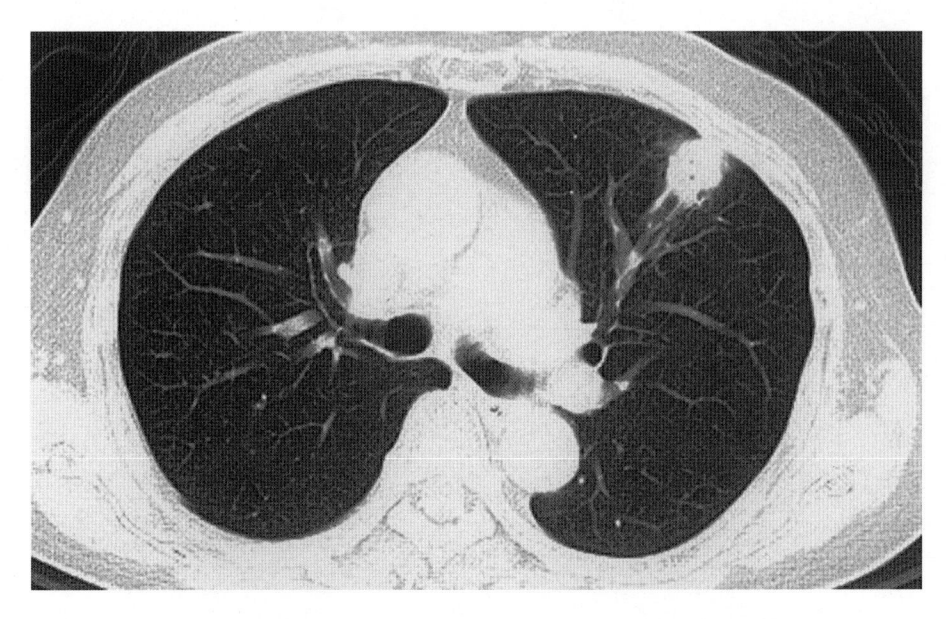

余 白

(A 問題31)

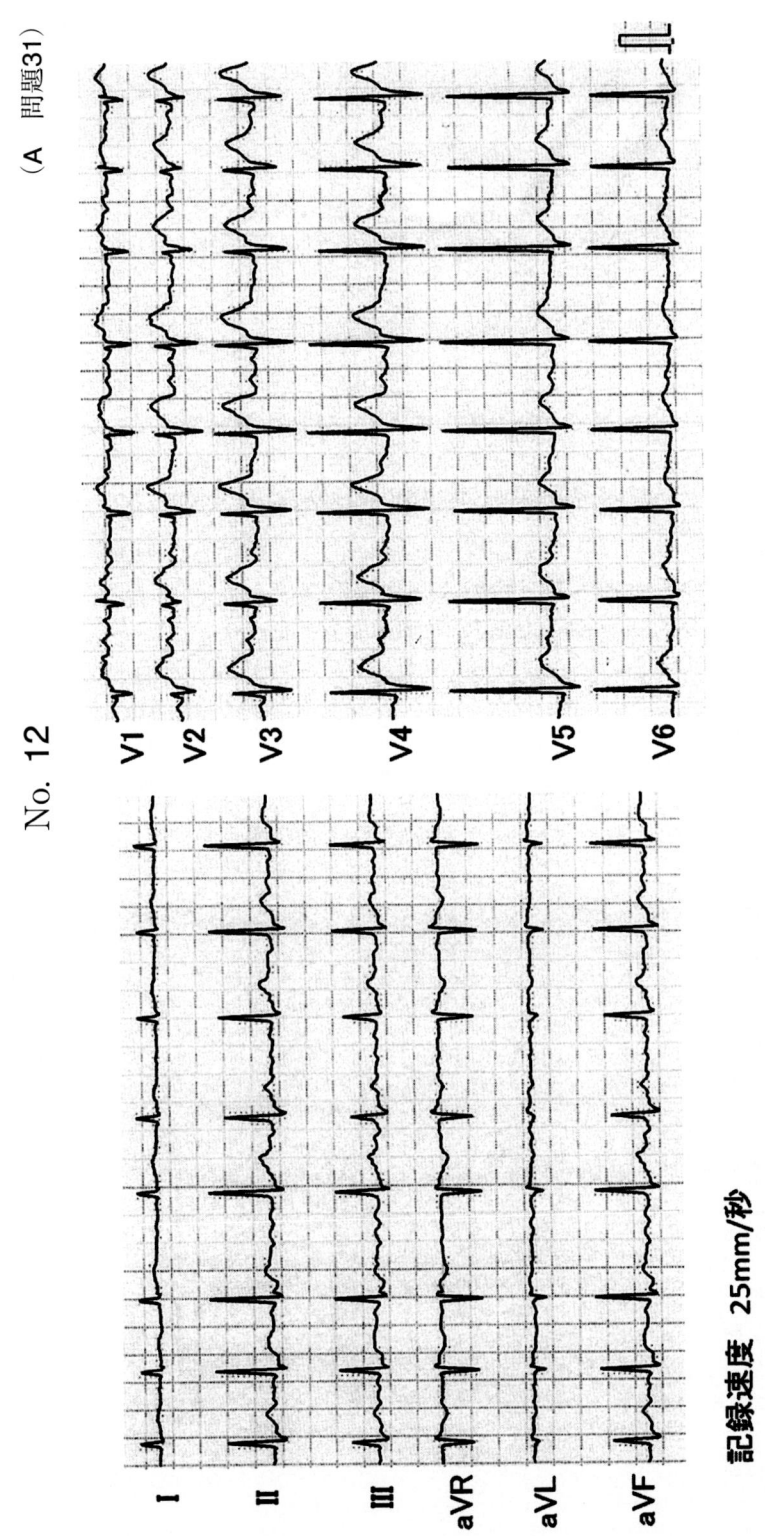

No. 12

記録速度 25mm/秒

No. 13　A　　　　　　　　　　　　　　　　　　　　　　（A　問題32）

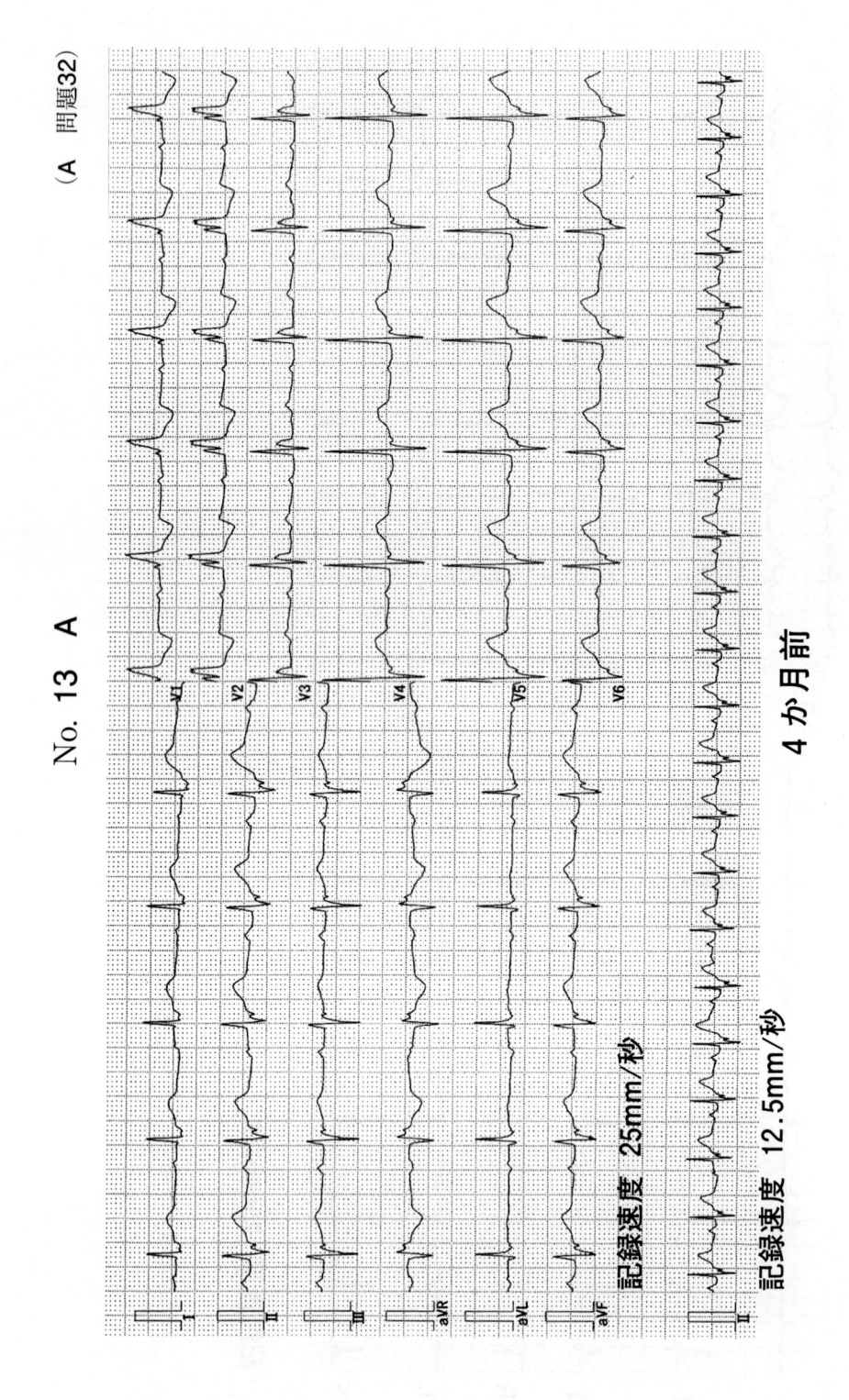

記録速度　25mm/秒

記録速度　12.5mm/秒　　　4か月前

No. 13　B　　（A　問題32）

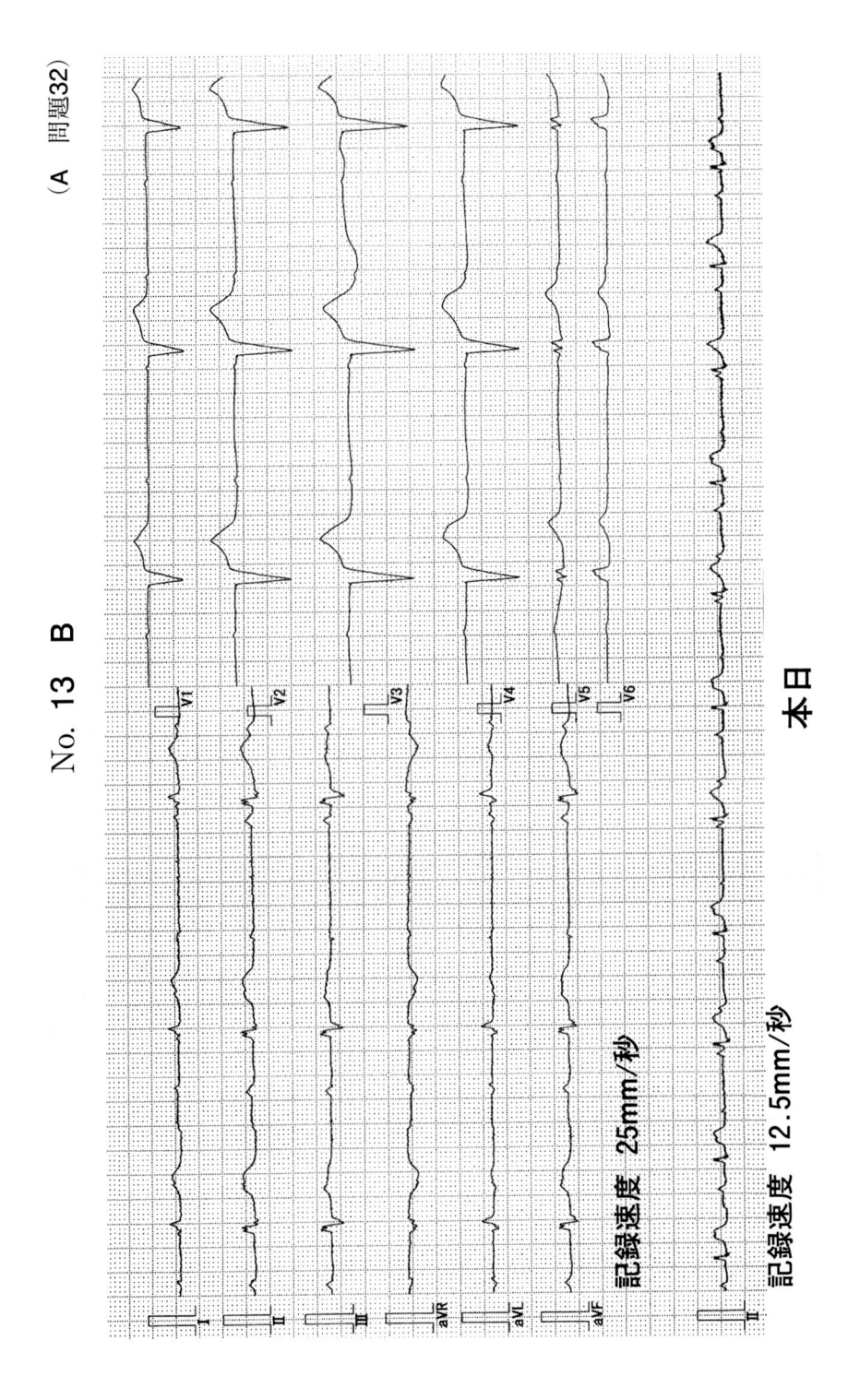

記録速度　25mm/秒

記録速度　12.5mm/秒

本日

No. 14 (A 問題33)

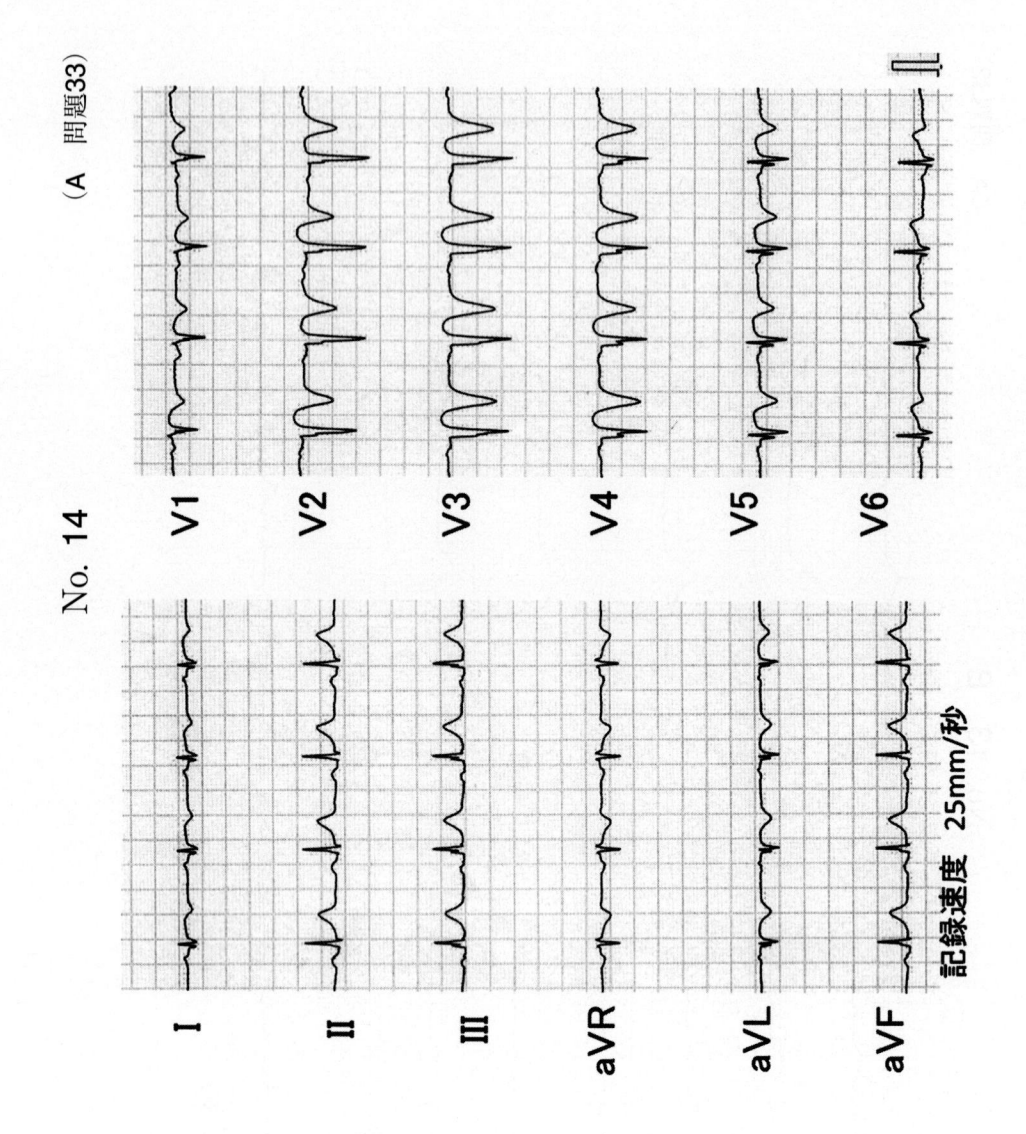

I II III aVR aVL aVF

V1 V2 V3 V4 V5 V6

記録速度 25mm/秒

No. 15　　（A　問題34）

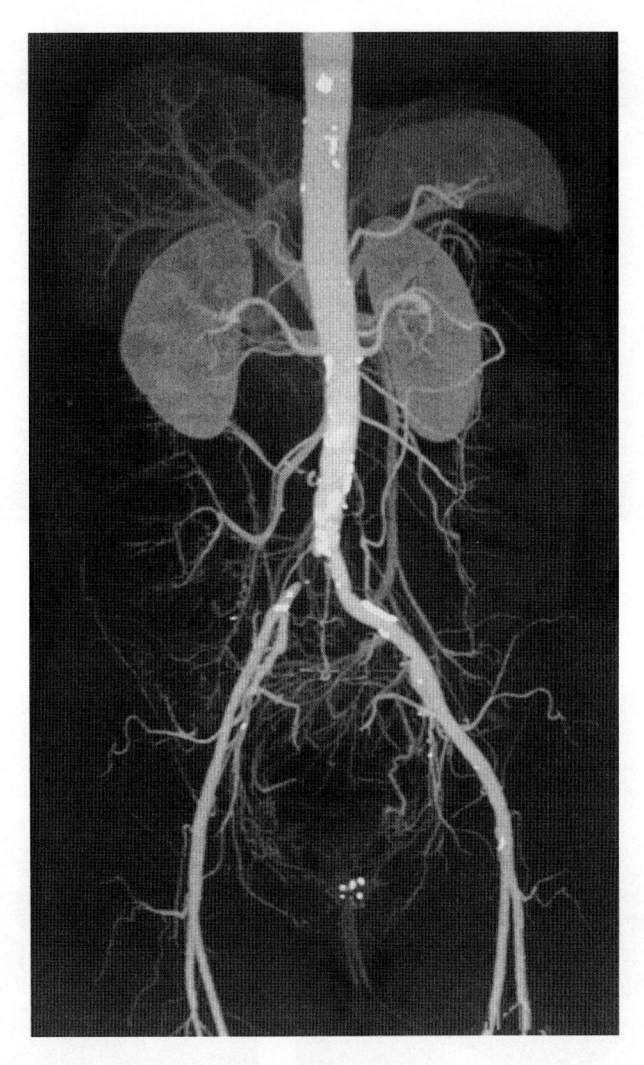

No. 16　A　　　　　（A　問題35）

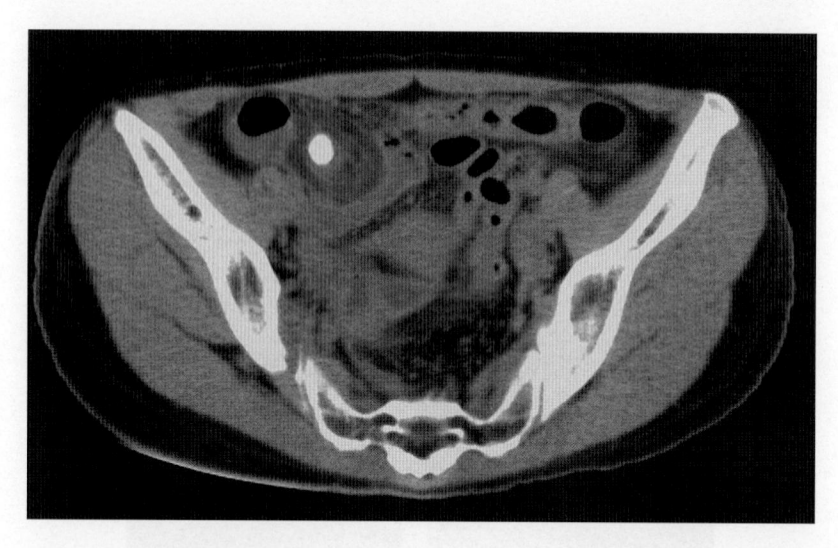

No. 16　B　　　　　（A　問題35）

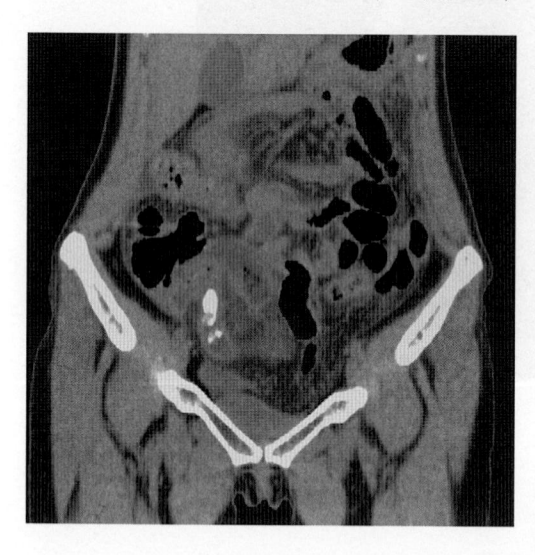

No. 16　C　　　　　（A　問題35）

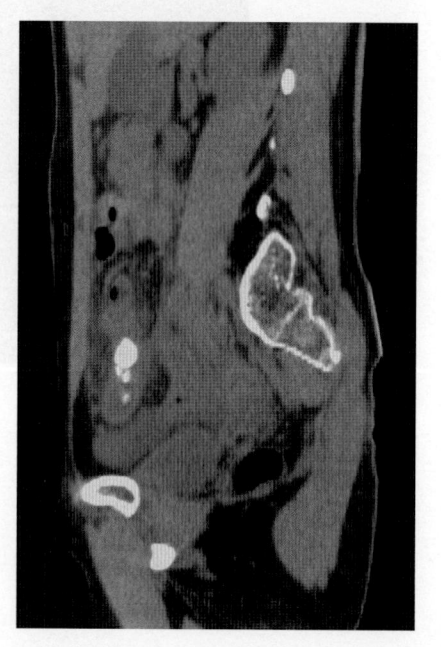

No. 17 A （A 問題37）

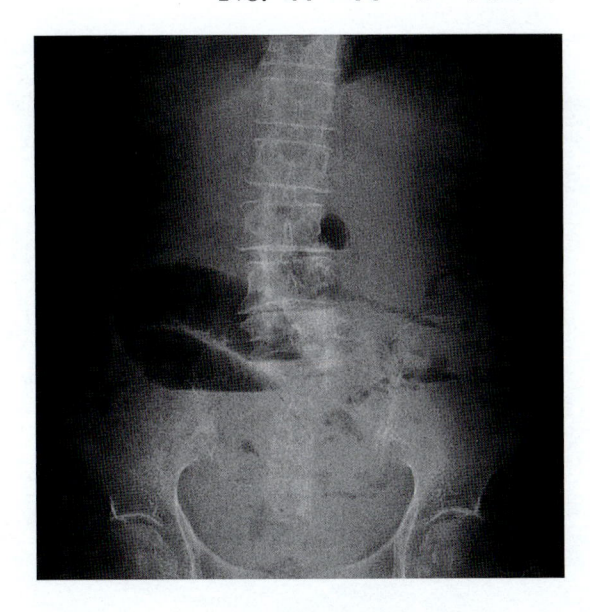

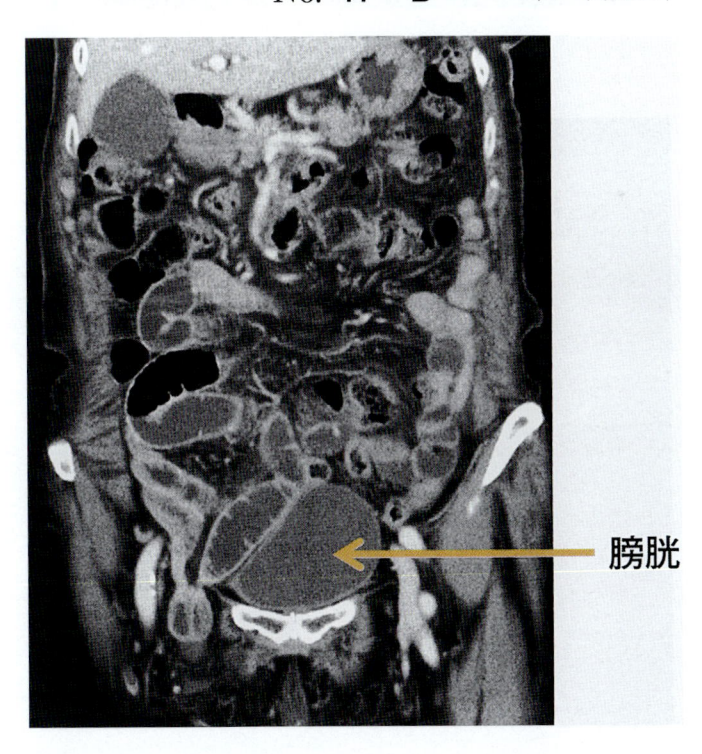

No. 17 B （A 問題37）

膀胱

No. 18　A　　　　　　（A　問題39）

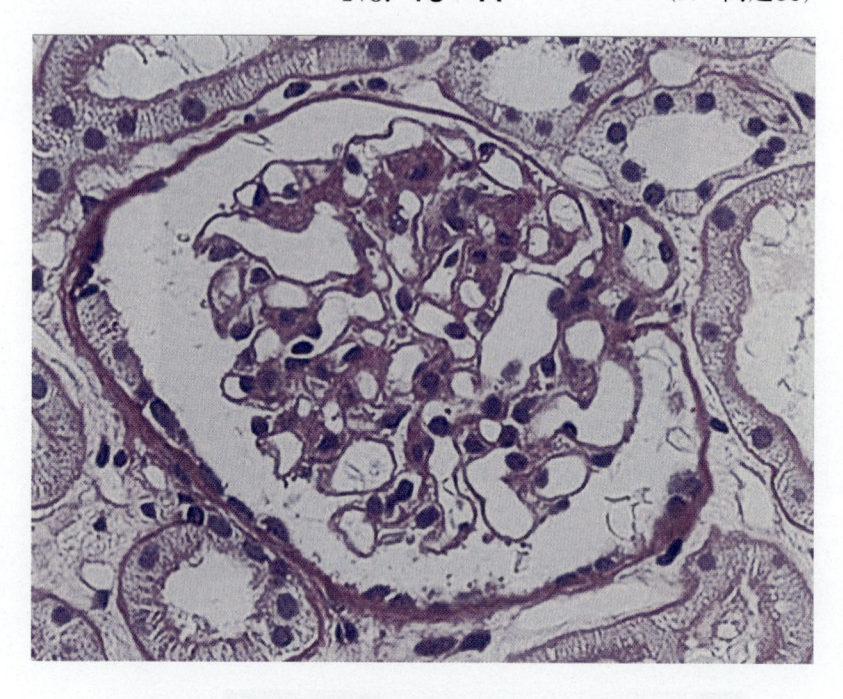

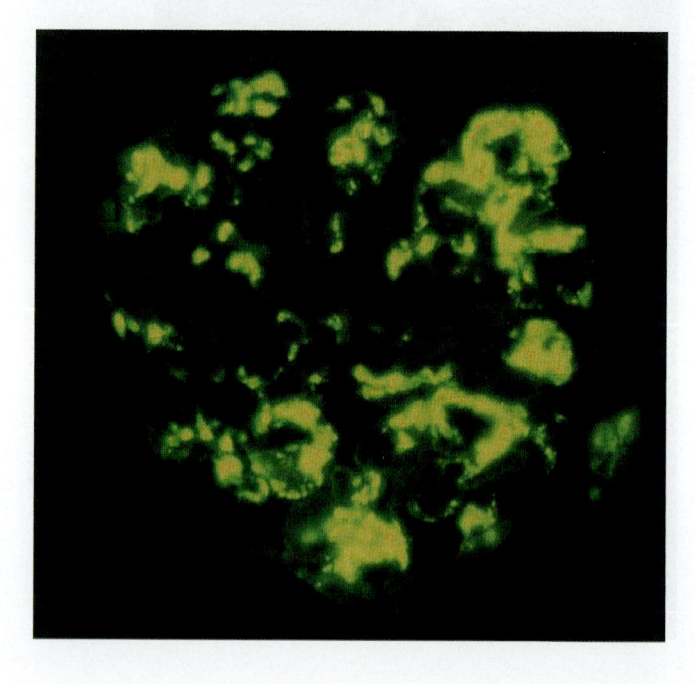

No. 18　B　　　　（A　問題39）

No. 19 　　　　　（A　問題41）

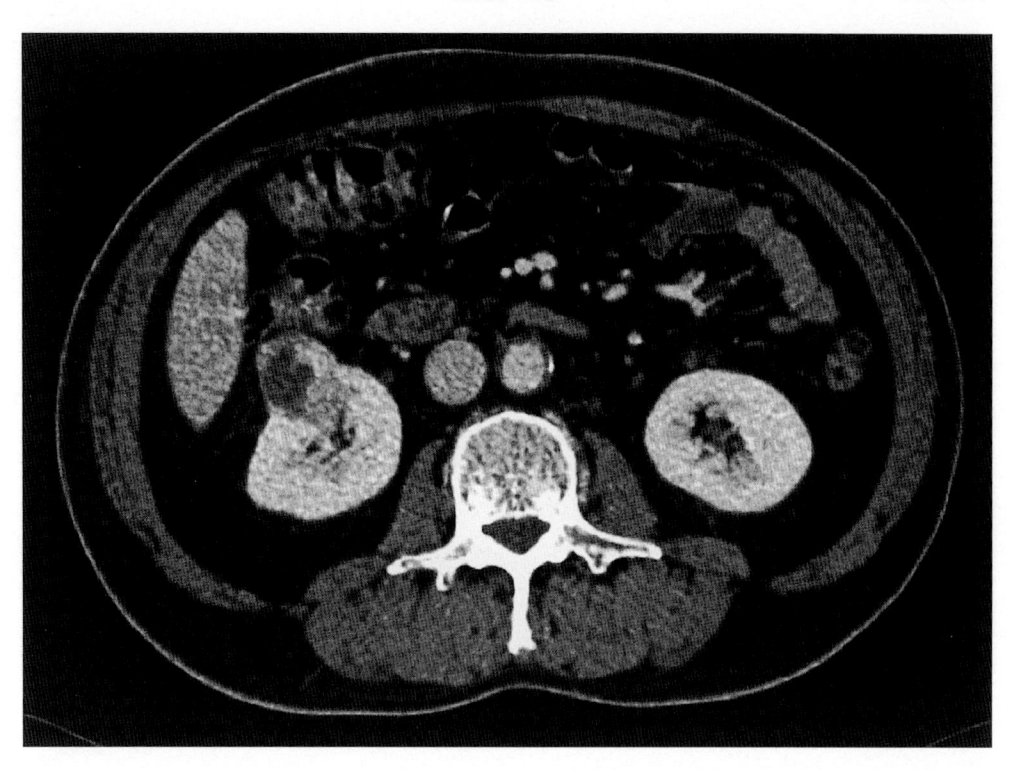

No. 20 　　　　　　　　　（A　問題43）

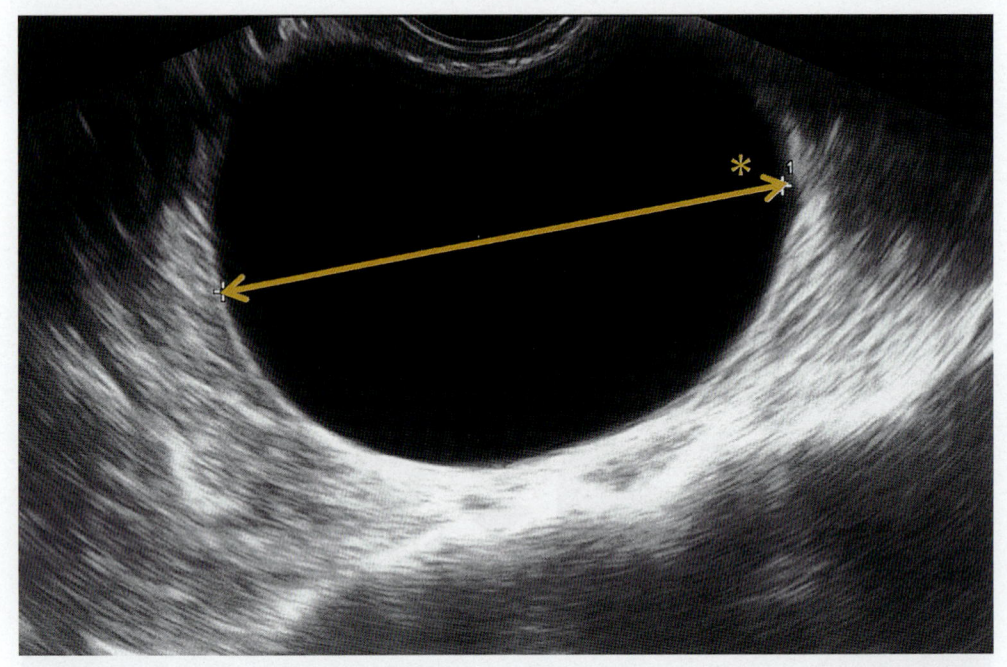

＊5.7 cm

No. 21　　　　　　　　　　　（A　問題44）

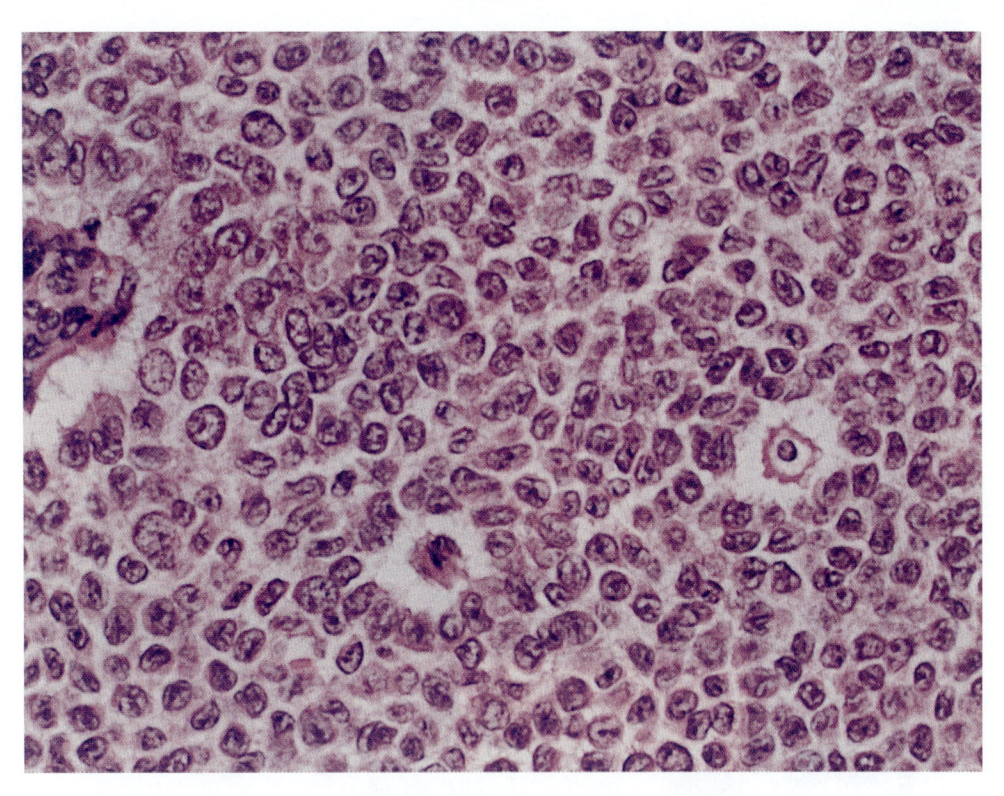

No. 22　A　　　　　　　　　（A　問題45）

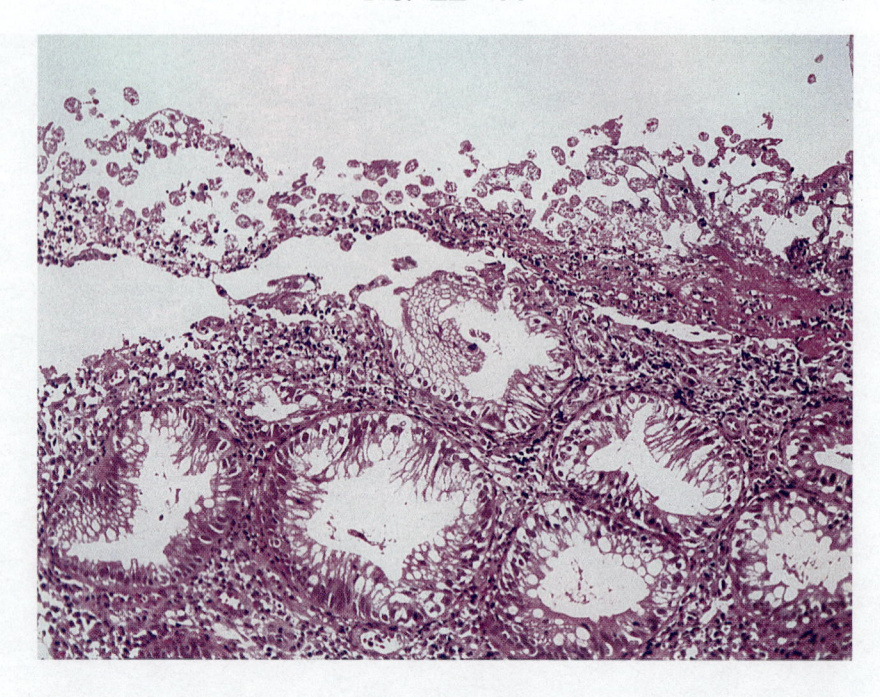

No. 22　B　　　　　　　　　（A　問題45）

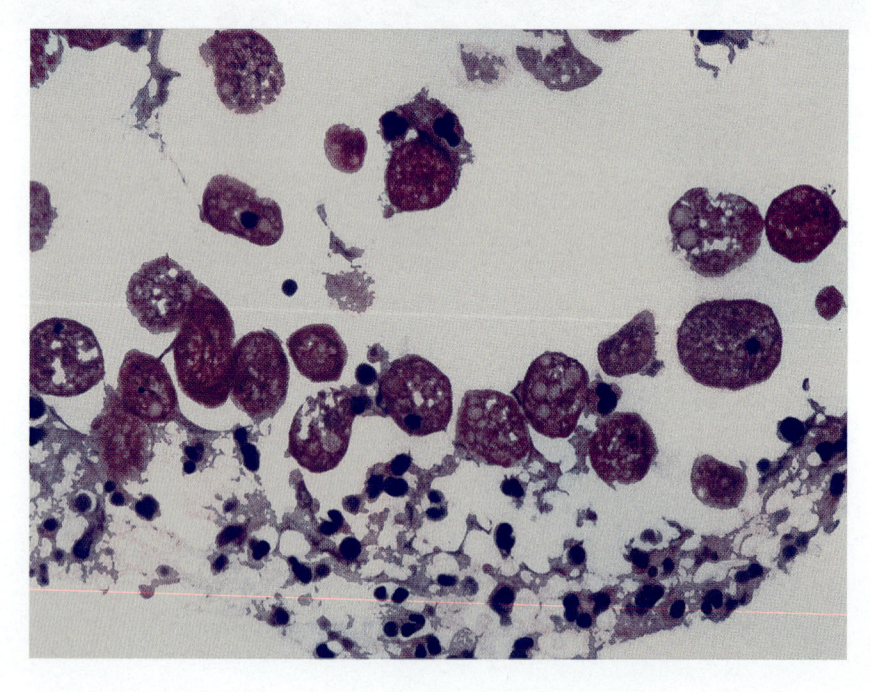

No. 23　　　　　　　　　　（A　問題46）

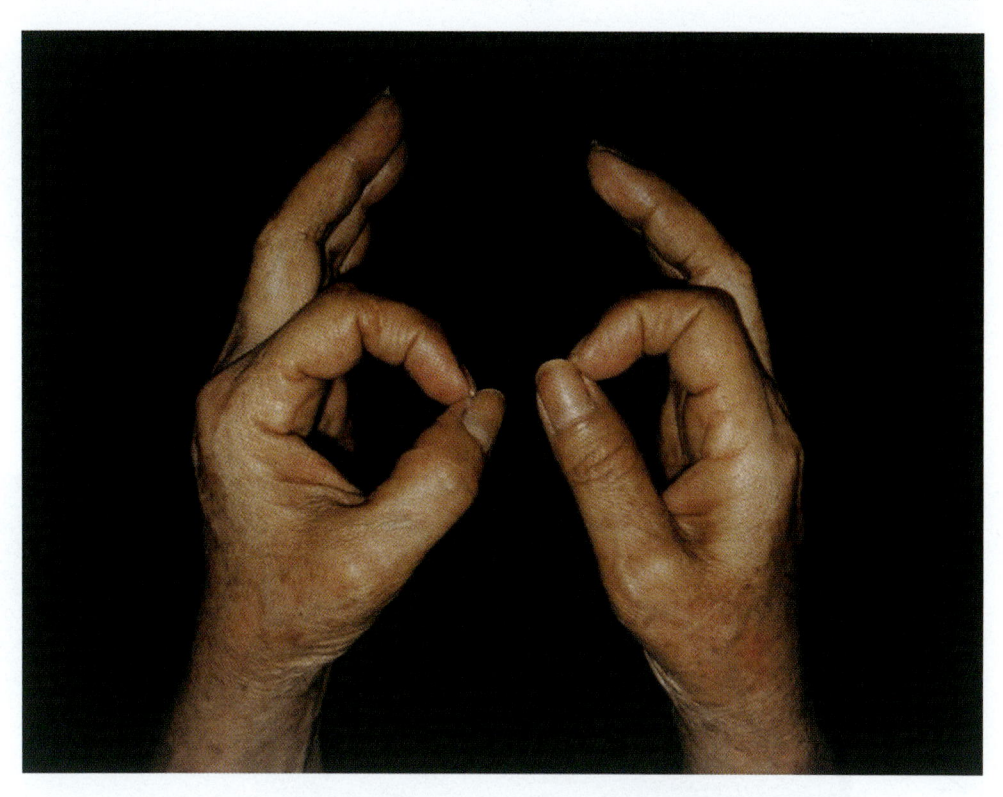

No. 24 C （A 問題47）

橈側

尺側

No. 24 B （A 問題47）

No. 24 A （A 問題47）

No. 25　　　　　　　　　　（A　問題48）

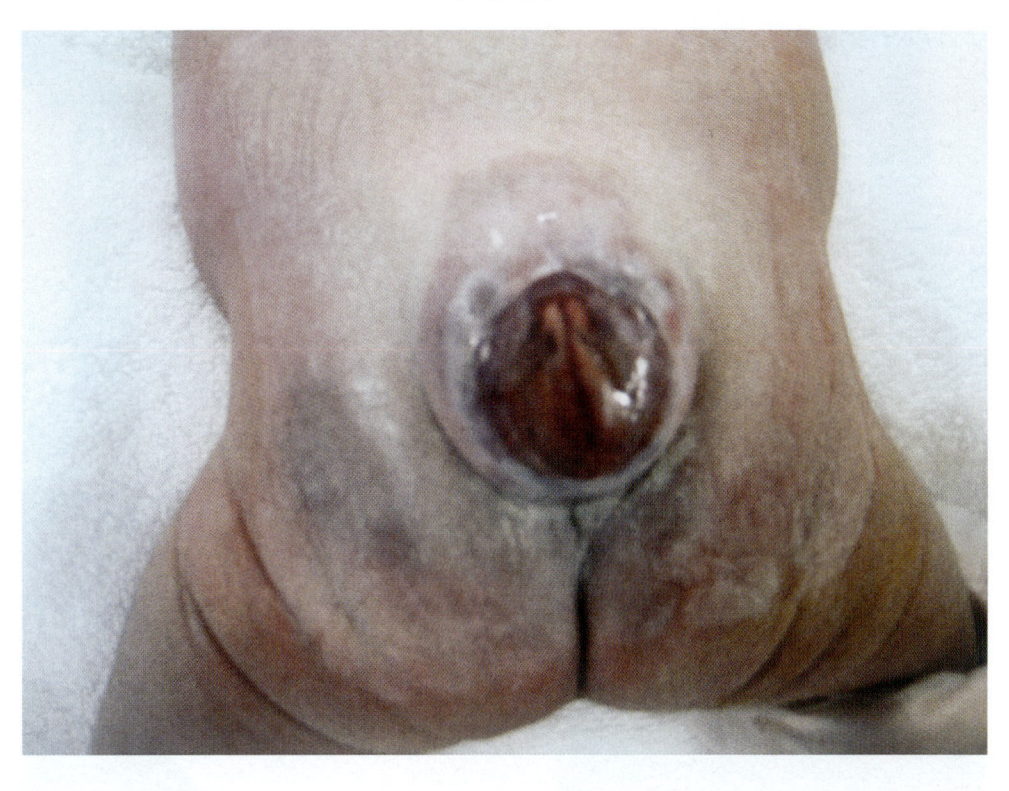

No. 26　　　　　　　　（A　問題50）

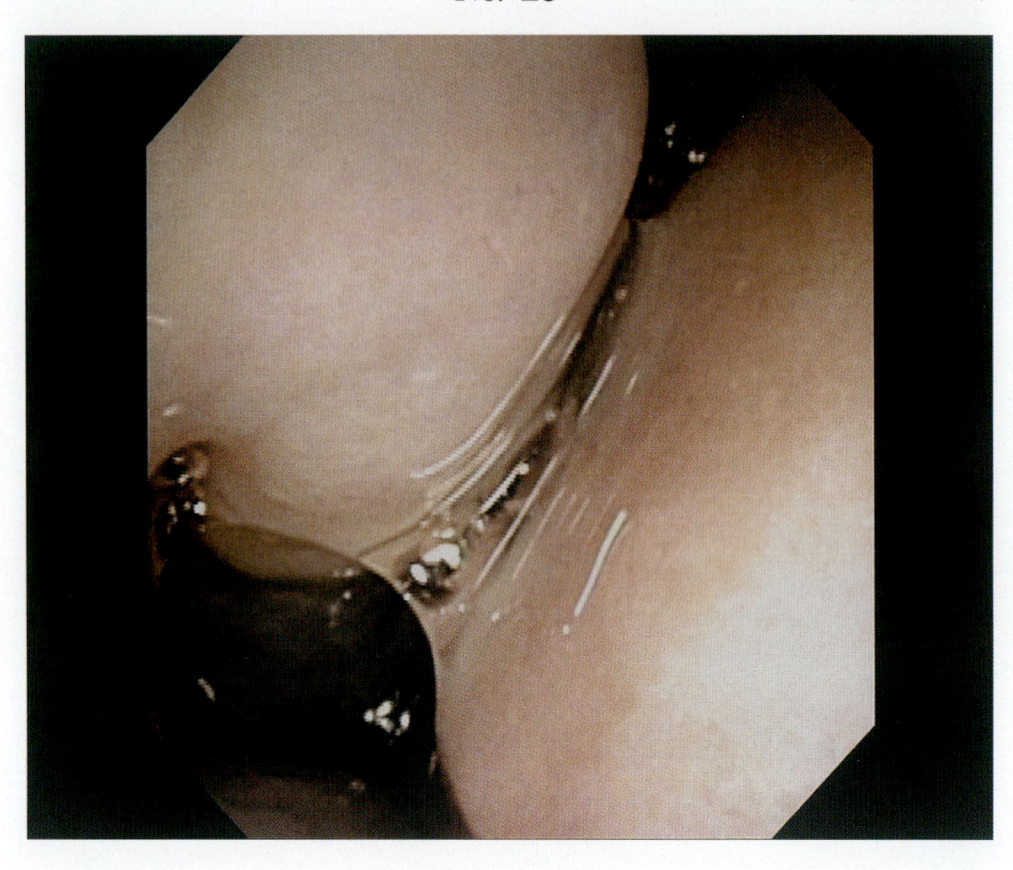

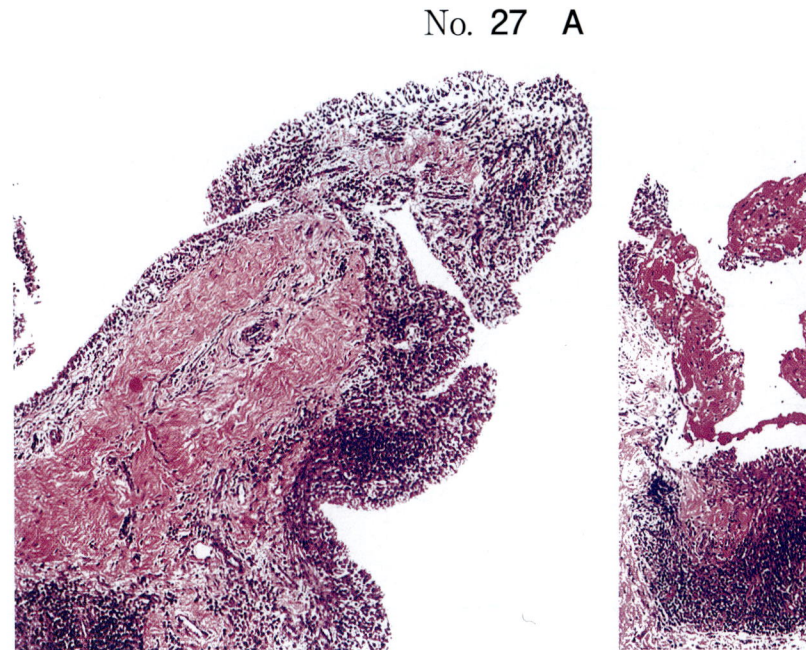

No. 27　A　　　　　　　　（A　問題51）

手関節滑膜組織

No. 27　B　　　　　　　　（A　問題51）

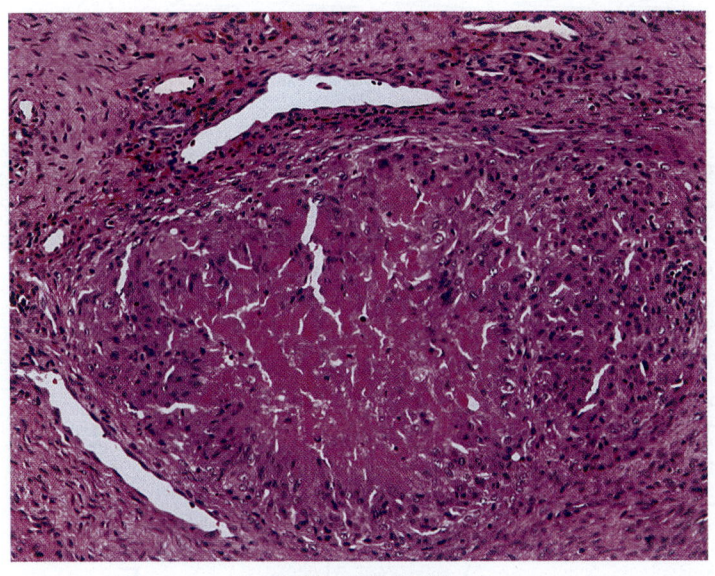

関節周囲組織

No. 28　A

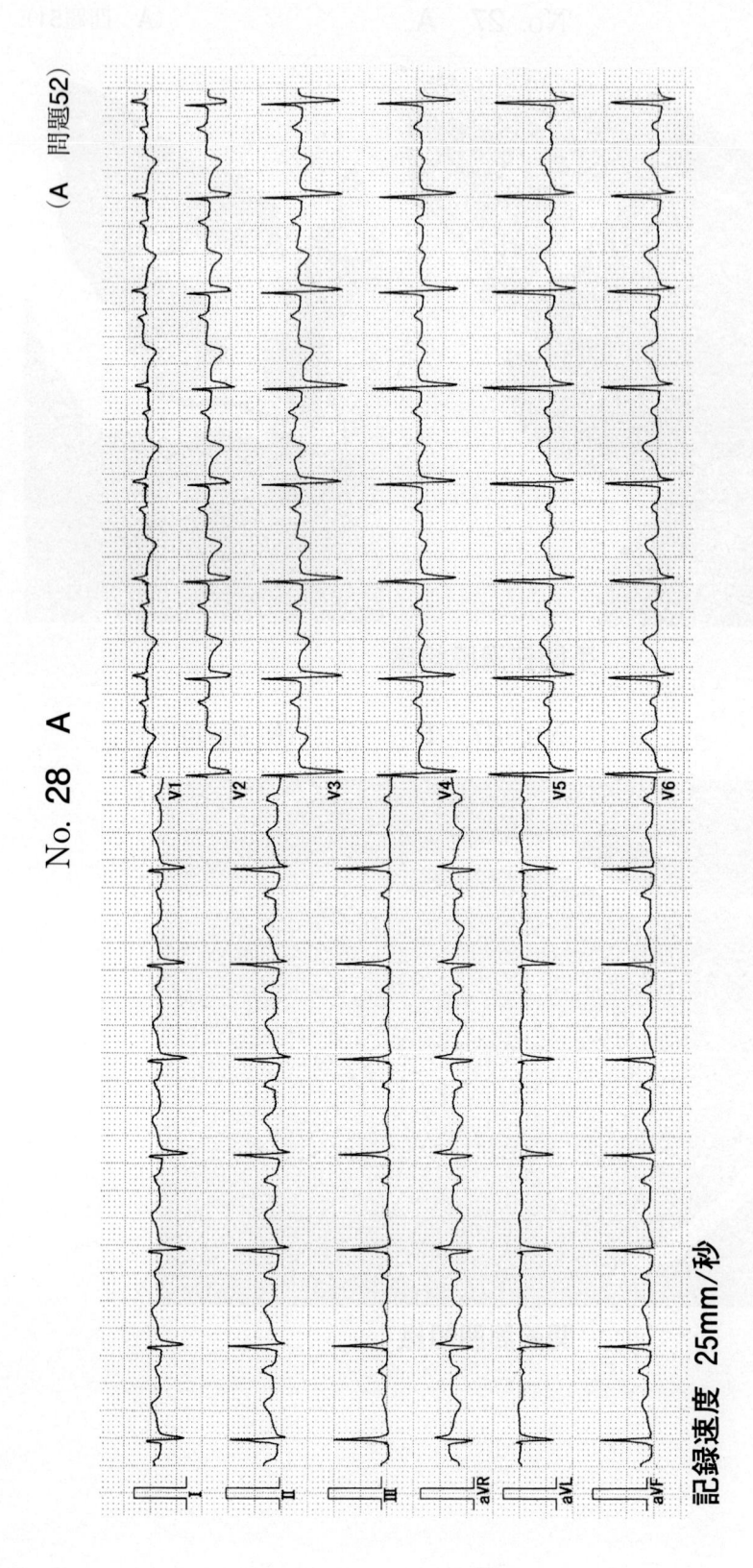

(A　問題52)

記録速度　25mm/秒

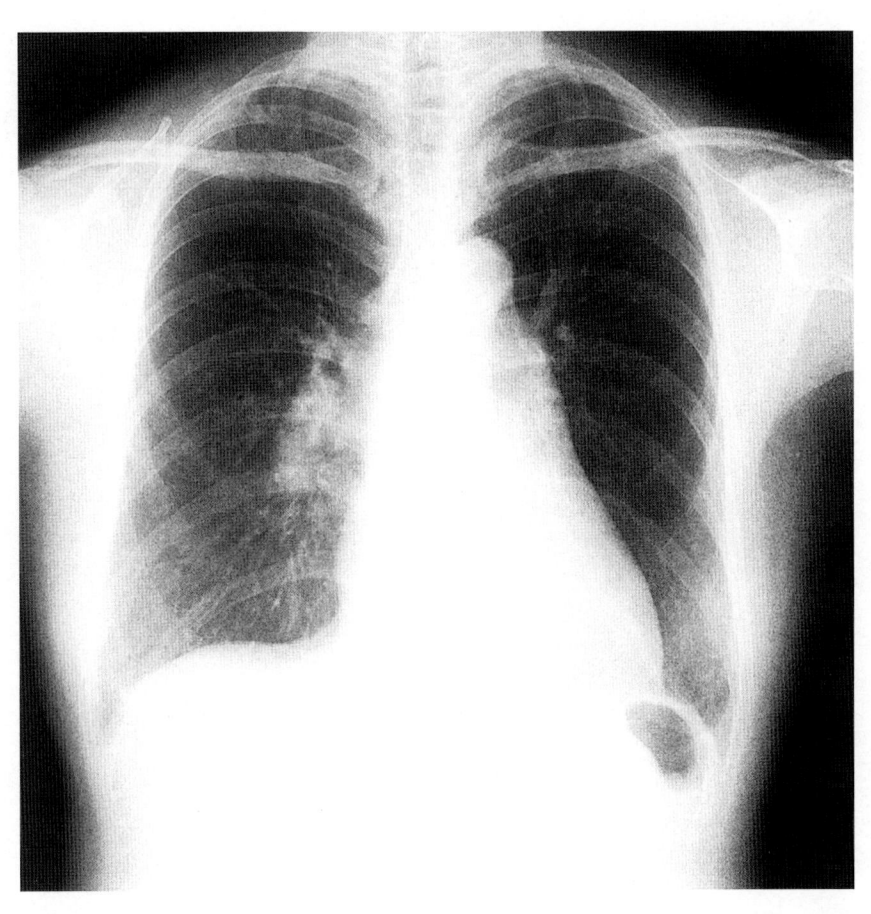

No. 28　B　　　　　（A　問題52）

No. 29　　　　　　　　　（A　問題53）

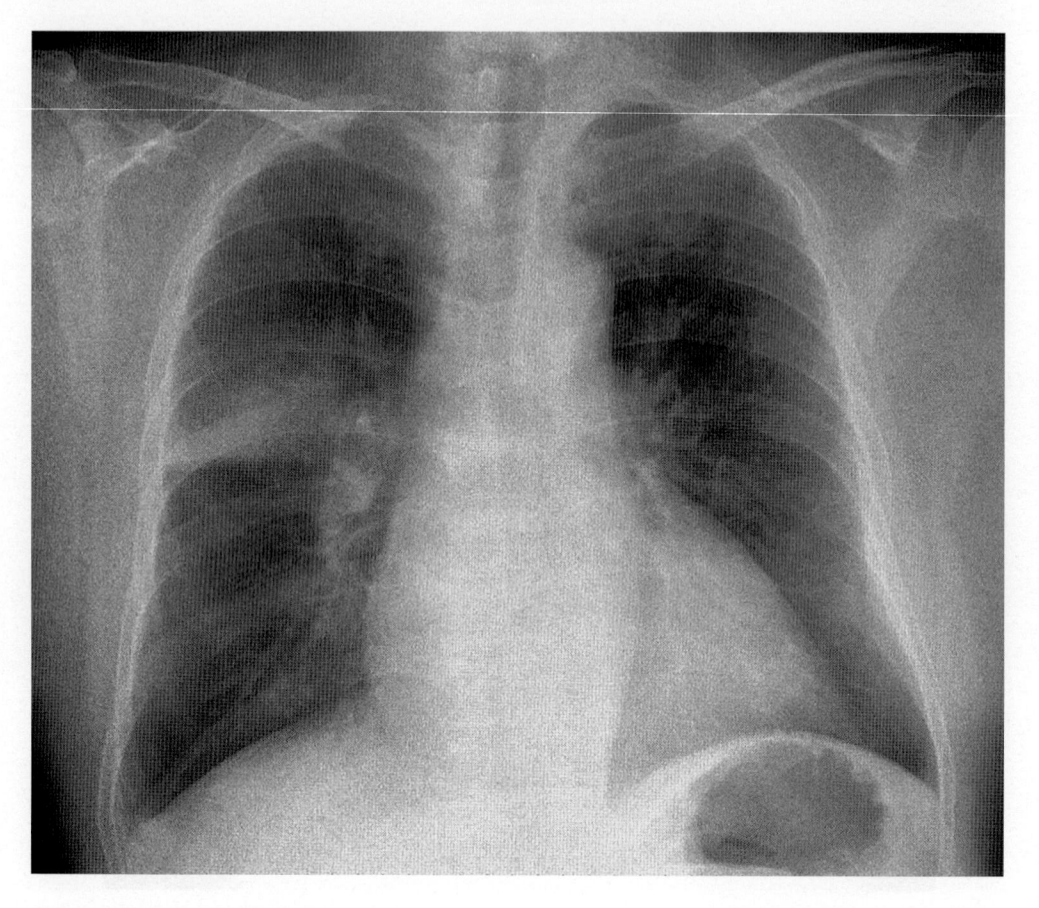

No. 30　　　　　　　　　（A　問題56）

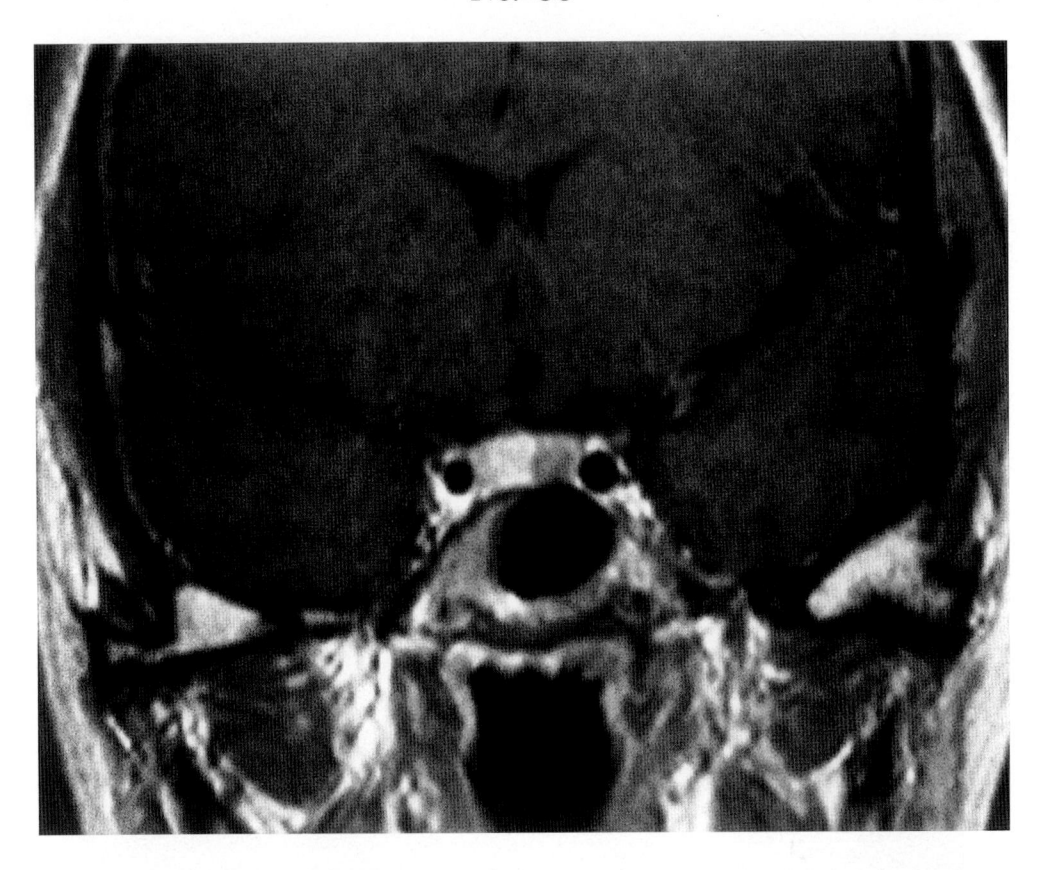

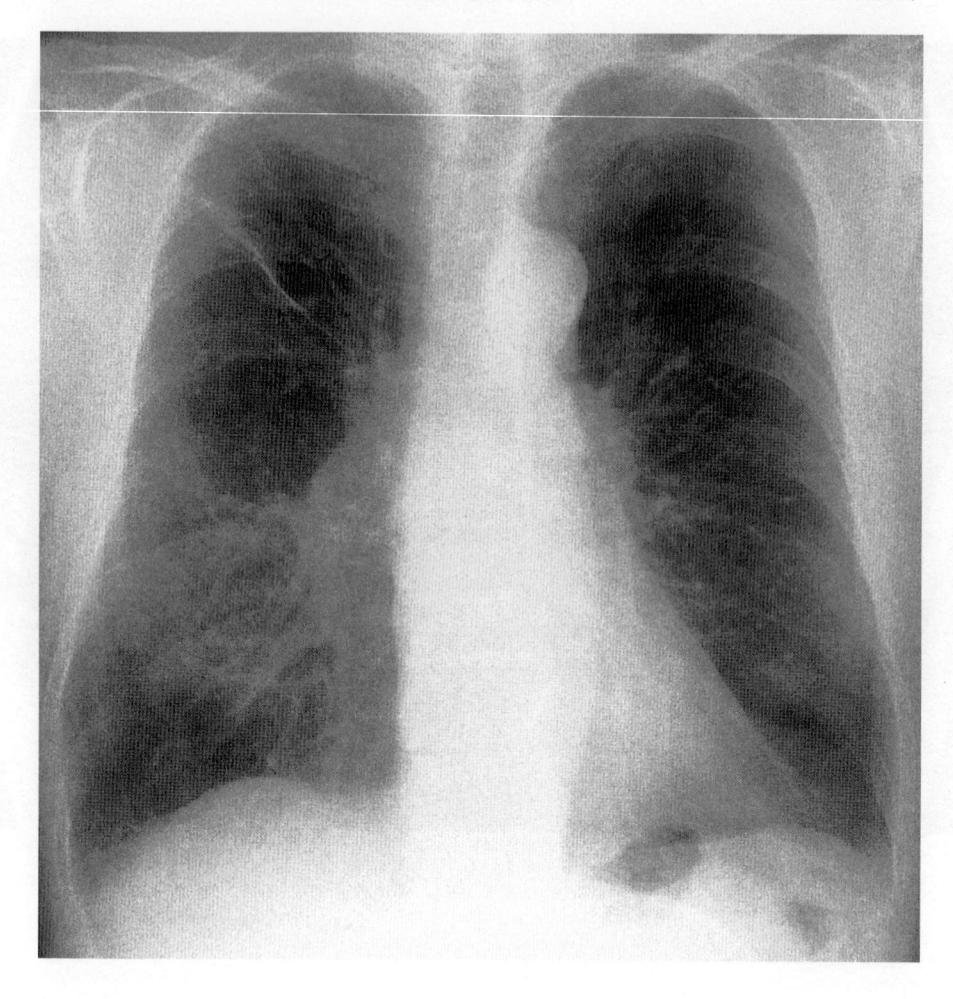

No. 31　A　　　　　　　　　（A　問題59）

No. 31　B　　　　　（A　問題59）

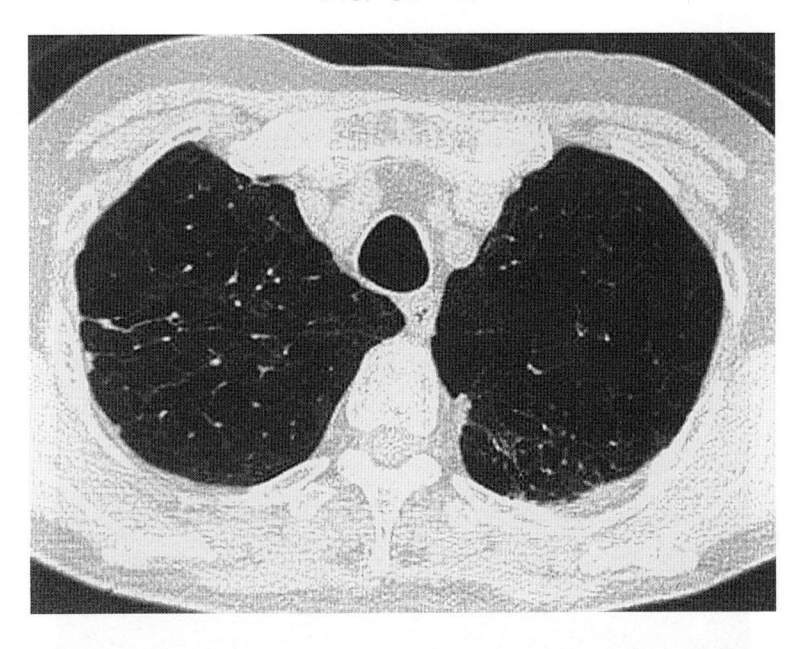

No. 31　C　　　　　（A　問題59）

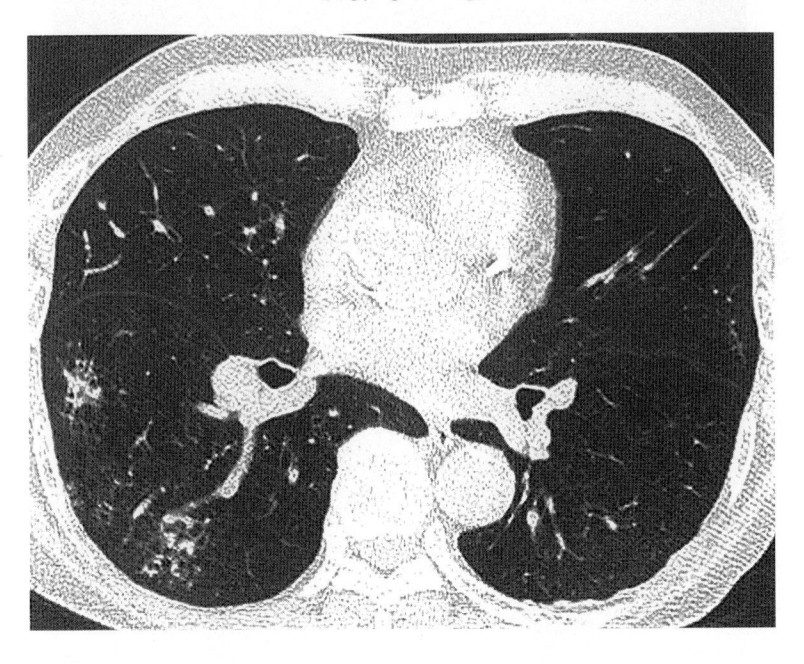

No. 32　　　（A　問題60）

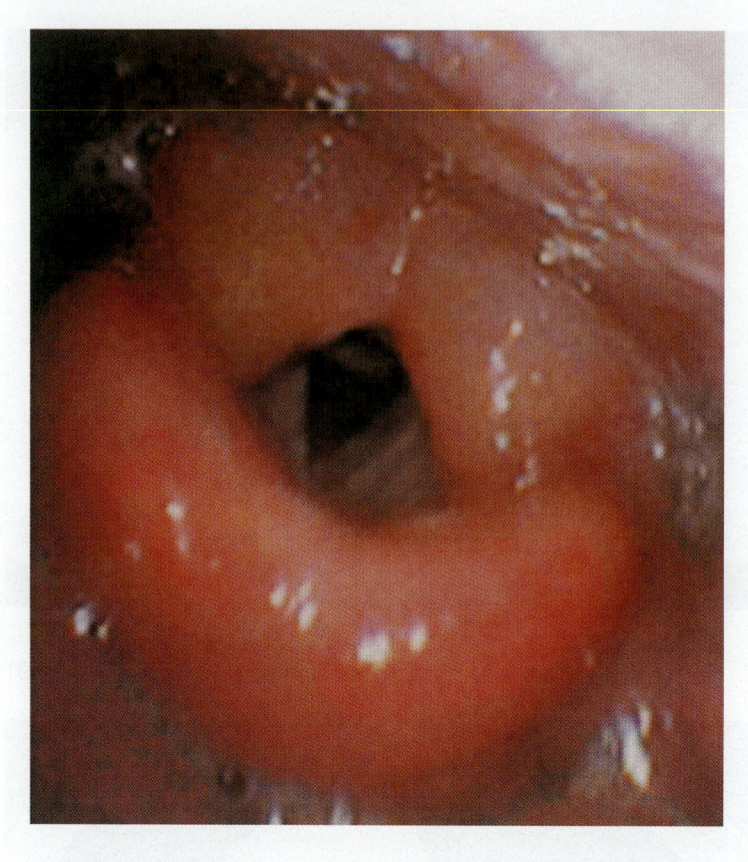

109

B

別　　　冊

No. 1　　　　　　　　　　（B　問題23）

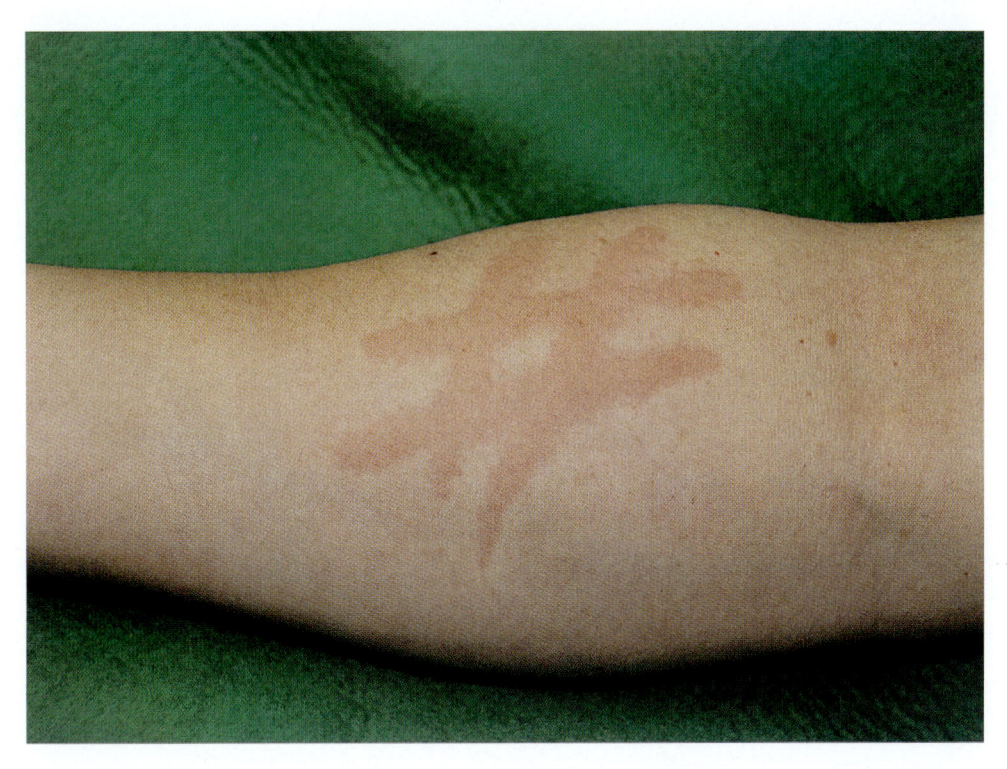

No. 2　　　　　　　　　　　　　（B　問題24）

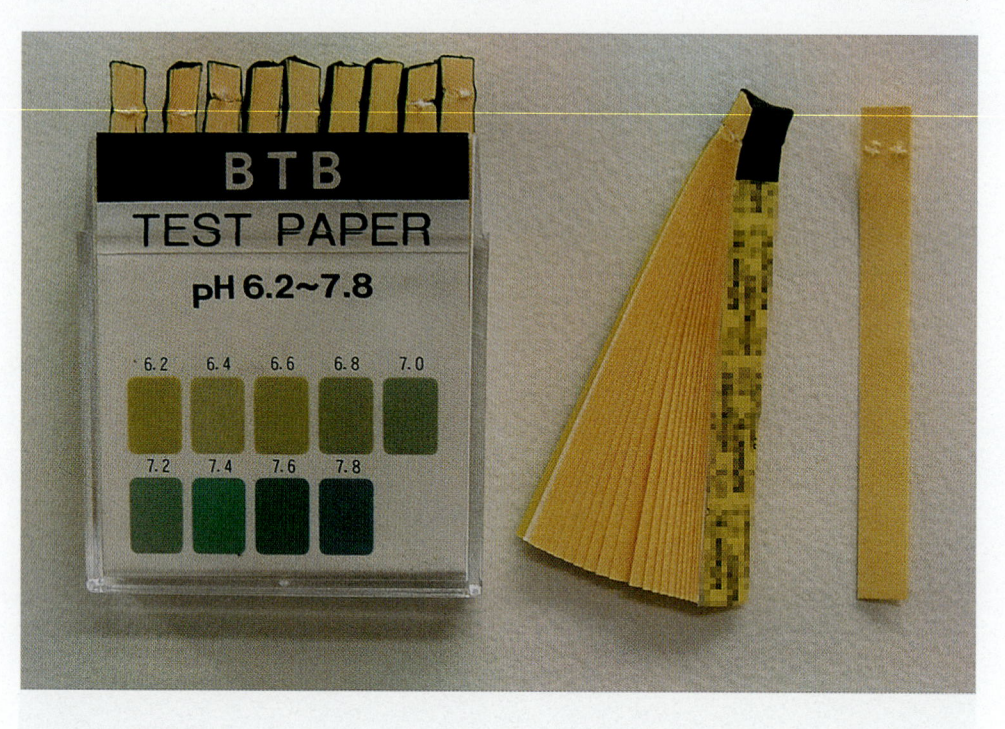

No. 3　　　　　　（B　問題45）

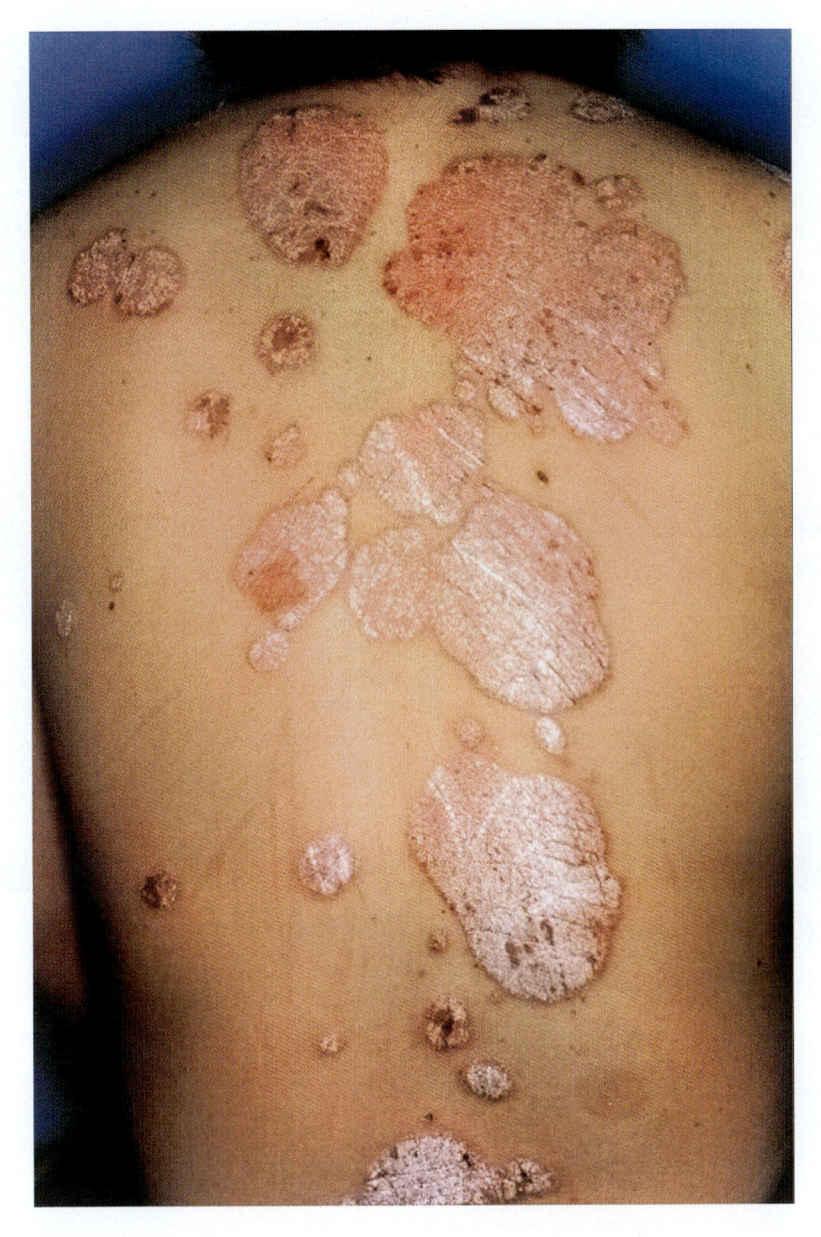

No. 4　　　　　　　　　　（B　問題47）

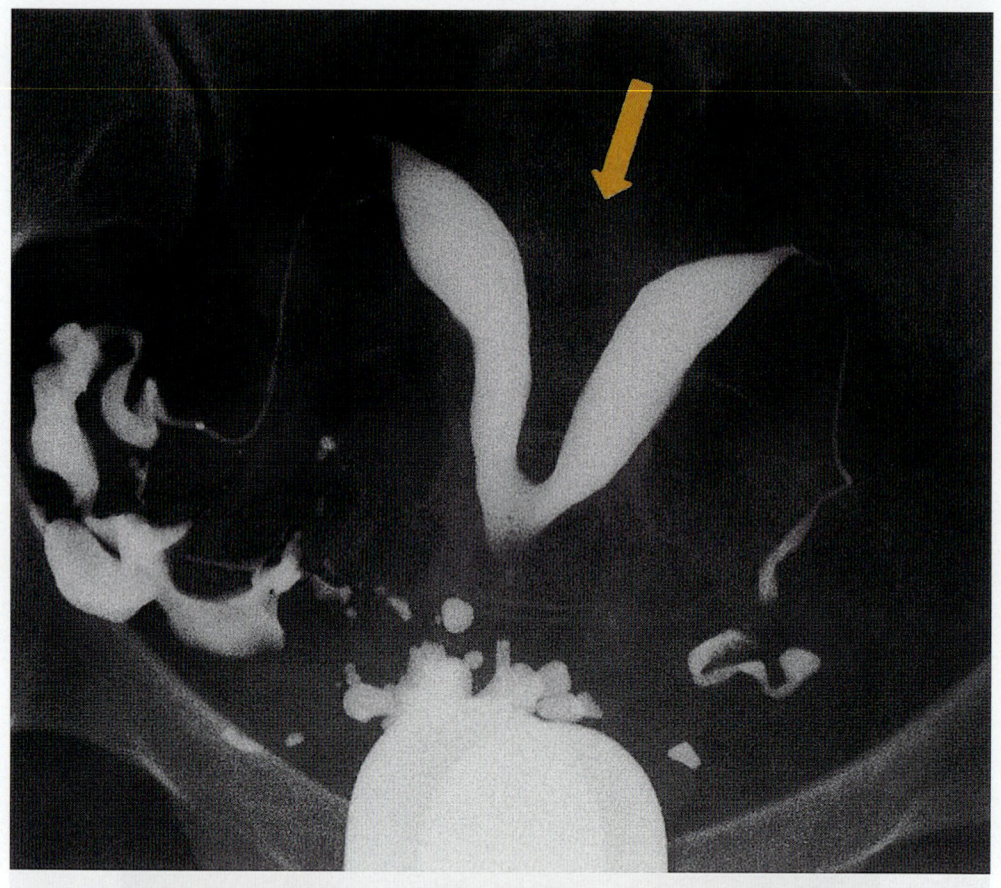

矢印は子宮の異常を示す。

No. 5 A　　（B　問題48）

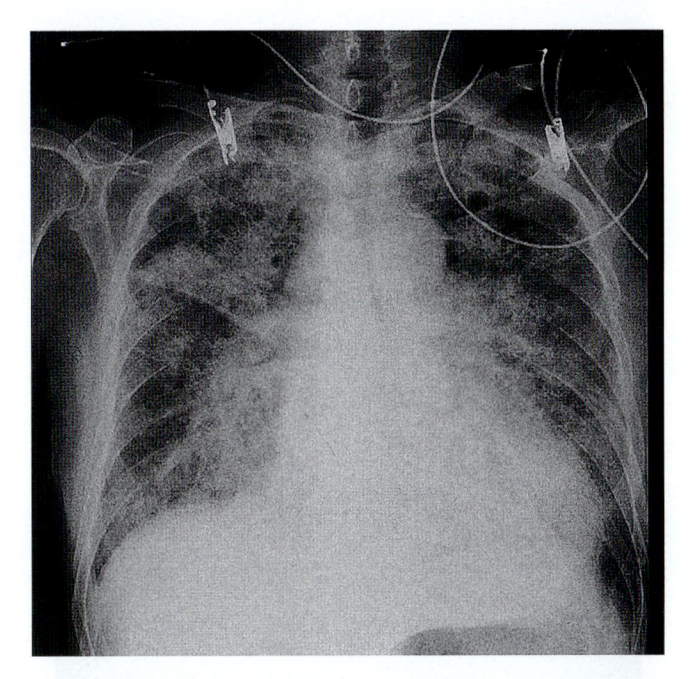

No. 5 B　　（B　問題48）

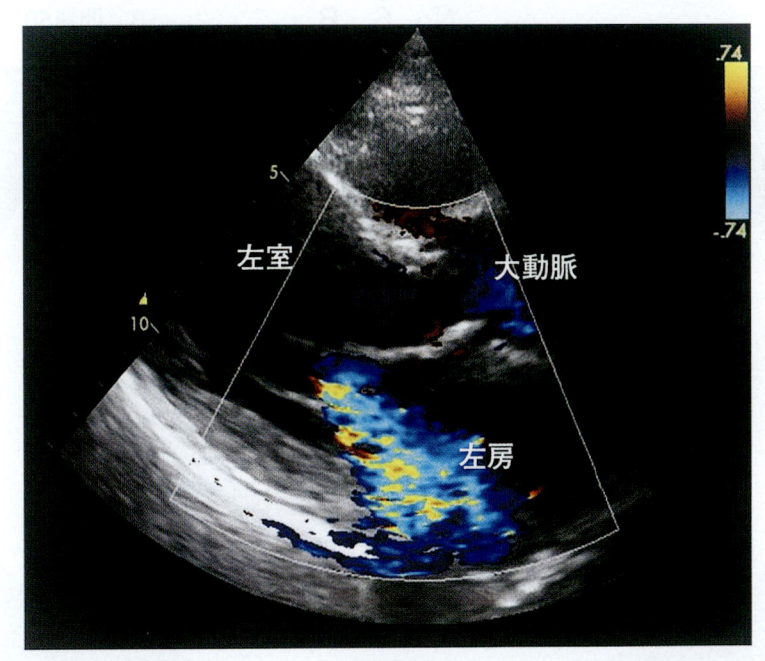

左室　大動脈　左房

収縮期

No. 6　A　(B　問題50〜52)

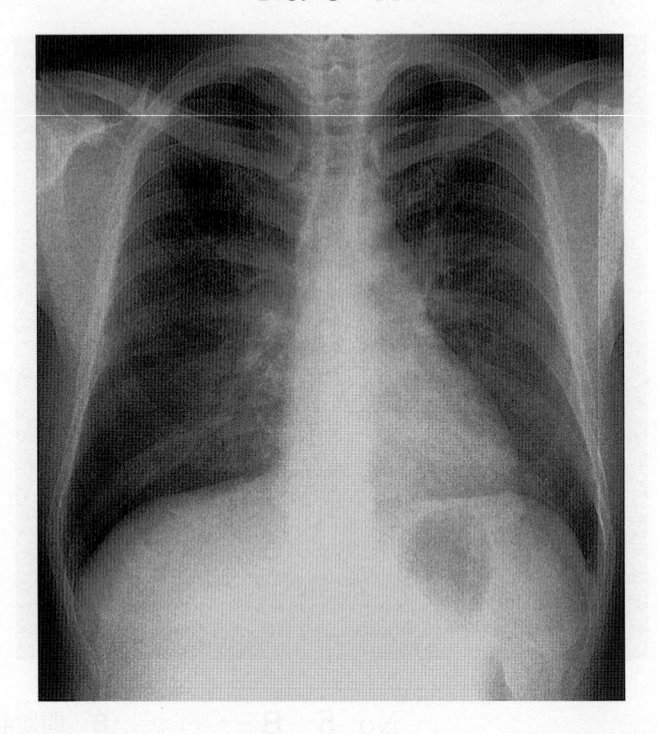

No. 6　B　(B　問題50〜52)

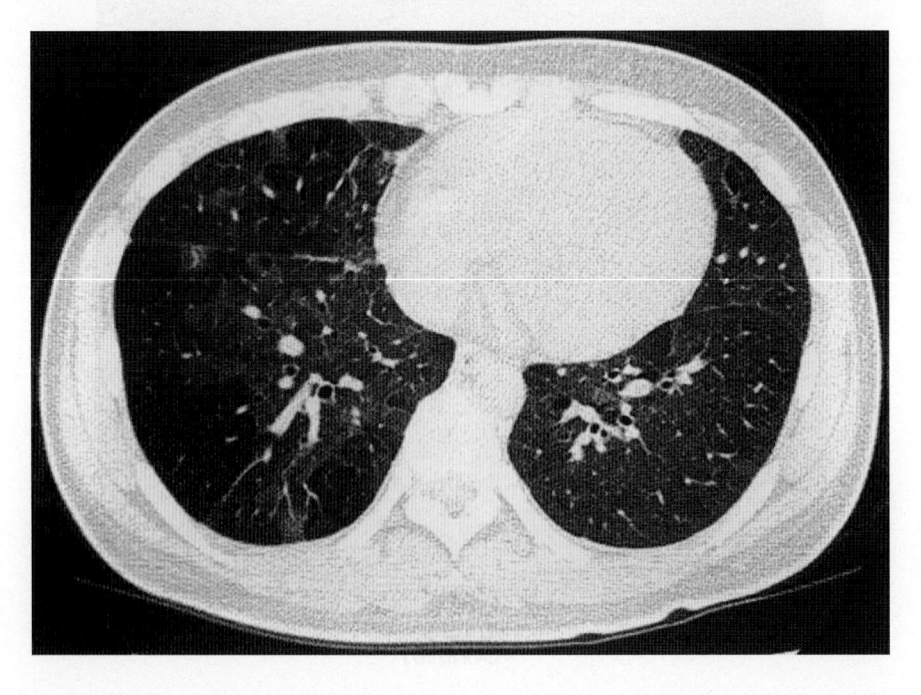

No. 7 A （B 問題53〜55）

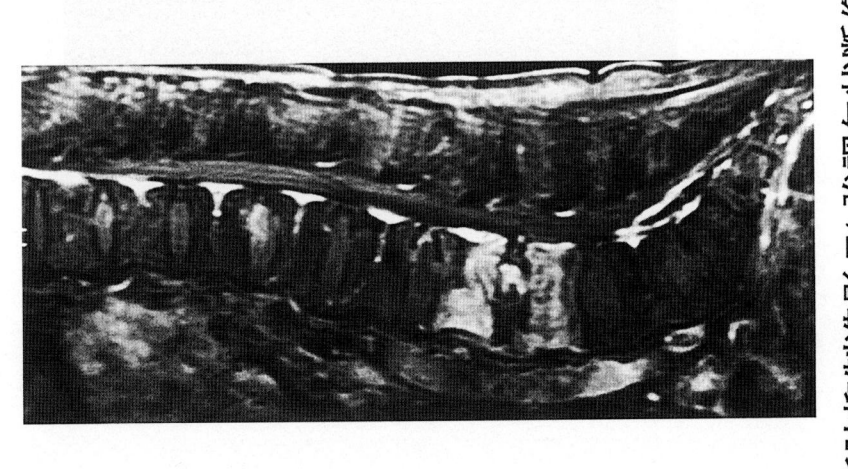

脂肪抑制造影T1強調矢状断像

No. 7 B （B 問題53〜55）

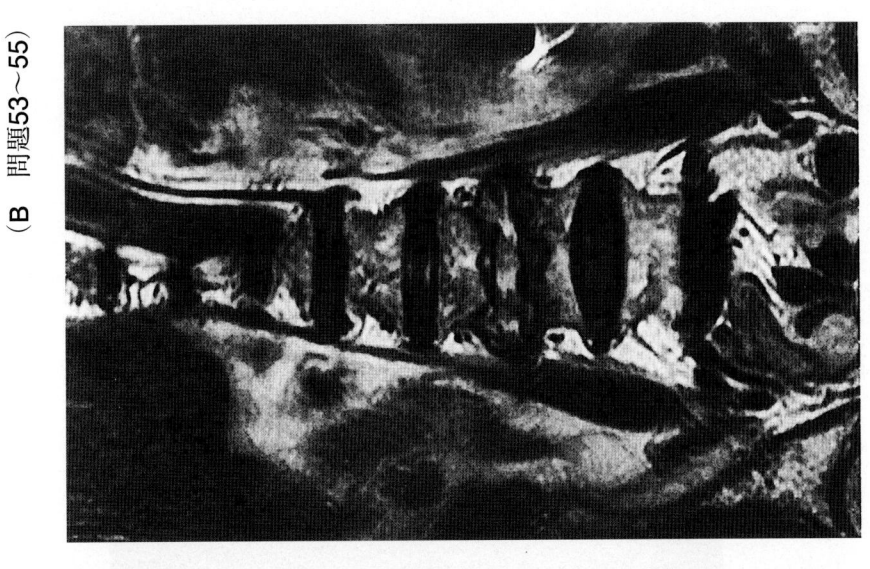

T2強調冠状断像

No. 8　（B　問題56〜58）

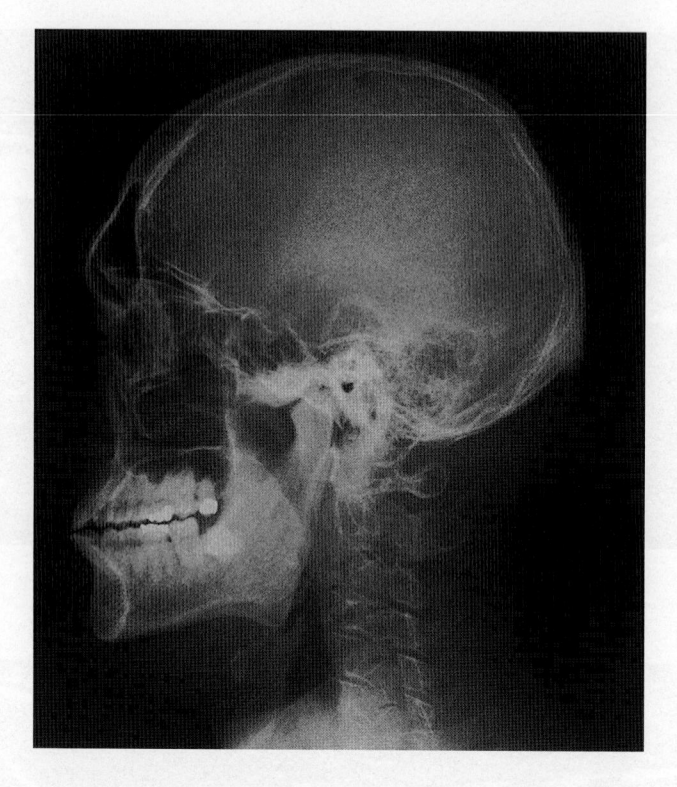

No. 9 A　（B　問題59〜61）

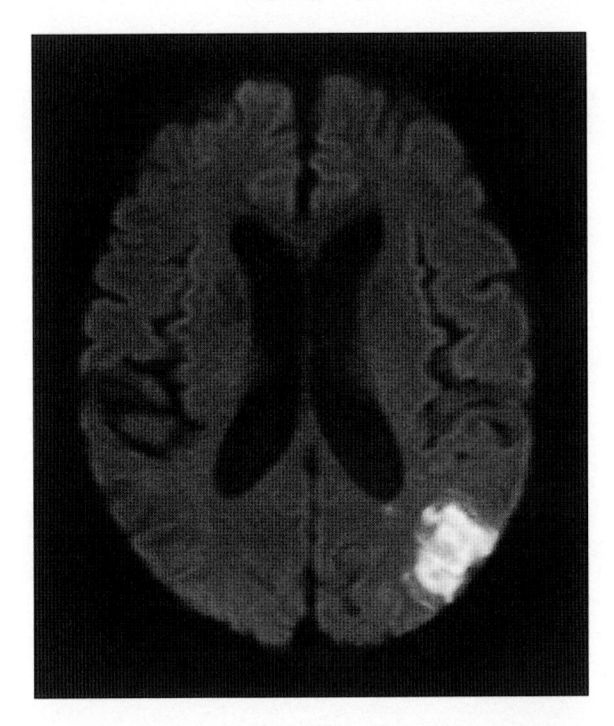

No. 9 B　（B　問題59〜61）

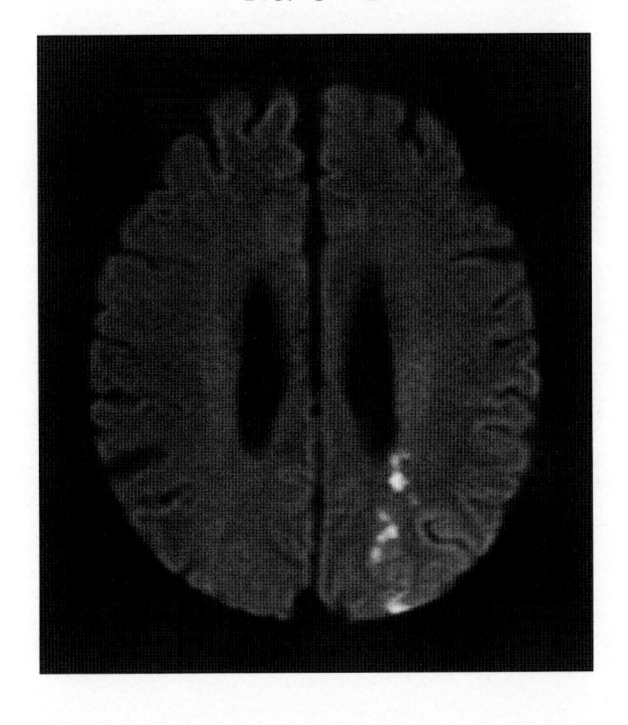

109

C

別　　冊

109

No. 1　　　　　　　　　（C　問題19）

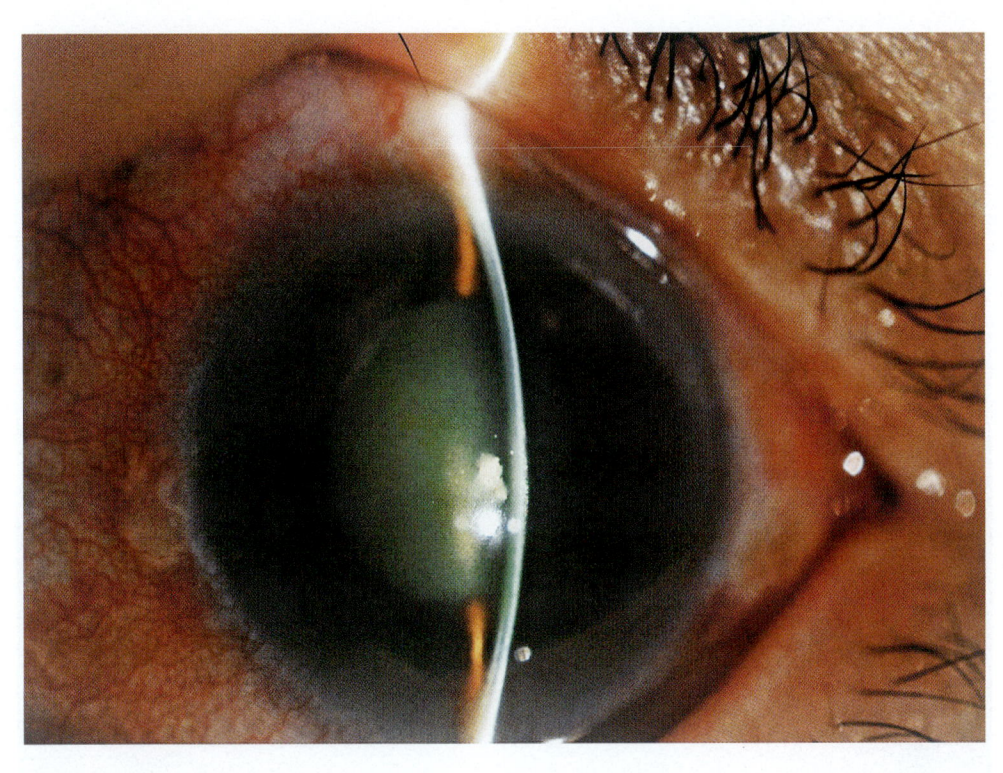

No. 2　　　　　（C　問題20）

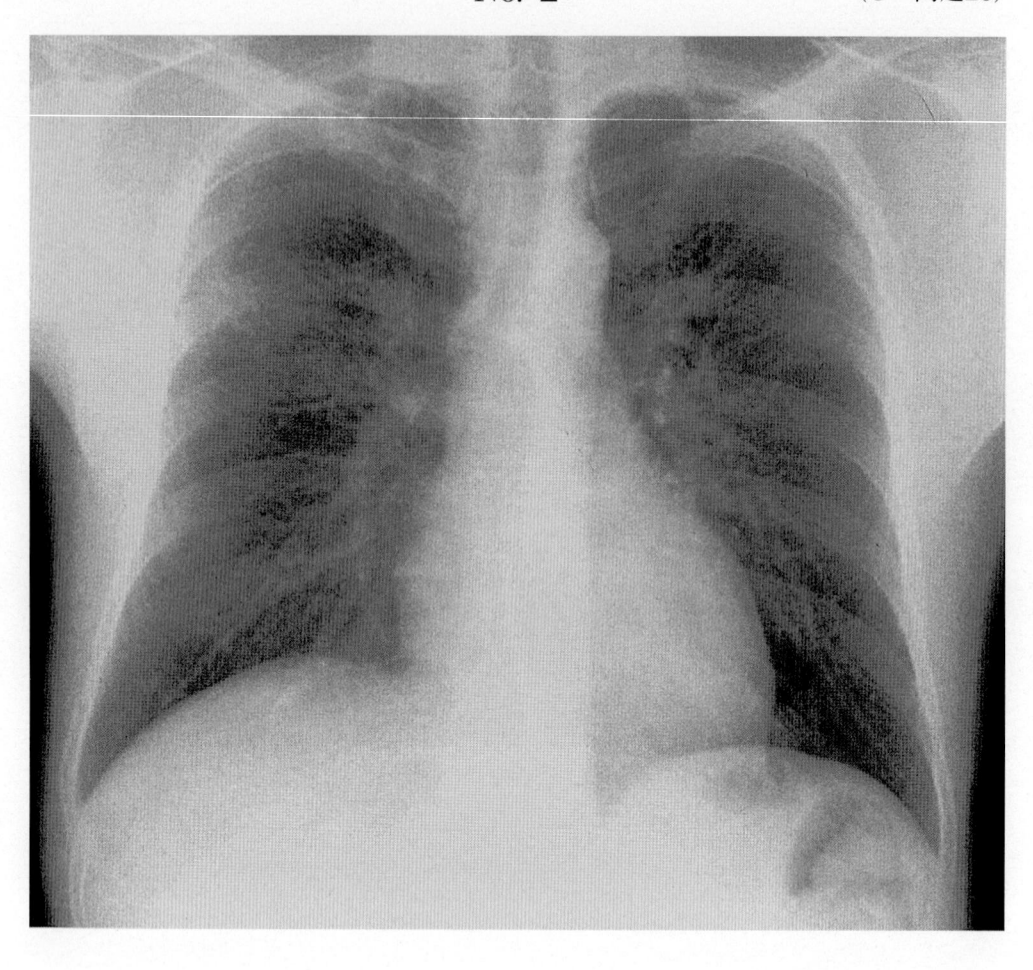

No. 3　　　　　　　　　　　（C　問題23）

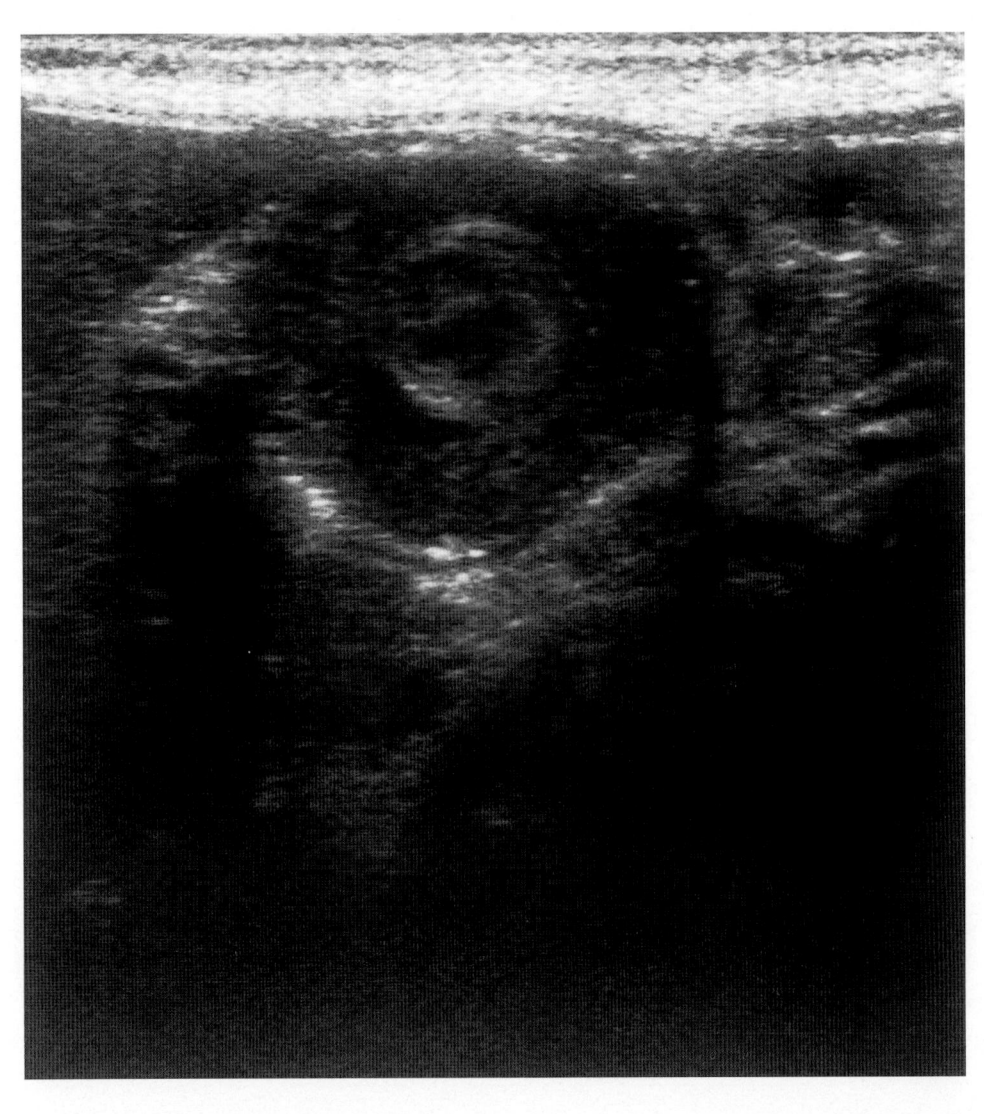

109

D

別　　　冊

No. 1　A　　　　　　　　　　（D　問題2）

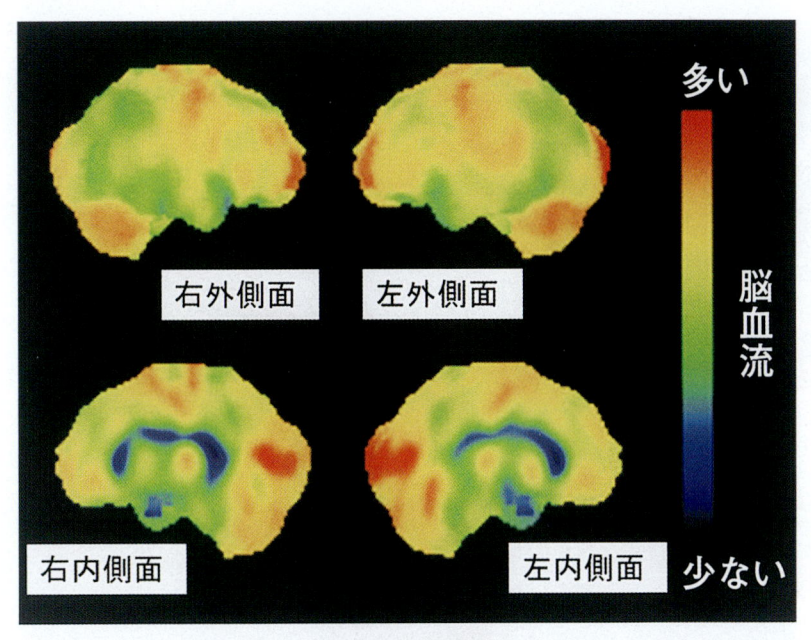

右外側面　左外側面

右内側面　左内側面

多い / 少ない
脳血流

脳血流画像

No. 1　B　　　　　　　　　　（D　問題2）

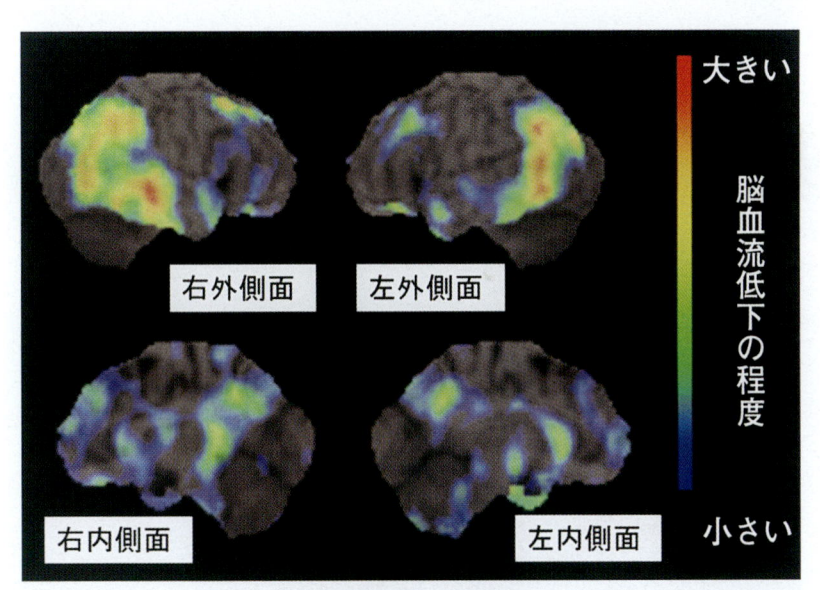

右外側面　左外側面

右内側面　左内側面

大きい / 小さい
脳血流低下の程度

脳血流低下画像
（統計画像）

No. 2　　　　　　　　　（D　問題21）

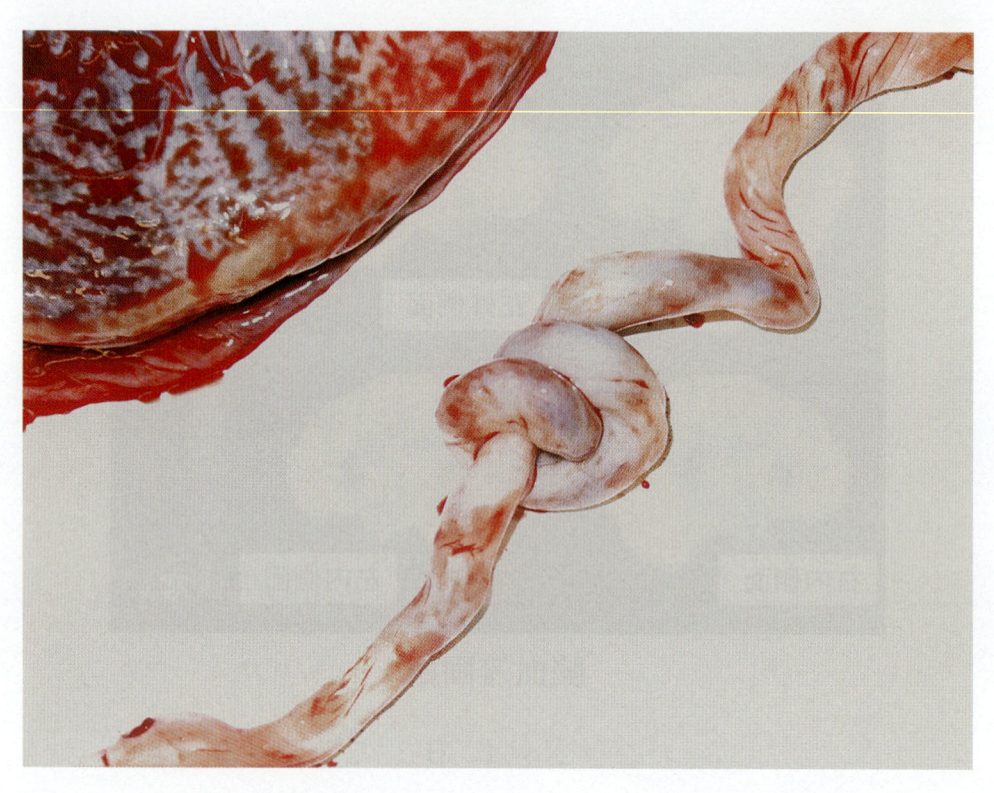

No. 3　　　　　　　　　（D　問題22）

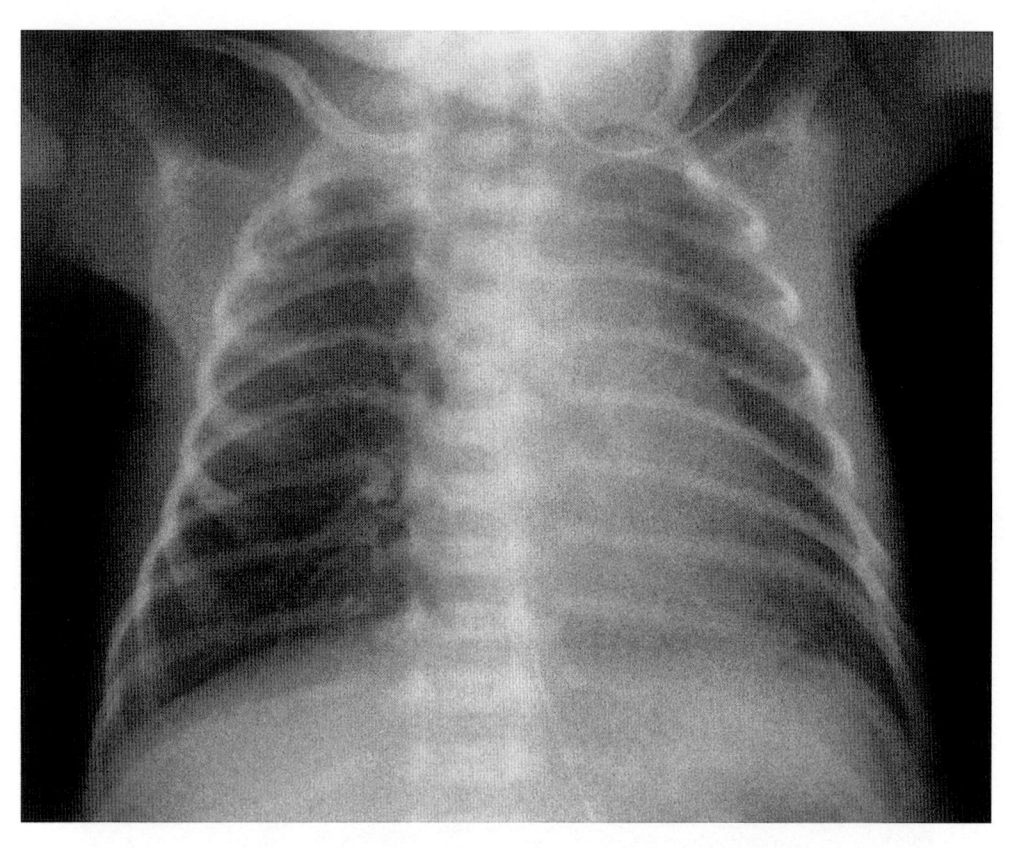

No. 4　A　　　　　　（D　問題24）

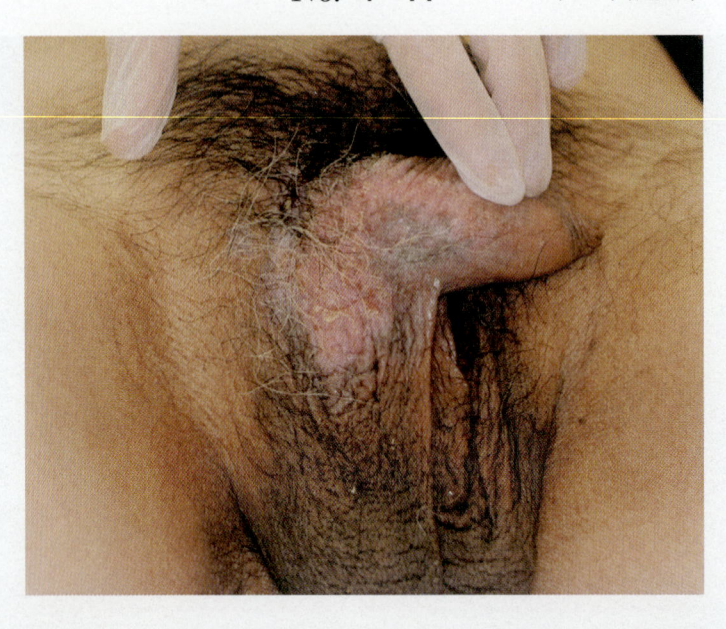

No. 4　B　　　　　　（D　問題24）

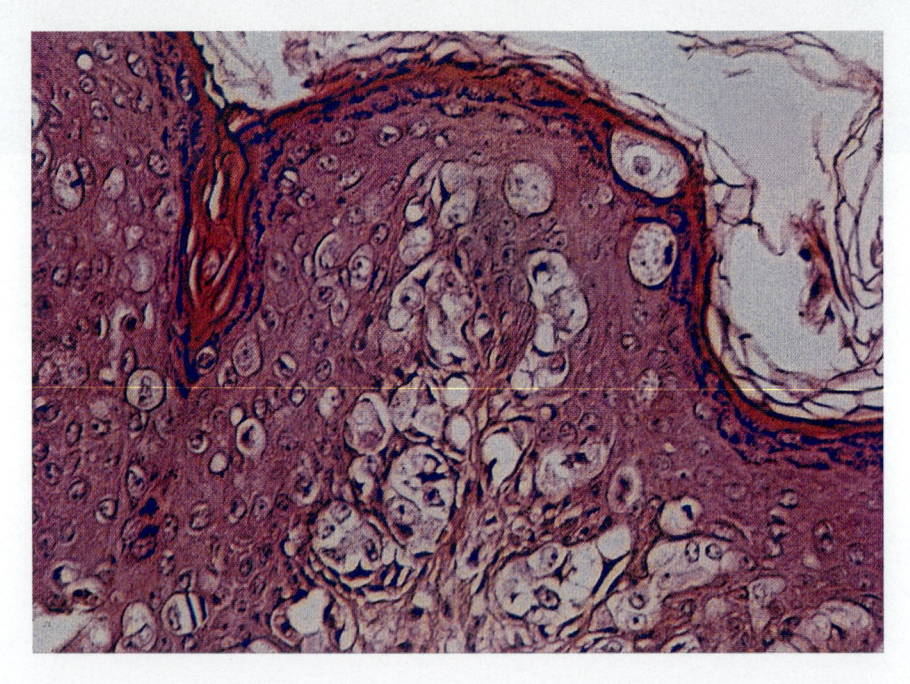

No. 5　　　　　　　　　　　（D　問題25）

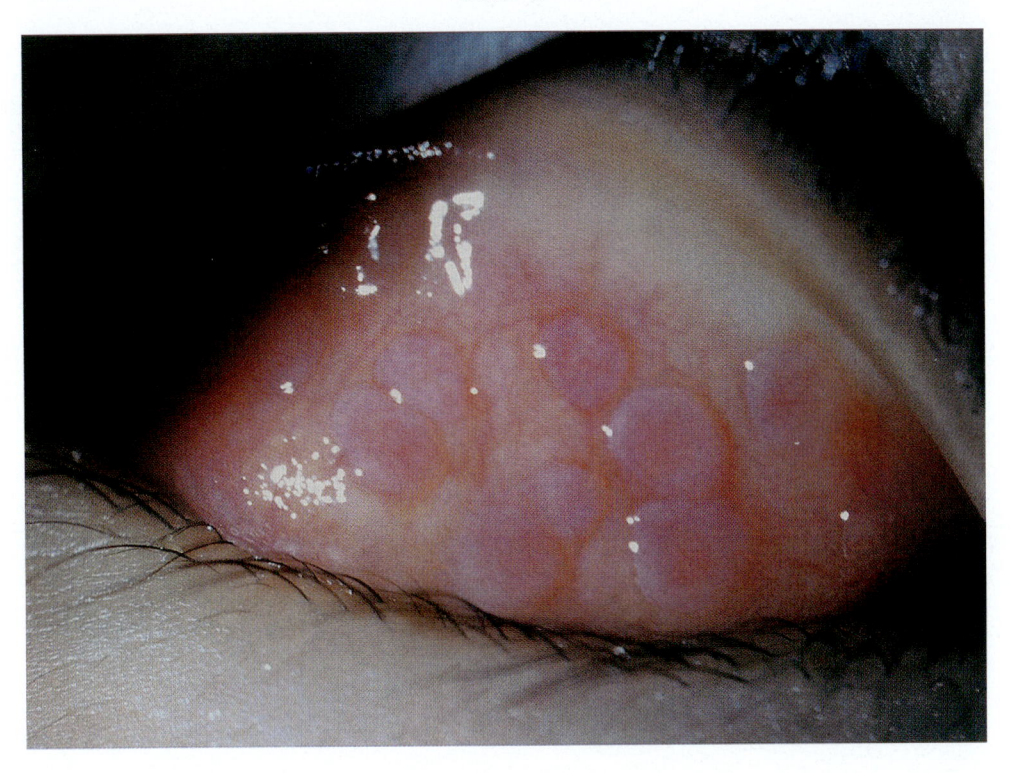

No. 6　　　　　　　　　（D　問題26）

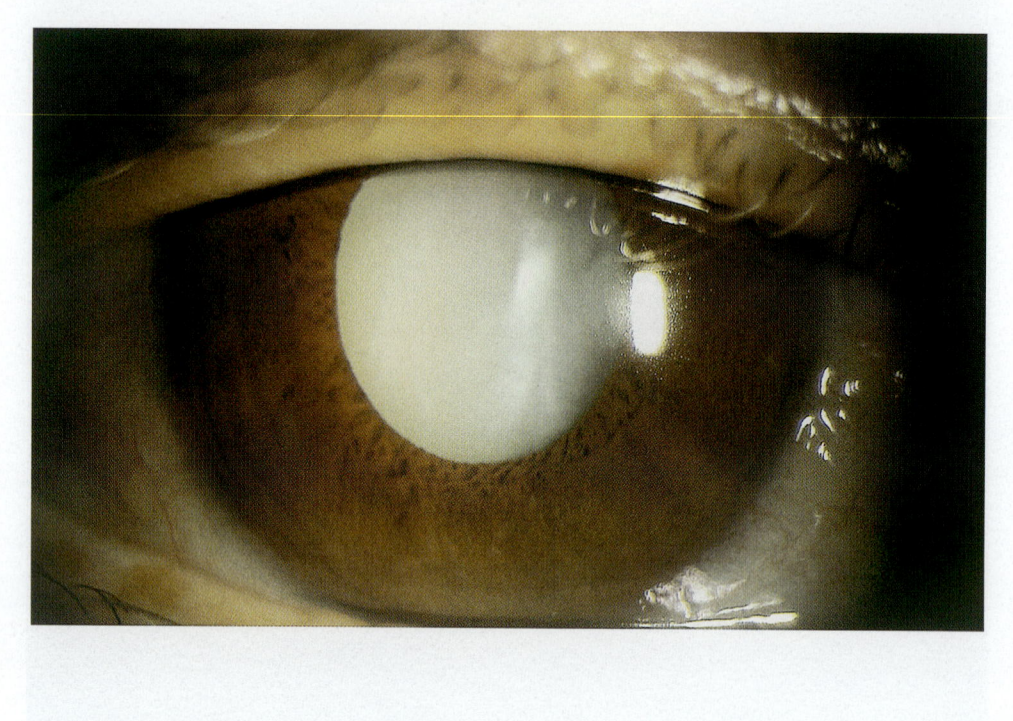

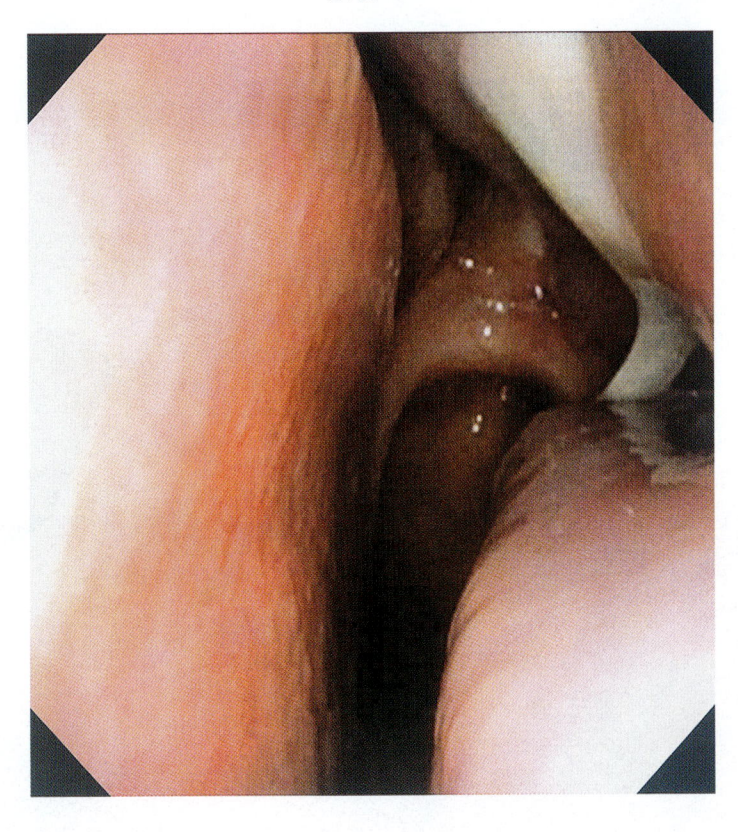

No. 7　　　　　（D　問題27）

No. 8　　　　　（D　問題28）

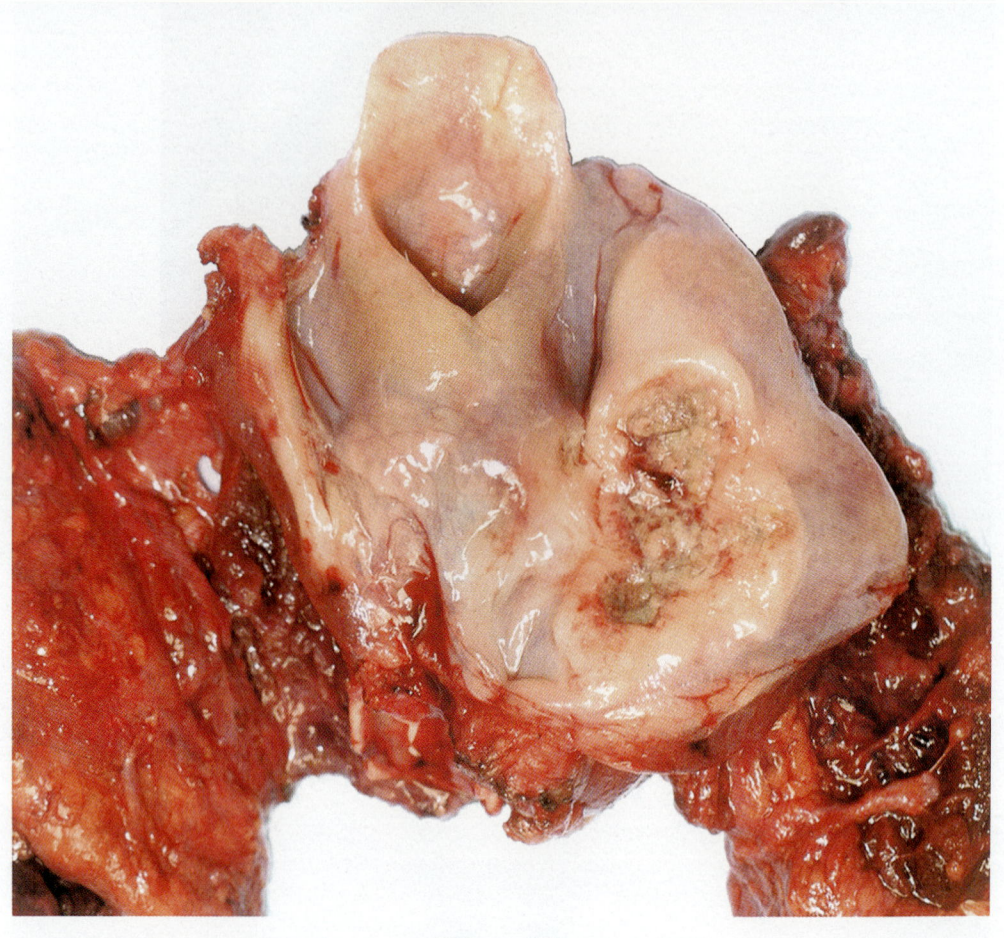

頭　側

尾　側

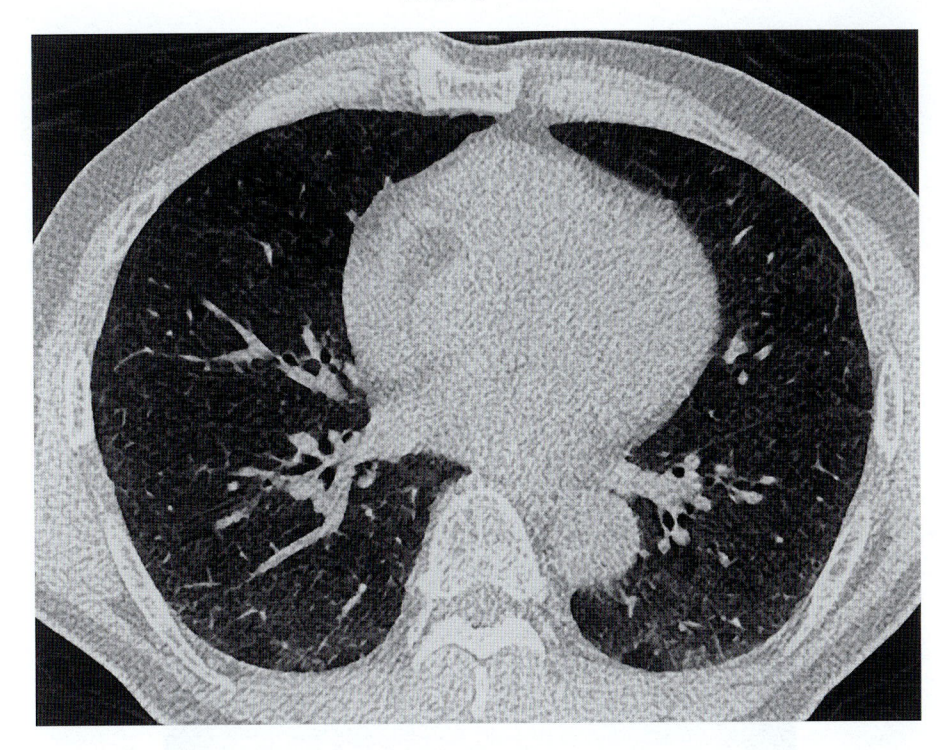

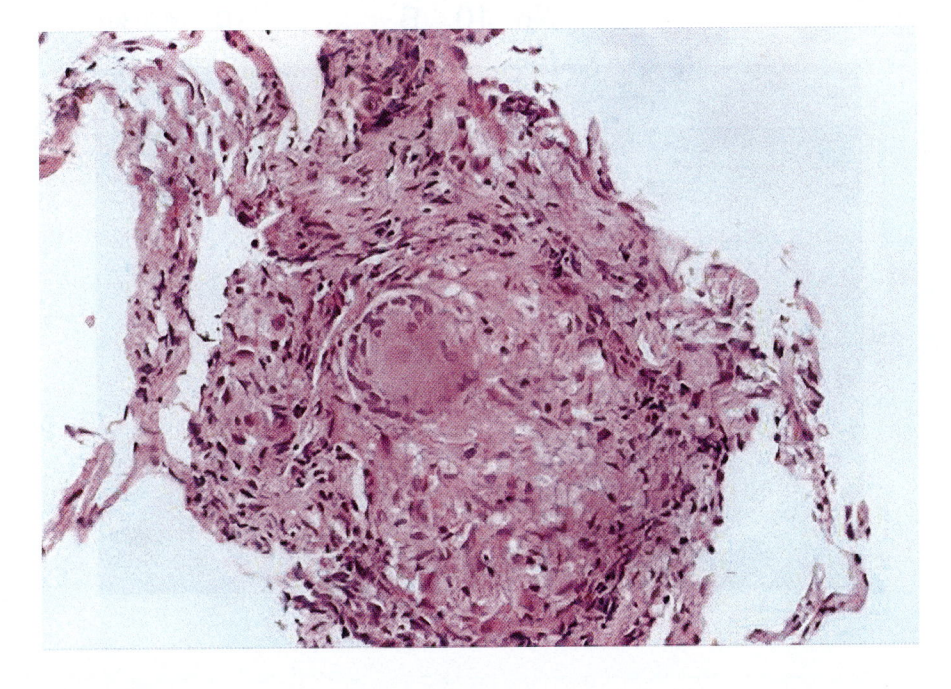

No. 9　A　　　　　　　　　（D　問題29）

No. 9　B　　　　　　　　　（D　問題29）

No. 10 A　　　（D　問題30）

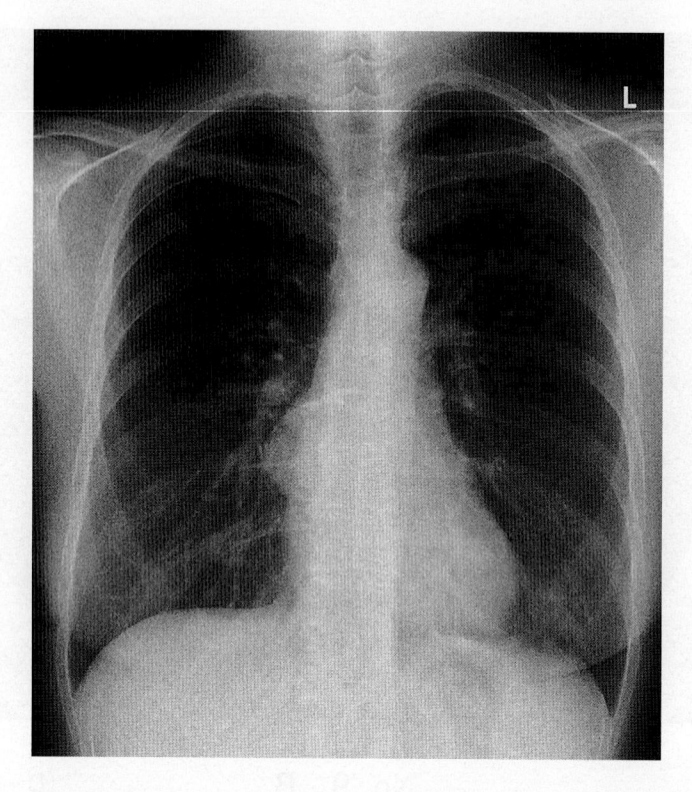

No. 10 B　　　（D　問題30）

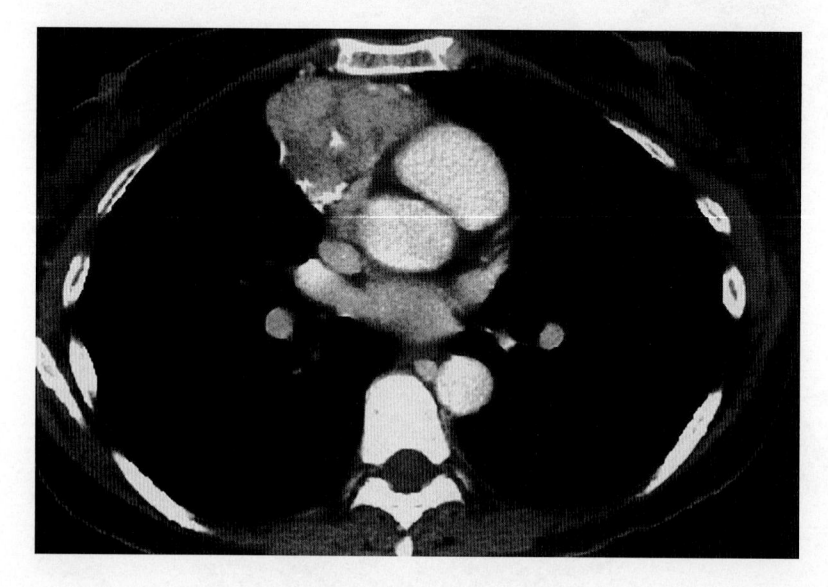

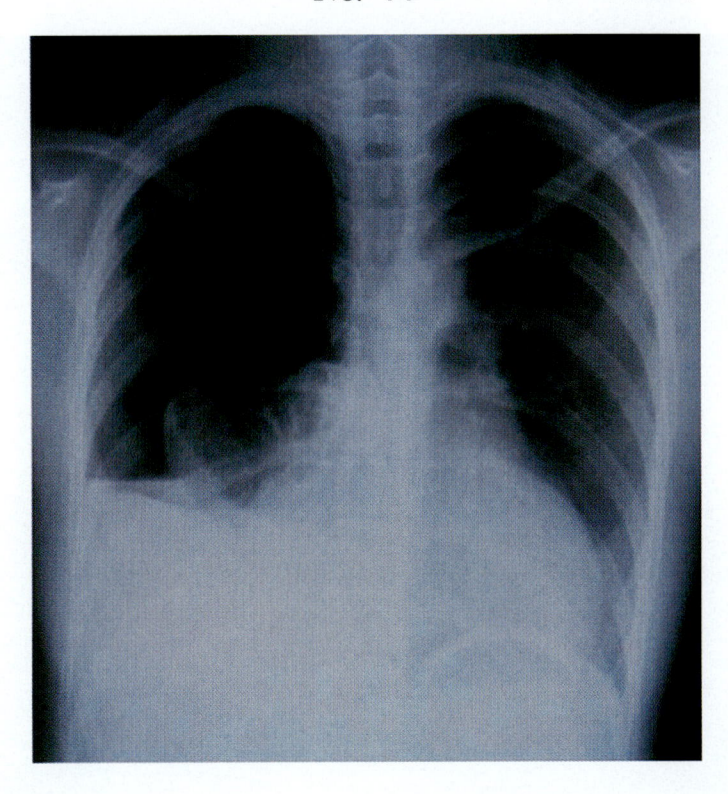

No. 11　　　　（D　問題31）

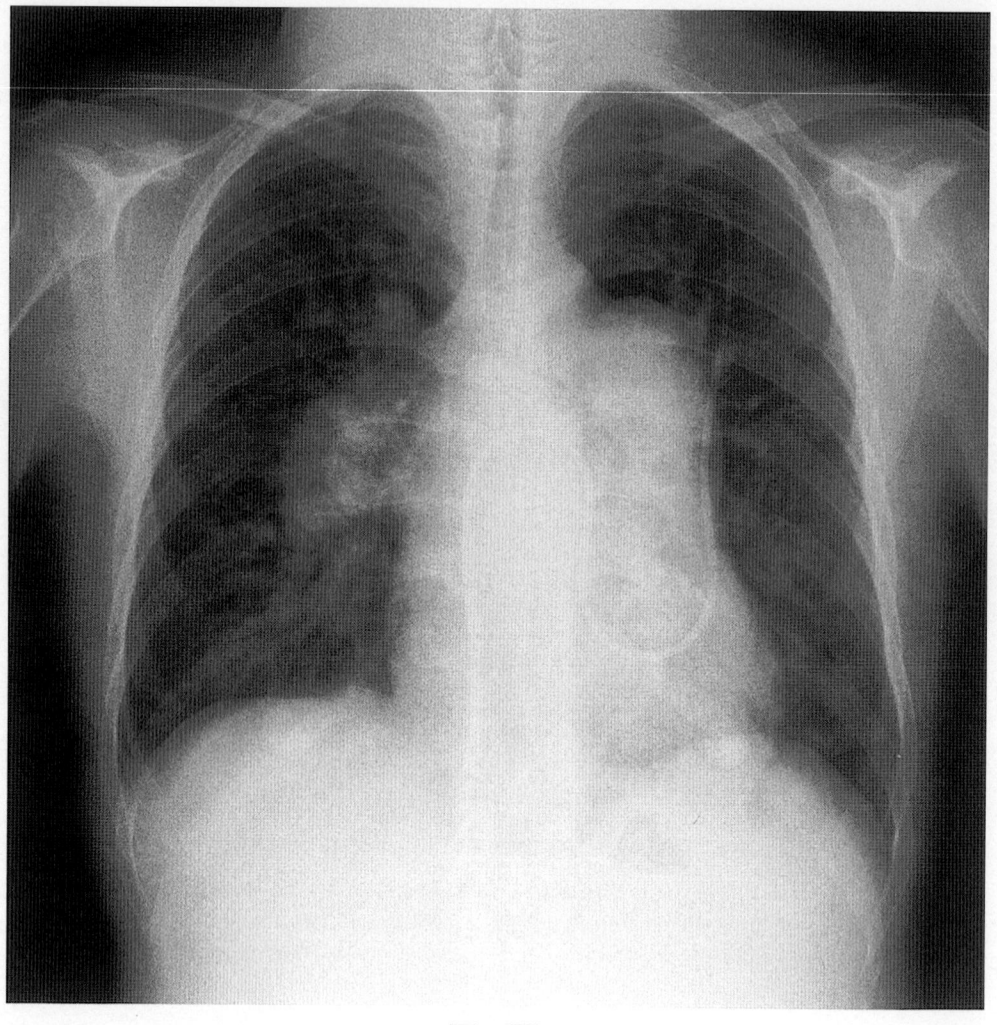

No. 12 A　　　　　　（D　問題32）

正　面

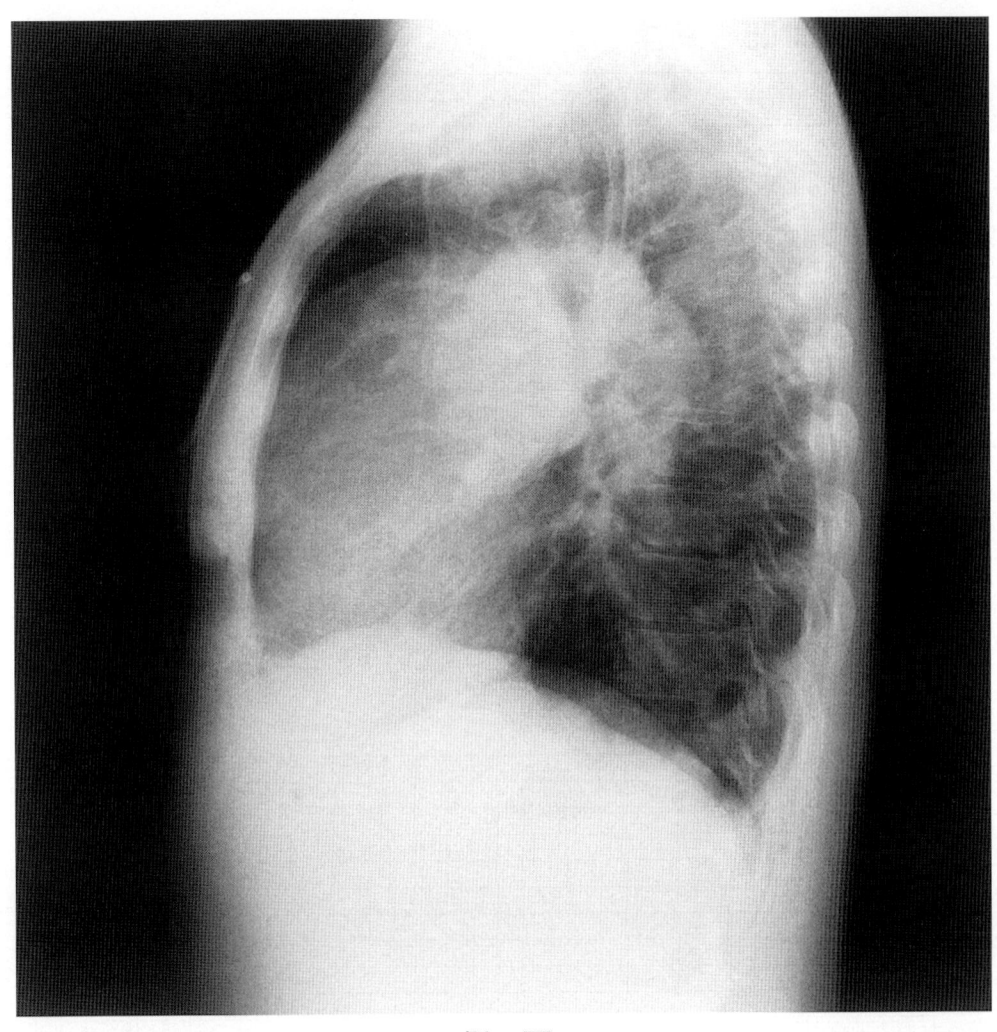

No. 12　B　　　　　　　　（D　問題32）

側　面

No. 13　　　　　　　　　（D　問題33）

午前 11：05　動悸

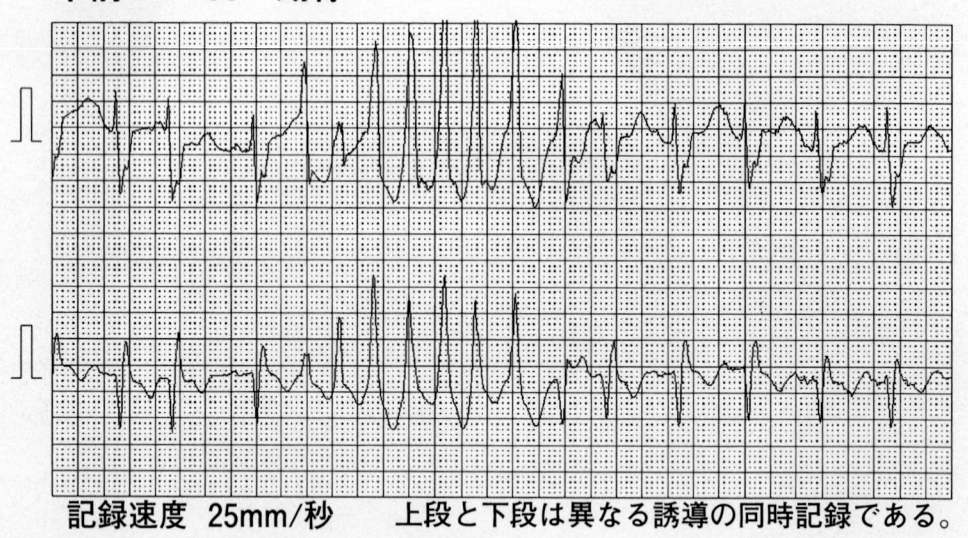

記録速度　25mm/秒　　　上段と下段は異なる誘導の同時記録である。

午後 3：30　動悸とめまい

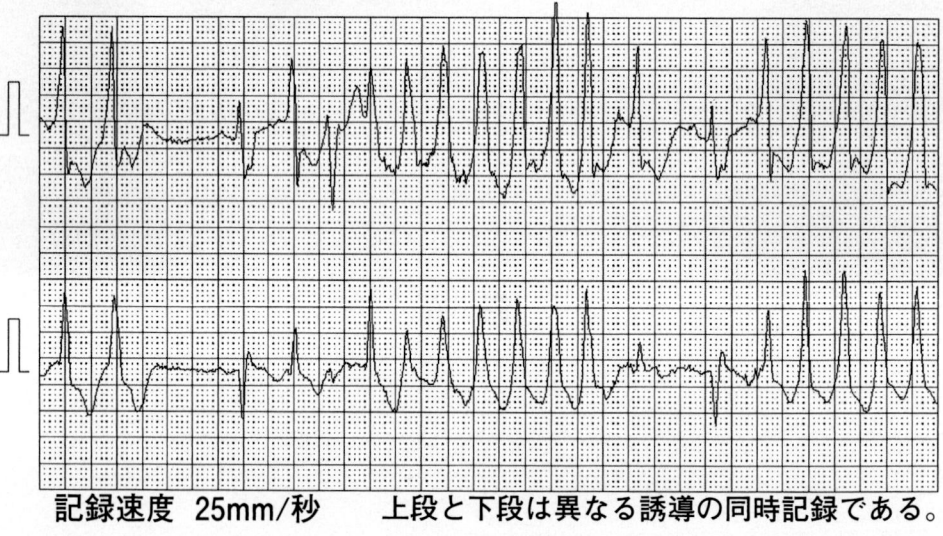

記録速度　25mm/秒　　　上段と下段は異なる誘導の同時記録である。

No. 14　A　　　　　　（D　問題35）

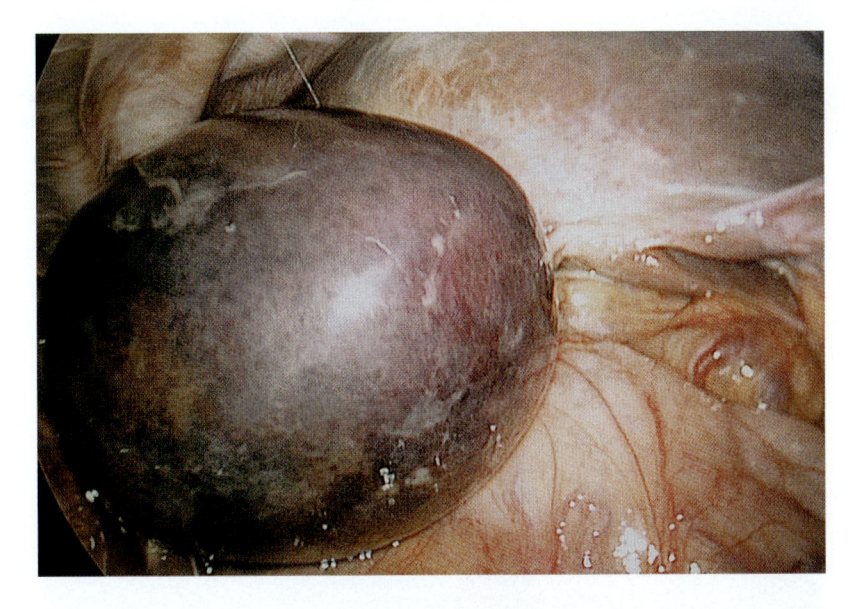

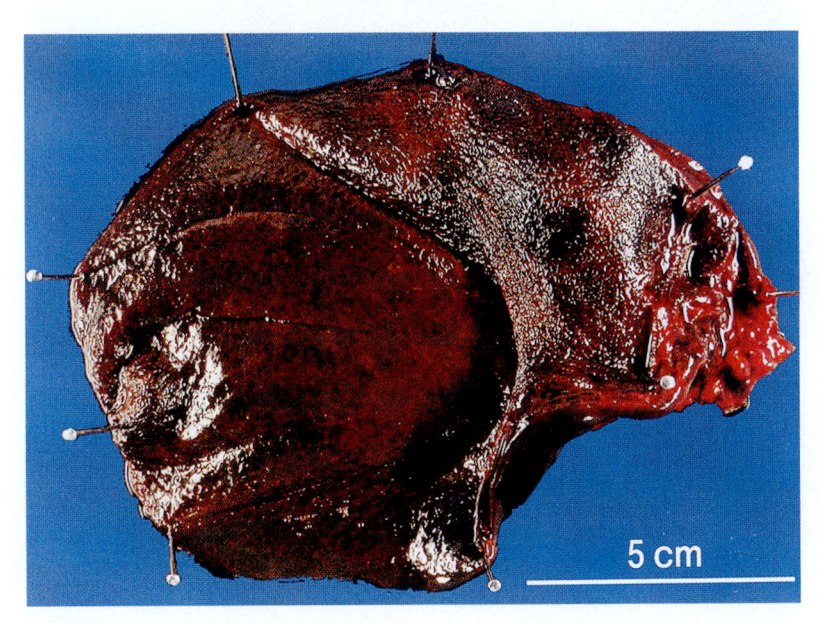

No. 14　B　　　　　　（D　問題35）

5 cm

No. 15　　　　　　　（D　問題36）

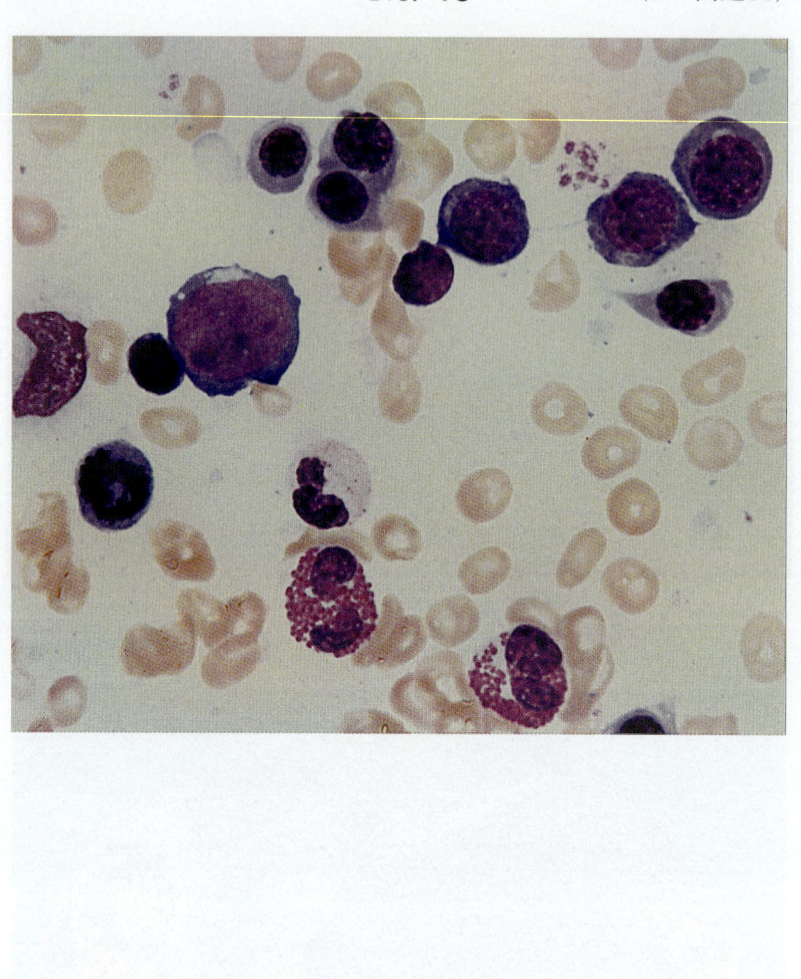

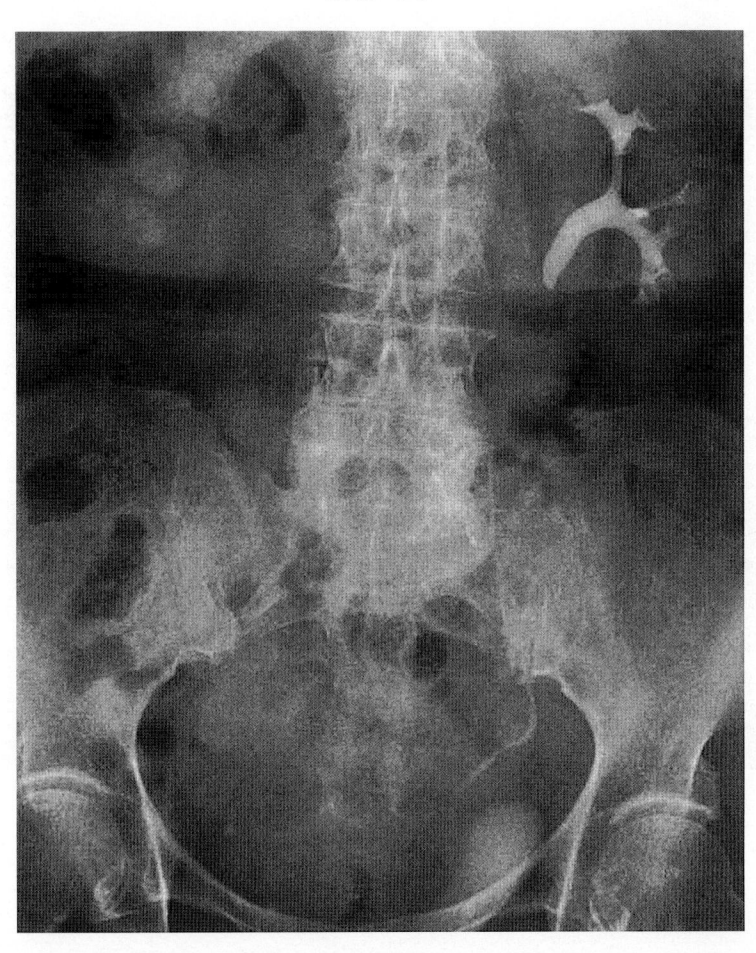

No. 16　　　（D　問題37）

No. 17　　　　（D　問題38）

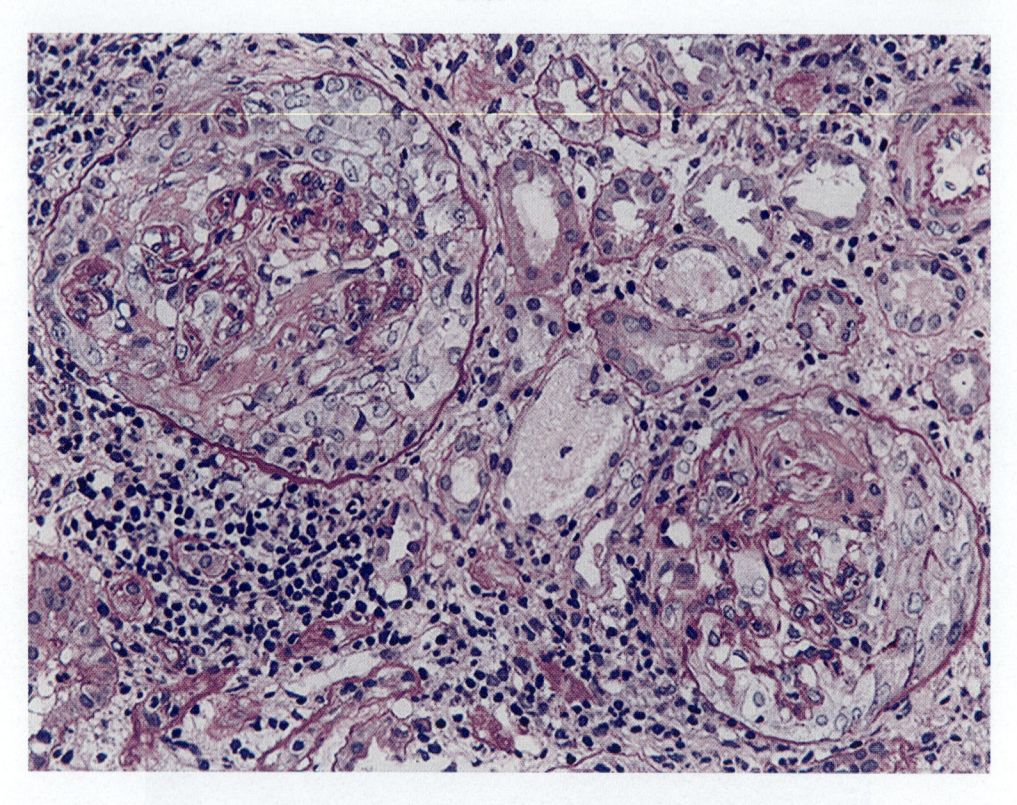

No. 18　A　　　　　（D　問題40）

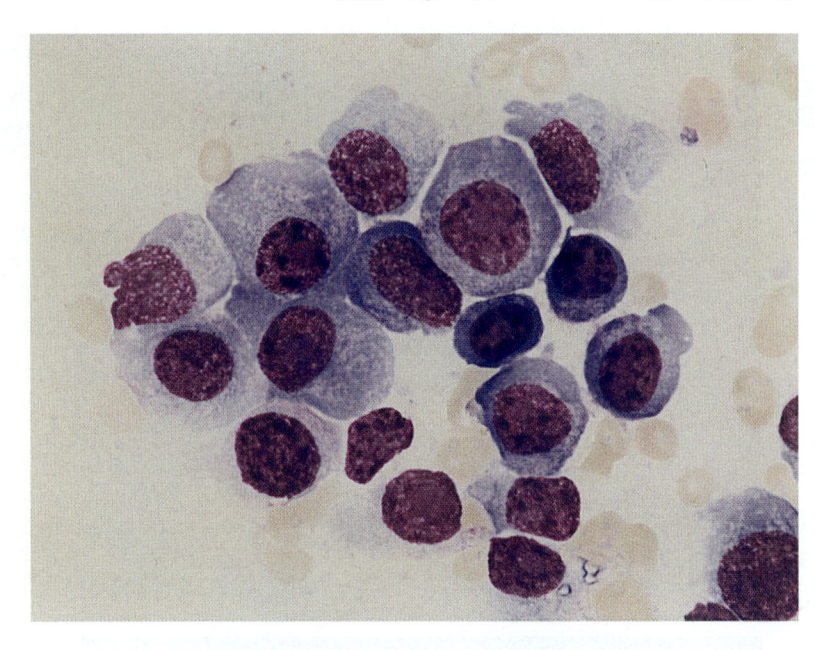

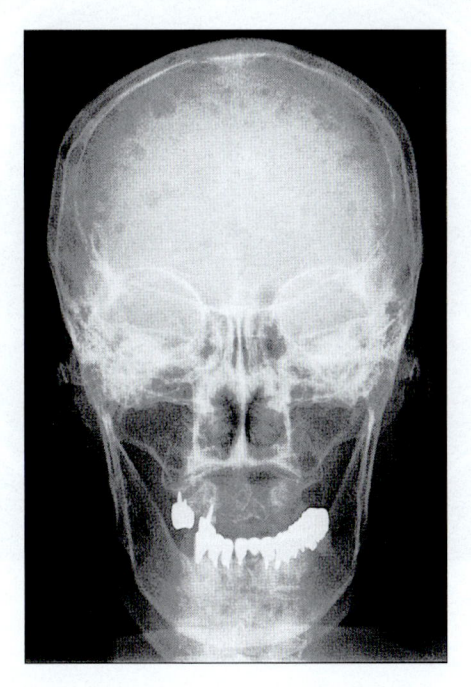

No. 18　B　（D　問題40）

No. 19 A　　（D 問題41）

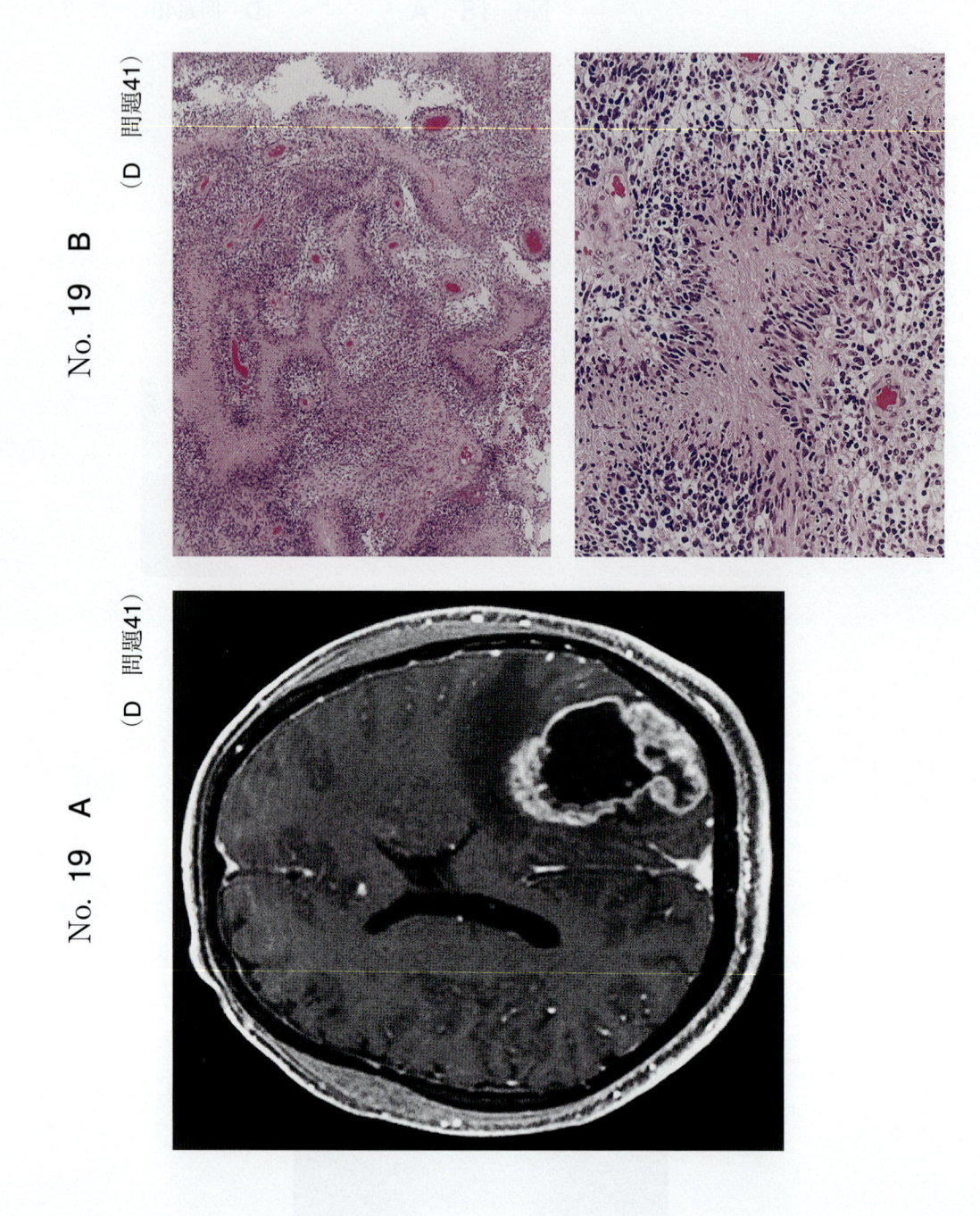

No. 19 B　　（D 問題41）

No. 20　　　　（D　問題42）

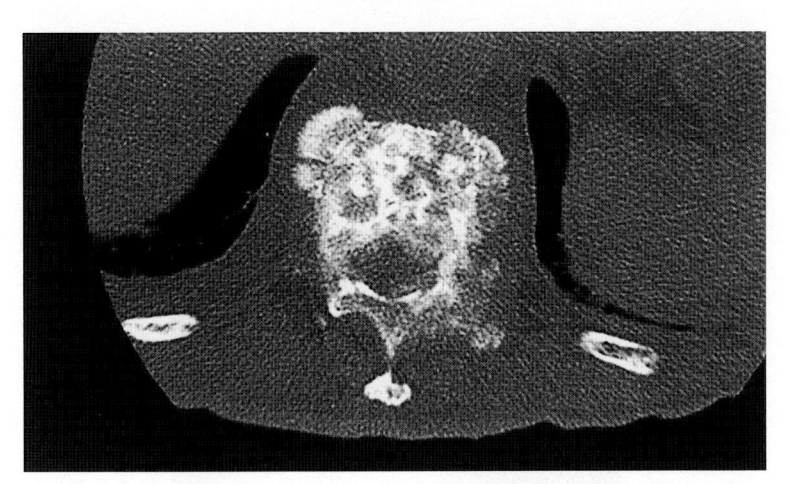

No. 21 A （D 問題43）

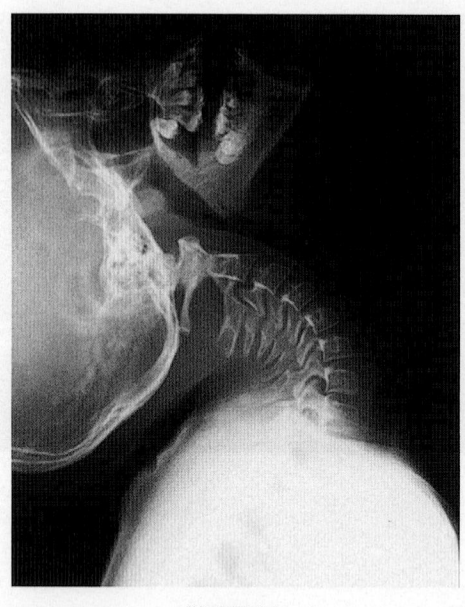

後屈位

No. 21 B
（D 問題43）

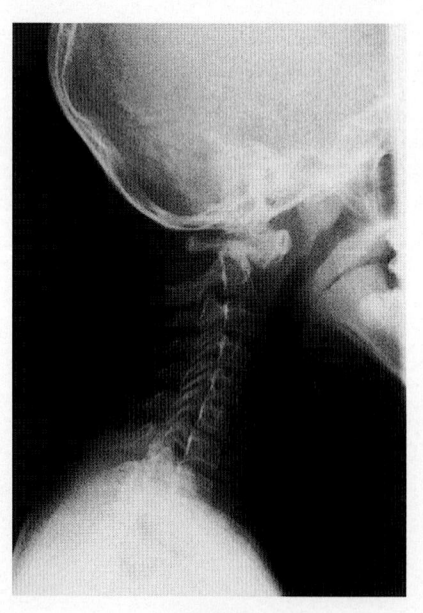

No. 21 C
（D 問題43）

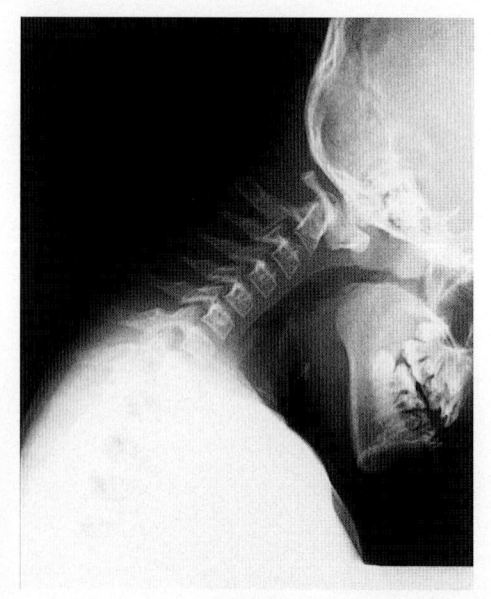

中間位　　　　　　　　　　　前屈位

No. 22　　　　　　　　　　（D　問題44）

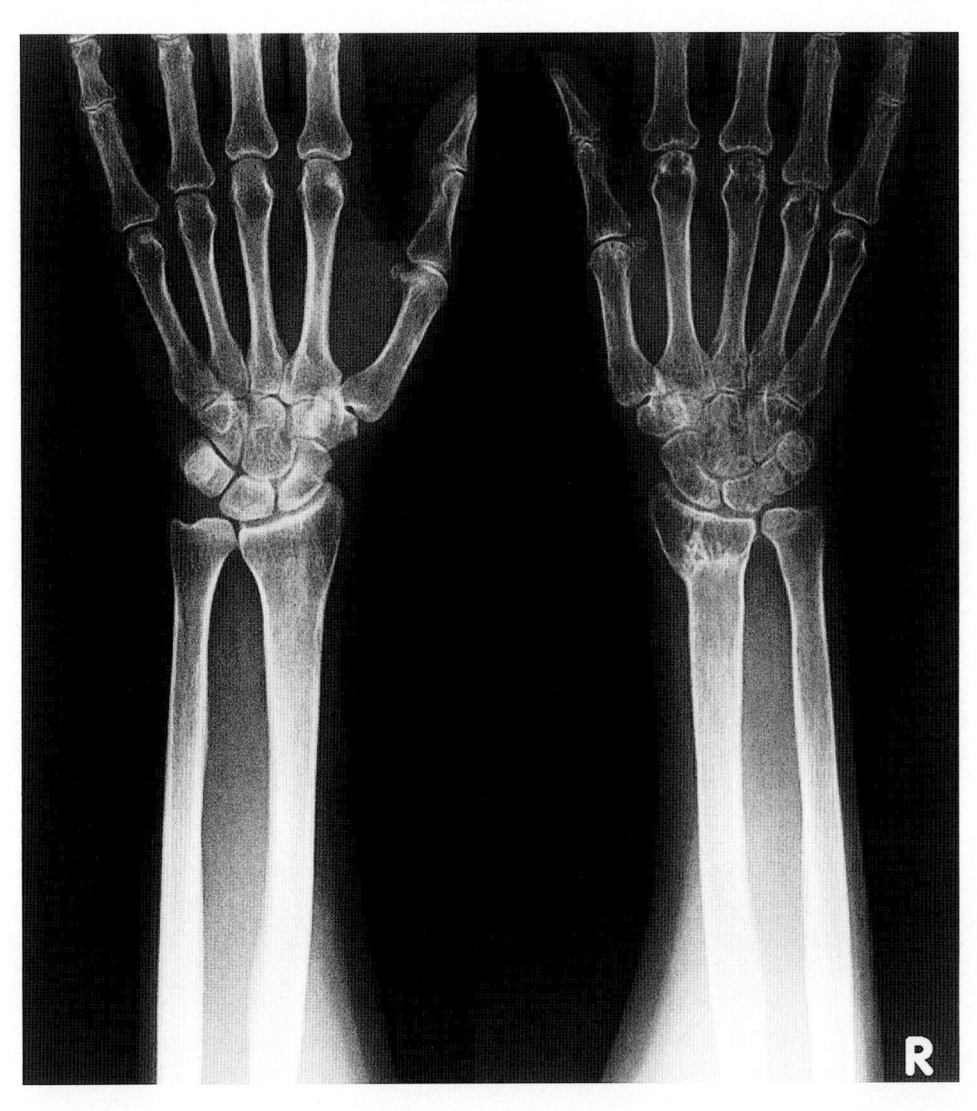

No. 23　　　　　　　　（D　問題48）

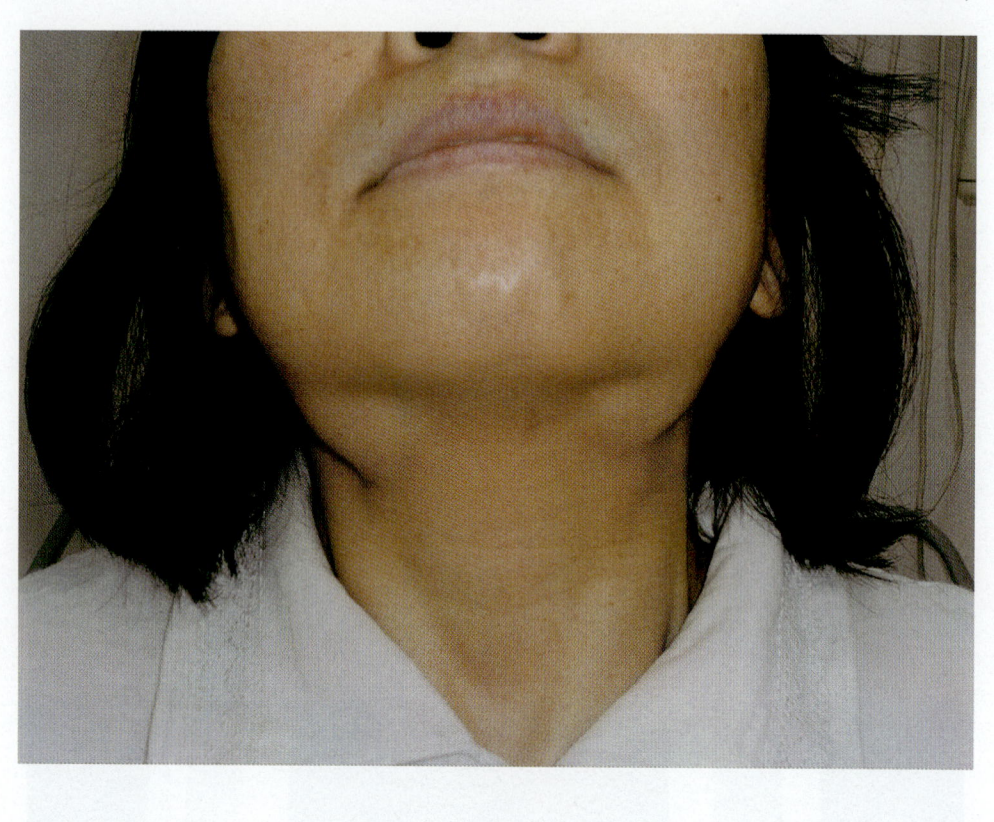

No. 24　　　　　　　　　　（D　問題50）

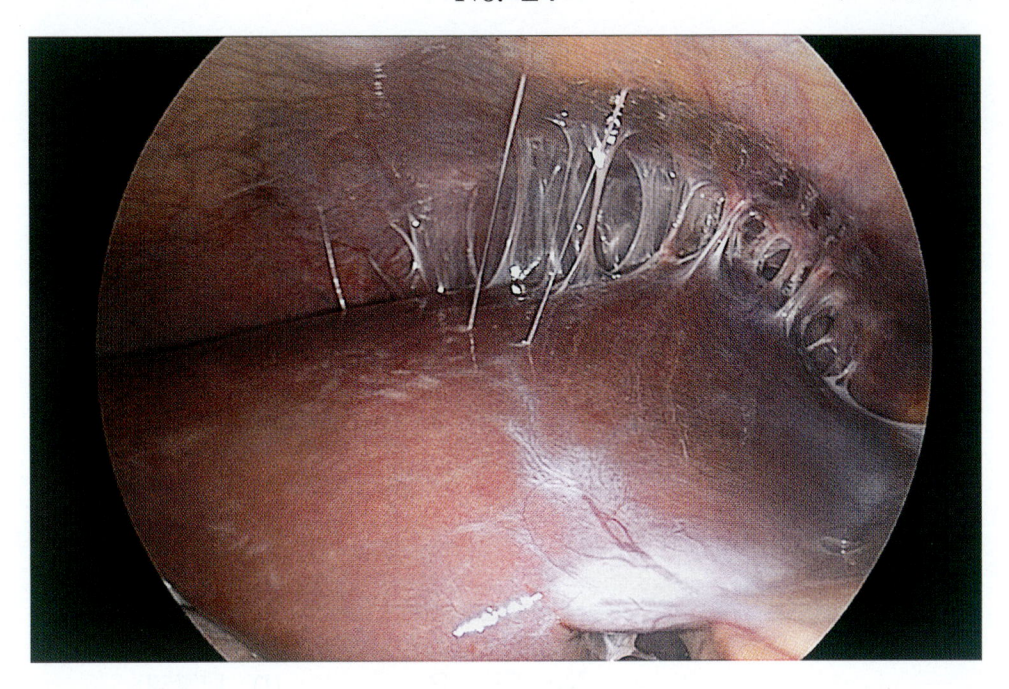

No. 25　A　　　　　　　　　　（D　問題52）

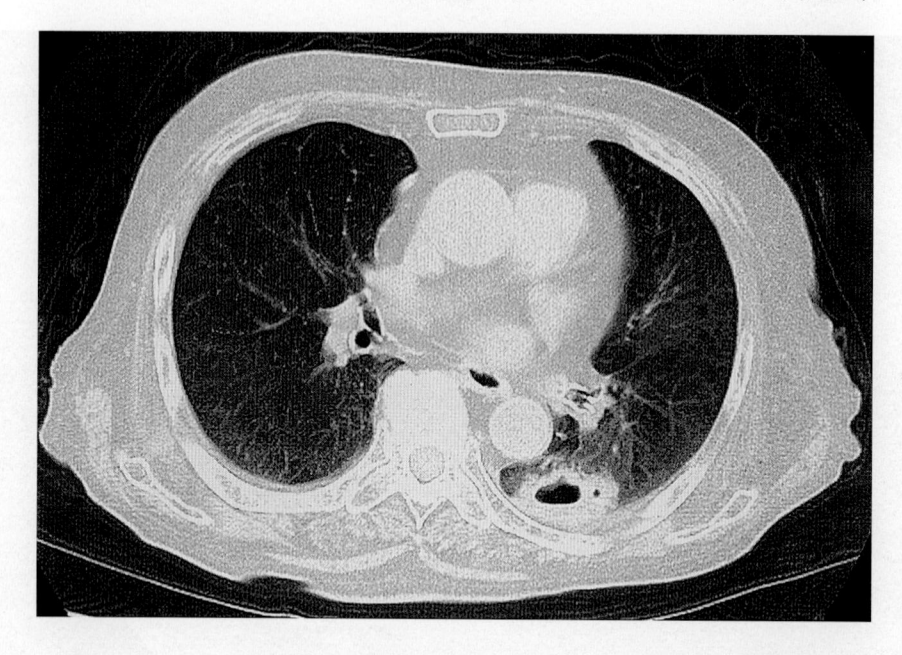

No. 25　B　　　　　　　　　　（D　問題52）

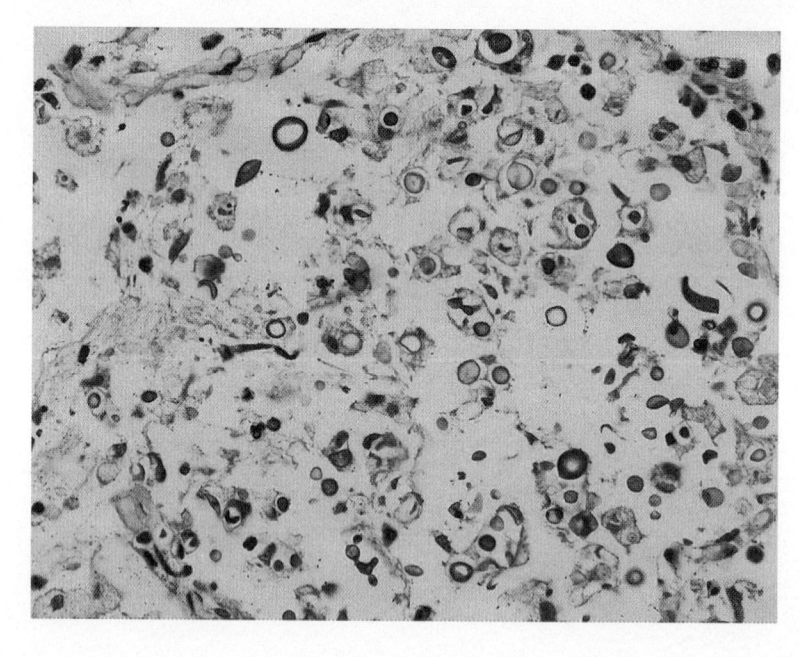

余　　　白

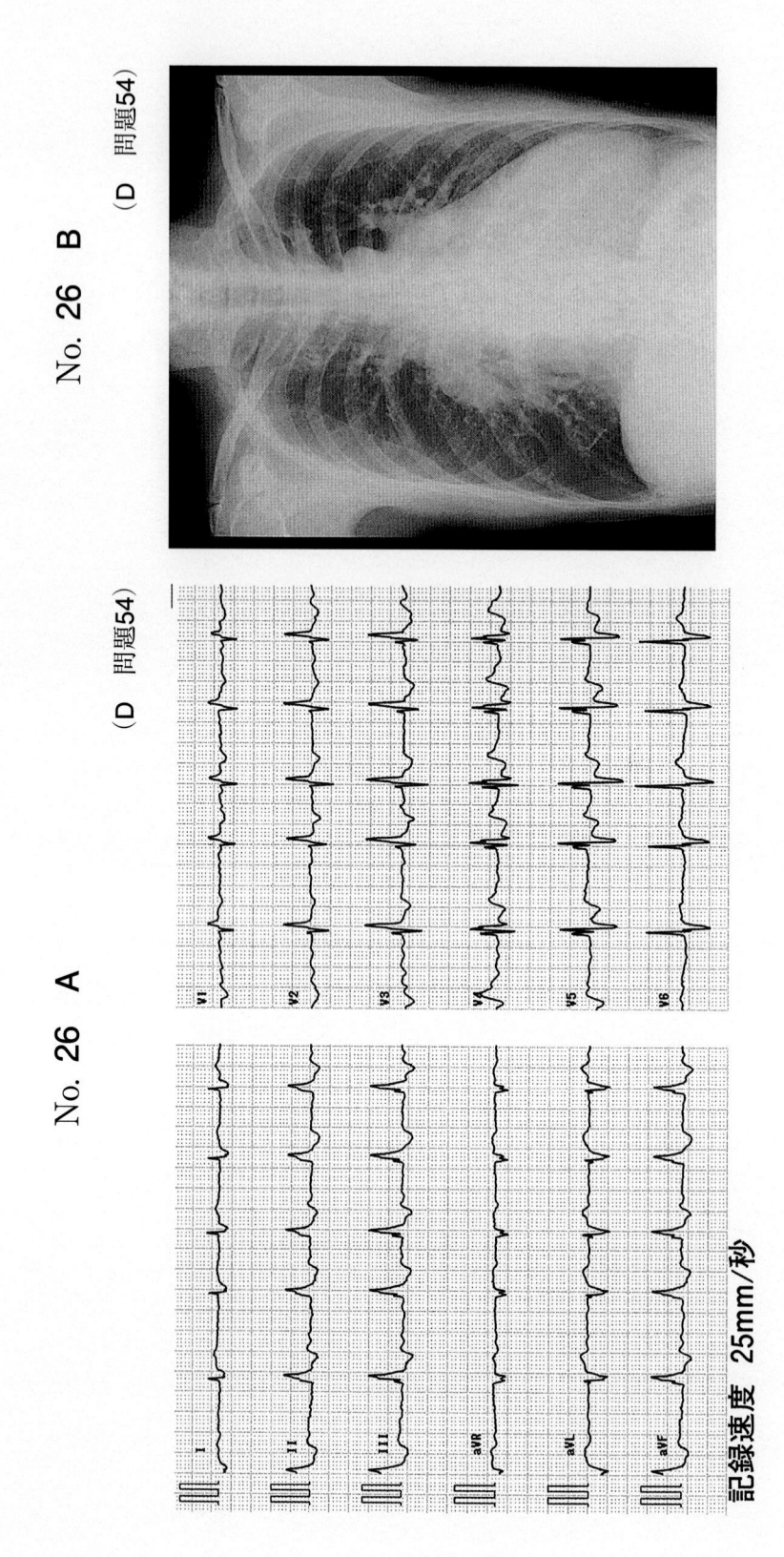

No. 26　A　　（D　問題54）

No. 26　B　　（D　問題54）

記録速度　25mm/秒

No. 26　C　　　　　　（D　問題54）

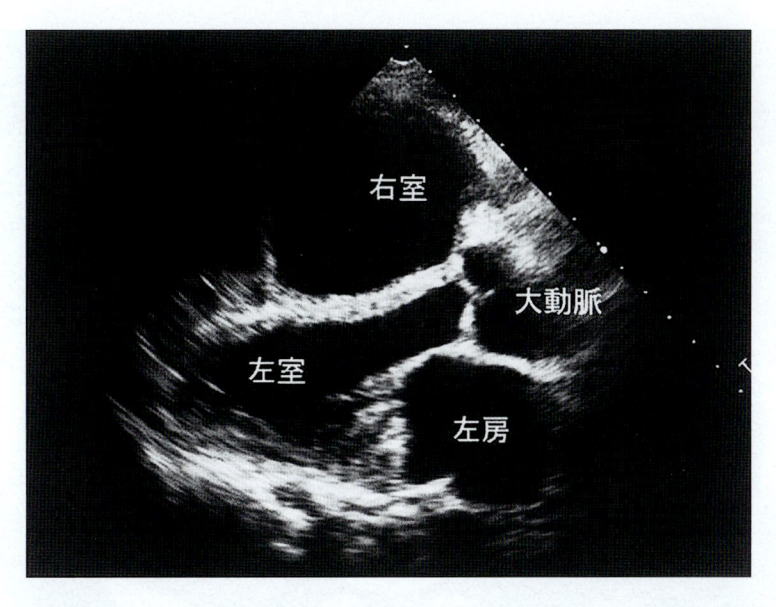

右室
大動脈
左室
左房

No. 26　D　　　　　　（D　問題54）

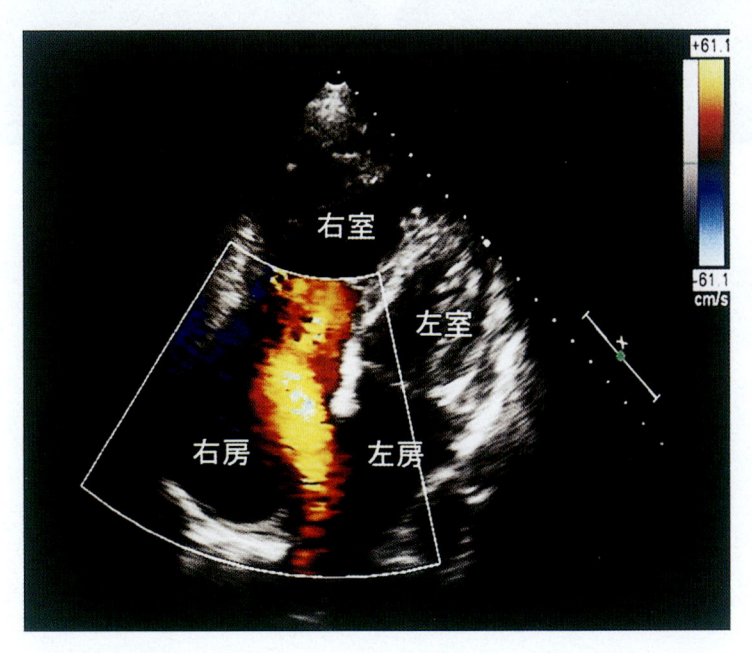

右室
左室
右房　左房

No. 27　　　　　　　　　　（D　問題56）

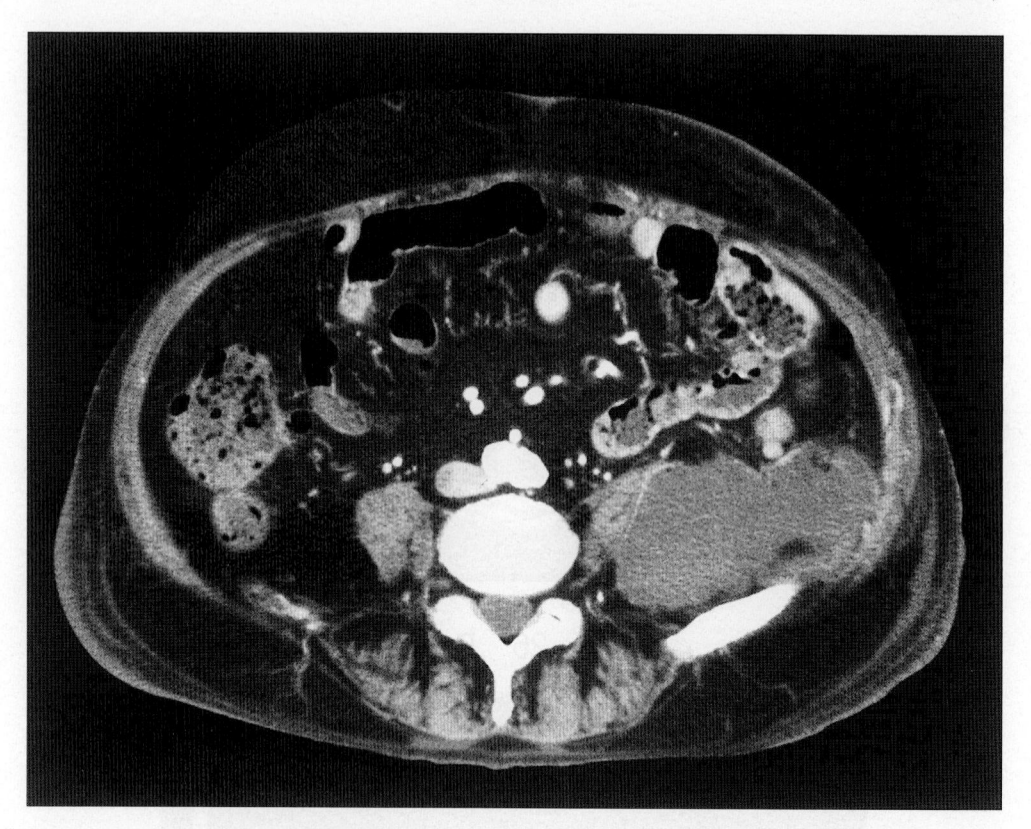

| 109 |

E

別　　　冊

No. 1　　　　　　　　　　　（E　問題8）

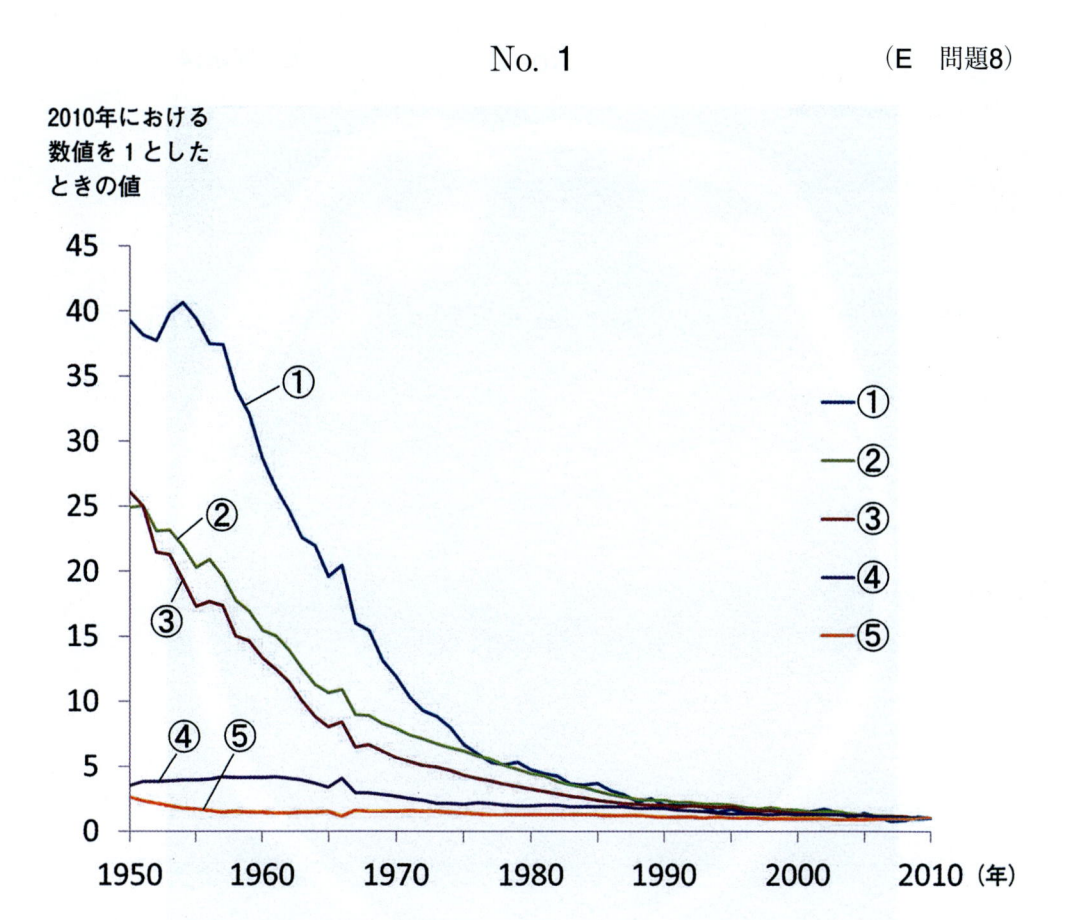

2010年における
数値を1とした
ときの値

45
40
35　　　①
30
25　　②
20　③
15
10
5　④　⑤
0
1950　1960　1970　1980　1990　2000　2010（年）

—①
—②
—③
—④
—⑤

No. 2　　　（E　問題14）

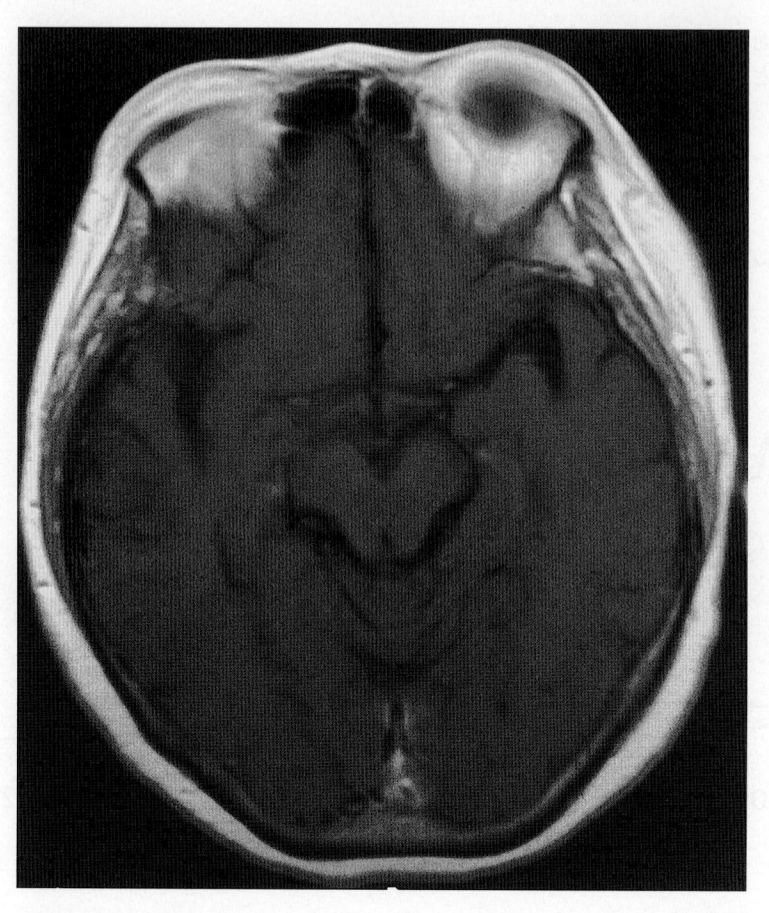

No. 3　　　　　　　　　　　　　　（E　問題28）

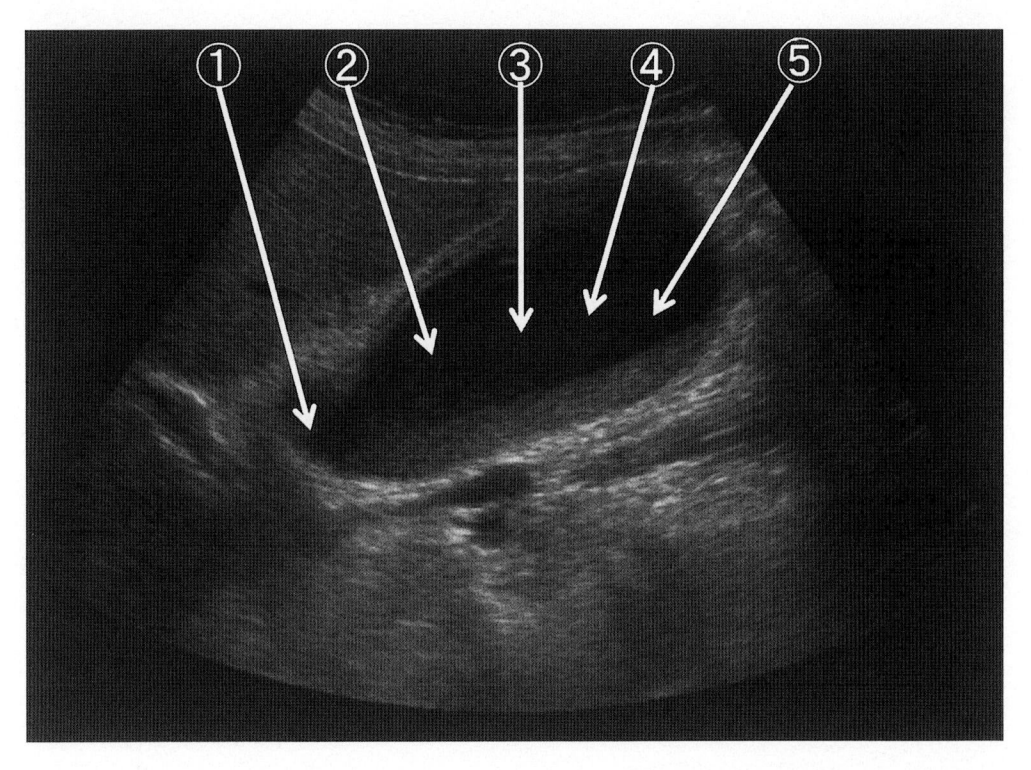

①　②　③　④　⑤

No. 4　　　　　　　　（E　問題29）

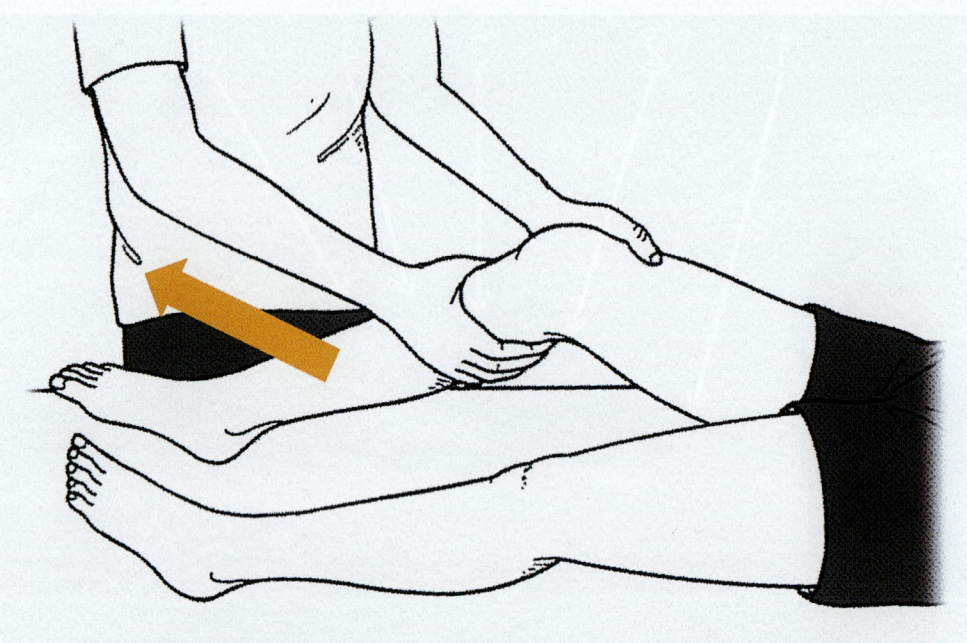

矢印は検者が右手で力を入れる方向を示す。

No. 5　　　　　　　（E　問題40）

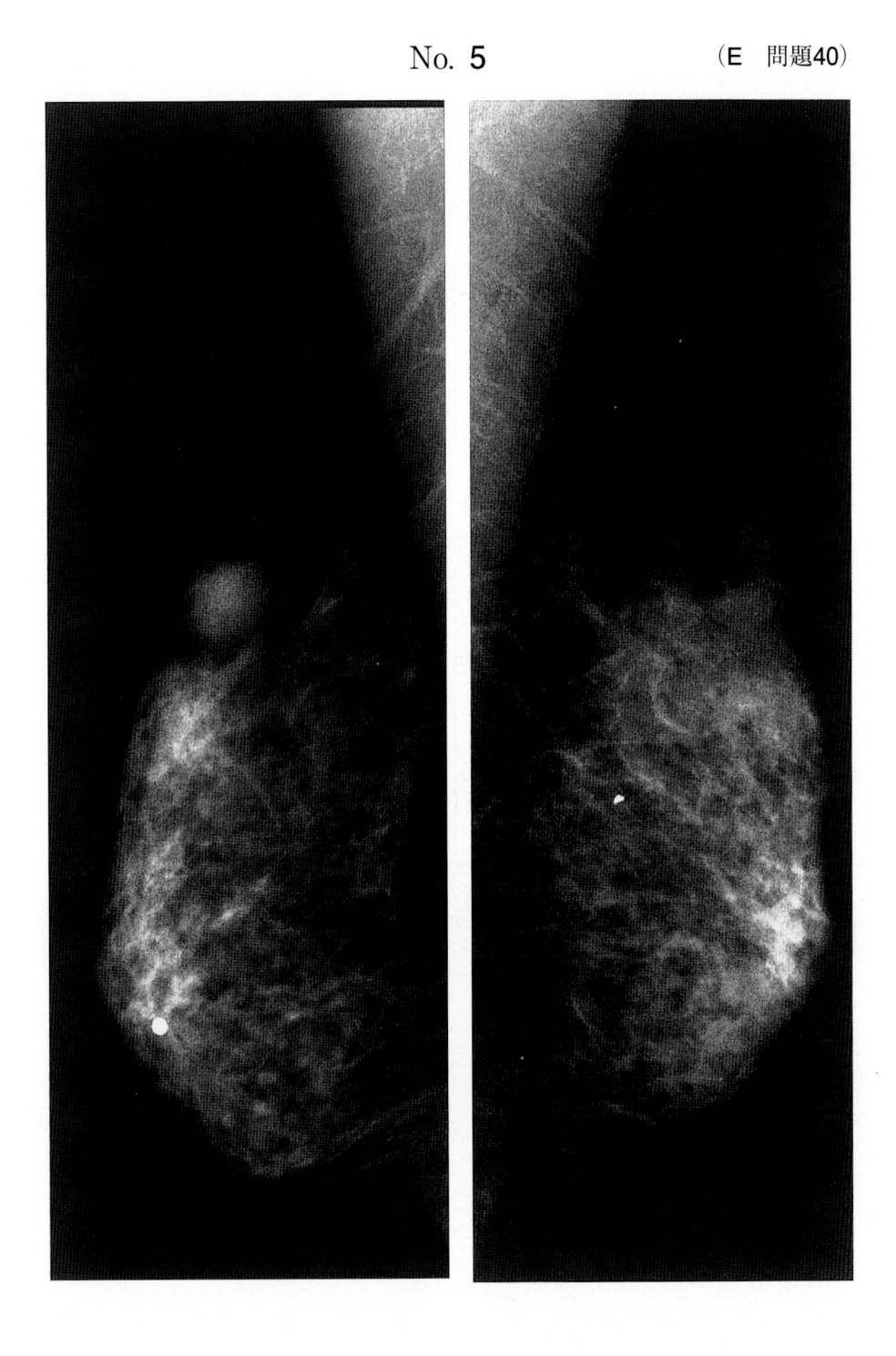

No. 6　　　　　　　　　　　　　　　（E　問題50）

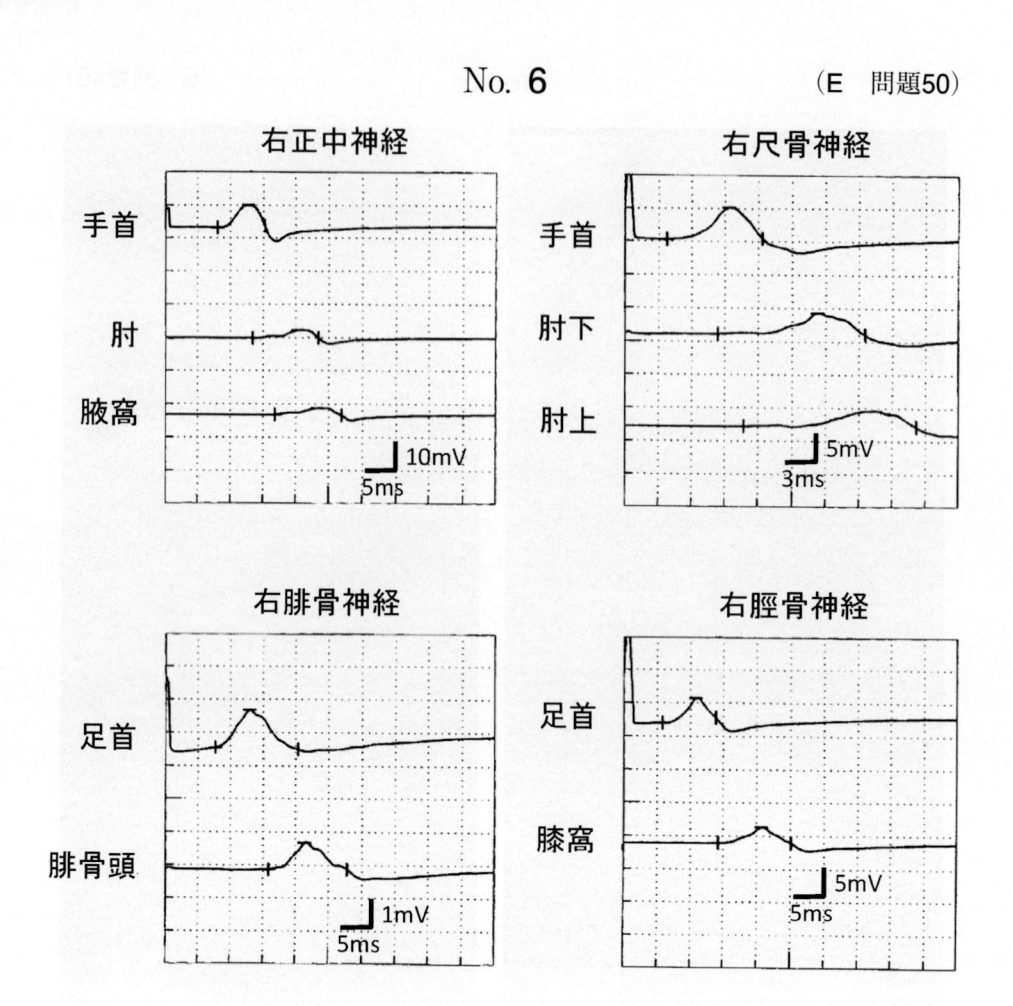

右正中神経

手首
肘
腋窩

10mV
5ms

右尺骨神経

手首
肘下
肘上

5mV
3ms

右腓骨神経

足首
腓骨頭

1mV
5ms

右脛骨神経

足首
膝窩

5mV
5ms

No. 7 A　（E　問題52）

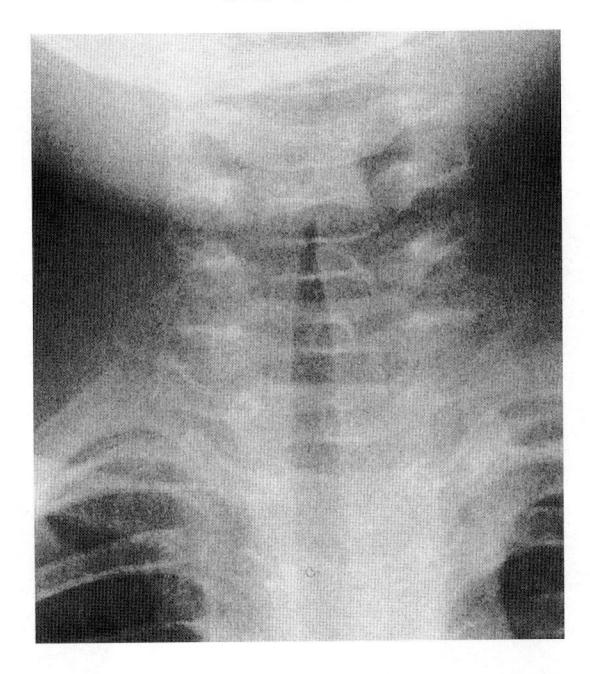

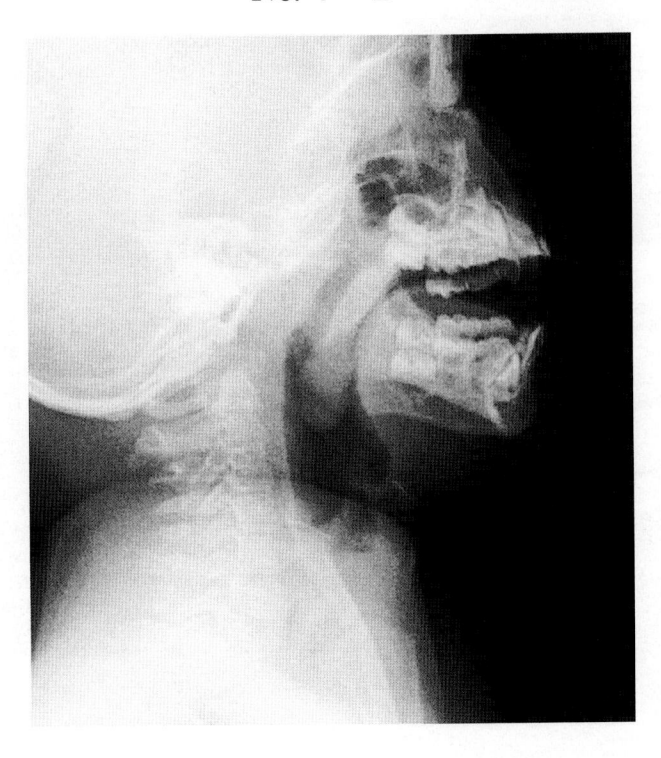

No. 7 B　（E　問題52）

No. 8　　　　　　　　　　（E　問題55）

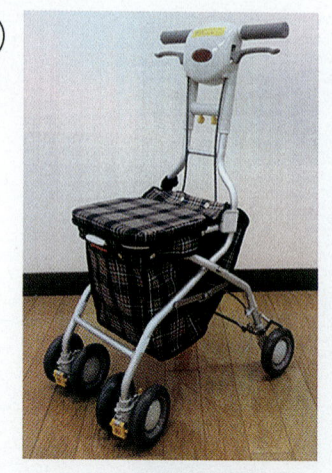

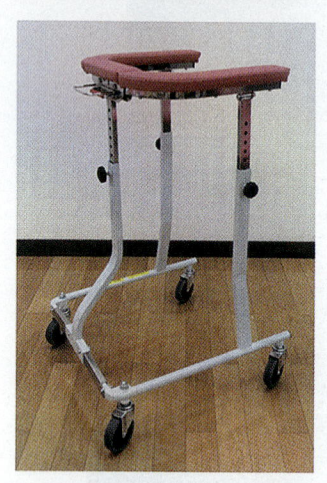

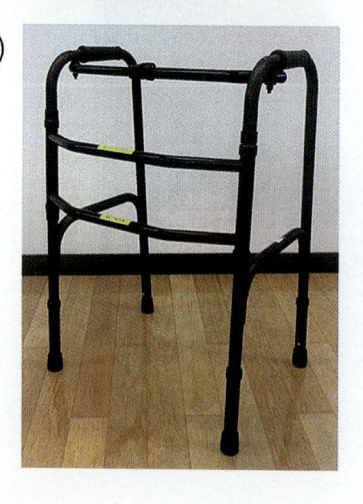

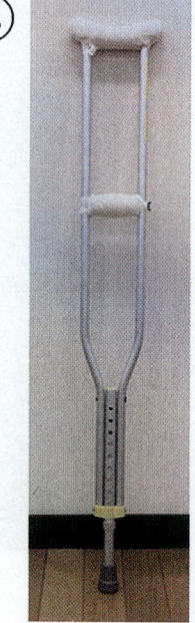

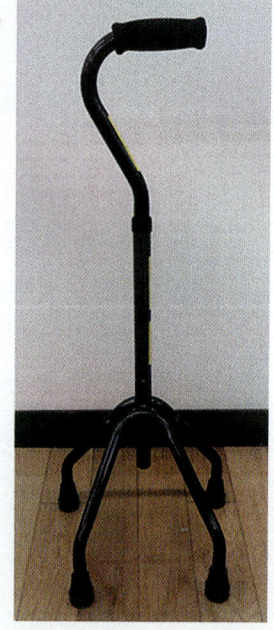

① ② ③ ④ ⑤

No. 9　　　　　　　　　（E　問題56）

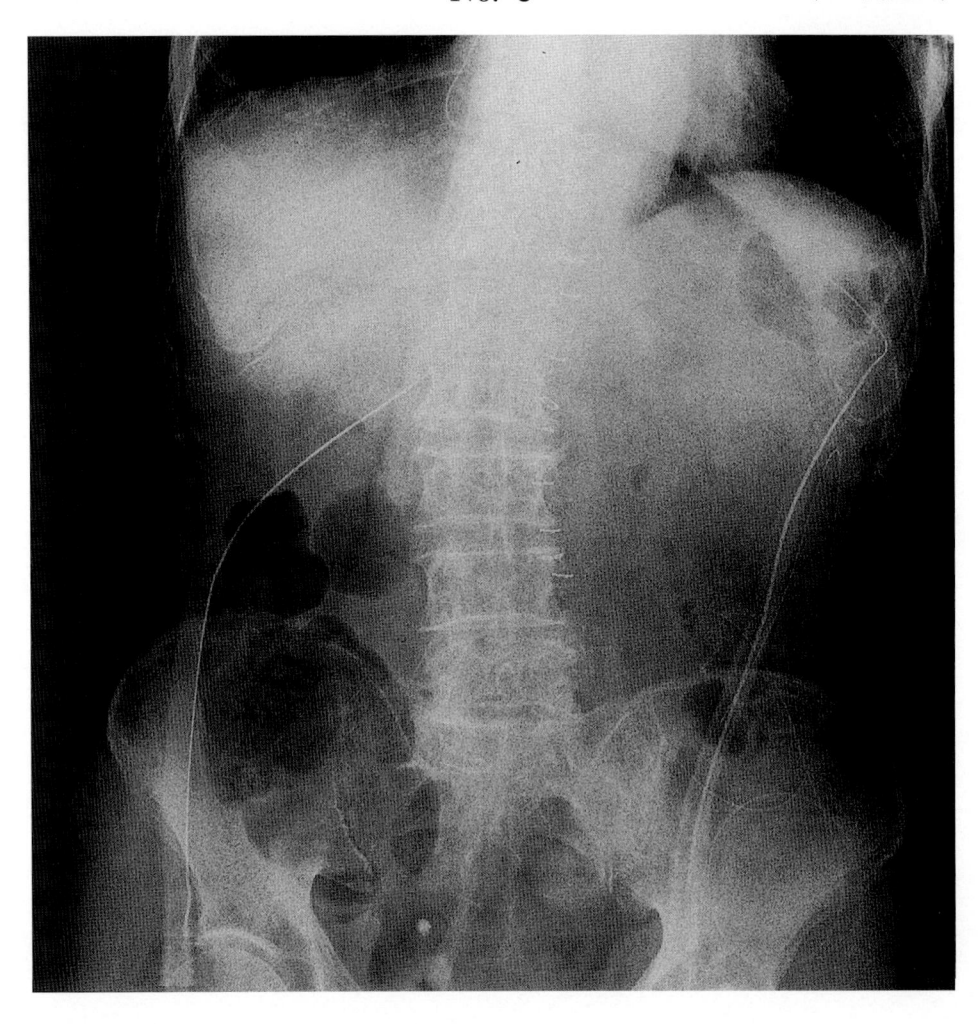

余 白

No. 10　　　　　　　（E　問題57）

頻度・尿量記録（Frequency volume chart）

2月 10日（火）　　◎起床時間：（午前）・午後　　 7 時 15 分
　　　　　　　　　◎就寝時間：午前・（午後）　　10 時 45 分

	排尿した時刻	尿量（mL）	備考
	8時から翌日の 8時までの分をこの一枚に記載してください		
1	9 時 50 分	150	
2	13 時 20 分	200	
3	16 時 0 分	180	覚醒中の尿量 1,130mL
4	19 時 30 分	250	
5	21 時 0 分	200	
6	22 時 30 分	150	
7	0 時 30 分	200	
8	2 時 0 分	230	就寝中の尿量 880mL
9	4 時 50 分	200	
10	7 時 30 分	250	
11	時　　分		
12	時　　分		
13	時　　分		
14	時　　分		
15	時　　分		
16	時　　分		
17	時　　分		
18	時　　分		
19	時　　分		
20	時　　分		
	計	2,010mL	

翌日　2月 11日　◎起床時間：（午前）・午後　　 7 時 30 分

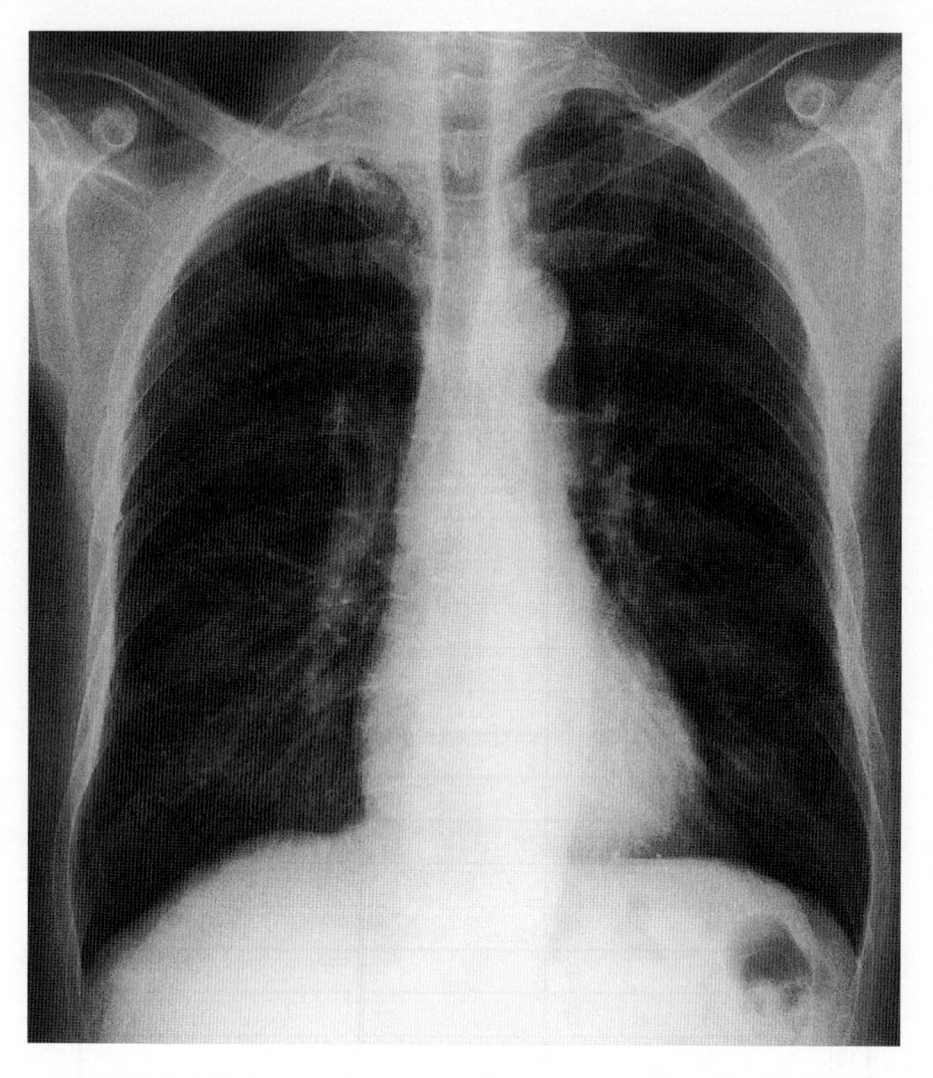

No. 11　A　　　　　　　　　（E　問題58）

No. 11　B　　　　　　　　　　　（E　問題58）

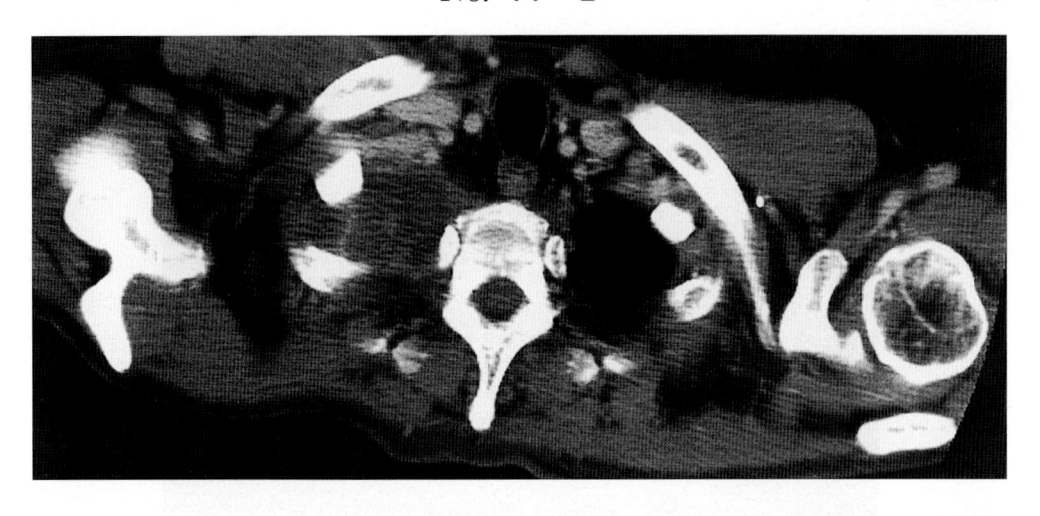

No. 11　C　　　　　　　　　　　（E　問題58）

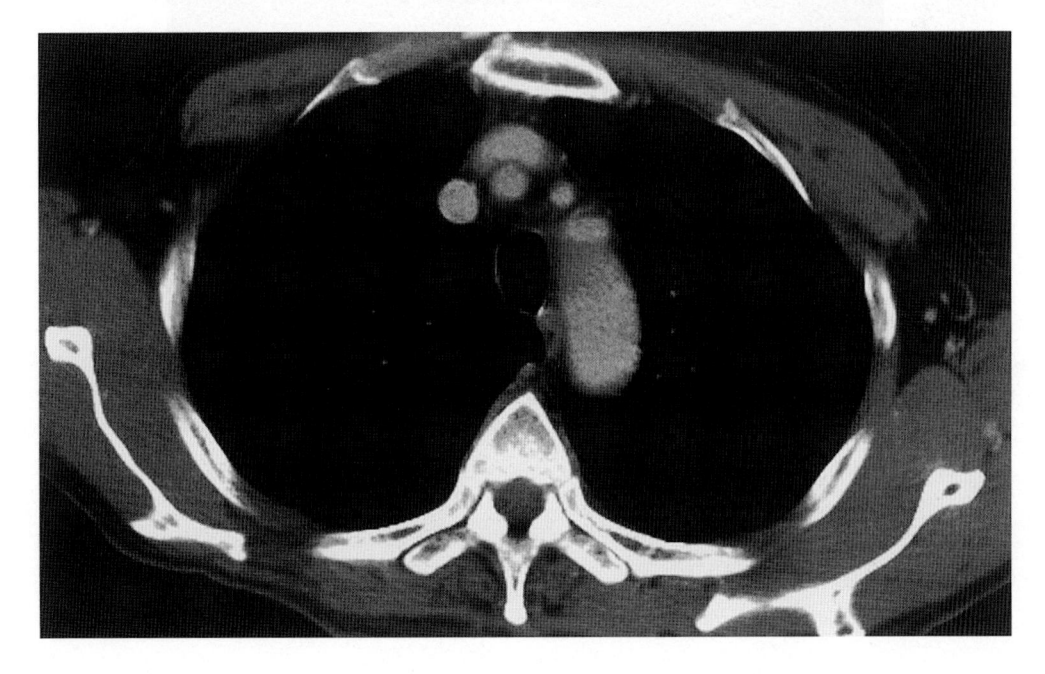

No. 12　　　（E　問題60〜62）

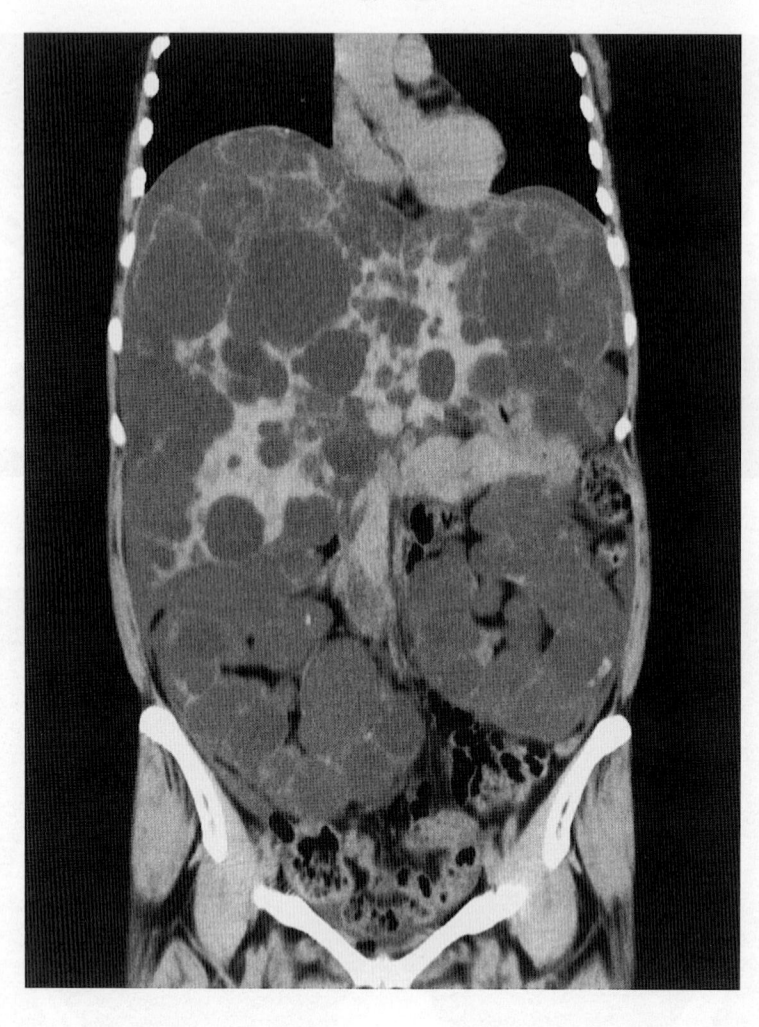

(E 問題66〜68)

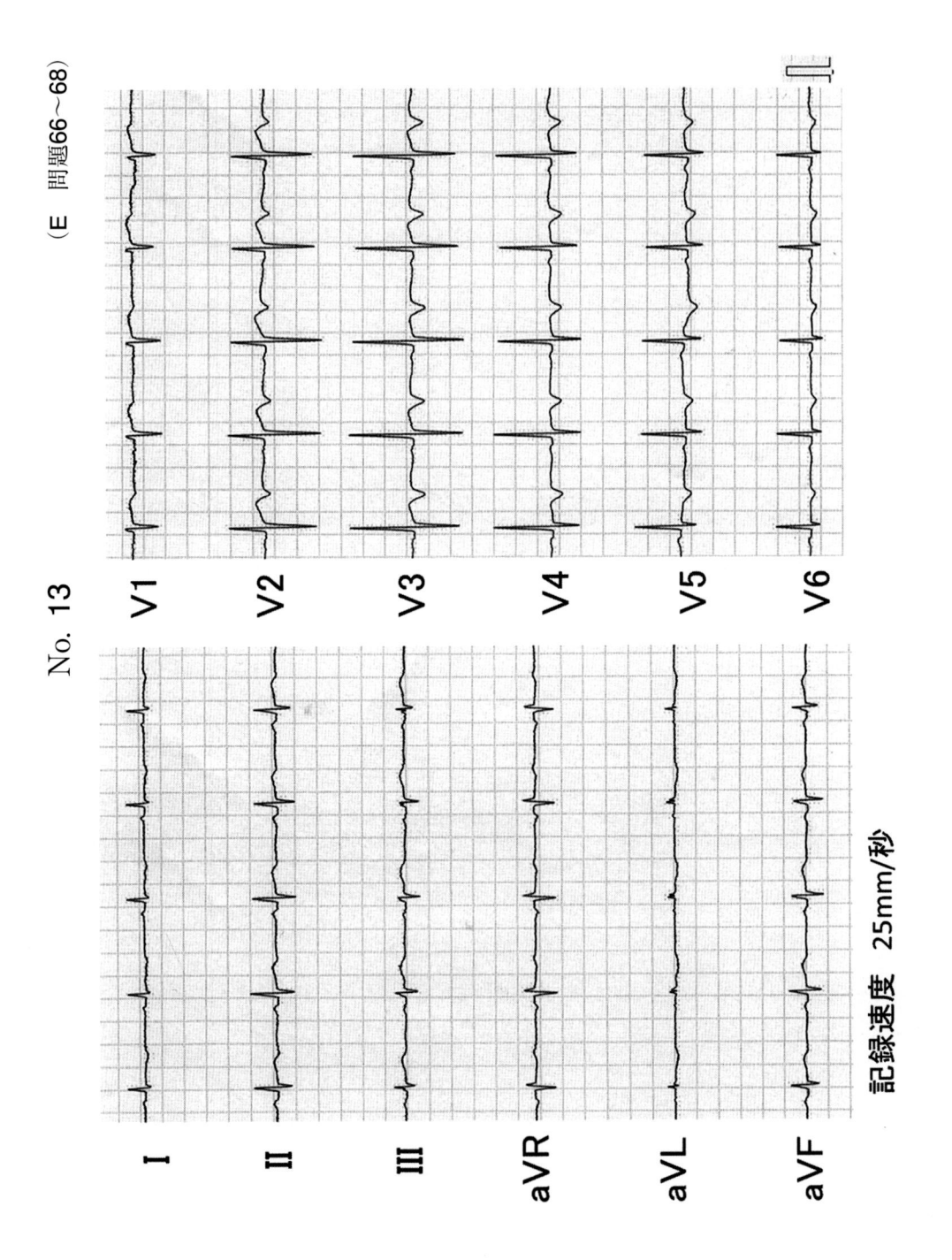

No. 13

記録速度 25mm/秒

| 109 |

F

別　　　冊

No. 1　　　　　　　　（F　問題6）

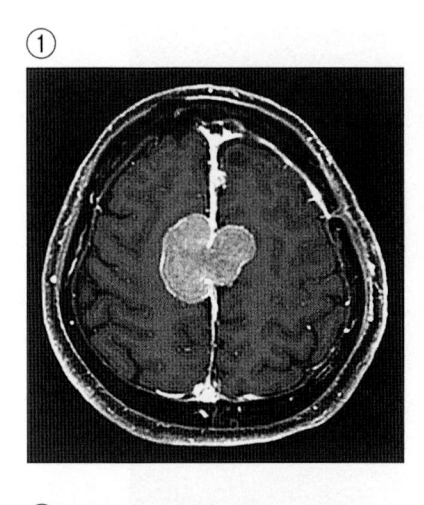

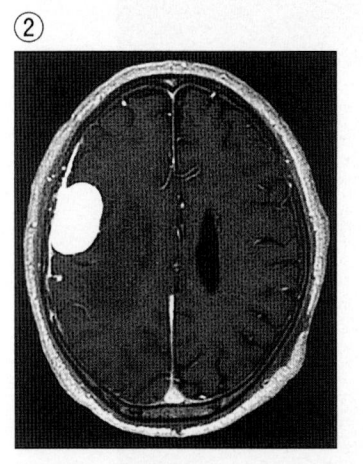

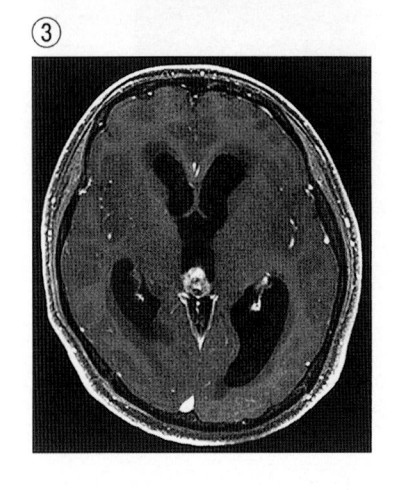

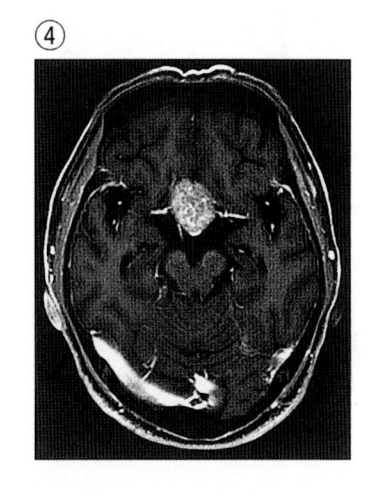

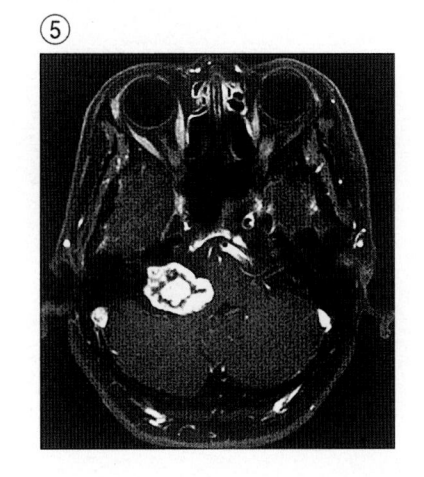

① ② ③ ④ ⑤

No. 2　　　（F　問題20）

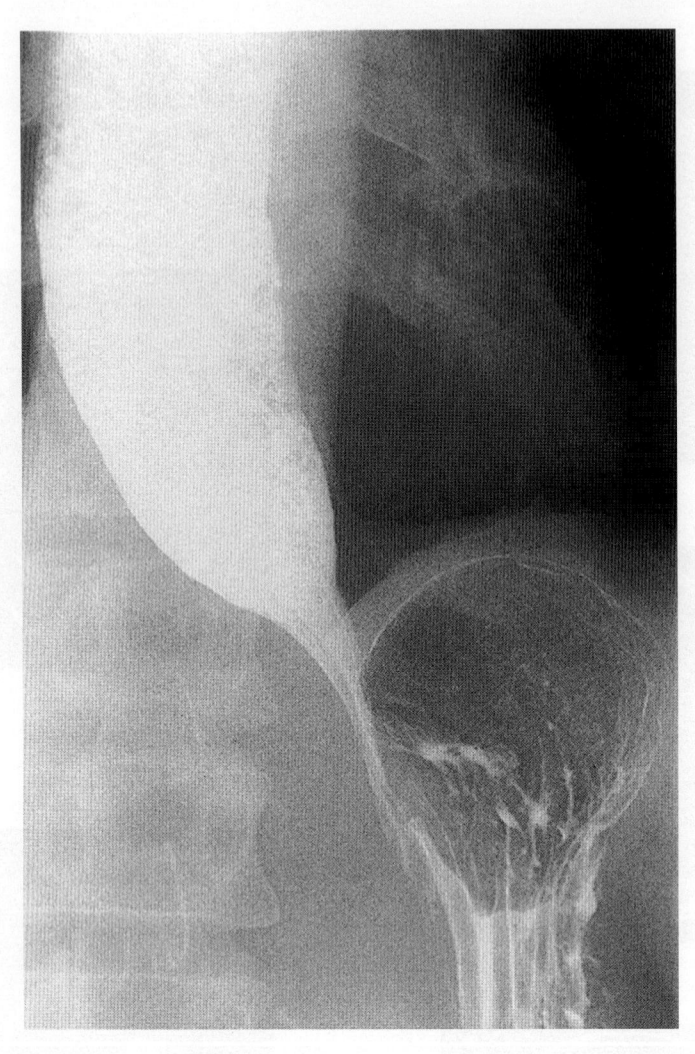

109

G

別   冊

No. 1　　　　　　　　　　　（G　問題1）

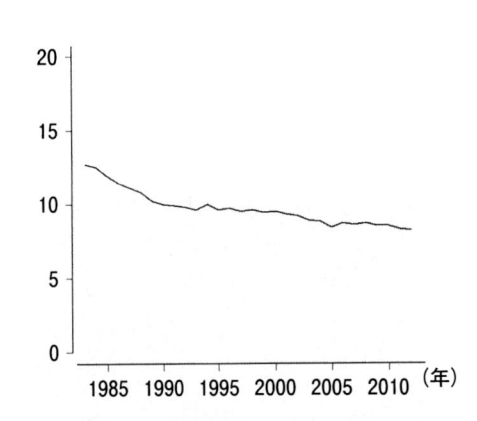

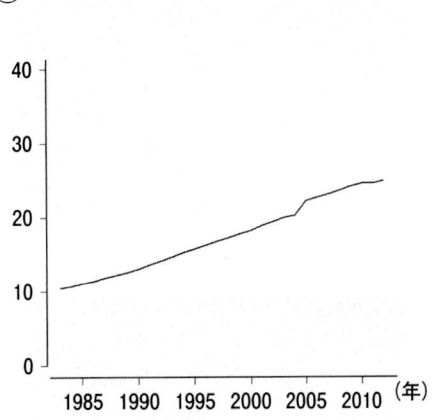

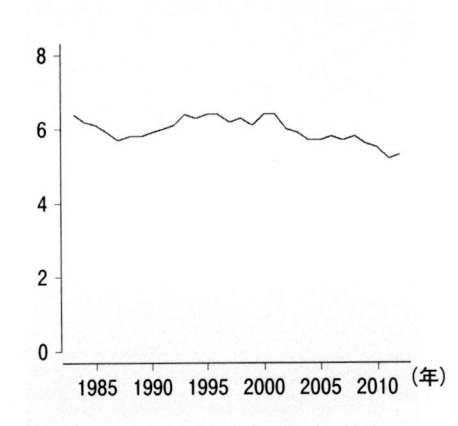

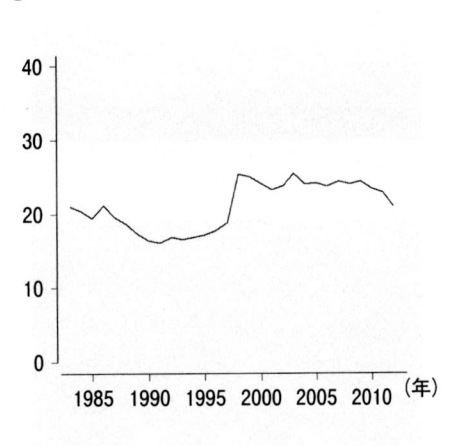

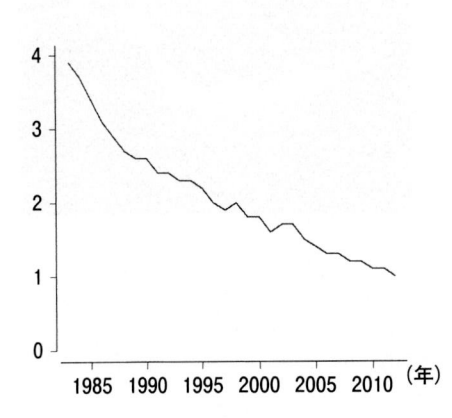

①

②

③

④

⑤

No. 2　　　　　　　　（G　問題9）

① 右室 左室

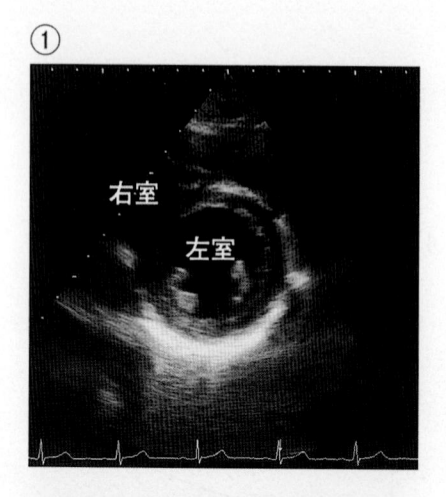

② 右室 左室

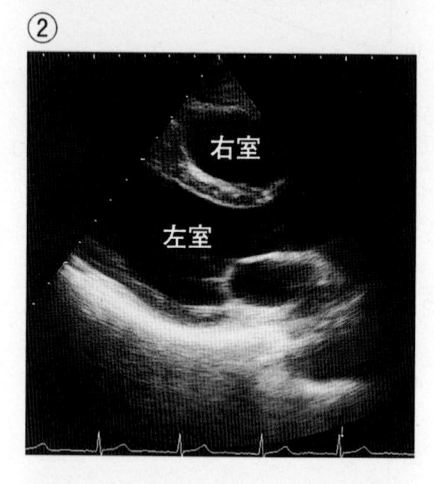

③ 右室 左室

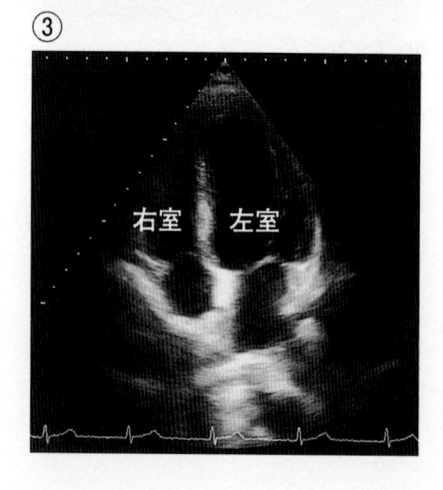

④ 右室

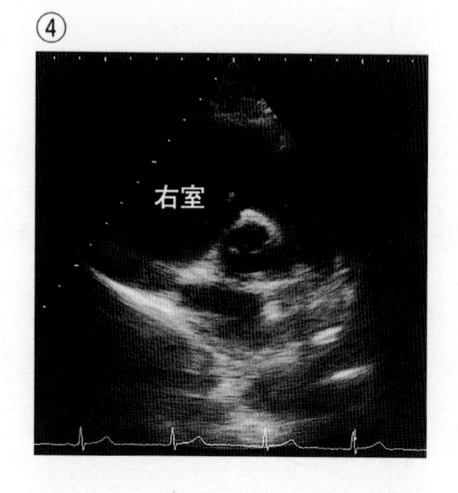

⑤ 右室 左室

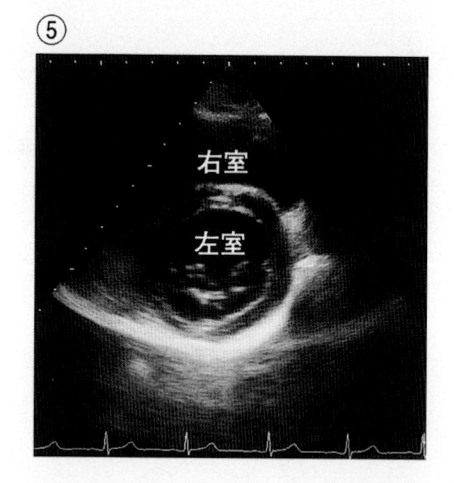

No. 3　　　　　　　　　　　　　（G　問題10）

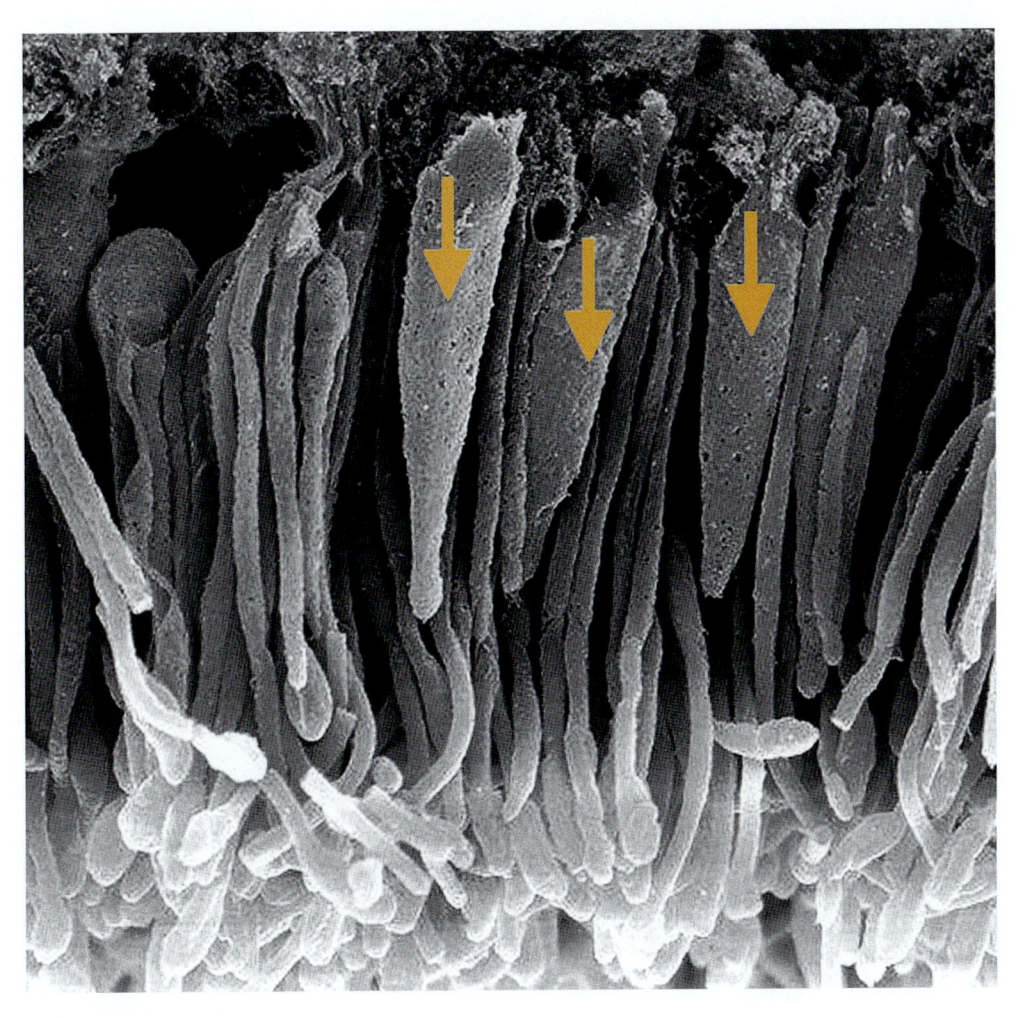

No. 4 　　　　　　（G　問題21）

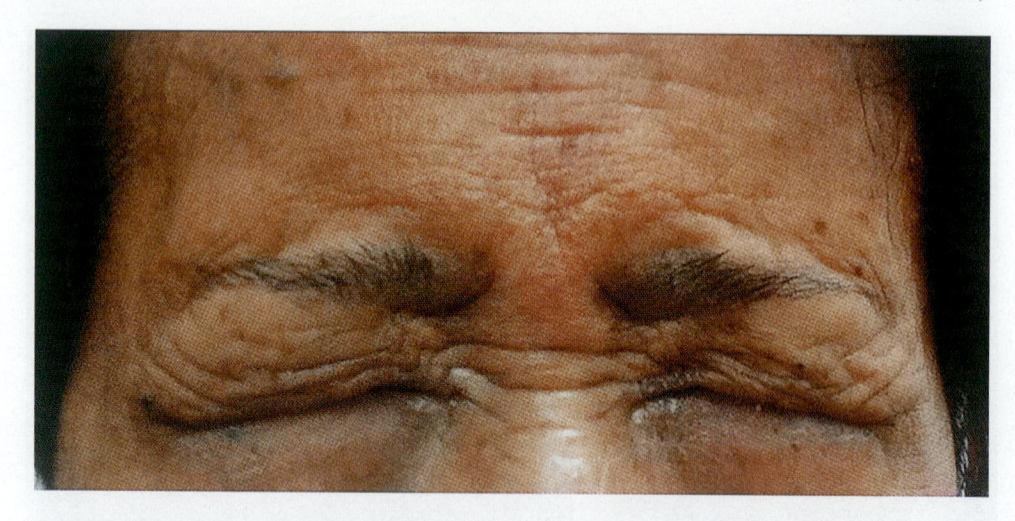

No. 5　　　　　　　　　　　（G　問題52）

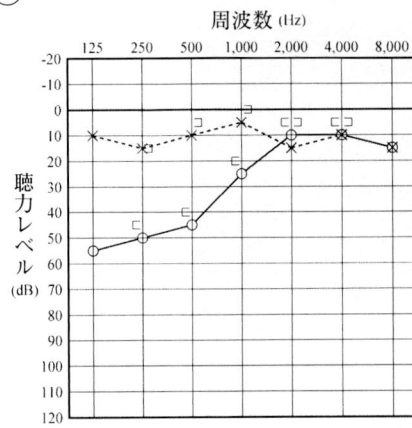

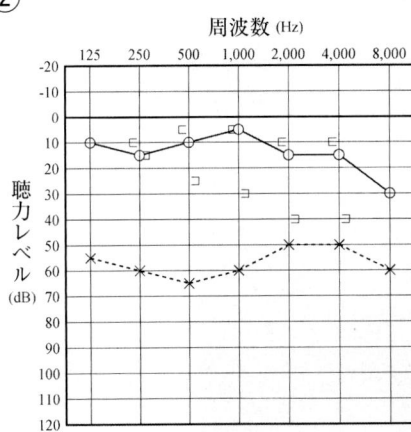

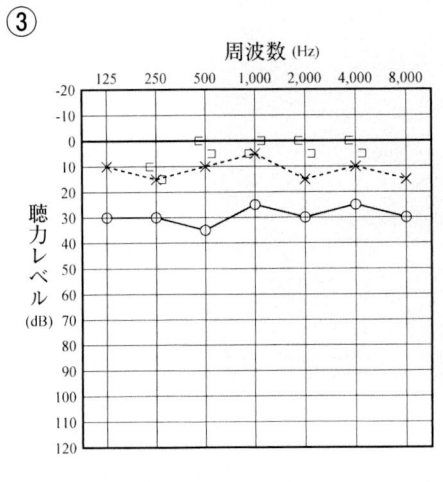

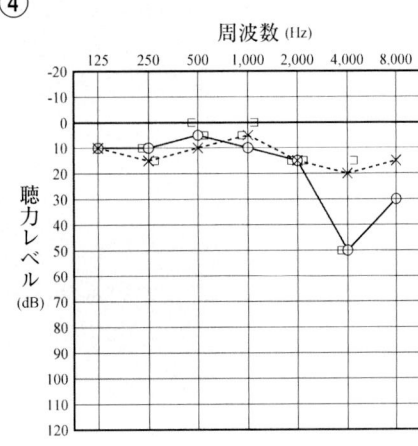

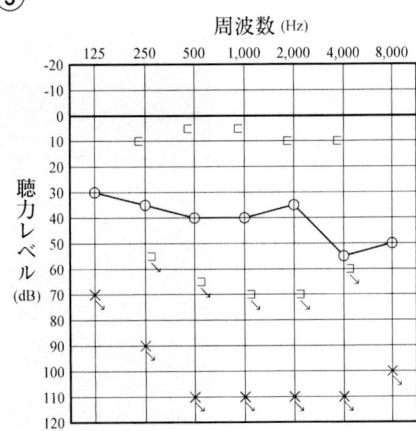

No. 6 A   (G 問題54)

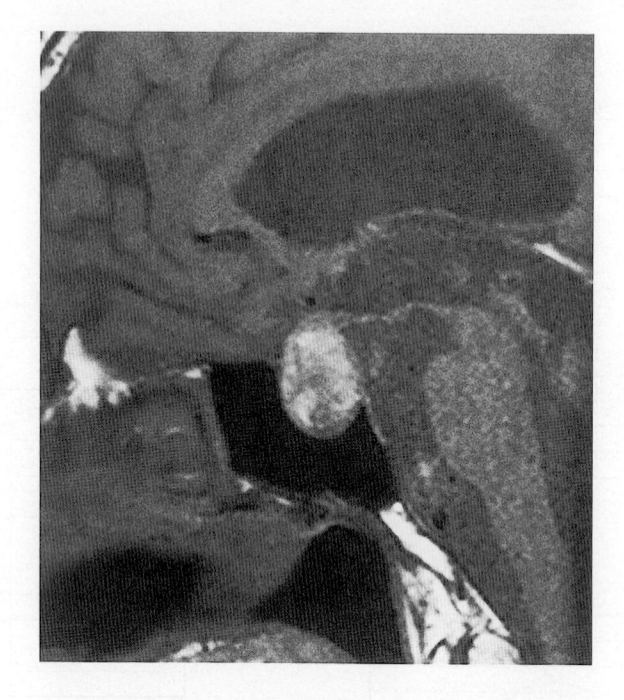

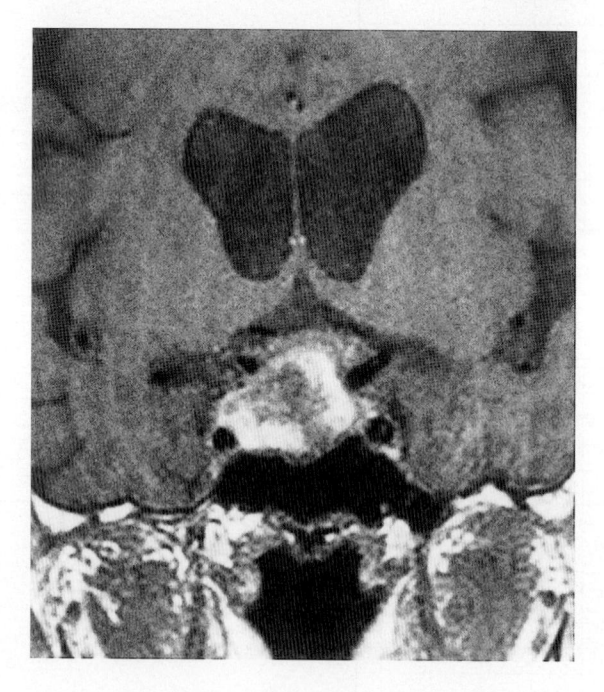

No. 6 B   (G 問題54)

No. 7　A　（G　問題56）

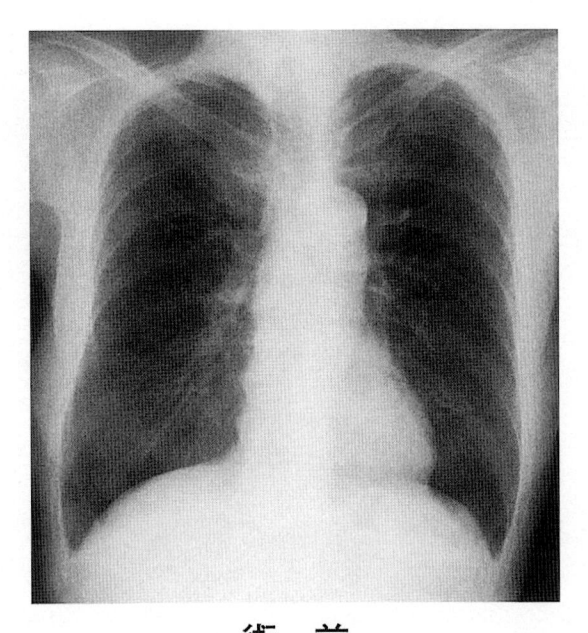

術　前

No. 7　B　（G　問題56）

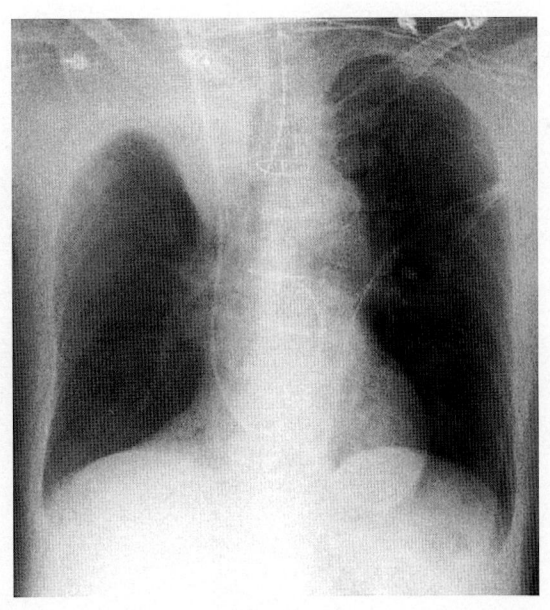

術　後

No. 8　A　　（G　問題67〜69）

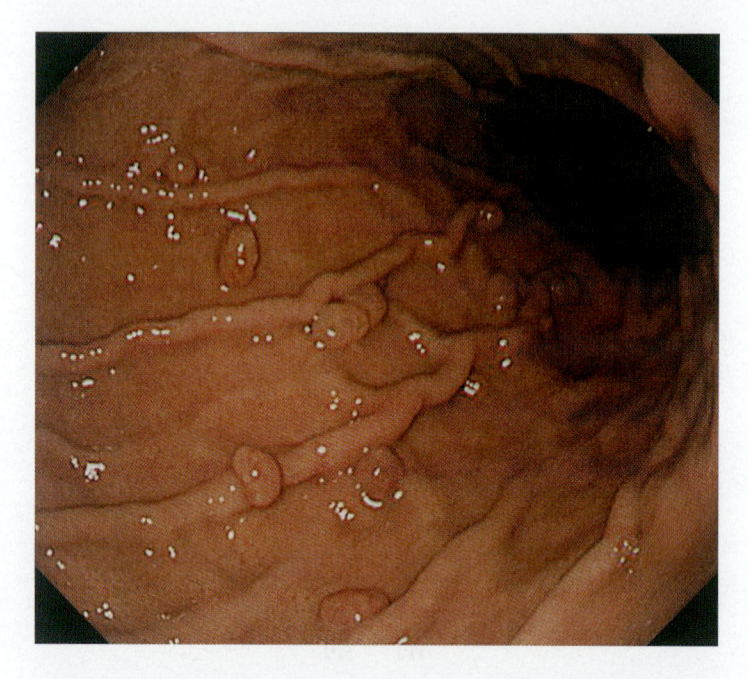

No. 8　B　　（G　問題67〜69）

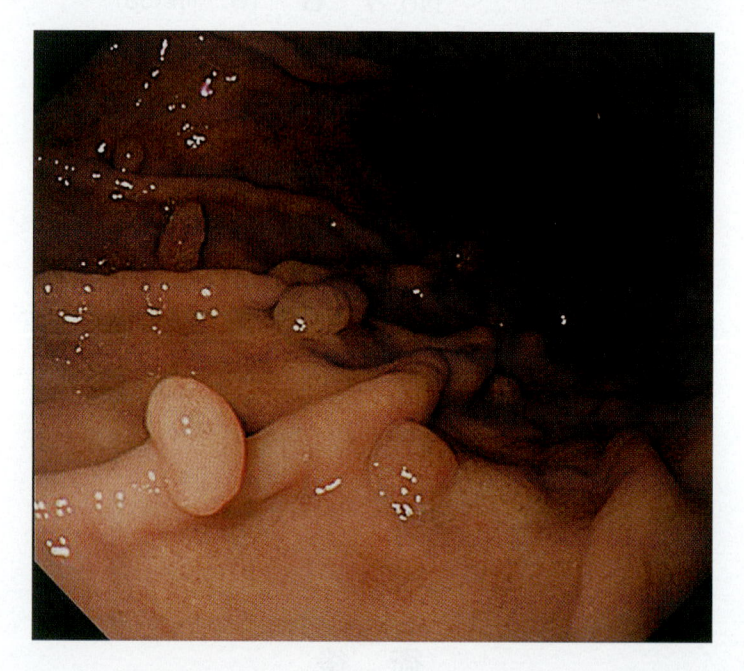

No. 9　　　　　　　　　　（G　問題68）

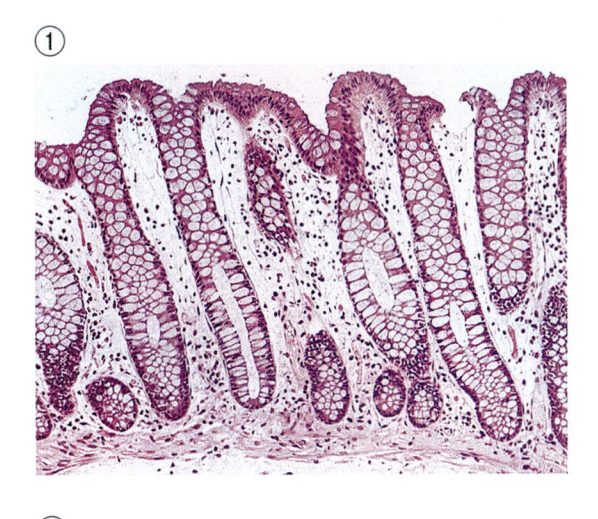

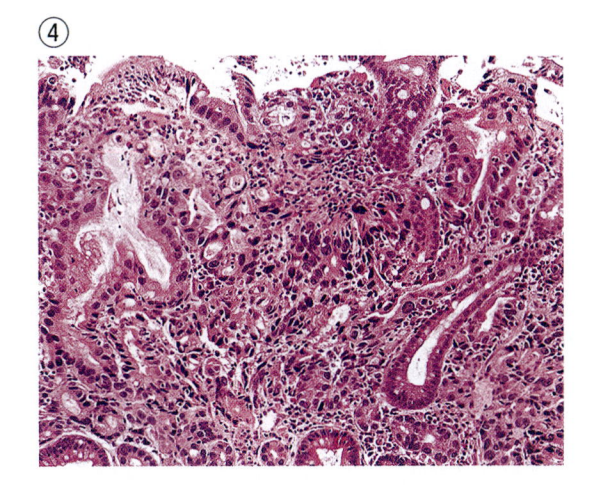

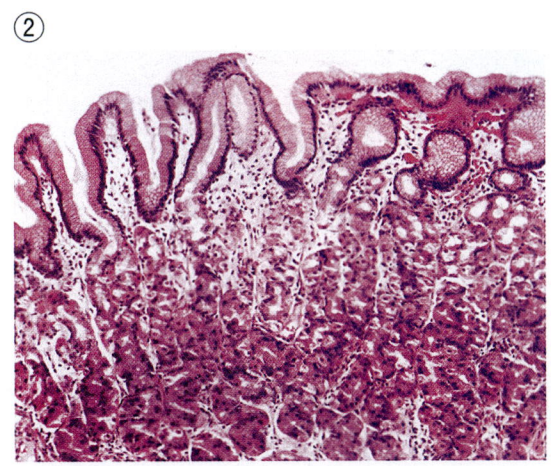

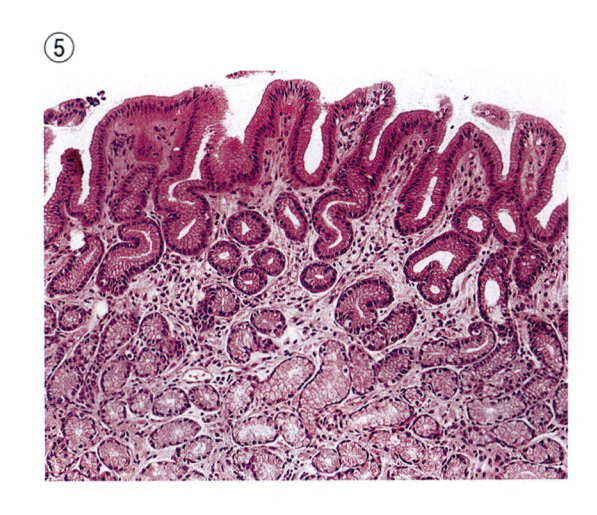

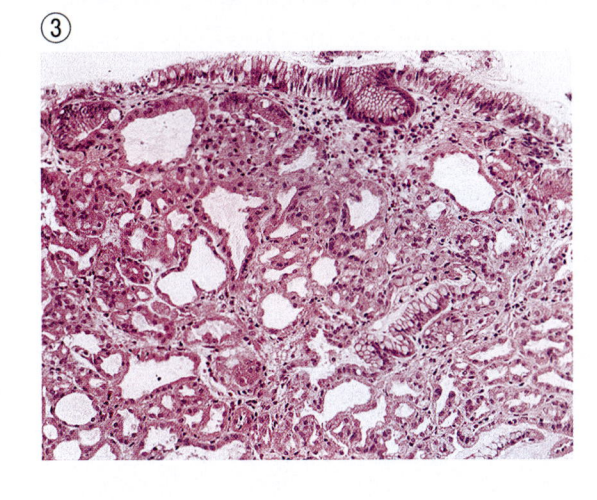

① ② ③ ④ ⑤

109

H

別　　冊

109

No. 1　　　　　（H　問題3）

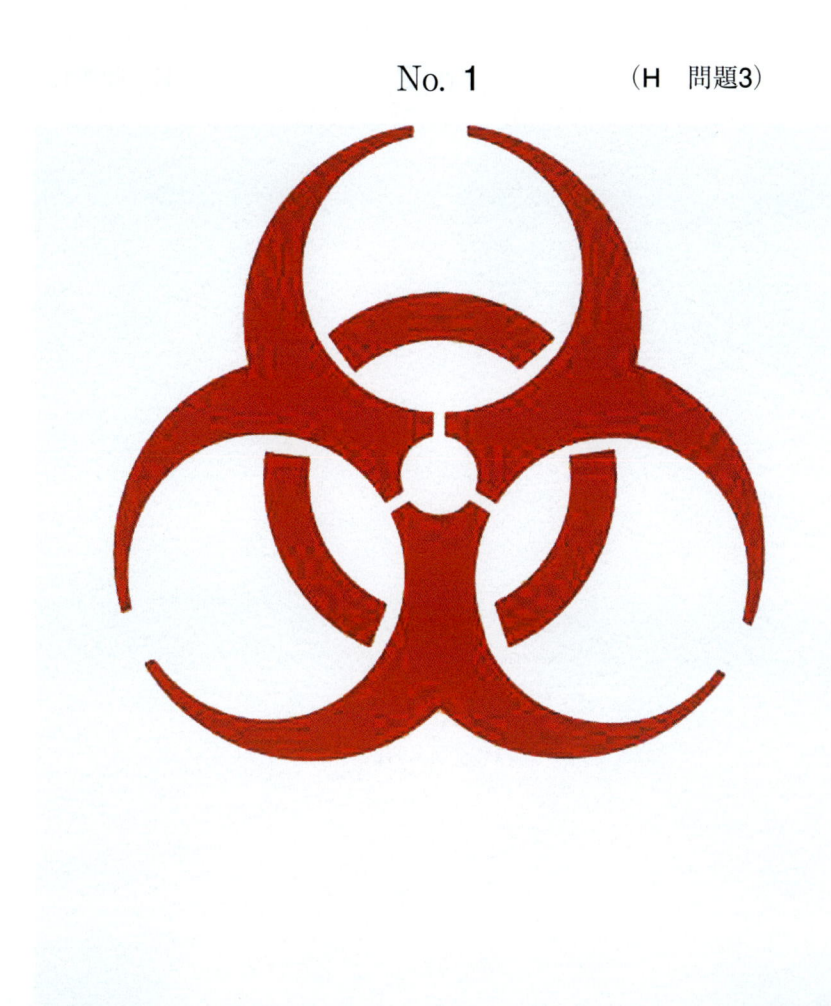

No. 2 (H 問題13)

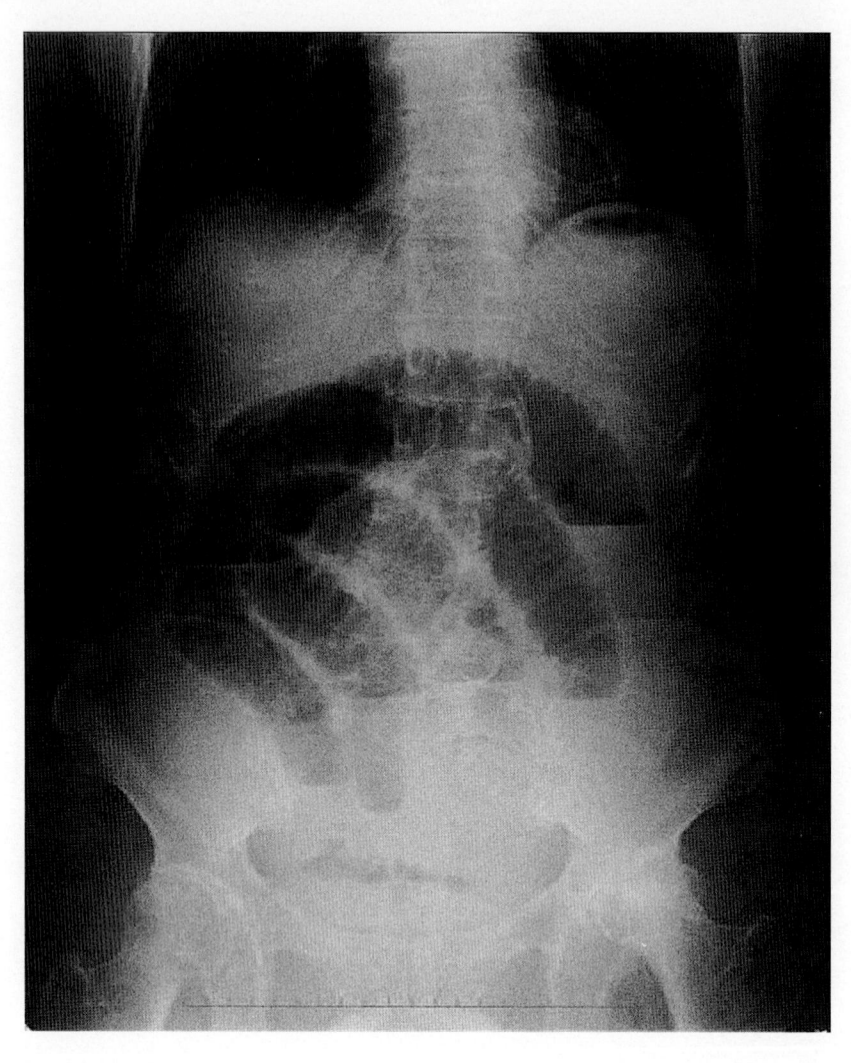

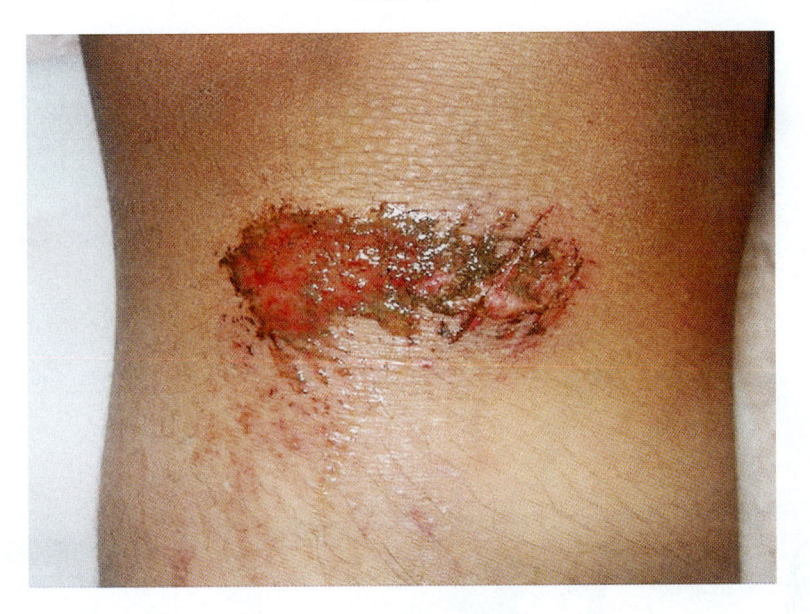

No. 3　　　　　（H　問題16）

No. 4　　　　　　　　　　　（H　問題18）

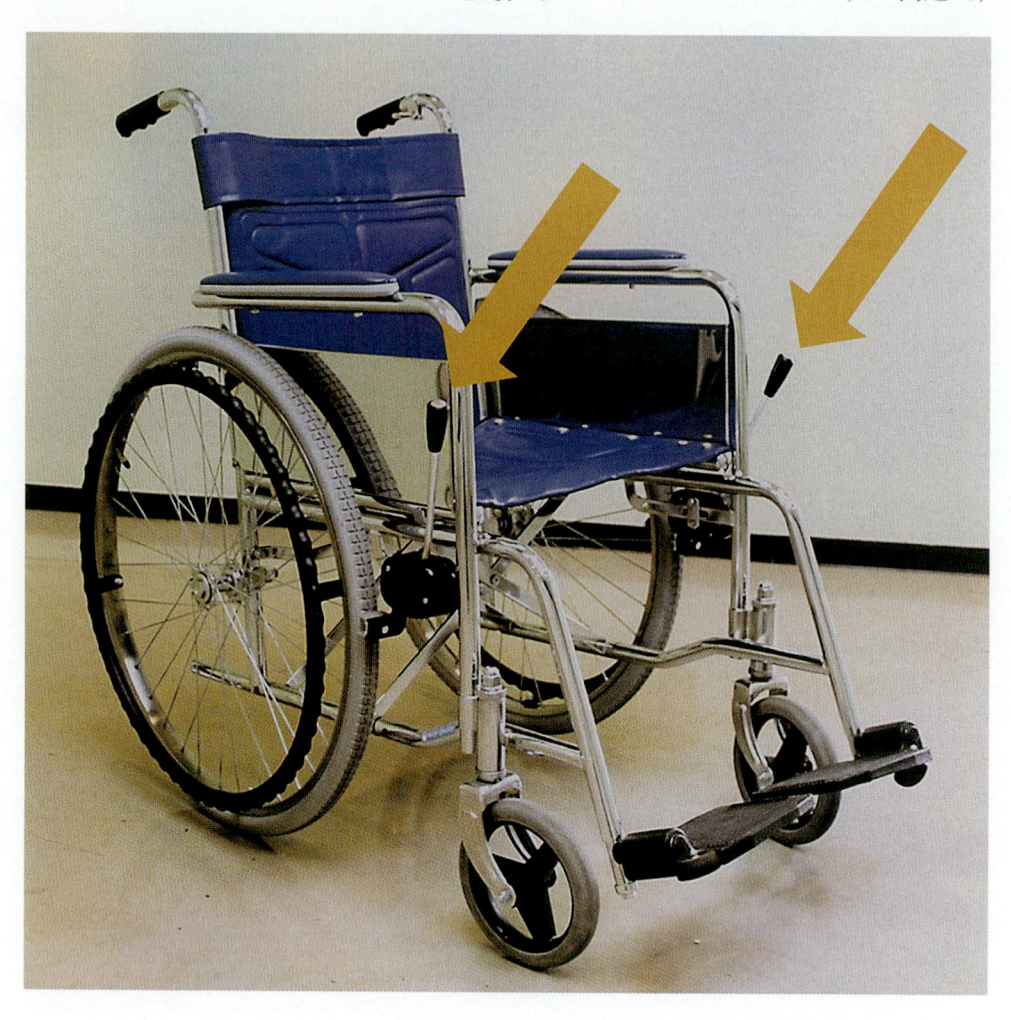

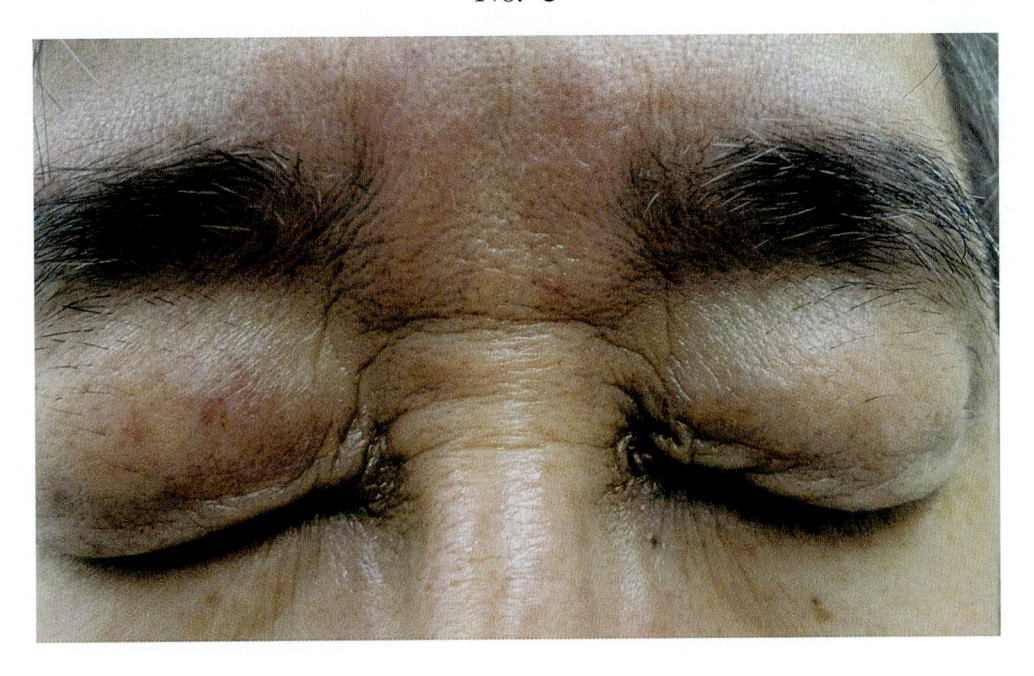

No. 5　　　　　　（H　問題31，32）

109

I

別　　　冊

No. 1　　　　　　　　（I　問題6）

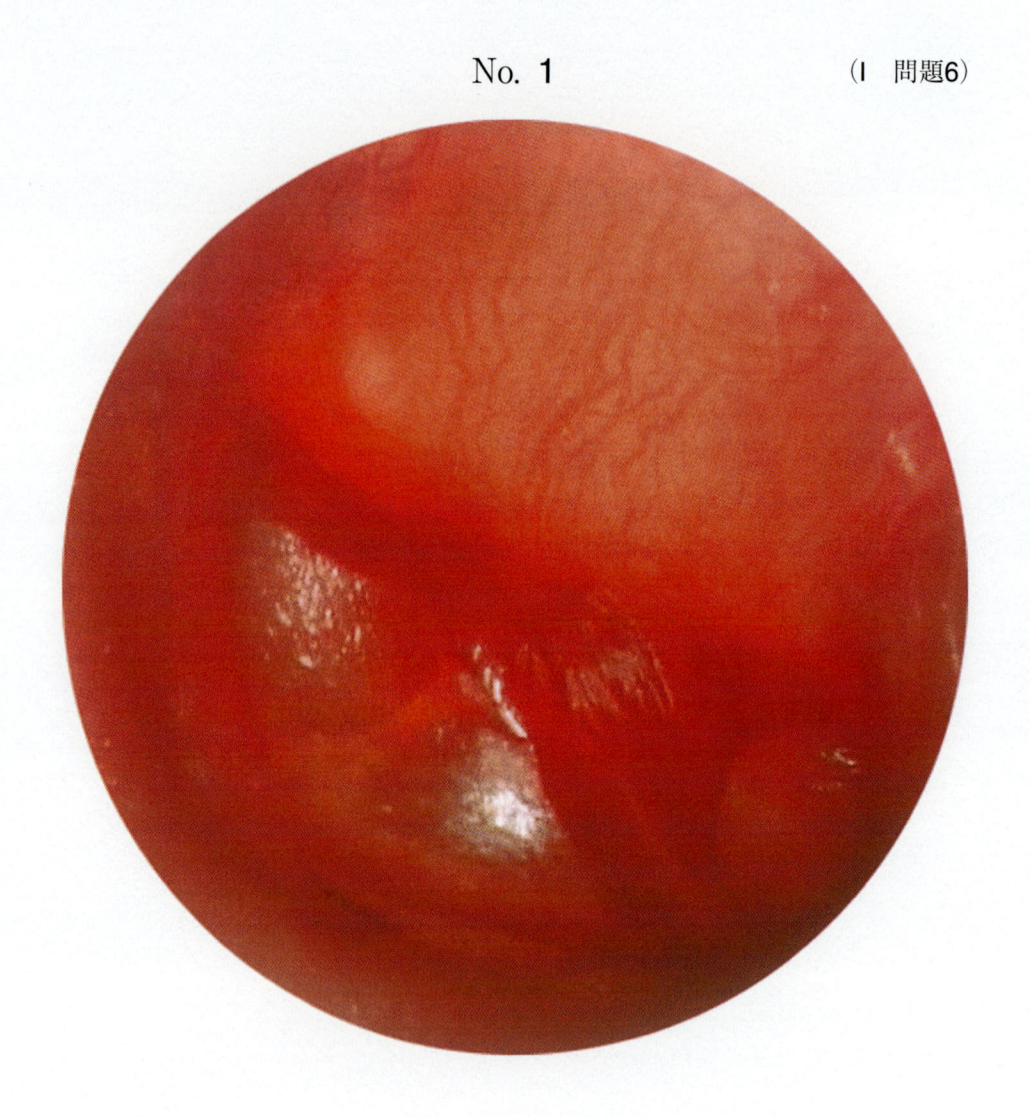

No. 2　　　　　　（Ⅰ　問題11）

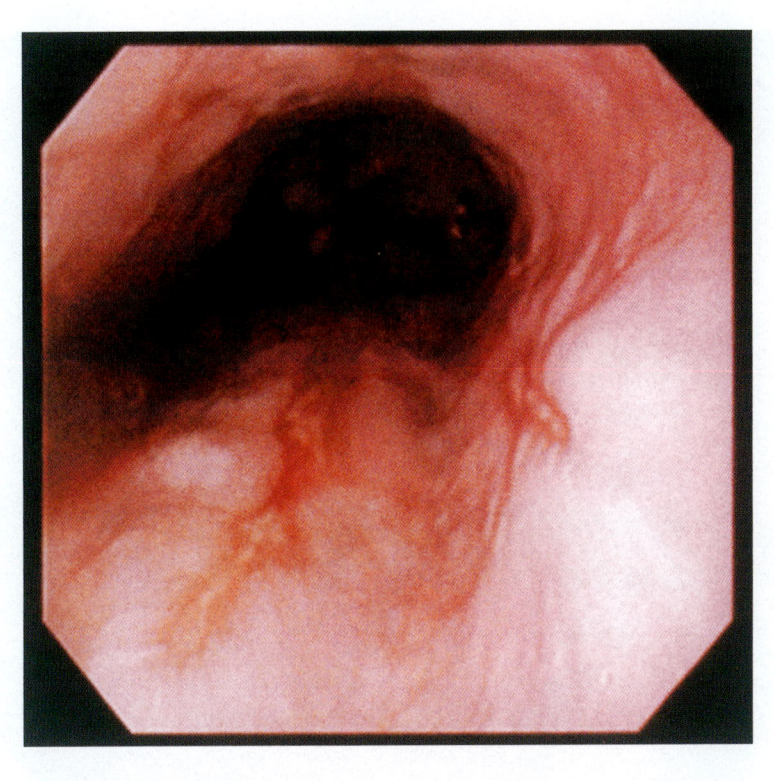

No. 3　　　　　　　（Ⅰ　問題12）

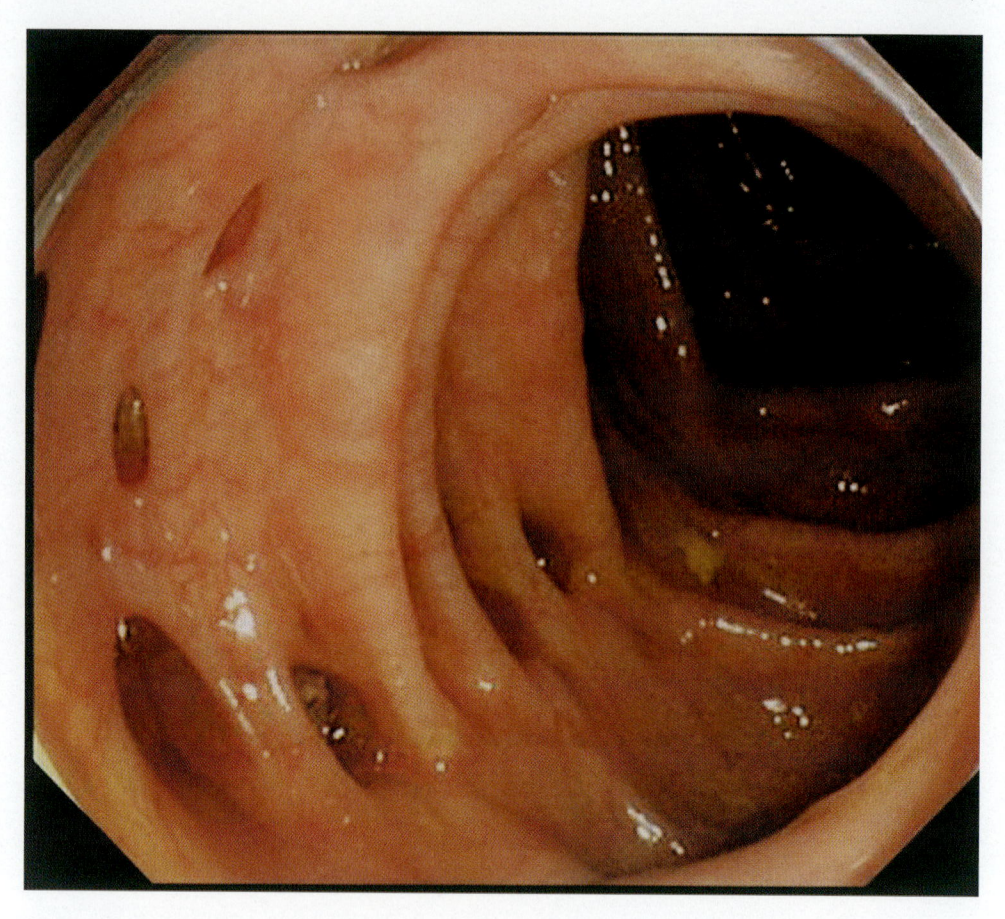

No. 4　　　　　　　　　　（I　問題19）

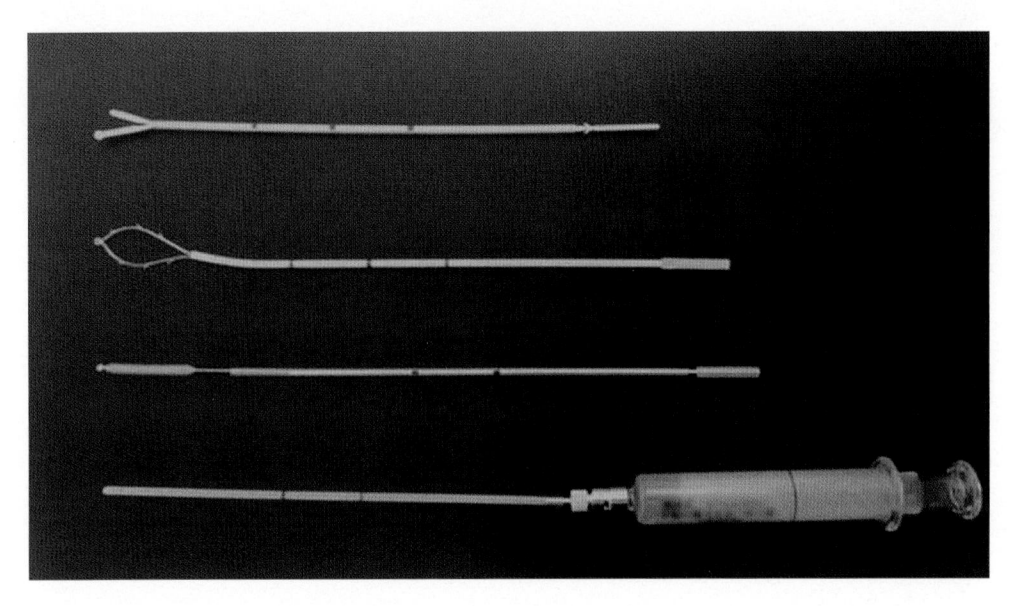

No. 5　　　　　　　（Ⅰ　問題22）

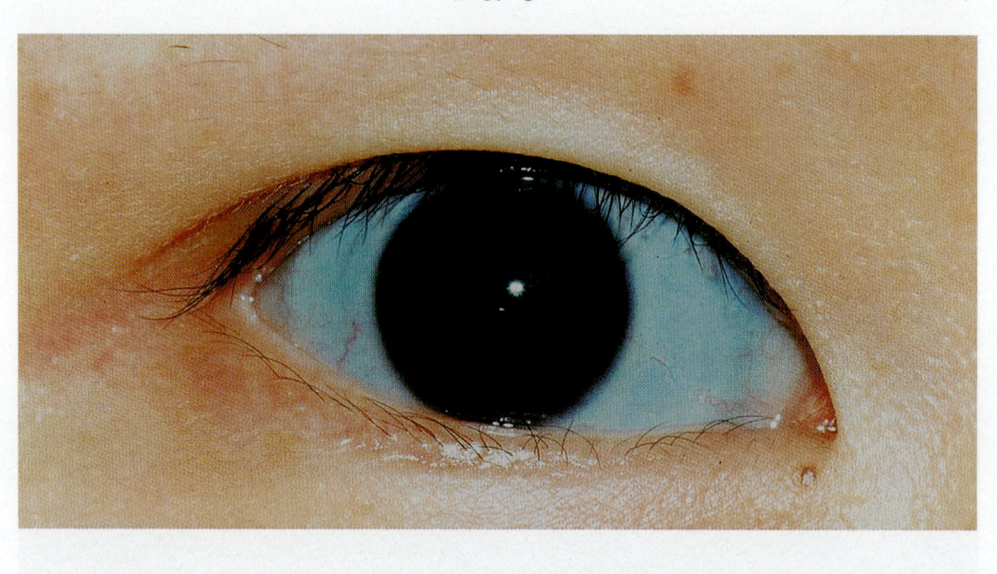

No. 6　　　　　　　　　（Ⅰ　問題23）

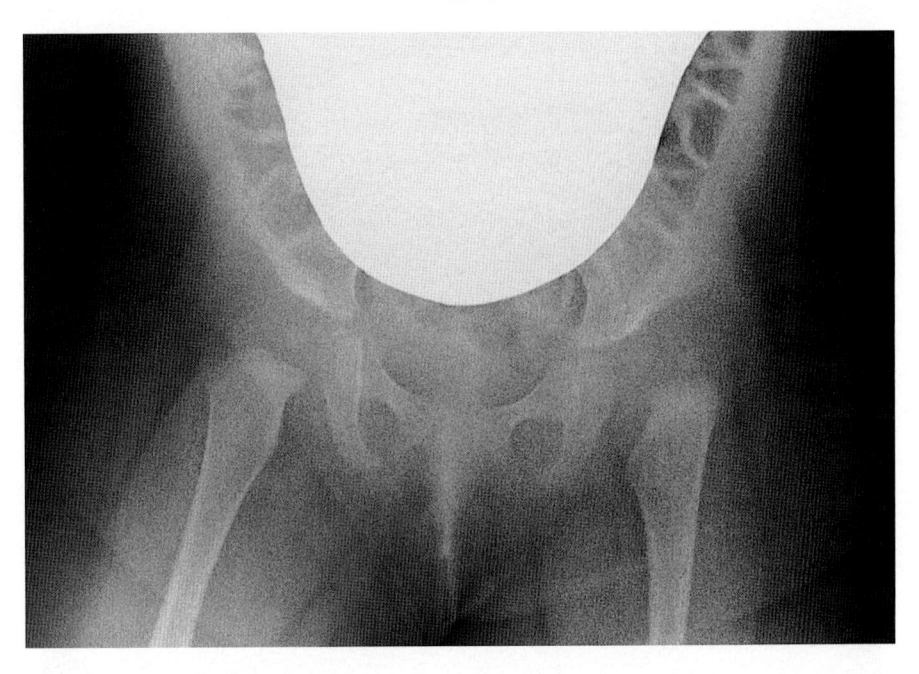

No. 7　　　　　　　　　（I　問題24）

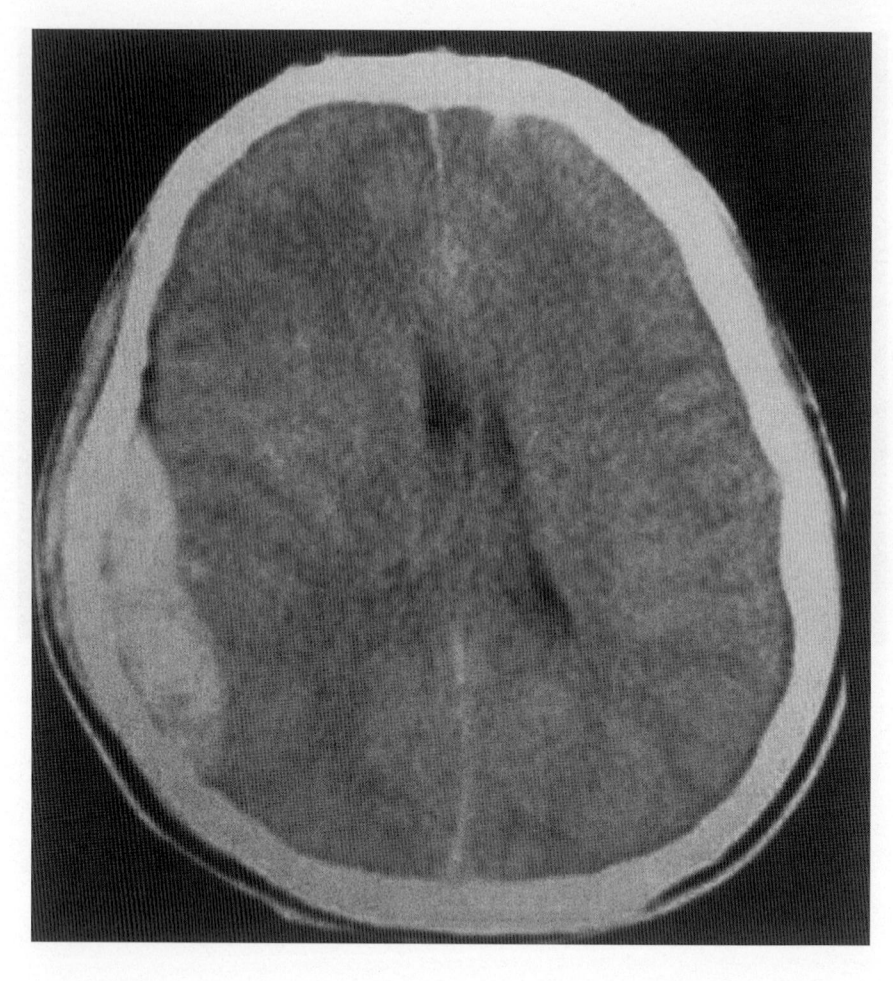

No. 8　A　　　　　　　　　　（I　問題38）

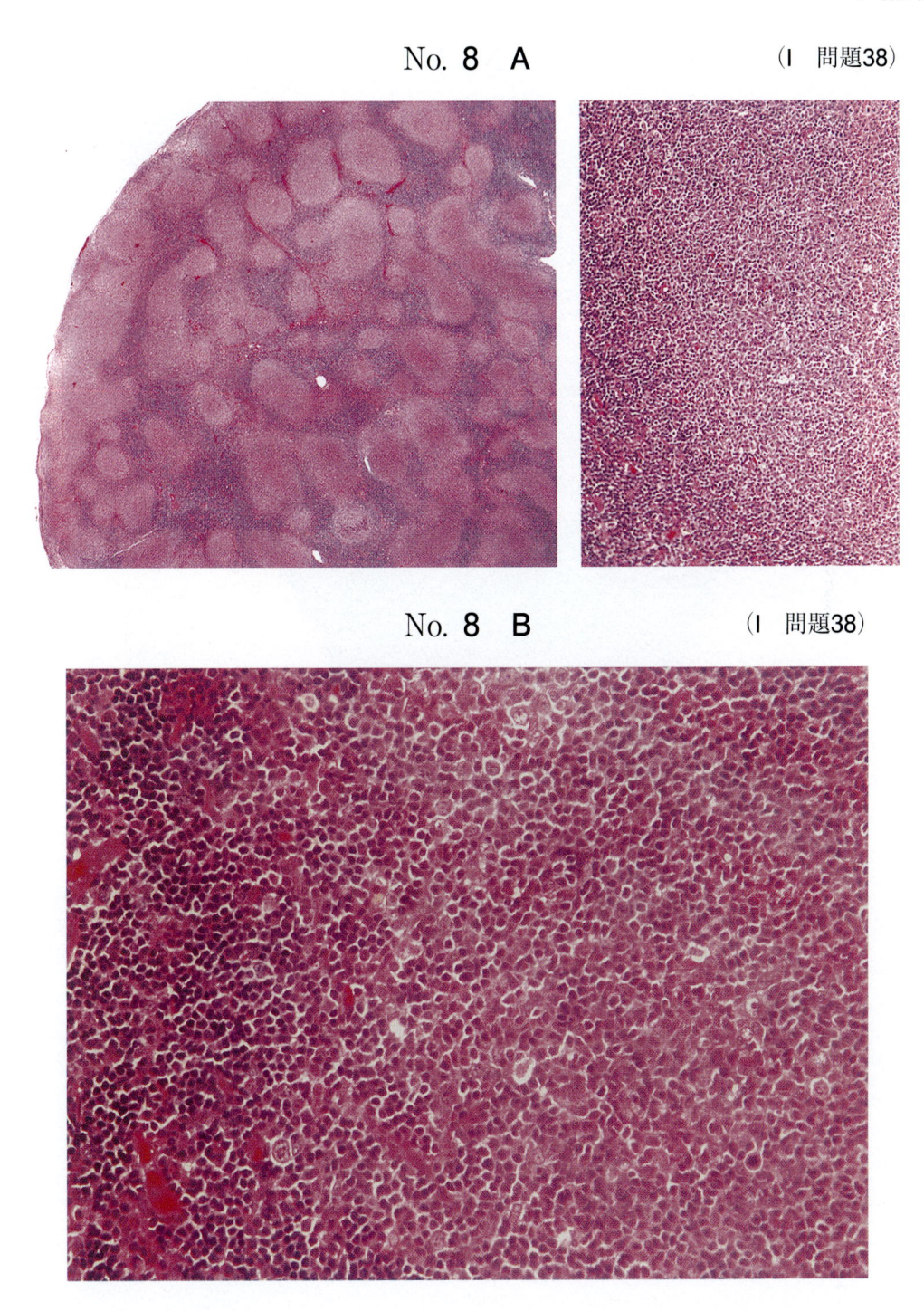

No. 8　B　　　　　　　　　　（I　問題38）

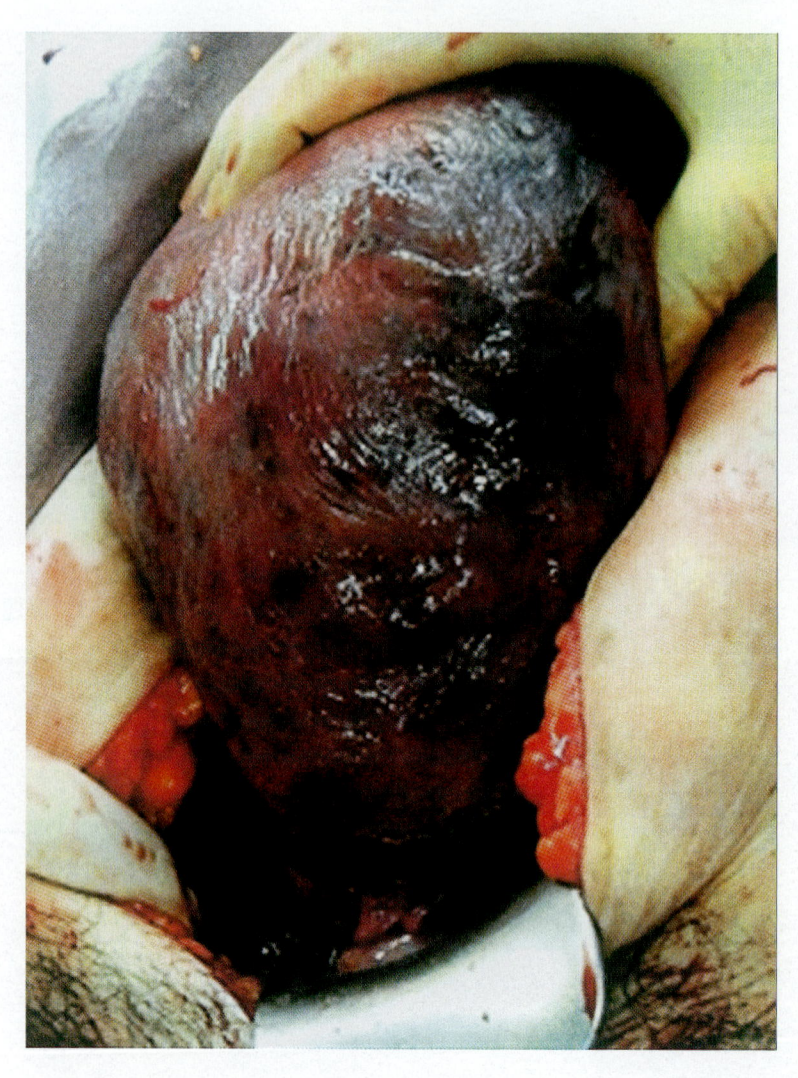

No. 9　　　　　　（I　問題41）

No. 10　　　　　　　　　　　　　　　（Ⅰ　問題42）

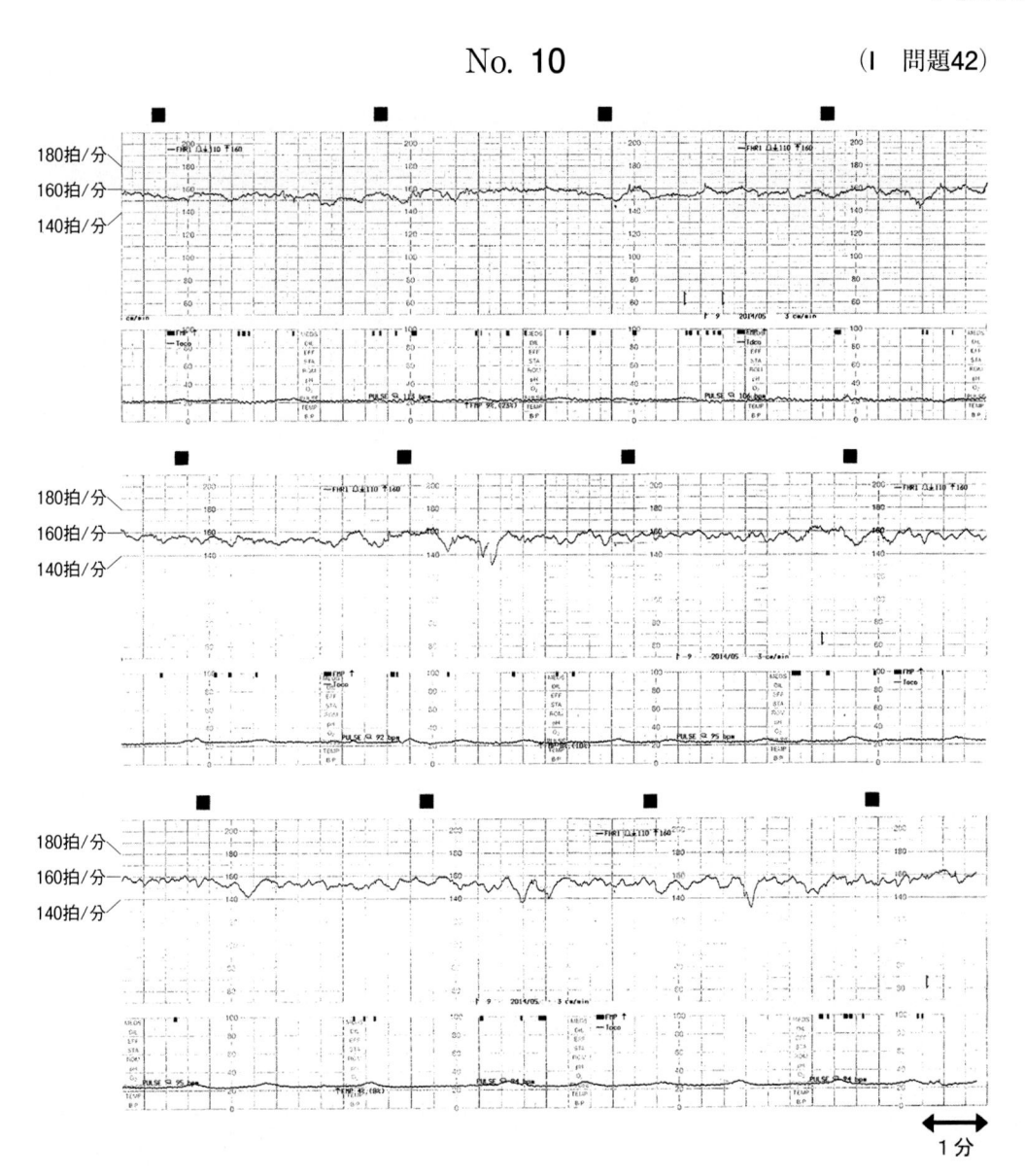

1分

No. 11　　　　　　　　　（Ⅰ　問題45）

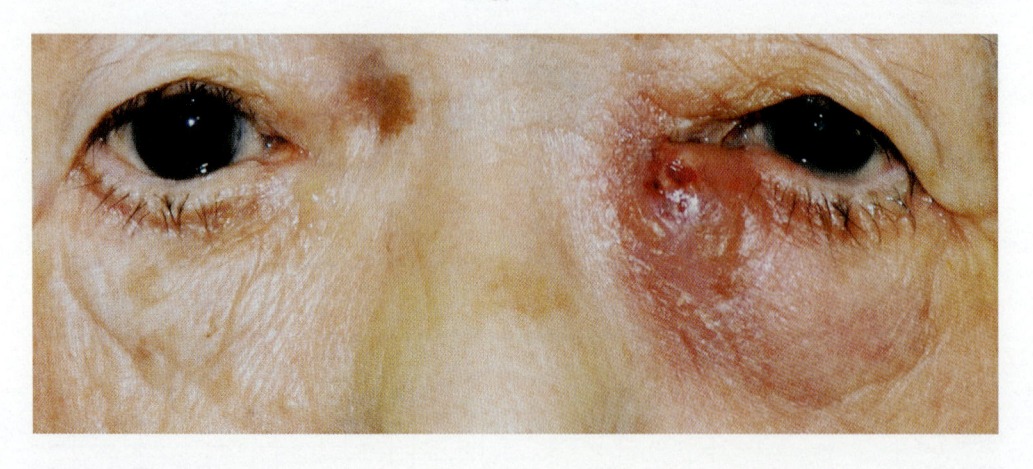

No. 12　A　　（Ⅰ　問題46）

No. 12　B　　（Ⅰ　問題46）

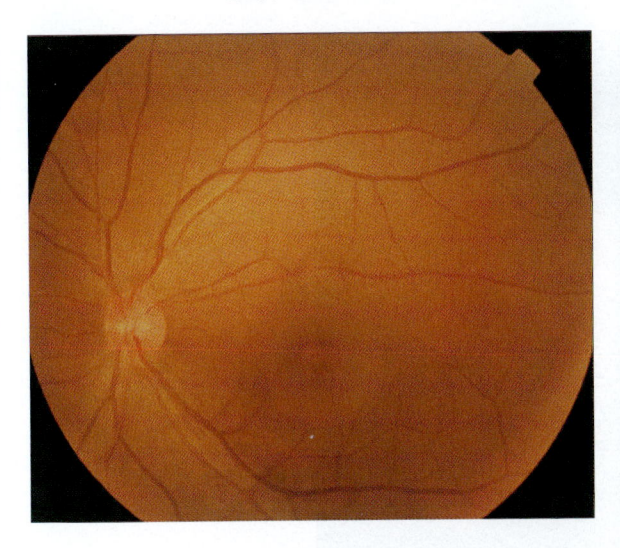

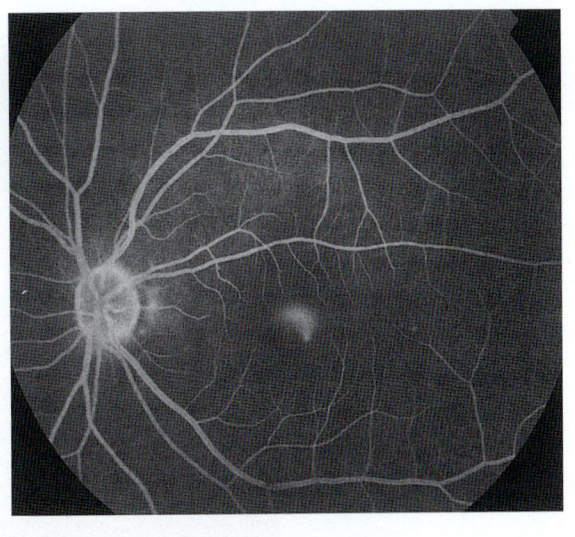

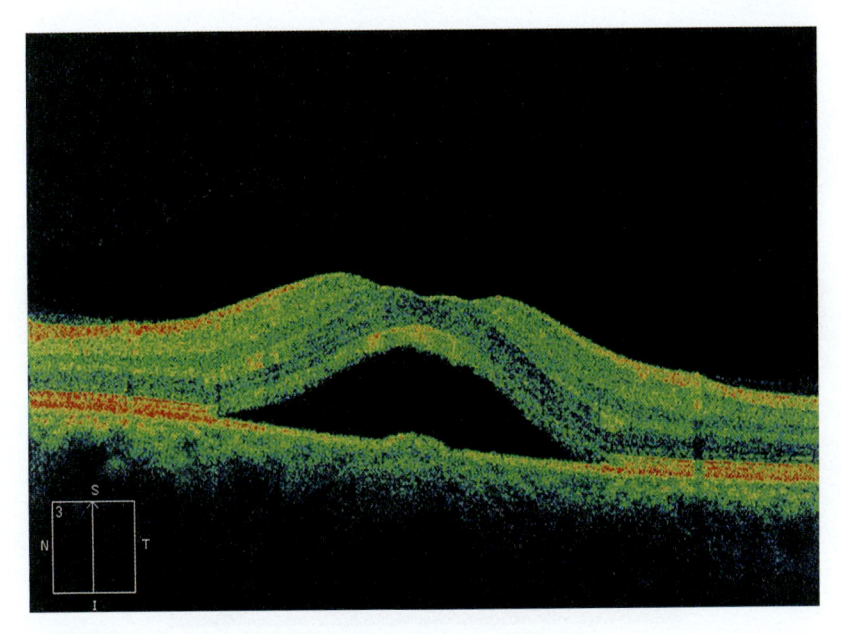

No. 12　C　　（Ⅰ　問題46）

No. 13　A　（Ⅰ 問題47）

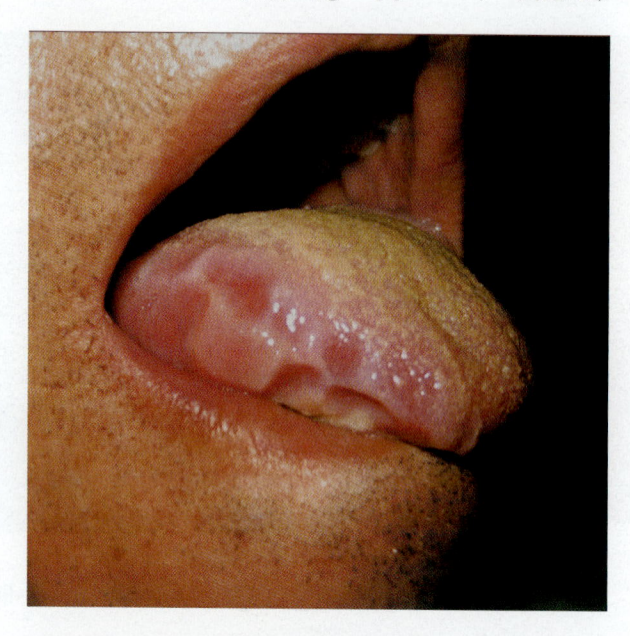

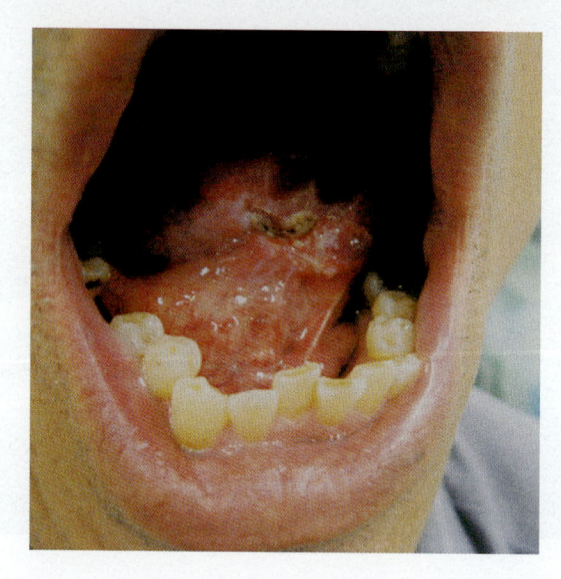

No. 13　B　（Ⅰ 問題47）

No. 13 C (I 問題47)

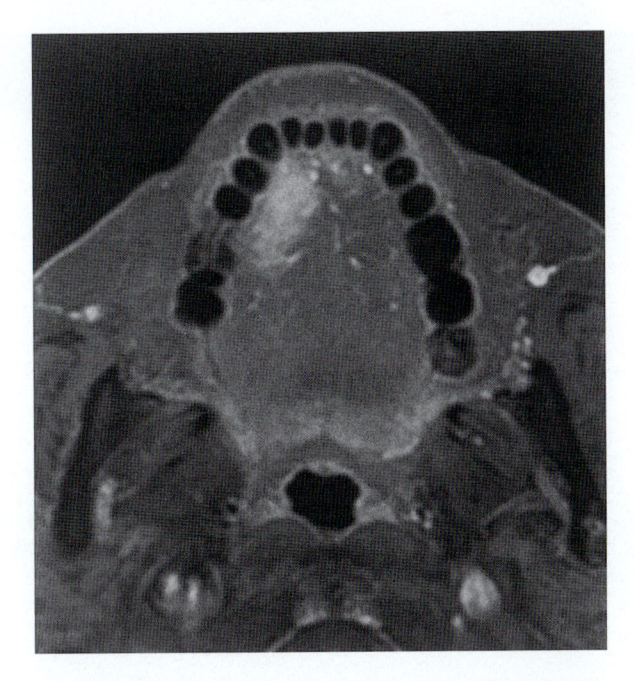

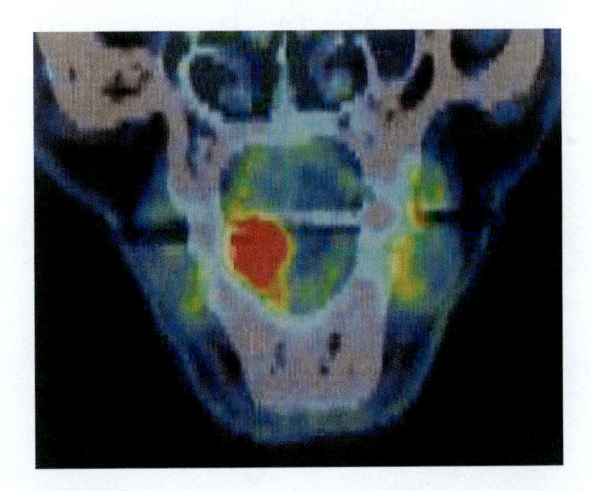

No. 13 D (I 問題47)

No. 14　A　　　　　（Ⅰ　問題49）

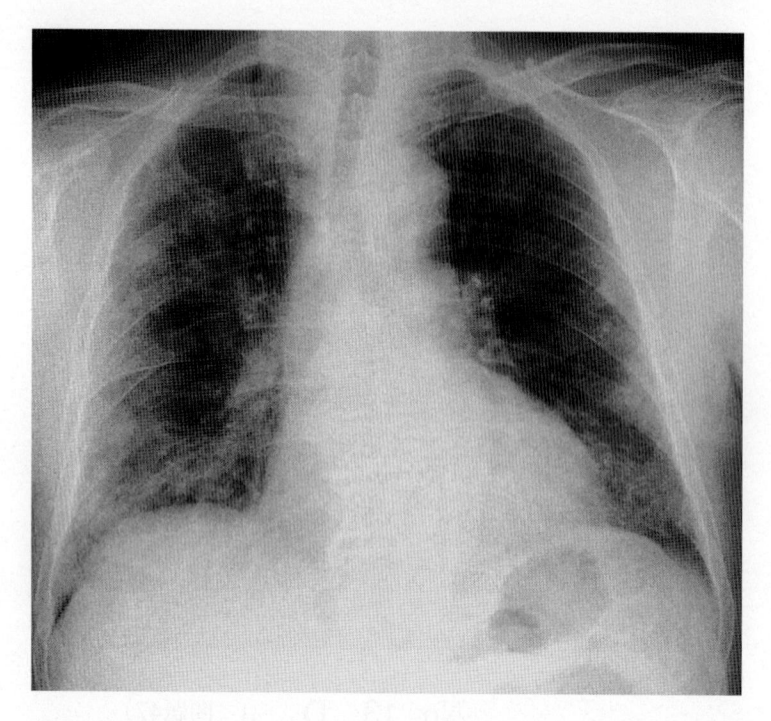

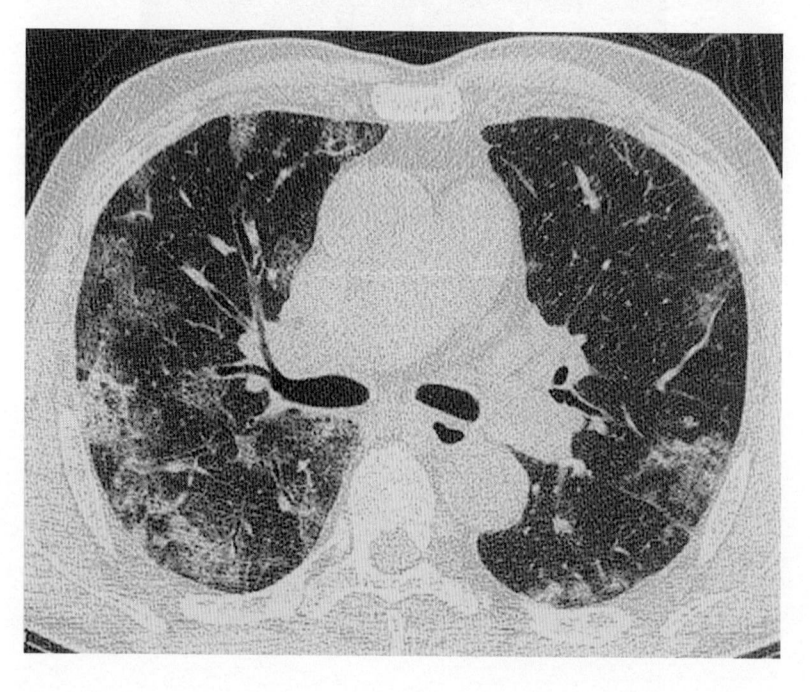

No. 14　B　　　　　（Ⅰ　問題49）

No. 15 A （Ⅰ 問題50）

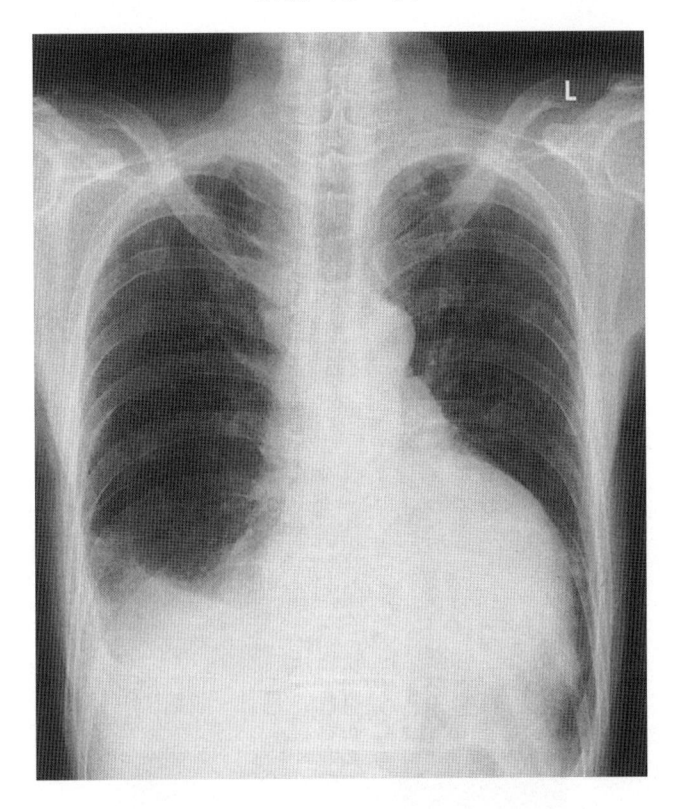

No. 15 B （Ⅰ 問題50）

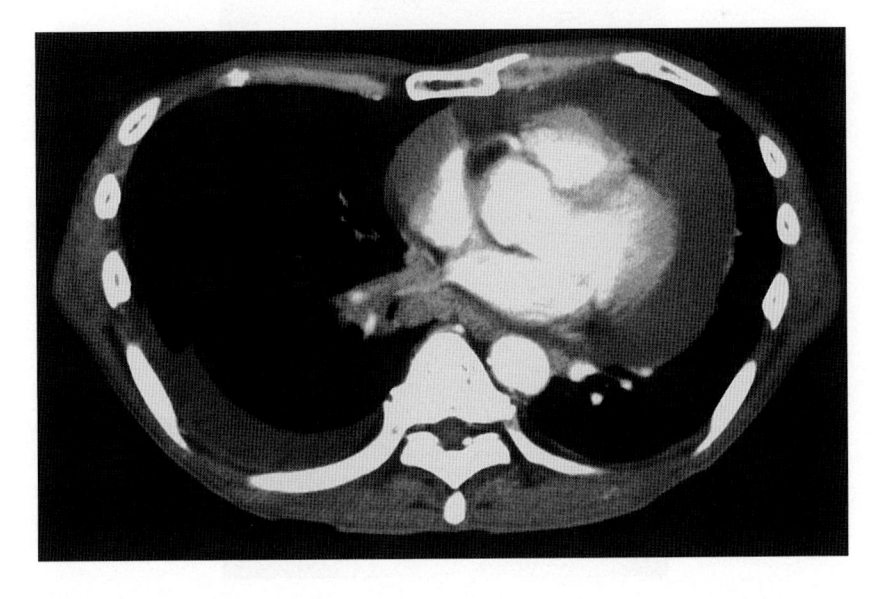

No. 16　A　（Ⅰ　問題53）

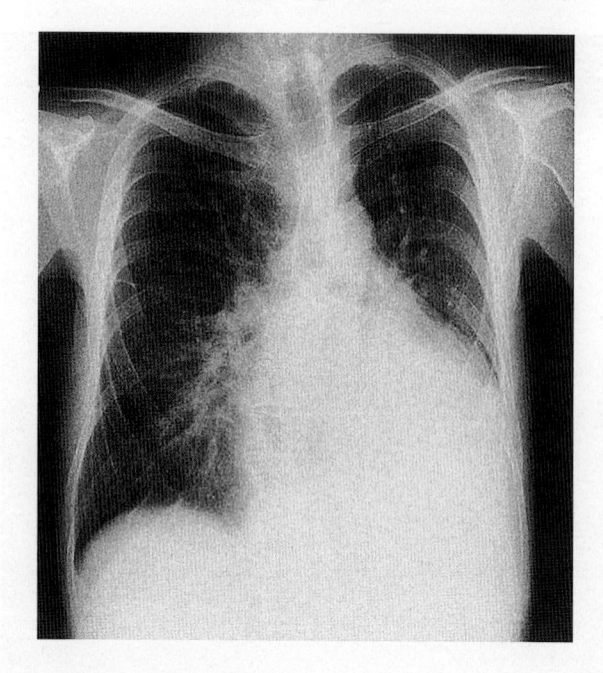

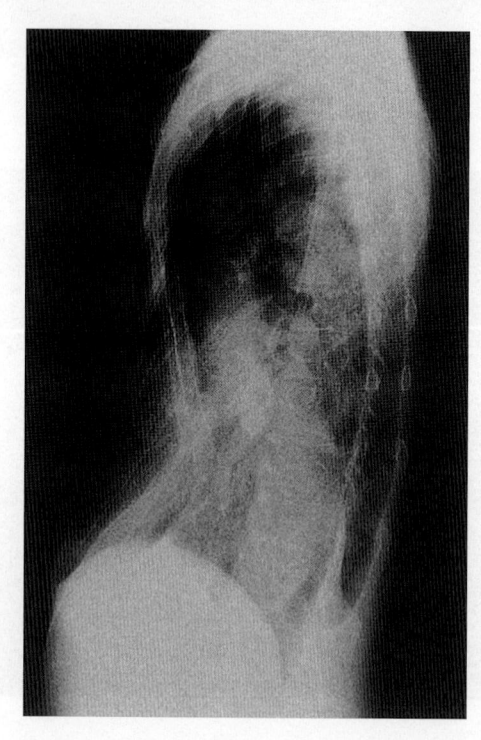

No. 16　B（Ⅰ　問題53）

No. 17　　　　　（Ⅰ　問題56）

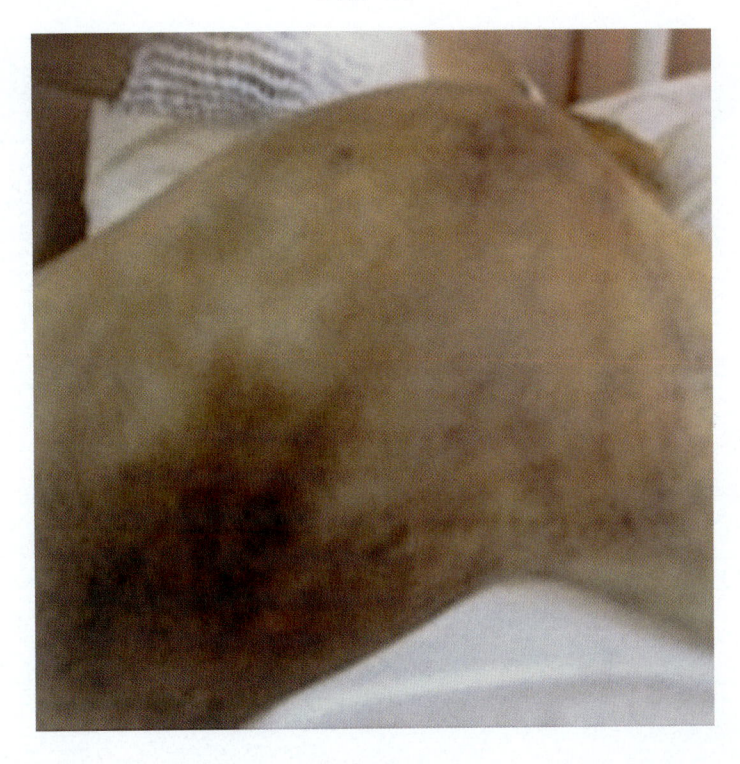

No. 18　　　　　　　　　　　（Ⅰ　問題57）

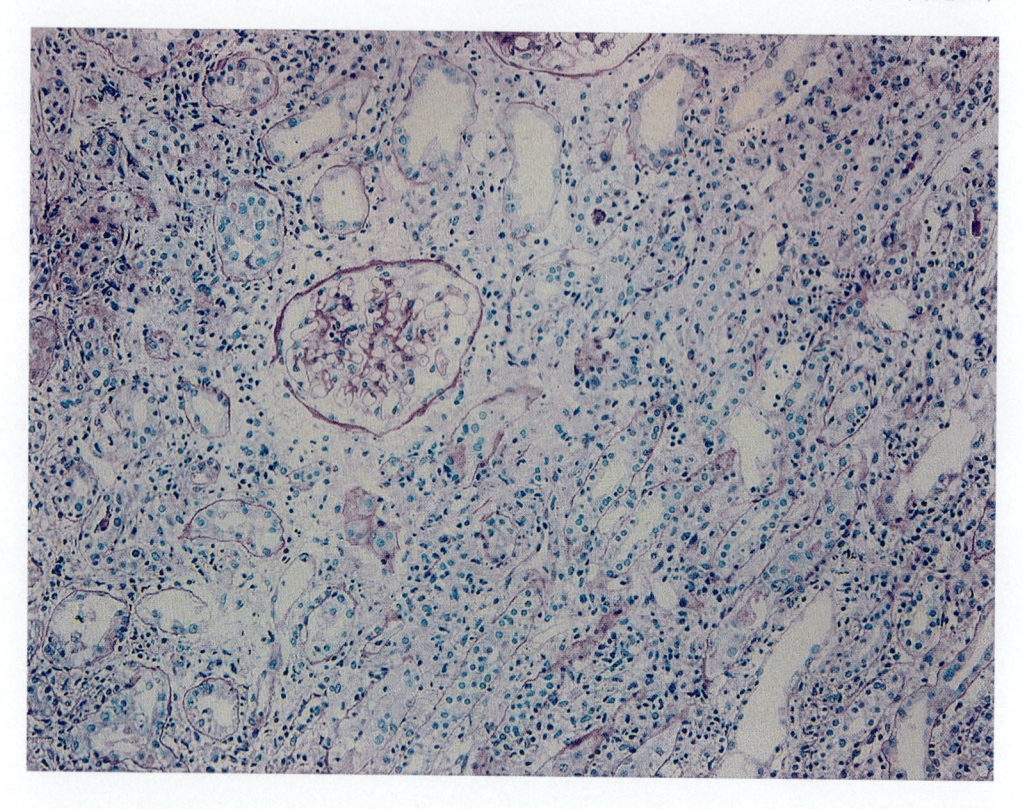

No. 19　　　　　　　　　（Ⅰ　問題58）

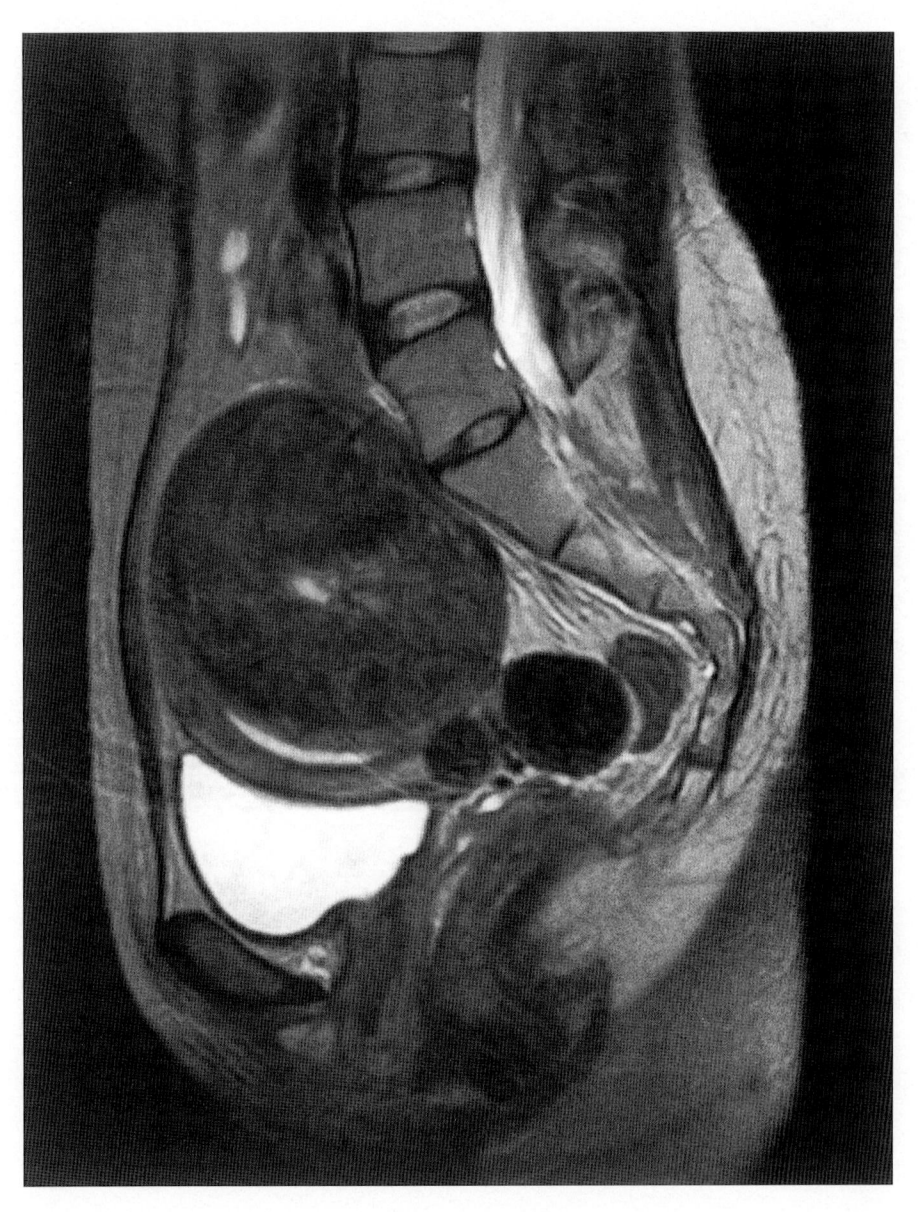

No. 20　　　　　　　　　　　　　　　（Ⅰ　問題60）

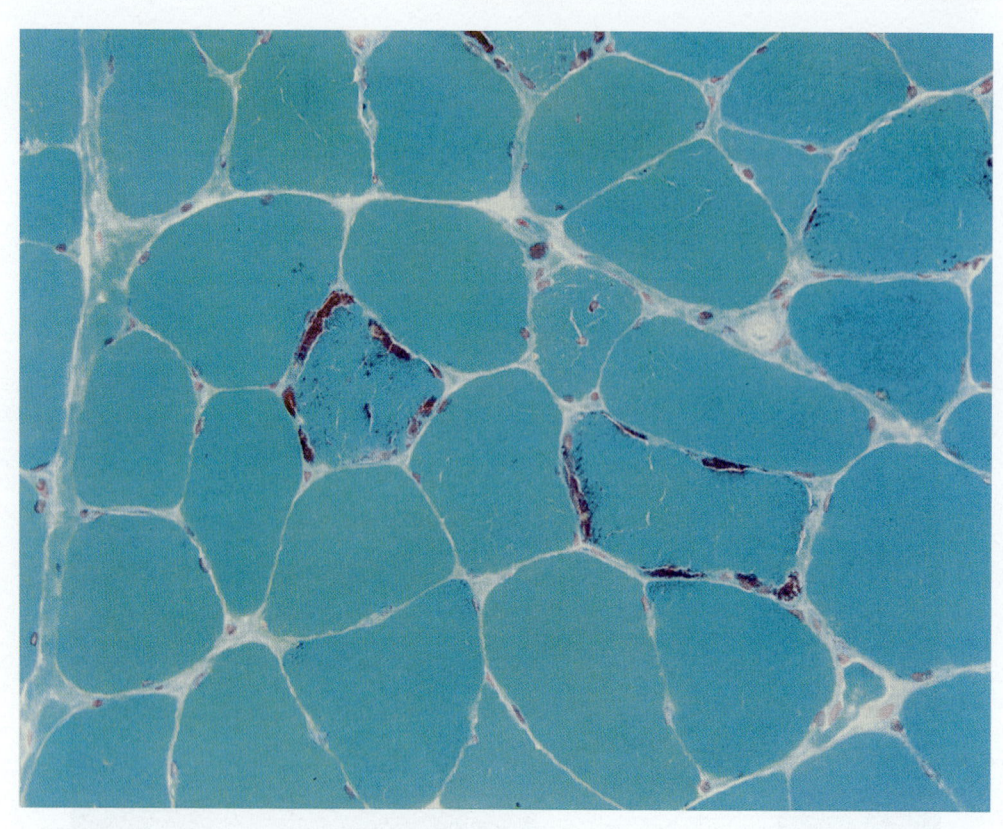

No. 21 A （Ⅰ 問題61）

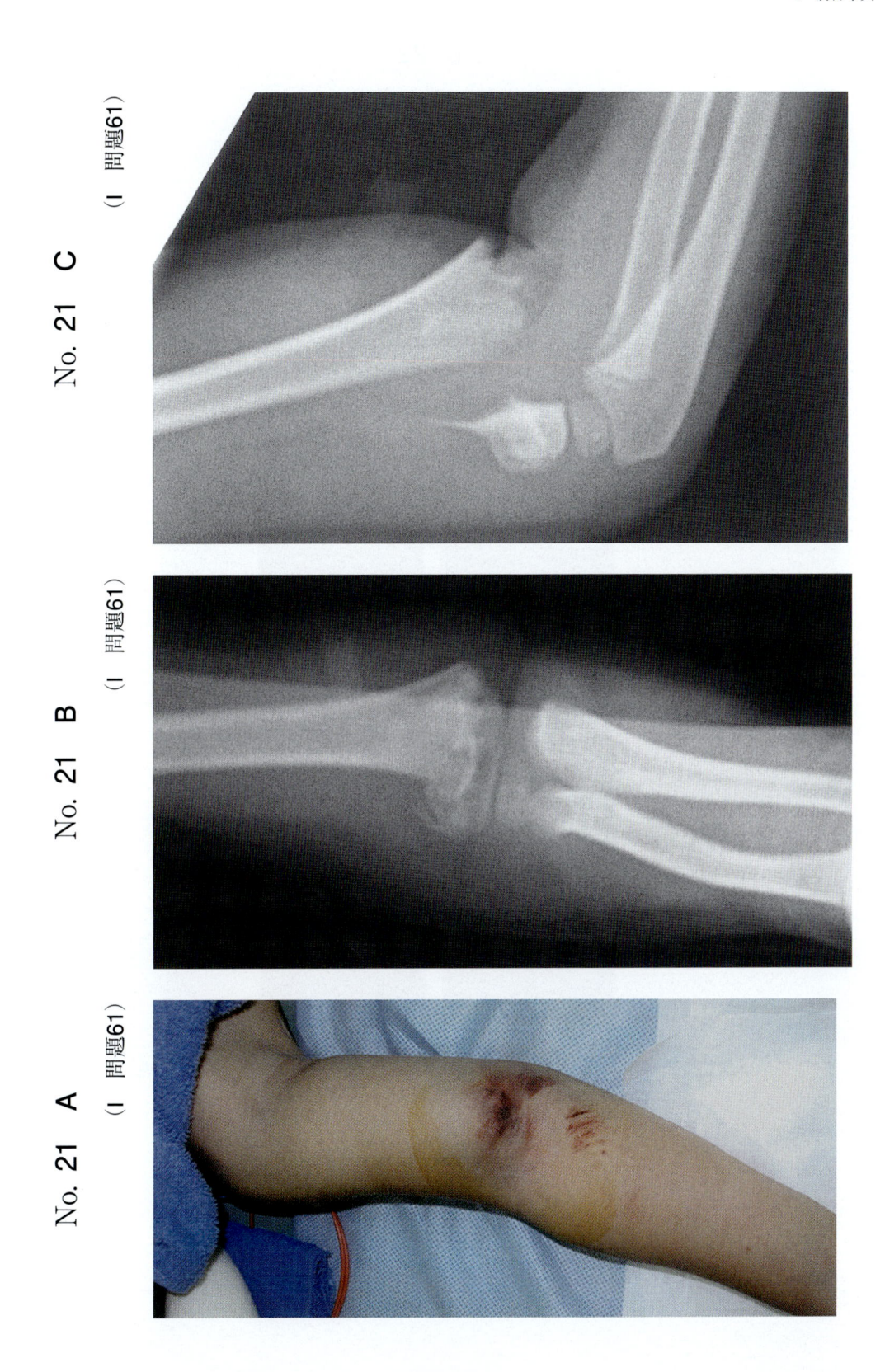

No. 21 B （Ⅰ 問題61）

No. 21 C （Ⅰ 問題61）

No. 22　　　　　　　　　（Ⅰ　問題63）

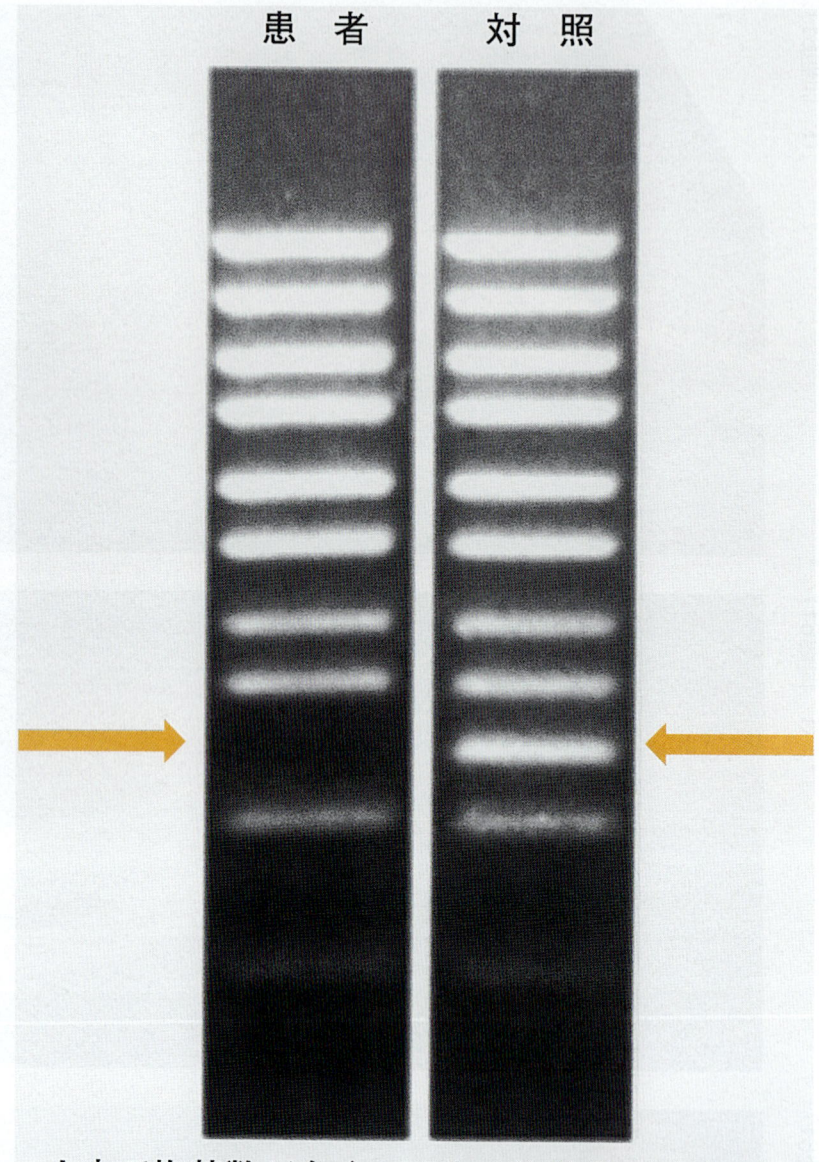

患　者　　対　照

上方で塩基数が多く、下方で塩基数が少ない。

No. 23　　　　　　　　　　　（Ⅰ　問題66）

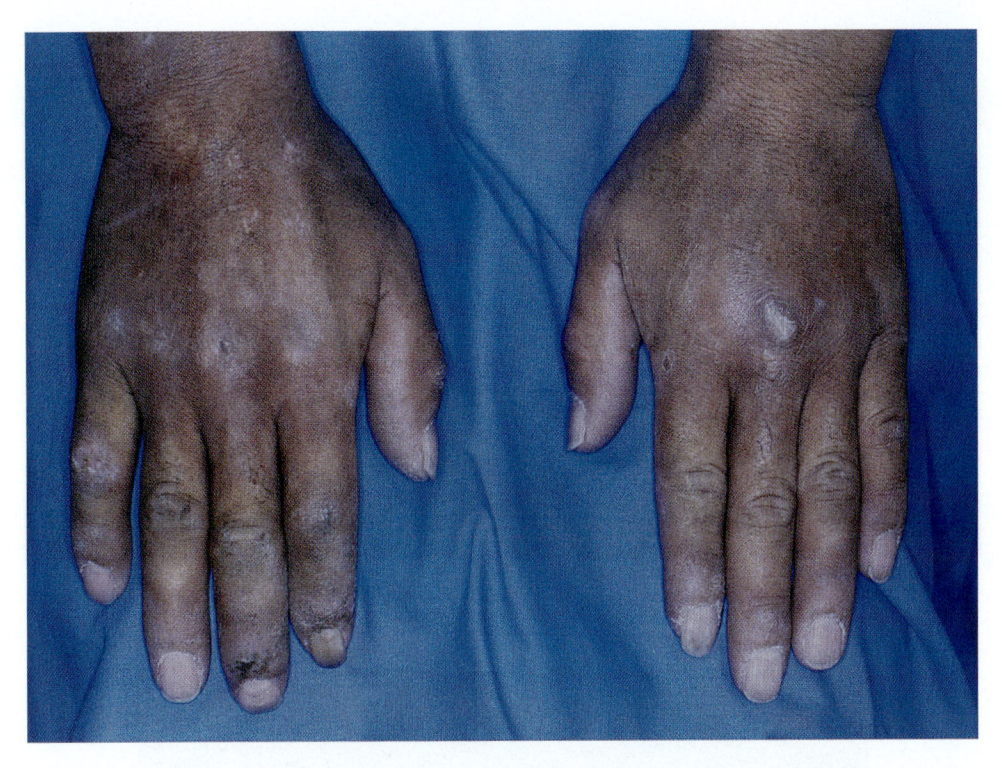

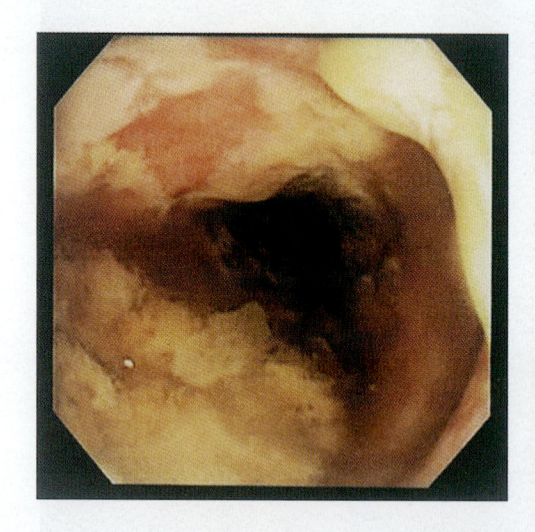

No. 24　A　　　　　　　　　　No. 24　B
　　（Ⅰ　問題68）　　　　　　　　　　（Ⅰ　問題68）

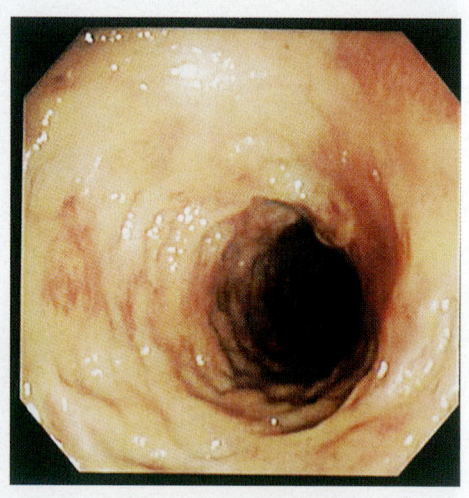

No. 24　C　　　（Ⅰ　問題68）

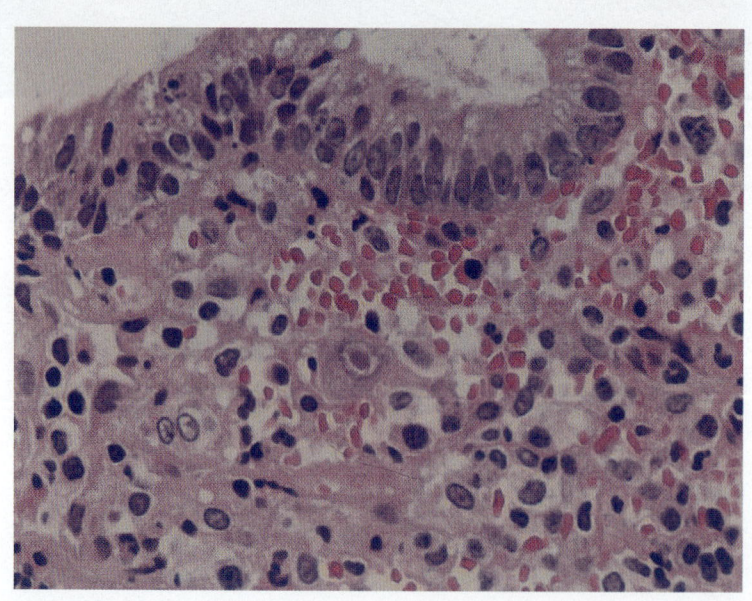

No. 25　　　（Ⅰ 問題69）

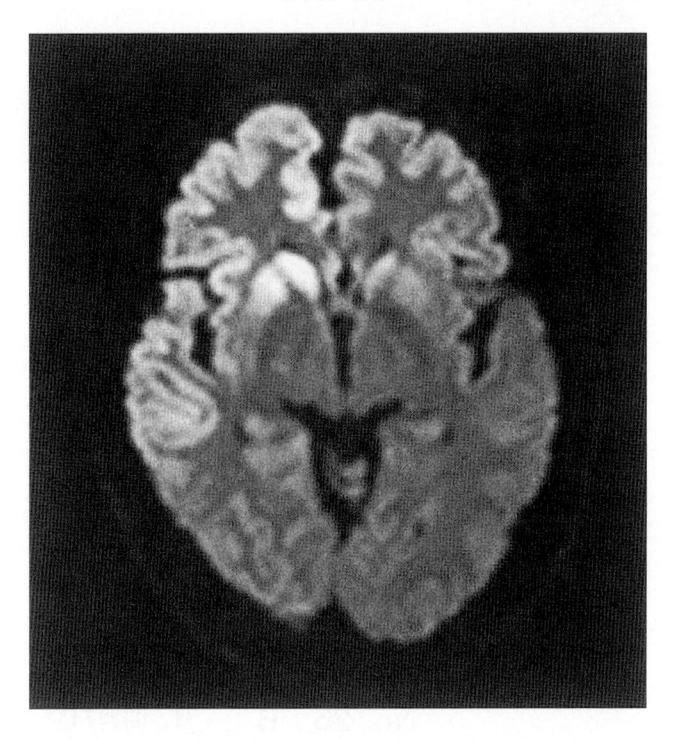

No. 26　A　　　（Ⅰ　問題71）

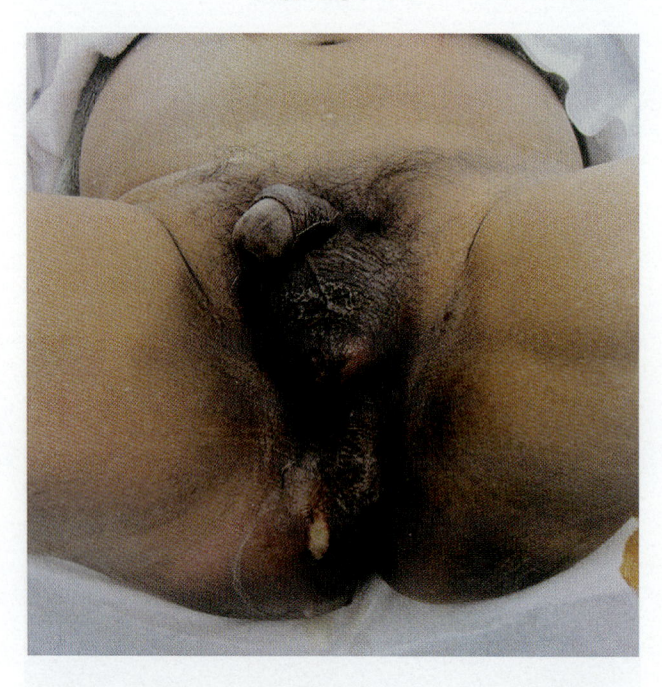

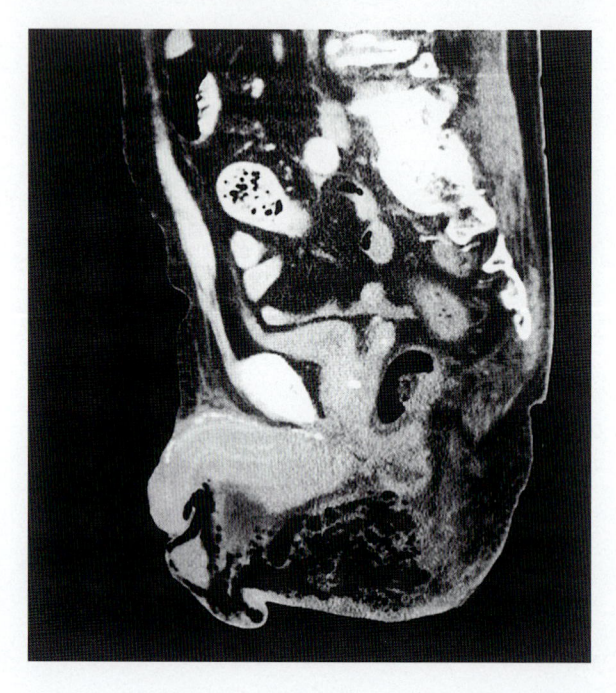

No. 26　B　　　（Ⅰ　問題71）

No. 27　A　　　　　　　　　　　　No. 27　B
　　　　　　（Ⅰ　問題73）　　　　　　　　　　　（Ⅰ　問題73）

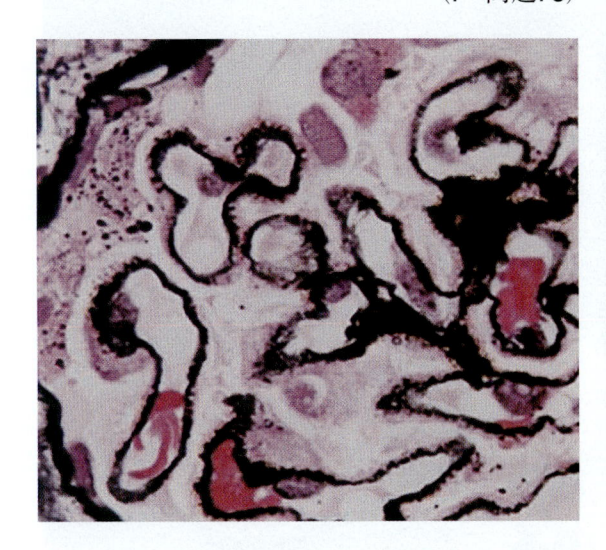

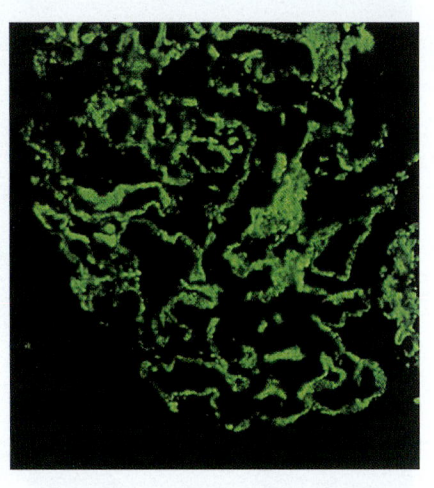

No. 27　C　　　（Ⅰ　問題73）

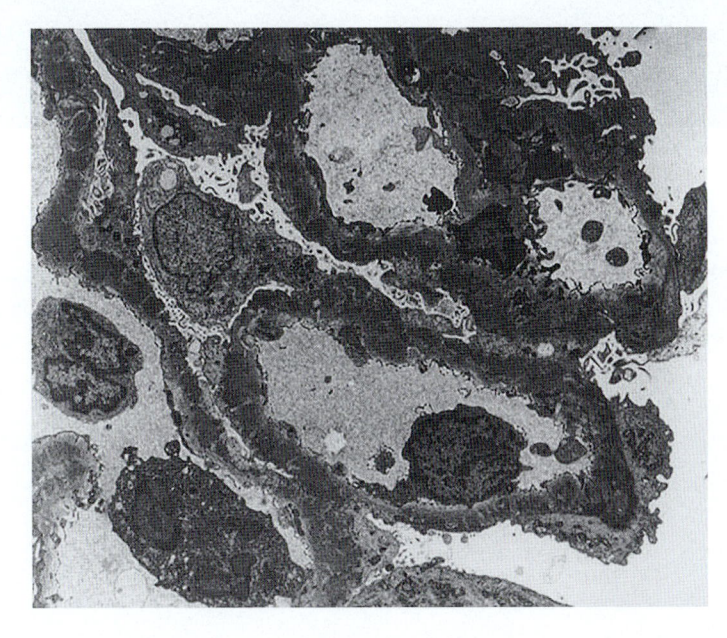

No. 28 （Ⅰ 問題75）

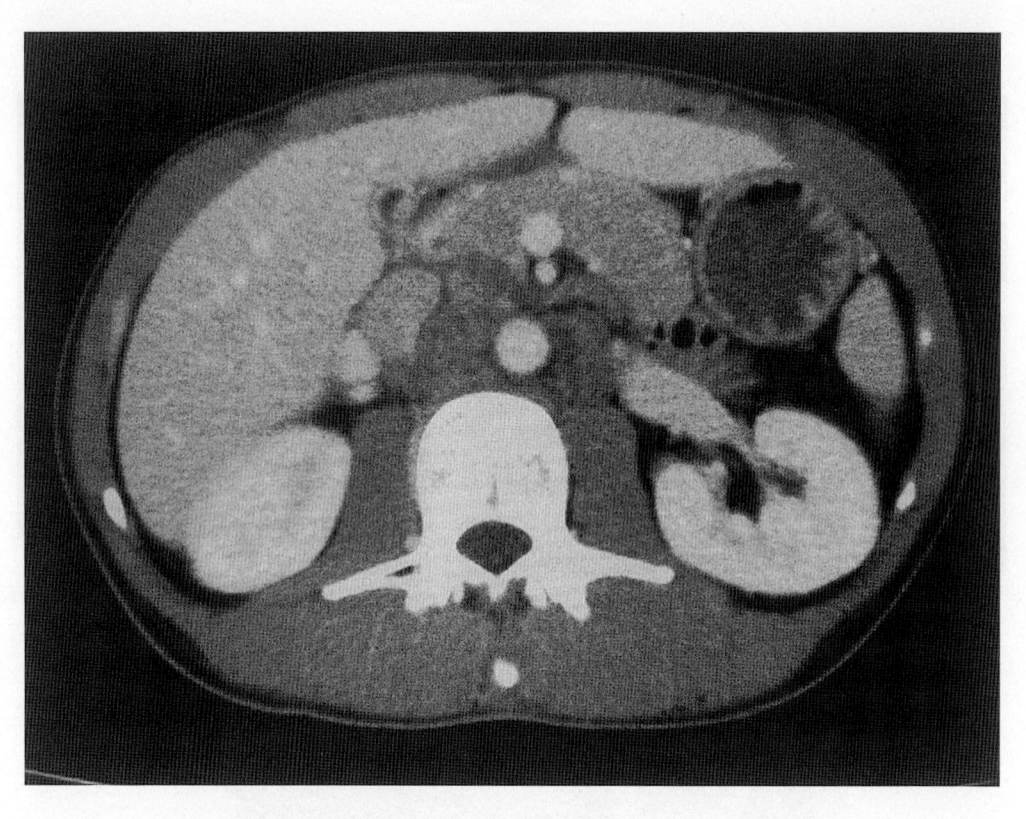

No. 29　　　　　　　　　　　　（Ⅰ　問題76）

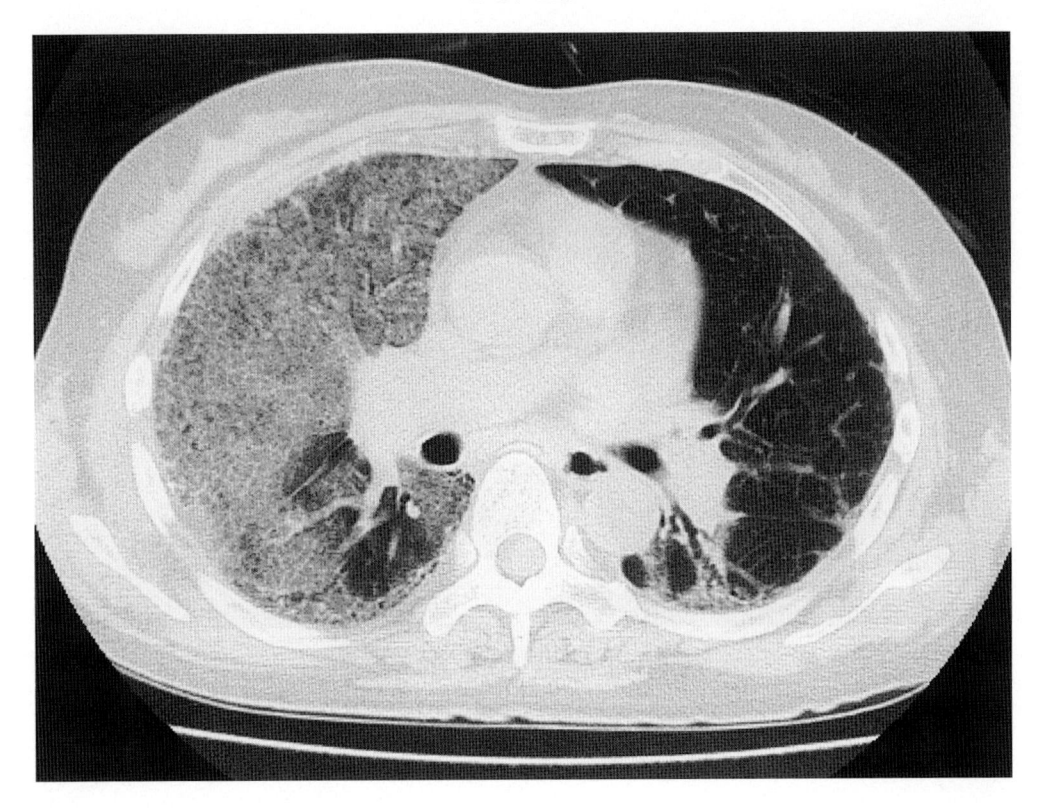

No. 30　　　　　　　　　　（Ⅰ　問題78）

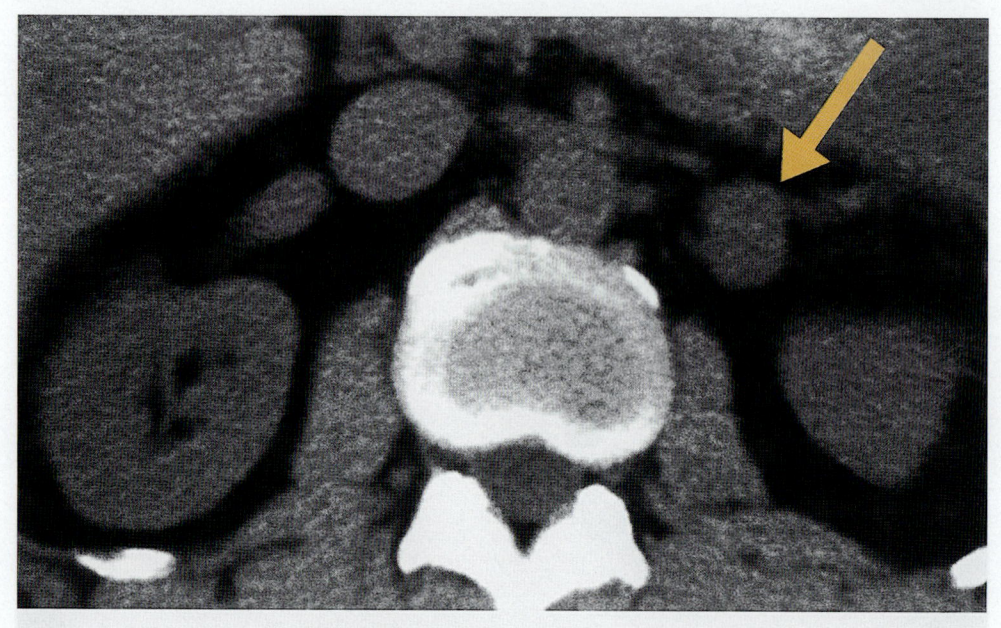

矢印は病変部を示す。

余　　　白

No. 31　A　　　　　　　　　　　　　　　（Ⅰ　問題79）

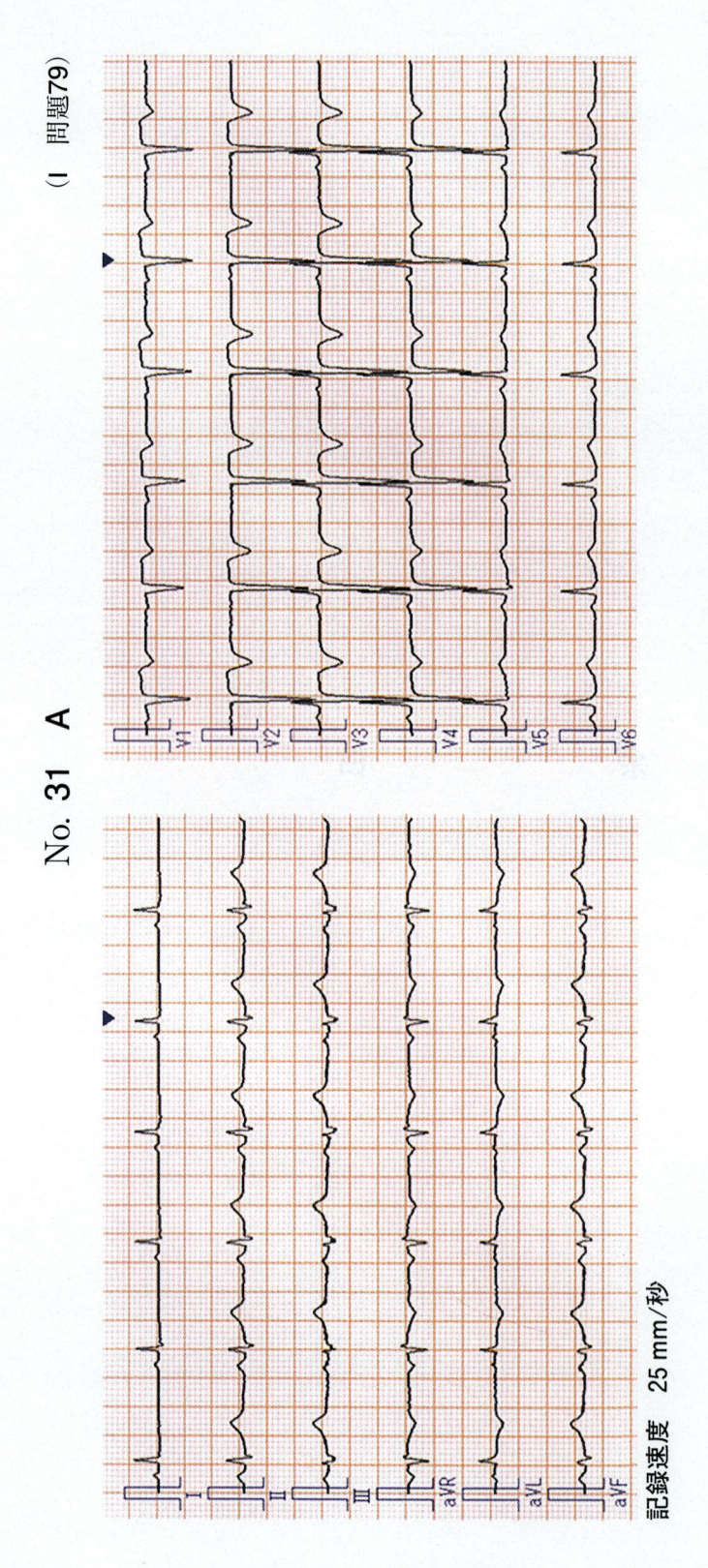

記録速度　25 mm/秒

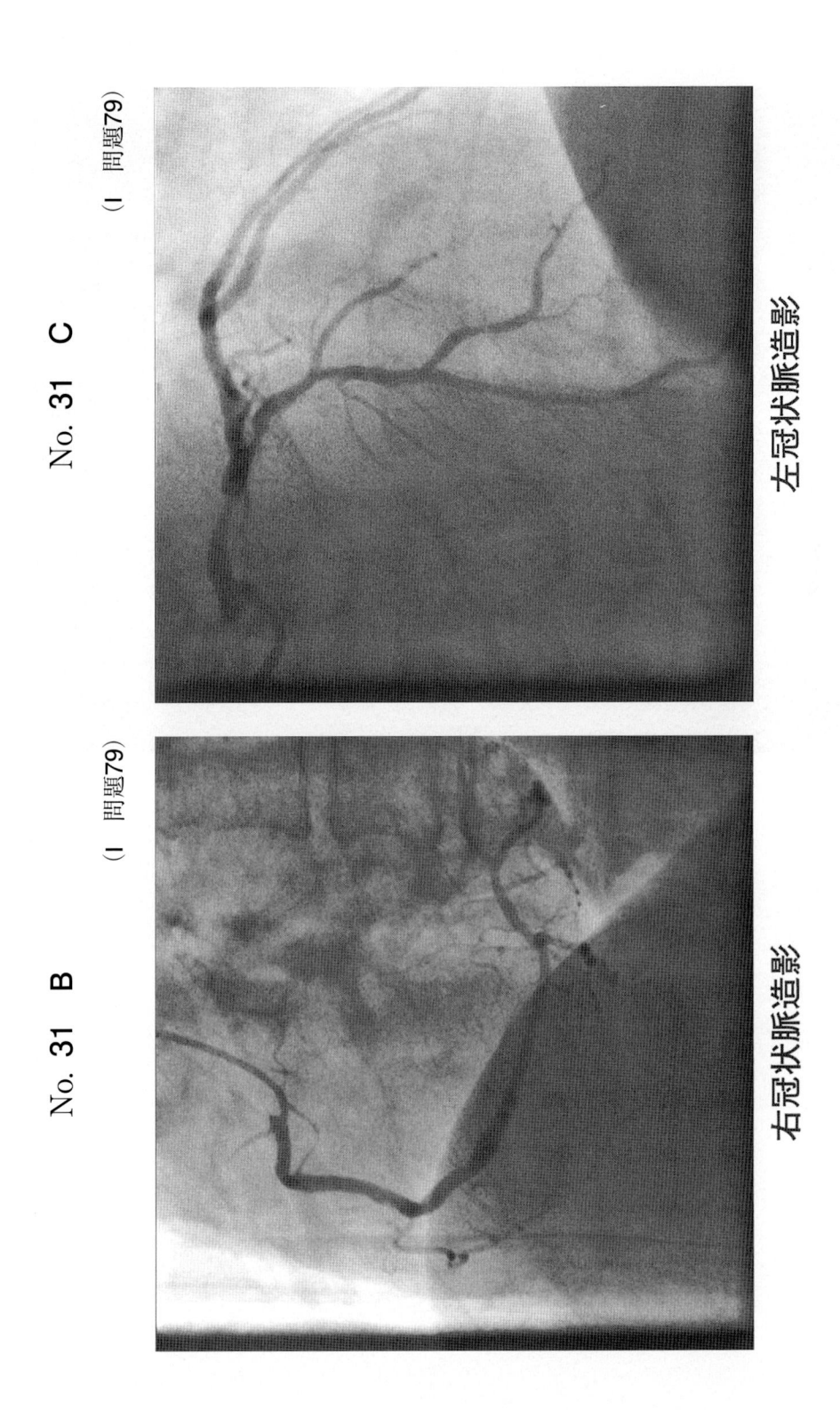

No. 31 B （Ⅰ 問題79） 右冠状脈造影

No. 31 C （Ⅰ 問題79） 左冠状脈造影

No. 32　　　　　　　　　　　　　　（Ⅰ 問題80）

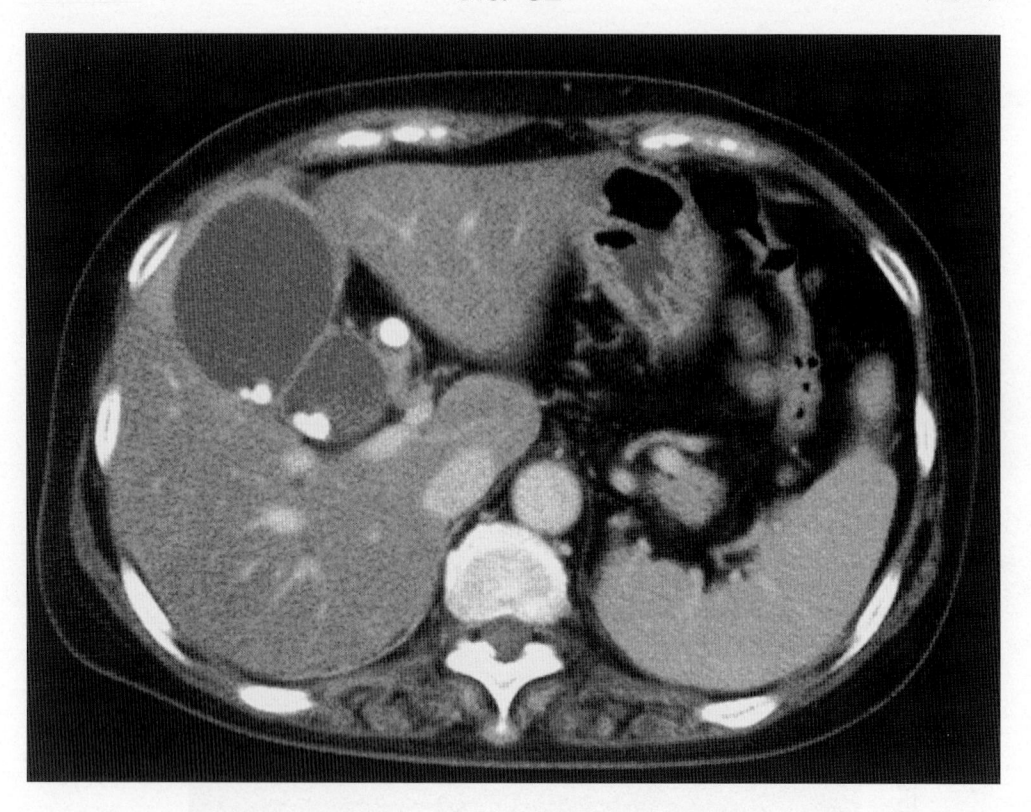